PÄDIATRIE

FÜR STUDIUM UND PRAXIS

Unter Berücksichtigung des Gegenstands-
kataloges und der mündlichen Examina
in den Ärztlichen Prüfungen

3. Auflage

2017/18

M. Eppinger • M. Müller
und Mitarbeiter

Medizinische Verlags- und Informationsdienste • Breisach

Herausgeber:

Dr. med. Markus Müller
Neutorplatz 4
D-79206 Breisach a. Rh.
E-Mail: med.verlag-dr.mueller@t-online.de

3. Auflage, Jahrgang 2017/2018

ISSN: 2195-0865
ISBN: 978-3-929851-37-3

Wichtige Hinweise: Medizin als Wissenschaft ist im ständigen Fluss. Hinsichtlich der in diesem Buch angegebenen Anwendungen von Therapien und Dosierungen von Medikamenten wurde die größtmögliche Sorgfalt beachtet. Dennoch ist der Leser aufgefordert, die entsprechenden Empfehlungen der Hersteller zu den verwendeten Präparaten zu prüfen, um in eigener Verantwortung festzustellen, ob die Indikation, Dosierungen und Hinweise auf Kontraindikationen gegenüber den Angaben in diesem Buch abweichen. Dies ist insbesondere wichtig bei selten verwendeten Präparaten oder solchen, die neu auf den Markt gebracht worden sind. Besondere Sorgfalt erfordert der Einsatz von Medikamenten, die nicht primär für pädiatrische Patienten entwickelt wurden oder off-label eingesetzt werden. Eine Garantie oder Gewähr für die Aktualität, Vollständigkeit und Richtigkeit der Inhalte dieses Buches übernehmen wir ausdrücklich nicht.

Aus der Bezeichnung einer Ware mit dem für sie eingetragenen Warenzeichen kann bei Fehlen des Vermerkes ® od. ™ nicht geschlossen werden, dass es sich um einen freien Warennamen handelt. Angegebene Handelsnamen sind Beispiele für Medikamente mit dem entsprechenden Wirkstoff ohne Anspruch auf Vollständigkeit produzierender Hersteller. Jegliche Haftung, die auf irgendeine Art aus der Benutzung der in diesem Buch enthaltenen Informationen oder Teilen davon entsteht, wird ausgeschlossen.

Für alle angegebenen Internet-Links in diesem Buch gilt, dass wir uns ausdrücklich von allen Inhalten der gelinkten Seiten distanzieren und uns diese Inhalte nicht zu eigen machen. Die Nutzung der Links durch den Leser erfolgt auf eigenes Risiko.

Bezug über den Buchhandel oder beim Verlag:

Medizinische Verlags- und Informationsdienste
Neutorplatz 4
D-79206 Breisach/Rh.

Bestellungen im Direktversand vom Verlag sind in Deutschland zum Einzelpreis von **32,-- EUR** pro Expl. (inkl. MwSt. und aller Versandkosten) bei nebenstehender Adresse möglich.

Mengenpreise, Antiquariat und Mängelexemplare auf Anfrage (E-Mail: med.verlag-dr.mueller@t-online.de)

Auslandspreis unverbindlich: 34,-- EUR

Bibliografische Information der Deutschen Bibliothek

Die Deutsche Bibliothek verzeichnet diese Publikation in der Deutschen Nationalbibliografie; detaillierte bibliografische Daten sind im Internet über www.portal.dnb.de abrufbar.

Danksagung

Bedanken möchte ich mich bei allen meinen Freunden und Kollegen, die mir mit Anregung, Rat, Tat und Korrektur hilfreich zur Seite standen.

Ein besonderer Dank geht an den unermüdlichen Mitautor **Dr. Matthias Eppinger**, Weißenburg sowie an **Dr. Malte Tryzna**, München

und an die weiteren Mitarbeiter:

- Dr. A. Eppinger, Weißenburg (wissenschaftliche Mitarbeit)
- Dr. N. Hanhart, Nürburg (Kinderurologie)
- Dr. U. Kottler, Bad Wörishofen (Kinderophthalmologie)
- P. Neugebauer, Bad Schwalbach (wissenschaftliche Mitarbeit)
- Dr. S. Rogowski, St. Gallen (Kinderkardiologie)
- Dr. M. Sander, Horkheim u. Dr. R. Schlichtherle, Walenstadt (wissenschaftliche Mitarbeit)
- Dr. G. Tryzna, Wermelskirchen (wissenschaftliche Mitarbeit)
- Dr. S.-B. Wirth, Heidelberg (Anatomie, Embryologie)

Weiterhin gilt unser gemeinsamer Dank den Professoren und Dozenten der Universität Mainz und Freiburg sowie den Professoren und Dozenten an den Lehrkrankenhäusern in Ludwigshafen und Koblenz für die Anregungen, die wir aus ihren Vorlesungen und Unterrichten entnehmen konnten.

Vorwort

Berücksichtigt wurden alle wichtigen, kinderheilkundlichen Lehrbücher, die aktuellen **pädiatrischen Fachzeitschriften**, der **Gegenstandskatalog** (ÄAppO 2002/2012 IMPP-Gk 2) sowie die aktuellen Leitlinien der AWMF (Arbeitsgemeinschaft der wissenschaftlichen medizinischen Fachgesellschaften) und Empfehlungen der Dt. Gesellschaft für Kinder- u. Jugendmedizin. Für alle Tumoren werden neben den gebräuchlichen klinischen Einteilungen die aktuelle TNM-Klassifikation und UICC-Stadiengruppierung (v. 2010) angegeben. Die **klinischen Einteilungen** des Buches sind allgemein gebräuchliche (die Autoren sind dabei jeweils angegeben). An den verschiedenen Universitäten werden aber oft zusätzliche oder andere eigene Klassifizierungen benutzt, die der/die Leser/in selbst ergänzen möchte - gleiches gilt für besondere Therapieverfahren in speziellen Zentren. Die internationale Klassifizierung der Krankheiten **ICD-10-GM** (German Modification, Version 2016) ist jeweils im Textteil und und als alphabetische Hitliste am Ende des Buches zu finden. Ergänzt wurden die bekannten **Selbsthilfegruppen** mit Anschrift und Internet-/E-Mail-Adresse im Textteil sowie eine Sammlung aller wichtigen **Internet-Adressen** rund um die Medizin am Ende des Buches.

Zur Entstehung dieses Buches:

Unsere Idee war es, den Studenten/innen auch ein Buch für die Pädiatrie an die Hand zu geben, das es ermöglichen soll, sich den relevanten Stoff des großen Faches der Kinderheilkunde in realistischer Zeit anzueignen. Dabei will und kann dieses Buch kein großes Lehrbuch ersetzen, jedoch soll die **klar strukturierte Gliederung** des Stoffes eine wertvolle Hilfe vor allem in der Zeit der Prüfungen geben. Der konsequente didaktische Aufbau soll die Leser und Lernenden dabei besonders unterstützen.
Ein weiteres Anliegen war es, auf allen Gebieten den heutigen **aktuellen Wissensstand** zusammenzutragen und zusammenzufassen. Es blieb dabei nicht aus, dass einzelne Kapitel weit über das normale Wissen hinaus spezielle Aspekte beinhalten. Das soll dem/r interessierten Leser/in die Möglichkeit zur Vertiefung geben. So kann der/die Student/in zur Zeit der Prüfungen sich die wichtigsten Punkte jeweils erarbeiten und später als junge/r Assistent/in die weiterführenden Hinweise benutzen. So möchte dies nicht nur ein Buch für die Zeit der Prüfungen, sondern auch darüber hinaus sein. Die geplanten Neuauflagen sollen der Aktualität und dem ständigen Fluss des medizinischen Wissens Rechnung tragen.

Um künftig das Wissen sowohl aktuell zu halten als auch die Verbindung zum/r Lernenden nicht zu verlieren, hoffen wir nicht nur auf, sondern **wünschen uns ausdrücklich Anregungen, Hinweise und Kritik aus dem Leserkreis**, gerne auch per E-Mail (med.verlag-dr.mueller@t-online.de).

Der Herausgeber
M. Müller

ABKÜRZUNGSVERZEICHNIS

A., Aa.	= Arteria, Arteriae
a.p.	= anterior-posterior
Abb.	= Abbildung
Ak	= Antikörper
allg.	= allgemein
Amp.	= Ampullen
Anm:	= Anmerkung
art.	= arteriell
asc.	= ascendens
ASS	= Acetylsalicylsäure
Ät:	= Ätiologie
ATD	= abdomino-transvers. Durchm.
aut.	= autosomal
AV	= arterio-venös
AZ	= Allgemeinzustand
bakt.	= bakteriell
BB	= Blutbild
bezgl.	= bezüglich
BGA	= Blutgasanalyse
BL	= Bauchlage
BSG	= Blutkörperchensenkungs-geschwindigkeit
BWK	= Brustwirbelkörper
BWS	= Brustwirbelsäule
BZ	= Blutzucker
Ca	= Karzinom
ca.	= circa
Ch	= 1 Charrière = 1/3 mm
Chrom.	= Chromosom, chromosomal
chron.	= chronisch
CRP	= C-reaktives Protein
CT	= Computertomographie
CTG	= Kardiotokographie
d.	= der, die, das
d.F.	= der Fälle
DD:	= Differentialdiagnosen
Def:	= Definition
desc.	= descendens
DGJK	= Dt. Ges. f. Kinder-/Jugendmed.
Diag:	= Diagnostik
DIC	= Verbrauchskoagulopathie
Diff-BB	= Differentialblutbild
Dig.	= Digitus
Disp.	= Disposition
dist.	= distal
DMS	= Durchbltg. Motorik Sensibilität
dom.	= dominant
DSA	= Digitale Subtraktionsangiogr.
Duct.	= Ductus
E	= Einheiten / Escherichia
ECV	= Extrazellularvolumen
ED	= Einzeldosen
EEG	= Elektroenzephalogramm
EKG	= Elektrokardiogramm
ELISA	= Enzyme-linked imm. sorb. assay
EMG	= Elektromyographie
engl.	= englisch
Etlg:	= Einteilung
evtl.	= eventuell
ext.	= externus
Extr.	= Extremität
Fakt.	= Faktor
fktl.	= funktionell
FSH	= follikelstimulierendes Hormon
genet.	= genetisch
ggf.	= gegebenenfalls
GI	= Gastrointestinal
GnRH	= Gonadotropin-Releasing-Horm.
gr./Gr.	= groß/Größe, griechisch
Hb	= Hämoglobin
Hep.	= Hepatitis
Histo:	= Histologie
HN	= Hirnnerv
HWK	= Halswirbelkörper
HWS	= Halswirbelsäule
i.d.R.	= in der Regel
I.E.	= internat. Einheiten
i.m.	= intramuskulär
i.v.	= intravenös
ICD	= Internat. Classific. of Diseases
ICR	= Interkostalraum
ICSI	= intracytopl. Spermieninjektion
ICV	= Intrazellulärvolumen
IfSG	= Infektionsschutzgesetz
Ind:	= Indikation
inkl.	= inklusive
insb.	= insbesondere
int.	= internus
ITN	= Intubationsnarkose
IVP	= intravenöse Pyelographie
J.	= Jahre
JÜR	= Jahres-Überlebens-Rate
Kap.	= Kapitel
KE	= Kontrasteinlauf
kg	= Kilogramm
kgKG	= pro Kilogramm Körpergewicht
K-Ind:	= Kontraindikationen
kl.	= klein
Klin:	= Klinik, Symptome
KM	= Kontrastmittel, Knochenmark
KOF	= Körperoberfläche
Kompl.	= Komplikationen
kons.	= konservativ
körpl.	= körperlich
KS	= Klopfschall
l	= Liter
LA	= Lokalanästhesie
lat.	= lateral / lateinisch
LH	= luteinisierendes Hormon
li.	= links
Lig.	= Ligamentum
Lj.	= Lebensjahr
Lk	= Lymphknoten
Lok:	= Lokalisation
LWK	= Lendenwirbelkörper
LWS	= Lendenwirbelsäule
m	= männlich
M., Mm.	= Musculus, Musculi
max.	= maximal
MDP	= Magen-Darm-Passage
med.	= medial
Med:	= Medikament
min.	= minimal
Min.	= Minute
mind.	= mindestens
Mio.	= Millionen
mögl.	= möglich
Mon.	= Monate
MRT	= Magnetresonanztomographie
n.	= nach
N., Nn.	= Nervus, Nervi
neg.	= negativ
NLG	= Nervenleitgeschwindigkeit
Nll.	= Nodi lymphatici
NNH	= Nasennebenhöhlen
NNR	= Nebennierenrinde
Nr.	= Nummer
NSAR	= nicht steroidale Antirheumatika
NW:	= Nebenwirkungen
o.B.	= ohne pathologischen Befund
od.	= oder
Op	= Operation
org.	= organisch
OS	= Oberschenkel
p.a.	= posterior-anterior
p.c.	= post conceptionem
p.os	= per os
p.p.	= post partum
Pat.	= Patient
Path:	= Pathogenese
PCR	= Polymerase-Kettenreaktion
PE	= Probeentnahme
PEEP	= pos. endexspiratory pressure
phys.	= physiologisch
postop.	= postoperativ
Prädisp.	= Prädisposition
präop.	= präoperativ
Präp.	= Präparate
prim.	= primär
Proc.	= Processus
prof.	= profundus
Prog:	= Prognose
Proph:	= Prophylaxe
prox.	= proximal
re.	= rechts
rel.	= relativ
rez.	= rezessiv, rezidivierend
RF:	= Risikofaktoren
RGs	= Rasselgeräusche
RIA	= Radio-Immunoassay
RKI	= Robert-Koch-Institut
RL	= Rückenlage
Rö	= Röntgen
RR	= Blutdruck
SD	= Schilddrüse
s.	= siehe
s.c.	= subkutan
s.o.	= siehe oben
s.u.	= siehe unten
seitl.	= seitlich
sek.	= sekundär
Sek.	= Sekunden
SHT	= Schädel-Hirn-Trauma
sog.	= sogenannt
Stad.	= Stadium
Std.	= Stunde
Supp.	= Suppositorium
symp.	= sympathisch
Sympt.	= Symptome
Syn:	= Synonyma
syst.	= systemisch, systolisch
TBC	= Tuberkulose
Tbl.	= Tabletten
Tel.:	= Telefon
Temp.	= Temperatur
Tg.	= Tage
tgl.	= täglich
Ther:	= Therapie
TNM	= Tumor, Nodi, Metastase
Tr.	= Truncus
Trac.	= Tractus
Tub.	= Tuberculum
u.	= und
UA	= Unterarm
US	= Unterschenkel
usw.	= und so weiter
V.a.	= Verdacht auf
v.	= von
V., Vv.	= Vena, Venae
ven.	= venös
Vit.	= Vitamin
w	= weiblich
Wdh.	= Wiederholung
WHO	= Weltgesundheitsorganisation
Wo.	= Wochen
WS	= Wirbelsäule
z.B.	= zum Beispiel
Z.n.	= Zustand nach
z.Zt.	= zur Zeit
ZNS	= zentrales Nervensystem
zus.	= zusätzlich
ZVD	= zentraler Venendruck
ZVK	= zentraler Venenkatheter
zw.	= zwischen

Sonstige Zeichen:

®, ™	= eingetragene Warenzeichen
°C	= Grad Celsius
m	= milli
µ	= mikro
<	= kleiner
>	= größer
§	= Paragraph
⇨	= daraus folgt

INHALTSVERZEICHNIS

PÄDIATRISCHE UNTERSUCHUNG

ANAMNESE

Def: Die Anamnese ist die Erhebung der aktuellen Krankheits-, der Vor- und Gesundheitsgeschichte des Kindes. Bei Neugeborenen, Säuglingen und teilweise noch bei Kleinkindern ist dies immer eine **Fremdanamnese** und muss von der Begleitperson (Eltern, Erziehungsberechtigte, Erzieherin, Pflegeperson od. bei Unfällen z.B. durch Beteiligte) erfragt werden. Das Kind sollte soweit wie möglich eingebunden werden, dies kann auch spielerisch erfolgen und gelingt zumindest ab dem Schulalter gut.

Anamnese:
- ⇒ Personaldaten (Name, Alter des Kindes, wer ist/sind die Begleitperson/en)
- ⇒ **Anlass** der jetzigen Vorstellung, **Hauptbeschwerden**, **Beginn** der Erkrankung und erste Symptome
- ⇒ **Bisheriger Verlauf** der Erkrankung bis zum jetzigen Zeitpunkt (Symptomdauer, Intensität, Begleiterscheinungen)
- ⇒ Frühere Anamnese des Kindes: **Vorerkrankungen** (insb. Infektionskrankheiten), frühere Operationen, **Frühgeburtlichkeit**?
- ⇒ Vegetative Anamnese: **Miktion** und **Stuhlgang** (Störung der Urinentleerung wie Harnretention, Einnässen, Sauberkeitsentwicklung), Schwitzen, Appetit, Ernährungsstörungen, Durst, **Schlaf** (Ein- od. Durchschlafstörungen, Schlafdauer)
- ⇒ Mütterliche Anamnese: pränatale Anamnese (Schwangerschaftsverlauf, Mutterpass), Geburtsanamnese (siehe auch U1 der Kindervorsorgeuntersuchung, z.B. Asphyxie, Krämpfe, Anpassungsstörung?), Kind gestillt?
- ⇒ Postnatale Entwicklung: (**Meilensteine**, motorische u. geistige), Wachstumskurve (s.u. Somatogramme), Ernährung u. **Ernährungsprobleme**, Verhaltensauffälligkeiten (motorisch, sozial, emotional)
- ⇒ Durchgeführte **Impfungen** (Impfausweis), Vorsorgeuntersuchungen (gelbes Kinder-Untersuchungsheft einsehen)
- ⇒ Einnahme von **Medikamenten**, bekannte **Allergien**?
- ⇒ Familienanamnese: wesentliche Erkrankungen von Eltern, Großeltern, Geschwistern, bekannte Erbkrankheiten in der Familie, Beruf der Eltern, Lebensumstände (Umgebungs- und Sozialanamnese)
- ⇒ Das Kind während der Anamnese immer beobachten!

Allgemeine Empfehlungen für die Anamneseerhebung und klinische Untersuchung bei Kindern:
- Gepflegtes Äußeres, ggf. auf das Tragen des Kittels verzichten
- Vorhandene Informationen einsehen (Krankenakte) und einprägen (insb. Name des Kindes)
- Ruhiger Raum, genügend Sitzmöglichkeiten (ältere Kinder eigene Sitzgelegenheit, Säugling auf dem Schoß der Begleitperson), altersentsprechende Spielsachen
- Zeit nehmen bzw. den Eltern vermitteln, keine Störung während der Anamnese/Untersuchung
- Beginn mit Begrüßung, Name des Kindes verwenden, eigene Vorstellung, Kind dabei immer beobachten, Auflockerung durch positive Äußerungen, z.B. altersangemessene Worte zum Kind
- Nach der Anamnese kurzen Überblick über den weiteren Verlauf der Untersuchung geben
- Für sich selbst: Krankheitsgrad des Kindes einschätzen!

Etlg:
Gesundes Kind
Leicht bis deutlich krankes Kind
Chronisch krankes Kind
Schwer krankes bis lebensbedrohlich erkranktes Kind

Besonderheiten der Anamnese abhängig vom Alter des Kinders:

Neugeborene (0-4 Wo.) und Säuglinge (Syn: Baby, 1.-12. Mon.):

- Fremdanamnese (Betreuungsperson), Interpretation der Symptome durch die Fremdanamnese
- Beim Kind spielerisch versuchen Aufschlüsse zu erhalten

Kleinkind (1-5 J.):

- Fremdanamnese (Betreuungsperson), Anamnese ist eingeschränkt auch mit dem Kind möglich
- Beachte: Kinder können Schmerzen oft nicht genau lokalisieren, diese können an andere Körperstellen projiziert angegeben werden
- Sauberkeitsentwicklung, Sprachentwicklung (z.B. physiologisches Stottern), Schulreife?

Schulkind (6-14 J.), Pubertät (10-14 J.), Jugendliche (12-18 J.):

- Aktive Beteiligung des Kindes an der Anamnese, jugendliche Sprachweise
- Unterschiedliche Anamneseinhalte bei Eltern und Kind, ggf. getrennt erheben! (z.B. in der Pubertät vermehrt Konflikte mit den Eltern)
- Selbstbild des Kindes (Magersucht/Bulimie), Freundschaften, Sexualität/Verhütung?
- Schulische- und häusliche Situation
- Alkohol-, Nikotin-, Drogenkonsum?

KLINISCHE UNTERSUCHUNG

Syn: Ganzkörperuntersuchung, ICD-10: Z00.0

Allg.:
- Kind immer ansprechen, spielerischer Umgang
- Je nach Organisation wird Körpergewicht, Körpergröße, Kopfumfang, Körpertemperatur und Blutdruck vorab vom Assistenzpersonal gemessen und dokumentiert
- Säuglinge u. Kleinkinder werden i.d.R. komplett entkleidet untersucht
- Versuch, die Kinder abzulenken, die eigentliche Untersuchung möglichst zusammenhängend und schnell durchführen, Mund-Ohr-Inspektion zuletzt
- Beachte: Die Begleitperson benötigt ggf. ebenfalls Zuwendung!

Übersicht über die Reihenfolge des Untersuchungsablaufes

	Befunde
Allgemeinzustand	– Guter AZ: Kind schreit laut und kräftig, Kind spielt mit Händen und Füßen, seitengleiche Motorik, Interesse an Gegenständen, fixiert, Hunger, rosiges Hautkolorit – Reduzierter AZ: Kind jammert leise u. kraftlos, wenig Motorik, Apathie, Haut zyanotisch, gräulich-weiß, schweißig
Haut	– Farbe: Rötung, Blässe, Zyanose, Bräunung, Ikterus, Pigmentstörung – Konsistenz: Turgor, Elastizität, Ödeme – Sonstiges: Durchblutung, Gefäßzeichnung, Temperatur, Blutungen, Exantheme, Narben, Behaarung, Naevi, Nagelform
Thorax	– Herz: Perkussion, Auskultation: Frequenz, Rhythmus, Töne, Geräusche – Lunge: Perkussion im Seitenvergleich, Atemtyp, -frequenz, Atemgeräusche, Atemphasen, Stridor, trockene od. feuchte Nebengeräusche – Mamma: Entwicklungsstadium, Gynäkomastie, Milchsekretion?
Abdomen, Rektum, After	– Tastbefund des Abdomens: Organvergrößerungen, Druck-/Loslassschmerz, Abwehrspannung und Resistenzen, Bruchpforten (Hernien), Nabel – Perkussion: vermehrte Luft, fluktuierende Flüssigkeit – Auskultation: Darmgeräusche gesteigert, vermindert, hochstehend, klingend etc. – Rektale Untersuchung bei abdomineller Symptomatik unerlässlich: Ausschluss von Rhagaden, Fissuren und Fisteln, Dermalsinus, Analprolaps, enges Segment, Blut am Finger, Invagination

	Befunde
Urogenitaltrakt	– Mädchen: Inspektion der Labien (Synechien?), Klitoris (Hypertrophie?), Vaginaleingang (Hymenalatresie?), Urethramündung, Schambehaarung – Knaben: Hodenlage und Größe (Hydrozele?), Penis (Phimose, Verklebung?), Urethramündung (Hypo-/Epispadie), Schambehaarung
Neurologische Untersuchung, Entwicklungs-Diagnostik	– Äußerlich: Kopfgröße, Proportionen, sichtbare Missbildungen, Abtasten der Schädelknochen u. Fontanellen – Bewusstseinslage: Glasgow-Coma-Scale bei SHT, mentale Entwicklung – Hirnnervenstatus – Muskeltonus, Reflexe (kindliche Entwicklungsreflexe [s.u.], Eigen-, Fremdreflexe, Pyramidenbahnzeichen, auf Seitendifferenzen achten), Koordination – Auskultation: Gefäßgeräusch bei AV-Fisteln auskultierbar – Wirbelsäule: Klopfschmerzhaftigkeit, Skoliose, Spaltbildung – ggf. weiterführende Entwicklungstests (z.B. DENVER-Test 0-6 J., BSID-II 0-3 J., GRIFFITH-Skalen 0-2 (8) J., MÜNCHNER-Entwicklungstest 0-3 J.)
Kopf, Hals	– Fontanellen, Schädelnähte, Fehlbildungen, Hämatom – Gesichtsform (Dysmorphie, Epikanthus?), Spaltbildungen – Auge: Folgebewegung der Augen, Pupillenreflex, Iris (Kolobom?), ggf. Ophthalmoskopie (Katarakt?) – Struma, Schiefhals?
Mund-, Racheninspektion	– Untersuchung im Liegen od. auf dem Schoß der Begleitperson sitzend (Säuglinge, Kleinkinder), sitzend (Schulkinder) – Zuerst Mundhöhle inspizieren, Beurteilung der Zunge, der Zähne, der Wangenschleimhaut und des Zahnfleisches, zuletzt Druck mit dem Spatel gegen den Zungengrund und Beurteilung der Gaumenbögen mit Zäpfchen, Tonsillen, Rachenhinterwand
Ohr	– Äußerlich: Ohrform, Rötung, Überwärmung, Tragus- od. Mastoiddruckschmerz – Otoskop: Zug an der Ohrmuschel nach dorsokaudal (Säuglinge), nach dorsokranial (Kinder) ⇨ Beurteilung von äußerem Gehörgang und Trommelfell

Weitere Aspekte bei der klinischen Untersuchung:

Diag:
1. Äußerer Aspekt: Körperproportionen, Dystrophiezeichen (Tabaksbeutelfalten der Gesäßhaut, Greisengesicht), Exsikkosezeichen (stehende Hautfalten, halonierte Augen, seltener Lidschlag, trockene Schleimhäute, eingesunkene Fontanelle)
2. Meningitische Zeichen (vorgewölbte Fontanelle, Nackensteifigkeit, BRUDZINSKI-, KERNIG-, LASÈGUE-Zeichen positiv, Dreifuß-, Knie-Kuss-Phänomen, Opisthotonus)
3. Abtasten des Thorax (aufgetriebene Knochen-Knorpelgrenze -> Rachitis)
4. Tasten der Femoralispulse (abgeschwächt bei Aortenisthmusstenose)
5. Beurteilung der Rekapillarisierungszeit (engl. capillary refill time) nach Druck auf die Fingerbeere (Norm: <2 Sek., verlängert bei Zentralisation, Schockzustand)
6. Tragusdruckschmerzprüfung (typisch bei Entzündung des äußeren Gehörganges)
7. Prüfung der Hüftgelenke (ORTOLANI-Zeichen in ersten 2 (-4) Wochen nachweisbar: spür- und hörbares Schnappen bei Abduktion in 90° Beugung. Abspreizbehinderung des betroffenen Beines ab 2. Lebensmonat). DD: ab 3.Monat ggf. erhöhter Adduktorentonus.
8. Blutdruckmessung: Manschettenbreite 2/3 der Oberarmlänge; an allen 4 Extremitäten messen (z.B. für Hinweis auf eine Aortenstenose od. arterielle Gefäßverschlüsse)
9. Schmerzen: für Säuglinge und Kleinkinder (bis 4 J., nach BÜTTNER, 1998) gibt es zur Einschätzung die Kindliche Unbehagens- und Schmerzskala – **KUSS**
   - Kind wird beobachtet und nach fünf Kriterien beurteilt
   - Dauer der Beobachtung beträgt 15 Sekunden (nicht länger), nur diese Zeit wird bewertet, auch wenn sich das Verhalten des Kindes unmittelbar danach ändert
   - Punktzahl für jedes Kriterium notieren u. Summe bilden, Punktzahl und Code für Schmerzintensität (A–D) in das Untersuchungsblatt/Schmerzprotokoll übertragen
   - Cave: Es besteht eher die Tendenz, **die Schmerzen zu unterschätzen!**

Kriterium	**Ausprägung**	**Punkte**
Weinen	gar nicht stöhnen, jammern, wimmern schreien	0 1 2
Gesichtsausdruck	entspannt lächelnd Mund verzerrt Mund u. Augen grimassieren	0 1 2
Rumpfhaltung	neutral unstet aufbäumen, krümmen	0 1 2
Beinhaltung	neutral strampelnd, tretend an den Körper gezogen	0 1 2
Motorische Unruhe	nicht vorhanden mäßig ruhelos	0 1 2

Auswertung: KUSS 0-1 2-3 4-7 8-10 Pkt.
Code A B C D

Interpretation: A = keine Intervention; B = ggf. Intervention nötig, Evaluation;
ab C = Therapie ist erforderlich, Neuevaluation in kurzen Abständen

Für Kinder >5 J. wird eine visuelle Analogskala eingesetzt (Smiley-Skala, Kind zeigt an):

kein Schmerz **stärkster Schmerz**

0 Pkt. 1 2 3 4 5 6 7 8 9 10

Ältere Kinder u. Jugendliche können den Schmerz auf einer gedachten Skala von 1-10 meist bereits sehr gut einschätzen.

Notfall: Bei der klinischen Untersuchung sind **Alarmsignale**:

- ◊ Atemnot, Stridor, Knorpsen, Apnoen, akuter Atemstillstand
- ◊ Qualität des Schreiens: schrill, Wimmern, keine Reaktion mehr
- ◊ Schwer od. nicht erweckbares Kind
- ◊ Plötzliche Hautkoloritveränderungen (livide, grau, blass, weiß, petechiale Blutungen)
- ◊ Exsikkosezeichen (an Haut, Augen, Mund)
- ◊ Fieber ≥41,0 °C oder Unterkühlung ≤36,0 °C
- ◊ Zuckung, Krämpfe, Tonusverlust, Muskelschwäche oder Lähmungen
- ◊ Schockzustand, verlängerte Rekapillarisierungszeit, Pulslosigkeit od. Leblosigkeit

KINDLICHE REFLEXE

Syn: Primitive (frühkindliche) Reflexe, neurokinesiologische Diagnostik

Def: Physiologische (reflektorische) Reaktionen, die im Verlauf des zerebralen Reifungsprozesses zu bestimmten Zeitpunkten verloren gehen od. neu auftreten. Ein **Fehlen**, eine **Seitendifferenz** oder die **Persistenz** dieser kindlichen Reflexe über die normale Zeit hinaus kann Hinweis auf eine Entwicklungsverzögerung od. Erkrankung sein.

Im Folgenden die wichtigsten frühkindlichen Reflexe, die bei der Untersuchung von Neugeborenen und Säuglingen geprüft werden können (siehe auch unten, Kap. Kindliche Entwicklung):

Reflex	**Alter**	**Beschreibung**
Schreitreflex	bis 6-8 Wo.	„Gehautomatismus": berührt in Axillahänge die Fußsohle den Untergrund, wird dieses Bein gebeugt, das andere gestreckt
Steigreflex (placing reaction)	bis ca. 2. Mon.	Berührt der Fußrücken in Axillahängelage die Tischunterkante, steigt der Fuß über die Tischkante
Magnetreflex	bis ca. 3. Mon.	In RL Daumendruck auf die Fußsohle bei gebeugten Knien u. Hüfte, dann langsames Zurückziehen des Daumens führt zum Nachgehen des Beines (Kontakt bleibt erhalten)
Glabellareflex (Nasopalpebralreflex)	bis ca. 3. Mon.	Augenschluss (= Orbicularis-oculi-Reflex) bei Beklopfen der Glabellaregion (= unbehaarter Bereich zwischen den Augenbrauen)
Suchreflex (rooting reflex)	bis ca. 3. Mon.	Bestreichen der Wange od. seitliche periorale Berührung führt zur Kopfdrehung zur betreffenden Seite
Saugreflex	bis ca. 3. Mon.	Bestreichen der Lippen führt zum Mundspitzen und Saugen
BABKIN-Reflex (Hand-Mund-Reflex)	bis ca. 3. Mon.	Druck auf beide Handinnenflächen ⇨ Mundöffnung, Kopfbeugung nach vorne, Augenschluss
GALANT-Reflex (tonischer Rückgratreflex)	bis ca. 6. Mon.	In BL paravertebrales Bestreichen der Haut führt ipsilateral zur Rückenverkrümmung und ipsilateralen Streckung der Extremitäten
MORO-Reflex (Umklammerungsreflex, startle reaction)	bis 4.-6. Mon.	In RL auf der Hand des Untersuchers führt die plötzliche Senkung des Kopfes zur Streckung der Arme, gefolgt von einer langsamen Umklammerungsreaktion der Arme (Reflex ist auch in RL liegend durch Beklopfen der Unterlage auslösbar)
BAUER-Reaktion	bis ca. 5. Mon.	Bei Druck gegen die Fußsohlen in BL versucht das Kind zu kriechen
ATNR (asymmetrisch tonischer Nackenstell-Reflex)	bis ca. 3.-6. Mon.	Drehung des Kopfes in RL zur Seite führt zur ipsilateralen Streckung der Extremitäten und Beugung der Gegenseite („Fechterstellung")
STNR (symmetrisch tonischer Nackenstell-Reflex)	bis ca. 6. Mon.	Inklination des Kopfes auf die Brust ⇨ Beugung der Arme und Streckung der Beine Reklination des Kopfes ⇨ Streckung der Arme, Beugung der Beine
Greifreflex (palmar/plantar)	palmar: bis ca. 6. Mon. plantar: bis ca. 11. Mon.	Untersucherfinger in die Handinnenfläche legen ⇨ Faustschluss Berühren der Fußsohle führt zum Krallen der Zehen

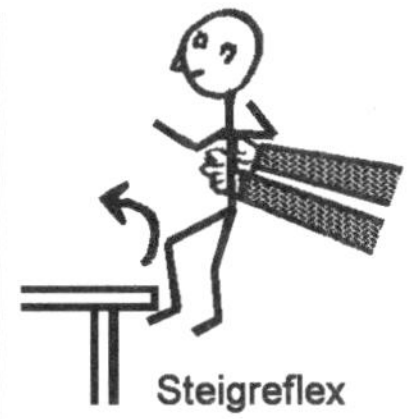
Steigreflex

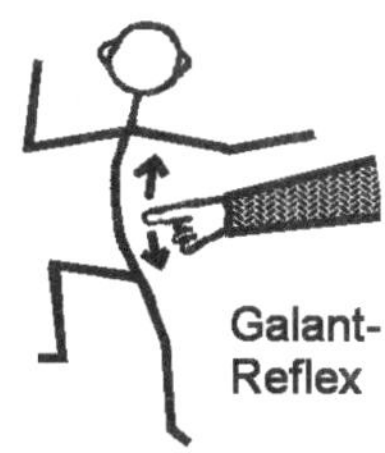
Galant-Reflex

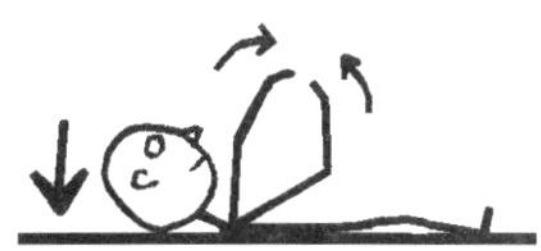
Moro-Reflex

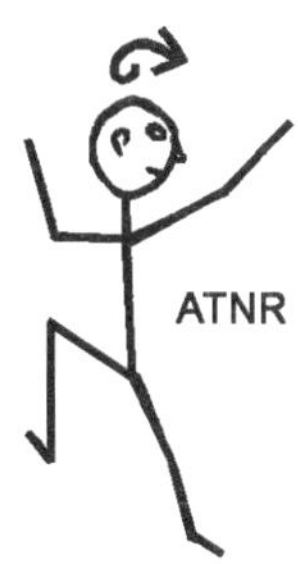
ATNR

Reflex	Alter	Beschreibung
LANDAU-Reflex	ab 5. Mon.	Kind schwebend in BL halten ⇨ Kopfhebung und Streckung der Extremitäten bei passiver Beugung des Kopfes werden alle Extremitäten gebeugt
SCHALTENBRAND-Reflex (parachute reflex, Sprungbereitschaft)	ab 6. Mon., bleibt lebenslang	Kind in horizontaler BL auf eine Unterlage zubewegen od. Kind in BL nach vorne unten fallen lassen ⇨ Ausstrecken der Arme, Abstützbewegung mit geöffneten Händen
Stemmreaktion	ab 7. Mon.	Anstoßen des Kindes führt zur Anspannung der ipsilateralen Muskulatur zur Lagekontrolle, Abstützreaktionen

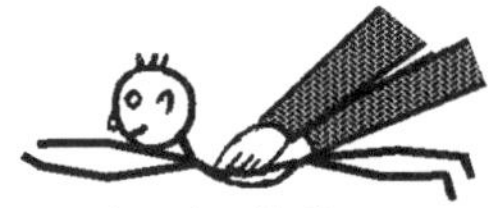
Landau-Reflex

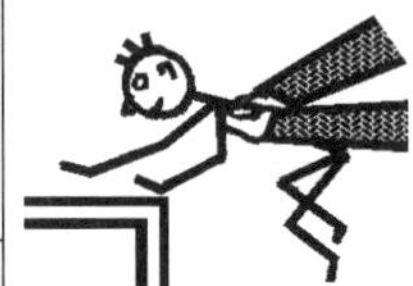
Schaltenbrand-Reflex

KINDER-FRÜHERKENNUNGSUNTERSUCHUNGEN

Syn: Kindervorsorgeuntersuchungen, umgangssprachlich U-Untersuchungen, ICD-10: Z00.1

Allg: In Deutschland gesetzlich 1976 (letzte Änderung 12/2010, neuer Entwurf 7/2016) eingeführte Untersuchungen zur **Sekundär-** (Früherkennung) und **Primärprävention** (Aufklärung zur Vermeidung von Erkrankungen, Beratung über gesundheitsförderndes Verhalten) für Kinder ⇨ diese dienen der frühzeitigen Erkennung von Störungen der körperlichen, geistigen od. sozialen Entwicklung in altersabhängigen, definierten Entwicklungsphasen zur ggf. frühzeitigen u. gezielten Förderung bzw. Behandlung. Die Durchführung erfolgt nach den „Kinder-Richtlinien" des Gemeinsamen Bundesausschusses (G-BA, Wegelystr. 8, 10623 Berlin, Internet: www.g-ba.de), die Befunddokumentation erfolgt im **gelben Untersuchungsheft** für Kinder (s. Abb.).
Aufgrund der in den vergangenen Jahren immer häufiger vorkommenden Verwahrlosung od. Gewaltdelikten an Kindern in Deutschland wird politisch diskutiert, die Vorsorgeuntersuchungen nicht mehr nur auf **freiwilliger Basis** anzubieten, sondern diese verbindlich zu machen (mit entsprechender Überwachung durch die Jugendämter, wenn die Eltern mit Ihren Kindern nicht daran teilnehmen). Einige Bundesländer in Deutschland haben dies bereits umgesetzt.

Epid: Die **Früherkennungsuntersuchungen** (U1 – U9) werden ab der U2 meist durch einen Kinderarzt od. Allgemeinmediziner durchgeführt, die U1 (Neugeborenen-Erstuntersuchung) findet direkt nach der Geburt statt und erfolgt meist durch den/die entbindenden Gynäkologen/in, Hebamme od. einen hinzugezogenen Kinderarzt, z.B. bei Risikogeburten, Frühgeburten, Komplikationen).

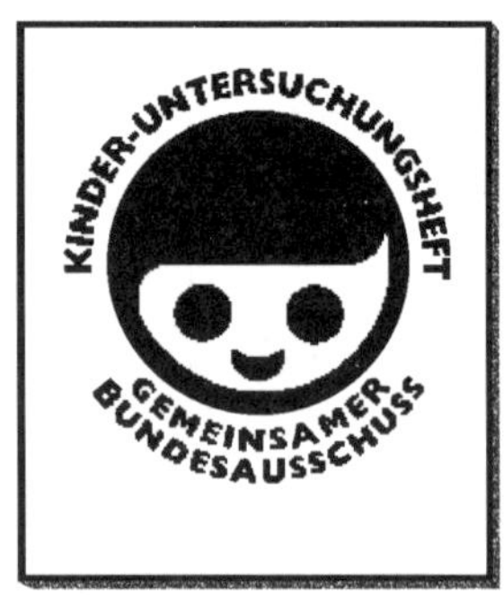

Empfehlungen zum Zeitpunkt (max. Toleranzgrenze):
U1: direkt nach der Geburt (Neugeborenen-Erstuntersuchung)
U2: 3.-10. Tag Neugeborenen-Untersuchung (3.-14. Tag)
U3: 4.-5. Lebenswoche (3.-8. Lebenswoche)
U4: 3.-4. Lebensmonat (2.-4 ½ Lebensmonat)
U5: 6.-7. Monat (5.-8. Monat)
U6: 10.-12. Monat (9.-14. Monat)
U7: 21.-24. Monat (20.-27. Monat)
U7a: 34.-36. Monat (33.-38. Mon., zusätzlich eingeführt)
U8: 46.-48. Monat (43.-50. Mon.)
U9: 60.-64. Monat (58.-66. Mon.)
[U10: 7.-8. Jahr und U11: 9.-10. Jahr (eine Einführung in Deutschland wird diskutiert)]

J1: (Jugendgesundheitsuntersuchung): 12.-14. Jahr
J2: 16.-17. Jahr (noch keine Routineuntersuchung)
FU: zahnärztliche Früherkennung, ab dem 30. Mon. 1x/J. bis zum 6. Lj., dann ½-jährlich
Die U-Untersuchungen werden in Deutschland bei 90-95 % der Kinder wahrgenommen.

Diag: 1. Allgemeine Anamnese mit den Eltern/Betreuungsperson bei jedem Untersuchungstermin: Fragen nach Gedeihstörungen, Trinkschwäche, Erbrechen, Stuhlgang, Miktion, Schlafen, Bewegungsarmut, Krampfanfälle, zwischenzeitliche Erkrankungen, sonstige **Auffälligkeiten in der Entwicklung** des Kindes und Impfstatus (s.u., Kap. Impfungen)

2. Messung von **Größe**, **Gewicht**, **Kopfumfang** (Erfassung bei jedem Untersuchungstermin) und im Verlauf in **Somatogrammen** dokumentieren [s. Abb., weitere Somatogramme s.u., Kap. Kindliche Entwicklung], diese sind im gelben Kinder-Untersuchungsheft am Ende enthalten und werden zur Einschätzung der Entwicklung des Kindes benutzt.

3. Allgemeine Untersuchung bei jedem Untersuchungstermin: ausführliche Ganzkörperuntersuchung, spontane Haltung, Fehlstellungen, Asymmetrien, Dyszephalie (durch Kraniosynostosen), Fontanellenvorwölbung? Eine Übersicht zur Entwicklung von Haltungskontrolle, Motorik, Lagereaktionen, Stellreaktionen, primitiven (frühkindlichen) Reflexen und sensorischen Funktionen in den ersten 12 Lebensmonaten findet sich unten im Kap. Kindliche Entwicklung. Allgemein wird die motorische und geistige Entwicklung anhand sog. erreichter "Meilensteine" (wie freies Sitzen, Greifen, Reaktion auf Zuruf, Krabbeln usw., s.u., Kap. Meilensteine) beurteilt.

Somatogramme:

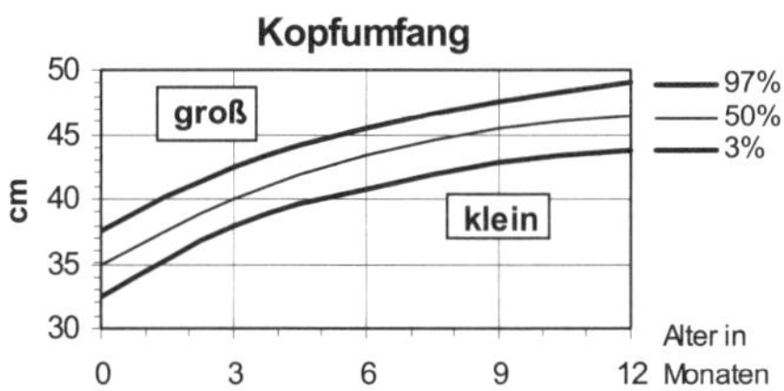

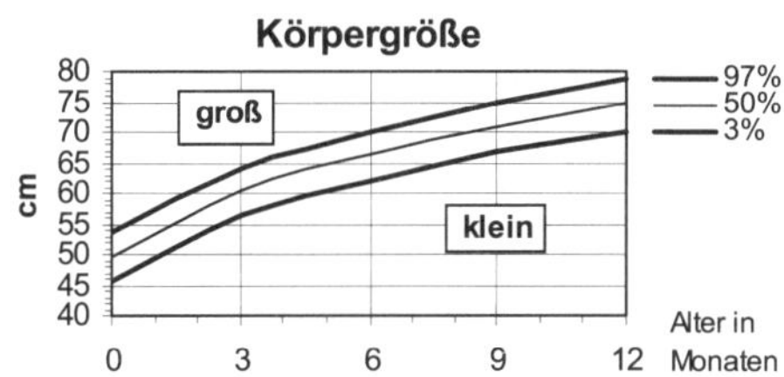

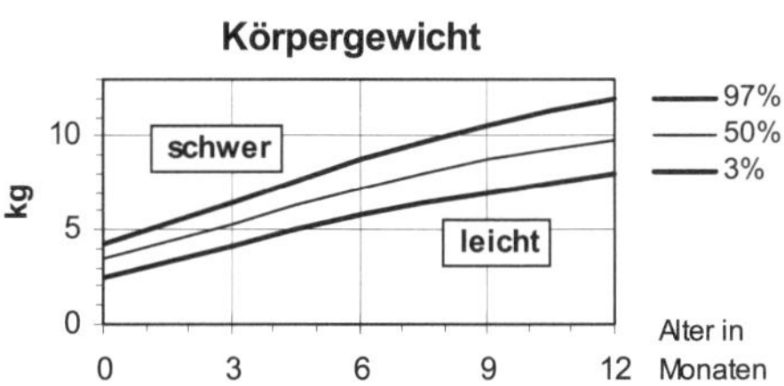

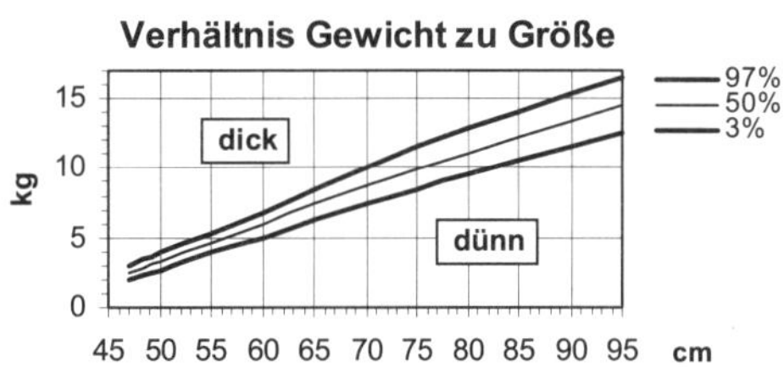

Spezieller Untersuchungsumfang bei den einzelnen Terminen:

U1 Neugeborenen-Erstuntersuchung (direkt nach der Geburt) ⇨ **APGAR**

APGAR-Score zur Vitalitätsbeurteilung des Neugeborenen nach der Geburt (n. v.APGAR, 1953)

	A (Aussehen)	**P** (Puls)	**G** (Gesichtsbewegung)	**A** (Aktivität)	**R** (Respiration)
0	blau, blass	fehlt	keine Reaktion	schlaff	fehlt
1	Körper rosig, Extremitäten blau	<100/Min.	schwacher Schrei, grimassieren	träge Bewegungen der Extremitäten	flach, unregelmäßig
2	alles rosig	>100/Min.	kräftiges Schreien	aktive Bewegungen	regelmäßig (40/Min.)

APGAR: Es wird das Kind **1, 5 u. 10 Min. nach der Geburt** beurteilt und die Summe der Punkte gebildet
normal: **9-10** Punkte (z.B. APGAR 9-10-10)
5-8 Punkte: Depressionszustand des Neugeborenen (leichte Asphyxie)
<5 Punkte: Lebensgefahr (bei Frühgeborenen ist der APGAR-Index nur eingeschränkt verwendbar)

Bestimmung des pH-Wertes aus der Nabelarterie
Rektale Temperaturmessung (damit auch Ausschluss rektaler Atresie), Untersuchung auf grobe Missbildungen (Lippen-Kiefer-Gaumenspalten, ggf. Sondierung der Nasengänge und des Ösophagus bei Auffälligkeit, Augendefekte, Neuralrohrdefekte (Spina bifida, Meningomyelozele), Angiome, Extremitätenfehlbildungen, Hüftgelenksluxation, Klumpfuß) od. Geburtsverletzungen, Ikterus, Ödeme, Auskultation von Herz und Lungen.
Vit.-K-Gabe 2 mg oral (Phytomenadion, Konakion®), alternativ 1 mg i.m. (wenn eine orale Aufnahme nicht mögl. ist, z.B. schlechter Allgemeinzustand, V.a. Resorptionsstörung), DGKJ (2013)

Bei Frühgeburten kann anhand der körperlichen und neuromuskulären Reife (Scores, z.B. n. DUBOWITZ od. n. BALLARD mit Beurteilung von Aussehen, Genitalien, Körperhaltung, Muskeltonus, Reaktionen auf passive Bewegungen) das Gestationsalter bestimmt werden (s. spezielle Neuropädiatriebücher). Der APGAR-Score ist bei Frühgeburtlichkeit nicht/nur eingeschränkt anwendbar.

Dokumentiert werden bei der U1 noch die wichtigsten Risiken (mütterliche Risiken, Schwangerschaftsverlauf, vorherige Befunde), diese werden kodiert angegeben (die Risikonummern zur Kodierung sind in der vorderen Umschlaginnenseite des Kinder-Untersuchungsheftes verzeichnet).

<u>U2</u> (3.-10. Tag, Untersuchung häufig noch in der Klinik vor der Entlassung von Mutter und Kind)
Neugeborenen-(Basis)Untersuchung bestehend aus:
- Frage nach Trinkschwäche, Schluckstörungen, Atemstillständen od. Krampfanfällen
- Inspektion: Körperhaltung, Spontanmotorik, pathologische Bewegungsmuster, Anomalien der Geschlechtsorgane
- Inspektion der Augen auf Katarakt (Augenlinsentrübung) od. Kolobome (Spaltbildung der Iris), Pupillenreaktion, Augenmotilität, Inspektion der Mundhöhle
- Neurologisch: Saugreflex auslösbar, Muskeltonus am Rumpf und bei Hochziehen an den Armen beurteilen, MORO-Reflex (Umklammerungsbewegung beim Zurückfallenlassen des Kopfes), periphere Lähmungen
- Auskultation von Herz und Lungen, Herzfrequenz 90-150/Min., Atemfrequenz 30-50/Min.
- Manuelle Beurteilung der Hüftgelenke (bei Auffälligkeiten bereits jetzt Hüftsonographie durchführen, sonst bei der U3)
- <u>Neugeborenen-Hörscreening:</u> Inspektion der Gehörgänge, Reaktion auf Geräusche, seit 2009 wird auch eine **objektive Hörtestung** mit der Methode **TEOAE** (= automatisch ausgewertete transitorisch evozierte otoakustische Emissionen, dabei werden durch einen akustischen Reiz die äußeren Haarzellen angeregt, die wiederum selbst Schallwellen retrograd aussenden, die dann gemessen werden können) durchgeführt. Bei pathologischem Befund (bzw. bei Risikogeburten immer) zusätzlich AABR (= automated auditory brainstem response, also akustisch evozierte Potentiale) zur Kontrolle.
- Vit.-K-Gabe 2 mg oral (Phytomenadion, Konakion®), wenn bei der U1 oral gegeben wurde.
- <u>Beratung:</u> Rachitis- (Vit. D) und Kariesprophylaxe (Fluorid) empfehlen, Beratung zur Ernährung, Körperpflege des Kindes und Versorgung des Nabels

<u>Labor:</u> (sog. **erweitertes Neugeborenenscreening** nach den Richtlinien des Gemeinsamen Bundesausschusses, seit 2005 auf insg. 14 Zielkrankheiten) am **2.-3. Lebenstag** (36-72 Std. nach Geburt, spätestens aber bei der U2) wird Kapillarblut meist am Fersenrand entnommen und auf eine Filterpapierkarte getropft ⇨ dann Untersuchung in einem speziell dafür ermächtigten Labor: **TSH-Test** (Ausschluss kongenitaler Hypothyreose), Untersuchung auf 21-Hydroxylase-Mangel (adrenogenitales Syndrom), Biotinidasemangel Galaktosämie sowie mittels **Tandemmassenspektrometrie** auf Phenylketonurie (früher **GUTHRIE-Test**) u. Hyperphenylalaninämie, Ahornsirupkrankheit, Acyl-CoA-Dehydrogenasedefekte (MCAD, LCHAD, VLCAD), Carnitinzyklus-Defekte (CPT-I, CPT-II, CACT), Glutarazidurie, Isovalerianazidämie. Eine Aufnahme weiterer Zielerkrankungen in das Screening wird derzeit geprüft (z.B. Hypertyrosinämie Typ I, Propionazidämie, Methylmalonazidurie, Vit.-B_{12}-abhängige Störungen).
Ein Test auf Mukoviszidose (IRT-Test = immunreaktives Trypsin im Blut) ist ebenfalls mögl. (bei erhöhter Konzentration dann weitere Diagnostik), in Deutschland aber bisher keine Kassenleistung (kostet ca. 20 EUR), eine generelle Einführung ist aber bereits beschlossen (Stand: 7/2016).

<u>U3</u> (4.-5. Woche):
- Frage nach Reaktion auf Geräusche, Anheben des Kopfes in Bauchlage, Kopfkontrolle für kurze Zeit in gehaltener Sitzhaltung
- Trinkschwäche, Schluckstörungen, abnorme Stühle, Krampfanfälle, schrilles oder kraftloses Schreien, Rachitis- u. Fluoridprophylaxe begonnen?
- <u>**Hüftsonographie** n. GRAF</u> zum Ausschluss einer angeborenen Hüftgelenkdysplasie od. -luxation (pathologisch: liegt der α-Winkel [Winkel zwischen Verlängerung des Os ilium und dem knöchernen Pfannendach] <50°, so ist dies eine Indikation für eine Spreizbehandlung)

DD: – **RDS** (alle Ursachen eines Atemnotsyndroms, s.o.), insb. neonatale Pneumonien
- Choanalatresie ⇨ Verlegung der nasalen Atemwege, Ther: meist Op. erforderlich
- Glottische und/od. subglottische Stenose: Hypoplasie v. Larynx od. Trachea ⇨ bei ausgeprägtem Befund letal
- Pneumothorax
- Ösophagusatresie, ösophagotracheale Fistel
- Rechts-Links-Shunt (persistierende fetale Zirkulation)

HYPERBILIRUBINÄMIE DES NEUGEBORENEN

Syn: Neugeborenenhyperbilirubinämie, Neugeborenengelbsucht, Icterus neonatorum, **Neugeborenenikterus**, engl. jaundice of the newborn, ICD-10: P58.0 - P59.9

Anatomie: Icterus neonatorum = **physiologische Hyperbilirubinämie** mit einem Maximum meist um den **3.-6. Tag p.p.** (Bilirubin gesamt bis max. 13 mg/dl = 220 µmol/l) für 1-2 Wochen durch den **Abbau von HbF** (HbF wird bis zum 3. Lebensmonat durch HbA ersetzt) und wegen der noch vorhandenen **Unreife der Leber** (verminderte Aktivität der Glukuronyltransferase ⇨ verzögerte Umwandlung des freien unkonjugierten Bilirubins in die wasserlösliche Form = direktes konjugiertes Bilirubin, das mit der Galle ausgeschieden werden kann).

Im Durchschnitt wird ein Gesamtbilirubinwert von **7-8 mg/dl** erreicht.

Die Hyperbilirubinämie ist noch etwas verstärkt bei gestillten Kindern (erhöhte Taurinkonzentration der Muttermilch; Taurin fördert nach Umbau zu Taurocholsäure die Bilirubinrückresorption aus dem Darm. Normal dann bis max. **15 mg/dl** = 250 µmol/l).

Für Frühgeborene (längere Unreife der Leber) gilt ein Grenzwert von max. 10 mg/dl.

Ät: – **Physiologische Hyperbilirubinämie** bei jedem Neugeborenen, verstärkt bei gestillten Kindern („Muttermilchikterus")
- Häufig keine unmittelbare Ursache für zu hohe Bilirubinwerte zu finden
- Belastungsikterus nach protrahiertem Geburtsverlauf
- **Frühgeburtlichkeit** (⇨ Leberunreife)
- **Morbus haemolyticus neonatorum** (s.u.): Rh- od. AB0-Inkompatibilität
- Resorption von Blutungen od. **Hämatomen** (Kephalhämatom od. Caput succedaneum, z.B. nach Forzeps- od. Vakuumentbindung, Nebennierenblutungen)
- Angeborene Erythrozytenmembrandefekte (Sphärozytose, s.u. od. Elliptozytose), Erythrozytenenzymdefekte (Glucose-6-Phosphat-Dehydrogenasemangel, Pyruvatkinasemangel, s.u.) ⇨ **Hämolyse**
- Polyglobulie (s.u. Hyperviskositätssyndrome)
- Verzögerte Darmentleerung bei intestinaler Stenosen od. verminderter Peristaltik (⇨ verstärkte Bilirubinrückresorption aus dem Darm)
- **Mangelernährung** (⇨ Albumin wird zum Transport von unkonjugiertem Bilirubin benötigt)
- CRIGLER-NAJJAR-Syndrom u. GILBERT-MEULENGRACHT-Syndrom (aut.-rez. erblich, Chrom. 2, Fehlen od. verminderte Aktivität der UDP-Glukuronyltransferase der Leber), LUCEY-DRISCOLL-Syndrom (pathologische Inhibition des UDP-Glukuronyltransferasesystems)
- Gallengangatresie, Gallenganghypoplasie (aut.-dom. erblich, ALAGILLE-Syndrom) od. extrahepatische Einengung der Gallenwege (⇨ **Cholestase**), Mukoviszidose, α_1-Antitrypsinmangel, Gallepfropfsyndrom (⇨ Abflussbehinderung durch eingedickte Galle)
- Galaktosämie, Hypothyreose
- **Infektionen**: Hepatitis, Toxoplasmose, Röteln, Listerien, Zytomegalie, Lues, Sepsis
- Neugeborenenhepatits (erhöhte Transaminasen und Ikterus unklarer Genese)
- Diabetes mellitus od. Schwangerschaftsdiabetes (der Mutter)

Path: Freies, indirektes (unkonjugiertes) Bilirubin ist lipophil ⇨ in höheren Konzentrationen Überwindung der Hirnschranke und **Schädigung von Nervenzellen** mögl.

Epid: ◊ Icterus neonatorum: 60 % aller Neugeborenen

◊ ca. 1-2 % der gestillten Neugeborenen entwickeln eine langandauernde Hyperbilirubinämie mit Maximum am 10.-15. Lebenstag und Normalisierung nach 3-12 Wo.

Etlg: # Icterus neonatorum (= physiologischer Ikterus)

Icterus praecox: Gesamtbilirubin >7 mg/dl am 1. Lebenstag

Icterus gravis: Gesamtbilirubin >15 mg/dl beim reifen Neugeborenen, >10 mg/dl bei Frühgeborenen

Icterus prolongatus: erhöhte Bilirubinkonzentration über den 10. Lebenstag hinaus

Rubinikterus: indirekte Bilirubinämie, prähepatische Ursache

Verdinikterus: direkte Bilirubinämie, intra- und posthepatische Ursache

Klin: Warnzeichen für einen pathologischen Ikterus sind:

⇒ Kind blass oder **ikterisch schon bei Geburt**, Ikterusbeginn nach dem 4.-5. Lebenstag

⇒ Dunkler Urin oder heller Stuhlgang, Erbrechen

⇒ Apathie, Lethargie, Trinkschwäche, Fieber, schrilles Schreien

Diag: 1. Anamnese (hämolytische Erkrankungen in der Familienanamnese?) u. klinische Untersuchung: auf ausgeprägten postnatalen Gewichtsverlust achten

2. Labor: BB: Hb <14,5 g/dl od. Hkt <45 %, Retikulozytenzahl erhöht (Norm bei Neugeborenen: 100.000-310.000./µl bzw. 15-65 ‰), Blutgruppe + Rhesusfaktor bestimmen, direkter COOMBS-Test aus dem Nabelschnurblut ⇨ positiv bei Rh- od. AB0-Inkompatibilität

Screening bei jedem Neugeborenen durch wiederholte Bilirubinbestimmung: primär mit transkutaner Bilirubinbestimmung (nicht invasiv, bei erhöhten Werten blutige Messung des Gesamtbilirubins), Werte können in das Nomogramm eingetragen werden (s.Abb.). Bei Werten oberhalb der 40. Perzentile erneute Bilirubinbestimmung innerhalb von 48 Std., oberhalb 75. innerhalb v. 24 Std., oberhalb 95. Perzentile innerhalb v. 12 Std. (bei <38. SSW geborenen Kindern jeweils Kontrolle bereits nach der Hälfte der Zeit)

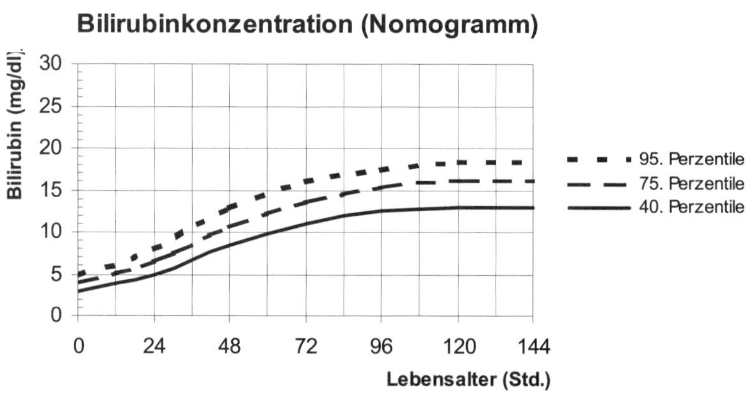

Ther: • Allgemein: konsequentes **häufiges Stillen**, ggf. zusätzliche Gabe v. 6 x 5 ml Fertignahrung/Tag, wenn das Stillen noch nicht optimal klappt

• Phototherapie: (jede Klinik hat meist eigene Grenzwerte für Therapie u. Kontrollen)

– Therapiebeginn: bei reifen Neugeborenen ab 72 Std. Lebensalter bei >20 mg/dl (= 340 µmol/l), Ziel: Absenkung um 2 mg/dl pro Tag. Bei Frühgeborenen: Gestationsalter – 20 = Therapiegrenze in mg/dl (z.B. 32. SSW: 32-20 = >12 mg/dl Therapiebeginn)

– Blau-grüne Lichtquelle (Spektrum: 430-490 nm Wellenlänge), Wirkung: durch das kurzwellige Licht entsteht aus dem wasserunlöslichen unkonjugierten Bilirubin durch Isomerisierung in der Haut hydrophiles Photobilirubin, das ohne Glukuronidierung über

Galle u. Nieren leicht ausgeschieden werden kann und nicht mehr neurotoxisch ist. Bei der Phototherapie Augenbinde und nur eine kleine Windel verwenden sowie den vermehrten Flüssigkeitsbedarf (+ 20 ml/kgKG/Tag) durch Perspiratio insensibilis ausgleichen, häufige Temperaturkontrollen.

- Austauschtransfusion:
  - Ind: wenn Bilirubin trotz intensivierter Phototherapie nach 4-6 Std. nicht um 1-2 mg/dl abfällt od. sofort bei extremer Erhöhung (s. Tabelle)
  - Austausch des gesamten Blutes (via Nabelvene) mit 0-rh-neg. Blutkonserven

Alter (Std.)	**Phototherapie**	**Phototherapie 4-6 Std./ Austauschtransfusion**	**sofortige Austausch-transfusion**
24-48	>15 mg/dl (>260 µmol/l)	>20 mg/dl (>340 µmol/l)	>25 mg/dl (>430 µmol/l)
49-72	>18 mg/dl (>310 µmol/l)	>25 mg/dl (>430 µmol/l)	>30 mg/dl (>510 µmol/l)
>72	>20 mg/dl (>340 µmol/l)	>25 mg/dl (>430 µmol/l)	>30 mg/dl (>510 µmol/l)

Prog: Meist **sehr gut**, Todesfälle durch Kernikterus kommen nur extrem selten (1/100.000-1/1 Mio.) vor, wichtig ist die frühzeitige Diagnose und sofortiger Therapiebeginn.

Kompl: * **Kernikterus** (Syn: **Bilirubinenzephalopathie**, ICD10: P57.9): Einlagerung des zytotoxisch wirkenden unkonjugierten (= indirekten, lipophilen) Bilirubins (bei Werten **>20 mg/dl**) in die Hirnstammganglienzellen von Basalganglien, Nucleus caudatus (= eigentlicher "Kernikterus"), Globus pallidus, Hirnnervenkernen, Hypothalamus und in die Großhirnrinde beim Neugeborenen, verstärktes Risiko bei Hypoxie, Azidose, Hypalbuminämie, Sepsis und Frühgeburtlichkeit

Klinik: Apathie, Trinkschwäche, Erbrechen, abgeschwächte Reflexe, Hypotonie, schrilles Schreien, Opisthotonus, Krampfanfälle, Hirndruck (vorgewölbte Fontanelle)

Kompl: Spätschäden sind Störungen im extrapyramidalen System mit Choreoathetose od. infantiler Zerebralparese, motorische und geistige Retardierung, Sprachstörungen, Hörstörungen bis zur Taubheit

Ther: zur Prophylaxe eines Kernikterus Phototherapie und Austauschtransfusion (s.o.), evtl. auch Enzyminduktion mit Phenobarbital (dies dauert aber 3-4 Tage)

* NW der Phototherapie: transepidermaler Wasserverlust, Diarrhoe ⇨ erhöhter Flüssigkeitsbedarf, Konjunktivitis u. Netzhautschädigung (Augenschutz!), Temperaturerhöhung, Dermatitis

Proph: ♥ Gute Stillbetreuung, vermeidet Dehydratation und beschleunigt die Mekoniumausscheidung und Stuhlpassage.

MORBUS HAEMOLYTICUS NEONATORUM

Syn: Fetale Erythroblastose, Fetopathia serologica, fetomaternale Blutgruppenunverträglichkeit: meist **Rhesus-Inkompatibilität**, ICD-10: P55.0
od. **AB0-Inkompatibilität**, ICD-10: P55.1

Path: ♦ Rhesus-Inkompatibilität: Die „Immunisierung" einer **rh-neg. Mutter** erfolgt bei Inkompatibilität (Kind Rh-pos.) durch fetomaternale Transfusion fetaler Erythrozyten **meist bei der ersten Geburt** (durch Gefäßeinrisse in der Plazenta, außerdem auch bei Abort, Interruptio, Extrauteringravidität, Amniozentese/Chorionzottenbiopsie oder auch durch eine Bluttransfusion möglich). Das erste Kind ist daher meist gesund. Zur **Sensibilisierung** reicht eine Menge von nur 0,1 ml fetalen Bluts!

Bei erneuter Schwangerschaft kommt es dann zum Booster-Effekt und somit zu frühzeitig einsetzenden, fetalen Symptomen, da das mütterliche **IgG plazentagängig** ist. Die mütterlichen **irregulären Blutgruppenantikörper** richten sich gegen kindliche **Rhesus-Blutgruppen-Antigene** (meist **Anti-D-IgG-Ak** mit schwerem Verlauf, Anti-c ebenfalls schwerer Verlauf, Anti-E u. Anti-C meist milderer Verlauf, Anti-e sehr selten) ⇨ **Hämolyse** der fetalen Erythrozyten, **Anämie**, fetale **Erythroblastose** durch gesteigerte Erythrozytenregeneration zur Kompensation der Anämie, durch die Anämie Schädigung der Leberzellen ⇨ **Hypalbuminämie** mit generalisierter Ödemneigung (**Hydrops congenitus universalis**)

- ABO-Inkompatibilität: Eine Klinik durch Ungleichheit im **AB0-System** (Mutter 0; Kind A, B od AB) kommt nur selten vor und ist meist nur gering, da die A/B-Oberflächenantigene der kindlichen Erythrozyten erst gegen Ende der Schwangerschaft ausgebildet werden und die regulären Anti-A/B-Ak der Mutter zur Klasse der nicht-plazentagängigen IgM-Ak gehören (Frauen mit der Blutgruppe 0 können aber nach einer Sensibilisierung auch irreguläre IgG-Ak gegen A od. B bilden).
- Andere irreguläre, maternale Alloantikörper: selten mögl. **Anti-Kell** (KK od. Kk), Anti-Duffy (Fy), Anti-M/N/S/s, Anti-Kidd (Jk), Anti-Lewis (Le), Anti-Lutheran (Lu), Anti-Diego (Di), Anti-P ⇨ bei Inkompatibilität meist nur leichte Symptome

Epid: ◊ Blutgruppenverteilung: in Deutschland (Österreich und Schweiz ganz ähnlich)

A		B		AB		0	
43 %		11 %		5 %		41 %	
A RhD+	A rh-	B RhD+	B rh-	AB RhD+	AB rh-	0 RhD+	0 rh-
37 %	6 %	9 %	2 %	4 %	1 %	35 %	6 %

Universal-Blutspender 0-rh-neg. (Kell neg.) sind ca. 6 % der Bevölkerung
Kell-pos. sind 9 %, Kell-neg. 91 % der Bevölkerung

◊ Rhesusverteilung: 85 % sind Rh-pos. (DD od. Dd), **15 % rh-neg.** (dd), statistisch liegt bei 12 % der Paare eine rh-neg.-Mutter mit einem Rh-pos.-Mann vor. Rh-pos.-Kinder treten aber nur in 10 % d.F. auf (wegen mögl. heterogenem Genotypus des Mannes (= Dd) ⇨ Kind hat dann eine Wahrscheinlichkeit von 50 % rh-neg. zu sein). Durch manchmal fehlende Ak-Bildung (oder durch Zerstörung übergetretener fetaler Erythrozyten bei Inkompatibilität im AB0-Blutgruppensystem durch die regulären Anti-A/B-Ak) liegt das Rhesussensibilisierungsrisiko tatsächlich nur bei **8 % der Schwangerschaften** und kann durch die Anti-D-Prophylaxe heute auf **0,1 %** gesenkt werden.

◊ Häufigkeit: Anti-D-Ak sind bei 98 % der erkrankten Neugeboren ursächlich (Restgruppe: Anti-c 66 %, Anti-E 15 %, Kell-Unverträglichkeit 10 %, Anti-C, Anti-Duffy u. Anti-Kidd je 3 %). In ca. 20-25% aller Schwangerschaften liegt eine ABO-Inkompatibilität vor, Symptome aber nur bei 1 % d.F. (schwere Hämolyse nur bei 0,1 %).

Klin: Fetale Risiken/Symptome = Morbus haemolyticus fetalis

⇒ **Hämolyse** ⇨ Hyperbilirubinämie u. Ikterus eher nur gering, da Bilirubin plazentagängig ist und von der Mutter abgebaut wird

⇒ **Anämie** ⇨ **Hypoxie**, kann zu Herzversagen u. intrauterinem Fruchttod führen

⇒ Reaktive Steigerung der fetalen Erythropoese ⇨ Leber- und Milzvergrößerung durch die Blutbildungsherde

⇒ Schwerste Verlaufsform: **Hydrops fetalis** (Syn: Hydrops congenitus universalis) = Flüssigkeitseinlagerung in die Plazenta, Polyhydramnion und Ergussbildung/Ödeme beim Fetus durch Hypoproteinämie und Hypoxie ⇨ führt unbehandelt innerhalb weniger Tage zum **intrauterinen Fruchttod**.

Postpartal = Morbus haemolyticus neonatorum:

⇒ Anämie, **Hyperbilirubinämie** ⇨ Icterus praecox (sichtbarer **Ikterus** bereits am ersten Lebenstag) u. **Icterus gravis** und damit Gefahr des sog. **Kernikterus** in den Hirnstammganglien (s.o., Kap. Hyperbilirubinämie)

⇒ Trinkschwäche, Hypotonie der Muskulatur, Schläfrigkeit, Hyperreflexie, schrilles Schreien

⇒ Psychomotorische Entwicklungsstörungen

Unterschiede zwischen Rh- und AB0-Inkomtabilität	**Rh**	**AB0**
Risiko in der ersten Schwangerschaft	--	+
Risiko für Hydrops fetalis	+++	--
Hyperbilirubinämie postpartal	++	+
Retikulozyten u. Erythroblasten	+++	+
direkter COOMBS-Test (Kind), indirekter (Mutter)	+++	+

<u>**Diag:**</u> 1. Anamnese (vorherige Schwangerschaften, Rh-Prophylaxe?, Schwangerschaftsvorsorgeuntersuchungen) und klinische Untersuchung beim Neugeborenen

2. <u>Labor:</u> **Blutgruppenbestimmung** der Mutter bei der ersten Schwangerschaftsvorsorgeuntersuchung ⇨ ABO-Blutgruppe und Rhesusfaktor bestimmen (bei rh-neg. Frauen und Merkmal CE, zusätzliche Bestimmung von D^{weak} = schwache Rh-pos. Ausprägung) und **Antikörper-Suchtest +** 2. Antikörper-Suchtest zur Kontrolle im 6. SSM (Ak-Screening auf irreguläre IgG-Ak gegen Rh C, c, D, E, e sowie Kell, S u. Fy). Werden Anti-D-Ak nachgewiesen, muss noch der Titer bestimmt werden, pathologisch ist ein Titer >1:8.

3. <u>Pränatale Sonographie:</u> Beim Hydrops fetalis verdickte Haut durch die Ödeme (Galeaödem), weitere Zeichen können sein: Aszites, Pleuraerguss/Hydrothorax, Kardiomegalie, Hepatosplenomegalie, verdickte Plazenta und Polyhydramnion

   Farbkodierte Duplexsonographie (dopplersonographische Blutflussmessung) der fetalen Gefäße ⇨ bei Anämie pathologisch erhöhte, systolische Flussgeschwindigkeit

4. Die Beurteilung der fetalen Gefährdung bei V.a. fetale Erythroblastose muss mittels **Amniozentese** (Syn: Fruchtwasserpunktion) erstmals in der 20.-23. SSW erfolgen (bei positivem Antikörpersuchtest mit Titer >1:16 bzw. >1:32 bei den modernen Gel-Testverfahren) und dann je nach Befund alle 4 Wo.

   ⇨ Bestimmung des Bilirubins bzw. des photometrischen Bilirubin-Absorptionsmaximums bei 450 nm (normal: ΔE_{450nm} 24.SSW <0,1, 30. SSW <0,05, 36.SSW <0,03)

   PCR zur Bestimmung der fetalen Blutgruppe (Fetus ist bei heterogenem Genotypus des Mannes = Dd mit einer Wahrscheinlichkeit von 50 % rh-neg. und dann besteht keine Gefährdung)

   Bei rh-neg. Mutter Rh-Prophylaxe direkt nach der Amniozentese, s.u. Proph.

5. Nabelschnurpunktion: zur Anämiediagnostik (niedriger Hb, erhöhte Retikulozyten- und Erythroblastenzahl) und gleichzeitig zur Ther. ⇨ eine erforderliche Bluttransfusion ist dann in gleicher Sitzung mögl.

<u>**Ther:**</u>

- <u>Pränatal:</u>
  - Bei leichter Hämolyse (ΔE_{450nm} für Bilirubin 24. SSW 0,1-0,3, 30. SSW 0,05-0,2, 36. SSW 0,03-0,1): Überwachung mittels Amniozentese alle 2 Wo. und geplante vaginale Entbindung ca. in der 34.-36. SSW
  - Beim Nachweis einer schweren fetalen Hämolyse (ΔE_{450nm} für Bilirubin 24. SSW >0,3, 30. SSW >0,2, 36. SSW >0,1): **intrauterine fetale Bluttransfusion** in die Nabelschnurvene (nur in spezialisierten Zentren mögl.) mit Spenderblut der Blutgruppe 0-rh-neg., Menge als Anhalt: (SSW - 20) x 10 = ml, bis zur Geburt meist mehrfach erforderlich (alle 1-4 Wochen, 90 % Erfolgsrate)

    Bei Erreichen der 32. SSW (und vorheriger Lungenreifeinduktion) Entbindung mittels Sektio
- <u>Geburt:</u> Sofortabnabelung nach Entwicklung des Kindes
- <u>Postpartal:</u>
  - Übergabe des Kindes an den Pädiater/Neonatologen und Überwachung
  - Blutentnahme zur Bestimmung von Anti-D-Ak, Blutgruppe, des neonatalen Hb, Bilirubin, pH, Blutgase und Blutzucker zur Beurteilung des Ausgangszustandes sowie Bestimmung v. Albumin, LDH, Retikulozyten, Erythroblasten, kindliche Erythrozyten auf Ak-Beladung (direkter COOMBS-Test)
  - In den Folgetagen wiederholte Laborkontrollen auf Bilirubin, das postpartal sehr schnell ansteigen kann ⇨ bei Hyperbilirubinämie:
    - **Phototherapie** (bei Bilirubin über der physiologischen Grenze aber noch unter 1/10 des Körpergewichts in µmol/l bzw. Obergrenze bis 340 µmol/l = <20 mg/dl): Lichttherapie mit 430-490 nm Wellenlänge ⇨ Umwandlung von wasserunlöslichem unkonjugiertem Bilirubin in der bestrahlten Haut in hydrophiles Photobilirubin, das leicht ausgeschieden werden kann und nicht mehr neurotoxisch ist (Augenbinde, nur eine kleine Windel, vermehrter Flüssigkeitsbedarf, häufige Temperaturkontrollen).
    - **Austauschtransfusion** in schweren Fällen (Bilirubin >340 µmol/l = >20 mg/dl bzw. >1/10 des Körpergewichts in µmol/l bei Gewicht unter 3.400 g): Zugang über die Nabelvene unter sterilen Bedingungen, Gabe von Blutgruppe 0-rh-neg., es ist dabei das 2- bis 3fache der kindlichen Blutmenge erforderlich (kindliche Blutmenge ca. 90 ml/kgKG) um die Mehrzahl der Antikörper-besetzten kindlichen Erythrozyten zu entfernen (Austauscheffekt 90 %).

Prog: Bei sorgfältiger Rh-Prophylaxe sollte es nur noch selten zu einer Sensibilisierung kommen. Durch die zusätzlich eingeführte Rh-Prophylaxe in der 28. SSW zusammen mit der Anti-D-Gabe direkt nach der Geburt wird heute eine **Risikoreduktion um 99 %** erreicht.
Unbehandelt bei Hydrops fetalis od. Kernikterus ist die Prog. schlecht (Kinder mit Enzephalopathie sterben oft schon intrauterin bzw. wenige Mon. p.p.).
AB0- od. Inkompatibilität anderer Blutgruppensysteme zeigen meist nur geringe Symptome.

Kompl:
* Postpartale Hypoglykämieneigung
* **Kernikterus** (Syn: Bilirubinenzephalopathie, s.o., Kap. Hyperbilirubinämie)

Op:
* Amniozentese: kann zur Boosterung der Antikörper führen
* Intrauterine Bluttransfusion: Abortrisiko, Fehlpunktion, Infektion durch das Spenderblut (getestet wird auf Hepatitis B/C, Zytomegalie, HIV, es bleibt jedoch ein Restrisiko, z.B. für HIV v. 1/1,1 Mio.)
* Postpartale Austauschtransfusion: Blutdruckschwankungen, Volumenüberladung, Gerinnungsstörungen, Thrombose, Azidose, Hyperkaliämie, Hypokalzämie, Infektionen, Katheterkomplikationen, Sepsis

Proph: ♥ Bei rh-neg. Mutter ohne nachweisbare Anti-D-Antikörper: **Rh-Prophylaxe** (Syn: Anti-D-Prophylaxe) mit 1.650 I.E. (= 330 µg) Anti-D-Immunglobulin i.m. (Partobulin®) in der 28. SSW (zur Verhinderung einer Sensibilisierung während der Schwangerschaft) und in der 40. SSW bzw. direkt nach der Geburt od. Abort/Schwangerschaftsabbruch/Extrauteringravidität (bis max. 72 Std.) sowie immer nach einem diagnostischen Eingriff (Amniozentese, Chorionzottenbiopsie) od. bei Blutungen in der Schwangerschaft (bei Persistenz alle 12 Wo.)

DD:
- Icterus neonatorum (physiologische Hyperbilirubinämie) und Hyperbilirubinämie des Neugeborenen wegen anderer Ursache (Gesamtbilirubin >15 mg/dl, s.o.)
- Sämtliche Neugeborenenanämien (Thalassämie, Kugelzellenanämie), Lebererkrankungen
- Morbus haemorrhagicus neonatorum, neonatale Alloimmunthrombozytopenie (s.u., Kap. Hämatologie)

MEKONIUMASPIRATIONSSYNDROM

Syn: MAS, Mekoniumaspiration durch das Neugeborene, Kindspechaspiration, engl. meconium aspiration syndrome, ICD-10: P24.0

Ät: Risikofaktoren für eine Mekoniumaspiration sind:
- Pränatale Infektion
- Mütterliche Erkrankungen (z.B. Bluthochdruck, Diabetes mellitus), Drogenkonsum der Mutter (Kokain, Nikotin, Alkohol)
- Kindliche Fehlbildungen oder intrauterine Wachstumsretardierung
- Schwieriger, prolongierter Geburtsverlauf

Path:
- ♦ Komplikation einer **intrauterinen kindlichen Asphyxie** (fetaler Stress, Hypoxie und Azidose) ⇨ Darmischämie und Hyperperistaltik ⇨ frühzeitiger **Mekoniumabgang** (Mekonium = „Kindspech", Darminhalt des Feten, intrauterin gebildet aus eingedickter Galle, Fruchtwasser, Epithelien, Zellresten, Lanugohaaren) ins Fruchtwasser. Die **Mekoniumaspiration** in die **Lungen** des Feten kann schon in uteri stattfinden, häufiger jedoch unter der Geburt ⇨ Verlegung von Bronchus, Bronchioli u. Alveolen.
- ♦ Komplikationen: **Atelektasen**, überblähte emphysematöse Areale, interstitielles Emphysem, **Pneumonie**, Inaktivierung des Surfactantsystems, intrapulmonale Shuntbildung mit mögl. persistierender fetaler Zirkulation (persistierende pulmonale Hypertonie)

Epid:
- ◊ Ca. 10 % der Neugeborenen werden aus mekoniumhaltigem Fruchtwasser geboren, 1 % entwickeln ein Mekoniumaspirationssyndrom
- ◊ Betroffen sind insb. reife u. hypotrophe sowie **übertragene** Neugeborene

Klin: Intrauterine Warnzeichen:

⇒ Silente Kurve im CTG (=Oszillationstyp 0, Schwankungen der basalen Herzfrequenz <5/Min.), Bradykardie (Herzfrequenz <120/Min.), prolongierte Dezelerationen

⇒ Prolongierte Geburt

Neugeborenes: Symptome sind abhängig von dem Schweregrad der intrauterinen Asphyxie (= pränatale Schädigung) u. der aspirierten Mekoniummenge

⇒ Äußere Zeichen: Haut ist mit Mekonium bedeckt, Fingernägel, Nabelschnur u. Fruchtwasser ggf. grünlich eingefärbt, Mekonium im Rachenraum

⇒ Direkt postnatal: APGAR 0-4, fehlende Atmung od. Schnappatmung, Einziehungen

⇒ Bei vorhandener Spontanatmung: **Tachypnoe**, ausgeprägte Dyspnoezeichen, trotz Atmung Hypoxie, **Zyanose**, Azidose

⇒ **Bradykardie**, Hypotonie, schlaffer Muskeltonus, Schock

Diag:
1. Anamnese (Schwangerschafts- u. Geburtsverlauf, grünliches Fruchtwasser) und klinische Untersuchung
2. Röntgen-Thorax: dichte, fleckige Infiltrate u. Atelektasen, ggf. extraalveoläre Luftansammlungen und überblähte Areale

Ther:
- Bei intrauterinen Warnzeichen sofortige Geburt/**Notfallsektio**
- Direkt postnatal: bei vitalem Kind keine zusätzlichen Maßnahmen, bei avitalem Kind oropharyngeales und endotracheales **Absaugen** (möglichst vor dem ersten Atemzug), ggf. Intubation, Reanimationsmaßnahmen, tracheobronchiale Lavage (NaCl-Lösung) u. Gabe von Surfactant-Lösung, maschinelle Beatmung
- Verlegung in eine neonatologische Intensivstation (wegen der mögl. Kompl.)

Prog: Letalität 5-10 %

Kompl:
* **Aspirationspneumonie** nach 1-2 Tagen ("chemische" Pneumonie), bakterielle Superinfektion
* Entwicklung eines **Spannungspneumothorax**, Pneumomediastinum
* **Persistierende fetale Zirkulation** (Hypoxie ⇨ Azidose ⇨ pulmonale Vasokonstriktion): pulmonale Hypertonie, intrapulmonale Shunts, offenes Foramen ovale, persistierender Ductus arteriosus Botalli ⇨ persistierender Rechts-Links-Shunt (⇨ Hypoxie, Azidose und damit Circulus vitiosus). Ther: Intubation, Beatmung mit leichter Hyperventilation (Ziel: p_aCO_2 <35 mmHg), ggf. NO-Gabe, Prostacyclin, Ultima ratio ECMO (= extracorporale Membranoxygenierung)

Proph: ♥ Bei V.a. intrauterine Hypoxie ⇨ fetales Monitoring (CTG, fetale Blutgasanalyse), Übertragung vermeiden (rechtzeitige Geburtseinleitung)

DD:
- Lungenhypoplasie, Larynxhypoplasie, subglottische Stenose
- Rechts-Links-Shunt: intrapulmonale Kurzschlussverbindungen, angeborene Herzfehler

OMPHALOZELE

Syn: Nabelschnurbruch, Exomphalos, Hernia funiculi umbilicalis, engl. omphalocele, congenital umbilical hernia, ICD-10: Q79.2

Def: Kongenitale **Hemmungsmissbildung der Bauchdecke**, bei der die Baucheingeweide eine extraperitoneale Lage beibehalten (meist Dünn- u. Dickdarm, Teile der Leber). Sie liegen im Nabelschnuransatz in einem von Amnion überzogenen **Bruchsack**, der innen mit Peritoneum ausgekleidet ist.

Zusätzliche Missbildungen sind häufig: Rotationsstörung des Darmes, Darmatresien, Pylorusstenose, MECKEL-Divertikel, EMG-Syndrom [= Exomphalos-Makroglossie-Gigantismus-Syndrom = WIEDEMANN-BECKWITH-Syndrom]

Epid: Häufigkeit: 2/10.000 Geburten

Diag: Der Bauchwanddefekt wird heute meist bereits **pränatal** (bei den Schwangerschaftsvorsorgeuntersuchungen) in der **Sonographie** entdeckt ⇨ Verlegung der Schwangeren zur Geburt in ein Zentrum mit kinderchirurgischer Abteilung.

Ther:
- Bei pränatal bekanntem Defekt Entbindung mittels **Sektio** in der 36.-37. SSW
  Bauch des Neugeborenen nach der Geburt sofort steril abdecken, dann sofortige Übergabe an den Kinderchirurgen
- Konservativ: sehr kleine Omphalozelen ⇨ Povidon-Pinselungen (Mercuchrom®)
- Operativ: Ind: alle größeren Omphalozelen, Op zum **frühest** möglichen Zeitpunkt
  - Eröffnung und Resektion des Omphalozelensacks, Erweiterung des Defektes und Mobilisierung der Bauchdecken
  - Primärverschluss der Bruchpforten durch Naht der muskuloaponeurotischen Bauchdecken
  - Bei sehr großen Omphalozelen kann ein Primärverschluss auch unmöglich sein, da der erhöhte Bauchinnendruck dann die abdominelle Perfusion und die Atmung beeinträchtigen würde ⇨ mehrzeitige Op erforderlich: in der erster Op Deckung mit einem Kunststoffnetz (Gore-Tex®, früher auch mit Amnion oder lyophilisierter Dura). Nach einigen Wochen mit zunehmendem Wachstum des Säuglings dann Verschluss der Bauchdecke bzw. Bauchhöhlenerweiterungsplastik.

Prog: Letalität 3-7 % (erhöht bei zusätzlichen Fehlbildungen)

Kompl:
* Ligatur von vorliegendem Darm beim Abnabeln
* Ruptur der Omphalozele ⇨ Infektion
* Peritonitisgefahr bei der Mumifikation des Nabelschnurrests
* Zusätzliche Darmfehlbildungen, z.B. Dünndarmatresie

Op:
* Ileus, Volvulus
* Darmperforation, Darmnekrose, Darmfistel
* Wundrandinfektion, Peritonitis, Sepsis
* Längere intestinale Dysfunktion (für einige Wochen ist daher meist eine parenterale Ernährung erforderlich)
* Narbenhernie

DD:
- **Gastroschisis** (Syn: Laparoschisis, Bauchspalte): Prolaps von Darmanteilen durch eine Lücke (meist rechtsseitig) neben dem Nabel, Häufigkeit: 1/10.000, häufig bei Frühgeborenen, Ther: wie bei der Omphalozele
- Urachusfistel (Syn: Vesikoumbilikalfistel, persistierender Urachus): Involutionsfehlbildung des Urachus, der als embryonaler Allantoisgang vom Blasenscheitel zum Nabel zieht
  Klin: nässender Nabel, Granulombildung am Nabelgrund
  Ther: Exzision des Ganges
- Nabelfisteln: Involutionsfehlbildung des Duct.omphaloentericus (s.u., Kap. Verdauungstrakt, MECKEL-Divertikel)
- Nabelhernie (Hernia umbilicalis, Nabelbruch, Umbilikalhernie, ICD-10: K42): bei Geburt physiologisch u. bei kleinen Nabelhernien bis zum 2. Lj. ohne Krankheitswert (spontane Rückbildung)
  Prädisp.: Frühgeburtlichkeit, Passagestörungen des Darms, starke Bauchpresse durch Husten u. vermehrtes Schreien
  Klin: Vorwölbung im Nabelbereich, meist ohne Beschwerden (Bruchsack kann Darmanteile enthalten ⇨ Inkarzerationsgefahr)
  Ther: Bruchsack aufsuchen und abtragen, Lücke der Bauchdecke wird mit resorbierbarem Nahtmaterial quer geschlossen
- Paraumbilikalhernie: Faszienlücke außerhalb des Nabelringes

ZWERCHFELLHERNIE

Syn: Hernia diaphragmatica, Enterothorax, engl. congenital diaphragmatic hernia, ICD-10: Q79.0

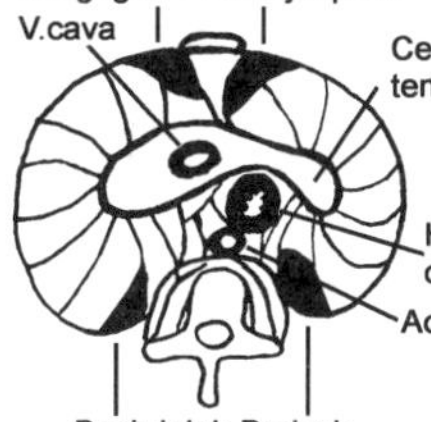

Anatomie: Das Zwerchfells entwickelt sich in der **8.-10. SSW**, hierbei kann es zu einer Lücke im Zwerchfell kommen ⇨ später Verlagerung von Bauchorganen in den Brustkorb mögl.

Ät: Zwerchfelldefekte und -aplasien durch **kongenitale Hemmung** in der Ausbildung der Pleuraperitonealfalte, Löcher im Centrum tendineum = Foramen phrenicum congenitale persistens

Path: Pränataler Defekt im Zwerchfell ⇨ Verlagerung sämtlicher Bauchorgane in die Thoraxhöhle mögl. ⇨ **Lungenkompression** und Herzverlagerung ⇨ schwere **respiratorische** (Lungenhypoplasie) u. **kardiozirkulatorische Insuffizienz** (persistierende fetale Zirkulation)

Epid: ◊ Häufigkeit: angeborene Zwerchfellhernien bei 4/10.000 Neugeborenen
◊ Lok: Lücke in 90 % d.F. **linksseitig**

Klin: ⇒ Kleine Zwerchfellhernien können je nach Größe zunächst asymptomatisch sein
⇒ Zunehmende **Atemnot**, **Zyanose**, Schocksymptomatik
⇒ Asymmetrischer Thorax, keine/kaum sichtbare Atemexkursionen
⇒ Passagestörung durch Torsion oder Abknickung der prolabierten Eingeweide (Erbrechen, Stuhl- u. Windverhalt, Blutung, Ileus), eingesunkenes (leeres) Abdomen

Diag:
1. Anamnese (pränatale Sonographiebefunde) und klinische Untersuchung: fehlende od. abgeschwächte Atemgeräusche, Herztonverlagerung, ggf. **Darmgeräusche** über dem Thorax auskultierbar
2. Sonographie des Fetus: heute im Feinultraschall bereits früh erkennbar, ob vorgeburtlich eine Intervention nötig ist, ab der 32. SSW sehr genaue Abschätzung mögl., ggf. zusätzlich auch MRT durchführen. Zur Prognoseabschätzung eignet sich die LHR (= Lung-to-Head-Ratio: Größe der vorhandenen Restlungenfläche im Verhältnis zum Kopfumfang, schlechte bis infauste Prog. bei <1, gute Prog. bei >1,4)
3. Röntgen-Thorax/Abdomen: Unterbrechung der Zwerchfellkontur, abdominelle Organe liegen thorakal (insb. die luftgefüllten Darmschlingen sind gut zu erkennen), Mediastinalverlagerung

Ther:
- Ist der Defekt bereits pränatal bekannt, Verlegung der Mutter in ein perinatales Zentrum mit Kinderchirurgie. Entbindung per Sektio.
- Keine primäre Maskenbeatmung (Gefahr der weiteren Aufblähung v. Magen u. Darm), sofortige Intubation, lungenschonende Beatmung, offene Magensonde, erhöhte Lagerung auf die vom Enterothorax betroffene Seite, intensivmedizinische Überwachung. Bei schlechter Lungenfunktion ECMO (extracorporale Membranoxygenierung, ähnlich einer Herz-Lungen-Maschine). Cave: keine blinde Pleurapunktion bei V.a. Zwerchfellhernie!
- Operativ: Ind: bei Neugeborenen **dringliche Notfallindikation**
  - Transabdominelles Vorgehen: bei Neugeborenen und Säuglingen, bei sternokostalen u. lumbokostalen Hernien ⇨ Reposition des Bruchinhaltes in die Bauchhöhle u. Verschluss durch **Naht**
  - Plastischer Zwerchfellersatz bei sehr großem Defekt mit mobilisiertem M.transversus abdominis od. einem **Kunststoffnetz** (z.B. Gore-Tex®)
  - Postoperativ: BÜLAU-Saugdrainage der entsprechenden Thoraxseite für 1-2 Tage
- Therapie (in spezialisierten Zentren, in Dtl. in Gießen) auch **in utero** möglich: Einlage eines Ballons in die Luftröhre (fetoskopischer Tracheal-Ballonverschluss zur Stimulation des Lungenwachstums) für 2 Wochen
- Informationen bei der Uni Mannheim, Internet: www.umm.de/3802.0.html und Selbsthilfeblog im Internet: www.zwerchfellhernie.net

Prog: Letalität: 40-50 %, abhängig vom Grad der Hypoplasie der verdrängten Lunge und den Begleitfehlbildungen sowie der optimalen chirurgischen Therapie u. Intensivmedizin
Wiederholungsrisiko bei weiteren Geburten: 2 %

Kompl:
* Kongenitale Zwerchfellhernie: meist **Lungenhypoplasie** auf der Seite der Zwerchfellhernie ⇨ postpartal vitale Bedrohung durch respiratorische Insuffizienz u. **persistierende fetale Zirkulation**
* Nach Op: Chylothorax, Ileus, Hirnblutung, chron. Lungenerkrankung (Emphysem), pulmonale Hypertonie, gastroösophagealer Reflux (75 %), Wachstumsstörungen (Trichterbrust, Skoliose, Entwicklungsverzögerung), Hörstörung (50 %)

DD:
- Relaxatio diaphragmatica (Erschlaffung des Zwerchfells, z.B. N.phrenicus-Lähmung (Zwerchfellparese) od. Hypoplasie der Zwerchfellmuskulatur) meist linksseitig ⇨ Ther: Zwerchfellraffung, ggf. Muskelplastik aus M.latissimus dorsi
- Raumforderungen mediastinal: Lungen- od. Pleuratumoren, Pleuraempyem, Lungenabszesse, Perikarderkrankungen, primäre Zwerchfelltumoren (Lipome, Fibrome, Sarkome)
- Erworbene Hernien (Kinder/Erwachsene, ICD-10: K44.9): Hernie am Hiatus oesophageus (= **Hiatushernie**), Klin: Symptome einer Refluxkrankheit, schlaffes („atonisches") Erbrechen, postprandiale, retrosternale Schmerzen, Völlegefühl, Aufstoßen und Übelkeit, Aspirationspneumonie möglich. Ther: halbsitzende Lagerung des Säuglings, häufige und kleine, leicht angedickte Mahlzeiten, Rückbildung der Beschwerden im Verlauf des 1. Lj. mögl., sonst ggf. Op Fundoplicatio (Magenmanschette), Gastropexie/Fundopexie od. Hiatoplastik (Verengung des Hiatus oesophageus im Zwerchfell)
- Hernie an den bindegewebig verschlossenen Lücken (MORGAGNI-Hernie, LARREY-Hernie, BOCHDALEK-Hernie), Hernien durch das Foramen V.cavae od. den Hiatus aorticus
- Traumatische "Hernien" (Prolaps): **Zwerchfellruptur** durch stumpfes Bauchtrauma, ohne peritonealen Bruchsack, meist links (90-95 %), da die Leber die re. Seite „schützt". Locus minoris resistentiae: Centrum tendineum
- Entzündliche Zwerchfellhernie

LIPPEN-KIEFER-GAUMENSPALTEN

Ät:
- Erbliche Disposition (Wiederholungsrisiko bei betroffenen Verwandten 1. Grades: 4 %), bekannte od. vermutete Gendefekte auf Chrom. 8, 1, 10 u. 17
- Embryopathie, Virusinfektion, Intoxikationen, Hypoxie, Medikamente (Zytostatika, Phenytoin, Glukokortikoide), Nikotin, Vitaminmangel, Überdosen von Vit. A u. E, ionisierende Strahlung
- Amniotische Membranen/Stränge (entstehen durch Ruptur des Amnions, selten: 1/10.000 Schwangerschaften), die mit dem Fetus verwachsen und durch Traktion zu Lippen-Kiefer-Gaumenspalten oder Enzephalozelen führen
- Risikozunahme beim ungeborenen Kind bei höherem Lebensalter von Mutter od./und Vater

Path:
- ♦ **Ein- oder beidseitige Hemmungsfehlbildung** seitlich der Mittellinie bei der Verschmelzung der Gesichtsfortsätze in der 5.-8. Embryonalwoche. Die linke Seite ist dabei doppelt so häufig betroffen wie die rechte Seite.
- ♦ Häufig in **Kombination mit anderen Fehlbildungssyndromen**: PIERRE-ROBIN-Syndrom/Sequenz (Mikrogenie, Glossoptose und Gaumenspalte, s.u.), verkürztes Zungenbändchen (Ankyloglosson), Retroposition der Mandibula, Mittelohrzysten
- ♦ Kiefer- und Gaumenspalten haben Verbindung zum Nasenraum ⇨ Phonationsstörungen

Epid:
- ◊ Häufigkeit: 0,8 % (Gaumenspalten) bis 3 % (Lippenspalten) aller Neugeborenen
- ◊ m > w (3:2), in Deutschland ca. 1.400 Fälle/Jahr
- ◊ Häufigste angeborene Fehlbildung des Kopfes und des Halses, zweithäufigste angeborene Anomalie des Körpers (nach den Gliedmaßenfehlbildungen)

Etlg:
- # **Lippenspalte** (Syn: Cheiloschisis, Labium fissum, Labium leporinum, "Hasenscharte"): Nichtverwachsensein der O-Lippe, meist seitl. der Mittellinie, ICD-10: Q36.-
- # Kieferspalte (Syn: Gnathoschisis)
- # Lippen-Kieferspalte (Syn: Cheilognathoschisis, ICD-10: Q37.-)

Gaumenspalte (Syn: Palatoschisis, Uranoschisis, Uranokoloboma, Palatum fissum, engl. cleft palate, ICD-10: Q35.-): Spalte des hinteren embryonalen Gaumens
- Nur weicher Gaumen betroffen (Velumspalte)
- Weicher und harter Gaumen betroffen (typische Gaumenspalte)

Lippen-Kiefer-Gaumenspalte (Syn: LKG-Spalte, Cheilognathopalatoschisis, "Wolfsrachen", ICD-10: Q37.4): Spalte des vorderen und hinteren embryonalen Gaumens

Zur klinischen Klassifizierung wird der LAHS-Kode benutzt: **L** = Lippenspalte, **A** = Kieferspalte (Alveolus), **H** = Hartgaumenspalte, **S** = Segelspalte. Nicht betroffene Teile haben ein Minuszeichen, der li. Teil des Kodes bezeichnet die re. Gesichtshälfte u. umgekehrt. Beispiele: isolierte Lippenspalte rechts L - - - - - -, Spalte des harten u. weichen Gaumens mit beidseitiger Lippen-Kieferspalte L A H S H A L, Abb.-Bsp.: einseitige Lippen-Kiefer-Gaumenspalte links

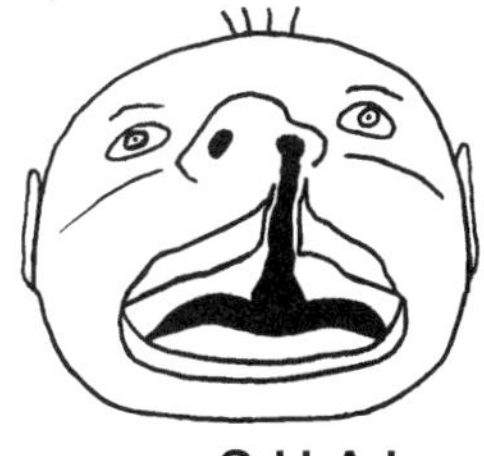

- - - S H A L

Gesichtsspalten (selten, 0,5/10.000 Geburten):
- Schräge Gesichtsspalte (Syn: Meloschisis): Wangenspalte (zw. O-Lippe und Auge)
- Quere Gesichtsspalte (Syn: Makrostoma): Vergrößerung (meist einseitig) der Mundspalte zwischen Ober- und Unterkieferfortsatz

Diag:
1. Typisches klinisches Bild
2. Vorgeburtliche Diagnostik heute mit Ultraschallfeindiagnostik (**3D-Ultraschall**) mögl.
3. Präoperative Mindestforderung: Körpergewicht >4,5 kg, Alter >10. Wo., Hb >10,0 g/dl

Ther:
- Neugeborene: bei LKG-Spalte ist nach der Geburt die Einlage eines Obturators (Kunststoff-Gaumenplatte) erforderlich, damit das Trinken mögl. ist
- Operativ:
  - Lippenplastik (Op ab 3. Lebensmonat): Z-, W- oder O-förmige Schnittführung um den Defekt herum, exakte Ausrichtung, Zusammenführung und Naht des Lippenrots
  - Op bei Gaumenspalte nur am weichen Gaumen mit Veloplastik im ersten Lebensjahr
  - LKG-Spalten: Lippenplastik + Verschluss des weichen Gaumens mit 3-4 Monaten, dann je nach Befund Urano-/Pharyngoplastik (Op am harten Gaumen/Kiefer im 2.-4. Lj. oder auch im 8. Lj. vor Durchbruch der Eckzähne) mit **Osteoplastik** (= Verschluss der Spalte unter Verwendung eines Knochentransplantates aus Beckenkammspongiosa).
- **Logopädische Übungsbehandlung** zur Sprachförderung
- **Kieferorthopädische Korrekturen**/Operationen der meistens vorhandenen Kieferanomalien im Jugendalter (nach Abschluss der Dentition der bleibenden Zähne, ca. 11. Lj.)
- Kosmetische Operationen, prothetischer Zahnersatz im Jugend- und Erwachsenenalter je nach Befund notwendig
- Informationen: Dt. Gesellschaft für plastische und Wiederherstellungschirurgie, Kösliner Str. 12, 38642 Goslar und Selbsthilfevereinigung für Lippen-Gaumen-Fehlbildungen e.V., Hauptstr. 184, 35625 Hüttenberg, Tel.: 06403 5575, Internet: www.lkg-selbsthilfe.de

Prog: gut, abhängig von der Güte und dem richtigen Zeitpunkt der Operationen

Kompl:
* Erhebliche **Ernährungsschwierigkeiten des Neugeborenen**, insb. bei nicht intaktem Gaumen (kein Saugen mögl.)
* **Infektanfälligkeit** des Respirations- und Verdauungstraktes
* Bei Gaumenspalten häufig Mittelohrerkrankungen wegen der **gestörten Tubenfunktion** ⇨ **Hörminderung**, Sero-/Mukotympanon, Otitis media, Adhäsionen, Retraktionen, Cholesteatom ⇨ Ther: Paukenröhrchen zur Belüftung
* **Sprechstörungen** (Rhinophonia aperta, Palatolalie)
* Defekte in der Zahnreihe/Zahnbogen und Zahnentwicklung, Dysgnathie

Op:
* Deformitäten, Wachstumsstörungen

Proph: ♥ Eine prophylaktische Gabe von Vit. B_1 in den ersten 2 Schwangerschaftsmonaten soll die Inzidenz von Spaltenbildungen senken. Außerdem Vermeidung von Alkohol, Nikotin, Drogen und Medikamenten während der Schwangerschaft.

DD:
- Lippen- / Kieferkerbe (Mikro-Form, keine Spaltbildung)
- Mediane (falsche) Oberlippenspalte
- Gesichtsspalte ohne topographische Zuordnung zu einer Hemmungsfehlbildung der Fortsatzverschmelzung, z.B. mittlere Unterlippen- oder Nasenspalte

PIERRE-ROBIN-SYNDROM

Syn: ROBIN-Syndrom, PIERRE-ROBIN-Sequenz, ICD-10: Q87.0

Ät:
- Embryonale Entwicklungsstörung: teilweise erblich, chromosomale Veränderungen, teratogene Schädigung, z.B. durch Vit.-A-Überdosierung, fetales Alkoholsyndrom, Oligohydramnion
- In Kombination mit weiteren Fehlbildungssyndromen mögl.:
  - STICKLER-Syndrom (Kombination in 1/3 d.F., aut.-dom. erblich): Kurzsichtigkeit, Netzhautablösung, Katarakt, Hörverlust, Gelenkveränderungen
  - Velokardiofaziales Syndrom (DIGEORGE-Syndrom, Mikrodeletionssyndrom Chrom. 22q11) mit Herzfehler, fazialen Dysmorphien und T-Zell-Immundefekt
  - TREACHER-COLLINS-Syndrom: schrägstehende Lidspalten, Ohrfehlbildungen
  - WEISSENBACHER-ZWEYMÜLLER-Phänotyp: Minderwuchs, Skelettanomalien

Epid: Häufigkeit: 1/10.000 Geburten (ca. 400 Kinder/Jahr in Deutschland), w > m (3:2)

Klin: Typisches Bild (klinische Diagnose), variiert jedoch im Schweregrad:
⇒ **Mikrogenie** (kleiner Unterkiefer) u. mandibuläre Retrognathie (fliehendes Kinn)
⇒ **Glossoptose** (in den Rachen verlagerte Zunge)
⇒ U-förmige **Gaumenspalte** (in 2/3 d.F)

Ther:
- In ersten Lebenswochen: Monitoring der Vitalfunktionen (insb. nachts, um Apnoen sofort zu erkennen), konsequentes **Freihalten der Atemwege**: bei geringem Befund durch Bauchlagerung (Zunge fällt nach vorne), sonst mit spezieller **Gaumenplatte** oder Unterkiefer-Drahtextension. Selten auch Tracheostomie u. Gastrostomie erforderlich.
- Orofaziale Therapie nach CASTILLO-MORALES zum Training der Zungenfunktion und Unterstützung bei oraler Nahrungsaufnahme, Logopädie
- Operativ: Korrektur der Gaumenspalte (s.o.)

Prog: meist gut

Kompl:
* **Verlegung der Atemwege** durch die große nach hinten fallende Zunge mögl. ⇨ Cave: Erstickungsanfälle bis zum Tod ⇨ Rückenlage vermeiden
* **Trinkprobleme** u. Schluckstörung ⇨ mangelnde Gewichtszunahme, **Aspirationsgefahr**, vermehrtes Erbrechen
* HNO-Erkrankungen: rezidivierende Infektionen, Ohrergüsse, Hörprobleme
* Sprechprobleme: hypernasaler Stimmklang aufgrund der Gaumenspalte u. Glossoptose
* Zahnfehlstellungen

MEKONIUMILEUS

Syn: Engl. meconium ileus, ICD-10: P75* (E84.1+)

Anatomie: Das Mekonium (sog. Kindspech) ist der **erste Stuhlgang des Neugeborenen**. Er setzt sich aus intrauterin gebildetem Stuhl zusammen und ist aufgrund des hohen Biliverdingehalts schwärzlich-grün gefärbt.

<u>**Ät:**</u> – Früheste Manifestation einer **Mukoviszidose** (Syn: zystische Fibrose, aut.-rez. vererbt, Chrom. 7, s.u., Kap. Stoffwechselstörungen), häufigste Ursache für einen Mekoniumileus
- Darmatresien, Volvulus
- Nekrotisierende Enterokolitis

<u>**Path:**</u> ♦ <u>Mukoviszidose:</u> erhöhte Viskosität des mukösen Drüsensekrets u. verminderte Resorption intestinaler Sekrete durch das Fehlen der Pankreasenzyme ⇨ zähklebriges Mekonium
♦ <u>Lok:</u> Verschluss im **terminalen Ileum**, Dilatation der proximalen Dünndarmabschnitte

<u>**Epid:**</u> Mukoviszidose: 5/10.000 Kinder betroffen, 10-15 % davon entwickeln einen Mekoniumileus als Neugeborene

<u>**Klin:**</u> ⇒ Pränatale Sonographie: aufgetriebener Bauch, Polyhydramnion
⇒ Neugeborenenileus: **fehlender Mekoniumabgang**, aufgetriebenes Abdomen in den ersten Lebenstagen, galliges-, ggf. fäkulentes Erbrechen

<u>**Diag:**</u>
1. Anamnese und klinische Untersuchung: tastbare Mekoniummassen im Abdomen, vermehrte Darmperistaltik
   Rektal-digital: normaler, kleiner Anus, aber fehlender Stuhl im Enddarm
2. <u>Röntgen:</u> Abdomenübersicht im Hängen ⇨ geblähtes Jejunum, fleckige Verschattungen mit Luftbläschen (meist keine Spiegel), ggf. Kolon-KE zur Diag. u. Ther., das Kolon ist insg. eher klein = Mikrokolon
3. Bei V.a. Mukoviszidose: Schweißtest ⇨ erhöhter NaCl-Gehalt im Schweiß ist beweisend
   Bei der **U2** IRT-Test mögl. (<u>i</u>mmun<u>r</u>eaktives <u>T</u>rypsin im Blut) ⇨ Ausschluss bzw. frühere Diagnose einer Mukoviszidose mögl. (bei erhöhter Konzentration weitere Diagnostik). In Deutschland bisher keine Kassenleistung (kostet ca. 20 EUR).

<u>**Ther:**</u>
- <u>Konservativ:</u> nur beim unkomplizierten Mekoniumileus od. Mekoniumpfropfsyndrom indiziert: (Gastrografin- od.) N-Acetylcystein-Einlauf zur (Diagnostik und) Therapie, Pankreasenzyme
- <u>Operativ:</u> Ind: Versagen des konservativen Therapieversuches
  - Laparotomie, Resektion des veränderten Ileumabschnitts und Anlage einer Ileostomie n. BISHOP-KOOP (Ausleiten des aboralen Schenkels und End-zu-Seit-Anastomose des oralen Schenkels)
  - ggf. postoperativ Spülung des aboralen Schenkels
- Behandlung der Grundkrankheit Mukoviszidose: Prophylaxe pulmonaler Komplikationen (Bronchiektasen), Substitution von Pankreasenzymen

<u>**Prog:**</u> Heute besser, 80-90 % der Kinder überleben das erste postoperative Jahr.

<u>**Kompl:**</u>
* Wandnekrose ⇨ Überdehnungs**perforation** (die kann auch bereits intrauterin erfolgen) ⇨ **Peritonitis**, Pneumoperitoneum, Kalzifikationen, Erythem/Ödem der Bauchwand, Venenzeichnung über dem Abdomen, Hypovolämie
  Ther: operative Revision fast immer nötig, primär meist Anlage einer doppelläufigen Enterostomie (damit ist auch der aborale Schenkel ausgeschaltet), Letalität: 30-40 %
* Mekoniumvolvulus einer Dünndarmschlinge
* Sekundäre Atresien durch Nekrose der Darmwand
* Einlauf: Gefahr der Perforation, Kreislaufzentralisation

<u>**DD:**</u>
- **Mekoniumpfropfsyndrom** (verzögerte Passage u. Mekoniumverhärtung unklarer Genese) ⇨ Ther: N-Acetylcystein-Einlauf
- Andere intestinale Ileusursachen, z.B. Dünndarmatresie, kongenitales Megakolon, Darmlageanomalien

PLÖTZLICHER KINDSTOD

Syn: Plötzlicher Säuglingstod, Krippentod, engl. sudden infant death syndrome (**SIDS**), ICD-10: R95.9 (mit Obduktion R95.0)

Def: Plötzlicher Tod im 1. Lj. ohne erkennbare Ursache (letztlich eine Ausschlussdiagnose). Nach dem 1. Lj. wird dies SUDC (sudden unexplained death in childhood) genannt.

Ät:
- Meist keine erkennbare Ursache (Tod im Schlaf, meist in den frühen Morgenstunden)
- Erhöhtes Risiko: junge Mutter (<20. Lj.), **Rauchen** während der Schwangerschaft, **Drogen** od. Geschlechtskrankheiten, Flaschennahrung (= **nicht gestillte** Kinder), rauchende Eltern

  Risikogruppen: Mehrlingsgeburten, **Frühgeburtlichkeit**, niedriges Geburtsgewicht (<2.000 g), mehrere ältere Geschwister, sozial benachteiligte Familien, alleinerziehende Mutter

  Kind: **Schlafen in Bauchlage** (80 % d.F. in Bauchlage, zu weiche Unterlage) oder Seitenlage, **Überwärmung**, vorangegangene Erkältungskrankheit (daher 2/3 der Fälle in den Wintermonaten), gastroösophagealer Reflux
- Eine genetische Disposition (kardiale Ionenkanalerkrankungen) wird neuerdings diskutiert.

Path:
- ♦ Es gibt sehr viele Theorien zu diesem Krankheitsbild, z.B. Unreife des Atemzentrums (gestörte Arousability), Unreife der Temperaturregulation, gestörter intrakranieller Blutfluss (A.-basilaris-Minderperfusion bei Kopfrotation in Bauchlage), Serotoninmangel im Hirnstamm.
- ♦ Vermutlich multifaktorielles Geschehen mit endogenen u. exogenen Faktoren

Epid:
- ◊ Altersgipfel **1.-5. Lebensmonat** (80 % d.F., selten nach dem 1. Lj.)
- ◊ Häufigkeit: 0,42/1.000 Lebendgeborenen, ca. 250 Fälle/Jahr in Deutschland
- ◊ M > w (60 % sind männliche Säuglinge)

Ther:
- Aufklärung: allgemeine Prophylaxe durch Schlafen in **Rückenlage**, keine Kissen, Spielzeuge od. Zudecken im Kinderbett verwenden (sondern **Schlafsack**), Schlafen im elterlichen Schlafzimmer (in einem getrennten **eigenen Bett**), Raumtemperatur ca. 18° C, **rauchfreie Umgebung** (also auch Nikotinverzicht des Vaters!), **Stillen**, Saugen am Schnuller soll ebenfalls eine vorbeugende Wirkung haben.
- Kardiopulmonale Reanimation im Säuglingsalter ⇨ bei anhaltender Erfolglosigkeit ist nach 30-60 Min. ein Abbruch gerechtfertigt.
- Todesbescheinigung: bei V.a. SIDS immer „Todesursache ungeklärt“ ankreuzen!
  - Obduktion durchführen, um eine **organische Erkrankung** (s. DD) od. einen nichtnatürlichen Tod (Kindesmisshandlung) **auszuschließen**.
- Selbsthilfegruppen: GEPS Deutschland e.V., Fallingbosteler Str. 20, 30625 Hannover, Tel./Fax: 0511 8386202, Internet: www.geps-deutschland.de

Proph:
- ♥ Merksatz: **die 3 "R"**: **Rückenlage** zum Schlafen, **richtiges Bett**, **rauchfreie** Umgebung
- ♥ Bei Kindern mit zentralen Störungen od. rezidivierenden Apnoen (od. Geschwisterkind mit SIDS) ggf. Heimmonitorüberwachung (Herz-Atem-Monitore, die Effektivität dieser Maßnahme ist aber fraglich) u. Reanimationstraining der Eltern

DD:
- ALTE (apparently life threatening event): Atemstillstand, Bradykardie, Zyanose u. Muskelhypotonie ⇨ Reanimation erfolgreich mögl., das Risiko für ein SIDS ist dann stark erhöht
- **Kindesmisshandlung**, Schütteltrauma (Cave: intrakranielle Blutungen), Ersticken
- Organisch: **angeborene Herzfehler** und **Herzrhythmusstörungen** (s.u., Kap. Kinderkardiologie), Stoffwechselerkrankungen
- Sepsis, Meningoenzephalitis, Hirnblutung
- Intoxikation
- Botulismus im Säuglingsalter (Übertragung durch Honig od. Ahornsirup)
- Todesfälle durch (seltene) Medikamentennebenwirkungen (z.B. Xylometazolin Nasenspray)

INFEKTIONSKRANKHEITEN

Syn: Infektion, Infekt, engl. infectious diseases, ICD-10: A00-B99 (B99 = sonstige u. nicht näher bezeichnete Infektionskrankheit), J00-J22 (Infektionen der Atemwege)

Path:
- Infektion: Eindringen von Mikroorganismen in den Körper. Die Infektion kann dann ohne Krankheitszeichen ablaufen (= stumme Infektion, **inapparent**, stille Feiung), abortiv sein (= **subklinische** Erkrankung) od. **manifest** (= mit objektiven Krankheitszeichen) verlaufen
- Infektiosität u. Pathogenität: Fähigkeit von Erregern in einen Wirt einzudringen und eine Erkrankung des Wirts auszulösen
  Virulenz: **Aggressivität** der Erreger (besondere Fähigkeit zur Invasion und Vermehrung)
- Übertragungswege:
  - Direkt von Mensch zu Mensch oder indirekt über Tiere (mit Vektoren, z.B. bei Malaria, Gelbfieber) od. Gegenstände (Türgriffe, Nahrungsmittel, Wasser)
  - **Tröpfcheninfektion**: Einatmen infizierter Partikel (z.B. Masern, RS-Virus, Influenzaviren), werden insb. beim Husten, Niesen, Sprechen freigesetzt
  - Kontakt-/**Schmierinfektion**: direkter Kontakt über Haut od. Schleimhäute (z.B. Rotaviren, Salmonellen, Staphylokokken)
  - Parenterale Infektion: Übertragung direkt in die Blutbahn (z.B. Hepatitis-C, HIV)
- Inkubationszeit (Syn: Latenzzeit): Zeit zwischen Eindringen des Erregers in den Körper bis zum Auftreten erster klinischer Symptome (dies kann von wenigen Stunden, z.B. bei Cholera, bis viele Jahre, z.B. bei Lepra, variieren). Bereits vor Krankheitsmanifestation kann der Pat. wiederum infektiös für andere sein (also die Ansteckung weitergeben).
- Opportunistische Infektionen: Physiologisch vorkommende Keime (primär nicht pathogen, z.B. E.coli des Darmtraktes) können bei gestörter/reduzierter Abwehrlage (z.B. Immundefekt, HIV, konsumierender Prozess, Tumorerkrankung) zu einer Erkrankung führen.

Ät:
- Viren: Etlg. nach ihren Nukleinsäuren in DNA- und RNA-Viren
  - DNA-Viren: Herpes-Viren (**Varizellen**, **EPSTEIN-BARR**, HHV-6, Zytomegalie), Adenoviren, Parvovirus B19 (Ringelröteln), Hepatitis-B-Virus, Pocken
  - RNA-Viren: **Rhinoviren**, **Rotavirus**, Masern, Mumps, Röteln, Influenza, Parainfluenza, RS-Virus, Polio, Coxsackie, ECHO, FSME, Hepatitis-A- u. -C-Virus, HIV

  Viraler Krankheitsprozess: Virusübertragung auf/in den Organismus ⇨ Befall der Zielzelle und dort intrazelluläre Virusreplikation ⇨ virämische Phase mit klinischem Krankheitsbild ⇨ Abwehr des Organismus: Bildung spezifischer Antikörper und zelluläre Immunreaktion ⇨ Ausheilung und Immunität (IgG, T-Gedächtniszellen)
- Bakterien: **Meningokokken**, Pneumokokken, Haemophilus influenzae, **Streptokokken**, Staphylokokken, **Enterobakterien** (E.coli, Salmonellen, Klebsiellen usw.), Mykobakterien (insb. TBC), Spirochäten (Borrelien, Treponema)
- Pilze: Dermatomykosen (Tinea), Candida-, Aspergillus-, Cryptococcus-, Coccidien-Mykose
- Parasiten: **Läuse**, Flöhe, Wanzen, Milben (insb. Scabies), Helminthen (Würmer)
- Protozoen: Plasmodien (Malaria), Toxoplasmose, Amöben, Kryptosporidien, Trichomonaden

Epid:
- ◊ Infektionserkrankungen sind die **häufigsten** Krankheiten im Kindesalter überhaupt.
- ◊ Kontagiosität (Übertragbarkeit/Ansteckungsfähigkeit einer Erkrankung) und **Kontagionsindex**: Zahl der (erkennbar od. nicht erkennbar) Erkrankten auf 100 mit einem Erreger exponierte Personen (wird von 0-1 angegeben, z.B. Masern fast 1 = fast 100 % der Kinder, die mit Masern in Kontakt kommen, infizieren sich auch)
  Manifestationsindex: Zahl der tatsächlich sichtbar Erkrankten von 100 Infizierten (z.B. Masern 0,95 = 95% der Kinder, die mit Masern in Kontakt kommen, erkranken auch)
- ◊ Ausbreitungsbegriffe:
  - **Endemie**: ständiges Vorkommen einer Erkrankung in einem bestimmten Gebiet (z.B. FSME im südlichen Baden-Württemberg, Malaria in den Tropen)
  - **Epidemie**: hohe Erkrankungszahl, örtlich und zeitlich begrenzt (z.B. Masernausbruch an einer Schule, Norovirus-Durchfallerkrankung auf einem Kreuzfahrtschiff)

- **Pandemie**: Epidemie über Länder od. Kontinente hinweg (z.B. Influenza, „Schweinegrippe" im Jahr 2009)

◊ Nosokomiale Infektionen (= während eines Krankenhausaufenthaltes erworbene): geschätzt 5-8 % aller stationär aufgenommener Kinder erkranken an nosokomialen Infektionen. Besonderes Risiko bei gestörter Abwehrlage (insb. Frühgeborene, Immunsuppression), invasiven diagnostischen od. operativen Eingriffen.
Hauptübertragungsweg: **Hände des Personals!** durch mangelnde Hygiene

◊ Meldepflichtige Infektionskrankheiten im Kindesalter (gem. § 6 u. 7 IfSG):
- Namentlich bei Krankheitsverdacht, Erkrankung od. Tod an: **Masern**, **Meningokokken**-Meningitis/-Sepsis, akuter **Virushepatitis**, Poliomyelitis, **Diphtherie**, Typhus abdominalis/Paratyphus, Botulismus, Cholera, humaner spongiformer Enzephalopathie, enteropathischem hämolytisch-urämischem Syndrom (HUS), virusbedingtem hämorrhagischem Fieber, Milzbrand, Pest, Tollwut, Tuberkulose (nur bei Erkrankung od. Tod)
- Nicht-namentlich (durch das Labor) bei: **HIV**-Nachweis, Treponema pallidum (angeborene Syphilis), Röteln u. Toxoplasmose (nur bei konnataler Infektion)

Klin: Allgemeine Zeichen einer Infektionskrankheit sind
⇒ Erhöhte Temperatur (37-38 °C), mäßiges **Fieber** (38-39 °C) bis hohes Fieber (>39 °C)
⇒ Kopfschmerzen, **Gliederschmerzen**
⇒ Müdigkeit, Leistungsverlust
⇒ Übelkeit, Erbrechen, **Bauchschmerzen** (häufig bei Kindern auch als Mitreaktion, ohne dass eine abdominelle Primärerkrankung vorliegt), **Trinkschwäche** (bei Neugeborenen /Säuglingen), Appetitlosigkeit
⇒ Ohrenschmerzen (häufig bei Kindern auch als Mitreaktion, ohne dass eine primäre Otitis vorliegt)

Daneben noch spezielle Zeichen einer lokal umschriebenen Infektion:
⇒ 5 Kardinalsymptome der Entzündung: Rötung, Überwärmung, Schmerz, Schwellung und Funktionseinschränkung mit Schonhaltung. Merksatz:

Rubor, Calor, Dolor, Tumor (Ödem) und **Functio laesa**

Diag:
1. Anamnese (Beginn der Erkrankung und Entwicklung, Fieberverlauf, Miktion, bekannter Immundefekt, Frühgeborenes?) und klinische Untersuchung (Exantheme?)
2. Je nach Infektion: sterile Blutentnahme (z.B. Blutkultur), Abstriche von infizierten Wunden oder Schleimhäuten, sterile Liquorpunktion, Mittelstrahlurin od. Katheterurin, Stuhlprobe ⇨ Testen auf **Erreger und Resistenz**
Erregernachweis: gefärbte Direktpräparate, kulturelle Anzüchtung auf Agarplatten oder in Flüssigmedien, elektronenmikroskopischer Erregernachweis (insb. für Viren), molekularbiologischer Nachweis von Erreger-Nukleinsäuren (PCR), immunologischer Antigennachweis, serologischer Antikörpernachweis (IgM u. IgG)
Bei bakteriellen Infekten zusätzlich Test der Antibiotikaempfindlichkeit (bzw. **Resistenz** des Erregers auf einzelne Antibiotika, sog. Antibiogramm)
3. Labor: BB mit Leukozytenzahl, bzw. **Diff-BB** (Linksverschiebung, Lymphozytose), Entzündungsparameter (**CRP**, BSG, **PCT** [= Procalcitonin bei V.a. bakt. Infekt]), Urinstatus
4. Bildgebung: Röntgen, Sonographie, MRT je nach Notwendigkeit

Ther:
- Konservativ = **symptomatische Therapie**: Bettruhe, ausreichende **Flüssigkeits**- und Energiezufuhr, Fiebersenkung (eher zurückhaltend, Monotherapie, z.B. mit Paracetamol 3-4 x 10-15 mg/kgKG/Tag als Supp.), Wadenwickel (lauwarm, bei Fieber >40°)
- Virale Infektionen: symptomatische Therapie, für einige virale Erkrankungen sind heute auch Virostatika erhältlich (s. jeweiliges Kapitel)
- Bakterielle Infektionen: bei relevanter Infektion akut Antibiotika mit breitem Spektrum geben (zuvor Blutkultur u. Abstrich usw. entnehmen), nach Keimnachweis und Resistenzbestimmung (Antibiogramm) dann gezielte Antibiose weiterführen (s. jeweiliges Kapitel). **Eine Übersicht über die wichtigsten Antibiotika für Kinder s.u.** (Antibiotika, die für Kinder/Jugendliche kontraindiziert sind, z.B. die in der Erwachsenenmedizin häufig verwendeten Gyrasehemmer/Fluorchinolone, sind nicht aufgeführt)
- Pilzinfektionen: lokale od. systemische Antimykotika (s. jeweiliges Kapitel)
- Parasiten: lokale od. systemische Med. (s. jeweiliges Kapitel)

- Operativ: Ind: lokal begrenzte Prozesse (Abszesse)
  - Grundsatz: **Ubi pus, ibi evacua!** = Eiteransammlungen entfernen
  - Fremdkörper entfernen, Wundreinigung, Wundrevision = Öffnen und Spreizen der Wunde, Spülung, Drainage ⇨ offene Wundbehandlung bei infizierten Wunden, Ruhigstellung der entzündeten Wunde (insb. bei Lymphangitis)
  - Abstrich, Erregerbestimmung u. Antibiogramm ⇨ gezielte Antibiose
- Kindergarten- / Schulbesuch: Bei hochkontagiösen Erkrankungen (z.B. Varizellen, Masern, Läuse usw.) kein Besuch der öffentlichen Einrichtungen während der Krankheitsphase. I.d.R. fordert die Schule zur Wiederzulassung ein ärztliches Attest, dass das Kind wieder frei von ansteckenden Erkrankungen ist (Einzelheiten s. jeweilige Erkrankung).

Antibiotikum	**Applikation**	**Dosierung in IE od. mg/kgKG/Tag**		**Dosen/Tag**
		Neugeb./Säuglinge	**Kinder**	
Penicilline				
Penicillin G	i.m., i.v.	0,03-0,5 Mio. IE	50.000-100.000 IE	3-4
Penicillin V	p.os	100.000 IE	50.000-80.000 IE	3-4
Amoxicillin	p.os, i.v.	40-100	40-100	3-4
Ampicillin	i.v., p.os	100-400 (nur i.v.)	40-100	3-4
Ampicillin/Sulbactam	i.v.	75	100-150	3-4
Flucloxacillin	i.m., i.v., p.os	40-100	50-100	3-4
Piperacillin	i.v.	200-300	100-300	3-4
Makrolide				
Erythromycin	p.os, i.v.	30-50	30-50	3-4
Clarithromycin	p.os		30	2
Azithromycin	p.os		30	1
Roxithromycin	p.os		5-7,5	1-2
Cephalosporine				
Cefaclor	p.os	20-30	10-40	3
Cefotiam	i.v.	75-100	50-100	3-4
Cefuroxim	i.v., p.os	75-150	30-150, 10-15 mg	3, 2
Cefotaxim	i.v.	50-150	50-150	2-3
Ceftazidim	i.v.	50-100	75-100	2-3
Ceftriaxon	i.v.	20-50	50-100	1
Aminoglykoside				
Gentamicin	i.m., i.v.	3-6	4,5-7,5	3
Tobramycin	i.m., i.v.	3,5-5	3-7	2
Tetracycline				
Doxycyclin	p.os, i.v.		2-4	2
Carbapeneme				
Imipenem	i.v.	60	60	4
Meropenem	i.v.	60	30-60	3
Glykopeptide				
Vancomycin	i.v.	15	30-60	2-4
Teicoplanin	i.v., i.m.	8-16	10-20	1-2
Lincosamide				
Clindamycin	p.os, i.v.	15-40	25-40	3-4

Prog: Das Überstehen einer Infektion führt i.d.R. zur **Immunität** gegen eine erneute Infektion mit dem gleichen Erreger und ggf. zu einer Kreuzimmunität gegen ähnliche Erreger.

Kompl:
* **Superinfektion** (Syn: Sekundärinfektion): bakterielle Infektion im Gebiet eines viralen Infektes (z.B. Virusgrippe, dann Sekundärinfekt mit Pneumonie durch Haemophilus)
* Jede Infektionserkrankung kann sich durch Organkomplikationen potenziell lebensbedrohlich entwickeln ⇨ Gefahr des **septischen Schocks**, **Gerinnungsstörungen**, **Multiorganversagen**, Tod
* Bei hohem Fieber ggf. Fieberkrämpfe (s.u., Kap. neurologische Erkrankungen)

* Überleben der Erreger nach dem Ende der akuten Infektionskrankheit ⇨ **Erregerpersistenz** (z.B. bei Salmonellose), ggf. wird der Pat. zum sog. Dauerausscheider
* Resistenzentwicklung: Durch wiederholte ungezielte und ggf. nicht indizierte Gabe von Antibiotika kommt es zur Resistenz (u. Multiresistenz) der Keime ⇨ Antibiose nur bei bakteriellem Infekt indiziert! (Häufig wird bei viralen Infekten "vorsorglich" ein Antibiotikum verordnet, aus Unwissen od. um z.B. eine Superinfektion zu verhindern.)

Proph: ♥ Impfungen: Wirksame präventive Maßnahme, im Allgemeinen sehr gut verträglich, bei hoher Durchimpfungsrate führt dies sogar zur **Eradikation der Erreger** (z.B. bei Pocken erreicht; geplant für die Poliomyelitis ⇨ in Deutschland seit 1992 erreicht, für die Welt bis 2018 vorgesehen; und geplant für die Masern - noch nicht erreicht)
- **Aktive Immunisierung** (s.u., Kap. Impfungen) = Gabe (meist mehrmalig) von abgeschwächten Krankheitserregern od. Toxinen ⇨ führt zur Bildung spezifischer Antikörper u. zellulärer Immunreaktion (T-Gedächtniszellen) wie bei durchgemachter Infektion
- Passive Immunisierung = Gabe von Immunglobulinen (hilft nur akut, max. 4 Wo.)

♥ **Nestschutz** (Syn: Leihimmunität): Durch diaplazentar übertragene **maternale** Antikörper haben Neugeborene und Säuglinge bis zum 4.-6. Lebensmonat einen gewissen Schutz vor Infektionskrankheiten. Danach verlieren sich die Ak. Ein zusätzlicher Schutz ergibt sich beim Stillen, da hier noch AK vom Typ IgA aus der Muttermilch auf die Schleimhäute übertragen werden.

♥ Infektionshygiene: Händedesinfektion, hygienische Maßnahmen der Umgebung, Geräte usw. (Desinfektion, Sterilisation), Isolationsmaßnahmen (Einzelzimmer, Isolierzimmer)

♥ Chemoprophylaxe: Medikamentengabe vor (z.B. bei Malaria) od. direkt nach vermutlicher infektiöser Exposition (z.B. bei Meningokokken-Erkrankung eines Kindes ⇨ Antibiose für die Kontaktpersonen) oder in der Inkubationszeit

DD:
– Allergische Exantheme, allergische Rhinitis, allergische Atembeschwerden, allergische Vaskulitis, Arzneimittelexanthem
– Fieber unklarer Genese (fever of unknown origin, >7 Tage): z.B. unerkannter Infekt, Immundefekt, Autoimmunkrankheiten, Rheuma, Kollagenosen, Malignom, Medikamenten-NW

IMPFUNGEN

Syn: ICD-10: Einzelimpfung Z26.9, Kombinationsimpfungen Z27.9

Allg:
◊ In Deutschland besteht **keine Impfpflicht**. Gem. Schutzimpfungs-Richtlinie des Gemeinsamen Bundesausschusses sind die u.g. Impfungen **empfohlen** und die Kosten für die Impfungen werden von den Krankenkassen übernommen. Etwa 1 % der Eltern in Deutschland sind „Impfgegner" (1/3 haben zumindest Vorbehalte). Die Impfquote liegt bei ca. 94 % (Daten der Schuleingangsuntersuchungen).
◊ Die Empfehlungen u. Impfkalender in Deutschland gem. der **STIKO** (Ständige Impfkommission) am RKI (ROBERT-KOCH-Institut) werden jährlich aktualisiert.
◊ Anmerkung: Besonderheiten zu den einzelnen Impfungen werden auch jeweils im Kapitel bei den einzelnen Erkrankungen erläutert.

Etlg:
T = **Tetanus** (Tetanustoxoid)
D = **Diphtherie**, d = Diphtherie mit reduziertem Diphtherietoxoid-Gehalt (für Auffrischimpfungen ab einem Alter von 5-6 J., je nach Angabe des Herstellers)
aP = **Pertussis** (azellulär), ap = mit reduziertem Gehalt (für Auffrischimpfungen ab 5-6 J.)
Hib = **Haemophilus influenzae Typ b**
IPV = inaktivierte **Poliomyelitis**-Vakzine zur i.m. Injektion

Die orale Polio-Vakzine = „Schluckimpfung" [OPV, nach SABIN, Oral Virelon® T1] wird wegen des Risikos einer möglichen Impfpoliomyelitis (= VAPP Vakzine-assoziierte paralytische Poliomyelitis, Risiko: 1/4.400.000, zuletzt 2 Fälle in 1998) in Deutschland seit 1998 nicht mehr durchgeführt.

HBV = **Hepatitis-B**-Virus (Engerix®-B Kinder, Gen-H-B-Vax-K®): in Deutschland seit 1995 empfohlene Impfung für Säuglinge u. Kinder (eine Titerkontrolle ist bei Kindern i.d.R. nicht erforderlich und bei Kindern ohne Risikofaktoren keine spätere Auffrischung notwendig; zur Impfung von Neugeborenen HBs-Ag-pos. Mütter s. Kap. TORCH)

\# M = **Masern** (Lebendimpfstoff): Für Masern gibt es eine zusätzliche zeitlich vorgezogene Impfempfehlung für Kinder, die Gemeinschaftseinrichtungen besuchen sollen (ab 9. Mon.)

\# M = **Mumps** (Lebendimpfstoff)

\# R = **Röteln** (Lebendimpfstoff)

\# V = **Varizellen** (Lebendimpfstoff, z.B. Varilrix®, Varivax®): Seit 2004 allgemein für alle Säuglinge empfohlen (es gibt einen Kombinationsimpfstoff mit der MMR-Impfung für die 2. Impfung, MMRV, Priorix-Tetra®, die 1. Impfung getrennt geben). Geimpft werden sollen auch alle ungeimpften Kinder, die bis zum 9.-17. Lj. noch keine Windpocken hatten.

\# **Pneumokokken**: alle Säuglinge/Kleinkinder bis zum vollendeten 2. Lj. mit einem Pneumokokken-Konjugatimpfstoff (z.B. Prevenar13®, dieser darf mit dem Meningokokkenimpfstoff gleichzeitig gegeben werden ⇨ spart einen Impftermin). Frühgeborene erhalten eine zusätzliche Impfung im Alter von 3 Monaten (also 4 Impfungen insg.).

\# **Meningokokken** ab dem vollendeten 12. Lebensmonat eine einmalige Impfung gegen Gruppe C (Meningitec®), bzw. seit 2012 auch neuer Impfstoff gegen Meningokokken-Gruppe A, C, W_{135} u. Y [Nimenrix®] mögl. Ein Impfstoff für die in Europa häufigste Gruppe B ist 2013 zugelassen worden (4CMenB, Bexsero®), dieser ist für gesundheitlich gefährdete Säuglinge mit Impfung im Alter von 2, 4 u. 6 Mon. empfohlen.

\# **Rotavirus** (Schluckimpfung, Lebendimpfstoff): für Säuglinge ab 6. Woche post partum 2 (Rotarix®) bzw. 3 Gaben (RotaTeq®, auch für Frühgeborene zugelassen) im Abstand von 4 Wo. als Prophylaxe der Rotavirus-Durchfallerkrankung. Beginn bis zur 12., Abschluss der Impfungen spätestens in der 24./32. Lebenswoche (keine Impfung älterer Säuglinge wegen Risiko für Darminvaginationen). Die Impfung ist seit 2013 eine STIKO-Empfehlung.

\# **Influenza**: Kinder mit neurologischen/neuromuskulären od. sonstigen Grunderkrankungen jährlich impfen, bevorzugt mit nasalem Grippeimpfspray (Lebendimpfstoff, z.B. Fluenz™), bei immunsupprimierten Kindern mit Totimpfstoff (saisonal). Schwangere im 2. Trimenon impfen (Neugeborene u. Säuglinge haben dann auch einen Nestschutz = maternale Ak).

\# HPV = **humane Papillomaviren** (seit 2007 für alle Mädchen empfohlen): ein Impfstoff gegen die zwei häufigsten HPV-high-risk-Typen 16 u. 18 (Cervarix®) sowie ein 4fach-Kombinationsimpfstoff gegen die wichtigsten HPV-Serotypen (6, 11, 16 u. 18, Gardasil®) sind zugelassen. Ein 9fach Impfstoff (zusätzlich Typ 31, 33, 45, 52 u. 58, Gardasil®9) ist in Deutschland seit 2016 erhältlich. Die bisherigen Ergebnisse zeigen eine sehr gute Wirksamkeit (ca. 95%iger Impfschutz). Empfohlener Zeitpunkt für die Impfung ist ein Alter von 9-14 Jahren (vor erstem Geschlechtsverkehr). Durchführung: Für Mädchen bis 14 J. 2-malige Impfung (0 u. 6 Mon.). Ältere Mädchen/Frauen erhalten eine 3-malige Impfung (0, 1(-2) u. 6 Mon.). Die Kosten werden in Dtld. von den Krankenkassen übernommen.
Wegen des Schutzes gegen das Hauptrisiko der HPV-Infektion für die Entwicklung einer zervikalen intraepithelialen Neoplasie und in der Folge eines Zervixkarzinoms ist dies die erste „Impfung“ **gegen Krebs**. Ob eine Auffrischungsimpfung erforderlich ist, kann derzeit noch nicht abgeschätzt werden. Weiterhin wird noch diskutiert, ob auch eine HPV-Impfung für Jungen sinnvoll sein kann.

\# HAV = Hepatitis-A-Virus (Havrix® 720 Kinder, VAQTA® K pro infantibus): bei Kindern ab dem vollendeten 1. Lebensjahr zur Prophylaxe bei Reisen in Risikogebiete, 2 Impfdosen im Abstand von 6-12 Mon. (die 2. Impfdosis ist für den Langzeitschutz)

\# FSME (Frühsommer-Meningoenzephalitis, Encepur®Kinder, FSME-Immun®Junior): bei Aufenthalt in Risikogebieten (Süddeutschland, Österreich) indiziert, Impfung bei Kindern ab dem 4. Lj. (bei besonderem Risiko auch bereits ab dem 2. Lj.) empfohlen.

\# Gelbfieber: keine Routine, nur sog. Reiseimpfung (bei Reisen in Endemiegebiete, insb. Afrika u. Südamerika), seit 2013 wird von der WHO nur noch 1 Impfung für einen lebenslangen Schutz empfohlen, Impfung ab dem 9. Lebensmonat mögl.

\# Tollwut: Deutschland ist seit mehreren Jahren tollwutfrei, daher gibt es keine Ind. mehr für eine Impfung (Impfempfehlung gibt es noch für Menschen mit Kontakt zu Fledermäusen od. z.B. für Jäger in einem Gebiet, in dem eine Tollwut neu aufgetreten ist)

\# Tuberkulose: Die früher noch durchgeführte, allgemeine Impfung wird mit dem derzeit verfügbaren BCG-Impfstoff nicht mehr empfohlen.

Ther:
- Die notwendigen **Grundimmunisierungen (G)** sollten bei Säuglingen und Kleinkindern (wenn keine Kontraindikationen vorliegen) zum **frühestmöglichen** Zeitpunkt durchgeführt werden. Praktisch ist die Kombination der Impfungen mit d. U-Untersuchungen (ab U3/4).
- Vor den Impfungen Information über den Nutzen der Impfung geben und **Aufklärung**

über Nebenwirkungen durchführen und durchgeführte Aufklärung dokumentieren (z.B. durch Vermerk in der Patientenakte). Klärung möglicher Kontraindikationen (banale Infekte sind keine KI, z.B. Erkältungskrankheiten mit subfebrilen Temp. bis max. 38,5 °C).

Impfschema (Standardimpfungen gem. STIKO, Stand: 8/2016):

Impfstoff	Alter in Monaten					Jahren	
	2	3	4	11-14	15-23	5-6	9-17
T, D, aP, Hib, IPV, HBV	G 1	G 2	G 3	G 4		Td,ap **	Td,ap,IPV **
Pneumokokken	G 1		G 2	G 3			
Meningokokken C				G 1 (ab 12 Monate)			
M, M, R				G 1 *	G 2 *		
V				G 1 *			
Rotavirus (oral)	G1 (6Wo.)	G2	(G3)				
HPV							G1 G2***

* Mindestabstand zwischen 1. u. 2. MMR- + V-Impfung sind 4 Wochen, die 2. Impfung sollte bis zum Ende des 2. Lj., allerspätestens aber bis zur Einschulung erfolgen. Die erste Impfung sollte getrennt (MMR + V), die zweite kann dann mit einem Kombinationsimpfstoff (MMRV) durchgeführt werden.

** ab 5-6 J. wird ein Impfstoff mit reduziertem Diphtherie- (d) und Pertussistoxoidgehalt (ap) verwendet

*** Standardimpfung für Mädchen im Alter v. 9-14 J., bestehend aus 2 Impfungen zum Zeitpunkt 0 u. 6 Mon.

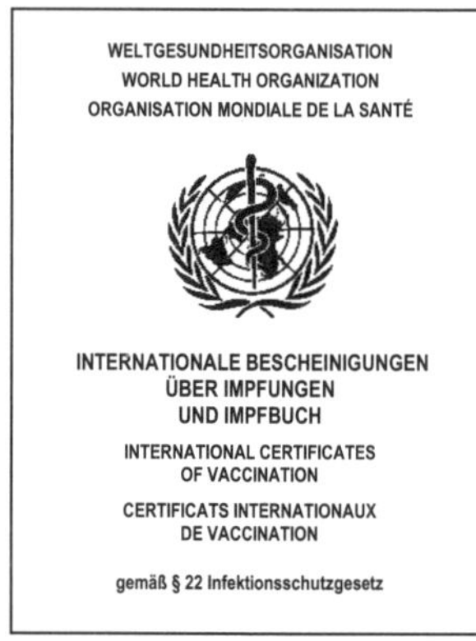

Anm:

- Dokumentation: Impfungen immer (**mit Chargen-Nummer**) in den gelben internationalen **Impfausweis eintragen**! (s. Abb.) und den Eltern mitteilen, zu welchem Zeitpunkt die nächste Impfung erfolgen soll.
- Anzahl der Injektionen: sollte durch die Anwendung von **Kombinationsimpfstoffen** reduziert werden (z.B. 6fach Kombination DTaPIPVHibHBV, Infanrix®Hexa, Hexyon® od. 4fach-Kombination MMRV, Priorix-Tetra®)
- Injektionsstelle: Neugeborene, Säuglinge u. Kleinkinder in den **M.vastus lat.** (anterolateraler Oberschenkel), ab dem Kindesalter in den M.deltoideus (proximaler lateraler Oberarm wie bei den Erwachsenen)
- Impfabstände: Totimpfstoffe können ohne zeitliche Abstände zu anderen Impfungen gegeben werden. Bei Lebendimpfstoffen ist ein Mindestabstand von 4 Wochen zu anderen Impfungen mit Lebendimpfstoffen einzuhalten.
- Angegebene Mindestabstände nicht unterschreiten (insb. nicht zwischen vorletzter und letzter Grundimmunisierung). Größere zeitliche Abstände zwischen den Impfungen sind möglich. **Jede Impfung zählt** ⇨ auch eine unterbrochene Grundimmunisierung muss nicht neu begonnen werden!
- Riegelungsimpfungen: bei Ausbruch einer Infektionskrankheit (z.B. Masern) in einer Gemeinschaftseinrichtung kann eine aktive Impfung bis 3 Tage nach Ausbruch zur Prophylaxe noch nicht geimpfter Kinder erfolgen.
- Indikationsimpfungen: empfohlene Impfungen für ungeimpfte bzw. empfängliche Personen, die in **Gemeinschaftseinrichtungen**, z.B. pädiatrische Klinken od. Praxen, Schulen, Kindergärten, Kinderhorte, Kinderheime, Behindertenwerkstätten, Geburtshilfe, Schwangerenbetreuung, usw. arbeiten (zum Eigenschutz u. zum Schutz Dritter), diese sind: Masern, Mumps, Röteln, Varizellen, HAV, HBV, Pertussis.
  Zu den Indikationsimpfungen gehören auch alle **Reiseimpfungen** (z.B. Gelbfieber)
  Weitere Indikationen können **besondere gesundheitliche Risiken des Pat.** sein, z.B. Influenzaimpfung für Kinder mit chronischen Herz-/Lungen-Vorerkrankungen, Pneumokokkenimpfung nach Splenektomie
- Herdenschutz: um eine Infektionskrankheit auszurotten (z.B. für die Masern geplant), ist eine mind. 95%ige Durchimpfungsrate der Bevölkerung erforderlich, dann sind auch die Neugeborenen und Säuglinge geschützt, da praktisch keine Viren mehr in der Population zirkulieren.
- Informationsmaterial: Die jeweils aktualisierten Informationen der STIKO finden sich im Internet: www.rki.de (im Epidemiologischen Bulletin des ROBERT-KOCH-Instituts).

Impfkalenderbroschüren gibt es kostenlos bei der Bundeszentrale für gesundheitliche Aufklärung, 51101 Köln, Tel.: 0221 8992-0, Fax: -300, Internet: www.bzga.de oder www.impfen-info.de od. per E-Mail: order@bzga.de

Kompl:
* Lokale Impfreaktionen: Rötung, Schwellung, Schmerzhaftigkeit mögl.
* Allgemeine Impfreaktionen: kurzfristige geringe Temperaturerhöhung mögl.
* MMRV-Impfung: Masern-ähnliche Symptome 7-12 Tage nach Impfung mögl., Fieberkrämpfe (bei der Erstimpfung, daher MMRV erst für die 2. Impfung empfohlen)
* Schwerwiegende Impfkomplikationen, wie z.B. anaphylaktische Reaktion, Fieberkrampf od. Meningoenzephalitis sind heute sehr selten (früher häufiger bei Pocken-, oraler Polio- od. Tuberkuloseimpfung). Bei Verdacht auf eine über das übliche Maß einer Impfreaktion hinausgehende Schädigung besteht namentliche Meldepflicht an das Gesundheitsamt (§ 6 (1) 3. IfSG). Bei empfohlenen Impfungen gibt es ein Entschädigungsanspruch nach dem Bundesversorgungsgesetz bei nachgewiesenem Impfschaden (§ 60 u. 61 IfSG).
  Häufig ist bei schweren Erkrankungen, die in einem zeitlichen Zusammenhang mit einer Impfung auftreten, es sehr schwer zu entscheiden, ob es sich tatsächlich um eine Impfkomplikation handelt oder ob es ein zufälliger zeitlicher Zusammenhang ist und die Impfung nicht ursächlich für die Erkrankung (od. sogar Tod) ist.
* Nach Auswertung der aktuellen KiGGS-Studie in Deutschland (Kinder- und Jugendgesundheitssurvey des RKI) besteht für Kinder mit Impfungen kein höheres Allergierisiko und kein höheres Risiko für Infekte.
* Frühgeborene sollen wie termingerecht geborene Säuglinge geimpft werden = nach dem chronologischen Alter (Cave: erhöhtes Risiko für Apnoen ⇨ Überwachung)

Proph:
♥ Cave: **Keine Lebendimpfstoffe** (Masern, Mumps, Röteln, Varizellen, BCG, Gelbfieber, Japanische Enzephalitis, Rotavirus) bei bestehender **Schwangerschaft** (betrifft nur die Mutter selbst, Kinder schwangerer Mütter können geimpft werden) und nicht bei symptomatischer HIV-Infektion od. **Immunsuppression** (z.B. wegen Organtransplantation od. Zytostatikatherapie, SCID). Das Risiko für eine schwerwiegende Erkrankung des ungeborenen Kindes durch eine Impfung der Mutter bei übersehener Schwangerschaft ist aber insg. sehr gering und keine Ind. für einen Schwangerschaftsabbruch.

♥ Bei jeder Verletzung immer Tetanus-Impfstatus prüfen (Impfpass) und entsprechend impfen (s. Übersicht)! Jede Wunde sorgfältig reinigen (Keimreduktion)!

bisherige Anzahl an Impfungen	**saubere, geringfügige Wunden**		**verschmutzte, größere Wunden**	
	Tdap (<6 J. DTaP)	**TIG** (Tetagam®N)	**Tdap** (<6 J. DTaP)	**TIG** (Tetagam®N)
unbekannt	**ja**	nein	**ja**	**ja** (250-500 I.E.)
0-1	**ja**	nein	**ja**	**ja** (250-500 I.E.)
2	**ja**	nein	**ja**	nein (ja, bei Verletzung >24 Std. zurück)
3 od. mehr	nein (ja, bei >10 J. nach letzter Impfung)	nein	nein (ja, bei >5 J. nach letzter Impfung)	Nein

EXANTHEMATÖSE ERKRANKUNGEN

Def: Erkrankungen mit verschiedenartigen Exanthemen: Diese können von einzelnen kleinsten Flecken bis großflächig und konfluierend, ohne oder mit Bläschen, an der Haut und/oder den Schleimhäuten auftreten. Einzelheiten zu den Erkrankungen s. jeweiliges Kapitel.
Neben den typischen exanthematösen Krankheiten im Kindesalter (Kinderkrankheiten), wie z.B. Varizellen, Masern, Röteln, Scharlach usw., finden sich Exantheme bei Kindern auch bei vielen anderen Erkrankungen als Mitreaktion der Haut (s. DD).

Klin: Flächenhafte Exantheme:

⇒ **Masern**: im Gesicht beginnendes und sich dann nach kaudal ausbreitendes, konfluierendes Exanthem (einzelne 2-6 mm großen Flecken verschmelzen zu größeren Effloreszenzen), typische weißliche KOPLIK-Flecken an der Wangenschleimhaut

⇒ **Röteln**: im Gesicht beginnendes u. auf den Rumpf übergehendes kleinfleckiges, wenig erhabenes und nicht konfluierendes Exanthem, im Rachen ebenfalls klein- bis mittelfleckiges Enanthem, ggf. Konjunktivitis, typische nuchale u. retroaurikuläre Lk-Schwellung

⇒ **Ringelröteln**: schmetterlingsförmiges Erythem im Gesicht mit perioraler Aussparung und dann ring-/girlandenförmige rote Flecken an den Extremitätenstreckseiten, später auch an den Beugeseiten und am Stamm

⇒ **Exanthema subitum**: auch Dreitagefieber genannt, mit flüchtigem, kleinfleckigem Exanthem insb. am Stamm, das gleichzeitig mit dem Fieberrückgang am 3.(-4.) Tag auftritt

⇒ **Mononukleose**: kurzes, kleinfleckiges Exanthem, pseudomembranöse Beläge der Tonsillen, starke zervikale Lk-Schwellung, typisches starkes Exanthem bei (nicht-indizierter) Ampicillingabe mögl. (Das Ampicillin wird häufig wegen der Beläge auf den Tonsillen unter der Verdachtsdiagnose eitrige Tonsillitis gegeben.)

⇒ **Scharlach**: durch Streptokokken verursachtes kleinstfleckiges Exanthem mit perioraler Aussparung, typische Himbeerzunge, ab dem 7. Tag Hautschuppung

Bläschenförmige Exantheme:

⇒ **Varizellen**: Flecken, Papeln, Bläschen, Pusteln und Krusten gleichzeitig in verschiedenen Stadien, sog. (HEUBNER-)„Sternenkarte"

⇒ **Herpes zoster** (Gürtelrose): Reaktivierung des in den Spinalganglien persistierenden Varicella-Zoster-Virus bei schlechter Abwehrlage (Immunsuppression, alte Pat.) mit meist einseitiger, segmentaler Bläschenbildung im betroffenen Innervationsgebiet

DD:
- Weitere infektiöse Erkrankungen im Kindesalter, die mit einem (meist flüchtigen) Exanthem einhergehen können: Mumps, Entero-/Adenovirus-Infektionen, ECHO-Viren, COXSACKI-A- od. B-Infektion, Mykoplasmen, Dengue-Fieber, jeder grippale Infekt, Pityriasis versicolor (sog. Kleienpilzflechte durch Malassezia furfur)
- **Postvakzinales** Exanthem (einige Tage nach einer Impfung auftretend)
- **Allergische** Exantheme (Urtikaria), allergische Vaskulitis, **Arzneimittelexanthem**
- **Windeldermatitis**: Mazeration der Haut durch Urin, Stuhl, Feuchtigkeits- u. Wärmeeinwirkung unter der Windel. Ekzem insb. an Gesäß u. Genitalien, ggf. zusätzlich Superinfektion
- Autoimmunkrankheiten: rheumatoide Arthritis, systemischer Lupus erythematodes
- WATERHOUSE-FRIDERICHSEN-Syndrom: multiple petechiale Hautblutungen durch Meningokokkensepsis (selten auch bei Haemophilus influenzae) bei Kleinkindern
- STEVENS-JOHNSON-Syndrom: infektallergische od. arzneimittelallergisch bedingte Erkrankung mit hohem Fieber, Erythema exsudativum multiforme an Haut u. Schleimhäuten, erosive Konjunktivitis, Maximalform: toxische epidermale Nekrolyse mit hoher Letalität
- KAWASAKI-Syndrom (mukokutanes Lymphknotensyndrom, s.u., Kap. Hämatologie): systemische Vaskulitis unklarer Ursache, hauptsächlich bei Kleinkindern (1.-5. Lj.) vorkommend

  Klin: Exanthem am Stamm, Erythem von Hand- u. Fußfläche, Himbeerzunge u. geröteter Rachen, Konjunktivitis, Fieber >5 Tage, zervikale Lymphknotenschwellung, typische Schuppung der Finger- u. Zehenkuppen nach 1-2 Wo.

  Kompl: Aneurysmen der Koronararterien, Herzinfarkt, Myokarditis, Herzrhythmusstörungen, Thrombozytose, Apoplexie, Mikroangiopathie ⇨ Absterben von Extremitätenteilen (Finger)

  Ther: i.v. Immunglobuline + ASS

MASERN

Syn: Morbilli, engl. measles, ICD-10: B05.9

Ät: **Morbillivirus** ist ein rein humanpathogenes RNA-Virus (aus der Familie der Paramyxoviridae), Durchmesser 120-150 nm, kugelförmig, hohe Umweltempfindlichkeit (nur geringe Resistenz gegenüber Licht, UV-Strahlen, hohe Temperaturen, fettlösende Substanzen, Desinfektionsmittel), gem. WHO sind acht Clades (A-H) und 24 Serotypen bekannt.

Path: ♦ Reservoir: nur der infizierte und akut erkrankte **Mensch** (daher wären die Masern mit konsequenter Impfung auch leicht auszurotten)

- Übertragung: **Tröpfcheninfektion** (Schleimhäute, Konjunktiven) od. direkter Kontakt
- **Kontagionsindex extrem hoch**, fast 1 ⇨ bei >95 % der Infizierten kommt es bei Viruskontakt auch zu einem klinischen Krankheitsbild.
- Infektiosität: bereits im Prodromalstadium = 3-5 Tage **vor! Auftreten** des Exanthems bis 5 Tage nach Beginn des Exanthems
- Hinterlässt eine lebenslange Immunität (daher Auftreten meist nur als Kinderkrankheit)

Epid:
- ◊ Prädisp.alter: Kinder <1 J. und Kindergarten-/Schulkinder (Erwachsene nur selten)
- ◊ Inkubationszeit: 8-10 Tage bis zum Prodromalstadium, 14 Tage bis zum Exanthem
- ◊ Inzidenz: 0,7/100.000/Jahr in Deutschland, **stetig rückläufig** (von 6.000 gemeldeten Krankheitsfällen im Jahr 2001 schwankend auf zuletzt 1.775 Fälle in 2013) durch die seit über 30 J. durchgeführte Impfung. Kleinräumige Ausbrüche kommen jedoch immer wieder vor (wenn zu wenige Kinder geimpft sind, kann es z.B. in Schulen schnell zu einer begrenzten Epidemie kommen, wie zuletzt in 2013 mit fast 900 Krankheitsfällen in Bayern und Berlin), weltweit noch hohe Inzidenz (insb. in den Entwicklungsländern)
- ◊ Mortalität: 1/1.000 bis 1/10.000 Erkrankte in den Industrieländern, in Deutschland ca. 1 Todesfall/Jahr
- ◊ **Meldepflichtig** gemäß IfSG (namentlich durch den Arzt bei Krankheitsverdacht, Erkrankung od. Tod), Leiter von Kindergärten/Schulen müssen an das Gesundheitsamt melden.
- ◊ **WHO:** Ziel war die Elimination der Masern in Europa im Jahr 2000. Dieses Ziel ist leider nicht erreicht worden und wurde auf das Jahr 2010 verschoben, ist aber ebenfalls nicht erreicht worden u. jetzt auf 2018 verschoben. Die USA sind bereits Masern-frei. Um die Elimination zu erreichen sind Impfraten von >95 % erforderlich (in Deutschland haben derzeit ca. 92 % der Schulkinder beide Impfungen), große Impflücken haben noch Migranten (z.B. Roma). Über die Einführung einer Impfpflicht in Deutschland wird diskutiert.

Klin:
- ⇒ Zweiphasiger Fieberverlauf: erster Anstieg in der Prodromalphase und zweiter 1-2 Tage nach Ausbruch des Exanthems
- ⇒ Prodromalstadium (8-12 Tage nach Infektion): Konjunktivitis, Lichtscheu, Schnupfen, bellender Husten, Fieber bis 40 °C, Übelkeit, Hals- und Kopfschmerzen

  Pathognomonisch: **KOPLIK-Flecken** (weißliche, kalkspritzerartige Flecken im Bereich der **Wangenschleimhaut**) u. GUMANN-Flecken auf den Tonsillen
- ⇒ Exanthemstadium (12-13 Tage nach Infektion): Enanthem am Gaumen, charakteristisches **makulopapulöses Masernexanthem** (braun-rosafarbene, leicht erhabene, **konfluierende** Hautflecken), hinter den Ohren und im Gesicht beginnend, dann auf den gesamten Körper ausbreitend, besteht 4-7 Tage und erneut mit Temp. bis 40 °C, beim Abklingen des Exanthems Schuppung

Besondere Verlaufsformen:
- ⇒ Abgeschwächte Verläufe (sog. mitigierte Masern): durch mütterliche (Nestschutz bei Neugeborenen) od. transfundierte Antikörper oder noch nicht voll ausgebildeter Impfimmunität ⇨ Virusreplikation ist gestört, reduzierte Virämie, nur geringes Exanthem (klinische Diagnose erschwert, die Ansteckungsfähigkeit ist aber meist gegeben)
- ⇒ Bei Immunsuppression od. zellulären Immundefekten: äußerlich milder Verlauf mit nur geringem Exanthem, jedoch schwere Organkomplikationen mögl. (Riesenzellpneumonie, Masernenzephalitis, Letalität dann bis 30%)
- ⇒ Infektion in der Schwangerschaft: erhöhtes Abort- und Frühgeburtsrisiko
- ⇒ Perinatale Infektion: schwerer Masern-Verlauf des Neugeborenen mögl. (wenn die Mutter keine Masern hatte und somit keine maternalen AK als Nestschutz vorhanden sind)

Diag:
1. Anamnese und klinische Untersuchung: typisches klinisches Exanthem-Bild, Beteiligung der Mundschleimhaut, zweigipfeliger Fieberverlauf
2. Labor: BB ⇨ Leukopenie (mit Beginn des Exanthems Abfall der Leukozytenzahl auf 3.000-4.000 Leukozyten/µl, im Diff-BB Lymphopenie, Linksverschiebung)

   Antikörpernachweis: **virusspezifische IgM-Ak** (sind i.d.R. mit Ausbruch des Exanthems nachweisbar, persistieren bis ca. 6 Wo. nach Erkrankungsende), ELISA (IgG) zum Nachweis eines signifikanten Antikörperanstiegs mögl.

   Virusnachweis: Masernvirus-RNA mittels der RT-PCR (ist aber aufwändig)

   Für epidemiologische Fragen kann eine Masernvirus-Genotypisierung durchgeführt werden ⇨ Unterscheidung von Impf- u. Wildviren, Erkennung von Transmissionswegen (z.B.

Einschleppung typischer Subtypen aus dem Ausland) od. Infektionsquellen

3. EEG: Bei 50 % d.F. lassen sich pathologische Veränderungen nachweisen, die jedoch nur selten persistieren.

Ther:
- Symptomatische Therapie: Antipyretika, Antitussiva, viel Flüssigkeit und Bettruhe
  - Bei Immunsupprimierten mit schwerem Krankheitsverlauf: Es kann eine antivirale Therapie mit Ribavirin kombiniert mit I.v.-Immunglobulinen versucht werden.
  - Bei bakterieller Superinfektion Antibiotikatherapie
- Kindergarten- / Schulbesuch: Wiederzulassung nach Ende der klinischen Symptome, frühestens jedoch 5 Tage nach Auftreten des Exanthems

Prog: Gut bei unkompliziertem Verlauf, bei Masernpneumonie und -otitis meist ebenfalls gut. Die seltene Masernenzephalitis hat eine schlechte Prog., Letalität 10-20 %, bei ca. 20-30 % d.F. bleiben neurologische Schäden.

Kompl:
- Durch die Maserninfektion kommt es zu einer vorübergehenden Immunschwäche für ca. 6 Wochen ⇨ bakterielle Superinfektionen mögl., meist: **Otitis media**, Laryngitis, Bronchitis, **Pneumonie** und Diarrhoen mögl., Resistenzverminderung gegenüber TBC, auch Reaktivierung alter Infektionen mögl.
- Besonders schwere Kompl. ist die akute postinfektiöse **Masernenzephalitis** (in ca. 0,1 % d.F.): ca. 5 Tage nach Auftreten des Exanthems mit Kopfschmerzen, Fieber, Krämpfen und Bewusstseinsstörungen bis hin zum Koma und Tod!
- Subakute sklerosierende Panenzephalitis (SSPE): äußerst seltene **Spätkomplikation** mit einer Häufigkeit von 1-10/100.000 Masern-Erkrankte

  Inkubationszeit: 2-20 Jahre (Durchschnitt: 8 J. nach Maserninfektion), damit meist ältere Kinder und junge Erwachsene betroffen

  Path: graue + weiße Substanz u. Meningen betroffen, lymphozytäre Infiltrate, Markscheidendegeneration, Gliose, Einschlusskörperchen in Neuronen u. Gliazellen

  Klin: zu Beginn psychische und intellektuelle Störungen, die rasch in einen dementiellen Verfall bis zur Dezerebration (apallisches Syndrom) übergehen, neurologische Ausfälle sind Sprachstörungen, Tremor, Ataxie, myoklonische Krämpfe, Hyperkinesen, Paresen, Rigor, vegetative Störungen, generalisierte Krampfanfälle

  Prognose: **extrem schlecht**, verläuft immer tödlich, Tod nach ca. ½-2 Jahren

Proph:
- Impfung: attenuierter Masernlebendimpfstoff, heute meist als Kombinationsimpfstoff mit Mumps-, Röteln- u. Varizellen-Impfung (MMRV)

  Erstimpfung: **11.-14. Monat** (nach Verschwinden des mütterlichen Nestschutzes, getrennt MMR + V), Zweitimpfung: **15.–23. Mon.** (frühestens 1 Mon. nach der Erstimpfung als MMRV-Kombinationsimpfung, Priorix-Tetra®). Für Masern gibt es seit 2010 eine zusätzliche, zeitlich vorgezogene Impfempfehlung für Kinder, die Gemeinschaftseinrichtungen besuchen sollen (Impfung dann bereits ab dem 9. Mon., 2. Impfung n. 3 Mon.)

  Kompl: ca. 5 % der Geimpften zeigen meist 2 Wochen nach der Impfung sog. „Impfmasern" mit leichtem Fieber, kurzzeitigem Exanthem und bronchitischen Beschwerden.

DD:
- Infektiöse Exanthem-Erkrankungen: Röteln, Ringelröteln, Exanthema subitum, Scharlach
- Allergische Exantheme, Arzneimittelexanthem

RÖTELN

Syn: Rubeola, Rubella, engl. rubella, German measles, ICD-10: B06.9
Rötelnembryopathie, konnatales Röteln-Syndrom, Embryopathia rubeolosa, GREGG-Syndrom, ICD-10: P35.0, in der Schwangerschaft O98.5

Ät: Ausschließlich humanpathogenes RNA-Virus: **Rubella-Virus** (aus der Familie der Togaviridae), Durchmesser: 50-70 nm

Path:
- Reservoir: nur der infizierte und akut erkrankte **Mensch**

- <u>Übertragung:</u> aerogene **Tröpfcheninfektion** über den oberen Respirationstrakt
- <u>Infektiosität:</u> 2-7 Tage vor Ausbruch bis zu 1 Wo. nach Auftreten des Exanthems (Kontagionsindex ist 0,3-0,5 und damit deutlich weniger kontagiös als die Masern)
- Im Kindesalter harmlose Virusinfektion, bei Infektion in der **Schwangerschaf** ist in der virämischen Phase eine diaplazentare Übertragung mögl. ⇨ hohe Gefährdung des Embryo/Fetus in utero insb. während der **ersten 3 SSM** (je früher die Infektion, desto schwerer die Missbildungen an Augen, Ohren und Herz, oftmals auch Abort des Kindes).
- Die Infektion hinterlässt eine lebenslange Immunität.

<u>Epid:</u>
◊ <u>Prädisp.alter:</u> Infektion bei ungeimpften Kindern erfolgt meist zwischen dem 3. u. 10. Lj.
◊ Durchseuchung: beträgt ca. 90 % in Deutschland, bei den 18- bis 30jährigen Frauen sind bei 97-99 % Ak nachweisbar
◊ <u>Inkubationszeit:</u> 2-3 Wochen
◊ Inzidenz der Rötelnembryopathie: 0,005/100.000/Jahr = ca. 5 Fälle/Jahr in Deutschland, weltweit geschätzt 200.000 ungeborene Kinder mit Rötelnembryopathie pro Jahr
◊ **Meldepflichtig** gem. IfSG (in Deutschland 3/2013 neu eingeführt)
◊ Ziel der WHO war es bis 2010 das konnatale Rötelnsyndrom in Europa zu eliminieren (ist aber nur teilweise erreicht worden und soll bis zum Jahr **2018** überprüft werden).

<u>Klin:</u>
⇒ 50 % der Infektionen im Kindesalter verlaufen asymptomatisch
⇒ <u>Kind/Erwachsene:</u> **harmlose** Virusinfektion mit folgenden Stadien:
- Kurzes ggf. fieberhaftes Prodromalstadium für 2 Tage mit **katarrhalischen Symptomen** im Rachenraum und beginnende **Lymphknotenschwellung nuchal** u. **retroaurikulär**, später auch generalisiert mögl., ggf. subfebrile Temperaturerhöhung
- Darauf Auftreten des **Exanthemstadiums** zuerst im Gesicht, dann auf den Rumpf übergehend in Form eines **kleinfleckigen**, wenig erhabenen und <u>nicht konfluierenden</u>, hellroten Exanthems (ggf. mit hellem anämischem Hof) für 2-3 Tage, im Rachen ebenfalls mittelfleckiges Enanthem, ggf. Konjunktivitis
- Fieber meist nur um 38 °C für einige Tage, Kopfschmerzen, Splenomegalie in 50 % d.F.
- I.d.R. keine wesentliche Beeinträchtigung des Allgemeinbefindens

⇒ <u>Rötelnembryopathie</u>: Risiko und Symptome richten sich nach dem Zeitpunkt der mütterlichen Rötelninfektion ⇨ möglich sind Spontanabort, **Cataracta congenita**, Glaukom, hochgradige Myopie, Mikrophthalmie, Augenhintergrundveränderungen (Pseudoretinitis pigmentosa), **Ductus arteriosus apertus**, **Pulmonalstenose**, Aortenklappenstenose, Herzscheidewanddefekte, Mikrozephalie, psychomotorische Retardierung, Bewegungsstörungen, epileptische Anfälle, **Innenohrschwerhörigkeit**, Risiko für Frühgeburt.
Je früher die Infektion, umso höher das Risiko und umso schwerere Fehlbildungen:
- 1. SSM: 60%iges Risiko für die Entwicklung einer Embryopathie, häufig Vollbild der Erkrankung (GREGG-Syndrom: **Herz-Auge-Ohr-Trias** aus Ductus arteriosus apertus + Katarakt + Innenohrtaubheit) und vermehrt Augenanomalien
- 2. SSM: 25%iges Risiko, vermehrt Herzvitien u. ZNS-Anomalien (Mikrozephalie, Oligophrenie)
- 3. u. 4. SSM: 10-15%iges Risiko, vorwiegend Innenohrschädigung
- Ab 18. SSW nur noch 3,5%iges Risiko (Fetopathia rubeolosa)
- Neugeborenes = floride Infektion bei Geburt: niedriges Geburtsgewicht, Hepatosplenomegalie, thrombozytopenische Purpura, hämolytische Anämie, Hyperbilirubinämie
- Ausscheidung des Rubellavirus noch für bis zu 2 J. im Stuhl und Urin möglich (trotz hoher Ak-Titer)

<u>Diag:</u>
1. Anamnese (Kontakt zu Erkrankten?) u. klinische Untersuchung: typisches Exanthem und die nuchale/retroaurikuläre Lk-Schwellung
   Bei Schwangeren genaue Bestimmung des Gestationsalters (sonographische Biometrie)
2. <u>Labor:</u> BB: zu Beginn Leukozytose, während des Exanthems **Leukopenie** mit relativer **Lymphozytose** (bis 80 %) und Plasmazellvermehrung
   Rötelnvirus-Antikörper sind bereits 2-3 Tage nach Exanthembeginn nachweisbar.
   Bei Rötelnverdacht bzw. -kontakt bei Schwangeren: Röteln-spezifische **IgM**-Antikörper im Serum der Mutter bestimmen
   Neugeborene: Nachweis von IgM-Antikörpern oder Virusnachweis aus dem Rachen oder von der Kornea (mittels Zellkultur)

3. Bei V.a. pränatale Infektion: Chorionzottenbiopsie od. Entnahme von Fruchtwasser (Amniozentese) od. Nabelschnurblut zum Virusnachweis mittels Zellkultur od. PCR
4. Sonographie: Hepatosplenomegalie od. Splenomegalie mögl.
5. Liquorpunktion: bei V.a. Enzephalomyelitis ⇨ Pleozytose (erhöhte Leukozytenzahl), Eiweißerhöhung, Virusnachweis mögl.

Ther:
- Keine kausale Therapie möglich.
  - Symptomatische Behandlung ggf. mit fiebersenkenden Mitteln (z.B. Paracetamol)
  - Gabe von Immunglobulin bei immunsupprimierten Pat. u. Schwangeren innerhalb von 48 Std. nach Kontakt mit dem Virus (s.u.)
- Bei nachgewiesener Infektion (IgM-Nachweis) im 1.-3. SSM ist ein **Schwangerschaftsabbruch** anzuraten, wenn eine fetale Infektion nachgewiesen wird. Eine spätere Infektion (>13. bis 17. SSW) ist nur noch eine relative Indikation für eine Interruptio und nach der 18. SSW ist das Risiko für Fehlbildungen sehr gering. Die Kinder benötigen je nach Ausprägung der Fehlbildungen später ggf. Augen- od. Herzoperationen, eine Hörgeräteversorgung und Förderung z.B. durch Logopädie und Krankengymnastik.

Prog: Der Verlauf ist bei **Kindern fast immer komplikationslos**, bei Erkrankung von Jugendlichen od. Erwachsenen können eher Komplikationen (s.u.) auftreten.
Wegen der Gefahr einer Rötelnembryopathie bei Infektion während einer Schwangerschaft sollten alle Mädchen spätestens bis zum Erreichen der Pubertät ausreichend geimpft sein! Das größte Risiko für Fehlbildungen (bis 50 %) besteht bei einer Infektion von der 1.-6. SSW. Die Gesamtletalität bei konnatalem Rötelnsyndrom beträgt 15-20 %. Im weiteren Verlauf weisen ¼ der Kinder eine schwere mentale Retardierung od. ausgeprägte Verhaltensauffälligkeiten bis zum Autismus auf, bis zu 20 % entwickeln einen Diabetes mellitus.

Kompl: Mit zunehmendem Lebensalter kann eine **Infektion beim Erwachsenen** häufiger und auch zu schwereren Kompl. führen:
- Thrombozytopenische Purpura
- Rötelnenzephalomyelitis
- Rötelnarthropathie mehrerer Gelenke mit Gelenkschmerzen und Schwellung
- Bronchitis, Rötelnpneumonie, Otitis, Myo- und Perikarditis
- In Einzelfällen kann es noch nach Jahren bei Kindern/Jugendlichen (insb. nach konnataler Infektion) zu progressiver Rötelnenzephalitis mit Myoklonien, zerebralen Krämpfen, zerebellarer Ataxie kommen; vermutlich Form einer Slow virus infection mit einem ähnlichen Verlauf wie bei der SSPE (nach Maserninfektion) mit schlechter Prog.

Proph:
- ♥ **Schutzimpfung:** in Deutschland seit 1981 für alle Kinder empfohlene Impfung, heute als 3fach-Kombination **MMR**, Priorix® (= Lebendimpfstoff gegen Masern + Mumps + Röteln), bzw. **4fach-Kombination MMRV**, Priorix-Tetra® (= zusätzl. noch gegen Varizellen): 1. Impfung im 12.-15. Lebensmonat (MMR + V getrennt), die 2. Impfung als MMRV kann bereits 4 Wochen nach der 1. Impfung erfolgen und sollte möglichst bis zum Ende des 2. Lj. erfolgt sein (spätestens aber bis zum Schuleintritt im 6. Lj., bei seronegativen Frauen auch zu jedem späteren Zeitpunkt, es gibt keine Hinweise auf NW nach mehrmaligen MMR-Impfungen, keine Altersbegrenzung).
  Seronegative Frauen mit Kinderwunsch vor (geplanter) Schwangerschaft impfen (2-malige Impfung mit MMR-Impfstoff [Priorix®] u. sichere Kontrazeption für 3 Monate), eine Impfung mit dem Lebendimpfstoff während der Schwangerschaft ist kontraindiziert! (das Risiko für eine Rötelnembryopathie durch eine Impfung bei übersehener Schwangerschaft ist aber insg. sehr gering (ca. 1-2 %) und keine Ind. für einen Schwangerschaftsabbruch).
- ♥ Bei allen Schwangeren Impfausweis auf Rötelnimpfung kontrollieren; wurde nicht geimpft, dann Bestimmung der Röteln-Ak mit **Röteln-HAH-Test** (Hämagglutinationshemmtest) ⇨ sichere Immunität bei Titer **1:16** od. mehr (bzw. >15 I.U./ml im Enzym-Immunoassay). Bei neg. Titer (<1:8) sollte bis zur 20. SSW alle 6 Wo. der Titer kontrolliert werden.
  Fehlen Röteln-Antikörper im Serum einer bereits schwangeren Frau und hat diese Kontakt zu einer an Röteln erkrankten Person ist eine passive Immunisierung mit Immunglobulinen [Beriglobin®] innerhalb der ersten 48 Std. nach Exposition möglich. (Das früher verwendete spezifische Rötelnhyperimmunglobulin [Roeteln-Immunglobulin-Behring®] ist nicht mehr erhältlich).

Dies stellt aber keinen sicheren Schutz vor einer Rötelnembryopathie dar. Eine Kontrolle des Erfolges der Immunisierung ist durch negativen IgM-Nachweis mögl.
NW: Überempfindlichkeitsreaktionen.

DD: - Infektiöse Exanthem-Erkrankungen: Masern, Exanthema subitum, Ringelröteln, Varizellen, Scharlach
- Allergische Exantheme, Arzneimittelexanthem

RINGELRÖTELN

Syn: **Erythema infectiosum** acutum, Exanthema variegatum, „fünfte Krankheit", Megalerythema epidemicum sive infectiosum, ICD-10: B08.3

Ät: **Parvovirus B19**, kleinstes humanpathogenes DNA-Virus, Durchmesser: 18-26 nm

Path:
- Übertragung: **Tröpfcheninfektion**, diaplazentar, infizierte Blutprodukte
- Das Virus hat einen starken Tropismus auf **Erythrozyten-Vorläuferzellen** ⇨ Anämie durch aplastische Krise mögl.
- Bei Infektion in der Schwangerschaft in 10-40 % d.F. transplazentarer Übergang auf den Fetus ⇨ Hemmung der fetalen Erythropoese ⇨ Anämie, intrauterine Hypoxie, Ödem- u. Ergussbildung, Herzinsuffizienz ⇨ generalisierter Hydrops fetalis bis zum Fruchttod mögl.
- Infektiosität: Diese endet mit dem Auftreten des Exanthems.
- Die Infektion hinterlässt Immunität.

Epid:
◊ Durchseuchungsrate: ca. 50 %
◊ Prädisp.alter: vor allem Kinder zwischen dem 6. und 15. Lj. betroffen
◊ Inkubationszeit: 7-14 Tage, wenig kontagiös, epidemisches Auftreten meist im Frühjahr/Sommer
◊ Bei Infektion in der Schwangerschaft zwischen 9.-16. SSW größtes Risiko für schwere Fetopathie (in 10-25 % d.F. Hydrops fetalis)

Klin:
⇒ Häufig klinisch stumm (nur ca. 1/5 d.F. bekommen ein Exanthem)
⇒ Prodromalstadium: häufig keine Beschwerden od. geringes Fieber, Kopfschmerzen, Juckreiz, Myalgien und Arthralgien
⇒ Makulopapulöses Exanthem, Beginn im Gesicht (als „Schmetterlingsfigur" = Rötung an den Wangen, Aussparung der Mundregion), dann an den Streckseiten der Extremitäten, später auch Stamm u. Glutealregion mit dem typischen Aussehen (**girlandenförmige Figuren**), Dauer des Exanthems ca. 1-2 Wo.
⇒ Erwachsene: grippaler Infekt, kein bis geringes Exanthem, arthritische Beschwerden
⇒ Schwangere: in 1/3 d.F. subklinischer Verlauf bei der Erstinfektion, aber auch dann transplazentare Übertragung des Virus mögl.
⇒ Fetus: Anämie, Hypoproteinämie, Ödeme, Pleuraerguss, Aszites, Myokarditis, Spontanabort od. intrauteriner Fruchttod mögl.

Diag:
1. Anamnese und klinische Untersuchung: typisches Exanthembild
2. Labor: IgG- und IgM-Ak (ELISA), meist deutl. positives IgM und niedriges IgG
   Bei zweifelhafter Serologie: direkter Virusnachweis (PCR) aus dem Knochenmark (Parvovirus-DNA-Nachweis)
3. Schwangerschaft: Zeichen des Hydrops fetalis in der Sonographie (verdickte, ödematöse Haut), Dopplersonographie: anämiebedingte Hypoxie (Flussgeschwindigkeitserhöhung über dem Aortenbogen)

Ther:
- Konservativ: symptomatische Ther. mit Antipyretika (Paracetamol 3-4 x/Tag 10-15 mg/kgKG), Wadenwickel, Flüssigkeitssubstitution
- Schwangere: bei Kontakt mit Infizierten ⇨ Immunstatus prüfen, wenn seronegativ od. bei Infektionsnachweis ⇨ sonographische Überwachung auf fetale Ödeme u. Anämiezeichen

- Nabelschnurpunktion (Hb-Bestimmung) und ggf. intrauterine Bluttransfusion/Blutaustauschtransfusion (Hb <8 g/dl)
- I.v.-Immunoglobuline für die Mutter

Kompl:
* Arthritiden (bes. der kleinen Gelenke)
* Bei Pat. mit vorbestehender hämolytischer Anämie (z.B. Sphärozytose, Sichelzellenanämie) Gefahr der aplastischen Krise (s.u.)
* Bei Pat. mit vorbestehendem Immundefekt od. Immunsuppression Gefahr der Knochenmarkdysplasie ⇨ Panzytopenie (Anämie, Retikulozytopenie, Leukozytopenie, Thrombozytopenie) u. chronischer Verlauf der Infektion mögl.
* Enzephalitis, Hepatitis, Myokarditis, Vaskulitis (alles sehr selten)
* Triggerung der Manifestation einer juvenilen chronischen Arthritis (Mangel an neutralisierenden Ak?, fehlerhafte Ak-Reifung?)
* Schwangerschaft: Intervall zwischen mütterlicher Infektion und fetaler Komplikation: 2-4 Wo. (80%), 5-8 Wo. (15%) od. sogar bis zu 9-12 Wo. (5%). Durch die Zerstörung von fetalen Erythrozytenvorläufern kommt es zur schweren Anämie bis zur aplastischen Krise, durch die Anämie entsteht eine intrauterine Hypoxie.
  Hydrops fetalis = generalisierte Ödeme, Pleuraerguss, Aszites, Hydroperikard, Herzinsuffizienz
  Spontanabort oder intrauteriner Fruchttod

DD:
- Handschuh-Socken-Syndrom (engl. gloves and socks syndrome): ebenfalls durch Parvovirus B19 verursachte Infektion mit Papeln an Händen u. Füßen, die zu einem Erythem konfluieren, Fieber, Gelenkschmerzen, Lk-Schwellung, orales Enanthem
- Infektiöse Exanthem-Erkrankungen: Masern, Röteln, Exanthema subitum, Scharlach, Enterovirusinfektion
- Arzneimittelexanthem, sero-negative Lyme-Arthritis, Erythema exsudativum multiforme
- Juvenile rheumatoide Arthritis (s.u., Kap. Rheumatologie)

EXANTHEMA SUBITUM

Syn: **Dreitagefieber**, Roseola infantum, „sechste Krankheit", engl. sixth disease ICD-10: B08.2

Ät: **Humanes Herpes-Virus**: meist HHV-6, selten auch HHV-7, doppelsträngige DNA-Viren (verwandt mit dem Cytomegalie-Virus). HHV-6: 2 Serotypen ⇨ A (in Afrika) und B (in Europa).

Path:
- ♦ Reservoir: nur der Mensch
- ♦ Übertragung: **Tröpfcheninfektion** (infektiöser Speichel)
- ♦ Schwangerschaft: konnatale Infektion ist sehr selten
- ♦ Lebenslange Immunität nach durchgemachter Infektion, das Virus persistiert und kann z.B. bei Immunsuppression reaktiviert werden

Epid:
- ◊ Prädisp.alter: Säuglinge u. Kleinkinder von 6-24 Mon.
- ◊ Inkubationszeit: 3-14 Tage, Auftreten meist im Frühjahr/Herbst

Klin:
- ⇒ Häufig klinisch stumm (2/3 d.F.)
- ⇒ Plötzliches, **hohes Fieber** (40 °C), meist für **3**(-4) **Tage**, oft mit Erbrechen, Durchfall und **Fieberkrämpfen**
- ⇒ Säuglinge ggf. mit gespannter und vorgewölbter Fontanelle (DD: Meningitis ⇨ Liquorpunktion: bei Dreitagefieber unauffälliger Liquorbefund)
- ⇒ Mit der Entfieberung am 3./4. Tag Auftreten des Exanthems: breitet sich auf gesamten Körper aus, insb. am Stamm und Nacken, blassrot, klein bis mittelfleckig, sehr dichtstehend, kaum erhaben, verschwindet meist nach 1-2 Tagen wieder.

Diag: 1. Anamnese und klinische Untersuchung: Krankheitsbild ist anfangs meist unklar (hohes Fieber als einziges Symptom), die Diagnose wird klinisch mit dem Auftreten des Exanthems gestellt.

2. Labor: BB: Leukopenie und **relative Lymphozytose** (bis 80 %, DD: BB wie bei Röteln) Nachweis HHV-spezifischer IgM-Antikörper mögl., Erregernachweis mittels PCR (aus Speichel, Blut, Liquor, Urin mögl.)

Ther: • Symptomatische mit Antipyretika (Paracetamol 3-4 x/Tag 10-15 mg/kgKG), Wadenwickel, Flüssigkeitssubstitution, bei Fieberkrämpfen Diazepam Supp. (Diazepam Desitin® rectal tube)

Prog: sehr gut

Kompl:
* Enzephalitis (sehr selten)
* Nach Wochen GUILLAIN-BARRÉ-Syndrom (extrem selten) = Polyneuritis mit Sensibilitätsstörungen, Paresen bis hin zur Tetraplegie und Atemlähmung

DD:
- Im Fieberstadium: Meningitis
- Exanthem: Röteln, Masern, Varizellen, Ringelröteln, Scharlach

MONONUKLEOSE

Syn: **PFEIFFER'sches Drüsenfieber**, infektiöse Mononukleose, Mononucleosis infectiosa, Morbus PFEIFFER, Monozytenangina, College-Krankheit, engl.: infectious mononucleosis, kissing disease, ICD-10: B27.0

Ät: **EPSTEIN-BARR-Virus** (EBV): doppelsträngiges, behülltes DNA-Virus, zur Familie der Herpesviridae gehörend, Typen EBV-1 u. EBV-2

Path:
- Reservoir: nur der Mensch
- Übertragung: Tröpfchen- od. **Kontaktinfektion** (Speichel, beim „**Küssen**"), auch durch Transfusion od. Organtransplantation mögl.
- Erkrankung hinterlässt lebenslange Immunität, Viruspersistenz im lymphatischen Gewebe

Epid:
◊ Prädisp.alter: ältere Kinder, **Jugendliche** und junge Erwachsene (15.-25. Lj.)
◊ Inkubationszeit: 1-4 Wochen
◊ Durchseuchungsrate: sehr hoch (90-100 %)

Klin:
⇒ Von inapparentem Verlauf = keine klinischen Symptome (eher bei den Kindern) bis zu schwer erkrankten jungen Erwachsenen
⇒ **Fieber** (38-39 °C), extreme Müdigkeit, Schwächegefühl, Gliederschmerzen, Halsschmerzen, Husten und Schnupfen, generalisierte **Lymphknotenschwellung**, Leber- und insb. **Milzvergrößerung**
⇒ Oral: Enanthem (kleinste Petechien am weichen Gaumen), **Tonsillitis**: Rötung od. einzelne Stippchen, flächige, graue bis gelbliche, **pseudomembranöse Beläge** (sog. Angina lacunaris), fauliger Mundgeruch
⇒ Haut: kurzdauerndes, kleinfleckiges, **morbilliformes Exanthem**, Lidödeme

Diag:
1. Anamnese und klinische Untersuchung: bei Splenomegalie vorsichtig palpieren (besser die Milz auskitzeln = Größe per Auskultation und kitzeln über der Milz bestimmen)
2. Labor: BB klärt häufig die Diagnose!, erhöhte Transaminasen
   Leukozytose, Diff-BB: bis zu 80 % Lymphozyten, Monozyten u. Plasmazellen, typische **mononukleäre Lymphoidzellen** (sog. „PFEIFFER"-Drüsenfieberzellen, DOWNEY-Zellen, relativ große T-Lymphozyten mit polymorphem Kern und Zytoplasmavakuolen, gehören zu den Killerzellen)
   Nachweis: spezifische IgM-Ak u. IgG-Ak (ELISA od. Immunoblot)
   PCR zur Viruslastbestimmung bei Immunsupprimierten mögl.
3. Sonographie: Milz- und Lebergröße

<u>Ther:</u> • Symptomatisch mit Antipyretika (z.B. Paracetamol) u. Bettruhe
• Als Virustatikum kann Ganciclovir i.v. (Cymeven®) bei schwerem Verlauf versucht werden

<u>Prog:</u> Gut, Rekonvaleszenzzeit aber nach der akuten Klinik oft mehrere Wochen lang. Latente, rezidivierende od. chronische Verläufe sind selten mögl.

<u>Kompl:</u> * Bei ca. 10 % d.F. besteht ein zusätzlicher bakterieller Infekt (nur dann ist eine antibiotische Therapie indiziert, z.B. mit Erythromycin).
* Typisches starkes morbilliformes, juckendes Arzneimittelexanthem bei (nicht-indizierter) Ampicillingabe (das Ampicillin wird häufig wegen der Beläge auf den Tonsillen unter der Verdachtsdiagnose eitrige Tonsillitis gegeben) in 70-100 % d.F.
* <u>Seltene (schwere) Komplikationen:</u> aseptische **Meningoenzephalitis**, autoimmunhämolytische Anämie, Thrombozytopenie, Agranulozytose, interstitielle Pneumonie, **Hepatomegalie**, Hepatitis, Ikterus, **Splenomegalie** bis zur **Milzruptur**, Polyradikulitis/-neuritis bis zum GUILLAIN-BARRÉ-Syndrom, **Myokarditis**, Nephritis, Konjunktivitis, Iridozyklitis
* Bei immunsupprimierten Pat. od. Pat. mit PURTILO-Syndrom (= sehr schwere Verlaufsform bei männlichen Pat. mit X-chrom.-rez. Defekt des lymphoproliferativen Systems) ⇨ eingeschränkte Immunreaktion auf EBV-Infektion, letaler Verlauf mögl.
* HIV-Infektion: Als opportunistische Infektion führt EBV zur oralen Haarleukoplakie.
* <u>Onkogenese:</u> Beim BURKITT-Lymphom (malignes Non-HODGKIN-Lymphom), insb. bei perinataler Infektion u. beim Nasopharynxkarzinom ist das EBV-Genom Kofaktor (= onkogene Potenz des Virus), Vorkommen insb. in Afrika u. Lateinamerika.

<u>DD:</u> – Tonsillitis: Streptokokkenpharyngitis, Scharlach, Diphtherie
– Lymphknotenschwellung: Zytomegalie, Toxoplasmose, KAWASAKI-Syndrom, Leukämie, HODGKIN-Lymphome

VARIZELLEN

<u>Syn:</u> **Windpocken**, (lat. varus = Gesichtsausschlag), Wasserpocken, Spitzpocken, Schafblattern, engl. chicken pox, varicella, ICD-10: B02

<u>Ät:</u> **Varicella-Zoster-Virus**, DNA-Virus, zur Familie der Herpesviridae gehörend (verursacht bei Erstinfektion Varizellen u. bei endogener Reaktivierung Gürtelrose)

<u>Path:</u> ♦ <u>Reservoir:</u> nur der Mensch, weltweit verbreitet
♦ <u>Übertragung:</u> **Tröpfchen**- (aerogen, z.B. beim Husten über mehrere Meter ansteckend, daher auch der Ausdruck „Wind"-Pocken) od. **Schmierinfektion** (Nasen- od. Rachensekret, **Inhalt der Bläschen** bei Windpocken od. Gürtelrose), diaplazentare Übertragung, peripartale Infektion
♦ Eine diaplazentare Übertragung ist in der Schwangerschaft bei Erstinfektion mit Varizellen-Viren bis zur 24. SSW mögl. ⇨ **fetales/konnatales Varizellen-Syndrom** mögl.
♦ Bei perinataler Infektion bis 5 Tage vor Geburt durch den gleichzeitigen IgG-Transfer von der Mutter ohne Folgen für das Neugeborene
♦ Bei Infektion der Mutter <5 Tage vor und bis 2 Tage nach Geburt: **neonatale Varizellen**, schwer verlaufende Erkrankung mit einer Letalität bis 20 % mögl.
♦ Erkrankung hinterlässt lebenslange Immunität, **Viruspersistenz** in den dorsalen (sensiblen) Spinalganglien und Hirnnervenganglien (N.trigeminus)

<u>Epid:</u> ◊ <u>Inkubationszeit:</u> 8-21 (-28) Tage, im Mittel 2 Wo.
◊ Infektiösität: 1-2 Tage vor Auftreten des Exanthems bis 1 Wo. nach Abheilen der Effloreszenzen (daher auch Schul-/Kindergartenbesuch erst 1 Wo. nach Ende der Krankheit wieder mögl.)
◊ <u>Prädisp.alter:</u> Kinder

◊ Inzidenz: durch die Impfung sinkende Krankheitszahlen

◊ Durchseuchungsrate: 96-97 % der Bevölkerung, hohe Kontagiosität (fast 1,0)

◊ Bei diaplazentarer Infektion fetales/konnatales Varizellen-Syndrom in 1-2 % d.F. (Letalität dann aber bis 30 %), in der Frühschwangerschaft Abort mögl.

◊ **Meldepflichtig** gem. IfSG (neu eingeführt in 2012)

Klin: ⇒ Von klinisch stumm bis schwere Verläufe (z.B. bei Neugeborenen od. Schwangeren, s.u.)

⇒ Fieber bis max. 39 °C, meist zeitgleich mit dem Exanthem beginnend

⇒ Typisches Exanthem: **juckende** Papeln, Bläschen und Schorf in **verschiedenen Entwicklungsstadien** gleichzeitig nebeneinander (sog. „**Sternenhimmel**", HEUBNER-Sternenkarte), zuerst am Stamm und Gesicht, dann auch an Schleimhäuten und behaarter Kopfhaut, die Abheilung erfolgt dann letztlich ohne Narbenbildung (**nicht kratzen!**)

⇒ Bei Neugeborenen mit neonatalen Varizellen: foudroyant-verlaufende, disseminierte Infektion mit einer Letalität bis 30 %, verzögerte Heilung möglich, bleibende Hautläsionen, Enzephalitis

⇒ Bei diaplazentarer Übertragung in der Schwangerschaft: Spontanabort, Gliedmaßenhypoplasien, zerebrale Defekte (kortikale Atrophien), Enzephalitis, Krampfanfälle, Mikrophthalmie, Katarakt, Chororetinitis, Optikusatrophie, Hautulzerationen und -narben, Sepsis, erniedrigtes Geburtsgewicht mögl. = **fetales/konnatales Varizellen-Syndrom**. Eine Abruptio ist aufgrund des geringen Gesamtrisikos (Vollbild nur 1-2 % d.F.) aber nur bei nachgewiesenen schweren Fehlbildungen indiziert.

Diag:
1. Anamnese u. klinische Untersuchung: charakteristisches Exanthem
2. Labor: bei Kontakt einer Schwangeren mit Varizellen-Erkrankten Laboruntersuchung auf Varizellen-IgG (Titer sollte >1:128 bzw. >80 I.U./ml sein, dann keine Gefahr u. keine Ther. erforderlich)
   Virusnachweis aus Bläschen (PCR) mögl.
3. Sonographie: Organultraschall bei Kontakt einer seronegativen Schwangeren mit Varizellen bis zur 24. SSW
   Bei V.a. intrauterine Infektion auch Virusnachweis aus dem Fruchtwasser (Amniozentese) od. Chorionzottenbiopsie oder fetale Blutentnahme unter Ultraschallkontrolle (Punktion der Nabelschnur, Chordozentese) mögl.

Ther:
- Kinder: symptomatische Ther., tägliches Baden, juckreizstillende Puder od. Salben, Antihistaminika gegen den Juckreiz
- Bei seronegativen Frauen (IgG-Titer <60 I.U./ml) und Kontakt mit einem Varizellen-Erkrankten Gabe von Varizella-Zoster-Immunglobulin (0,5 ml/kgKG i.m., Varicellon®) innerhalb von 96 Std.
- Bei V.a. perinatale Infektion (neonatale Varizellen): Gabe von Varizella-Zoster-Immunglobulin + Aciclovir (Acic®) an die Mutter, Versuch die Geburt auf >5 Tage zu verschieben (Tokolyse). Varizella-Zoster-Immunglobulin für das Neugeborene (2 ml) direkt post partum, stationäre Beobachtung für 2 Wochen, bei geringstem V.a. neonatale Varizellen zusätzlich Aciclovir 3 x 10 mg/kgKG i.v. für 1 Woche geben.
- Bei Varizellenpneumonie Aciclovir i.v.

Prog: Bei Kindern i.d.R. gut. Schwere (bis tödliche) Verläufe bei Immunsupprimierten mögl.

Kompl:
* **Bakterielle Superinfektion** der Hauteffloreszenzen (Impetigo durch Staphylokokken od. Streptokokken), als Maximalform nekrotisierende Fasziitis mögl. (Cave: kein Ibuprofen geben)
* Sehr selten: aseptische **Meningoenzephalitis**, Zerebellitis, Vaskulitis ⇨ zerebrale Durchblutungsstörungen, Myelitis, GUILLAIN-BARRÉ-Syndrom, REYE-Syndrom (Enzephalopathie und Hepatopathie, Cave: keine Acetylsalicylsäure geben), Myokarditis, Pneumonie, Nephritis, Arthritis
* Frauen, die **während der Schwangerschaft** an Varizellen erkranken, haben ein hohes Risiko für die Entwicklung einer **Varizellenpneumonie** (insb. im 3. Trimenon, mit Letalität unbehandelt bis 45 %!), ebenso ZNS-Manifestation mögl. (meningeale Reizung, Meningitis, Enzephalitis)

∗ Herpes zoster: Das Varicella-Zoster-Virus **persistiert** nach der Erstinfektion in den Spinalganglien ⇨ eine spätere **Reaktivierung** bei schlechter Immunlage führt als Zweitmanifestation der Varizellen zum Herpes zoster (Syn: **Gürtelrose**, Zoster, ICD-10: B02.-).
Epid: typisches Prädisp.alter: 60.-70. Lj. oder bei Immunsuppression
Trigger: Resistenzminderung durch hohes Alter, UV-Bestrahlung, örtliche Reizung, symptomatisch bei HIV-Infektion, Malignomen, Leukämie, Plasmozytom, Immunsuppressiva, Strahlentherapie, schwerem Trauma, Intoxikationen (CO, Arsen), Stress, Schwangerschaft (ein Herpes zoster in der Schwangerschaft od. perinatal ist aber kein Risiko für den Fetus, da dies ja keine Erstinfektion mit dem Varicella-Zoster-Virus bei der Mutter ist ⇨ das Kind ist durch maternale Ak geschützt).
Klin: typische dichtstehende Bläschen auf ein/mehrere Dermatome scharf begrenzt, diese trocknen nach 1-2 Wo. ein u. nach weiteren 2-3 Wo. Abfallen der gelb-braunen Krusten (es können depigmentierte Stellen verbleiben)
Diag: rascher IgG-Anstieg, ohne od. sehr niedriger IgM-Anstieg (weil Zweitinfektion)
Ther: lokal juckreizstillende Puder od. Creme (z.B. Anaesthesulf®Lotio), Aciclovir (Acic®) oral, bzw. bei Immungeschwächten auch i.v. für 1 Woche (s. Neurologiebuch)
Kompl: Postzosterneuralgie (kommt bei Kindern nur sehr selten vor)

Proph:
♥ **Schutzimpfung:** seit 2004 ist die Varizellenimpfung für alle Kinder empfohlen, diese wird heute bei der 1. Impfung (11.-14. Mon.) getrennt zur MMR gegeben (geringere Rate fieberhafter Krampfanfälle), die 2. Impfung dann als 4-fach Kombinationsimpfstoff **MMRV** (Priorix-Tetra®, frühestens 4 Wo. nach 1. Impfung, 15.-23. Mon.), in besonderen Fällen kann auch schon im 9. Mon. begonnen werden (dann 2. Impfung nach 3 Mon.)
♥ Kinder v. 9.-17. Lj. ohne Windpockenanamnese und ohne bisherige Impfung sollten noch nachgeimpft werden, da bei Erkrankung in diesem Alter vermehrt Kompl. auftreten können (2 x im Abstand von 6 Wo., Varilrix®, Varivax® s.c.).
♥ Eine Impfung bei **seronegativen Frauen** sollte vor einer geplanten Schwangerschaft erfolgen (2 x im Abstand von 6 Wo. [Varilrix®, Varivax®], während der Schwangerschaft ist die Lebendimpfung kontraindiziert!).

DD:
– Disseminierte Herpesinfektion (Herpes simplex, s.u.)
– Impetigo neonatorum

MUMPS

Syn: **Parotitis epidemica**, Salivitis epidemica, Rubula inflans, **Ziegenpeter**, Wochentölpel, Bauernwetzel, engl. mumps or epidemic parotitis, ICD-10: B26

Ät: Umhülltes RNA-Virus aus der Familie der Paramyxoviridae, Durchmesser: 150-300 nm

Path:
♦ Reservoir: nur der Mensch, weltweit verbreitet
♦ Übertragung: **Tröpfcheninfektion** od. Schmierinfektion (Speichel, Nasensekret), Kontagiosität ca. 0,4 (damit deutlich geringer als bei Masern od. Varizellen); Virusreplikation zuerst in der Schleimhaut des oberen Respirationstraktes, dann in den Speicheldrüsen u. ggf. anderen Drüsen im Körper
♦ Nach durchgemachter Infektion i.d.R. lebenslange Immunität

Epid:
◊ Prädisp.alter: bei Ungeimpften 4.-10. Lj., häufiger bei Jungen (m > w = 2:1)
◊ Inzidenz: durch die Impfung insg. **sinkend** (von 200 auf derzeit ca. 10/100.000/Jahr)
◊ Inkubationszeit: 2-3 Wo.
◊ Ansteckungsfähigkeit: 2(-7) Tage vor bis 4(-9) Tage nach Erkrankungsbeginn
◊ Durchseuchungsrate: 90 %
◊ **Meldepflichtig** gem. IfSG (in Deutschland 3/2013 neu eingeführt)

Klin: ⇒ In 50-60 % d.F. subklinischer Verlauf (Bild einer banalen Erkältungskrankheit) bzw. klinisch stumm (insb. bei Kindern)

⇒ Charakteristisch: **schmerzhafte** Entzündung der Speicheldrüsen (Sialadenitis), insb. mit **Schwellung der Ohrspeicheldrüse** (Parotitis), erst ein-, nach 1-2 Tg. dann meist auch beidseitig, die Schwellung hält dann ca. 1 Wo. an

⇒ Mit der Speicheldrüsenschwellung auch Fieber um 38 °C, Schmerzen insb. beim Kauen u. Ausstrahlung in die Ohren, Kopfschmerzen, Gliederschmerzen

⇒ Teigig ödematös geschwollene Haut über der Parotis, Ohrläppchen stehen ab

⇒ Es können auch die anderen Speicheldrüsen und weitere Drüsen (s.u. Kompl.), z.B. das Pankreas betroffen sein (Pankreatitis in 2-5 % d.F.) ⇨ Erbrechen, Oberbauchschmerzen, fetthaltige Durchfälle (Steatorrhoe).

Diag: 1. Anamnese u. klinische Untersuchung: typisches klinisches Bild, BÜRGER-Zeichen (schmerzhafter, geschwollener Ausführungsgang der Ohrspeicheldrüse in Höhe des oberen 2. Molaren), RILLIET-Druckpunkte (unter dem Kieferwinkel druckschmerzhafte Unterkieferspeicheldrüsen)

2. Labor: bei klinisch unklaren Fällen Bestimmung virusspezifischer IgM- und IgG-Ak (Serum) mittels ELISA mögl., bei ZNS-Manifestation ggf. auch Virusanzucht bzw. Virus-RNA-Nachweis aus Rachenabstrich, Urin, Liquor od. Biopsiematerial (molekularbiologische Sub-Differenzierung mögl.)

Ther: • Symptomatisch: lokale Wärmeanwendung, Analgetika/Antipyretika, weiches Essen, Speichelfluss reduzieren (wenig Säure)

• Bei Enzephalitis od. Orchitis: Glukokortikoide

Prog: Meist gut, **je älter** die Pat. sind, umso eher entwickeln sich **Kompl.**!

Kompl: * Häufigste Komplikation (3-10 % d.F.): blande verlaufende, seröse, aseptische **Meningitis** mit erhöhter Zellzahl im Liquor (mononukleäre Zellen). Meist Ausheilung ohne Residuen, sehr selten Akustikus-Neuritis, Labyrinthitis, (einseitige) Innenohrschwerhörigkeit

* Bei Jugendlichen: **Pankreatitis** (⇨ selten insulinpflichtiger Diabetes mellitus),
Jungen: **Orchitis** (⇨ Hodenatrophie, selten Sterilität mögl.), Epididymitis
Mädchen: Mastitis, Oophoritis

* Sehr selten: Meningoenzephalitis, Krampfanfälle, Thyreoiditis, Arthritis, Myelitis, Myokarditis, Uveitis, Dakryoadenitis (Tränendrüsenentzündung), Nephritis, thrombozytopenische Purpura

* Bei Infektion in der Schwangerschaft (sehr selten, da hohe Durchseuchung): Spontanabort im 1. Trimenon mögl., ansonsten keine embryonale/fetale Schädigung bekannt.

* Bei perinataler Infektion (u. fehlenden maternalen Ak): schwerer Mumps des Neugeborenen mögl. ⇨ Ther: Gabe von Immunglobulinen

Proph: ♥ **Schutzimpfung:** für alle Kinder empfohlen, diese wird heute zusammen mit der Masern-, Röteln- u. Varizellen-Impfung gegeben. 1. Impfung im 12.-15. Lebensmonat (MMR + V getrennt), die 2. Impfung als MMRV (Priorix-Tetra®) kann bereits 4. Wochen nach der 1. Impfung erfolgen und sollte möglichst bis zum Ende des 2. Lj. erfolgt sein. Voller Impfschutz erst nach 2 Impfungen. 2010 wurde zusätzlich eine Impfempfehlung für alle jungen nicht-geimpften Erwachsenen gegeben, die nach 1970 geboren wurden u. in Gemeinschaftseinrichtungen arbeiten (Kindergarten, Schule, Krankenhaus usw.). Anmerkung: Aber auch bei vollständigem Impfschutz ist eine Mumpserkrankung mögl.

DD: – Eitrige Parotitis (Parotitis acuta), Sekretstauung durch Speichelsteine (Sialolithiasis)

– Speicheldrüsentumoren (benigne u. maligne mögl., im Kindesalter sehr selten)

– Lymphadenitis, Lymphknotenschwellung (Lymphom)

HERPES SIMPLEX

Syn: HSV-Infektion, engl. herpes simplex virus, ICD-10: Herpes neonatorum, Neugeborenen-Herpes P35.2, genital A60.0; labial B00.1

<u>Ät:</u> **Herpes-simplex-Virus** (DNA-Virus der Alphasubfamilie der Herpesviridae) mit zwei Typen:
- HSV 1 = sog. oraler Stamm (Herpes labialis)
- HSV 2 = sog. genitaler Stamm (Herpes genitalis)

Die Zuordnung des jeweiligen Typs zur klinischen Lokalisation ist aber nicht obligat!

<u>Path:</u>
- ♦ <u>Übertragung:</u> Viren aus Herpesläsionen in Speichel, Urin und Stuhl enthalten ⇨ Infektion durch Schmier- od. Tröpfcheninfektion über Mikroläsionen in Schleimhäuten od. Haut
  - ⇨ Beim Herpes genitalis (HSV 2) fast ausschließlich über **Sexualkontakte**
  - ⇨ **Neugeboreneninfektion**: während der Geburt durch Herpesläsionen im **Geburtskanal** (bei florider Infektion der Mutter in 50 % d.F.), sehr selten auch diaplazentare od. aszendierende pränatale Infektion mögl. (bei Erstinfektion der Mutter während der Schwangerschaft). Frühgeborene sind 4- bis 5fach gefährdeter als reife Neugeborene. In 75 % d.F. neonatale Infektion mit HSV 2, bei 25 % mit HSV 1.

    Zu beachten ist auch die mögl. Übertragung von Personal/Angehörigen auf das Neugeborene, wenn diese einen floriden Herpes haben! ⇨ Expositionsprophylaxe s.u.
- ♦ HSV penetriert als Nukleokapsid Nervenendigungen und breitet sich zentripetal im Axon bis zum zugehörigen Nervenganglion (beim Typ 2 in die Sakralganglien) aus. Dort persistieren die Viren **lebenslang**, eine **Reaktivierung** ist bei Irritation der latent infizierten Neurone (Fieber, Verletzung, Verbrennung, Sonnenlichtexposition) od. bei **geschwächter Abwehrlage** (Infektionskrankheiten, HIV-Infektion, Immunsuppression, konsumierende Prozesse, körperlicher od. psychischer Stress, Menstruation) mögl. ⇨ Rezidiv im gleichen Dermatom wie der Primäraffekt
- ♦ <u>Lok:</u> Vulva bzw. Penis (Herpes genitalis), Lippen (Herpes labialis), Gesicht (insb. Naseneingang), Wangen, Ohrläppchen, Augenlider, Konjunktiven, Kornea, gluteal

<u>Epid:</u>
- ◊ <u>Prädisp.alter:</u> bei Typ 1 Erstinfektion meist bis zum 5. Lj., verläuft dann in 99 % d.F. **inapparent** (= symptomlos), Typ 2 ab d. Geschlechtsreife (zu 70 % ebenfalls inapparent)
- ◊ Serostatus: 90 % der Erwachsenen in Deutschland haben einen positiven HSV-1-Antikörper-Titer, beim Typ 2 sind es 10-30 % (mit steigender Tendenz).
- ◊ <u>Inkubationszeit:</u> 2-7 Tage

<u>Klin:</u>
- ⇒ <u>Neugeboreneninfektion:</u> in ¾ d.F. typische Bläschen auf erythematösem Grund, Fieber, Konjunktivitis, LK-Schwellung, Dysurie, Lethargie, Myalgien, Apnoen, Nahrungsverweigerung, Hepatosplenomegalie, Ikterus, Kopfschmerzen, zerebrale Symptome bei systemischer Infektion mögl. (s.u. Kompl.)
- ⇒ Erstinfektion im Kleinkindesalter (bei klinisch apparentem Verlauf): Gingivostomatitis herpetica (sog. Mundfäule, Maximalform: Aphthoid POSPISCHILL-FEYRTER), Tonsillopharyngitis, Vulvovaginitis herpetica, Herpes corneae, meist mit hohem Fieber u. sehr schmerzhaften Effloreszenzen
- ⇒ Im Kindes-/Jugendlichen-/Erwachsenenalter erfolgen die meisten Infektionen **ohne Symptomatik** und bleiben unbemerkt.
- ⇒ <u>Allgemein:</u> Prodromi sind Juckreiz und Spannungsgefühl, dann bilden sich **kleine, schmerzhafte Bläschen** (2-3 mm) mit **wasserklarem** Inhalt; nach 1-3 Tagen platzen diese und es bleiben kleine, **schmerzhafte Ulzerationen** mit rötlichem Randsaum, die dann verkrusten.
- ⇒ Typ 1 (Herpes labialis): Bläschen am Lippenrand, als Komplikation Gingivostomatitis od. Keratokonjunktivitis mögl., auch genitale Manifestation mögl.
- ⇒ Typ 2 (Herpes genitalis): multiple, **gruppiert** angeordnete Bläschen im Bereich der Vulva, Vagina, Portio, Endozervix od. Glans penis, Rötung, Schwellung, Brennen, Fluor genitalis häufig Schwellung **inguinaler Lymphknoten**, ggf. auch geringes Fieber mögl.

  Schmerzen beim Wasserlassen, Kohabitationsschmerzen bzw. -unmöglichkeit

  bei genital-oralem Verkehr auch Pharyngitis, bei genital-analem Verkehr auch Proktitis mögl., desweiter selten Nagelbettgeschwüre mögl.

<u>Diag:</u>
1. Anamnese und klinische Untersuchung: typische Bläschen, Ulzerationen, Krusten
2. Erregernachweis in der Zellkultur über Abstrich aus den kleinen Bläschen mögl.
3. <u>Labor:</u> Serologischer Nachweis von IgM- u. IgG-Antikörpern (nicht bei Neugeboreneninfektion wegen maternaler Ak), bei V.a. Herpesenzephalitis DNA-Nachweis durch PCR

Ther:
- Schwangerschaft: Während der Schwangerschaft und unter der Geburt kann die Herpes-Infektion (insb. bei akuter Primärinfektion der Mutter) auf den Fetus/das Neugeborene übergehen ⇨ lokale Ther. mit Aciclovir Creme (Zovirax®, Virzin®) od. Zink-Paste (Virudermin®), systemische Ther. mit Aciclovir ist falls erforderlich mögl.
  Geburt: Bei **floriden** Herpesläsionen im Geburtskanal Entbindung mittels Sectio caesarea (bevor es zum Blasensprung kommt), das Infektionsrisiko sinkt damit von 50 % auf 7 %
- Neugeborene: **Schutz vor Infektion** (Vermeidung von Kontakt zu Personen mit floriden Herpesläsionen, bei Infektion der Mutter ist Stillen mögl., sofern keine Läsion in der Nähe der Brust vorliegen), bei V.a. Infektion sofortiger Beginn der Ther. mit 3 x 10 mg/kgKG Aciclovir (Acic®) i.v. über 10 Tage.
- Allgemein: Das Virustatikum **Aciclovir** (Guanosinanalogon, hemmt die DNA-Polymerase des HSV, Zovirax®) gibt es **lokal** als Creme (bei HSV-Typ-1-Infektion 5 x tgl. auftragen für 5-10 Tage), bei HSV-Typ-2-Infektion, persistierenden Bläschenschüben od. Immunsuppression **oral** (5 x 200 mg für 5 Tage), bei schwerem Verlauf (Enzephalitis) auch i.v. (3 x 5-10 mg/kgKG für 5 Tage).
  Bei Rezidiv od. Resistenz kann alternativ zu Aciclovir auch Valaciclovir (Valtrex S®, 2 x 500 mg für 5 Tage) od. Famciclovir (Famvir®, 2 x 125 mg für 5 Tage) gegeben werden.

Prog: Eine sehr schlechte Prognose hat eine Neugeboreneninfektion, Letalität bis 20-50 %, bei Überleben verbleiben meist schwere neurologische, kognitive u. motorische Defizite.
Einfache Herpes-Bläschen heilen narbenlos nach 10-14 Tagen ab (in dieser Zeit besteht Infektiosität), die Herpes-Infektion kann in regelmäßigen Abständen wieder auftreten (Herpes simplex recidivans, dann meist mit geringeren Symptomen und weniger ausgedehnt). Herpes ist nicht heilbar, eine Viruseradikation ist nicht mögl. ⇨ **lebenslange Persistenz!**
Ein getesteter Impfstoff gegen HSV-2 war nicht wirksam und wurde aufgegeben.

Kompl:
- ∗ Neugeborene durch intrapartale Infektion (**Herpes neonatorum**) und schwere Verlaufsformen bei Erstinfektion im Säuglings-/Kindesalter: **Herpessepsis**, **Meningoencephalitis** herpetica
  Proph: Personal u. Besucher mit einem floriden Herpes labialis sollten Neugeborenenstationen nur mit einem Mundschutz betreten und eine Händedesinfektion durchführen.
- ∗ Ekzema herpeticatum: bei Neurodermitis Herpesinfektion im betroffenen Hautareal
- ∗ Sekundäre **Superinfektion** der rupturierten Bläschen durch Bakterien od. Candida
- ∗ **Herpesenzephalitis** (s.u., Kap. Enzephalitis): Fieber, Krampfanfälle, Bewusstseinstrübung bis zum Koma
- ∗ Akute nekrotisierende Herpes-simplex-Retinitis (auch Reaktivierung nach J. mögl.)
- ∗ Herpes-Pneumonie (sehr selten)
- ∗ Leberversagen, hämorrhagische Diathese (extrem selten)
- ∗ Bei fortgeschrittener HIV-Infektion besonders schwere Manifestation mit großen Ulzerationen, Proktitis, Keratokonjunktivitis, nekrotisierender Retinitis mögl.
  Eine bestehende HSV-2-Infektion begünstigt eine Übertragung des HI-Virus.

DD:
- Andere konnatale Infektionen (Varicella-Zoster), Enterovirusinfektion, neonatale bakterielle Sepsis, Erythema exsudativum multiforme
- Trichomoniasis, Molluscum contagiosum (Dellwarzen), Lues (Primäraffekt), Herpes zoster
- BEHÇET-Krankheit (autoimmunologisch bedingte aphthös-ulzeröse Affektionen an Mund- u. Genitalschleimhaut)
- Dermatitis exfoliativa neonatorum, BLOCH-SULZBERGER-Syndrom (Incontinentia pigmenti)

STREPTOKOKKEN-INFEKTIONEN

Syn: ICD-10: Streptokokken = B95.5! Dazu wird die jeweilige Krankheit geschlüsselt.
Streptokokken-Pharyngitis u. Angina tonsillaris: J02.0 u. J03.0
Scharlach (Scarlatina): A38
Erysipel: A46

Ät: Streptokokken: gram-positive, unbewegliche Kokken (Kugelbakterien)
Die Typisierung erfolgt nach LANCEFIELD (nach gruppenspezifischen Oberflächenantigenen in A-Q) und nach ihrer Hämolyseart (alpha = vergrünend, beta u. gamma = nicht hämolysierend).

Path:
- Reservoir: Bis zu 50 % aller Menschen haben Streptokokken in den oberen Luftwegen ohne krank zu sein (= **symptomlose Keimträger**).
- Übertragung: **Tröpfcheninfektion** mit hoher Kontagiosität od. direkter Kontakt bei infektiöser Hauterkrankung
- Zusätzliche pathogenetische Faktoren sind die Bildung von:
  - Hämolysinen (Streptolysin O u. S), Adhäsinen (M-Protein)
  - Enzymen (Streptokinase, Hyaluronidase, Desoxyribonukleasen)
  - Exotoxinen (erythrogenes Toxin bei Scharlach)

Epid:
◊ Inkubationszeit: kurz, **2-4 Tage**
◊ Altersverteilung: Pharyngitis/Scharlach im Kindes- und Schulkindalter (3.-10. Lj.)
◊ Bis heute keine passive oder aktive Immunisierung möglich

Etlg:

LANCEFIELD-**Gruppe**	**Hämolyseart**	**typische Erkrankungen**
A – S. pyogenes	beta	Pharyngitis, Tonsillitis, Otitis media, Sinusitis, **Scharlach** **Wundinfektionen** (Pyodermie, Erysipel)
B – S. agalactiae	beta	**Neugeborenensepsis**, Pneumonie, **Meningitis**, Osteomyelitis
C – S. equisimilis	beta	Pharyngitis, Wundinfektionen
D – Enterococcus faecalis	gamma	Harnweginfekt, Endokarditis, Peritonitis
F u. **G** – S. anginosus	beta	Hautinfektionen
ohne Gruppenantigene, S. pneumoniae (Syn: Pneumokokken)	gamma	Pneumonie, Sepsis, Meningitis, Peritonitis, Tonsillitis, Otitis media, Sinusitis, Ulcus corneae
ohne Gruppenantigene, S. viridans	alpha (= vergrünend)	Endokarditis, Karies

Diag:
1. Anamnese und klinische Untersuchung
2. Labor: Streptokokkenschnelltest od. Blutagar-Kultur zum direkten Erregernachweis
   Blutbild: Neutrophilie mit Linksverschiebung, CRP/PCT-Anstieg
   Titeranstieg der Antistreptolysinantikörper

Kompl:
* Lymphadenitis, Otitis, Sinusitis, Tonsillarabszess, Pneumonie
* Peri-, Myo-, Endokarditis
* Selten: toxischer oder septischer Verlauf (toxic shock-like syndrome), nekrotisierende Fasziitis
* Immunologisch bedingte Spätkomplikationen: (ab 2 Wo. post infectionem mögl., wenn nicht antibiotisch behandelt wurde)
  Rheumatisches Fieber: Endokarditis (verrucosa), Polyarthritis der großen Gelenke, subkutane Knötchen, Erythema anulare
  Poststreptokokkenglomerulonephritis: Hämaturie
  Chorea minor (SYDENHAM) Klin: oft nur einseitige Hyperkinesen (= Hemichorea) im Bereich der Kopfmuskeln und der distalen oberen Extremitätenmuskulatur (kurze, arrhythmische Zuckungen), Affektlabilität, Ängstlichkeit, Prog: gut, Erkrankungsdauer 1-6 Mon., Ausheilung ohne Residuen

Angina tonsillaris

Syn: Mandelentzündung, Angina, **Tonsillitis**, ICD-10: J03.0, Streptokokken-Pharyngitis J02.0

Ät: Streptococcus pyogenes, LANCEFIELD-Gruppe A, beta-hämolysierend, daneben auch bei Staphylokokken, Pneumokokken, Haemophilus influenzae (Cave: Epiglottitis), Branhamella catarrhalis, Neisseria gonorrhoeae vorkommend.

Klin: ⇒ Plötzlicher Beginn mit Kopf- u. Halsschmerzen, Fieber

⇒ Zusätzlich oft Bauchschmerzen, Übelkeit, Erbrechen, kloßige Sprache, Foetor ex ore

⇒ Hochrote, **geschwollene Tonsillen**, meist mit **eitrigen Stippchen** (Angina tonsillaris, Angina follicularis sive lacunaris), hochroter Rachenraum, geschwollene Lk am Hals, **Schluckbeschwerden**

⇒ Bei bereits tonsillektomierten Kindern: hochrote Pharyngitis

⇒ Ggf. Impetigo der Haut (Bläschen, die später eitrig verkrusten)

Diag: Rachenabstrich, Streptokokkenschnelltest

Ther: Antibiose: **Penicillin** V oral 100.000 IE/kgKG/Tag **für 7-10 Tage** auf 3 Einzeldosen/Tag verteilt od. ein **Makrolid-Antibiotikum**, z.B. Erythromycin 3 x 10-15 mg/kgKG/Tag (Paediathrocin®Saft) od. Roxithromycin 2 x 2,5-3,75 mg/kgKG/Tag (RoxiHEXAL®)

Operativ: Ind: heute **zurückhaltend** (mind. 3 Tonsillitiden/Jahr innerhalb von 3 J. od. 7 x in einem Jahr), Tonsillarabszess, Herdwirkung (Nephritis, rheumatisches Fieber), Behinderung der Atmung od. Nahrungsaufnahme durch hyperplastische Mandeln ⇨ Op: Tonsillotomie (Mandelkappung = Teil der Tonsille wird z.B. mit dem Laser entfernt) od. Tonsillektomie

Prog: **Gut**, bei ausreichend langer Antibiose (10 Tage) gibt es Kompl. nur noch extrem selten.

Kompl: Angina ulceromembranacea (Ulkusbildung an einer Tonsille), **Peritonsillarabszess**, Otitis, Mastoiditis, Sinusitis, Halsphlegmone, Jugularvenenthrombose, Sepsis

Spätfolge (ohne Antibiose): rheumatisches Fieber, Poststreptokokkennephritis

Op: Nachblutung (innerhalb v. 24-48 Std. od. 5-7 Tage postop., daher stationäre Op)

DD: Normale, viral bedingte **Erkältungskrankheiten** (s.u., sind wesentlich häufiger, insb. Rhinoviren, RS-Virus, Parainfluenzaviren) ⇨ Tonsillitis catarrhalis (keine Stippchen)

Mononukleose (PFEIFFER'sches-Drüsenfieber, s.o.) ⇨ Tonsillitis mit pseudomembranösen Belägen (sog. Angina lacunaris)

Herpangina (Coxsackie-Viren) ⇨ Bläschen u. flache Ulzera mit dunkelrotem Hof an der gesamten Mundschleimhaut, insb. Gaumenbögen und Tonsillen)

Diphtherie (Corynebacterium diphtheriae) ⇨ leicht blutende, grau-weiße dicke Beläge im Rachen, bellender Husten durch Kehlkopfbefall (Krupphusten)

Angina retronasalis: Entzündung der Rachenmandeln im Epipharynx, Klin: nasale Sprache, Schleimeiterstraße an der Rachenhinterwand, bei rezidivierender Infektion Rachenmandelhyperplasie (auch **adenoide Vegetationen** genannt) ⇨ Kompl: rezidivierende Sinusitis, Bronchitis, Otitis media, obstruktive Schlafapnoe, Essunlust, Konzentrationsschwäche, "Facies adenoidea" (ständig offener Mund, blasses Gesicht), Ther: operative Adenotomie

Scharlach

Path: Angina tonsillaris mit Streptococcus pyogenes, LANCEFIELD-Gruppe A, beta-hämolysierend, **mit Exotoxinproduktion** (erythrogenes Toxin)

Klin: ⇒ Prodromalstadium: plötzliches hohes Fieber, Hals- und Schluckschmerzen

⇒ **Angina tonsillaris**, Enanthem mit dunkelroter Färbung, Zunge anfangs belegt, im Verlauf hochrote **Himbeerzunge**, geschwollene Lk am Hals

⇒ Haut: nach 1-2 Tagen scharlachtypisches, **kleinstfleckiges Exanthem** (stecknadelkopfgroße, dichtstehende Makulopapeln, leicht erhaben, fühlt sich an wie Schleifpapier, in den Leisten beginnend und sich dann auf den Stamm ausbreitend) mit **perioraler Aussparung** ("Milchbart"), ab dem 7. Tag (für mehrere Wochen) **Hautschuppung** (besonders ausgeprägt an Händen u. Füßen)

Diag: Typisches klinisches Bild, Rachenabstrich, Streptokokkenschnelltest
Labor: Leukozytose mit Linksverschiebung, Eosinophilie

Ther: Antibiose: **Penicillin** V oral 100.000 IE/kgKG/Tag **für 10 Tage** auf 3 Einzeldosen/Tag verteilt od. ein **Makrolid-Antibiotikum**, z.B. Erythromycin 3 x 15 mg/kgKG/Tag (Paediathrocin®Saft) für 10 Tage, bei fehlendem Ansprechen auch orales Cephalosporin (z.B. Cefaclor od. Cefadroxil)

Prog: **Gut**, bei ausreichend langer Antibiose (10 Tage) gibt es die Kompl. nur noch extrem selten.

Kompl: Nekrotisierende Tonsillitis, Otitis, Mastoiditis, Sinusitis, selten auch septischer Verlauf mit Meningitis, Pneumonie mögl.
Spätfolge (ohne Antibiose): rheumatisches Fieber, Endokarditis, Poststreptokokkennephritis, Chorea minor

DD: Exanthematöse Erkrankungen durch **Virusinfektionen** (Varizellen, Masern, Röteln, Ringelröteln, Exanthema subitum, Mononukleose, Dengue-Fieber),
KAWASAKI-Syndrom (mukokutanes Lymphknotensyndrom unklarer Ursache, hauptsächlich bei Kleinkindern vorkommend, auch mit Himbeerzunge + Konjunktivitis u. Schuppung der Finger- u. Zehenkuppen),
Toxic-schock-Syndrom durch Staphylokokken (Tamponkrankheit)

Pyodermie / Erysipel

Path: Streptococcus pyogenes, LANCEFIELD-Gruppe A (selten C od. G), beta-hämolysierend
Lok: meist an der unteren Extremität, aber auch Gesicht

Klin: ⇒ Kleinste Hautverletzungen genügen als Eintrittspforte
⇒ Rasch fortschreitende, **überwärmte**, schmerzhafte **Rötung** und Induration der Haut, unregelmäßiger, **scharf begrenzter Rand**
⇒ **Lymphangitis** und Schwellung der regionären Lk
⇒ Reduzierter Allgemeinzustand, **Fieber** u. Schüttelfrost

Diag: Labor: CRP ↑↑, BSG ↑, Leukozytose

Ther: Lokal: antiseptische Umschläge (z.B. mit Ethacridinlactat, Rivanol®), Ruhigstellung, Kühlen
Antibiose: Penicillin G (i.v.) od. V oder ein Makrolid (z.B. Roxithromycin) für 10-14 Tage

Kompl: Weichteilnekrosen, lebensbedrohliche nekrotisierende Fasziitis einer Extremität bei toxic shock-like syndrome, septische Arthritis, Osteomyelitis, **Sepsis**
Spätfolge: akutes rheumatisches Fieber, Endokarditis, Poststreptokokkennephritis
Lymphödem der betroffenen Region (bis zur Elephantiasis)
Rezidive

DD: Hautinfektionen: Staphylococcus aureus ⇨ eher abszessbildend
Superinfektion viraler Effloreszenzen (z.B. Varizellen, Herpes)

Neugeborenensepsis

Path: Streptococcus agalactiae, LANCEFIELD-**Gruppe B**, beta-hämolysierend
Infektion des Neugeborenen im **Geburtskanal** möglich (5-25 % der Frauen sind Träger von B-Streptokokken in der Vagina (meist klinisch stumm).
Bei bereits pränatal aszendierender Infektion auch erhöhtes Frühgeburtsrisiko, vorzeitiger Blasensprung und Fieber unter der Geburt mögl.

Klin: ⇒ Bei Infektion des Neugeborenen innerhalb der ersten Lebenswoche schwerer Infektionsverlauf mit **Sepsis** (Early-onset-Typ), **Pneumonie** und **Meningitis** (mit hoher Letalität, bzw. neurologischen Langzeitschäden) mögl.
⇒ Warnsymptome einer beginnenden Sepsis können sein: Dyspnoe, Tachypnoe, Apnoen, Zyanose, blasse Haut, Petechien, Hyperexzitabilität, Krampfanfälle, Trinkschwäche, hohes Fieber aber auch Hypothermie, arterielle Hypotonie

Diag: Antigennachweis in Liquor, Blut, Urin, Blutkulturen und Resistenztestung (Antibiogramm)
Labor: Diff-BB, Thrombozyten, CRP, Interleukin-6 u. IL-8, Urinbefund

Ther: Bei Nachweis einer Infektion der Mutter (od. Fieber >38 °C unter der Geburt, vorzeitiger Blasensprung mit Dauer >18 Std.) antibiotische Prophylaxe bei der Mutter zu Beginn der Geburtsphase (Ampicillin i.v. 2 g, dann alle 4 Std. 1 g bis zum Ende der Geburt, bei Penicillin-Allergie Erythromycin od. Vancomycin), wenn mögl. noch antepartale Verlegung der Mutter in ein Zentrum mit neonatologischer Intensivstation.
Kind: sofortiger Therapiebeginn bei V.a. Sepsis mit **I.v.-Antibiose**, initial z.B. mit Ampicillin + Gentamicin, dann gezielt nach Antibiogramm, Volumengabe, ggf. Katecholamine

Prog: Sehr ernst, Letalität 10 bis 25 %

Kompl: Akutes rheumatisches Fieber, Endokarditis, Poststreptokokkennephritis

DD: Streptokokken-Sepsis bei Infektion ab der 2. Lebenswoche (Late-onset-Typ, z.B. durch nosokomiale Infektion auf der Neugeborenenintensivstation) ⇨ eher Meningitis mit insg. besserer Prog.

Sepsis durch andere Erreger: **Staphylokokken**, E.coli, Enterokokken, Pseudomonas, Klebsiellen, Listerien, Proteus, Candida, multiresistente Keime (nosokomial, Intensivstation)

Persistierende fetale Zirkulation, Atemnotsyndrom, zerebrale Ischämie, intrakranielle Blutung, nekrotisierende Enterokolitis ⇨ für alle besteht ein besonders hohes Risiko bei Frühgeburtlichkeit

BAKTERIELLE MENINGITIS

Syn: Eitrige Meningitis, Hirnhautentzündung, ICD-10: G00.9

Def: Entzündung der Pia mater + Arachnoidea mit Exsudation in den Subarachnoidalraum

Ät:
- **Hämatogene Streuung** (septischer Eiterherd nach Infektion im Nasen-Rachenraum, Pneumonie, Endokarditis, Infektionen der Haut, Nabelinfektion, **Sepsis**)
- Fortgeleitete Infektionen (z.B. Otitis media, **Mastoiditis**, Sinusitis frontalis)
- Offenes SHT (direkte Infektion von außen, Kalotten- oder Schädelbasisfraktur, Liquorfistel)
- Aszendierende Infektion über einen liegenden Liquor-Shunt

Path: Keimspektrum:
- Neugeborene: **Streptokokken B**, Escherichia coli
- Säuglinge und Kleinkinder: **Meningokokken** (= *Neisseria meningitidis* [gramnegative Diplokokken, der Mensch ist der einzige Wirt, bei ca. 10 % der Bev. im Nasen-/Rachenraum nachweisbar], in Deutschland in 70 % d.F. der Gruppe **B**, in 20 % der Gruppe **C**, insg. gibt es 12 verschiedene Serogruppen: A, B, C, X, Y, Z, 29E, W135, H, I, K, L), Pneumokokken, Haemophilus influenzae Typ B (durch die Impfung seltener)

Epid:
◊ Inzidenz: in Deutschland 2,5/100.000 /Jahr, 80 % davon bei Säuglingen und Kleinkindern (1.-4. Lj.) mit Maximum im **1. Lebensjahr** (bis zum 4. Lj.)
◊ Inkubationszeit: 3-4 Tage
◊ **Meldepflichtig** (namentlich) gem. IfSG ist eine Meningokokken-Meningitis od. -sepsis (Krankheitsverdacht, Erkrankung od. Tod)

Klin: Neugeborene / Säuglinge:
⇒ Prodromi: Teilnahmslosigkeit, Unruhe, Nahrungsverweigerung, ggf. Erbrechen u. Durchfall
⇒ Berührungsempfindlichkeit, **vorgewölbte Fontanelle**
⇒ Hohes schrilles Schreien, Wimmern, Apnoen
⇒ Haut blass oder fleckig (rot-violette Hautflecken)

Kinder / Jugendliche:
⇒ Prodromi: grippeähnliche Symptome, Müdigkeit, Abgeschlagenheit, Kopf- und Gliederschmerzen, subfebrile Temperaturen, Überempfindlichkeit gegen Berührungsreize
⇒ Schnell entwickelt sich ein schweres Krankheitsbild: starke **Kopfschmerzen**, Übelkeit, Erbrechen, Lichtscheu (Photophobie), **septische Fiebertemperaturen** (39-40 °C), Schüttelfrost
⇒ **Meningismus** (Nackensteifigkeit, diese kann aber auch fehlen), Kissenbohren (bei liegendem Patient überstrecktes Hohlkreuz ⇨ Kopf drückt sich in das Kissen, Opisthotonus)
⇒ Benommenheit, **getrübtes Bewusstsein** bis hin zum Koma
⇒ Gelenk- und Muskelschmerzen (insb. Beinschmerzen)
⇒ Kalte Hände u. Füße, sehr blasse Haut, rot-violette Hautflecken, **Petechien** (punktförmige Hautblutungen, nicht wegdrückbar), Ekchymosen, Exanthem (typisch bei Meningokokkenmeningitis)

⇒ Zusätzliche (fakultative) neurologische Symptome: **epileptische Anfälle**, Hirnnervenausfälle (Parese des III., IV., VI., VII. HN), Muskelzuckungen, Paresen

<u>Diag:</u> 1. Anamnese (vorangegangene Infektionserkrankung, z.B. im Nasen-Rachenraum, Otitis) und klinische Untersuchung: Meningismus, **positive Dehnungszeichen** (LASÈGUE-, KERNIG-, BRUDZINSKI-Zeichen)

2. Labor: Abnahme von **Blutkulturen**, CRP-Erhöhung, PCT-Erhöhung [= <u>P</u>ro<u>c</u>alci<u>t</u>onin >0,5 ng/ml, bei bakt. Infekt noch vor der CRP erhöht], Leukozytose mit Linksverschiebung

3. **<u>Liquorpunktion (LP)</u>**: trüber bis **eitriger Liquor** durch **Pleozytose** (massenhaft, mind. 1.000 Zellen/mm³, vorwiegend Granulozyten), **Zucker vermindert**, erhöhter Laktatspiegel (>3,5 mmol/l), bakteriologische Untersuchung + Antibiogramm (dauert lange) bzw. **Antigen-Schnelltest** auf verschiedene Erreger mögl. (Ergebnis in 1 Std.)
Mikroskopischer Erregernachweis (z.B. Diplokokken) im Ausstrichpräparat

4. Bildgebung: MRT (Verdickung der Meningen, Hydrozephalus, Hirnabszess, Sinusitis, Mastoiditis?)

<u>Ther:</u>
- Bei Verdacht **sofortige Klinikeinweisung**, Einzelzimmer, engmaschige Überwachung und Einhaltung hygienischer Schutzmaßnahmen durch das Personal
  - <u>Med:</u> **I.v.-Antibiose** bei V.a. Meningitis **<u>sofort</u>** beginnen (noch vor LP u. CCT) mit einem Cephalosporin der 3. Generation (z.B. 200 mg/kgKG/Tag Cefotaxim, Claforan® i.v.) + Aminopenicillin (Ampicillin i.v.); nach Antibiogramm (Erreger und Resistenz) dann auf keimspezifische Antibiose umsetzen (z.B. bei Meningokokken Penicillin G + anschließend noch Rifampicin vor Krankenhausentlassung)
  - Ausreichende **Flüssigkeit**szufuhr (Volumen- und Elektrolytersatz)
  - ggf. Gabe von Glukokortikoiden (Dexamethason 0,15 mg/kgKG alle 6 Std. für 2-4 Tage)
  - Symptomatische Therapie von Gerinnungsstörungen, Hirnödem, epileptischen Anfällen
- <u>Operativ:</u> Ind. bei Keimherd (z.B. Mastoiditis) ⇨ operative Sanierung des Herdes noch am Aufnahmetag

<u>Prog:</u> Bei schnellem Therapiebeginn insg. gut, die Letalität einer Meningokokken-Meningitis liegt in Europa bei ca. 6 %, die höchste Letalität haben Listerien-Meningitiden bei Neugeborenen mit 25 %. Neurologische Folgeschäden bleiben bei 10-25 % d.F. zurück.

<u>Kompl:</u>
* **<u>WATERHOUSE-FRIDERICHSEN-Syndrom:</u>** fulminante Meningokokkensepsis (selten auch bei Haemophilus) mit hohem Fieber, meist bei Kleinkindern vorkommend. Kompl: disseminierte intravasale Koagulopathie (DIC, Verbrauchskoagulopathie), petechiale Hautblutungen, hämorrhagische Nekrosen der Nebennieren, Letalität: bis 50 %
  Ther: sofortige Intensivmedizin, Vollheparinisierung, AT-III-Substitution, Frischplasma
* **Meningoenzephalitis** mit neurologischen Herdsymptomen, epileptischen Anfällen, Bewusstseinsstörungen, selten Übergriff auf das Rückenmark
* Hirnabszess
* Eitrige/septische Sinusvenenthrombose ⇨ Ther: I.v.-Heparinisierung
* Hydrocephalus communicans/occlusus durch Arachnopathie (Verklebung der Hirnhäute, Stenose des Aquaeductus cerebri), erhöhter Hirndruck
* Diabetes insipidus
* Septische Verlaufsformen: begrenzte Nekrosen bis zur ausgedehnten Gangrän der Extremitäten und Akren ⇨ kann Amputation befallener Körperteile erforderlich machen
* <u>Spätfolgen:</u> psychomotorische Entwicklungsstörungen, Lernschwierigkeiten, Hemiplegie, Krampfanfälle, Zerebralparesen, Schädigung des N.vestibulocochlearis (Innenohrschädigung ⇨ Taubheit), Hirnnervenlähmungen

<u>Proph:</u>
♥ Bei Infektion mit Meningokokken <u>Mitbehandlung</u> der engen Bezugspersonen (Familienmitglieder) und der Kontaktpersonen ersten Grades (Kindergarten, Schule) mit **Rifampicin** p.os möglichst innerhalb von 24 Std. (Erwachsene 2 x 600 mg/Tag für 2 Tage, Kinder 1.-12. Lj. 2 x 10 mg/kgKG/Tag für 2 Tage, Säuglinge 3.-11. Monat 5 mg/kgKG/Tag für 2 Tage) + zusätzlich noch eine Impfprophylaxe durchführen. K-Ind: Rifampicin nicht bei Schwangerschaft, dann Ceftriaxon (einmalig 250 mg i.m., Rocephin®) geben.

♥ <u>Impfungen:</u> In Deutschland gem. STIKO bei allen Kinder empfohlen gegen **<u>H</u>aemophilus <u>i</u>nfluenzae <u>B</u>** (HIB-Impfung, heute als 6fach Kombination mit Tetanus, Diphtherie, Pertussis, Polio u. Hepatitis B [Infanrix®Hexa] beginnend ab dem 2. Mon.), gegen **Pneumokokken** (ab dem vollendeten 2. Lebensmonat bis zum Ende des 2. Lj. mit Konjugatimpfstoff, Prevenar13®, danach bei notwendiger Indikation mit einem Polysaccharidimpfstoff, Pneumovax®23)

und ab dem vollendeten 12. Lebensmonat eine einmalige Impfung gegen **Meningokokken** Gruppe C (Meningitec®), bzw. neu auch gegen A,C,W135,Y (Nimenrix® ab 1. Lj. u. Menveo® ab 2. Lj.) mögl. Ein Impfstoff für die in Europa häufigste Gruppe B ist 2013 zugelassen worden (4CMenB, Bexsero®), dieser ist insb. für gesundheitlich gefährdete Säuglinge (z.B. Immun- od. Komplementdefekt, Asplenie) mit Impfung im Alter von 2, 4 u. 6 Mon. zusätzlich empfohlen (sonst noch keine allgemeine STIKO-Empfehlung).

DD:
- Lymphozytäre Meningitis (= **Virusmeningitis** od. Reizmeningitis), tuberkulöse Meningitis, Meningoenzephalitis, Enzephalitis
- Subarachnoidalblutung, intrazerebrale Blutung, Apoplexie (ischämischer Infarkt)
- Andere schwere Infektionskrankheiten, Abszesse, Endokarditis, toxisches Schocksyndrom
- Purpura SCHÖNLEIN-HENOCH, allergische Vaskulitis
- Differentialdiagnose der Liquordiagnostik:

	ASPEKT	ZELLART	GLUKOSE	LAKTAT
bakteriell	trüb	insb. Granulozyten (>1.000/3)	erniedrigt	>3,5 mmol/l
viral, abakteriell	klar	insb. Lymphozyten (wenige)	normal	<3,5 mmol/l

ENZEPHALITIS

Syn: Entzündung des Gehirns, engl. encephalitis, ICD-10: G04.9

Ät:
- Direkte **virale** Enzephalitis:
  Herpes simplex I, II, **Poliomyelitis anterior I**, II, III, **Cytomegalie**,
  ECHO (enteric cytopathogenic human orphan), **Coxsackie** A u. B (insb. A9, A7), Nipah-Virus (Paramyxovirus aus Fledermäusen u. Schweinen in Malaysia), Hendra-Virus (Pferde), Arbovirosen (= arthropode-borne), meist von Insekten übertragen, dazu gehören folgende Viren: Alpha- (Chikungunya-, Vektor: Aedes aegypti, eine Stechmücke), Flavi- = u.a. FSME- (Frühsommer-Meningoenzephalitis, Vektor: Zecken), Japanische-B-Enzephalitis- (Vektor: Reisfeldmücke), West-Nil-, St.-Louis-, Bunya-, Toscana-, Arena- (LCM- = lymphozytäre Choriomeningitis, Vektor: Nagetiere), Rhabdo-Virus (Lyssa, Tollwut)
- **Parainfektiöse** (perivenöse) Enzephalitis = **immunologische Reaktion** bei allgemeinen Viruserkrankungen: Morbilli (Masern), Myxo (Mumps), Rubeola (Röteln), Varizella-Zoster (Windpocken, Herpes zoster), Epstein-Barr (Mononukleose), Influenza-A u. -B, HIV
- Postvakzinale Enzephalitis (Risiko: 1/300.000 - 1/2.000.000) nach Tollwutimpfung (Rabies), Masernimpfung, Keuchhusten-Impfung, FSME-Impfung, (früher auch nach Pockenschutzimpfung, diese wird aber nicht mehr durchgeführt)
- Autoimmunologisch: **Anti-NMDA-Rezeptor-Enzephalitis** (auch paraneoplastisch bei ovariellen Teratomen), VGKC-Komplex-Antikörper assoziierte Enzephalitis
- Paraneoplastisch (mit verschiedenen Enzephalitis-assoziierten onkoneuralen Antikörpern): limbische Enzephalitis (Hodentumoren, Thymom, kleinzelliges Bronchialkarzinom)
- Neuroborreliose (Borrelia burgdorferi), Rhombenzephalitis bei Listeriose (Listeria-monocytogenes-Infektion), Fleckfieberenzephalitis (Rickettsia prowazekii)
- **Komplikation einer Meningitis** (s.o.) als Meningoenzephalitis durch Bakterien, Pilze oder Protozoen
- **Unbekannte Ätiologie** oder Enzephalitis im Zusammenhang mit anderen Erkrankungen: VOGT-KOYANAGIE-HARADA-Syndrom (= Entzündung von Augen, Haut u. ZNS, möglicherweise Autoimmunreaktion auf Melanozytenantigen), WHIPPLE-Krankheit, Sarkoidose, BEHÇET-Krankheit, Multiple Sklerose, ADEM, retikulohistiozytäre Enzephalitis, BICKERSTAFF-Enzephalitis (= Hirnstammenzephalitis, meist junge Erwachsene)

Path: Lok: bei viraler Enzephalitis meist graue Substanz betroffen = Polioenzephalitis
bei parainfektiöse Enzephalitis meist weiße Substanz betroffen = Leukoenzephalitis
häufig Mitreaktion des Rückenmarks = **Enzephalomyelitis**

Epid:
- ◊ Japanische-B-Enzephalitis weltweit häufigste Enzephalitis (Inzidenz ca. 1.000.000 Fälle pro Jahr), in Deutschland ist am häufigsten die **Herpesenzephalitis**.
- ◊ Inzidenz in Deutschland: 3/100.000/Jahr für virale Meningoenzephalitiden/Enzephalitiden

Klin:
- ⇒ Allgemein: akuter Beginn aus voller Gesundheit mir **rascher Progredienz**
- ⇒ Fieber, Kopfschmerz, ggf. meningitische Reizsymptome
- ⇒ Neurologische Symptome je nach Lokalisation: **Anfälle** bis zum Status epilepticus bei Hirnmantelbefall, Hirnnervenausfälle, Myoklonien und Strecksynergismen bei Hirnstammbefall, Atmungsstörung (CHEYNE-STOKES-Atmung bei Affektion des Atemzentrums)
- ⇒ Bewusstseinsstörung mit **zunehmender Eintrübung** bis hin zum Koma
- ⇒ Organische Psychose

Diag:
1. Anamnese (vorangegangene Viruserkrankung, Aufenthalt im asiatischen Raum?) u. klinische, neurologische Untersuchung
2. Labor: Serologie auf Virus-AK (mittels ELISA od. RIA), akut IgM-Ak
   Liquorpunktion: klarer Liquor, Normalbefund für Zellzahl (evtl. geringe Pleozytose, 20-30 Zellen/mm³), Eiweiß (evtl. gering erhöht) und Glukose, direkter Virusnachweis über PCR (polymerase chain reaction) mögl.
3. EEG: immer schwere Allgemeinveränderungen, evtl. Herdbefunde
4. CCT und MRT: Anfangs normal, evtl. im Verlauf diffuses Hirnödem, bei Herpes-Enzephalitis hypodense Nekrosen der basalen Temporallappen

Ther:
- Symptomatische Therapie: Bettruhe, Analgesie und Antipyretika, Glukokortikoide (Dexamethason), ggf. Antikonvulsiva (Carbamazepin) u. Hirnödembehandlung (Glycerol)
  - Bei Progredienz intensivmedizinische Therapie mit parenteraler Ernährung und Flüssigkeitssubstitution, ggf. Intubation und kontrollierte Beatmung
  - Herpes-Enzephalitis: Aciclovir (Acic®) 3 x 10 mg/kgKG/Tag i.v. über zentralen Venenkatheter für 10-14 Tage (bei Resistenz Vidarabin od. Foscarnet)
  - Autoimmunologisch: Glukokortikoide als Stoßtherapie und Plasmapherese od. hochdosierte i.v. Immunglobuline (IVIG), bei Versagen Cyclophosphamid od. Rituximab
- Rehabilitation: Physiotherapie, Logopädie, neuropsychologisches Training

Prog: **Sehr ernst**, unbehandelt Letalität (insb. bei der Herpes-Enzephalitis) bis 70 %, mit Intensivtherapie immer noch 25 %

Kompl:
- ∗ Hirnschwellung ⇨ Ther: osteoklastische Trepanation
- ∗ Postenzephalitisches Syndrom mit bleibenden neurologischen Defiziten und hirnorganischem Psychosyndrom

Proph:
- ♥ Impfungen: in Deutschland gem. STIKO für alle Kinder gegen Poliomyelitis sowie Masern, Mumps, Röteln und Varizellen (MMRV) empfohlen.
- ♥ Impfung gegen FSME (für Bewohner und Reisende in die Endemiegebiete, Süddeutschland, Österreich), Japanische-B-Enzephalitis (für Reisende nach Südostasien empfohlen, in Europa ist seit 2013 der Impfstoff auch für Kinder ab 2 Mon. zugelassen, Ixiaro®)

DD:
- Meningitis, Meningoenzephalitis, septisch-embolische Herdenzephalitis bis zum Hirnabszess, meningovaskuläre Neurolues
- Hirntumoren, Intoxikationen, zerebrovaskuläre Insuffizienz, Apoplexie (ischämisch od. Blutung), Sinusvenenthrombose, zerebrale Vaskulitis
- Malignes neuroleptisches Syndrom (schwere NW bei Neuroleptika-Medikation)

INFEKTIONEN DER ATEMWEGE

Syn: ICD-10: J00-J22, die wichtigsten: **Erkältungsschnupfen** (Rhinopharyngitis) J00, gesamte obere Atemwege = **grippaler Infekt** (J06.9), Influenza (J09-J11), Tracheobronchitis u. **Bronchitis** (J20), Bronchiolitis (J21), Pneumonie (J12-18). Umgangssprachlich werden die Infektionen der oberen Atemwege meist als ***„Erkältung"***, ***„Verkühlung"***, ***„Schnupfen"***, ***„Husten"*** oder grippaler Infekt bezeichnet.

Ät: – Überwiegend **virale Infektionen** (am häufigsten durch Rhinoviren, ca. 50 % d.F.)
– Selten bakterielle (am ehesten als Superinfektion einer viralen Infektion) od. Pilzinfektion

Etlg: # Obere Atemwege = Nase-, Mund-, Rachenraum / untere Atemwege = ab Larynx
Übersicht über die wichtigsten viralen Erreger

Virus	Typ	Symptome der Atemwege	Komplikationen
Myxoviren			
Rhinoviren	1-30	**Schnupfen**, Rhinopharyngitis, Tracheobronchitis, Pneumonie	Konjunktivitis
Influenzavirus	A-C	Eigentliche, schwere **Grippe** (epidemisch und endemisch vorkommend), Laryngotracheitis, Pneumonie, bakterielle Superinfektionen	Enzephalitis, tödlicher Verlauf
Parainfluenza	1-4	Rhinopharyngitis, Tracheobronchitis, **Pseudokrupp**, Pneumonie	Enzephalitis
RSV (respiratory syncytial virus)	A, B	Schnupfen, Rhinopharyngitis, Bronchitis, **obstruktive Bronchiolitis**, Pseudokrupp, Bronchopneumonie, Pneumonie, Otitis media	Schwerer Verlauf bei **Frühgeborenen** und Kindern mit angeborenen Herzfehlern mögl.
Humanes Metapneumonievirus		Symptome wie bei RSV	
Adenoviren	1-7, 14,21	Rhinopharyngitis, Laryngitis, Tonsillitis, Lymphadenitis, Pneumonie, Bronchiektasen	Gastroenteritis, Invagination, Exantheme, Konjunktivitis
Reoviren	1-3	Rhinopharyngitis	Otitis, Gastroenteritis
Parvoviren			
Bocavirus (HBoV)		**Schnupfen**, Rhinopharyngitis, obstruktive Bronchitis, Pneumonie	(Gastroenteritis)
Coronaviren			
HCoV	229E, OC43, NL63	**Schnupfen**, Rhinopharyngitis, Pneumonie	Gastroenteritis
SARS-Coronavirus		Husten, Atemnot, atypische Pneumonie	(SARS = severe acute respiratory syndrome), ARDS, letale Verläufe
Enteroviren			
ECHO-Viren	1-31	Rhinopharyngitis	Meningitis, Gastroenteritis, Exantheme
Coxsackie- A-Virus	1-23	Rhinopharyngitis (**Herpangina**)	Meningitis, Exantheme, Hand-foot and mouth disease (meist A16)

Epid: ◊ Machen die Mehrzahl aller Infektionen im Kindesalter aus, Kleinkinder haben 6-8 Atemwegsinfekte/Jahr, diese Zahl nimmt dann im Verlauf ab (Kinder 3-4, Jugendliche 1-2/Jahr)
◊ Jahreszeitliche Häufung im **Herbst u. Winter**, Spielen in Gruppen **(Kindergarten)**

◊ Inkubationszeit: **kurz**, bei den meisten Virusinfekten 2-7(-14) Tage
◊ **Hohe Infektiosität**, Tröpfcheninfektion (Aerosol od. kontaminierte Hände)

Klin: ⇒ Schnupfen, Halsschmerzen, Schluckbeschwerden, Husten (meist trocken)
⇒ Schleimsekretion (klares, wässeriges Sekret)
⇒ Subfebrile Temperaturen bis hochfieberhaft mögl., Schüttelfrost
⇒ Kopf- u. Gliederschmerzen, Abgeschlagenheit

Diag: 1. Anamnese u. klinische Untersuchung: **Racheninspektion** (Rötung, Bläschen, geschwollene Tonsillen?), nuchale Lk, Auskultation (Ausschluss Pneumonie)
2. Bei banalen Infekten ist keine weitere Diagnostik erforderlich, bei Progredienz des Krankheitsbildes Rachenabstrich zur Erregerdiagnostik.
3. Röntgen: nur bei V.a. Pneumonie indiziert, Thorax in 2 Ebenen

Ther:
- Symptomatisch:
  - Bei Fieber Bettruhe, ausreichende **Flüssigkeitszufuhr**
  - Fiebersenkende Med: Paracetamol (ben-u-ron®), Ibuprofen (Nurofen®)
    Anmerkung: keine Acetylsalicylsäure (ASS, Aspirin®) bei Kindern wegen Risiko des REYE-Syndroms (Enzephalopathie u. Hepatopathie)
  - Inhalation schleimlösender od. sonstiger Med. (z.B. Kamille), Nasenspülung mit NaCl, abschwellende Nasentropfen (z.B. Nasic®Kinder)
  - Antibiose nur bei bakterieller Superinfektion, bzw. Nachweis bakterieller Ursache
- Influenza: Virustatika mögl. (Oseltamivir oral, Tamiflu®; Zanamivir als Inhalationspulver, Relenza®)
- RSV: bei Frühgeborenen od. schwerem Verlauf Ribavirin über Vernebler (Virazole®)

Prog: Die überwiegende Zahl der banalen Erkältungskrankheiten heilt ohne Residuen aus, Komplikationen sind sehr selten. Bei echter Influenza: schwere bis tödliche Verläufe mögl.

Kompl:
* Zusätzliche **bakterielle Superinfektion** bei viralem Infekt (Sekret dann zähflüssig und gelblich-grün verfärbt), bakterielle **Sinusitis** od. **Otitis media**, Epiglottitis, Laryngitis
* Entwicklung v. Tracheobronchitis / Bronchitis / Bronchopneumonie / **Pneumonie** (s.u.)

Proph:
♥ Impfung: Bei Kindern von 2-6 Jahren mit neurologischen/neuromuskulären od. sonstigen Grunderkrankungen (z.B. Asthma, COPD, chronische Herz-, Leber-, Nierenerkrankungen, Diabetes mellitus) **1 x jährliche Grippeimpfung** durchführen, bevorzugt mit dem seit 2012/13 eingeführten **nasalen Grippeimpfspray** (Lebendimpfstoff, z.B. Fluenz™ Tetra). Bei immunsupprimierten Kindern mit dem Totimpfstoff (saisonaler Impfstoff = wird jährlich angepasst, z.B. Influsplit SSW®, Xanaflu®), dies ist auch der Regelimpfstoff für die >60-Jährigen und für Schwangere im 2. Trimenon (Neugeborene u. Säuglinge haben dann auch einen Nestschutz = maternale Ak).
♥ **RSV**-Impfung: nur passive Immunisierung mit monoklonalem Ak mögl., für Kinder <2 J. mit speziellem Risiko (angeborene Herzfehler, bronchopulmonale Dysplasie, extreme Frühgeborene), 1 x /Monat während der Saison (Okt.-März), Palivizumab (Synagis®)

DD:
- Viele **Kinderkrankheiten**, wie z.B. Röteln, Masern, Varizellen, Mumps, Mononukleose, auch Poliomyelitis u.a. beginnen meist mit unspezifischen, grippe-ähnlichen Erkältungs-Symptomen, entwickeln sich dann aber typisch weiter.
- Bakteriell: Streptokokkenangina, Scharlach, Haemophilus influenzae (Cave: Epiglottitis), Pneumokokken, Staphylokokken, Moraxella catarrhalis, Pertussis, Diphtherie, Tuberkulose
- Pilze: Candida (Soor)
- **Allergien**: saisonale Rhinitis (umgangssprachlich „Heuschnupfen“), Konjunktivitis, Asthma bronchiale
- **Chronischer Husten**: Passivrauchen, Feinstaub, Allergie, gastroösophagealer Reflux, antaomische Fehlbildungen, primäre ziliäre Dyskinesie (aut.-rez. erblich)
- Mukoviszidose (Syn: zystische Fibrose): rezidivierende Atemwegsinfekte, zäher Schleim

BRONCHITIS

Syn: Akute Bronchitis, Tracheobronchitis ICD-10: J20.9, Bronchiolitis ICD-10: J21.9, chronische Bronchitis ICD-10: J42

Ät:
- Meist **virale Infektion** (RS-, Rhino-, Adeno-, Parainfluenza-, Influenza-Viren): Beginn meist mit einer Rhinopharyngitis („Schnupfen"), die sich dann tracheobronchial ausbreitet
- Bakteriell: primär (insb. Mycoplasma pneumoniae u. Haemophilus influenzae, meist in Zusammenhang mit Infekt der oberen Atemwege) od. als **bakterielle Superinfektion**
- Chronisch: chronisch eitrige Entzündung der oberen Luftwege (Sinusitis, adenoide Vegetationen), hyperreagibles Bronchialsystem, Allergie, Immunsuppression, erniedrigtes sekretorisches IgA, chemische Reize (**Passivrauchen**, exogene toxische Schädigungen), Fremdkörper, Fehlbildungen, ziliäre Dyskinesie

Path: Bei der Bronchiolitis kann es durch entzündliche Verquellung der unteren Atemwege zur Obstruktion u. zunehmenden respiratorischen Insuffizienz kommen (gefährdet sind insb. Säuglinge u. Kleinkinder, meist durch eine RS-Virus-Infektion).

Etlg: # Akut / chronisch (länger als 8 Wo. anhaltend)
Abschätzung des Schweregrades der akuten Bronchitis / Bronchiolitis

	leicht	mittel	schwer
Atemfrequenz	<40/Min.	40-70/Min.	>70/Min.
O_2-Sättigung	>92 %	88-92 %	<88 %
Einziehungen	fehlend	+	++
Ernährung	problemlos	schwierig	unmöglich

Klin:
⇒ **Husten** (erst trocken, dann mit Auswurf, auch nächtlich) und Stridor, allgemeines Krankheitsgefühl, Fieber, Trinkschwäche, meist kombiniert mit einer Rhinopharyngitis
⇒ Bei Progredienz: Tachypnoe, Dyspnoe, Zyanose, hohes Fieber

Diag:
1. Anamnese und klinische Untersuchung: in der Auskultation Giemen, Brummen, grobblasiges Knisterrasseln (keine feinblasige, klingende RGs ⇨ als DD zur Pneumonie), bei obstruktiver Komponente auch exspiratorisches Pfeifen
2. Röntgen-Thorax: ggf. perihiläre Infiltrationen, verstärkte hiläre Zeichnung, Überblähung (aber keine Verschattungen wie bei der Pneumonie)
3. Labor: BB bei unkompliziertem Verlauf normal, BSG/CRP gering erhöht, BGA: pathologisch nur bei respiratorischer Insuffizienz

Ther:
- Symptomatisch: Antipyretika bei Fieber, **Flüssigkeitssubstitution**, Inhalation mit NaCl (z.B. MucoClear®), gute Nasentoilette, Nasentropfen, Phytotherapeutika (z.B. Thymian, Bronchipret®), ggf. Sekretolytika tags (z.B. Ambroxol, Mucosolvan® od. Acetylcystein, ACC®) u. antitussive Med. zur Nacht (z.B. Codeintropfen, Codicaps®Kindersaft Neo)
- Stationäre Aufnahme: bei Verschlechterung des Allgemeinzustandes (zunehmende Ateminsuffizienz, SaO_2 <92%, vermehrte Unruhe, Trinkunfähigkeit, beginnende Dehydratation, Apnoen) ⇨ Monitoring mit Pulsoxymetrie, O_2-Gabe
- Antibiose nur bei bakterieller Infektion od. Superinfektion (z.B. Makrolid)
- Bei obstruktiver Komponente: ggf. β_2-Sympathomimetika (z.B. Epinephrin, InfectoKrupp Inhal®), Glukokortikoide (rektal)

Prog: Meist unkomplizierter Verlauf innerhalb von 2 Wo., ein Reizhusten kann noch einige Wo. danach verbleiben, schwere Verläufe mit Superinfektionen sind mögl.

Kompl:
* Bakterielle Superinfektion, Ateminsuffizienz mit Beatmungsindikation, spontaner Pneumothorax
* Asthma bronchiale wird begünstigt (6fach erhöhte Prävalenz bei rezidivierender od. chronischer Bronchitis)

DD: – Unkomplizierte Infektion der oberen Luftwege: Rhinopharyngitis, grippaler Infekt, Sinusitis
– Pneumonie, Asthma bronchiale, Allergie, chronisch obstruktive Lungenkrankheit (COPD), Refluxösophagitis, Pertussis, Mukoviszidose, Fehlbildungen, Fremdkörperaspiration

PNEUMONIE

Syn: **Lungenentzündung**, ICD-10: J12-18 (je nach Erreger), bei unbekanntem Erreger J18.9
Angeborene, neonatale Pneumonie, frühkindliche Lungenentzündung, ICD-10: P23-P24

Ät: – **Infektiös** (Bakterien, Viren, Pilze, Parasiten): Streptokokken (Pneumokokken), Staphylokokken, Haemophilus influenzae, Chlamydien, Enterobacter, RS-Virus, Adenoviren, Influenza, Parainfluenza, CMV, Hantavirus, Candida-, Aspergillus-, Kryptokokkus-Mykose
– **Aspiration:** Mekonium, Fruchtwasser, Milch, Nahrung, **Fremdkörper**
– Allergische Reaktion
– Chemische Reaktion: Rauchgas, toxische Gase, Öle, Medikamente
– Physikalisch: Strahlung
– Risikofaktoren: niedriges Geburtsgewicht, niedriger sozialer Status, Passivrauchen (= Eltern rauchen), schwere Grunderkrankungen, Beatmung, Immundefizit, Immunsuppression

Path: ♦ **Typische Keime** nach dem Lebensalter/Situation:
– Pränatal (intrauterine, transplazentare Übertragung) erworben: Zytomegalie, Enteroviren, Herpes, Röteln, Listerien, Treponema pallidum, Toxoplasma gondii, Mycobacterium tuberculosis
– Neugeborene (intranatale Übertragung): **Streptokokken Gruppe B**, E.coli, Listerien, Enterokokken, Herpesviren, Mykoplasmen, Chlamydien, Ureaplasmen
Postnatal: E.coli, S.aureus, Klebsiella, Enterobacter, Serratia, Proteus, Haemophilus influenzae, Pneumocystis jiroveci, Candida
– Säugling und Kleinkind: **Haemophilus influenzae**, **Pneumokokken** (= Streptococcus pneumoniae), Staphylokokken, **RS-Virus**, **Parainfluenza**, Influenza
– Schulkind: **Mykoplasmen**, **Pneumokokken**, Haemophilus influenzae
– Bei Immunsuppression (angeboren, medikamentös induziert, HIV-Infektion): **Pneumocystis jiroveci**, Zytomegalie, atypische Mykobakterien, Legionellen, Candida, Aspergillus, Kryptokokken
– Nosokomial erworben (Krankenhauskeime): Pseudomonas aeruginosa, Klebsiellen, MRSA, ESBL u. VRE (s.u. Kompl.)

♦ Neonatale Pneumonie: **Aspiration von Fruchtwasser**, intensivmedizinisch betreute Früh-/Neugeborene, **Langzeitbeatmung**
Risikofaktoren: vorzeitiger Blasensprung, Hinweise auf mütterliches Amnioninfektions-Syndrom, niederes Geburtsgewicht, Malnutrition

Epid: ◊ Inzidenz: 35/10.000/Jahr bei Kindern im Vorschulalter (am höchsten im 1. Lj.), 15/10.000 bei Schulkindern bis zur Pubertät
◊ Häufigste **infektionsbedingte Todesursache** im Kindesalter

Etlg: # Lok: Bronchopneumonie, Lobärpneumonie, Segmentpneumonie ⇨ meist bakt. bedingt
interstitielle, atypische Pneumonien (Entzündung des bindegewebigen Lungengerüsts) ⇨ meist viral bedingt od. Mykoplasmen, Chlamydien, Legionellen, Pneumocystis jiroveci
Miliarpneumonie (diffus verteilte, kleine Infiltrate) ⇨ bei Immundefizit
Verlauf: akut, subakut, chronisch
Ambulant erworben od. nosokomial (= im Krankenhaus, Problem: resistente Keime)

Klin: ⇒ Neugeborene/Säuglinge: initial oft nur unspezifische Symptome wie Apathie, Trinkunlust, Erbrechen, Stöhnen, isoliert auftretende Apnoen
⇒ Allgemein: Fieber, Schüttelfrost, Tachykardie, persistierender Husten, Auswurf, **Thoraxschmerz**, Appetitlosigkeit, Trinkschwäche, Dehydratation, Gewichtsverlust, Blässe

⇒ Progredientes Atemnotsyndrom: **Tachypnoe**, Atemnot, Stöhnen, Einziehungen, Nasenflügeln, Zyanose, Apnoen

⇒ Evtl. Meningismus (Oberlappenpneumonie) od. abdominelle Schmerzen (bei Bauchschmerzen immer auch an eine Pneumonie denken, meist Unterlappenpneumonie)

⇒ Zur Unterscheidung zwischen bakterieller u. viraler/atypischer Pneumonie s. Übersicht:

Symptom/Befund	bakterielle Pneumonie	virale/atypische Pneumonie
Beginn	akut	langsam über Tage
Fieber	**hoch**, Schüttelfrost	subfebril
Tachypnoe (>40/min)	häufig	selten
Tachykardie (>120/min)	häufiger	selten
Thoraxschmerz	häufiger	selten
Husten	stark	**Reizhusten**
Auswurf	**produktiv**	spärlich, **trocken**
Radiologisches Infiltrat	lobär / segmental	interstitiell / alveolär
Leukozytose	**hoch**	normal bis erniedrigt
CRP / BSG	erhöht	normal bis gering erhöht

Diag:
1. Anamnese: Verlauf der Erkrankung, Fieber, Vorerkrankungen, Auslandsreisen
2. Klinische Untersuchung: Perkussion: über größeren Infiltrationen dumpf verkürzt, bei überblähten Arealen hypersonorer Klopfschall

   Auskultation: **Bronchialatmen**, abgeschwächtes Atemgeräusch, Bronchophonie (66 flüstern lassen) und Stimmfremitus (99 mit tiefer Stimme sprechen lassen) positiv, **feinblasige klingende Rasselgeräusche** (aber nur geringer Auskultationsbefund u. kaum/keine RGs bei den viralen/atypischen Pneumonien)
3. Labor: Abstrich, bzw. Sputum, evtl. Bronchiallavage, Abnahme von Blutkulturen ⇨ Erreger und Resistenz (Antibiogramm) bestimmen, Virusantigen-Nachweis (z.B. aus dem Nasensekret mögl. bei RSV, Influenza A u. B, Parainfluenza), IGRA (Tuberkulose)

   Diff-BB: bakteriell ⇨ Leukozytose, Linksverschiebung, eher Lymphopenie, hohes CRP, erhöhte BSG

   viral ⇨ normal bis Leukopenie, relative Lymphozytose, CRP/ BSG gering erhöht

   BGA: Azidose, Hypoxämie
4. Bildgebung: **Röntgen-Thorax a.p.**, Zeichen einer Pneumonie sind: flächenhafte **Verschattungen**, Infiltrate, positives Bronchopneumogramm (Bronchien zeichnen sich ab), Überblähung u. segmentale **Atelektasen**, Ergüsse, abgeflachtes Zwerchfell

   Interstitielle Pneumonie mit retikulärem, netzartigem Verschattungsmuster

   ⇨ durch das Röntgenbild kann aber **nicht** zuverlässig zwischen bakterieller und viraler Ätiologie unterscheiden werden.

   Sonographie: bei V.a. Pleuraerguss

   CT-Thorax: bei V.a. Pilzpneumonie, Abszedierung, Tumorverdacht

Ther:
- Allgemein:
  - **Symptomatische Therapie**, wie ausreichende Flüssigkeitszufuhr, Bettruhe/körperliche Schonung, Isolierpflege, Sauerstoff-Monitoring, ggf. O_2-Gabe per Nasensonde, bei Ateminsuffizienz Intubation + Beatmung
  - Med: Antipyretika (Paracetamol), Inhalationen, evtl. Spasmolytika, schleimlösende Med.
- Erregerspezifische Medikation:
  - Bei Neugeborenen (prä-, intra- od. postnatale Infektion) mit V.a. Pneumonie **sofort** Abstrich u. Abnahme von Blutkulturen und dann **Antibiose beginnen**, initial mit Ampicillin i.v. + ein Aminoglykosidantibiotikum i.v. (z.B. Gentamicin)

  Nach Keim- und Resistenzbestimmung dann Antibiose gem. Antibiogramm durchführen (dies gilt für alle Altersgruppen und alle Keimarten), ausreichend lange Therapie.
  - Bei Säuglingen und Kleinkindern: Amoxicillin od. Makrolide p.os od. Cephalosporin (z.B. Cefotaxim i.v.)
  - Bei Schulkindern: Amoxicillin p.os od. Makrolide bei V.a. Mykoplasmen

- Mykoplasmen, Chlamydien: Makrolide (z.B. Clarithromycin od. Azithromycin), ggf. auch Doxycyclin (nicht für Kinder <8 J.), für 3 Wo. geben wegen höherer Rezidivneigung
- Legionellen: Makrolide
- Pneumocystis jiroveci: Trimethoprim + Sulfamethoxazol (Cotrim®) für 3 Wo.
- Viruspneumonien: primär symptomatisch, als spezifische Med. werden versucht: Ganciclovir, Aciclovir, Amantadine, Ribavirin. Da der Erregernachweis schwierig und anfänglich auch meist unklar ist, wird i.d.R. auch mit einer Antibiose begonnen.
- Pilzpneumonien: Amphotericin B, Flucytosin, Fluconazol, Micafungin

Prog: Ambulant erworbene Pneumonien im Kindesalter meist gut (Letalität selbst bei Komplikationen nur ca. 0,5 %), Letalität perinatal erworbener Pneumonien am höchsten mit bis zu 20 %

Kompl:
* Bei bakterieller Pneumonie (insb. Staphylokokken): intrapulmonale Abszesse bis zum Pyothorax, Pleuraempyem mit hoher Letalität
  Septische Streuung ⇨ Meningitis, Hirnabszess, Endokarditis, Osteomyelitis, septische Arthritis, septischer Schock
* Bei viraler Pneumonie zusätzlich bakterielle Superinfektion mögl.
* **Multiresistente Keime** (Problem insb. auf **Intensivstationen**): MRSA (Methicillin-resistenter Staphylococcus aureus), Extended-Spectrum-Beta-Lactamase-bildende E.coli u. Klebsiellen (ESBL), Vancomycin-resistente Enterokokken (VRE), Penicillin-resistente Pneumokokken, Carbapenem-resistente Pseudomonas aeruginosa, multiresistente Acinetobacter baumannii ⇨ Pat. isolieren, Hygienemaßnahmen, spez. Antibiotika
* Langzeitbeatmung u. Antibiose (z.B. Frühgeborene): Gefahr der Pilzpneumonie
* Pleuraerguss, Pleuritis, Pneumothorax, bronchopulmonale Fisteln, Pneumatozelen
* Karnifikation (= bindegewebiger Umbau nach lobärer Pneumonie), Atelektasen
* Spätfolgen von Pneumonien im Kindesalter: gehäuft Lungenfunktionsstörungen

Proph:
- ♥ Impfung gegen **Haemophilus influenzae**: Standardimpfung für alle Säuglinge ab 2 Mon. zusammen mit T, D, aP, IPV, HBV (6fach Kombinationsimpfung mit insg. 4 Impfterminen im Alter von 2 Mon., 3, 4 und 11-14 Mon.)
- ♥ Impfung gegen **Pneumokokken**: Standardimpfung für alle Säuglinge ab 2 Mon. mit einem Pneumokokken-Konjugatimpfstoff (z.B. Prevenar13®, insg. 3 Impfungen von 2 Mon. bis 11-14 Mon., bei Frühgeborenen 4 Impfungen), zusätzliche Indikationsimpfung für Menschen mit Splenektomie (dann besonderes Risiko für Pneumokokken-Pneumonie) od. Immunsuppression mit einem Polysaccharidimpfstoff (Pneumovax®23)
- ♥ **RSV**-Immunisierung, passiv bei besonderer Ind. (s.o., Kap. Infektionen der Atemwege)

DD:
- **Sepsis**, **Meningitis**, Harnweginfektionen
- Pneumonie als Kompl. bei **Kinderkrankheiten**, wie z.B. Masern, Varizellen, Röteln u. Mononukleose oder auch selten bei Herpes-simplex-Infektion
- Sekundäre Pneumonien = durch Vorerkrankungen bedingt, z.B. Bronchiektasen, Herzinsuffizienz, Infarktpneumonie, Bronchialkarzinom (im atelektatischen Bezirk)
- Chronische Pneumonie: persistierende od. rezidivierende Entzündungen durch nicht-erkannte Fremdkörper, anatomische Fehlbildungen (Sequestrationen), Mukoviszidose, rezidivierende Aspiration (ösophagotracheale Fistel, Reflux, zentralnervöse Schluckstörung)
- Tuberkulose, tuberkulöse Pneumonie, Sarkoidose, Lungenmilzbrand (Bacillus anthracis)

PERTUSSIS

Syn: **Keuchhusten**, ICD-10: A37.0

Ät: **Bordetella pertussis**: aerobes, bekapseltes, gram-neg. Stäbchenbakterium

Path:
- ♦ Tröpfcheninfektion mit **hoher Infektiosität** (Kontagionsindex 80-90 %, insb. im Stadium catarrhale, das aber nur unspezifische Symptome hat und daher noch nicht als Keuchhusten erkennbar ist)
- ♦ Bordetella pertussis: produziert unterschiedliche Eiweißstoffe (u.a. Pertussistoxin, filamentöses Hämagglutinin, Pertactin, Trachea-Zytotoxin), die als Toxine am Flimmerepithel im Tracheobronchialsystem wirken

Epid:
- ◊ Inkubationszeit: 7-14(-20) Tage
- ◊ Altersgipfel: (nicht geimpfte) Säuglinge u. Kleinkinder, selten auch Erwachsene
- ◊ Immunität nicht lebenslang, daher Zweiterkrankung bei Erwachsenen mögl.
- ◊ **Meldepflichtig** (in Deutschland in 2012 neu eingeführt)

Klin:
- ⇒ Stadium catarrhale (1-2 Wo. Dauer): Schnupfen, normaler Husten, Fieber, Konjunktivitis
- ⇒ Stadium convulsivum (3-6 Wo.): tiefe Inspiration, dann **stakkatoartige Hustenattacken** mit vielen Hustenstößen, Schleim eher wenig und zäh, zyanotisch-blaue Gesichtsfarbe bei den Hustenanfällen, vermehrtes Auftreten nachts, oft auch terminales Erbrechen bei den Hustenattacken
  Bei Säuglingen <6 Monate können die typischen Hustenanfälle fehlen, dafür Apnoen.
- ⇒ Stadium decrementi (2-6 Wo.): abflauender Husten, noch Reizhusten

Diag:
1. Anamnese und klinische Untersuchung: typische extreme Hustenanfälle
2. Labor: BB: **starke Leukozytose** u. relative **Lymphozytose**
   Erregernachweis: Nasen-/Rachenabstrich (PCR od. Kultur) im Stad. catarrhale, spezifische IgA/-M/-G-Ak erst nach 2-4 Wo. nachweisbar
3. Röntgen-Thorax: zum Ausschluss Pneumonie, typisch ist ein verbreitertes Mediastinum (durch hiläre Lk), basale streifige Lungenzeichnung

Ther:
- Symptomatische Ther: stationäre Behandlung bei Säuglingen (mit Mutter, Einzelzimmer, O_2-Gabe über Nasensonde, angefeuchtete Atemluft, häufige kleine Mahlzeiten), ggf. Mukolytika, hustenreizstillende u. sedierende Med.
- Med: **Erythromycin** 30-50 mg/kgKG/Tag verteilt auf 3 Dosen für 2 Wo.

Prog: Insg. gut, bei Säuglingen durch Apnoen aber auch Todesfälle mögl.!

Kompl:
- * Hustenanfälle: **konjunktivale Einblutung**, Nasenbluten, bei Säuglingen auch Nabelbruch, Leistenhernie, Rektumprolaps mögl.
- * Sekundärinfektionen: **Bronchopneumonie** (15-20 %), Otitis media
- * **Bronchiektasen**, Emphysem, Atelektasen, Pneumothorax

Proph:
- ♥ Impfung: viermalige **Standardimpfung** (zusammen mit T, D, Hib, IPV, HBV) im Alter von 2, 3, 4 u. 11-14 Mon., aP = Pertussis (azellulär), ap = mit reduziertem Gehalt (für Auffrischimpfungen ab 5-6 J. als Tdap, bzw. TdapIPV bei Jugendlichen/Erwachsenen)
- ♥ Schwangere: sollten geimpft sein od. werden, ebenfalls alle im Haushalt lebende Personen (zum Schutz des Neugeborenen)
- ♥ Chemoprophylaxe, z.B. für nichtgeimpfte Geschwisterkinder mit Erythromycin für 10-14 Tage mögl.

DD:
- Pertussiforme Hustenanfälle bei **viraler Infektion** (insb. RS-, Adeno-, Influenzaviren), Parapertussis (Erreger ist Bordetella parapertussis mit milderen Symptomen)
- Interstitielle Pneumonie: Chlamydienpneumonie
- Mukoviszidose (Syn: zystische Fibrose): rezidivierende Atemwegsinfekte, zäher Schleim
- Tuberkulose
- Fremdkörperaspiration
- Hyperreagibles Bronchialsystem

DIPHTHERIE

Syn: Echter "**Krupp**" (schottisch: croup = Heiserkeit), ICD-10: A36.9

Ät: **Corynebacterium diphtheriae**: gram-pos. Stäbchenbakterium

Path:
- **Tröpfcheninfektion** (Schmierinfektion selten), Erregerreservoir nur der Mensch, ansteckungsfähig solange Erreger nachweisbar sind (und es gibt **gesunde Keimträger**), Manifestationsindex 10-20 % (bei Nichtgeimpften)
- Pathoanatomisch: Bildung von **Pseudomembranen** aus nekrotischem Gewebe, Fibrinbeläge und Korynebakterien auf dem Epithel des Respirationstraktes
- Corynebacterium diphtheriae kann Exotoxine (**Diphtherietoxine**) produzieren (die Information zur Toxinbildung wird durch Bakteriophagen übertragen, nicht alle Stämme bilden Toxine) ⇨ zirkulieren über das Blut u. können die Proteinbiosynthese in den Zellen von Myokard, Gefäßen, Leber, Nieren u. Nerven schädigen.

Epid:
◊ Inkubationszeit: 2-7 Tage
◊ Antitoxische Immunität nicht lebenslang, daher Zweiterkrankung bei Erwachsenen mögl.
◊ In Deutschland **extrem seltene** Erkrankung (Impferfolg), meldepflichtig!

Klin:
⇒ Prodromi (1-2 Tage): allgemeines Krankheitsgefühl, katarrhalische Symptome, Fieber ⇨ nach 2-6 Tagen beginnen dann je nach Immunlage die lokalen oder systemisch-toxischen Symptome.
⇒ Rachendiphtherie: grau-weiße **dicke Beläge**, schwer abstreifbar u. leicht blutend, Schleimhautschwellung, Schluckbeschwerden, **faulig-süßlicher Mundgeruch**, schmerzhafte LK-Schwellung (beidseitige Halsschwellung, „Zäsarenhals")
⇒ Nasendiphtherie (eher bei Säuglingen): behinderte Nasenatmung (DD: normaler Schnupfen), Unruhe, serös-eitriges und später **blutiges Nasensekret**, Gewebsnekrose u. Krustenbildung um die Naseneingänge
⇒ Kehlkopfdiphtherie: von einer Rachendiphtherie ausgehend ⇨ **Heiserkeit** bis Stimmlosigkeit (= Aphonie), **bellender Husten** (= Krupphusten), **inspiratorischer Stridor** mit Dyspnoe, **Erstickungsanfälle**, juguläre u. interkostale Einziehungen, Zyanose
⇒ Wund-/Hautdiphtherie: Geschwüre mit scharfem Rand und pseudomembranösen Belägen, insb. Nabel, Konjunktiven, Penis, Vulva, Vagina od. Wunden betroffen

Diag:
1. Anamnese (Impfanamnese) und klinische Untersuchung. Inspektion, Auskultation
2. Labor: Nasen-/Rachenabstriche unterhalb der Beläge nehmen ⇨ Erreger- u. Toxinnachweis mögl., Lymphozytose u. Linksverschiebung
3. Bei unklarem Befund: Laryngoskopie mit Anästhesie-/Intubationsbereitschaft

Ther:
- Stationäre Überwachung (wegen Gefahr der Atembehinderung), Bettruhe
  - Bei Atemwegsobstruktion/drohender Erstickung Intubation oder Tracheotomie
  - Med: sofortige Gabe von Antiserum (500-2.000 I.E./kgKG i.m., Bezug über die Landesapothekenkammern), Antibiose mit Penicillin G od. Erythromycin für 2 Wochen
- Direkte Kontaktpersonen: Abstrich machen, Auffrisch-Impfung, 7 Tage Antibiose

Prog: meist gut, bei systemischer Beteiligung (Exotoxin) Letalität bis 10 %

Kompl:
* Toxische / maligne systemische Diphtherie: entwickelt sich aus lokaler Form oder primär schwerer Verlauf mit hohem Fieber, Ödemen, Nekrosen mit Membranen, extreme LK-Schwellung ("Cäsarenhals"), toxische Organschädigungen ⇨ Myokarditis (Myolysis cordis toxica, AV-Block, **plötzlicher Herztod** mögl.), Polyneuritis (mit Beteiligung der motorischen Hirnnerven), Pneumonie, Nephritis (bis zum Nierenversagen mögl.), Schock

Proph:
♥ **Impfung:** viermalige **Standardimpfung** (zusammen mit T, aP, Hib, IPV, HBV) im Alter von 2, 3, 4 u. 11-14 Mon., d = mit reduziertem Gehalt für Auffrischimpfungen ab 5-6 J. als Tdap, bzw. TdapIPV bei Jugendlichen/Erwachsenen

♥ Eine passive Immunisierung mit Antiserum (und gleichzeitige aktive Immunisierung bzw. Auffrischung) ist bei Erkrankungshäufung mögl.

DD: – **Pseudokrupp**: meist virale Infektionen, z.B. Parainfluenza, RSV ⇨ **subglottische Laryngitis**, Ther: Dexamethason p.os od. i.v. (0,15-0,6 mg/kgKG) oder Prednisolon p.os od. rektal [Rektodelt®], Inhalation von Epinephrin od. Adrenalin
– **Epiglottitis** (insb. bei Haemophilus influenzae), Laryngotracheitis (bakterielle Infektion)
– Mononukleose (Epstein-Barr-Virus), Tonsillitis (Streptokokken), Angina PLAUT-VINCENTI
– Allergisch bedingtes Asthma bronchiale, Epiglottisödem
– Angeboren: Laryngo-/Tracheomalazie, subglottische Stenose, Stimmbandparese
– Larynxpapillomatose (HPV), Stimmbandparese, Trauma, Fremdkörperaspiration

TUBERKULOSE

Syn: **TBC**, TB, Schwindsucht, Morbus KOCH, ICD-10: A15-19 (je nach Organbefall)

Ät: – **Mycobacterium tuberculosis** (und andere Arten, wie M. bovis, africanum, microti, pinepedii od. canetti, selten auch atypische Mykobakteriosen, z.B. Mycobacterium avium bei immungeschwächten Pat.)
– Prädisp.: Immundefizit (**HIV-Infektion**, 20- bis 40faches Risiko für aktive TBC), konsumierende Prozesse, Malignome, zytostatische Therapie, Unterernährung, Diabetes mellitus

Path: ♦ Übertragung: **Tröpfcheninfektion** (abhängig von Dauer u. Häufigkeit des Kontakts, Virulenz der inhalierten Tuberkelbakterien und Empfänglichkeit des exponierten Kindes)
♦ Primärkomplex mit Primärinfiltrat = Lungenrundherd + Hilus-Lk + Lymphangitis
♦ Organtuberkulose: septische hämatogene Streuung von Tuberkelbakterien (in der Lunge = **Miliartuberkulose**) mit ulzerokavernöser Parenchymdestruktion und Tuberkulombildung (sog. **spezifische Entzündung**) mit zentraler Nekrose („Verkäsung")

Epid: ◊ Häufigkeit: In **Deutschland selten**, gehäuft bei Pat. mit **Migrationshintergrund** (z.B. Russlandaussiedler, Türken), gem. WHO ist die Tuberkulose **weltweit** die am häufigsten zum Tod führende Infektionskrankheit (geschätzt 1,7 Mio. Tote/Jahr, Deutschland: ca. 150/J.), **1/3 der Weltbevölkerung** gilt als TBC-infiziert.
◊ Inzidenz: jährlich ca. 9 Mio. Neuerkrankte (>90 % in den Entwicklungsländern = bis 400/100.000/Jahr, in Deutschland: ca. 4.200/J. = 5/100.000/J., davon etwa 180 Kinder)
◊ Prädisp.alter: Kinder, Jugendliche, in Deutschland heute meist erst bei Erwachsenen
◊ Zur Infektion ist ein **enger Kontakt** mit einem Erkrankten über mehrere Tage erforderlich, Inkubationszeit: im Durchschnitt 6-8 Wo.
◊ Primärmanifestation beim Kind in 90 % d.F. als Lungentuberkulose
◊ **Meldepflichtig** gem. IfSG (Erkrankung und Tod) mit namentlicher Meldung mit Geburtsland und Staatsangehörigkeit durch das Labor

Etlg: # Lungentuberkulose, ICD-10: A15.9
Tuberkulöse Meningitis (meist Hirnbasis u. Rückenmark), ICD-10: A17.0+ G01*
Urogenital-/Nierentuberkulose, ICD-10: A18.1
Abdominal-/Darmtuberkulose, ICD-10: A18.3

Klin: ⇒ Initial häufig keine typischen Beschwerden und in >50 % d.F. **asymptomatisch**! oder nur unspezifische Symptome eines grippalen Infektes
⇒ Allgemeine Tuberkulosesymptomatik: Abgeschlagenheit, Appetitlosigkeit, Gewichtsabnahme, subfebrile Temperatur, **Leistungsminderung**, Appetitlosigkeit, **Nachtschweiß**, **verzögerte Entwicklung**
⇒ Lungentuberkulose: Husten mit oder ohne Auswurf, gelegentlich Brustschmerz und Atemnot, im Verlauf dann oft anhaltender **blutiger Auswurf** (Hämoptoe)
⇒ Tuberkulöse Meningitis (Säuglinge/Kleinkinder): Reizbarkeit, Kopfschmerzen, Erbrechen, meningitische Reizung (Nackensteifigkeit), Hirnnervenausfälle, Anfälle, Hemiparesen

⇒ Urogenital-/Nierentuberkulose: Dysurie, Pollakisurie, Hämaturie, sterile Leukozyturie, Koliken durch nekrotisches Material mögl., bei Urogenitaltuberkulose verdickter Nebenhoden, perlschnurartig verdickter Duct.deferens, Prostatakavernen

Diag: 1. Anamnese (Migrationshintergrund, Auslandsreisen?) und klinische Untersuchung: bei Auskultation meist kein oder nur geringer Befund (z.B. abgeschwächtes Atemgeräusch)

2. **Röntgen-Thorax** in 2 Ebenen: Primärkomplex u. gleichseitige Hilus-Lk-Vergrößerung, evtl. Pleuraerguss, Atelektasen, Kavernen, ggf. CCT/MRT

3. Labor: **Tuberkulinprobe** (intrakutan n. MENDEL-MANTOUX), Blut- und Morgenurinkulturen auf TBC, bei V.a. tuberkulöse Meningitis Liquorpunktion ⇨ Versuch des direkten mikroskopischen Erregernachweises (ZIEHL-NEELSEN-Färbung), Kultur- und Tierversuch (Nachteil: 4-6 Wo. Nachweisdauer und der Nachweis gelingt nicht immer), neuere Methoden sind die PCR und Schnellresistenztestung sowie der **IGRA** (Interferon-Gamma-Release-Assay) zur schnelleren Diagnostik.

Ther:
- Allgemein: Bei offener TBC (Infektionsgefahr) stationäre Behandlung und **Isolierung** des Pat. für ca. 3-4 Wo.
- Medikamentöse Tuberkulosetherapie: zur Resistenzvermeidung **Kombinationsbehandlung** (3er- od. sogar 4er-Kombination) über mind. 6-12 Monate einsetzen.
  Medikamentenauswahl nach Erregertestung, die wichtigsten Antituberkulotika sind:
  - **Isoniazid** (INH, Isozid®) p.os/i.v. 5-10 mg/kgKG/Tag
  - **Rifampicin** (RMP, Rifa®) nur in Kombination, p.os/i.v. 10-15 mg/kgKG/Tag in 1-2 Dosen (bei oraler Gabe 1 Std. vor dem Essen)
  - **Pyrazinamid** (PZA, Pyrafat®) nur in Kombination, p.os 30 mg/kgKG/Tag
  - Ethambutol (EMB, Myambutol®) nur in Kombination, p.os, i.v., i.m. 1 x 20-25 mg/kgKG/Tag
  - Reservemedikamente: Protionamid (PETEHA®) p.os, Ciprofloxacin (Ciprobay®) p.os/i.v., Streptomycin (Strepto-Fatol®) i.m., Amikacin i.v.

  Typische Kombination bei unkomplizierter TBC: 2 Mon. INH+RMP+PZA, dann 4 Mon. INH+RMP, Säuglinge u. Kleinkinder + Vit.-B_6-Gabe (Pyridoxin) wegen Isoniazid-NW

  Tuberkulöse Meningitis: 4er-Kombination zu Beginn **i.v.**: INH+RMP+PZA + Protionamid und Vit.-B_6-Gabe (Pyridoxin) wegen Isoniazid-NW, für 12-24 Mon. (je nach Resistenz), evtl. Kortikoide bei neurologischen Symptomen (Prednisolon 2 mg/kgKG/Tag für 2-4 Wo.)
- Aktuelle Informationen: Robert-Koch-Institut, Internet: www.rki.de u. Deutsches Zentralkomitee zur Bekämpfung d. TBC, Internet: www.pneumologie.de/dzk/, www.tballiance.org

Prog: Unter konsequent durchgeführter, antituberkulotischer Therapie mit Mehrfachkombinationen ist die Prognose heute **gut** (Heilung bei Kindern in 80-90 % d.F.), Letalität in Deutschland ca. 3,5 %.

Kompl:
* Multiresistente Tuberkulose-Erreger: MDR-TBC (multi-drug-resistant, Resistenz gegen Isoniazid u. Rifampicin), XDR-TBC (extended = Resistenz auch gegen Reservemedikamente), ca. 2 % d.F.
* Auch Jahre nach Primäraffekt noch Ausbildung von Knochen-, Gelenk-, Abdominal- oder Urogenitaltuberkulosen durch **hämatogene Streuung** mögl.
* Bei Restkavernen oder narbigen Veränderungen (Bronchusstenosen, Tracheakompression) unter tuberkulostaktischer Behandlung können auch operativ resezierende Verfahren (Segmentresektion, Lobektomie, Pneumektomie) notwendig sein.
* Tuberkulöse Meningitis: Verklebung der Liquorwege ⇨ Hydrocephalus occlusus (Ther: Liquordrainage), Querschnittlähmung
* Urogenital-/Nierentuberkulose: Zerstörung der Niere (irreversible Parenchymzerstörung, Nephrektomie), Schrumpfblase, beidseitige Epididymitis (⇨ Sterilität)
* Schwangerschaft und Wochenbett: Gefahr der **Exazerbation** einer bestehenden Tuberkulose bei der Mutter, diaplazentare Übertragung mögl. (selten), eher postpartale Infektion des Neugeborenen bei offener TBC der Mutter. Eine Ther. ist auch während der Schwangerschaft mit Antituberkulotika mögl. und indiziert, Mittel der Wahl sind Isoniazid (+ Vit.-B6-Gabe) + Rifampicin. Bei offener TBC Trennung von Mutter und Kind nach der Geburt und nicht stillen.

<u>Med:</u> * Leberfunktionsstörungen u. verminderte Wirkung von hormonalen Kontrazeptiva (Rifampicin), Polyneuropathie, Epilepsie u. Hepatitis (Isoniazid), Sehstörungen (Ethambutol), Hyperurikämie (Pyrazinamid), nephro- und ototoxisch (Streptomycin)

<u>Proph:</u>
- ♥ Eine allgemeine Impfung wird mit dem derzeitigen BCG-Impfstoff in Deutschland seit 1998 (wegen NW und nur 50%igem Schutz) nicht mehr empfohlen.
- ♥ Gefährdete Säuglinge u. Kleinkinder bis 5 J. (bei Kontakt mit TBC-Pat.) erhalten eine **Chemoprophylaxe** mit Isoniazid (200 mg/m^2 Körperoberfläche + Vit.-B_6-Gabe wegen Isoniazid-NW auf das Nervensystem) für 9 Monate (od. 3 Mon. INH+RMP).
- ♥ Beschäftigte im Gesundheitswesen können mittels Tuberkulintest (intrakutane Injektion n. MENDEL-MANTOUX von 0,1 ml = 2 TE mit Tuberkulin PPD RT 23 SSI, seit 2005 in Deutschland wieder zugelassen u. erhältlich) überwacht werden (die früher durchgeführte Röntgenüberwachung der Lungen wird <u>nicht</u> mehr empfohlen). Negative Reaktion = Indurationsdurchmesser der Haut <5 mm, positiv >6-14 mm, stark pos. >15 mm.

<u>DD:</u> – Hämoptoe anderer Genese: hämorrhagische Bronchitis, Lungenabszess, Lungenembolie, GOODPASTURE-Syndrom (Autoimmunerkrankung)

DURCHFALLERKRANKUNGEN

<u>Syn:</u> Infektiöse **Gastroenteritis**, Brechdurchfall, Diarrhoe, ICD-10: A09.0

<u>Ät:</u>
- <u>Viral:</u> **Rotavirus**, **Norovirus**, **Enterovirus**, Sapovirus, Adenoviren, Reovirus
- <u>Bakteriell:</u> **Salmonellose**, enteropathogene **E.coli**, Staphylokokken, Yersinien, Campylobacter enteritis, Clostridium difficile, Shigellen, Vibrio cholerae
- <u>Protozoen:</u> Lambliasis (Giardia lamblia), Amöbiasis (Entamoeba histolytica), Kryptosporidiose, Kokzidiose (Isospora belli), Cyclospora cayetanensis
- <u>Pilze:</u> Candida albicans, Aspergillose

<u>Path:</u> ♦ Entzündung der Darmschleimhaut und Wirkung der Erregertoxine führen zu **Verlust von Wasser** u. **Elektrolytverschiebung** aus dem od. in das Darmlumen

<u>Epid:</u>
- ◊ <u>Häufigkeit:</u> 250.000 gemeldete Fälle pro Jahr in Deutschland, die Dunkelziffer ist vielfach höher. Gastroenteritis in Deutschland meist durch Viren (insb. Rotavirus) bedingt, zweithäufigste pädiatrische Infektionserkrankung (nach den Atemwegsinfektionen).
- ◊ <u>Letalität:</u> bei uns extrem gering, gefährdet sind Säuglinge und Kleinkinder, insb. bei vorbestehender Unterernährung (Entwicklungsländer!)
- ◊ **Meldepflichtig** sind Infektionen mit Rotavirus, Norovirus, Salmonellen, Yersinien, Campylobacter, Giardia lamblia, Kryptosporidien und Durchfallerkrankungen mit epidemischem Auftreten (z.B. >2 Erkrankte in einer Gemeinschaftseinrichtung, wie Kindergarten, Schule)
- ◊ <u>Gemeinschaftseinrichtungen:</u> Während der Erkrankung bis 2 Tage nach Abklingen der Symptome darf der Kindergarten/die Schule nicht besucht werden.

<u>Klin:</u>
- ⇒ **Bauchschmerzen**, oft auch Symptome eines respiratorischen Infektes
- ⇒ Wässrig-schleimige **Durchfälle** (>3/Tag), evtl. auch blutig
- ⇒ **Übelkeit** und **Erbrechen**
- ⇒ Allgemeinsymptome: erhöhte Temp. bis Fieber, Trinkunlust bzw. Abneigung gegen Speisen, Kopf- u. Gliederschmerzen
- ⇒ <u>Zeichen einer Dehydratation:</u> Durst, Reizbarkeit/Erregbarkeit, **Lethargie** bis Somnolenz, trockener Mund u. Zunge, **eingesunkene Augen**, verminderte Tränensekretion, **stehende Hautfalten** (>2 Sek.), **reduzierte Urinproduktion** (weniger feuchte Windel als sonst), Gewichtsverlust, Azidoseatmung

<u>Diag:</u> 1. Anamnese (Nahrungsaufnahme?, Reiseanamnese? ⇨ dann auch an Cholera, Lamblien od. Amöben denken, Medikamente?) und klinische Untersuchung: Gewicht bestimmen bzw. Gewichtsverlust (wenn Vorgewicht bekannt ist),

Zeichen der Dehydratation: stehende Hautfalten, Rekapillarisierungszeit verlängert (>2 Sek.), eingesunkene Fontanellen?
2. Labor: Blutbild, BSG, Elektrolyte, Nierenretentionswerte, BGA, Harnbefund (Urinstix)
3. Stuhlprobe (nicht bei unkomplizierter Form) ⇨ Erregernachweis, Enterotoxin-Nachweis
4. Sonographie: ggf. zum Ausschluss einer Appendizitis

<u>**Ther:**</u>
- Bei leichten gastrointestinalen Beschwerden: **symptomatisch** mit oraler Rehydratation (isotonische Salz-Glukose-Lösung od. Fertiglösungen, z.B. Oralpädon®, Elotrans®), orale Ernährung so schnell wie mögl. **wieder beginnen**, **Stillen** ist jederzeit mögl. u. empfohlen. Es wird empfohlen <u>keine</u> Med. zu verabreichen.
- Bei schwerer Dehydratation (insb. bei Säuglingen, Kleinkindern, Bewusstseinstrübung): **stationäre Aufnahme**, Rehydrationsbehandlung per Sonde oder parenteral (Ringer-Lactat-Lösung), Elektrolytgabe nach Bedarf, orale Ernährung (u. Stillen) so bald als mögl. wieder beginnen
- <u>Med:</u> Antibiose nur bei nachgewiesenem bakteriellem Infekt (gezielt nach Antibiogramm), weiteres zu den einzelnen Erkrankungen s.u. Bei Säuglingen mit schwerer Symptomatik od. blutigen Durchfällen, Septikämie od. Vorerkrankungen (immunsupprimiert) ggf. ungezielte Sofortgabe eines Breitbandantibiotikums.
  <u>Symptomatisch:</u> gegen die Übelkeit Dimenhydrinat (8-15 kg 40 mg/Tag, 15-25 kg 70 mg/Tag, 25-40 kg 2x70 mg/Tag als Supp. od. 1,25 mg/kgKG als Sirup, Vomex A®, Cave: ist rezeptfrei erhältlich, bei Überdosierung toxisch, Todesfälle beschrieben!) oder bei Erbrechen Diphenhydramin (Emesan®K Kinderzäpfchen),
  gegen die Diarrhoe Loperamid (0,2 ml/kgKG = 0,04 mg/kgKG, Imodium®N Lösung)

<u>**Prog:**</u> gut, meist selbstlimitierend innerhalb von 1-2 Tagen

<u>**Kompl:**</u>
* **Dehydratation**, Elektrolytverschiebung (hypertone Dehydratation, durch erhöhtes Natrium im Serum u. metabolische Azidose): Somnolenz bis zum Koma, zerebrale Krampfanfälle, Kreislaufversagen ⇨ langsame Rehydratation und Elektrolytausgleich über 1-2 Tage zur Prophylaxe eines Hirnödems
* Postenteritisches Syndrom: anhaltende schleimig-wässrige Durchfälle >2 Wo. (chronischer Durchfall) nach der akuten Phase ⇨ Gedeihstörung; organische Erkrankung ausschließen
* Erregerspezifische Kompl. s.u.

<u>**Proph:**</u>
- ♥ Allgemeine Hygienemaßnahmen innerhalb der Familie beachten (eigene Toilette für das Kind, Händedesinfektion)
- ♥ Bei Reisen in tropische Länder: keine ungekochten Speisen, Wasser abkochen
- ♥ Impfung: für **Rotavirus** (STIKO-Empfehlung), Typhus abdominalis, Cholera mögl.

<u>**DD:**</u>
- Vollgestillte Säuglinge haben häufigen und sehr weichen bis flüssigen Stuhl
- <u>Alle Ursachen für ein **Akutes Abdomen**</u> (s.u.): insb. **Appendizitis**, Invagination usw.
- Chronische Diarrhoe (>3 Wo. andauernd, führt zur Gedeihstörung) ⇨ eher organische Ursache, z.B. Kuhmilchproteinintoleranz, Allergie auf Lebensmittel, Mukoviszidose, Zöliakie
- Reizdarmsyndrom (Syn: **funktionelle Bauchschmerzen**, Colon irritabile, Reizkolon engl. irritable bowel syndrome), Klin: abdominelle Schmerzen, abnorme Stuhlhäufigkeit und Stuhlform, Blähungen. Dies ist eine <u>Ausschlussdiagnose</u> (s.u., Kap. Verdauungstrakt).
  Ther: ballaststoffreiche Kost, Med: Versuch mit Flohsamenpräparaten (Plantago ovata, Mucofalk®) od. Spasmolytika (z.B. Mebeverin, Duspatal®)
- <u>**DD der Diarrhoe**</u> (nicht-infektiöse Gastroenteritis ICD-10: K52.9):

Ursache	Krankheiten
Infektiöse Gastroenteritis	**Viral**, bakteriell (inkl. **Lebensmittelvergiftung** durch bakterielle Toxine), parasitär (Lamblien, Amöben), Pilze
Entzündliche Darmerkrankungen	**Colitis ulcerosa**, Morbus CROHN, pseudomembranöse Enterokolitis (durch Antibiotika + Clostridium-difficile-Toxine)
Anatomische Ursachen	Fistelung, Malrotation, Duplikaturen, intestinale Lymphangiektasie
Malabsorptionssyndrome	Kurzdarmsyndrom, Malabsorption, Strahlenenteritis

Ursache	Krankheiten
Immunologische Ursachen	**Nahrungsmittelallergie**, **Zöliakie** (Glutenallergie), Kuhmilchallergie, IgA-Mangel, kombinierter Immundefekt, Agammaglobulinämie
Pankreas	Pankreasinsuffizienz, **Mukoviszidose**, Pankreatitis
Leber, Galle	Hepatitis, Leberzirrhose, Gallensäureverlustsyndrom
Enzymdefekte	Laktasemangel, Laktoseintoleranz, Saccharase-Isomaltasemangel
Endokrine Ursachen	Hyperthyreose, Hyperparathyreoidismus, Karzinoid, Gastrinom, Vipom
Medikamente	**Antibiotika**, Chemotherapie, Laxanzienabusus
Andere Ursachen	Intoxikationen, psychischer Stress, Reizdarmsyndrom

Rotavirus-Infektion

Syn: PRG = pädiatrische Rotavirus-Gastroenteritis, ICD-10: A08.0

Path:
- ♦ Rotaviren sind RNA-Viren: 43 humanpathogene Serotypen und 7 Gruppen (A-G) bekannt, Glykoproteinserotypus G1-G4 (in Europa in >80 % d.F. Gruppe A).
- ♦ Rotaviren sind äußerst widerstandsfähig und **hochkontagiös** (für eine Infektion reichen 10 Viren aus und 1 g Stuhl enthält mehrere Milliarden Viren)

Epid:
- ◊ Übertragung: **fäkal-oral**, auch Tröpfcheninfektion über den Respirationstrakt mögl.
- ◊ Inkubationszeit: **kurz**, 24–72 Std., Ausscheidung: 1-2 Wo. (verlängert bei immundefizienten Kindern und Frühgeborenen)
- ◊ Prädisp.alter: insb. Säuglinge und Kleinkinder (6.-24. Mon.), weltweit und auch in Deutschland **häufigster Durchfallerreger** in diesem Alter und häufigster Grund für eine stationäre Aufnahme, bis zum 5. Lj. beträgt die Durchseuchung fast 100 %.
- ◊ Jahreszeitliche Häufung in den Wintermonaten bis April
- ◊ Letalität: geschätzt 440.000 Todesfälle/Jahr weltweit durch Rotavirus-Infektionen

Klin:
- ⇒ **Heftiges Erbrechen**, innerhalb von 24 Std. folgt der **stark riechende Durchfall**
  Dauer: Übelkeit u. Erbrechen meist für 1-2 Tage, Durchfall für 4-6 Tage
- ⇒ Erhöhte Temp., starke Bauchschmerzen, in 50 % d.F. zusätzlich unspezifische respiratorische Symptome
- ⇒ >20 Brechdurchfälle innerhalb von 24 Std. mögl. ⇨ rapider Flüssigkeitsverlust, **Dehydratation!**

Diag:
1. Anamnese (typisches Alter) und klinische Untersuchung s.o.
2. Labor: BB, Elektrolyte, BGA, Nierenretentionswerte
   Nachweis: RNA- (PCR) od. Antigennachweis (EIA) aus Stuhlprobe mögl. (meldepflichtig)

Ther:
- Leichte gastrointestinale Beschwerden: symptomatisch mit oraler Rehydratation (s.o.)
- Bei schwerer Dehydratation: **stationäre Aufnahme**, parenterale Rehydrationsbehandlung, Elektrolytgabe nach Bedarf, orale Ernährung so schnell wie mögl. wieder beginnen.

Prog: Gut, Säuglinge und Kleinkinder sind aber bei Dehydratation gefährdet.

Kompl: ∗ Dehydratation, Störungen des Elektrolyt- (Na >160 mmol/l = hypertone Dehydratation) und Säure-Basen-Haushalts ⇨ Organversagen, zerebrale Krampfanfälle und tödlicher Verlauf mögl.

Proph: ♥ Impfung: Schluckimpfung (**Lebendimpfstoff**) für Säuglinge **ab 6. Woche** post partum, 2 Dosen Rotarix® (attenuierter Lebendimpfstoff) od. 3 Dosen RotaTeq® (lebende Rotavirus-Reassortanten, ist auch für Frühgeborene zugelassen, 1 Std. vor und nach Impfung nicht stillen), im Abstand von 4 Wo. zwischen den Impfungen, Beginn bis zur 12 Wo., Abschluss der Impfungen in der 24./32. Lebenswoche (besser noch 16./22. Wo., keine Impfung älterer Säuglinge). Die Impfung ist seit 2013 eine STIKO-Empfehlung.
Kompl: Erhöhtes Risiko für Invagination bei Impfung älterer Säuglinge (bei 1. Impfung >3-5 Mon.) u. Auftreten eines KAWASAKI-Syndroms (s.u.) nach Impfung. Die Impfviren

sind potentiell infektiös (Hygienemaßnahmen durchführen, falls sich die Kinder zum Zeitpunkt der Impfung z.B. in einem Krankenhaus befinden).

DD: Andere Gastroenteritiden: insb. viral: **Noroviren**, Sapovirus, Enterovirus, Adenovirus

Norovirus-Infektion

Syn: Norwalk-like-Virus-Infektion (erster Nachweis 1968 aus Norwalk, in der USA), ICD-10: A08.1

Path:
- ♦ Noroviren sind RNA-Viren: >20 humanpathogene Serotypen u. 5 Gruppen bekannt
- ♦ Noroviren sind umweltstabil und **extrem infektiös** (bereits 10 Viren genügen für eine Infektion und es befinden sich 10^{11} Viruspartikel in einem ml Darmflüssigkeit ⇨ selbst das Aerosol einige Meter entfernt von einem Erbrechenden genügt also für eine Infektion!)

Epid:
- ◊ Übertragung: **fäkal-oral** (kontaminierte Lebensmittel!) und aerogene **Tröpfcheninfektion**
- ◊ Prädisp.alter: Kleinkinder und Erwachsene (bei den Erwachsenen ist die Norovirus-Infektion die häufigste Ursache für eine nicht-bakterielle Gastroenteritis)
- ◊ Inkubationszeit: **sehr kurz**, 6 Std. – 2 Tage
- ◊ Wegen der hohen Kontagiosität Vorkommen häufig in **Gemeinschaftseinrichtungen**, wie Kindergarten, Schulen, Altenheimen, Kreuzfahrtschiffen usw.
- ◊ **Meldepflichtig**, insb. bei epidemischem Auftreten (>2 Erkrankte in einer Gemeinschaftseinrichtung), z.B. 2012 bei 11.000 Pat. in ostdeutschen Schulen durch verunreinigte tiefgekühlte Erdbeeren aus China

Klin:
- ⇒ Heftiges **schwallartiges Erbrechen** u. wässriger Durchfall für 1-2 Tage
- ⇒ Starkes Krankheitsgefühl: Übelkeit, abdominelle krampfartige Schmerzen, Myalgien, Kopfschmerzen, Müdigkeit

Diag:
1. Anamnese (Gemeinschaftseinrichtung?) und klinische Untersuchung s.o.
2. Labor: BB, Elektrolyte, BGA, Nierenretentionswerte
   Nachweis: RNA- (PCR) od. Antigennachweis (EIA) aus Stuhlprobe mögl.

Ther:
- Leichte gastrointestinale Beschwerden: symptomatisch mit oraler Rehydratation (s.o.)
- Bei schwerer Dehydratation: **stationäre Aufnahme**, parenterale Rehydrationsbehandlung, Elektrolytgabe nach Bedarf, orale Ernährung so schnell wie mögl. wieder beginnen
- Keine Antidiarrhoika verordnen (z.B. Loperamid, Imodium®), verzögern den Verlauf eher.

Prog: Gut, Symptome meist nur für 1-3 Tage, in Europa praktisch keine Letalität

Kompl:
- * Dehydratation, Störungen des Elektrolyt- und Säure-Basen-Haushalts ⇨ Organversagen mögl.
- * Bei Immunschwäche kann ein chronischer Verlauf entstehen.

DD: Andere Gastroenteritiden: insb. viral: **Rotaviren**, Sapovirus, Enterovirus, Adenovirus

Salmonellosen

Syn: Typhus abdominalis, Paratyphus, Salmonellenenteritis, engl. typhoid-fever, enteric-fever

Ät: Salmonella enterica (gram-neg. Stäbchenbakterien): ca. 2.500 verschiedene Salmonella-Serovare bekannt, häufigste Erreger: Salmonella enteritidis (60 %) u. typhimurium (20 %)

Etlg:
- # **Typhus abdominalis** (ICD-10: A01.0): Salmonella typhi ⇨ schwere Allgemeininfektion
- # **Paratyphus** (ICD-10: A01.4): Salmonella paratyphi B (A u. C eher in den Tropen) ⇨ Allgemeininfektion (wie bei Typhus, jedoch geringere Schwere)
- # **Salmonellenenteritis** (ICD-10: A02.0): Salmonella enteritidis und typhimurium ⇨ Gastroenteritis

Epid:
- ◊ Erregerreservoir: Salmonella typhi u. paratyphi nur der Mensch, Salmonellenenteritis auch beim Tier (Rind, Schwein, Geflügel, Hühner ⇨ **Eier**!), sehr resistenter, weltweit verbreiteter Keim, in Deutschland häufigste Ursache bakteriellen Durchfalls

◊ Übertragung: Typhus u. Paratyphus fäkal-oral durch **Dauerausscheider**, Salmonellenenteritis meist als **Lebensmittelinfektion**, selten fäkal-oral durch Dauerausscheider
◊ Häufigkeit: Typhus u. Paratyphus sind in Deutschland sehr selten (100 Fälle/J., meist aus dem asiatischen Raum importierte Fälle, weltweit 25 Mio. Fälle/Jahr geschätzt), Salmonellenenteritis 65/100.000/Jahr
◊ Inkubationszeit: Salmonellenenteritis wenige Stunden bis 3 Tage, Typhus 3-60 Tage
◊ Prädisp.alter: 30 % der Salmonellenenteritiden vor dem 5. Lj.
◊ **Meldepflichtig** (bei Typhus abdominalis auch schon der Verdacht)

Klin: Salmonellenenteritis:
⇒ Akute Gastroenteritis mit Übelkeit, Bauchschmerzen, Erbrechen und Durchfall (wässrig, evtl. blutig, von Tenesmen begleitet, meist <1 Wo. anhaltend), Dehydrierung
⇒ Fieber, insb. bei Säuglingen ist auch eine septische Verlaufsform möglich: hohes Fieber, Schüttelfrost, Gliederschmerzen, Zentralisation und Bakteriämie mit Absiedelungen (s.u.)

Typhus abdominalis u. Paratyphus:
⇒ Längere Inkubationszeit, schleichender Krankheitsverlauf mit Müdigkeit, Kopf-/Bauchschmerzen, Kontinua-Fieber über mehrere Tage, Bradykardie (trotz Fiebers), unspezifische respiratorische Symptome wie Husten, Halsschmerzen usw.
⇒ Zu Beginn noch Obstipation, dann meist blutige Durchfälle
⇒ Geschwollene, weißlich belegte Zunge mit rötlichem Rand, Enanthem
⇒ Hepato-/Splenomegalie
⇒ Enzephalitisartige Bewusstseinsstörungen, Benommenheit

Diag:
1. Anamnese (Reiseanamnese) und klinische Untersuchung
2. Labor: BB: bei Typhus Leukopenie, Aneosinophilie
   Salmonellen-Erregernachweis aus Stuhl, Rektalabstrich, Erbrochenem, verdächtigen Lebensmitteln u. Blutkulturen bei V.a. systemischen Verlauf mögl. ⇨ Antibiogramm

Ther:
- Salmonellenenteritis: Flüssigkeits- und Elektrolytverlust ausgleichen, Antibiose nur bei Kompl. od. Erkrankung im 1. Lj. (die Antibiose verlängert die Keimausscheidung und führt häufiger zu Dauerausscheidern)
- Typhus abdominalis, Paratyphus od. komplizierte Salmonellenenteritis: Amoxicillin 50 mg/kgKG/Tag i.v. in 4 Dosen oder Cotrimoxazol (Cotrim®) 10 mg/kgKG/Tag i.v. in 2 Dosen oder Cefotaxim (Claforan®) 150 mg/kgKG/Tag i.v. in 3 Dosen für 2 Wo. (Anmerkung: für Erwachsene ist Mittel der Wahl Ciprofloxacin, Ciprobay®)
- Dauerausscheider: Versuch der Elimination mit einem Cephalosporin für 3 Wochen, dann Cotrimoxazol für 3 Monate

Prog: Salmonellenenteritis: gut, selten septischer Verlauf mögl.
Typhus abdominalis u. Paratyphus: bei septischem Verlauf ernst (insb. bei Säuglingen od. Kindern mit Immunsuppression), Letalität unbehandelt bis 20 %

Kompl:
* Bakteriämisch-septischer Verlauf einer Salmonelleninfektion ⇨ Meningitis, Endokarditis, Perikarditis, Osteomyelitis, Arthritis, Pleuraempyem, Nierenabszess mögl.
* Typhus abdominalis u. Paratyphus: Darmblutung, Darmperforation, Peritonitis, nekrotisierende Cholezystitis
* **Dauerausscheider** (>10 Wo. noch Salmonellenausscheidung über den Stuhl) ⇨ Überwachung durch das Gesundheitsamt, Beschäftigungsverbot im Lebensmittelbereich

Proph:
♥ **Lebensmittelhygiene**: Vermehrung von Salmonellen bei Temperaturen von 10 - 50° C. Lagerung roher Lebensmittel im Kühlschrank (bei ca. 7° C) verhindert übermäßige Erreger-Ausbreitung, Einfrieren tötet die Keime nicht ab. Sicheres Abtöten bei Temperaturen >70° C im Lebensmittelinneren für mind. 10 Min.
♥ Strenge Beachtung der **Händehygiene** u. gesonderte Zubereitung gefährdeter Lebensmittel (Geflügel, Eier)
♥ Impfung: für Reisende in Endemiegebiete ⇨ Schluckimpfung (Lebendimpfstoff) an Tag 1, 3 u. 5 nüchtern (Typhoral®L) od. Totimpfstoff i.m. (Typhim Vi®)

DD: – Gastroenteritis durch andere Keime (z.B. Staphylokokken)
– entzündliche Darmkrankheit, Peritonitis

E.-coli-assoziierte Durchfallerkrankungen

Syn: Darminfektion durch E.coli, ICD-10: A04.4

Ät: **Escherichia coli**, es gibt zahlreiche Serogruppen

Path: E.coli ist ein physiologischer Darmkeim, auch die darmpathogenen E.coli kommen beim Menschen (ohne Symptome) häufig vor ⇨ Dauerausscheider.

Etlg: Darmpathogene Escherichia-coli-Gruppen (EC):

Art	Eigenschaft	Klinik
ETEC	enterotoxisch	Ruhrähnliche Diarrhoe: wässrig, nicht blutige Diarrhoe
EPEC	enteropathogen	Säuglingsdiarrhoe mit protrahiertem Verlauf, 10-20 Stühle/Tag für ca. 2 Wochen
EIEC	enteroinvasiv	Blutig-schleimige Diarrhoe, Fieber, Erbrechen, Tenesmen
EaggEC	enteroaggregativ	Persistierende, wässrige Diarrhoe, insb. bei Säuglingen
EHEC / STEC	enterohämorrhagisch, **Shigatoxin**-produzierend	Wässriger Durchfall, Kompl: Kolitis mit blutigen Stühlen, hämolytisch-urämisches Syndrom, insb. bei Kindern **bis zum 6. Lj.**

Epid: ◊ Übertragung: fäkal-oral über kontaminierte Lebensmittel
◊ Inkubationszeit: Stunden bis wenige Tage
◊ Prädisp.alter: **Säuglinge/Kleinkinder**, alte Menschen, Schwangere
◊ Meldepflichtig sind EHEC-Infektionen (ca. 1.000 Fälle/Jahr in Deutschland)

Diag: 1. Anamnese und klinische Untersuchung
2. Labor: Erreger- und Toxinnachweis (ELISA) im Stuhl, Antigennachweis, Serumelektrolyte

Ther:
- Symptomatisch: Rehydrierung mit Flüssigkeits- und Glukose-/Elektrolytsubstitution
- Med: primär keine Antibiose (kann Toxin-Symptome verstärken), keine Antidiarrhoika

Prog: Abhängig vom Typ, ernste Prog. bei EHEC-Infektion von Säuglingen/Kleinkindern, Letalität 2-5 %

Kompl: * Hämorrhagische Kolitis
* **Hämolytisch-urämisches Syndrom** (**HUS**, GASSER-Syndrom, ICD-10: D59.3), verursacht durch die Shigatoxine (Syn: Verotoxine) der EHEC:

Epid: betroffen sind insb. Kleinkinder, Altersgipfel: 1-4 J., meldepflichtig!

Klin: 5-10 Tage nach dem Beginn einer **hämorrhagischen Gastroenteritis** zunehmende Blässe, Schwäche, Rückgang der Urinproduktion (Oligurie) bis zum **akuten Nierenversagen** mit Anurie, **hämolytische Anämie**, Thrombozytopenie, arterielle Hypertonie, Eintrübung, zerebrale Krampfanfälle, **Multiorganversagen**, Tod mögl.

Diag: BB: starke Anämie, Fragmentozyten, Thrombozytopenie, erhöhtes Kreatinin u. Harnstoff, Hyperkaliämie, Hypokalzämie und Hyperphosphatämie

Urin: Mikro-/Makrohämaturie, Proteinurie, Hämoglobinurie

Ther: Infusion u. Diuretika (Furosemid) zur Steigerung der Urinproduktion, Flüssigkeitsbilanzierung, (vorübergehende) **Dialyse**, Plasmapherese, Heparin, monoklonaler Ak Eculizumab (inhibiert die Komplementaktivierung, Soliris®), Antihypertensiva

Prog: mit frühzeitiger Dialyse Letalität <5 %, Spätfolge: die Entwicklung einer chronischen Niereninsuffizienz ist noch Jahre danach mögl., maligne arterielle Hypertonie

DD: nicht-infektiöses HUS (medikamentös-toxisch bedingt, familiäres HUS mit Komplementaktivierung, HELLP-Syndrom in der Schwangerschaft)

Anmerkung: Bei der EHEC-Epidemie im Jahr 2011 in Deutschland waren untypischerweise überwiegend Erwachsene betroffen, mit häufiger Entwicklung eines HUS (in 20 % d.F.) und bei HUS 6,5 % Todesfälle. Der Keim war ein Shigatoxin-2-bildender EHEC/EAggEC + ESBL-bildend (⇨ multiresistent) und daher sehr virulent (die Übertragung erfolgte vermutlich über verunreinigte Sprossen (aus ägyptischen Bockshornkleesamen), die für Salate verwendet wurden).

<u>Proph:</u> ♥ Meidung nichtpasteurisierter Milch, kein rohes Fleisch, allgemeine Hygienemaßnahmen

Campylobacter-Enteritis

<u>Syn:</u> Enterokolitis durch Campylobacter, ICD-10: A04.5

<u>Ät:</u> Campylobacter jejuni, coli und fetus (gram-neg., darmpathogene Stäbchenbakterien)

<u>Epid:</u>
- ◊ <u>Übertragung:</u> kontaminierte Lebensmittel (Geflügel, Rohmilch), fäkal-oral
- ◊ <u>Inkubationszeit:</u> 1-8 Tage
- ◊ <u>Prädisp.alter:</u> insb. Neugeborene und Säuglinge

<u>Klin:</u>
- ⇒ Wässrige Diarrhoe, z.T. mit blutigen Stühlen, Erbrechen, Koliken
- ⇒ Fieber, Kopf-/Gliederschmerzen

<u>Diag:</u>
1. Anamnese und klinische Untersuchung
2. Labor: Erreger können in Stuhl u. Nahrungsmittelresten nachgewiesen werden.

<u>Ther:</u>
- Symptomatische Behandlung (Rehydrierung u. Elektrolytausgleich)
- Med: Antibiose mit Erythromycin mögl.

<u>Kompl:</u>
- * Selten: Meningitis, Abszesse, Pneumonie, Neugeborene: Endo-/Perikarditis
- * Nach Wochen: reaktive Arthritis (HLA-B-27 assoziiert, REITER-Syndrom), Erythema nodosum, nach Wochen GUILLAIN-BARRÉ-Syndrom (Polyradikuloneuropathie) als Spätkomplikation mögl.

Shigellose

<u>Syn:</u> Bakterielle Ruhr, bakterielle Dysenterie, Shigellen-Infektion, ICD-10: A03.9

<u>Ät:</u> Shigellen: gram-neg., unbewegliche, **enterotoxinbildende** Bakterien (gehören zur Familie der Enterobacteriaceae), 4 Subgruppen, zahlreiche Serovarianten, fakultativ exotoxinbildend

<u>Etlg:</u> 4 Subgruppen:
- # Gruppe A: Sh. dysenteriae (SHIGA-KRUSE-Bakterien, insb. in tropischen Ländern), kann zusätzlich Exotoxine (Neurotoxin, **Shigatoxin**) bilden
- # Gruppe B: Sh. flexneri, paradysenteriae
- # Gruppe C: Sh. boydii
- # Gruppe D: **Sh. sonnei** (KRUSE-SONNE-Bakterien, 85 % d.F. in Deutschland)

<u>Epid:</u>
- ◊ <u>Übertragung:</u> von Mensch (einziger Wirt) zu Mensch ⇨ fäkal-orale Schmierinfektion oder über kontaminierte Lebensmittel, auch über Fliegen mögl.
- ◊ <u>Inkubationszeit:</u> 1-4 Tage
- ◊ Meldepflichtig!, Wiederzulassung zum Schulbesuch nach klinischer Genesung und 3 negativen Stuhlproben im Abstand von 1-2 Tagen

<u>Klin:</u>
- ⇒ Sh. sonnei: wässrige Durchfälle
- ⇒ Sh. dysenteriae: wässrig-blutig-eitrige Durchfälle, evtl. hohes Fieber, Erbrechen, Kopfschmerzen, Koliken und Tenesmen, Lethargie

<u>Diag:</u>
1. Anamnese und klinische Untersuchung
2. Labor: Erregernachweis aus Stuhl, Antibiogramm (resistente Shigellen bekannt)

Ther:
- Symptomatisch: Rehydrierung, Elektrolytausgleich, keine Antidiarrhoika verordnen
- Med: bei schwerem Verlauf Ampicillin od. Cotrimoxazol, bzw. gezielt nach Antibiogramm

Prog: Abhängig vom Typ: der bei uns vorkommende Typ (Sh. sonnei) hat gute Prog., Shigatoxin-bildende Shigellen (mit HUS) können schwere Kompl. verursachen bis zum tödlichen Verlauf.

Kompl:
- * Sh. dysenteriae: ulzerierende Kolitis (durch Endotoxinwirkung), Darmblutungen, Kolondilatation, Kolonperforation

  mit Shigatoxin (fast identisch mit dem EHEC-Shigatoxin, s.o.): hämolytisch-urämisches Syndrom (**HUS**) mit hämolytischer Anämie, Nierenversagen bis zur Anurie, Thrombozytopenie, zerebrale Krampfanfälle, Multiorganversagen, Tod mögl. Ther: (vorübergehende) Dialyse, Plasmapherese
- * Meningitisch-enzephalitische Verläufe, Krampfanfälle, Myokarditis, Otitis, Pneumonien, Arthritis

Proph: ♥ Stillen, Hygiene (Händedesinfektion, Trinkwasserhygiene, Nahrungsmittelzubereitung), keine nicht-gekochten Speisen in tropischen Ländern

Yersiniose

Def: Enteritis durch Yersinien, ICD-10: A04.6

Ät: **Yersinia enterocolitica** oder Y. pseudotuberculosis (in Osteuropa vorkommend): gram-neg. Stäbchenbakterien, zahlreiche Serotypen (in Deutschland häufigster Typ O:3)

Epid:
- ◊ Übertragung: Reservoir sind Nagetiere, Hunde, Schweine, Katzen und Vögel, Infektion über kontaminierte Nahrung (**rohes Schweinefleisch**), Vermehrung auch im Kühlschrank!
- ◊ Inkubationszeit: 1-14 Tage
- ◊ Prädisp.alter: Säuglinge u. Kleinkinder (bei Erwachsenen selten)
- ◊ meldepflichtig!

Klin:
- ⇒ Y. enterocolitica: Gastroenteritis
- ⇒ Y. pseudotuberculosis: zusätzlich mesenteriale Lk-Schwellung (klinisches Bild wie bei einer Appendizitis)

Diag:
1. Anamnese und klinische Untersuchung
2. Labor: Erregernachweis in Stuhl, Blutkultur, Lk-Gewebe (nach „Appendizitis“-Op), serologischer Ak-Nachweis (ELISA, Immunoblot)

Ther:
- Symptomatisch: Rehydrierung, Elektrolytausgleich
- Med: bei septischem Krankheitsbild Cotrimoxazol, Cefotaxim oder Aminoglykoside

Kompl:
- * Bei Kindern mit Immundefekt: septischer Verlauf mögl., Darmperforation, Leber-/ Milzabszesse
- * Reaktive Arthritis, Erythema nodosum

Staphylokokkengastroenteritis

Syn: Lebensmittelvergiftung durch Staphylokokken, ICD-10: A05.0

Ät: **Staphylococcus aureus**: 1/3 aller Stämme bilden hitzestabile **Enterotoxine** (A bis E).

Epid:
- ◊ Erregerreservoir: Keimträger, die z.B. an Panaritien/Pyodermien erkrankt sind ⇨ Kontamination von **Lebensmitteln** (Kartoffelsalat, Eiprodukte) ⇨ Vermehrung der Staphylokokken und Akkumulation der Toxine in den Speisen
- ◊ Inkubationszeit: **Extrem kurz** (2-8 Std.), die Toxine führen nach Aufnahme zur hochakuten Erkrankung.

Klin: ⇒ Schweres Erbrechen, Übelkeit, Koliken, Diarrhoe, typisch: kein Fieber
⇒ Dehydratation bis zum hypovolämischen Schock

Diag: 1. Anamnese (Essen in Gemeinschaftseinrichtung?) und klinische Untersuchung
2. Labor: Erregertoxine können in Lebensmittelresten nachgewiesen werden

Ther: • Symptomatisch: Rehydrierung, Elektrolytausgleich

Prog: Sehr gut, die Erkrankung klingt meist selbstlimitierend innerhalb von 1-2 Tagen wieder ab.

Proph: ♥ Einhalten der Lebensmittelhygiene (insb. **Händehygiene**), die Toxine sind extrem hitzestabil (kochen genügt zur Deaktivierung nicht!).

DD: – Lebensmittelvergiftung durch enterotoxinbildenden Bacillus cereus, Clostridium perfringens, Clostridium botulinum (neurologische Symptome!)
– Gastroenteritis durch andere Keime (insb. viral, Salmonellenenteritis)
– Speisepilzvergiftung (Sammeln von Pilzen im Wald)

Botulismus

Syn: Lebensmittelvergiftung durch Clostridium botulinum, ICD-10: A05.1

Ät: **Clostridium botulinum**: anaerobes, gram-pos. Stäbchenbakterium, bildet Neurotoxine A-G und Sporen (diese sind äußerst resistent und hitzestabil)

Path: Botulinumtoxin: Ist das stärkste bakterielle **Neurotoxin** (hitzelabil, tödliche Dosis oral 0,1 µg, i.v. 3 ng), dieses hemmt die Acetylcholinfreisetzung an den motorischen Endplatten und parasympathischen Synapsen ⇨ **Blockade der Erregungsübertragung** (dies wird therapeutisch verwendet, z.B. lokale Injektion bei therapieresistenter Spastik).

Epid: ◊ Erregerreservoir: Clostridiensporen können im **anaeroben** Milieu auskeimen (verschlossene Lebensmittelkonserven, geräucherter Fisch, Wurstwaren) ⇨ **Toxinanreicherung im Lebensmittel**. Selten auch Auskeimung im Darm von Säuglingen (Säuglingsbotulismus, übertragen von Sporen im Erdboden oder in Nahrungsmitteln, z.B. Bienenhonig) od. in Wunden (Wundbotulismus, z.B. Stichkanalinfektion mit sporenverunreinigtem Heroin bei Heroinabhängigen).
◊ Inkubationszeit: 12-48 Std.
◊ Häufigkeit: in Deutschland sehr selten, <10 Fälle/Jahr
◊ Meldepflichtig! (auch schon der Verdacht)

Klin: ⇒ Gastrointestinale Beschwerden: zu Beginn Erbrechen u. Durchfall, später Magenatonie u. Obstipation
⇒ Neurologisch: motorische Polyneuritis mit Augenmuskelparesen (Doppelbilder, Ptosis, Mydriasis, Lichtscheu), Schluck- und Zungenlähmung mit Sprachstörung bis zur Aphonie
⇒ Vegetativ: verminderter Speichelfluss mit quälendem Durstgefühl, Harnverhalt, paralytischer Ileus
⇒ Atmung: rasche oberflächliche Atmung durch Schwäche der Atemmuskulatur, Schnappatmung, Tachykardie

Diag: 1. Anamnese (Lebensmittelkonserven?) und klinische Untersuchung: neurologische Ausfälle (aber keine Sensibilitätsstörungen od. Bewusstseinsstörungen)
2. Labor: Erregernachweis (PCR) aus Magensaft, Erbrochenem, Speiseresten, Stuhl u. Blut mögl., Toxinnachweis im Patientenblut

Ther: • Intensivmedizinische Überwachung, Magen-Darm-Spülung (zur Toxineliminierung), bei Ateminsuffizienz Beatmung
• Med: sofortige Gabe von **Botulinum-Antitoxin i.v.** zur Neutralisation noch ungebundener zirkulierender Toxinmoleküle

Prog: Letalität trotz Intensivmedizin: 10 % d.F. (ohne Ther. >50 %)

Kompl: * Aspirationspneumonie
* **Ateminsuffizienz** ⇨ Tod durch Atemlähmung

Proph: ♥ Inaktivierung der Clostridien u. des Toxins durch Erhitzen (**15 Min. bei 100°C**) mögl., selbstgemachte Konserven sollten 2x gekocht werden.
♥ Vorgewölbte Konservendosen nicht verzehren!
♥ Säuglinge: Keinen Honig geben!

DD: – Neurologisch: Myasthenia gravis, LAMBERT-EATON-Syndrom, zerebrovaskuläre Insuffizienz, Poliomyelitis, Diphtherie
– Vergiftung mit Atropin od. Kurare (Pfeilgift der Indianer)

Antibiotika-assoziierte Enterokolitis / Pseudomembranöse Kolitis

Def: Clostridium-difficile-assoziierte Diarrhoe, postantibiotische Diarrhoe, ICD-10: A09

Ät: Während od. nach einer antibiotischen Therapie (insb. bei Clindamycin, Ampicillin und Cephalosporinen. Ebenso bei Fluorchinolonen, die aber in der Pädiatrie nicht verwendet werden sollen.) mit gleichzeitiger **Clostridium-difficile-Infektion** (gram-pos., anaerobes, sporenbildendes Stäbchenbakterium, produziert Toxin A (Enterotoxin) und Toxin B (Zytotoxin))

Path: ♦ Enterotoxin ⇨ Elektrolytsekretion in das Darmlumen, Zytotoxin ⇨ Kolonepithelschädigung
♦ Durch die Clostridium-**Toxine** kommt es als Maximalform zu einer Kolitis mit Plaquebildung (sog. Pseudomembranen), in ca. 20 % d.F.

Klin: ⇒ Auftreten von Diarrhoe während einer antibiotischen Therapie
⇒ Symptome variieren von leichter Diarrhoe und Meteorismus bis zu schwerer Enterokolitis mit blutig-wässriger Diarrhoe, hohem Fieber und sich verschlechterndem Allgemeinzustand.

Diag: 1. Anamnese (vorangegangene Antibiose?) und klinische Untersuchung
2. Labor: Stuhlkultur und Toxinnachweis (ELISA), BB: Leukozytose, Linksverschiebung
3. Koloskopie: typische Pseudomembranen (weißlich-gelbe Plaques)

Ther: • Sofortiges Absetzen des Antibiotikums, Rehydrierung, Elektrolytgabe
• Med: falls Antibiose erforderlich (bei Kolitis), dann Vancomycin (40 mg/kgKG/Tag, Vancomycin Enterocaps) p.os od. Metronidazol p.os (30 mg/kgKG/Tag, Clont®) für 10-14 Tage, bei schweren Komplikationen Vancomycin p.o. + Metronidazol i.v.

Prog: Bei einfacher Symptomatik reicht das Absetzen der Antibiose aus.

Kompl: * Toxisches Megakolon, Darmperforation ⇨ akutes Abdomen ⇨ chirurgische Intervention
* Schock

DD: – Hämorrhagische Kolitis nach Penicillintherapie
– Chronisch-entzündliche Darmerkrankungen: Colitis ulcerosa, Morbus CROHN
– Reizdarmsyndrom

WURMERKRANKUNGEN

Syn: Helminthosen, engl. worm disease, ICD-10: B83.9

Ät: – Enterobiasis (Syn: **Oxyuriasis**): Madenwurm, Enterobius vermicularis, ICD-10: B80
– **Askariasis**: Spulwurm, Ascaris lumbricoides, ICD-10: B77.9
– **Bandwürmer** (Zestoden): Schweinebandwurm (Taenia solium, ICD-10: B68.0), Rinder-

bandwurm (Taenia saginata, ICD-10: B68.1), Fischbandwurm (Diphyllobothrium latum, ICD-10: B70.0)

- **Echinokokkose**: Hundebandwurm (Echinococcus granulosus, ICD-10: B67.4), Fuchsbandwurm (Echinococcus multilocularis, ICD-10: B67.7)

Path:
- ♦ Oxyuriasis: **fäkal-orale** Übertragung von Wurmeiern ⇨ Reifung im Dünndarm u. Verbleib der Würmer im Dickdarm, neue Eier finden sich auf dem Stuhl und in der Perianalregion.
- ♦ Askariasis: orale Aufnahme von larvenhaltigen Eiern über **verunreinigtes Trinkwasser**, **Gemüse/Salate** ⇨ Larven durchdringen Dünndarmwand und gehen in die Lunge, wandern dort kranialwärts und werden erneut verschluckt ⇨ im Darm dann Heranwachsen zu geschlechtsreifen Würmern (bis 40 cm lang), Ausscheidung von Würmern und Eiern über den Stuhl
- ♦ Bandwürmer: Infektion über **rohes Fleisch** ⇨ Wachstum im Dünndarm (mehrere Meter mögl.!) ⇨ Ausscheidung von eierhaltigen, ca. 2 cm langen Proglottiden über den Stuhl
- ♦ Echinokokkose: Infektion über Hunde- bzw. Fuchskot kontaminierter Beeren und Pilze ⇨ der Mensch ist Fehlzwischenwirt, es bilden sich nach langen Inkubationszeiten (Mon. bis Jahre) große flüssigkeitsgefüllte Zysten insb. in Leber u. Lunge.

Epid:
- ◊ Häufigster Wurmbefall im Kindesalter bei uns durch Oxyuren
- ◊ Die Echinokokkose ist meldepflichtig (nicht-namentlich, ca. 100 Fälle/Jahr in Deutschland)

Klin:
- ⇒ Oxyuriasis: 5-10 mm lange, fadenförmige Würmer, **perianaler Juckreiz**, (insb. nachts), evtl. Schlafstörungen, Proktitis durch Kratzen, Stuhldrang, Kontaminierung der Wäsche
- ⇒ Askariasis: wenig Beschwerden, außer bei massivem Befall (Völlegefühl, Übelkeit, Erbrechen, Koliken), bei der Lungenpassage der Erreger ggf. Husten, Bronchitis, Fieber, evtl. eosinophile Infiltrate (sog. LÖFFLER-Infiltrate)
- ⇒ Bandwürmer: insg. wenig Beschwerden
- ⇒ Echinokokkose: lange Zeit stumm, Symptomatik erst bei Komplikationen, wie cholestatischer Ikterus bei Verdrängung, Druckgefühl/Schmerzen im re. Oberbuch, Husten und Dyspnoe bei Lungenbefall, Hirndruck bei Gehirn-Echinokkose mögl.

Diag:
1. Anamnese (Auslandsaufenthalt?) und klinische Untersuchung
2. Labor: Eosinophilie und erhöhtes Gesamt-IgE
3. Erregernachweis: Würmer/Wurmeier auf frischem Stuhl, perianaler Tesafilmstreifen (Analabdruck) auf Oxyureneier, Nachweis spezifischer Ak bei Echinokokkose
4. Bildgebung: Sonographie/CT/MRT zur Darstellung/Ausmessung der Echinokokkuszysten

Ther:
- Oxyuriasis: Gabe von Mebendazol (100 mg/Tag für 3 Tage, Vermox®) od. Pyrantel (einmalig 10 mg/kgKG, Helmex®Susp.), Wiederholung nach 2-3 Wo. u. 4-6 Wo. (wegen Reinfektionsgefahr), Mitbehandlung von Kontaktpersonen, Körperhygiene, Umgebungssanierung (Bettwäsche usw.)
- Askariasis: Mebendazol (200 mg/Tag für 3 Tage, Vermox®) od. Pyrantel (einmalig 10 mg/kgKG, Helmex®Susp.), Wiederholung nach 2 Wo.
- Bandwürmer: Praziquantel (einmalig 10 mg/kgKG, Cesol®)
- Echinokokkose: operative Entfernung isolierter Leberzysten im Gesunden (sog. Perizystektomie, Zystenruptur vermeiden, Erregeraussaat!), Vorbehandlung für 4 Wo. und Nachbehandlung mit Albendazol (Eskazole®) für 2 J., bei nicht möglicher Resektion Injektion sterilisierender Substanzen (z.B. 95%iger Alkohol, PVD-Jod-Lösung), Ultima ratio: Lebertransplantation

Prog: Wurmerkrankungen sind heute sehr gut therapierbar.

Kompl:
- ∗ Oxyuriasis: Vulvovaginitis, Appendizitis, Gedeihstörung, Gewichtsverlust, Reinfektion durch eigene fäkal-orale Übertragung/Kontaminierung der Wäsche
- ∗ Askariasis: Abszessbildung, Ikterus (Verstopfung d. Duct.choledochus), Pneumonie
- ∗ Taenia solium: Zystizerkose durch die Larven/Finnen mit Befall von Muskulatur, Gehirn, Augen (Neurozystizerkose)
- ∗ Echinokokkose: Akutes Abdomen durch **Ruptur** in die Bauchhöhle (diffuse Aussaat im Peritonealraum), akute allergische Reaktion bis hin zum **anaphylaktischen Schock**

<u>**Proph:**</u> ♥ Bei Auslandsreisen (Mittelmeerraum, Tropen, Asien usw.) keine Rohkost essen (Problem ist mit Fäkalien kopfgedüngtes Gemüse u. Salat), Wasser immer abkochen

<u>Merksatz:</u> **Peel it, cook it – or forget it!**

♥ Echinokokkose: regelmäßige Entwurmung der Hunde

<u>**DD:**</u>
- <u>Seltene Wurmerkrankungen:</u> Strongyloidiasis (Zwergfadenwurm), Ancylostomiasis (Hakenwurm), Trichinose
- **Reizdarmsyndrom** (Ausschlussdiagnose, s.u., Kap. Verdauungstrakt)
- Bei Echinokokkose: Lebertumoren, Abszesse, Leberhämangiome, Leberzysten (angeborene Missbildung bei der Gallengangentwicklung)
- <u>Sonstige Darmparasiten (Protozoen):</u>

  Lambliasis (Syn.: Giardiasis, Giardia lamblia, ICD-10: A07.1), orale Infektion (verunreinigtes Wasser), Klin: Diarrhoe (Lamblienruhr), Malabsorption, Meteorismus, ggf. Steatorrhoe, Gedeihstörung, allergische Urtikaria und okuläre Entzündungen Ther: Metronidazol 20 mg/kgKG/Tag (Clont®) für 7 Tage, meldepflichtig (in Deutschland selten, die Infektion wird meist in den Tropen erworben.)

  Amöbiasis (Entamoeba histolytica, ICD-10: A06.9), Infektion fäkal-oral in tropischen Regionen, Klin: invasive Form mit ulzerierender Kolitis (Amöbenruhr, Amöbendysenterie), Kompl: Darmblutung, Perforation, toxisches Megakolon, hämatogener Befall von Leber, Gehirn, Lunge, Haut. Ther: Metronidazol 20-30 mg/kgKG/Tag (Clont®) für 7 Tage

  weitere: Kryptosporidiose, Kokzidiose (Isospora belli), Cyclospora cayetanensis

HIV / AIDS

<u>**Syn:**</u> **AIDS = <u>a</u>cquired <u>i</u>mmune <u>d</u>eficiency <u>s</u>yndrome**, erworbenes Immundefektsyndrom, ICD-10: B20 - B24, asymptomatische HIV-Infektion Z21

<u>**Ät:**</u> **HIV** = <u>h</u>uman <u>i</u>mmunodeficiency <u>v</u>irus (frühere Bezeichnung HTLV III = <u>h</u>uman <u>T</u>-cell <u>l</u>eucemia <u>v</u>irus) **Typ 1** (4 Gruppen (M, N, O, P) und hauptsächlich bei M Subtypen (A, B, C, D, F, G, H, J, K und unzählige rekombinante Formen, CFR)) und Typ 2 sind RNA-haltige **Retroviren** (= enthalten eine Reverse Transkriptase), direkt **lymphozytotrop** und auch **neurotrop**. Ursprünglich von einem Schimpansen- und Mangabennvirus aus Afrika abstammend.

In Deutschland haben 85 % d. Pat. den Subtyp HIV-1M:B, weltweit am verbreitetsten ist der Subtyp HIV-**1M:C** gefolgt von -1M:A und -1M:B. HIV-2 ist sehr selten (weniger infektiös).

<u>**Path:**</u>
- Für eine Infektion werden ca. 500-1.000 Viren benötigt (= humaninfektiöse Dosis).
- HIV befällt die **T_4-Helfer-Lymphozyten**, Makrophagen, LANGERHANS-Haut-Zellen (als Eintrittspforte dient der CD_4-Rezeptor = <u>c</u>luster of <u>d</u>ifferentiation 4) und auch Fettzellen (über den CCR5-Rezeptor). Die Retroviren bauen dann ihre Erbinformation mittels reverser Transkription in das menschliche Genom (DNA) ein. Mittels Transkription wird dann neue Virus-RNA gebildet ⇨ neue HI-Viren, die die Wirtszelle verlassen u. neue Zellen infizieren
- **Serokonversion** = Auftreten von HIV-Antikörpern im Blut mit den heutigen Tests spätestens nach 8 Wo. nachweisbar, einzelne Fälle zeigen auch keine Serokonversion.
- Es vermindert sich der Quotient T-Helfer zu T-Suppressorzellen (T_4/T_8, Norm = 2) durch Abnahme der absoluten (Norm: ca. 1.000/µl) und relativen Zahl der T-Helferzellen.
- Durch die heutige Ther. lässt sich die Anzahl der Viren meist unter die Nachweisgrenze vermindern. Die Viren verbleiben jedoch lebenslang in den Memory-Cells (funktionell ruhende, immunkompetente B- u. T-Lymphozyten) und vermehren sich z.B. bei einem Therapieabbruch sofort wieder (⇨ eine HIV-Infektion ist bisher nicht heilbar).

<u>**Epid:**</u> ◊ <u>Infektionsmodus:</u> **Neugeborene** infizierter Mütter (in 20-30 % intrauterine und in 70-95 % **intrapartale Übertragung** bei vaginaler Geburt = sog. ***vertikale Infektion***) od. auch beim Stillen (insb. >5. Lebensmonat, in den Industriestaaten sollten HIV-pos. Mütter daher generell **nicht stillen**).

Kinder (in Deutschland sehr selten): Geschlechtsverkehr, sexueller Missbrauch, Transplantate, Gerinnungskonzentrate (für Bluter) u. Blutprodukte

Erwachsene: zu den Übertragungswegen u. Risikogruppen s. Gyn/Uro-Buch

◊ Infektionsinzidenz bei Neugeborenen/Kindern: **in Deutschland extrem selten**
Derzeit ca. 150-250 Geburten pro Jahr bei HIV-pos. Mutter in Deutschland, dabei kommt es zu ca. **15 vertikalen Infektionen/Jahr** (meist weil die HIV-Infektion der Mutter unbekannt war und daher keine Ther. durchgeführt wurde, insb. betroffen sind Neugeborene von Migrantinnen aus Osteuropa, Afrika und Südostasien). Seit 2007 sind die Gynäkologen in Deutschland verpflichtet, den Schwangeren einen HIV-Test anzubieten.
Auf der **Welt** ist die Infektionsrate bei Kindern hingegen **extrem hoch** (insb. Problem der Dritten Welt = Pattern-II-Länder), es werden jährlich 400.000 infizierte Kinder geschätzt.
Schwangerschaft: in Deutschland **1 HIV-Infizierte auf 3.000 Schwangere**, die Gesamtzahl HIV-infizierten Kinder (Infektionsprävalenz) in Deutschland liegt derzeit bei ca. 200

◊ Mortalität: Weltweit sterben jährlich ca. 2,0 Mio. Menschen (davon ca. 280.000 Kinder).

◊ **Meldepflichtig** gem. IfSG (nichtnamentliche Meldung durch das Labor)

◊ Neueste Infos zur Epidemiologie: Robert Koch-Institut, Nordufer 20, 13353 Berlin, im Internet: www.rki.de (Halbjahresberichte abrufbar)

Etlg: # Klinische CDC-Einteilung für Kinder bis zum 13. Lj. (Centers for Disease Control and Prevention, Atlanta/USA v. 1994): berücksichtigt wird der immunologische Status (1-3) und 4 klinische Kategorien (N, A-C). Bei Jugendlichen ab 13. J. wird dann die normale CDC-Etlg. für Erwachsene verwendet (s. Gyn/Uro-Buch).

Immunologische / klinische Kategorien	**N** = keine Symptome	**A** = milde Symptome, Lymphadenopathie	**B** = Anämie, Fieber >1 Mon. Kandidose, Zytomegalie, Herpes simplex	**C** = typische AIDS-definierende Erkrankungen
1 = keine Immunsuppression	[N1]	[A1]	[B1]	[C1]
2 = mittelschwere Immunsuppression	[N2]	[A2]	[B2]	[C2]
3 = schwere Immunsuppression	[N3]	[A3]	[B3]	[C3]

Die Laborwerte für den immunologischen Status werden altersadaptiert angegeben ($CD4^+$-Zellzahl, $CD4^+$-%-Zahl an der Gesamtlymphozytenzahl):

Immunologische Kategorie	<12 Mon.	1-5 Jahre	6-12 Jahre
1 = keine Immunsuppression	≥1.500/µl ≥25 %	≥1.000/µl ≥25 %	≥500/µl ≥25 %
2 = mittelschwere Immunsuppression	750-1.499/µl 15-24 %	500-999/µl 15-24 %	200-499/µl 15-24 %
3 = schwere Immunsuppression	<750/µl <15 %	<500/µl <15 %	<200/µl <15 %

Klinische Einteilung nach CDC für Kinder (v. 1986) in P 0-2-A-F (= pediatric), diese wird aber nur noch selten angewandt:

P-0:	Säuglinge/Kleinkinder bis 15 Monate mit perinataler Exposition ohne sicheren Nachweis der Infektion
P-1:	bewiesene **asymptomatische** HIV-Infektion (Virus-PCR) A normale immunologische Funktion B abnormale immunologische Funktion
P-2:	bewiesene **symptomatische** HIV-Infektion A unspezifische Symptome B progressive **neurologische Symptome** C lymphozytäre **interstitielle Pneumonie** D **AIDS-spezifische Infektionen**, rezidivierende schwere bakterielle Infektionen E **AIDS-spezifische Tumoren** F sonstige HIV-assoziierte Erkrankungen

Klin: ⇒ Konnatale Symptome: Frühgeburtlichkeit, dystrophisches Neugeborenes, kortikale Atrophie u. Verkalkungen, Hepatosplenomegalie, generalisierte Lymphadenopathie

⇒ Allgemeinsymptome: Fieber, Nachtschweiß, Gewichtsverlust (HIV-Kachexie), Diarrhoen, Kopfhaarverlust, Lk-Schwellung, Gerinnungsstörungen ⇨ Hirnblutungen, Hirninfarkt, hypophysärer Infarkt mögl.

⇒ Opportunistische Infektionen:

Bakt.: **Tuberkulose**, atypische **Mykobakteriosen**, aggressive **Lues**, Nokardiose, Salmonellensepsis, Legionellenpneumonie, Listeriose, bazilläre Angiomatose

Viral: **Zytomegalie** (auf Sehstörungen achten ⇨ Retinitis), **Herpes simplex** in ulzerierender Form (HSV 2 und 1), **disseminierte Varizellen**, Hepatitis B und/oder C, Papova-Virus, HPV-Infektionen (Kondylome u. erhöhtes Krebsrisiko bei den High-risk-Typen)

Protozoen: **Toxoplasmose** (Enzephalitis), Isosporiasis (Kokzidiose des Dünndarms), Kryptosporidiose (wässrige Durchfälle), Lamblienruhr, Amöbiasis

Helminthen: Strongyloidiasis

Fungi: **Pneumocystis-jiroveci-**Pneumonie = häufigste Infektion (etwa 60-80 % aller AIDS-Erkrankten machen diese Infektion durch, auch Retinitis mögl.), **Kandidose** (Infektion insb. im GI-Trakt, Soorösophagitis, vulvovaginal und auch Hirnabszesse mögl.), **Kryptokokkose**, **Aspergillose** (pulmonal od. intrazerebral), Histoplasmose, Coccidiose

⇒ Neurologische Symptome: **Entwicklungsverzögerung** und Persönlichkeitsveränderungen (**HIV-Enzephalopathie**) bis hin zur Demenz (AIDS-dementia complex), Meningoenzephalitis (zerebrale Toxoplasmose, Kryptokokken-Meningitis), pontine Myelinolyse, Myelopathie, distal-symmetrische Polyneuropathie bis hin zum GUILLAIN-BARRÉ-Syndrom, N.oculomotorius- od. N.facialis-Parese, Myopathie, infektiöse progressive multifokale Leukenzephalopathie (Papova-Virus)

⇒ Dermatologische Symptome: Makulopapulöses rubeoliformes Exanthem, Dermatitis seborrhoides + Psoriasis vulgaris = "Seborrhiasis", **orale Haarleukoplakie** (EBV-Infektion), Herpes zoster ulzerierend, Molluscum contagiosum (Gruppe d. Pocken-Viren), Condylomata acuminata (HPV), ulzerierender **Soor** (Candida), Stomatitis, Pyodermien

⇒ Malignome: generalisiertes KAPOSI-Sarkom (kutan, viszeral und ZNS), Non-HODGKIN-**Lymphome**, primäre ZNS-Lymphome, intrazerebrale Metastasen v. System-Lymphomen, Zervixkarzinom, Analkarzinom, HODGKIN-Lymphome, Mycosis fungoides (T-Zell-Lymphom der Haut), Adenokarzinom der Lunge, hepatozelluläres Karzinom

⇒ Schwangerschaft: kann zur klinischen Verschlechterung/Erstmanifestation von Symptomen führen. Erhöhtes Risiko für Frühgeburtlichkeit, auf vaginale Infektionen achten ⇨ häufigere Schwangerschaftsvorsorgeuntersuchungen, Schwangerschaftsabbruch mögl.

Diag:
1. Anamnese (infizierte Mutter, Infektionsmodus?) und körperliche Untersuchung
2. Labor: **HIV-Ak-Nachweis** als Screening (mit ELISA, nicht bei Neugeborenen wegen der maternalen Ak), wenn positiv Immunoblot als Bestätigungstest + 2. Bestätigungstest.

   Eine Labordiagnostik des **Neugeborenen** zum Ausschluss/Nachweis einer tatsächlichen Infektion ist nach 14 Tagen mittels PCR (polymerase-chain-reaction = Amplifikation v. Virus-Genfragmenten, die dann nachgewiesen werden) mögl. (Wiederholung noch mal nach >3 Mon.), nach 6 Mon. sollte der Abfall der (mütterlichen) Antikörper im kindlichen Serum (sog. Serореversion) kontrolliert werden.

   Infizierte (bekannte Infektion): **½-jährliche Kontrolluntersuchungen** mit klinischer Untersuchung, Laborkontrolle von $CD4^+$-Zellzahl u. **Viruslast** (= Virusäquivalente/ml Plasma ⇨ somit Aktivitätsbestimmung u. Wirksamkeitskontrolle d. Therapie mögl.)

   Während der Schwangerschaft alle 1-2 Monate Viruslast- und $CD4^+$ -Zellzahl-Kontrolle.

   Eine **Resistenztestung** auf die Medikamente vor Therapiebeginn wird heute empfohlen.
3. Sonstiges Labor: **verminderte T4-Lymphozytenzahl** ($CD4^+$-Zellzahl <500/µl), T4/T8-Verhältnis vermindert (<1,2), Anstieg der Zahl aktivierter T8-Lymphozyten, Vermehrung von IgG (⇨ "Nonsense"-Globuline), Thrombozytopenie, Anämie

Ther:
- **Allgemein:** gesunde Lebensführung, psychosoziale Betreuung, Laborkontrolle ($CD4^+$-Zahl u. Viruslast) alle 3-6 Mon. Die Betreuung von HIV-infizierten Schwangeren und deren Kindern sollte aufgrund der geringen Fallzahlen in **spezialisierten Zentren** erfolgen.
- **Schwangerschaft:** bei HIV-pos.-Mutter mit geringer Viruslast (<10.000 Kopien/ml) **AZT** (Zidovudin, Retrovir®) **ab der 28. SSW**, 5 x 100 mg/Tag oral (bei Viruslast >50 Kopien/ml zusätzlich 200 mg i.v. bei der Geburt). War vor der Schwangerschaft bereits eine Dreifach-Kombinationstherapie erforderlich, wird diese fortgesetzt (wegen mögl. NW Efavirenz und Stavudin austauschen!). Bei Viruslast >10.000 Kopien/ml (Kontrolle alle 1-2 Mon.)

Prophylaxe ab der 25. SSW mit einer Dreifach-Kombinationstherapie (AZT + 3TC + Nevirapin), bei drohender Frühgeburt sofort (erhöhte Fehlbildungsrate beim Kind durch die Ther. wurde bisher nicht beobachtet)

Geburt: Geplante primäre **Sectio caesarea** in der 36.-37. SSW am **wehenfreien Uterus** (= vor dem Einsetzen von Wehen und vor dem Blasensprung!) bei erhöhter Viruslast. Bei sehr niedriger Viruslast (<50 Kopien/ml) unter HAART ist auch eine normale vaginale Geburt ohne erhöhtes Infektionsrisiko für das Kind mögl.

- **Neugeborene:** Kurzzeitige **AZT**-Gabe für **2-4 Wo.** mit 4 x 2 mg/kgKG/Tag als Saft. Bei Komplikationen (z.B. Verletzung des Kindes bei der Geburt, blutiges Fruchtwasser, vorzeitiger Blasensprung, Frühgeburt usw.) AZT + 3TC (2 x 2 mg/kgKG/Tag) für 6 Wo. sowie 2 Dosen (direkt nach der Geburt + 2 Tage später) Nevirapin (2 mg/kgKG) geben (nicht erforderlich, wenn die Mutter eine Kombinationstherapie mit Nevirapin hat). Zusätzlich Cotrimoxazol für 6 Monate (zur Prophylaxe einer Pneumocystis-Pneumonie) geben.

  Stillen: In den Industriestaaten sollte eine HIV-pos.-Mutter generell **nicht stillen** (HIV kann mit der Muttermilch übertragen werden und das Stillen kann den Krankheitsprozess bei der Mutter beschleunigen). In der Dritten Welt wird stillen empfohlen.

  Eine antiretrovirale Ther. in der Schwangerschaft sollte zu Studien- und Statistikzwecken an das Antiretroviral Pregnancy Registry gemeldet werden (1011 Ashes Drive, Wilmington, NC 28405, USA, www.apregistry.com).

- **Med:** Derzeit stehen 6 Wirkstoffgruppen zur Verfügung: **Nukleosidanaloga, Proteaseninhibitoren, nicht nukleosidale reverse Transkriptase Inhibitoren** (NNRTI), **Fusionshemmer, CCR5-Antagonisten** und **Integrase-Inhibitoren**. Angegeben sind alle Med., die für Kinder (zumindest ab 3. Mon.) zugelassen sind (Altersbeschränkungen in Klammern). Viele weitere bekannte Med. sind bei Kindern nicht untersucht u. werden dann ggf. off-label eingesetzt).

  1. Nukleosidanaloga (wirken alle durch Einbau „falscher" DNA-Basenbausteine):
     - **AZT** = 3-Acido-3'Desoxythymidin (Zidovudin, Retrovir®, war das erste AIDS-Med. überhaupt), NW: Neutropenie, Anämie, toxische Myopathie, Kopfschmerzen
     - ddI = 2',3'-Dideoxyinosin (ab 6 J., Didanosin, Videx®), wirkt wie AZT als falscher DNA-Basenbaustein, NW:. weniger als bei AZT, jedoch Pankreatitis, Polyneuropathie mögl.
     - Neuere Nukleosidanaloga: **3TC** (Lamivudin, Epivir™), wirkt wie ddI od. ddC, hat aber bessere Liquorgängigkeit, NW: Kopfschmerzen, d4T (Stavudin, Zerit®), Cytosin-Analogon Emtricitabin (Emtriva™)
  2. Proteaseninhibitoren (führen durch Hemmung der Polyproteinspaltung zum Bau von nicht infektionsfähigen Virionen): Indinavir (ab 4 J., Crixivan®), Ritonavir (ab 2 J., Norvir®), Nelfinavir (ab 3 J., Viracept™), Amprenavir (ab 4 J., Agenerase®), Ritonavir + Lopinavir (ab 2 J., Kaletra®), Tipranavir (ab 2 J., Aptivus®), Darunavir (ab 6 J., Prezista™). NW: Lipodystrophie-Syndrom u. Nephrolithiasis (Indinavir-Steine), insb. bei 3fach-Ther.
  3. NNRTI (hemmen direkt oder indirekt die Reverse Transkriptase bei HIV-1): Efavirenz (ab 3 J., Sustiva™, K-Ind: Schwangerschaft od. aktiver Kinderwunsch) od. **Nevirapin** (Viramune®), NW: Arzneimittelexantheme
  4. Fusionshemmer (verhindert den Eintritt des HIV-1-Viruskapsids in die Zellen): Enfuvirtid s.c. (ab 6 J., Fuzeon®), Reservemedikament bei Therapieresistenz
  5. CCR5-Antagonisten (hemmen das Eindringen von HIV durch Blockade des CCR5-Moleküls an der Oberfläche der Zielzellen, ist aber nicht bei allen HI-Viren wirksam ⇨ zuvor testen): Maraviroc, Celsentri® (für Kinder bisher nicht untersucht u. zugelassen)
  6. Integrase-Inhibitoren (hemmen die Integration des HIV-Erbguts in die menschliche Erbinformation, Reservemedikament bei Therapieresistenz): Raltegravir (Isentress™, ab 4 Wochen) od. Dolutegravir (Tivicay®, ab 12 J.)

  Die **aktuellen Therapiekonzepte** sind **Dreifach-Kombinationstherapien** o.g. Med. (wie 2 Nukleosidanaloga + 1 Protease-Inhibitor od. 1 NNRTI), sog. **HAART** (= highly active antiretroviral therapy), z.B. AZT + 3TC + Indinavir od. AZT + 3TC + Efavirenz.

- Opportunistische Infektionen: jeweils **erregerspezifische Therapie** durchführen
  - Prophylaxe einer Pneumocystis-Pneumonie (ab T_4 <250/µl): Pentamidin-Inhalation (Pentacarinat®, 1 x pro Monat) oder Cotrimoxazol (Cotrim® 3 x pro Woche)
  - Prophylaxe einer Toxoplasmose-Enzephalitis: Cotrimoxazol (Cotrim® 3 x pro Woche) bei pos. Serum-IgG und CD_4-Zell-Zahl <200/µl

- Prophylaxe, bzw. Ther. einer Kryptokokkenmeningitis: Fluconazol, Diflucan®
- Prophylaxe einer Pneumokokken-Infektion durch Impfung, Auffrischung alle 6 J.

• Malignome:
  - Für alle HIV-Pat. regelmäßige Krebsvorsorge empfohlen (das Gesamtrisiko für eine Karzinomerkrankung ist 2- bis 3fach höher als in der Allgemeinbevölkerung)

• **Impfungen** sind mit Totimpfstoffen/Toxoide generell mögl. und empfohlen. Lebendimpfungen gegen Masern, Mumps, Röteln sind im asymptomatischen Stadium mögl., Varizellen-Impfung nur bei normaler $CD4^+$-Zellzahl.

  Nicht empfohlen/kontraindiziert sind Impfungen mit Lebendimpfstoffen gegen Tuberkulose, Gelbfieber u. Japanische Enzephalitis (Gelbfieber kann im asymptomatischen Stadium noch geimpft werden, die Immunantwort kann aber reduziert sein).

• Selbsthilfegruppen: in jeder größeren Stadt, Adressen über Deutsche AIDS-Hilfe e.V., Wilhelmstr. 138, 10963 Berlin, Tel.: 030 690087-0, Fax: -42, Internet: www.aidshilfe.de

  Kostenloses Informationsmaterial über Bundeszentrale für gesundheitliche Aufklärung, Ostmerheimer Str. 200, 51109 Köln, Tel.: 0221 8992-0, Fax: -300, Internet: www.bzga.de u. weitere Informationen (international) bei www.unaids.org

Prog: Neugeborene infizierter Mütter haben bei optimaler Therapie von Mutter u. Kind ein vertikales Transmissionsrisiko (= Infektionsübertragung von Mutter auf das Kind) von **nur 1 %**.

HIV-infizierte Neugeborene haben ohne Ther. eine schlechte Prognose (Letalität um 80 %, insb. Problem in der Dritten Welt). Bei 10-25 % der infizierten Kinder schnelle Progredienz mit AIDS-definierender Symptomatik und/oder letalem Verlauf innerhalb des 1. Lj.

Kompl: * Im Säuglingsalter: hohes Risiko für HIV-Enzephalopathie, Pneumozystis-Pneumonie od. HIV-Hepatopathie

* Stark erhöhtes Risiko für vertikale Übertragung einer Hepatitis-C-Infektion bei HIV-Infektion der Mutter

Proph: ♥ **Allgemein:** Aufklärung der Schwangeren, seit 2007 muss in Deutschland ein freiwilliger **HIV-Test** bei den Schwangerschaftsvorsorgeuntersuchungen angeboten werden (es nehmen aber nur ca. 50-70 % der Schwangeren daran teil).

♥ Klinik: **Vorsicht beim Umgang mit Blut!** (Latex-Handschuhe benutzen!), Blutbanken: HIV-Screening von Blutkonserven und Blutprodukten obligat (minimales Restrisiko 1:2.400.000, für Posttransfusionshepatitis 1:360.000)

♥ Bei Verdacht auf Kontamination = Verletzungen mit **hohem** Risiko (z.B. Hohlnadelstichverletzung oder tiefe Stich-/Schnittverletzung im Op) ⇨ Postexpositionsprophylaxe (**PEP**) gem. RKI u. den dt./österreichischen Empfehlungen (2008): Wunde intensiv ausbluten lassen (Blutung anregen), großzügige Desinfektion, Medikation dann möglichst unmittelbar (in den ersten 15-30 Min., max. innerhalb v. 2 Std.) einnehmen, derzeit empfohlen: 245 mg Tenofovir + 200 mg Emtricitabin 1 x tgl. (Truvada®) und 400 mg Lopinavir + 100 mg Ritonavir 2 x tgl. (Kaletra®). Eigener HIV-Test und beim Indexpatienten durchführen, D-Arzt-Bericht anfertigen! Die Medikation für 4 Wochen fortführen, wenn Pat. tatsächlich HIV-positiv ist. HIV-Test-Kontrollen nach 6 Wo., 3 u. 6 Mon.

An gleichzeitig mögl. **Hepatitis-B**- und -**C**-Infektion denken und im Labor überprüfen (Kontagiosität ist **25fach höher** als die des HI-Virus!) und Hepatitis-B-Impfschutz überprüfen, ggf. simultane aktive + passive Hep.-B-Impfung durchführen.

♥ Impfung: keiner der bisher entwickelten Impfstoffe gegen eine HIV-Infektion ist ausreichend wirksam.

DD: – Idiopathisches CD_4-T-Lymphozytopenie-Syndrom, DIGEORGE-Syndrom (T-Zelldefekt)

- CVID (common variable immunodeficiency): fehlende Ausreifung von B-Lymphozyten zu Plasmazellen ⇨ primäres Antikörpermangelsyndrom (s.u., Kap. Immunologie)
- X-chrom. vererbte Hypogammaglobulinämie (BRUTON-Syndrom)
- Immunschwäche anderer Genese: Tumoren, konsumierender Prozess, Immunsuppression, Proteinmangel (Malnutrition, Anorexie, Eiweißverlust-Enteropathie, nephrotisches Syndrom)

HÄMATOLOGIE

Allgemeine Entwicklung

Hämatopoese

- Aus den **pluripotenten Stammzellen** entwickeln sich durch Differenzierung 2 Linien: lymphatische u. myeloische Stammzellen. Diese und die weiteren folgenden Differenzierungen werden durch Zytokine gesteuert (Interleukin, colony-stimulating factor CSF, Erythropoetin, Thrombopoetin)
- Lymphatische Stammzellen: differenzieren sich über Progenitorzellen zu **B-** u. **T-Lymphozyten**
- Myeloische Stammzellen: differenzieren sich über Progenitorzellen und Vorläuferzellen zu **Erythrozyten**, **Granulozyten** (neutrophile, basophile u. eosinophile), **Monozyten** und **Thrombozyten**

Blutbildung

- Die **embryonale Erythropoese** beginnt um den 20. Gestationstag im Dottersack.
- Die **fetale Erythropoese** erfolgt überwiegend in Milz u. Leber, im letzten Trimenon übernimmt dann das Knochenmark (in Clavicula, Wirbelsäule, Sternum, Rippen u. Becken) diese Aufgabe. Der Hb steigt von 8-10 g/dl im 3. Fetalmonat auf 15-24 g/dl um den Geburtstermin an.
- Fetale Erythrozyten haben eine kürzere Lebensdauer (70-90 Tage, Erwachsene 120 Tage) bei etwas größerem Volumen (110 fl, Erwachsene 80-90 fl).
- Bei Geburt: BB-Mittelwerte: Gesamtblutvolumen reifer Neugeborener 80-100 ml/kgKG, Hb 20,0 g/dl (davon 80 % HbF), Erythrozytenzahl 5,5 Mio./µl, Hkt 60 %
- Postpartal: Das fetale Hämoglobin (**HbF**, 2 α- u. 2 γ-Ketten) wird bis zum 3. Lebensmonat durch HbA (A = adult, 2 α- u. 2 β-Ketten) ersetzt, der Hb fällt dabei bis auf 11,5 g/dl ab (sog. **Trimenonreduktion**, bei Frühgeborenen auf Werte bis 8-10 g/dl) ⇨ erhöhter Anfall von Bilirubin (Maximalwerte meist um den 3.-6. Tag p.p. bis 13 mg/dl (220 µmol/l) durch die noch vorhandene Unreife der Leber) = physiologische Hyperbilirubinämie mit Icterus neonatorum für 1-2 Wochen. Bei Frühgeborenen (längere Unreife der Leber) und bei gestillten Kindern (in der Muttermilch erhöhte Konzentration von Taurin, das nach Umbau zu Taurocholsäure die Bilirubinrückresorption aus dem Darm fördert) kommt es noch zu einer etwas höheren Bilirubinkonzentration (normal bis 15 mg/dl = 250 µmol/l), altersabhängiges Nomogramm s. Kap. Hyperbilirubinämie.

Immunsystem

- Pränatal: Humorale u. zelluläre Immunität entwickeln sich bereits pränatal, die weitere Ausreifung des Immunsystems erfolgt dann nach der Geburt (Kontakt des Kindes mit Antigenen). Die zelluläre Abwehr ist bei Geburt bereits weitgehend funktionsfähig (weiteres s.u., Kap. Immunologie).
- Postpartal: Die humorale Abwehr (Immunglobuline) erreicht erst einige Monate postpartal die volle Funktion. Bis dahin wirkt IgG der Mutter, das von der Plazenta übertragen wurde (**Leihimmunität**, sog. „Nestschutz"). Mit der Muttermilch wird noch zusätzlich IgA auf die Schleimhäute übertragen.
- Bei Geburt: Leukozytenzahl direkt bei Geburt 3-7.000/µl, dann schneller Anstieg auf Maximalwerte von 20-26.000/µl innerhalb von 12 Std. Die Werte fallen dann innerhalb von 5 Tagen postpartal wieder auf 5-20.000/µl ab. Granulozyten haben nur eine Lebensdauer von 5-10 Std.

Blutgerinnung

- Bei Geburt: Thrombozytenzahl 150.000/µl (bei Frühgeborenen bis 1 Mio./µl, es besteht aber kein Thromboserisiko und die Werte normalisieren sich binnen weniger Tage), Gerinnungsfaktoren noch erniedrigt (Unreife der Leber, Vit.-K-Mangel).
- Thrombozyten haben eine Lebensdauer von nur 7-10 Tagen.

ANÄMIE

Syn: Blutarmut, engl. anemia, ICD-10: D64.9

Def: Verminderung v. Erythrozytenzahl, Hb-Gehalt u./od. Hkt unter die altersentsprechende Norm

Ät:
- **Blutverlust** (akut od. chronisch)
- **Blutbildungsstörung** (verminderte Erythrozytopoese)
- übermäßiger Erythrozytenabbau (**Hämolyse**)

Etlg: Anämie nach der Ery-Hämoglobinkonzentration (MCHC) u. Erythrozytengröße (MCV)

\# Hypochrome, mikrozytäre Anämie: meist **Eisenmangelanämie**, inadäquate Produktion von Hämoglobin, sideroblastische Anämie, Thalassämie, Anämie bei chronischen Infektionen u. Entzündungen, Mangelernährung, chronische Blutung

\# Normochrome, normozytäre Anämie: **verminderte Bildung** von Erythrozyten, Knochenmarkinsuffizienz, aplastische Anämie, **akute Blutung**, hämolytische Anämien, renale Anämie ⇨ die verbleibenden Erythrozyten sind normal groß (daher normochrom)

\# Hyperchrome, makrozytäre Anämie: Mangel an **Vitamin B_{12}**, Thiamin od. Folsäure (Ursachen: z.B. angeborener Intrinsic-Faktor-Mangel, mangelnde Vit.-B_{12}-Zufuhr, schlechte Resorption im Dünndarm usw.)

Klin: Allgemeine Zeichen einer Anämie sind:
- ⇒ Müdigkeit, **Abgeschlagenheit**, verminderte Leistungsfähigkeit
- ⇒ **Blässe** der Haut
- ⇒ **Trinkunlust** des Neugeborenen/Säuglings, Appetitlosigkeit, Mundwinkelrhagaden
- ⇒ Kopfschmerzen, Schwindel
- ⇒ **Tachypnoe**, Belastungsdyspnoe, **Tachykardie**, gelegentlich weiches Systolikum, arterielle Hypotonie, schwach/nicht tastbare Pulse bis hin zum **hypovolämischen Schock**

Diag:
1. Anamnese (Blutungen, familiäre Anämie bekannt?) u. klinische Untersuchung: Hautkolorit, Blutung?, Ikterus?, in der Herzauskultation ggf. funktionelles Systolikum
2. Labor: BB (altersadaptierte Laborwerte s. hinten): **Erythrozytenzahl**, **Hb**, **Hkt**, (der einfachster Anhalt für die Diagnose Anämie ist: Hkt <30 %)
   MCHC (mean corpuscular hemoglobin concentration), Norm: 31-37 g/dl,
   MCH (mean corpuscular hemoglobin, auch HbE), Norm: Neugeborenes 33-38 pg, Säuglinge 24-28 pg, Kleinkinder 23-29 pg, Kinder 24-30 pg, Jugendliche 25-32 pg,
   MCV (mean corpuscular volume), Norm: Neugeborenes 100-125 fl, Säuglinge 75-100 fl, Kleinkinder 70-85 fl, Kinder 75-90 fl, Jugendliche 80-95 fl,
   Retikulozytenzahl (kommen diese vermehrt im Blut vor, ist es ein Zeichen für erhöhte Regeneration), Norm: Neugeborenes 15-65 ‰ (100.000-310.000/µl), Säuglinge 3-13 ‰ mit einer Spitze um den 3. Lebensmonat mit 10-35 ‰, ab dem Kleinkindalter 1-13 ‰ (25.000-90.000/µl) und Retikulozytenproduktionsindex (**RPI**, ist ein Rechenwert aus Hkt und Retikulozytenzahl, normal bei ca. 1, bei einer Anämie sollte der Wert >2 sein, wenn nicht ist dies ein Hinweis auf eine Störung der Erythropoese im Knochenmark)
3. Weitere Diagnostik je nach vermuteter Anämieform (z.B. **Blutausstrich**, Bestimmung von Serumeisen u. **Ferritin**, Vit. B_{12} u. Folsäure, osmotische Resistenz der Erythrozyten, Hb-Elektrophorese, Tumorsuche, Knochenmarkpunktion zur Erfassung der Hämatopoese, humangenetische Untersuchung usw.)
4. Liegt der Hb <3 g/dl unter der altersentsprechenden Norm sollte das Kind in einer pädiatrischen Spezialambulanz für Hämatologie vorgestellt werden.

Ther:
- Je nach zugrundeliegender Erkrankung (s.u. jeweiliges Kapitel)
- Bei lebensbedrohlicher Anämie (akuter Blutverlust) sofortige Gabe von 10-20 ml/kgKG **0-rh-neg.** Erythrozytenkonzentrat (ohne vorherige Kreuzprobe)

DD:
- Verteilungsstörung: „Pooling" in Organen, z.B. in der Milz bei Splenomegalie
- Hämodilution (= Blutverdünnung, z.B. durch Infusionstherapie)

- Renale Anämie (bei chronischer Niereninsuffizienz ⇨ Erythropoetin-Mangel)
- Tumoranämie, insb. bei Lymphomen u. Leukämie

Neonatale Anämie

Syn: Angeborene Anämie, ICD-10: P61.4; fetale Blutung ICD-10: P50-P56.9

Ät:
- Blutverlust:
  Akut: fetomaternale Blutung, Ruptur der Nabelschnur, Placenta praevia, vorzeitige Plazentalösung, innere Organblutung (GI-Blutung, intrakranielle Blutung usw.), ausgedehnte Hautblutung, durch Gerinnungsstörung
  Chronisch: fetomaternales (dann Nachweis HbF-haltiger kindlicher Erythrozyten im mütterlichen Blut) oder fetofetales Transfusionssyndrom (bei Mehrlingsschwangerschaft)
- Blutbildungsstörung: Eisenmangel (s.u.), aplastische/hypoplastische Anämieformen (s.u.), perinatale Infektionen (insb. Zytomegalie), konnatale Leukämie
- Hämolyse: immunologisch: **Rh-** od. **AB0-Inkompatibilität** mütterlicher und kindlicher Blutgruppe (s.u., Kap. Morbus haemolyticus neonatorum), selten auch andere Blutgruppeninkompatibilitäten
  nichtimmunologisch: Erythrozytenenzym- (Glucose-6-Phosphat-Dehydrogenase-Mangel, Pyruvat-Kinase-Mangel) und Erythrozytenmembran-Defekte (Sphärozytose), Hämoglobinopathien (Sichelzellenanämie, Thalassämie)

Klin:
- ⇒ akuter Blutverlust: Tachykardie, Tachypnoe bis Schnappatmung, blasse Haut, schwache Pulse, arterielle Hypotonie bis zum **hypovolämischen Schock**
- ⇒ chronischer Blutverlust: Tachykardie, eher normale Blutdruckwerte, blasse Haut, ggf. kardiale Insuffizienz, Hepato-/Splenomegalie, Ikterus (bei Hämolyse)
- ⇒ Frühgeborene: **tolerieren** auch niedrige Hämoglobinwerte, ohne symptomatisch zu werden (wird daher auch als physiologische Anämie bezeichnet ⇨ normochrom, normozytär, hyporegeneratorisch mit niedrigem Erythropoetinspiegel u. geringer Retikulozytenzahl).

Diag:
1. Anamnese (Gestationsalter bei Geburt, Geburtsmodus, familiäre Anämie bekannt, mediterrane, afrikanische od. asiatische Herkunft) u. klinische Untersuchung
2. Labor: BB: Erythrozytenzahl <4,5 Mio./µl, Hb <14 g/dl, Hkt <47 %, Retikulozytenzahl <15 ‰ (Grenzwerte für termingerechte Neugeborene), Frühgeborene tolerieren erheblich niedrigere Werte.
3. Weitere Diagnostik je nach vermuteter Anämieform

Ther:
- Bei bestehender Schwangerschaft und plötzlicher mütterlicher/kindlicher Blutung ⇨ sofortige Notfallsektio, bei bekannter Placenta praevia stationäre Überwachung ab der 28. SSW mit Bettruhe und wenn mögl. geplante Geburt nach der 37. SSW am wehenfreien Uterus per Sectio caesarea
- Notfall: bei ausgeprägter Anämie (akuter Blutverlust, Hb <7 g/dl) sofortige Gabe v. **0-rh-neg.** Erythrozytenkonzentrat (ohne vorherige Kreuzprobe)
- Reduktion diagnostischer Blutverluste (Mikroblutentnahmen, Cave: Frühgeborene!)
- Stimulation der Erythropoese durch rekombinantes Erythropoetin (rh-Epo), parenterale Eisen-II-Substitution (2-4 mg/kgKG/Tag, ab 2. Lebenswoche) und Vit.-E-Gabe (25 mg/d)

Prog: i.d.R. gut

Kompl:
- ∗ Fetale Hypoxie, posthämorrhagischer Schock od. fetaler Verblutungstod
- ∗ Hämolyse ⇨ Hydrops fetalis = generalisierte Ödeme, Pleuraerguss, Aszites, Hydroperikard, Herzinsuffizienz

Proph: ♥ Geburt: Bei **reifen Neugeborenen** Abnabelung erst **2-3 Min.** nach der Geburt (sog. **Spätabnabelung**), damit plazentares Blut noch in den kindlichen Kreislauf gelangen kann (der richtige Zeitpunkt ist durch Kollabieren der Nabelschnur zu erkennen = sistieren der Nabelschnurpulsation, bis dahin sollte das Kind unter dem Plazentaniveau gehalten werden). Bei Geburtskomplikationen mit niedrigem APGAR-Score sofortige Abnabelung (die Blutumverteilung aus der Plazenta u. der Nabelschnur in den Neugeborenenkreislauf ist durch den hypoxischen Stress meist bereits während der Geburt erfolgt) und ggf. Reanimation beginnen.

♥ Für Frühgeborene wird die Gabe von Folsäure (260 µg/Tag) u. Vit. B_{12} (3,75 µg/Tag) für mind. 14 Tage diskutiert, Eisen ab der 2. Lebenswoche.

Eisenmangelanämie

Syn: Sideropenische Anämie, engl. iron-deficiency anemia, ICD-10: D50.9

Ät:
- **Mangelernährung** = zu wenig Eisenaufnahme bezogen auf das Wachstum, Fehlernährung (ausschließlich **vegetarische Kost**, Anorexie), Malnutrition (Eiweißmangel, Dritte Welt!)
- **Malabsorption**: Zöliakie/Sprue, chronisch-entzündliche Darmerkrankung
- **Chronische Blutung**: bei jungen Mädchen insb. die **Menstruation** (Verlust v. ca. 15 mg Eisen pro Menstruation), erosive Gastritis, Ulkus, chronisch-entzündliche Darmerkrankung, Darmkrebs, Hämolyse
- Ungenügende Eisenreserven, gestörte Eisenverwertbarkeit, Eisentransportstörung
- Hereditäre Eisenaufnahmestörung (iron refractory iron deficiency anemia)

Path: Eisenmangel ⇨ verminderte Biosynthese von Hämoglobin u. gestörte Erythrozytopoese (**chronische**, **hypochrome, mikrozytäre** Anämie), verringerte Speicherproteine für Eisen (Ferritin u. Hämosiderin), Versuch des Körpers Eisen zu mobilisieren ⇨ Transferrin ↑

Epid:
◊ Eisenmangelanämie ist die häufigste Anämieform (80 % d.F.), Prävalenz: 300/10.000
◊ Prädisp.alter: Frühgeborene, Kleinkinder von 6 Mon. bis 3. J. und ca. 10 % der Bevölkerung in den Industriestaaten im Erwachsenenalter betroffen (überwiegend **Frauen**)

Klin:
⇒ Müdigkeit, **Abgeschlagenheit**, verminderte Leistungsfähigkeit
⇒ **Trinkunlust** des Neugeborenen/Säuglings
⇒ **Blässe** der Haut u. Schleimhäute, brüchige Haare und Nägel, Mundwinkelrhagaden

Diag:
1. Anamnese (Blutungen?, Ernährung?) u. klinische Untersuchung
2. Labor: BB: Hb ↓, **MCV + MCH + MCHC erniedrigt** (= hypochrom, mikrozytär)
   Serumeisen erniedrigt (Norm: Neugeborene 30-120 µg/dl, Säuglinge 25-100 µg/dl, Kinder 30-100 µg/dl, Erwachsene 40-150 µg/dl) + Serum-**Ferritin erniedrigt** (pathologisch ist <10 µg/l), Retikulozytopenie, Transferrin (Transportprotein für Eisen) erhöht
   Blutausstrich: mikrozytäre Erythrozyten >10 %, Veränderung der Erythrozytenformen (Anulozytose = ringförmige Erys, Poikilozytose = unregelmäßig geformte Erys, Anisozytose = verschieden große Erys)
3. Blutungsursache ausschließen (z.B. Haemoccult®-Test, Gastroskopie usw.)
4. Ausschluss einer Resorptionsstörung (Zöliakie/Sprue) durch Eisenresorptionstest

Ther:
- Kausal: z.B. Blutungsursache behandeln, Mangelernährung umstellen
- **Eisensubstitution**, z.B. mit Eisen-II-Glycin-Sulfat-Komplex (3-5 mg/kgKG/Tag per os in 2 Dosen, 2 Std. vor dem Essen einnehmen, z.B. ferro sanol®Tropfen), Behandlung über mind. **4 Monate** durchführen
  - **Frühgeborene** u. Neugeborene <2.500 g sollten 2-4 mg/kgKG/Tag Eisen-II prophylaktisch ab der 2. Lebenswoche für einige Wochen erhalten, bei Gewicht <1.500 g wird zusätzlich die Gabe von rh-Epo (Erythropoetin) empfohlen.

Prog: Gut, bei Eisensubstitution Retikulozytose nach 1 Wo., nach 3 Wo. Hb-Anstieg.

Kompl:
* Chronischer Mangel kann zu Entwicklungsstörungen und Intelligenzdefiziten führen!
* Bei extremem Eisenmangel zusätzlich Schluckbeschwerden u. Atrophie der Schleimhaut v. Mund, Zunge, Rachen u. Ösophagus mögl. (auch PATERSON-KELLY- od. PLUMMER-VINSON-Syndrom genannt)
* Schwangerschaft: Häufig Eisenmangel (Bedarf 5 mg/Tag), prophylaktisch kann 30-60 mg Fe^{2+}/Tag von Beginn an gegeben werden (in dieser geringen Dosierung meist auch keine NW wie Übelkeit od. Obstipation).

DD:
- Bei Eisenmangelanämie auch an maligne Erkrankungen denken ⇨ **Tumoranämie** (insb. Leukämien), diese und auch eine **Infektanämie** hat als DD meist ein erhöhtes Ferritin
- Hypoproliferative Anämie: bei Nierenerkrankung (renale Anämie), Endokrinopathien
- Thalassämie (Mittelmeeranämie)
- Sideroblastische Anämie: erworbene, angeborene oder idiopathische Verwertungsstörung von Eisen ⇨ Einlagerung von Eisen in die Erythroblasten

Aplastische/hypoplastische Anämien

Syn: Hyporegenerative Anämien, ICD-10: D60-D61

Ät:
- Angeboren:
  - BLACKFAN-DIAMOND-Anämie (ICD-10: D61.0): Spontanmutation oder aut.-rez. (Chrom. 19) od. aut.-dom. (Chrom. 8) erbliche Erythroblastopenie (ribosomale Proteindefekte)
  - FANCONI-Anämie (ICD-10: D61.0): aut.-rez. (Chrom. 16 u. 17) od. X-chrom. erbliche Panzytopenie mit Schädigung von DNA-Reparaturgenen
  - Familiäre hypoplastische Anämie
- **Idiopathisch** (>70 % d.F., ICD-10: D61.3), auch bei transitorischer Erythroblastopenie häufig keine Ursache zu finden
- **Aplastische Krise** bei hämolytischen Anämien (insb. bei Parvovirus-B19-Infektion = Ringelröteln mögl.)
- Sekundär:
  - Nach/bei **viralen Infekten** (Parvovirus B19, Epstein-Barr-Virus, Hepatitis-Viren) ⇨ **transitorische Erythroblastopenie** (Infektanämie, ICD-10: D60.1)
  - Med.-induziert (ICD-10: D61.19): NSAR, Phenytoin, Colchicin, Chinidin, Sulfonamide, Allopurinol, Thyreostatika, Tuberkulostatika, Zytostatika (Hochdosischemotherapie)

Path:
- ♦ Schädigung des **Knochenmarks**, die zu einer (ggf. reversiblen) Störung von Vorläuferzellen mit aplastischer Anämie (Syn: **Erythroblastopenie**, pure red cell aplasia) oder **Panzytopenie** aller 3 Zellreihen (Erys, Granulozyten u. Thrombos) führt.
- ♦ Transitorische Erythroblastopenie: Bei genetischer Disposition führen virale Infekte od. Medikamente zur Autoimmunreaktion (autoaggressive T-Lymphozyten) gegen Vorläuferzellen im Knochenmark.

Epid:
- ◊ Häufigkeit: **sehr selten angeboren** 0,1-0,3/100.000 Kinder, alle anderen Formen sind wesentlich häufiger
- ◊ Transitorische Erythroblastopenie: meist im Alter von ½ – 6 J. auftretend

Klin:
- ⇒ BLACKFAN-DIAMOND-Anämie: Anämie in den ersten 6 Lebensmonaten, bei 1/3 der Pat. Anämie bereits bei Geburt
- ⇒ FANCONI-Anämie: Symptome ab 4.-8. Lj. beginnend, meist zuerst Thrombozytopenie (Blutungen), dann Anämie und Leukopenie
- ⇒ Akute transitorische Erythroblastopenie: Blässe, Allgemeinsymptome wie Kopfschmerzen, Übelkeit, Bauchschmerzen, Gewichtsabnahme
- ⇒ Aplastische Krise bei chronischer hämolytischer Anämie: Ringelröteln und anschließende verstärkte Anämie mit Fieber, Schüttelfrost und ggf. Schock

Diag:
1. Anamnese (Familienanamnese) u. klinische Untersuchung
2. Labor: BB: Hb u. Erythrozytenzahl stark vermindert, trotz Anämie **verminderte Retikulozytenzahl**, Serumferritin erhöht, Erythropoetin erhöht
3. Knochenmarkpunktion: verminderte/fehlende Erythroblasten, bzw. bei Panzytopenie Verminderung aller Vorläuferzellen
4. Genetische Untersuchung bei angeborener Anämie (Pat. u. Familienmitglieder) mögl.
   FANCONI-Anämie: Chromosomenbruchanalyse an Lymphozyten im peripheren Blut, eine pränatale Diagnostik (mit Chorionzottenbiopsie od. Amniozentese) ist mögl.

Ther:
- • BLACKFAN-DIAMOND-Anämie:
  - Im 1. Lj. Erythrozytenkonzentrat-Transfusionen und Deferoxamin 0,1-1 g/Tag (Desferal®) um einer Hämosiderose vorzubeugen

- Glukokortikoide ab 2. Lj. (Prednisolon, initial 5 mg/kg/Tag, dann 1-2 mg/Tag)
- Stammzelltransplantation bei Transfusionsbedarf trotz Kortikoiden
- Selbsthilfegruppen: Internet: www.diamond-blackfan.de

- FANCONI-Anämie:
  - Erythrozytenkonzentrat-Transfusionen//Thrombozyten-Transfusionen bei Bedarf, langfristig Androgene, G-CSF und GM-CSF als Wachstumsfaktoren
  - Antibiotika bei Infektionen
  - Stammzelltransplantation
  - Selbsthilfegruppen: Deutsche Fanconi-Anämie-Hilfe e.V., Böckenweg 4, 59427 Unna, Tel.: 02308 2111, Internet: www.fanconi.de u. www.fanconi.info
- Akute transitorische Erythroblastopenie: Erythrozytenkonzentrat-Transfusionen bei Bedarf
- Aplastische Krise: Erythrozytenkonzentrat-Transfusionen bei Bedarf

Prog: BLACKFAN-DIAMOND-Anämie: Überleben initial nur mit Bluttransfusionen mögl., die Hälfte d.F. spricht gut auf Kortikoide an, selten auch Spontanremission mögl.

FANCONI-Anämie: ohne Stammzelltransplantation eher schlecht (zusätzliche Fehlbildungen, Malignome)

Akute transitorische Erythroblastopenie: meist Spontanremission

Aplastische Krise bei chronischer hämolytischer Anämie: meist Spontanremission der aplastischen Krise, die Grunderkrankung der hämolytischen Anämie (z.B. Sphärozytose, Sichelzellenanämie) bleibt natürlich bestehen.

Infektanämien normalisieren sich nach Abklingen des Infektes meist innerhalb von 2 Wochen

Kompl: * BLACKFAN-DIAMOND-Anämie: in 25 % d.F. kombiniert mit anderen Erbkrankheiten od. Fehlbildungen (Lippen-Kiefer-Gaumenspalte, Mikrozephalie, Mikrophthalmie, Hypertelorismus, Herzfehler, Fehlbildungen der Nieren, Daumenfehlbildungen)

Durch die chronische Anämie auch Kleinwüchsigkeit u. geistige Retardierung, Ausbleiben der Pubertät.

* FANCONI-Anämie: in 65 % d.F. zusätzliche Anomalien (Mikrozephalie, Mikrophthalmie, Radius- u. Daumenaplasie, Herz- u. Nierenfehlbildungen, intrauteriner Kleinwuchs, Hauthyperpigmentierung), geistige Retardierung, Malignome (insb. Leukämien wegen DNA-Reparaturdefekt u. Tumoren an Schleimhäuten im HNO- und anogenitalen Bereich), schwere Infektionen durch Granulozytopenie
* Aplastische Krise: bei Pat. mit vorbestehendem Immundefekt od. Immunsuppression Gefahr der Knochemarkdysplasie ⇨ Panzytopenie (Anämie, Retikulozytopenie, Granulozytopenie, Thrombozytopenie) u. chronischer Verlauf mögl.

DD: – Hypoproliferative Anämie: bei Nierenerkrankung (renale Anämie), Endokrinopathien

– Knochenmarksschädigung: Tumoren (insb. Lymphome, Plasmozytom, Leukämie) od. Metastasen im Knochenmark, Thymom (⇨ Auto-Ak gegen Erythroblasten, im Erwachsenenalter), ionisierende Strahlung (Bestrahlungstherapie od. Nuklearunfall), Toxine (insb. Benzol)

Megaloblastäre Anämie

Syn: Vit.-B_{12}-Mangel-Anämie (**perniziöse Anämie**, angeboren = Morbus BIERMER) und Folsäuremangelanämie, ICD-10: D51.9 (Vit. B_{12}), D52.9 (Folsäure)

Ät: – Mangelernährung: gestillte Säuglinge bei **veganisch ernährter Mutter**!, unterernährte Säuglinge, Schwangere, Alkoholiker

– Malabsorption: gastrointestinale Infekte, **Zöliakie**/Sprue, Darmanomalien, aut.-rez. erbliche Absorptionsstörungen des Vit. B_{12}, Ileitis, Morbus CROHN, Steatorrhoe, Fischbandwurm

– Mangel an Intrinsic-Faktor: gibt es selten **angeboren** (juvenile perniziöse Anämie durch fehlenden od. biologisch inaktiven Intrinsic-Faktor), bei Erwachsenen meist durch Gastritis (durch Autoantikörper, Alkohol) od. iatrogen durch Magen-/Darmresektionen

– Verminderte Vitamin-Resorption durch Medikamente (z.B. Zytostatika, Antiepileptika)

<u>Path:</u> ♦ Durch Vit.-B_{12}- (Cobalamin, wasserlöslich) oder Folsäuremangel (gehört zum Vit.-B-Komplex) bedingte Anämie durch Störung der Zellbildung im Knochenmark (für **DNA-Synthese** ist Folsäure nötig, die durch Vitamin B_{12} in ihre aktive Form überführt wird ⇨ Mangel dieser Vitamine verzögert die Kernreifung).

♦ Vit. B_{12} kann nur mit **Intrinsic-Faktor** (aus den Parietalzellen des Magens) im Ileum resorbiert werden. Vit.-B_{12}-Tagesbedarf: 5 µg, Speicherung hauptsächlich in der Leber.

<u>Epid:</u> Häufigkeit: angeborene Ursachen sind sehr selten, eher ernährungsbedingt

<u>Klin:</u> ⇒ Gedeihstörung, Appetitstörung, Unruhe
⇒ graue Blässe
⇒ Infektanfälligkeit

<u>Diag:</u>
1. Anamnese (Ernährung?) u. klinische Untersuchung
2. Labor: BB: MCV + MCH erhöht, Erythrozytenzahl erniedrigt, Makrozyten im Blutausstrich = **hyperchrome, makrozytäre Anämie**, Leukozytopenie u. Rechtsverschiebung
Vit. B_{12} im Serum (Norm: 200-1.000 pg/ml) od. Folsäure (Norm: >2.5 ng/ml) erniedrigt, ggf. Urinexkretionstest (SCHILLING-Test) mit radioaktiv-markiertem Vit. B_{12} (Nachweis im 24-Std.-Urin, normal 10-25 %, vermindert bei Intrinsic-factor-Mangel od. Malabsorption)
3. Knochenmarkpunktion: Reifungsstörungen aller Zelllinien, große Vorläuferzellen der Erythrozyten (**Megaloblasten**) und Leukozyten (Riesenstabkernige)

<u>Ther:</u>
- <u>Ernährung:</u> Vit. B_{12} kann vom Körper nicht synthetisiert werden ⇨ exogene Zufuhr erforderlich (enthalten in **Fleisch**, insb. Leber, **Milchprodukten, Eiern**)
- <u>Vit.-B_{12}-Mangel:</u> orale Substitution von Cyanocobalamin 50 µg/Tag, ist eine lebenslange Therapie erforderlich, dann initial 1 mg/Woche i.m. für 3 Wo., dann 0,5 mg i.m. ¼-jährlich + Eisensubstitution in der ersten Zeit.
- <u>Folsäuremangel:</u> akut 1-5 mg/Tag i.m. für 5 Tage, dann 2,5 mg/Tag p.os

<u>Prog:</u> mit Substitution gut

<u>Kompl:</u>
* Fokale Entmarkung von Nervensträngen im Rückenmark (funikuläre Myelose)
* Atrophische Glossitis (HUNTER-Glossitis), Homocysteinämie
* <u>Schwangerschaft:</u> bei Folsäuremangel erhöhtes Risiko für **Neuralrohrdefekte** (Dysrhaphiesyndrome = Spaltbildungen, z.B. Meningomyelozele), daher sollte direkt ab Beginn der Schwangerschaft (besser noch bei geplanter Schwangerschaft 4 Wo. **davor** beginnen = perikonzeptionell) bis zur 14. SSW 400 µg/Tag substituiert werden (Lafol®, Folsan®0,4mg), bei bekanntem Neuralrohrdefekt eines Geschwisterkindes 10fach höhere Dosis geben (Folsan®5mg). Das Risiko für Neuralrohrdefekte lässt sich damit um 75 % verringern. Ebenfalls wird damit das Risiko für Herzfehler (Septumdefekte), für Missbildungen der ableitenden Harnwege, Gaumenspalten und Autismus vermindert.

<u>DD:</u>
- Hyperchrome, makrozytäre Anämie: auch bei Thiamin-sensitiver megaloblastärer Anämie (Vit. B_1), hereditäre Orotazidurie ⇨ alle extrem selten
- Myelodysplastische Syndrome
- Historisch: Ziegenmilchanämie ⇨ megaloblastäre Anämie bei Säuglingen, die ausschließlich mit Ziegenmilch gefüttert wurden.

Autoimmunhämolytische Anämie

<u>Syn:</u> Immunhämolytische Anämie, ICD-10: D59.1

<u>Ät:</u>
- Idiopathisch od. **nach viralen** oder bakteriellen **Infektionen** auftretend (Mononukleose, Mykoplasmen-Pneumonie, Masern, Mumps, Röteln, Hepatitis C, tertiäre Lues, u.a.)
- Bei Tumorerkrankungen vorkommend (Lymphome)
- Assoziation zu anderen Autoimmunerkrankungen (systemischer Lupus erythematodes, Kollagenosen, rheumatoide Arthritis), EVANS-Syndrom (hämolytische Anämie + Thrombozytopenie)
- Medikamenten-induzierte autoimmunhämolytische Anämie (Genese letztlich unklar): NSAR (Diclofenac), Penicilline, Cephalosporine, Chinidin, Tuberkulostatika, α-Methyldopa

<u>**Path:**</u>
- ♦ Hämolytische Anämie durch **Autoantikörper gegen Erythrozyten**
- ♦ Unterschieden werden sog. Ak vom *Wärmetyp* (70 % d.F., meist IgG) und vom *Kältetyp* (15 %, meist IgM, diese agglutinieren mit Komplementbindung nur bei Kälte, nicht jedoch bei Körpertemperatur) sowie gemischt vom *Donath-Landsteiner-Typ* (IgG, biphasische Kälteantikörper, häufigste Form im Kindesalter meist direkt nach Virusinfekt, Klinik und Hämoglobinurie nach Kälteexposition der Akren u. Wiedererwärmung des Blutes im Körperkern, Syn: paroxysmale Kältehämoglobinurie, DRESSLER-Syndrom).

<u>**Klin:**</u>
- ⇒ Verschiedene Schweregrade möglich (von asymptomatisch bis lebensbedrohlich)
- ⇒ DONATH-LANDSTEINER: akutes Krankheitsbild nach Kälteexposition mit krampfartigen Bauchschmerzen, Fieber u. Schüttelfrost

<u>**Diag:**</u>
1. Anamnese u. klinische Untersuchung
2. Labor: BB: Hb u. Erythrozytenzahl vermindert, Retikulozyten erhöht, LDH u. Bilirubin ↑
   Direkter COOMBS-Test positiv bei Ak auf Erythrozyten, indirekter COOMBS-Test positiv bei freien Ak im Blut, DONATH-LANDSTEINER-Test: Bithermische Hämolysine binden in Kälte mit Komplement an Erythrozyten und führen in Wärme zu einer Hämolyse.

<u>**Ther:**</u>
- <u>Allgemein:</u> symptomatisch bei extremem Hb-Abfall Erythrozytenkonzentrat-Transfusion (Cave: Transfusionen können durch Ak die Klinik auch verschlechtern), bei V.a. Medikamenten-induzierte Hämolyse Absetzen der Medikation
- <u>Wärmetyp:</u> **Glukokortikoide** (Prednisolon 1 mg/kgKG/Tag), evtl. Azathioprin, Rituximab od. auch Cyclophosphamid bei Therapieversagen
- <u>Kältetyp u. DONATH-LANDSTEINER:</u> **Vermeidung von Kälte**, Med: wie Wärmetyp

<u>**Prog:**</u> DONATH-LANDSTEINER-Typ gut, meist Spontanremission nach Abklingen des Infektes.

<u>**Kompl:**</u> * Lebensbedrohliche **Hämolyse** mögl. ⇨ rasche Anämie führt zur Herzinsuffizienz

<u>**DD:**</u>
- **Morbus haemolyticus neonatorum** (s.u.) = Rh- od. AB0-Inkompatibilität
- <u>Hämolytische Anämie:</u> durch angeborene **Membrandefekte** (Sphärozytose, paroxysmale nächtliche Hämoglobinurie) od. **Enzymdefekte** der Erythrozyten (Glucose-6-Phosphat-Dehydrogenasemangel, Pyruvatkinasemangel) od. **Hämoglobinopathien** (Sichelzellenanämie, Thalassämie), hämolytisch-urämisches Syndrom (HUS durch EHEC-Shigatoxine)
- <u>Infektiös:</u> Malaria (die Plasmodien führen zur Hämolyse der befallenen Erythrozyten)
- <u>Iatrogen:</u> Hämolyse bei AB0-inkompatibler **Transfusion** od. bei irregulären Ak gegen andere Blutgruppensysteme (Rh, Kell, Duffy, Kidd, MNSs usw.),
  Cave: Schock, disseminierte intravasale Koagulopathie, Nierenversagen mögl.
  Proph: vor Transfusion immer Identität v. Pat. u. Konserve überprüfen, Kreuzprobenschein prüfen, AB0-Bedside-Test unmittelbar vor Transfusion durchführen

Sphärozytose

<u>**Syn:**</u> **Kugelzellenanämie**, hereditäre Sphärozytose, ICD-10: D58.0

<u>**Ät:**</u>
- Aut.-dom. (Defekt im Ankyrin-Gen, 60 % d.F.) od. aut.-rez. (Spektrin-Defekt, 15 %) erblich
- Spontane Neumutation

<u>**Path:**</u> Verschiedene Defekte in **Erythrozytenmembranproteinen** (Ankyrin, Spektrin, Bande-3-Protein, Protein 4.2) bekannt ⇨ verminderte osmotische Resistenz der Erythrozyten ⇨ Eindringen von Wasser in die Erythrozyten ⇨ schlecht deformierbare **Kugelzellen**, verkürzte Überlebenszeit, vermehrter Abbau in der **Milz** ("lienale Hämolyse")

<u>**Epid:**</u>
- ◊ Häufigkeit: 2/10.000, häufigste angeborene hämolytische Anämie bei uns
- ◊ Prädisp.alter: Klein-/Schulkind, seltener auch schon bei Säuglingen symptomatisch

<u>**Klin:**</u>
- ⇒ Sehr variabler, schubartiger Verlauf, von asymptomatisch bis starke Anämiesymptome
- ⇒ Ikterus (hämolytisch), meist durch fieberhafte Infekte ausgelöst/verstärkt (aber auch bereits neonatale Hyperbilirubinämie mögl.)
- ⇒ **Splenomegalie**, **Gallensteine** bereits im Kindesalter mögl.

Diag: 1. Anamnese (**Familienanamnese**) u. klinische Untersuchung
2. Labor: BB (Kontrolle bis zum 6. Monat monatlich, dann alle 2 Monate, ab 2. Lj. alle 3-6 Mon.): Hb vermindert, MCHC erhöht, Retikulozyten erhöht, verminderte osmotische Resistenz der Erythrozyten, Durchflusszytometrie (verminderte Werte im EMA-Test), indirektes Bilirubin u. LDH erhöht, Haptoglobin stark vermindert, Blutausstrich: Kugelzellen
3. Sonographie: Splenomegalie, Gallensteine?

Ther:
- Keine kausale Ther. mögl., bei leichter Form keine Ther. erforderlich, symptomatisch:
  - Erythrozytenkonzentrat-Transfusionen in d. ersten 2 J., dann nur bei Krisen (Hb <6 g/dl)
- Splenektomie (laparoskopisch/offen), Ind: bei vermehrtem Transfusionsbedarf, rezidivierende hämolytische Krisen u. AZ-Verschlechterung. Möglichst nicht vor dem 6. Lj., präop. Milzszintigraphie mit ^{99m}Tc-markierten Erythrozyten (Milz Hauptabbauort der Erythrozyten od. Nebenmilzen vorhanden? ⇨ auch Nebenmilzen müssen entfernt werden), das Belassen eines Milzrestes (= subtotale Splenektomie, ca. 10 ml verbleiben) führt zu weniger infektiösen Kompl.

Kompl:
- **Hämolytische Krisen** (meist durch Infekte ausgelöst) ⇨ lebensbedrohlicher Hb-Abfall
- **Aplastische Krise**, ausgelöst durch Viruserkrankungen (insb. Parvovirus-B19-Infektion = Ringelröteln) mit Fieber, Schüttelfrost bis zum Schock
- **Gallensteine** (Bilirubinstein) ⇨ Diag: regelmäßige Ultraschallkontrollen, Ther: Cholezystektomie bei Symptomen, ggf. zeitgleich mit Splenektomie

Op:
- Cave: lebensbedrohliche Infektionen nach Splenektomie mögl. (Pneumonie, **OPSI-Syndrom** = overwhelming post splenectomy infection = schwerste Abwehrschwäche mit foudroyant verlaufender Sepsis, DIC u. Multiorganversagen mit hoher Letalität)

  Proph: Möglichst keine Splenektomie vor dem 6. Lj., ist diese nicht vermeidbar, dann bei Kindern <7 J. **Penicillinprophylaxe** für 6 J. (täglich oral od. 1,2 Mega-Depot-Penicillin alle 4 Wo.), bei Penicillinallergie Erythromycin.

  Impfung (wenn mögl. bereits präop.): Pneumokokkenvakzination (Pneumovax®23, 4 Wo. präop. u. Auffrischung alle 6 Jahre) + Haemophilus-Impfung (HIB-Vaccinol®) + Meningokokkenimpfung (Mencevax®)

  Thromboseprophylaxe postoperativ

DD:
- Hereditäre Stomatozytose: seltener Membrandefekt der Erythrozyten, aut.-dom. erblich
- Hereditäre Elliptozytose: Formanomalie der Erythrozyten (elliptische, ovale Erys)
- Erythrozytenenzymdefekte (s.u.): Pyruvatkinasemangel, Glucose-6-Phosphat-Dehydrogenasemangel
- **Splenomegalie:** andere hämolytische Anämien myeloproliferative Erkrankungen (z.B. Polycythaemia vera, Myelofibrose), Osteomyelosklerose, Leukosen, maligne Lymphome, HODGKIN-Lymphom, Splenom (benigne), Hyperspleniesyndrom,

  rheumatoide Arthritis (STILL-Syndrom im Kindesalter), REITER-Krankheit, systemischer Lupus erythematodes,

  Speicherkrankheiten (Lipoidosen, Glykogenosen, Morbus WILSON, Amyloidose),

  Infektionserkrankungen (Mononukleose, Röteln, Toxoplasmose, Typhus abdominalis, Brucellose, Leptospirosen, Virushepatitis, Viruspneumonie, Rickettsiosen, Tuberkulose, Schistosomiasis, Kala-Azar, Malaria, Echinokokkosen), Milzabszess,

  Tumormetastasen in der Milz, Milzvenenthrombose, Milzzyste, Pfortaderhochdruck, Leberzirrhose, toxischer Leberzellschaden, BANTI-Syndrom (Hepato- + Splenomegalie)

Sichelzellenanämie

Syn: Sichelzellkrankheit, Drepanozytose, engl. sickle cell anemia, ICD-10: D57.8

Ät: **Aut.-rez.** erblich (Punktmutation auf Chrom. 11 ⇨ an Pos. 6 der ß-Globinkette des Hb ist Glutamat durch Valin ersetzt)

Path:
- Hämoglobinopathie: durch das abnorm gebildete Sichelzellhämoglobin (**HbS**) verformen sich die Erythrozyten bei abnehmendem Sauerstoffpartialdruck sichelförmig ⇨ **Stase** im Kapillargebiet ⇨ Lysierung der Erythrozyten, das freiwerdende Hb bindet NO ⇨ Vasokonstriktion, **Durchblutungsstörungen**

- Klinisch manifeste Erkrankung bei **Homozygotie** (HbSS), meist ab dem 5.-6. Lebensmonat beginnend (bis dahin noch fetales Hb). Heterozygote Merkmalsträger bilden neben HbS genügend normales HbA (60-80 % des Gesamt-Hb) ⇨ bei normaler Oxygenierung des Blutes sind die Heterozygoten asymptomatisch.

Epid: ◊ Häufigkeit: in Deutschland extrem selten (ca. 1.500 Patienten), in England und Frankreich durch die koloniale Vergangenheit häufiger. Höchste Prävalenz bei **Afrikanern** und **Afroamerikanern**, ca. 1/250 Einwohnern und 10-40 % der Bevölkerung sind heterozygote Merkmalsträger (u.a. wegen der Resistenz gegen Malaria = Selektionsvorteil)

◊ Prädisp.alter: erste Beschwerden bei Homozygotie bereits im Säuglingsalter

Klin: ⇒ Chronisch **hämolytische Anämie**, Splenomegalie

⇒ Bei Belastung od. Infektionen (⇨ O_2-Mangel): **Schmerzkrisen**, insb. Hand-Fuß-Syndrom bei Säuglingen/Kleinkindern (Daktylitis), akutes Thoraxsyndrom mit Thoraxschmerzen, Tachy-/Dyspnoe, Husten und Hypoxie, kolikartige Abdominalschmerzen ("akutes Abdomen"), Knochen- u. Gelenkschmerzen

⇒ Durchblutungsstörungen: Retinopathie, Makrohämaturie durch Papillennekrose (Niereninfarkt), paralytischer Ileus (Mesenterialvenen/-arterienverschluss), Priapismus (im Vorschulalter), Ulcus cruris, Apoplexie mit bleibenden neurologischen Störungen

Diag:
1. Anamnese u. klinische Untersuchung, inkl. Familienuntersuchung
2. Labor: BB: Hb u. Erythrozytenzahl vermindert, oft Leuko- und Thrombozytose, beweisend ist die Hb-Elektrophorese
3. Sonographie: Milzinfarkte ⇨ Sequestration, Atrophie der Milz, ggf. Gallensteine
   Transkranielle Dopplersonographie: erhöhter Fluss zeigt Risiko für Infarkte an

Ther:
- Allgemein: Sauerstoffmangel (z.B. Hochgebirge) u. Unterkühlung vermeiden
  - Schmerzkrisen: Analgetika, Infusionen (zur Blutverdünnung), Oxygenierung (O_2-Gabe)
    Med: Hydroxycarbamid (Litalir®, Ind: häufige Schmerzkrisen), ggf. Folsäuresubstitution
  - Erythrozytenkonzentrate: Ind: große Milzsequestration, aplastische Krisen, operative Eingriffe. Wiederholte (Austausch-)Transfusionen ggf. bei ZNS-Infarkt erforderlich.
  - Infektionsprophylaxe: Penicillingabe ab 3. Lebensmonat bis mind. 5 Lj., Impfung gegen Pneumokokken (zusätzlich mit Pneumovax®23) und Haemophilus influenzae
  - Op: Splenektomie kann bei ausgedehnter Milzsequestration erforderlich sein, ggf. Cholezystektomie bei Gallensteinen
- Stammzelltransplantation: bei schweren Schmerzkrisen oder ZNS-Infarkt bei homozygoten Kindern <16 J. indiziert (mit allogener HLA-identischer Fremdspende, ideal von einem gesunden Geschwisterkind)

Prog: Bei homozygoten Pat. unbehandelt Tod noch im Kindesalter mögl., heterozygote Pat. normale Lebenserwartung (und Vorteil der relativen Resistenz gegenüber der Malaria tropica).

Kompl:
- **Milzinfarkte** ⇨ Milzsequestration ("Autosplenektomie" = funktionelle Asplenie schon im Säuglingsalter mögl.) ⇨ erhöhte **Infektanfälligkeit**
- Glomerulopathie ⇨ nephrotisches Syndrom
- Osteomyelitis (insb. durch Salmonellen), Hüftkopfnekrose
- Sepsis (Pneumokokken, Mykoplasmen), Meningitis, Multiorganversagen
- Aplastische Krise bei Parvovirus-B19-Infektion (Ringelröteln) mögl.
- Priapismus (Dauererektion des Penis, Ther: Etilefrin od. Methylenblau intracavernös)

Proph:
- ♥ Vermeidung von Dehydratation und Unterkühlung (Schmerzkrisen), kein Alkohol oder Nikotin
- ♥ Infektionsprophylaxe und Impfung (s.o. Ther.)

DD: Doppelte Heterozygotie (Compound-heterozygote Formen) = Sichelzellenanämie + weitere Hämoglobinopathie, wie z.B. Sichelzell-ß-Thalassämie ($HbSß^{+}Thal$, $HbSß^{\circ}Thal$), HbS-C-, HbS-D-, HbS-OArab-Erkrankung, HbS-Lepore-Erkrankung. Diese sind (obwohl für ein Merkmal nur heterozygot) durch die doppelte Störung dann symptomatisch.

Thalassämie

Syn: **Mittelmeeranämie**, engl. thalassemia, ICD-10: D56.9

Ät: **Aut.-rez.** erblich (ß-Thalassämie Mutation auf Chrom. 11, α-Thalassämie auf Chrom. 16)

Path:
- Hämoglobinopathie: **Störung der Hämoglobinsynthese**, je nach betroffener Globinkette werden ß- und α-Thalassämien unterschieden (es sind mehrere 1.000 Mutationen bekannt). Klinisch manifeste Erkrankung bei **Homozygotie** (= Thalassaemia **major**, COOLEY-Anämie), heterozygote Merkmalsträger haben keine od. nur minimale Symptome (= Thalassaemia **minor**, Zufallsbefund: Mikrozytose).
- ß-Thalassämie: Störung der ß-Globinketten-Synthese, die Synthese kann voll (ß°) oder nur zum Teil ($ß^+$) gestört sein. Es werden dann vermehrt α-, γ- u. δ-Ketten gebildet. Die α-Ketten bilden Tetraden, die toxisch für Erythroblasten im Knochenmark sind.
- α-Thalassämie: Störung der α-Globinketten-Synthese (diese liegen normal doppelt vor = αα/αα). Es werden vermehrt γ- od. ß-Ketten gebildet, diese bilden Tetraden, die Hb-Bart (γγ/γγ keine Sauerstoffbindung mögl.) od. HbH (ßß/ßß, macht Hämolyse) genannt werden

Epid:
- ◊ Häufigkeit: insg. sehr selten (ß-Thalassämie häufiger als α, in Deutschland ca. 600 Patienten geschätzt), ß vermehrt im **Mittelmeerraum** (SO-Türkei, Griechenland) vorkommend, α in Asien
- ◊ Anlageträger = heterozygot, im Mittelmeerraum 5-30 %, dt.-stämmige Bevölkerung ca. 0,01 %, Gesamtbevölkerung (also inkl. aller Migranten) in Deutschland ca. 4,5 %
- ◊ Krankheitsbeginn: bei ß-Homozygotie im Neugeborenenalter symptomatisch, bei α-Homozygotie bereits pränatal

Klin:
- ⇒ Thalassaemia major: schwere **hämolytische Anämie** mit Blässe, Ikterus, **Gedeihstörung**, **Hepatosplenomegalie**, unbehandelt kommt es zu Wachstumsretardierung, Infektneigung, Knochendeformierungen, Gallensteinen
- ⇒ Facies thalassaemica (durch Aufweitung der Markräume): hohe und breite Stirn, Prominenz des Jochbeines u. Oberkiefers (und im Röntgen: Bürstenschädel der Kalotte)
- ⇒ Pränatal: Hb-Bart's-Hydrops-fetalis-Syndrom (bei homozygoter α°-Thalassämie): Hydrops und Aszites des Feten, enorme Hepatosplenomegalie, Herz- und Skelettfehlbildungen, meist intrauteriner Fruchttod

Diag:
1. Anamnese (Herkunft, Familienanamnese) u. klinische Untersuchung
2. Labor: BB: ß-Thalassämie: **hypochrome, mikrozytäre Anämie**, im Blutausstrich mikrozytäre Erythrozyten, Formveränderung der Erythrozyten (Anisozytose, Targetzellen) u. Normoblasten, Hb-Elektrophorese: zeigt Anteil der unterschiedlichen Hb-Formen

   Genetik: Familiendiagnostik mit DNA-Analyse, pränatale Diagnostik mögl.
3. Sonographie: Hepato- und **Splenomegalie** bereits im Säuglingsalter

Ther:
- Keine kausale Ther. mögl., bei Minor-Form keine Ther. erforderlich, symptomatisch:
  - **Erythrozytenkonzentrat-Transfusionen**: bei ß-Thalassaemia major sind regelmäßige Transfusionen im Kindesalter erforderlich (Ind: Hb <8 g/dl), Intervall alle ca. 3-4 Wo.
  - **Eisenelimination**: Ind: bei Ferritin >1.000 ng/ml od. Lebereisengehalt >3,2 mg/g (ist ab ca. 20 Transfusionen erreicht) mit Chelatbildner, z.B. Deferoxamin (Desferal®) als s.c. Infusion über Nacht od. neu oral mit Deferasirox (EXJADE®) od. Deferipron (Ferriprox®)
  - Infekte: Chelattherapie unterbrechen, initial Antibiose mit Cotrimoxazol (z.B. Eusaprim®K, Yersinien-wirksam) u. anschließend nach Antibiogramm
  - Splenektomie: Ind: bei sehr großer Milz und einem Transfusionsbedarf >300 ml Ery-Konzentrate(60%ig)/kgKG/Jahr
- Stammzelltransplantation: im frühen Kindesalter, ideal für Pat. mit HLA-identischen (u. nicht erkrankten) Geschwistern, ggf. auch Fremdspendertransplantation möglich

Prog: Bei homozygoten Pat. unbehandelt Tod noch im Kindesalter mögl., mit regelmäßigen Transfusionen u. Chelattherapie ist eine normale Entwicklung mögl., aber Organkompl. später; mit Stammzelltransplantation (= kurative Ther.) gute Prog. Heterozygote Pat. haben eine normale Lebenserwartung.

Kompl: Organsiderose: Herzinsuffizienz, Diabetes mellitus, Pubertas tarda

DD: Doppelte Heterozygotie (Compound-heterozygote Formen) = Thalassämie + eine weitere Hämoglobinopathie, wie z.B. Sichelzell-ß-Thalassämie, Hb-C-, Hb-E-Hämoglobinopathie. Diese sind dann (obwohl für das jeweilige Merkmal nur heterozygot) durch die doppelte Störung dann symptomatisch (wird dann auch Thalassaemia intermedia genannt).

Erythrozytenenzymdefekte

Syn: Erythrozytenenzymopathien, enzymopenische Anämie, ICD 10: D55.9
Glucose-6-Phosphat-Dehydrogenasemangel (G6PDH), Favismus, ICD-10: D55.0
Pyruvatkinasemangel, ICD 10: D55.2

Ät:
- Glucose-6-Phosphat-Dehydrogenasemangel: X-chrom. vererbt (q28(Xq28))
- Pyruvatkinasemangel: aut.-rez. erblich

Path:
- ♦ Rezidivierende **Hämolysen** u. **chronische Anämie** durch Enzymdefekte d. Erythrozyten
- ♦ G6PDH-Mangel: gestörter Hexosemonophosphatzyklus ⇨ verminderte Gluthationreduktase, dadurch reduzierte antioxidative Wirkung ⇨ Membranproteine werden vor **oxidativem Stress** (z.B. bei Infektionen, Medikamente - u.a. gegen **Malaria** Chinin, Chloroquin, Primaquin, Sulfonamide, Chloramphenicol, Acetylsalicylsäure od. **Favabohnen**, daher das Syn. Favismus = Saubohnenkrankheit) nicht geschützt.
- ♦ Pyruvatkinasemangel: ATP, Pyruvat und NAD^+ können nicht mehr ausreichend gebildet werden ⇨ **gestörte Glykolyse** in den Erythrozyten

Epid:
- ◊ G6PDH-Mangel: meist Jungen betroffen (Mädchen nur bei Homozygotie erkrankt = 2 defekte X-Chromosome), häufigster Enzymdefekt der Erythrozyten, weltweit >200 Mio. Menschen betroffen. Mangel führt zu einer **Resistenz gegen Malaria** (Selektionsvorteil, daher in Malariagebieten Afrikas, Südostasiens und im Mittelmeerraum hohes Vorkommen in der Bevölkerung)
- ◊ Pyruvatkinasemangel: häufigster Enzymdefekt der Glykolyse

Klin: G6PDH-Mangel:
- ⇒ Neugeborene: **Hyperbilirubinämie** verstärkt u. verlängert
- ⇒ Symptome einer Anämie abhängig vom Grad der Restenzymaktivität (bis 50 % asymptomatisch, bis 10 % mäßige Symptome, <10 % schwere Symptome): Ikterus, leichte Anämie bis transfusionsbedürftige Anämie, reduzierter AZ, Schwächegefühl
- ⇒ Schubförmiger Verlauf mit rezidivierenden akuten Hämolysen

Pyruvatkinasemangel:
- ⇒ Ikterus, leichte bis transfusionsbedürftige Anämie, reduzierter AZ, Schwächegefühl
- ⇒ Splenomegalie

Diag:
1. Anamnese (Familienanamnese, Medikamenteneinnahme?) u. klinische Untersuchung
2. Labor: G6PDH-Mangel: Anämie, bei Hämolyse typische **HEINZ-Innenkörperchen** der Erythrozyten (denaturiertes Hämoglobin), G6PDH-Aktivität verringert, COOMBS-Test neg.
   Pyruvatkinasemangel: Akanthozytose (Stechapfelform, Dornzellen), osmotische Resistenz normal, Pyruvatkinaseaktivität verringert, COOMBS-Test negativ
3. Sonographie: ggf. Splenomegalie

Ther:
- G6PDH-Mangel: Expositionsprophylaxe für Infektionskrankheiten u. Medikamente!
  - **Aufklärung** der Familie, Patientenausweis
  - Transfusionen nur bei hämolytischer Krise erforderlich
  - Informationen: www.favismus.de
- Pyruvatkinasemangel:
  - Erythrozytenkonzentrat-Transfusionen bei ausgeprägter Anämie
  - Splenektomie führt zu einer Besserung der Hämolyse nach dem 5. Lj., wenn vorwiegend ein lienaler Abbau vorliegt (Szintigraphie durchführen)

Prog: meist gut (abhängig von der Restenzymaktivität)

Kompl: * **Hämolytische Krise** (z.B. bei Infektionserkrankung od. Medikamenteneinnahme) ⇨ kann lebensbedrohlich sein, Hämoglobinurie
* selten Gallensteine

DD: – Hämolytische Anämien: autoimmunhämolytische Anämien (COOMBS-Test pos.), Sphärozytose, paroxysmale nächtliche Hämoglobinurie, seltene andere Erythrozytenenzymdefekte (z.B. Glutathionsynthetase-Mangel, Glukosephosphatisomerase-Mangel, Hexokinase-Mangel, Nukleotidstoffwechsel-Störung)
– Andere Anämien, z.B. Hämoglobinopathien (Sichelzellenanämie, Thalassämie), Protoporphyrie (aut.-dom. od. -rez. erblich, Chrom. 18q21.3 Synthesestörung von Häm ⇨ Akkumulation von Protoporphyrin ⇨ Lichtdermatose, Leberzirrhose, Gallensteine mögl.)

HYPERVISKOSITÄTSSYNDROME

Syn: **Polyzythämie**, Erythrozytose, ICD-10: D75.1, neonatale Polyglobulie, P61.1 u. R70.1

Ät: – Neonatale Polyglobulie: **hypotrophe Neugeborene** (Risikofaktoren: intrauterine Wachstumsretardierung, z.B. Plazentainsuffizienz, fetofetale od. maternofetale Transfusion, Hyperthyreose, DOWN-Syndrom, Schwangerschaftsdiabetes)
– Angeboren: familiäre Erythrozytose, zyanotische Herzfehler (= bei Rechts-Links-Shunt, als Kompensation), persistierende fetale Zirkulation, chronische Lungenerkrankung
– Erythropoetin-bildender Tumor (Nierentumoren, Angiome) od. angeborene Zystenniere
– Paraproteinämie bei malignen Erkrankungen: Multiples Myelom, Morbus WALDENSTRÖM od. bei Autoimmunerkrankungen: systemischer Lupus erythematodes, rheumatoide Arthritis, FELTY-Syndrom
– Symptomatisch: **Exsikkose** (Hämokonzentration), langer Aufenthalt in großer Höhe, Stresserythrozytose, Doping (EPO)

Path: ♦ Hkt >70 % (Hb >23 g/dl) führt zu erhöhter Viskosität ⇨ **vaskuläre Stase** des Blutes, Entstehung von Mikrothromben im Gefäßbett, Hypoperfusion u. Ischämie, Hypoglykämie
♦ Paraproteine führen zu Thrombozytenfunktionsstörung ⇨ Thrombose, Thromboemboliegefahr, in der Folge auch Thrombozytopenie mögl.

Epid: Häufigkeit: Bis 5 % der Neugeborenen zeigen bei Geburt eine Polyglobulie.

Klin: ⇒ Lethargie, Appetitverlust, Nasenbluten, Schwindel, Belastungsdyspnoe, Zyanose
⇒ Hyperbilirubinämie, Ikterus
⇒ Myoklonien, zerebrale Krampfanfälle, Visus- und Hörverlust, Somnolenz bis hin zum Koma

Diag: 1. Anamnese u. klinische Untersuchung, Suche nach der Grunderkrankung
2. Labor: bei neonataler Polyglobulie **Hb u. Hkt erhöht** (normal bei Geburt Hb 20 g/dl, Hkt 60 %), bei Paraproteinämie BSG sehr stark erhöht (>100 mm/Std.)
Messung der Blutviskosität mit Kapillarviskosimeter mögl. ⇨ erhöhte Werte

Ther: • Akut: Senkung des Hkt auf <60 % (partielle modifizierte Austauschtransfusion = simultaner Tausch von kindlichem Blut gegen Plasma od. NaCl-Lösung zur Hämodilution)
• Kurativ: Behandlung der Grunderkrankung

Prog: abhängig vom Behandlungserfolg der Grunderkrankung

Kompl: * Hämaturie, Nierenversagen mit Oligurie, Ileus, nekrotisierende Enterokolitis
* Herzinsuffizienz, Thromboembolie ⇨ zerebrovaskuläre Insuffizienz, Apoplexie
* Gleichzeitige Vermehrung v. Erythro-, Granulo- u. Thrombozyten

DD: – Pseudohyponatriämie: Paraproteine binden das freie Wasser des Plasmas.
– Myeloproliferative Syndrome: Polycythaemia vera (= myeloproliferative Erkrankung, meist im Alter >60 J., ICD-10: D45), Myelofibrose, AML/CML, essentielle Thrombozythämie

GERINNUNGSSTÖRUNGEN

Syn: Pathologische Blutungsneigung, **hämorrhagische Diathese**, ICD-10: D65 – D69
Transitorische Gerinnungsstörung beim Neugeborenen, ICD-10: P61.6

Anatomie: Die physiologische Gerinnung (**Hämostase**) erfolgt durch zwei Phasen:
Primäre Blutstillung, nach einer Verletzung kommt es zu:
- **Vasokonstriktion**
- Thrombozytenaggregation ⇨ „weißer“ **Plättchenthrombus**

Sekundäre Blutstillung (es gibt zwei Aktivierungswege):
1. **Extrinsisches System**: Gewebsverletzung ⇨ schnelle Aktivierung durch Gewebsthrombin (III – VII – X – V – II (Prothrombin) ⇨ Thrombin)
2. **Intrinsisches System**: Endothelläsion ⇨ langsame Aktivierung der Gerinnungskaskade (XII – XI – IX – VIII – X – V – II (Prothrombin) ⇨ Thrombin)

Das Thrombin überführt dann Fibrinogen zu **stabilem Fibrin**, dieses stabilisiert den primären Plättchenthrombus mit Einbindung von Erythrozyten = „rotes“ Blutgerinnsel.
Die Auflösung eines Blutgerinnsels (Fibrinolyse) erfolgt später durch Plasminogen.
Physiologisch sind Blutgerinnung und Fibrinolyse ständig im Gleichgewicht durch minimale Bildung von Fibrin und Fibrinolyse. Inhibitoren der Gerinnung sind Antithrombin (AT III) sowie Protein S u. C.

Etlg: Mangel od. Störungen der Thrombozyten:
- Angeborene **Thrombozytopenien** (seltene erbliche Erkrankungen)
- Erworbene Thrombozytopenien: konnatale u. neonatale Infektionen, neonatale Alloimmunthrombozytopenie, Immunthrombozytopenie, Posttransfusionsthrombozytopenie, durch Medikamente bedingt
- **Thrombozytenfunktionsstörungen** (Thrombozytopathien)
- **Verbrauchskoagulopathie** (DIC)

Mangel od. Störungen der Blutgerinnungsfaktoren (**Koagulopathien**):
- Angeboren: **Hämophilie** A (Faktor VIII) u. B (IX), von-Willebrand-Jürgens-Syndrom (VIII), Afibrinogenämie, Mangel anderer Blutgerinnungsfaktoren
- **Morbus haemorrhagicus neonatorum**, Blutungen durch Mangel Vit.-K-abhängiger Gerinnungsfaktoren (Vit.-K-Mangel betrifft Faktoren II, VII, IX u. X), ICD-10: P53
  Vit.-K-Mangel: Malabsorption, Verschlussikterus, Antibiotikatherapie (gestörte Darmflora), Therapie der Mutter mit Antiepileptika
- Leberschaden (Synthesestörung der Gerinnungsfaktoren)
- Autoantikörper gegen Gerinnungsfaktoren
- **Verbrauchskoagulopathie** (DIC)

Vaskulär bedingte Gerinnungsstörungen:
- Angeboren: hereditäre hämorrhagische Teleangiektasie, Purpura simplex hereditaria
- **Vaskulitis** (verschiedene Autoimmunerkrankungen): Purpura SCHÖNLEIN-HENOCH, KAWASAKI-Syndrom

Mangel od. Störungen der Inhibitoren der Blutgerinnung ⇨ **Thrombophilie**: Thrombosen, Thromboembolien, z.B. Lungenembolie, Apoplexie bei offenem Foramen ovale
- AT-III-Mangel (AT = Antithrombin)
- Protein-S- u. -C-Mangel (Vit.-K-abhängige Inhibitoren), APC-Resistenz (APC = aktiviertes Protein C ⇨ aut.-dom., hohes Risiko insb. bei homozygoter Faktor-V-LEIDEN-Genmutation)
- Prothrombinmutation G20210A

Hyperfibrinolyse
- Angeboren (α2-Antiplasminmangel)
- Reaktiv bei Verbrauchskoagulopathie, geburtshilfliche Komplikationen

Diag: 1. Anamnese (bekannte Gerinnungsstörung, spontane Blutungen od. Hämatome, Familienanamnese, Medikamenteneinnahme) u. klinische Untersuchung
2. Labor: Standardprogramm ist BB mit **Thrombozytenzahl**, (Gesamt-)**Blutungszeit**, **Quick**/INR (= Thromboplastinzeit, **extrinsisches** System), **aPTT** (= aktivierte partielle Thromboplastin-time, **intrinsisches** System), Fibrinogen, AT-III

Kompl: * Maximalform einer Gerinnungsstörung ist die **disseminierte intravasale Gerinnung** (DIC, s.u.): Durch übermäßig stark ablaufende Blutgerinnung im Blutgefäßsystem werden Gerinnungsfaktoren u. Thrombozyten verbraucht und es kann in der Folge zu einer lebensbedrohlichen Blutungsneigung kommen (Verbrauchskoagulopathie).
* Verletzungsblutungen verstärkt und verlängert

Op: * Probleme bei intraoperativer Blutstillung, postoperative Nachblutungen

DD: - Medikamentös verursachte Gerinnungsstörungen: Antikoagulation (Heparine, Cumarinderivate, Hirudine), Thrombozytenaggregationshemmer (ASS), ADP-Rezeptorantagonisten (Clopidogrel), Glykoprotein-IIb/IIIa-Rezeptorantagonisten (Tirofiban), Zytostatika (KM-Schädigung)
- multiple Hämatome: auch an mögl. Kindesmisshandlung denken

Thrombozytopenie

Syn: Thrombopenie, ICD-10: D69.6-

Anatomie: Thrombozyten haben eine extrem **kurze**, biologische Halbwertszeit von 4-5 Tagen. 1/3 der Thrombozyten sind in der **Milz gepoolt** (und können bei Bedarf freigesetzt werden). Die Thrombozytopoese (aus **Megakaryoblasten** ⇨ Promegakaryozyten ⇨ Megakaryozyten ⇨ kernlose Thrombozyten) im KM ist um das 5fache steigerbar.
Norm: Thrombozytenzahl bei Neugeborenen 100.000-200.000/µl, Frühgeborene bis 1 Mio./µl, ab Säuglingsalter **150.000-350.000/µl**
Die kritische Grenze für Blutungen liegt bei ca. **<20.000/µl**.

Ät: Produktionsstörung im Knochenmark (amegakaryozytär, aplastisch)
- **angeboren**:
FANCONI-Anämie (aut.-rez. erblich, Chrom. 16 u. 17 od. X-chrom., Panzytopenie),
WISKOTT-ALDRICH-Syndrom (X-chrom. erblich, Lymphopenie + Thrombozytopenie, s.u., Kap. Immunologie),
TAR-Syndrom (= Thrombozytopenie + Aplasie des Radius, aut.-rez. erblich, Chrom. 1),
MAY-HEGGLIN-Anomalie (aut.-dom. erblich, Chrom. 22, mit Riesenthrombozyten),
BERNARD-SOULIER-Syndrom (aut.-rez. erblich, Chrom. 3, 17, 22 mit großen Thrombozyten)
- Neonatal (transitorisch): Autoimmunerkrankungen der Mutter (wie idiopathische thrombozytopenische Purpura, Lupus erythematodes), Medikamenteneinnahme während der Schwangerschaft, konnatale u. neonatale Infektionen
- Erworben: **Infektionen** (aplastische Krise), Knochenmarksschädigung durch Medikamente, insb. Zytostatika, Chemikalien (Alkoholintoxikation, Benzol), Vit.-B_{12}- od. Folsäuremangel (⇨ Reifungsstörung der Thrombozyten), Bestrahlung
- Infiltration des Knochenmarks: Malignome, insb. Leukämien, Lymphome, Metastasen v. Karzinomen

Gesteigerter Thrombozytenverbrauch (megakaryozytär)
- Alloantikörper gegen Thrombozyten: **neonatale Alloimmunthrombozytopenie** (s.u.), Posttransfusionsthrombozytopenie
- **Infektionen**: Hämolytisch-urämisches Syndrom (HUS durch Shigatoxin-bildende E.coli), Sepsis (neonatorum)

- **Immunthrombozytopenien** (s.u.)
- **Medikamente**: Cotrimoxazol, Chinidin, Heparin-induzierte Thrombozytopenie (HIT, s.u. DD)
- **Verbrauchskoagulopathie** (disseminierte intravasale Gerinnung, bei Asphyxie, Schock)
- Riesenhämangiom
- Angeborene Herzfehler, künstliche Herzklappen

Gesteigerter Thrombozytenabbau (Sequestration)
- Hypersplenismus (Splenomegalie)
- Bei Hypothermie

Klin: ⇒ **Petechiale Blutungen** der Haut
⇒ Schleimhautblutungen, subkonjunktivale Blutungen, Nasenbluten (Epistaxis)
⇒ Gastrointestinale Blutungen, Hämaturie, intrakranielle Blutungen

Diag: 1. Anamnese (Hinweise auf einen malignen Tumor, Infekte, Medikamente?) u. klinische Untersuchung
2. Labor: Thrombozytenzahl <150.000/µl, Blutungszeit verlängert, ggf. Ak-Nachweis

Ther:
- Weglassen von auslösenden Medikamenten
- Thrombozytensubstitution: Ind: Blutungen, prophylaktisch bei geplanter Op od. Zytostatikatherapie und Abfall auf <20.000/µl
  - Mehrspenderpräparat od. Einzelspenderkonzentrat
- Bei angeborenen Formen ggf. Stammzelltransplantation

Prog: meist gut, abhängig von der Grunderkrankung

DD:
- Thrombozytenfunktionsstörungen (s.u.)
- Heparinisierung: in 0,1-3 % d.F. (das Risiko ist bei den niedermolekularen Heparinen 10fach geringer) **Heparin-induzierte Thrombozytopenie** (HIT Typ II, „Heparinallergie") = nach ca. 5 Tagen plötzlicher Thrombozytenabfall ⇨ Thrombosen, Lungenembolie, Extremitätenischämie, Myokardinfarkt, Apoplexie, Fieber durch Antikörper-bedingte Bildung von Thrombozytenaggregaten (white-clot syndrome), Letalität 6-20 %
  Diag: HIPA-Test (Heparin-induzierter Plättchen-Aktivierungstest) od. Nachweis v. Heparin-Plättchenfaktor-4-Komplexen, ELISA-Test auf HIT-Immunglobuline
  Ther: Heparin sofort absetzen, Antikoagulation mit Thrombininhibitor Danaparoid (Orgaran®), bei Thrombose mit einem Hirudin, z.B. Desirudin (Revasc®)
  Proph: bei Heparingabe regelmäßig **Thrombozytenzahl kontrollieren** (Tag 0, 5, 7, 9, 11, 14, dann 1x/Woche), aufklärungspflichtige Komplikation!
- Thrombotisch-thrombozytopenische Purpura (Syn: MOSCHCOWITZ-Krankheit, thrombotische Mikroangiopathie)
- Schwangerschaft: HELLP-Syndrom als Maximalvariante einer Präeklampsie (= Hämolyse, erhöhte Transaminasen u. Bilirubinwerte (elevated liver function test), erniedrigte Thrombozytenzahl (low platelet count), erniedrigtes Fibrinogen u. pos. Fibrinspaltprodukte)
- Cave: auch reiner „Laborfehler" mögl., bei Abnahme mit EDTA-Röhrchen kann eine EDTA-**Pseudothrombozytopenie** vorliegen (BB: Thrombozytenzahl nahe 0/µl, normale Blutungszeit, im Blutausstrich Thrombozytenklumpen und natürlich keine klinischen Symptome)

Neonatale Alloimmunthrombozytopenie

Syn: Alloimmune Thrombozytopenie, ICD-10: P61.0, D69.59

Path:
- **Inkompatibilität** von mütterlichen und fetalen Thrombozyten-Alloantigenen (**HPA-System** = human platelet antigen, z.B. Mutter HPA1a-neg., Fetus HPA1a-pos.) ⇨ plazentagängige **IgG-Antikörper der Mutter** führen beim Fetus/Neugeborenen zum **Thrombozytenabbau**.
- Die Sensibilisierung kann bereits während der ersten Schwangerschaft od. nach Transfusionen erfolgen und zu Blutungssymptomen bereits beim ersten Fetus od. Neugeborenen führen.

Epid: ◊ Häufigkeit: 0,5/1.000 Geburten, ca. 60% sind Erstgeborene
◊ In Europa finden sich meist Antikörper gegen **HPA1a** (75 % d.F), seltener auch gegen HPA5b (15 %, eher milde Verläufe), in Asien v.a. HPA Grp. 4.

Klin: ⇒ Sehr variabler Verlauf, klinische Verschlechterung meist innerhalb 48 Std. p.p.
⇒ **Petechiale Blutungen**, größere Blutungen (Magen-Darm-Trakt, Harnwege, intrazerebral)
⇒ Die Thrombozytopenie dauert meist 2-14 Tage p.p., in Einzelfällen auch über 5 Wo.

Diag: 1. Anamnese (vorherige Geburten?) u. klinische Untersuchung
2. Labor: Thrombozytopenie (<150.000/µl) des Neugeborenen, bei Verdacht auch pränatal Bestimmung mittels Amniozentese u. Punktion der Nabelgefäße mögl.
Nachweis von Allo-Antikörpern im Serum der Mutter (ein neg. serologischer Ak-Nachweis schließt eine NAIT aber nicht aus, in 10 % d.F.), die Höhe des Ak-Titers korreliert aber nicht immer mit der Klinik.
Genetik: Bei den Eltern kann der Genotyp für die Plättchenantigene zur humangenetischen Beratung u. Beurteilung des Wiederholungsrisikos bestimmt werden (Mutter negativ, der Vater positiv, homo- od. heterozygot).

Ther:
- Pränatal:
  - Ab der 20. SSW wiederholt intrauterine Transfusion von HPA1-neg-Thrombozytenkonzentraten über die Nabelschnur (Ziel: Thrombozytenzahl >200.000/µl)
  - Entbindung per Sectio in der 32.–37. SSW empfohlen (bei Thrombozytenzahlen <20.000/µl), um Transfusionen risikoarm am Neugeborenen durchführen zu können.
- Nach der Geburt:
  - Transfusion von Thrombozyten bei Werten <50.000/µl mit HPA-1a-negativen bzw. den entsprechenden HPA-negativen Thrombozytenkonzentraten (Ziel: >100.000/µl, Dosierung: 10 ml/kgKG Thrombozytenkonzentrat innerhalb einer Stunde)
  - Alternativ kann auch d. Gabe von hochdosierten 7S-Immunglobulinen versucht werden.

Prog: gut, **selbstlimitierend** mit Verbrauch/Abfall der mütterlichen Ak nach ca. 6 Wo.
Wiederholungsrisiko: bei erneuter Schwangerschaft 50 od. 100 % (gemäß Hetero- od. Homozygotie des Vaters) ⇨ Indikation zur Überwachung späterer Schwangerschaften

Kompl:
* Bis zu 20 % der betroffenen Kinder leiden an **Hirnblutungen** (davon 50 % bereits intrauterin) ⇨ Hydrocephalus, Blindheit, geistige u. körperliche Behinderungen, Tod mögl.
* Nabelschnurpunktion: pro Intervention Fehl-/Frühgeburtsrisiko 1-2 %

DD:
- Neonatale Thrombozytopenien: konnatale Infektionen (Röteln, Lues, Herpes, Zytomegalie, Toxoplasmose), angeborene Formen (s.o.), Sepsis, nekrotisierende Enterokolitis
- **Nach Austauschtransfusionen**: Posttransfusionsthrombozytopenie
- Polyzythämie, aplastische Anämie, konnatale Leukämie
- Autoimmunerkrankungen der Mutter (wie idiopathische thrombozytopenische Purpura, systemischer Lupus erythematodes), Medikamenteneinnahme während der Schwangerschaft

Immunthrombozytopenie

Syn: Autoimmunthrombozytopenie, Immunthrombozytopenische Purpura, Morbus WERLHOF (= chronische Form), ICD-10: D69.5

Ät: Autoimmunprozess, **Autoantikörper** vom Typ IgG, z.B. gegen Glykoprotein IIb/IIIa der Thrombozytenmembran
- Akut meist **nach einem viralen Infekt** der Atemwege od. Durchfallerkrankung, im frühen Stadium einer HIV-Infektion
- Nach **Medikamenteneinnahme**: Cotrimoxazol, Penicilline, Streptomycin, Chinidin, Chinin, Heparin-induzierte Thrombozytopenie (HIT, „Heparinallergie“, s.o.), Diuretika, Goldpräparate, Barbiturate

- Bei Autoimmunerkrankungen: systemischer Lupus erythematodes, Antiphospholipid-Syndrom, EVANS-Syndrom (Thrombozytopenie + hämolytische Anämie)
- Bei malignen Lymphomen (ALL, CLL) vorkommend
- Neugeborenes einer Mutter mit Morbus WERLHOF (diaplazentar übertragene Plättchen-Ag-IgG-Ak der Mutter verursachen eine vorübergehende Thrombozytopenie beim Kind)

Path: Autoimmunprozess: Autoantikörper (IgG) gegen Thrombozytenmembran-Ag führen zur Beladung der Thrombozyten, die dann in Leber und Milz **abgebaut** werden.

Epid: Häufige Form einer hämorrhagischen Diathese im Kindesalter

Etlg: # Akute Immunthrombozytopenie (ITP): bevorzugt Kleinkinder betroffen, w = m
Chronische Immunthrombozytopenie (Syn: idiopathische thrombozytopenische Purpura, WERLHOF-Krankheit): meist im Erwachsenenalter, >6 Mon. andauernd, w > m = 3:1

Klin: ⇒ Akute Form: flächige Hämatome ohne ausreichendes Trauma, Petechien, Schleimhautblutungen, Nasenbluten (Epistaxis), Menorrhagien, GI-Blutungen
⇒ Chronische Form: gleiche Symptome, länger anhaltend

Diag: 1. Anamnese (Familienanamnese, vorausgegangener Infekt, Medikamenteneinnahme?) u. klinische Untersuchung
2. Labor: im BB isolierte Thrombozytopenie, Hb-Abfall in schweren Fällen, Gerinnungsparameter normal, Nachweis v. Plättchenantigen-IgG in 80 % mögl.
Knochenmarkpunktion: gesteigerte Megakaryozytopoese, zum Ausschluss einer akuten lymphatischen Leukämie

Ther:
- Akut: bisherige Medikamente absetzen
  - Thrombozytenkonzentrate nur im Notfall bei schweren Blutungen od. bei niedrigen Werten vor einem operativen Eingriff
  - Immunglobuline (7S-Immunglobuline) initial 0,8 g/kgKG, Wiederholung bei Thrombozytenzahl < 20.000 /µl
  - Glukokortikoide (Prednisolon) initial 4 mg/kgKG/Tag für ca. 1 Wo., danach ausschleichen
- Bei chronischer Form:
  - Glukokortikoide u. Immunglobuline wie bei akuter Form mögl.
  - Immunsuppressiva: Azathioprin 50-300 mg/m^{2}KOF/Tag über 4 Monate od. Vincristin: 1,5-2 mg/m^{2}KOF 1 x wöchentlich
  - Splenektomie: nur bei sehr langen Verläufen indiziert, präoperativ mit markierten Thrombozyten Abbauort der Thrombozyten in der Milz bestätigen

Prog: Gut, bei Kindern in 90 % d.F. Spontanremission innerhalb von 6 Wo.

Kompl: * Hirnblutungen (selten)

Thrombozytenfunktionsstörungen

Syn: Thrombozytopathien, ICD-10: D69.1

Ät: Angeboren: alles sehr seltene Erkrankungen
- GLANZMANN-NAEGELI-Syndrom (Syn: Thrombasthenie): aut.-rez. erblich, Chrom. 17q21.32, Defekt des Glykoprotein-IIb/IIIa-Rezeptors der Thrombozytenmembran
- BERNARD-SOULIER-Syndrom: aut.-rez. erblich, Chrom. 3, 17, 22, Defekt des Glykoprotein-Ib/V/IX-Komplexes auf der Thrombozytenoberfläche mit großen Thrombozyten u. Thrombozytopenie
- MAY-HEGGLIN-Anomalie: aut.-dom. erblich, Chrom. 22q11.2, Mutation im MYH9-Gen, Defekt des Glykoprotein Ib/IX der Membran ⇨ Riesenthrombozyten, Thrombozytopenie u. Einschlusskörperchen in Granulozyten
- HERMANSKY-PUDLAK-Syndrom: aut.-rez. erblich, Chrom. 5, 10, Thrombozytendefekt + okulokutaner Albinismus (häufig in Puerto Rico vorkommend)

- EHLERS-DANLOS-Syndrom Typ X: aut.-rez. erblich, Chrom. 2, Plättchendysfunktion durch Fibronektinstörung, Hyperelastizität der Haut u. Überstreckbarkeit der Gelenke
- Aspirin-like Defekt: angeborener Defekt des thrombozytären Arachidonsäure-Stoffwechsels

Erworben:

- Medikamente: **Thrombozytenaggregationshemmer** (ASS, Clopidogrel), **NSAR** (Indometacin, Phenylbutazon), Valproinsäure
- Störung des Stoffwechsels (chronische Hypoglykämie) u. der Hämatopoese (Leukose, chron. Niereninsuffizienz), monoklonale Ak (Plasmozytom), Hepatopathie

Klin: ⇒ Spontanblutungen (selten), petechiale Haut- u. Schleimhautblutungen, Netzhautblutungen
⇒ Blutungsstillungsproblematik bei Op, verstärkte Nachblutungen nach Op, Nachblutung nach Zahnextraktionen

Diag: 1. Anamnese (Familienanamnese, Medikamenteneinnahme?) u. klinische Untersuchung
2. Labor: BB: Thrombozytenzahl meist normal, Blutungszeit aber verlängert

Ther:
- Substitution (Thrombozytenkonzentrate) nur bei klinischer Erfordernis
- Medikamente mit Wirkung auf Thrombozyten vermeiden (kein ASS!); Paracetamol (ben-u-ron®) falls erforderlich als Analgetikum u. Antipyretikum verwenden
- Sorgfältige Blutstillung bei Operationen

Hämophilie

Syn: **Bluterkrankheit**, ICD-10: Hämophilie A D66, Hämophilie B D67

Ät: – **X-chrom. erblich**, bei Hämophilie A ist Chromosomenabschnitt Xq28, bei B Xq27 betroffen.
– in 1/3-1/2 d.F. Spontanmutation

Path:
♦ Hämophilie A (85 % d.F.): meist **Fehlen** oder verminderte Aktivität des **Faktors VIII** (antihämophiles Globin)
♦ Hämophilie B (15 %): Fehlen od. verminderte Aktivität des **Faktor IX** (Christmas-Faktor)
⇨ verzögerter endogener Gerinnungsablauf des **intrinsischen Systems** ⇨ verminderte Fibrinbildung. Primäre Hämostase und extrinsisches Gerinnungssystem sind intakt.

Epid:
◊ Häufigkeit: Hämophilie A: ca. 1/10.000, Hämophilie B: ca. 0,3/10.000
◊ Fast ausschließlich **Knaben/Männer** betroffen, Töchter eines Bluters sind Konduktorin (und geben das defekte Gen dann mit 50 % Wahrscheinlichkeit weiter) u. haben ca. 50%ige Aktivität des betroffenen Faktors und sind damit i.d.R. klinisch unauffällig.
◊ Manifestationsalter: erste Auffälligkeiten meist im 1. Lj. (Krabbelalter, erste „Traumen")

Etlg: # Nach der Aktivität der Faktoren

Schweregrad	Faktoraktivität	Klinik
normal	>75 %	keine Symptome
Subhämophilie	16-75 %	meist asymptomatisch
leicht	6-15 %	**Hämatome** nach schwereren Traumen, Op
mittel	1-5 %	**Hämatome** bereits nach leichten Traumen
schwer	<1 %	**Spontanblutungen**, chronisches Hämarthros

Klin: ⇒ Beim Neugeborenen evtl. **Nabelschnurblutung**, Schleimhautblutungen
⇒ Blutungen spontan od. bei Trauma (je nach Schweregrad), insb. **Gelenkblutungen** mit Arthropathien, Muskelblutungen u. andere Lokalisationen (Gehirn, Niere)
⇒ Blutungsproblematik bei Op, **verstärkte Nachblutungen** nach Op, Nachblutung nach Zahnextraktionen, starke Blutungen bei Punktionen

Diag: 1. Anamnese (Familienanamnese: bekannter Bluter in der mütterlichen Verwandtschaft) u. klinische Untersuchung: Hämatome, Gelenkblutungen

2. Labor: BB normal, verlängerte Thromboplastinzeit (PTT) ab Faktorenaktivität <40 %, Quick u. Blutungszeit normal, Bestimmung von Gerinnungsfaktoren (VIII, IX, vWF)

Ther:
- Substitutionstherapie: Ind: blutungsvorbeugende Behandlung, vor Operationen (Anheben vor geplanter großer OP auf 100 % Faktorenaktivität, sonst genügt 50 %) od. Interventionen wie Herzkatheter od. Arthroskopie >30 %, Kontrolle 1 Std. post transfusionem
  - **Faktor-VIII-Konzentrate:** Bei Blutungen und als Prophylaxe bei schwerer und mittelschwerer Hämophilie A, 1 IE/kgKG ergibt Aktivitätssteigerung von ca. 0,5 % (vom Menschen IMMUNATE®, Haemoctin®, gentechnologisch hergestellt CHO, Recombinate®). Halbwertszeit des Faktors VIII 12 Std. ⇨ bei akuter Blutung frühe Wiederholung notwendig, ggf. Dauerinfusion. Dauertherapie/Prophylaxe: 2-3/Wo. Substitution.
  - **Faktor-IX-Konzentrate:** Bei Blutungen und als Prophylaxe bei schwerer und mittelschwerer Hämophilie B (vom Menschen IMMUNINE®, Berinin®, gentechnologisch hergestellt Nonacog alfa, BeneFIX®), Halbwertszeit des Faktors IX 24 Std.
- Bei leichter Hämophilie A ist eine Faktorenanhebung vorübergehend auch mit Desmopressin (DDAVP), Minirin® mögl. ⇨ endotheliale Freisetzung v. Faktor VIII
- Experimentell: Faktoren-Gen-Integration in Megakaryozyten

Prog: Bei guter Behandlung normale Lebenserwartung, die Symptome werden im Erwachsenenalter meist schwächer.

Kompl:
- **Intrakranielle Blutungen**
- **Hämaturie**, Harnstau
- Arthropathie bei chronischer Gelenkeinblutung (insb. am Kniegelenk) ⇨ Arthrose, Ankylose
- Kompartmentsyndrom bei Einblutung in Muskulatur
- Faktoren-Substitution: sehr geringes Restrisiko für Infektionen (HBV, HBC, HIV), Bildung **neutralisierender Antikörper** (Typ IgG, insb. gegen Faktor VIII)
  Ther. bei akuter Blutung: Gabe von aktiviertem Prothrombinkomplex (FEIBA®) od. aktiviertem Faktor VII (aktiviert Faktor X dann vom extrinsischen Weg aus, Eptacog alpha, NovoSeven®), evtl. auch Immunadsorption + Immunglobuline + Immunsuppression + Faktorensubstitution bei schwerer Hemmkörperhämophilie

Proph:
- Keine Thrombozytenaggregationshemmer, z.B. Azetylsalizylsäure (auch nicht zur Schmerztherapie) geben ⇨ verstärkte Blutungsneigung
- Keine i.m. Injektionen geben

DD:
- von-Willebrand-Jürgens-Syndrom (s.u.)
- Hämophilie C: sehr selten, 0,01/10.000, aut.-rez. erblich, Chrom. 4, Mangel an Faktor XI (ROSENTHAL-Faktor), geringere Symptome, meist keine Spontanblutungen
- Parahämophilie (OWREN-Syndrom): aut.-rez. erblich, Chrom. 1, Mangel an Faktor V (Proakzelerin)
- STUART-PROWER-Defekt: aut.-rez. erblich, Chrom. 13, Mangel an Faktor X (STUART-PROWER-Faktor)
- Afibrinogenämie, Hypofibrinogenämie: aut.-rez. erblich, Chrom. 4, Mangel an Fibrinogen

von-Willebrand-Jürgens-Syndrom

Syn: Angiohämophilie, engl. Willebrand's disease, ICD-10: D68.0

Ät:
- Meist **aut.-dom.** (Chrom. 12p13.3), selten aut.-rez. erblich
- Spontanmutation mögl.

Path:
- Mangel od. Defekt des von-Willebrand-Faktors (**vWF**) vermindert die Plättchenaggregation am Endothel (primäre Hämostase gestört)
- vWF ist Trägerprotein des Faktors VIIIc ⇨ gestörte sekundäre, plasmatische Gerinnung ⇨ verzögerter endogener Gerinnungsablauf des **intrinsischen Systems**

<u>**Epid:**</u> ◊ Prävalenz: häufigste Koagulopathie, bei ca. 1 % der Bevölkerung nachweisbar, klinisch relevant jedoch nur bei 3-10/10.000, m = w

<u>**Etlg:**</u> # Typ 1 (80 % der Pat.): quantitativer Mangel des vWF, meist milde Symptomatik
Typ 2 (20 % der Pat.): defekter vWF, verschiedene genetische Subtypen: 2A (am häufigsten), 2B, 2M, 2N
Typ 3 (sehr selten, aut.-rez. erblich): vollständiges Fehlen des vWF durch homozygote oder Compound-heterozygote Mutation (= Zusammentreffen zweier verschiedener pathologischer vWF-Mutationen), schwerster klinischer Verlauf

<u>**Klin:**</u> ⇒ Ein großer Teil der Patienten (Typ 1) hat **keine** Symptome.
⇒ Typ 1 u. 2: insb. **Schleimhautblutungen** (heftige Epistaxis = Nasenbluten)
⇒ Typ 3: großflächige Hämatome (Sugillationen, Ekchymosen), Menorrhagie, Hämaturie, Hämarthros

<u>**Diag:**</u> 1. Anamnese (Familienanamnese) u. klinische Untersuchung
2. Labor: BB, Thrombozytenzahl normal (beim Typ 2B auch vermindert), Quick normal, PTT+ Blutungszeit verlängert
Aktivitätsbestimmung der Faktoren: Faktor VIII, vWF-Antigen (Ristocetin-Cofaktor)
Quantitative und qualitative Diag. des vWF (Subtypisierung, Multimeranalyse)

<u>**Ther:**</u>
- Meist keine erforderlich, <u>Cave:</u> keine Thrombozytenaggregationshemmer (z.B. ASS)
- <u>Med:</u> bei Typ 1 u. 2 **Desmopressin** (DDAVP), Minirin® ⇨ hebt vWF u. Faktor VIII um das 5fache an, z.B. vor Operationen od. bei geringer Blutung
- Bei schwerer Blutung, Typ 3: **Substitution** mit Faktor-VIII-/vWF-Konzentraten (Haemate®P) i.v.

<u>**Prog:**</u> gut

<u>**Kompl:**</u> * Gleichzeitige Aortenklappenstenose u. Angiodysplasie im Dickdarm (HEYDE-Syndrom)

<u>**DD:**</u> – Ausschluss anderer hämorrhagischer Diathesen, Hämophilie A, hereditäre Thrombozytopathien
– Verminderter vWF bei Autoimmunerkrankungen, Lymphomen, Plasmozytom (monoklonale Gammopathie), Med: Antikonvulsiva (Valproinsäure)

<u>Morbus haemorrhagicus neonatorum</u>

<u>**Syn:**</u> Vit.-K-Mangelblutungen, hämorrhagische Krankheit beim Neugeborenen, ICD-10: P53

<u>**Ät:**</u> – <u>Medikation bei der Mutter:</u> insb. **Antiepileptika** (Carbamazepin, Phenytoin, Primidon, Phenobarbital), Salizylate (ASS), Antikoagulanzien (Cumarine), Tuberkulostatika ⇨ Vit.-K-Mangel beim Fetus/Neugeborenen
– **Malabsorption** bei Mukoviszidose, noch kaum vorhandene Darmflora des Kindes, längerfristige **Antibiotikatherapie**
– Unreife der Leber, **Leberfunktionsstörung**, Gallengangatresie (**Cholestase**)
– **Stillen** (Muttermilch enthält wenig Vit. K)

<u>**Path:**</u> ♦ Carboxylierung und Aktivierung mehrerer **Gerinnungsfaktoren (II, VII, IX, X)** und gerinnungshemmender Faktoren (Protein S u. C) erfolgt Vit.-K-abhängig in der Leber.
♦ Ein diaplazentarer Übertritt von Gerinnungsfaktoren ist nicht mögl.

<u>**Epid:**</u> ◊ Meist Kinder betroffen, die keine Vit.-K Prophylaxe erhalten haben!

<u>**Etlg:**</u> # Bereits am 1. Lebenstag auftretende **Blutungen** bei mütterlicher Medikamenteneinnahme
Am 3.-7. Lebenstag auftretend: bei mit Muttermilch ernährten Säuglingen ohne Proph.
Nach 4-12 Wo.: Spätmanifestation, bei mit Muttermilch ernährten Säuglingen mit einer Malabsorption (z.B. Mukoviszidose, Cholestase) od. Leberfunktionsstörung

Klin: ⇒ Cave: Primär gesundes Neugeborenes entwickelt **spontane Hämorrhagien**.
⇒ Nabelschnur- und Hautblutungen, Kephalhämatom, Bluterbrechen (Hämatemesis), gastrointestinale Blutungen ⇨ Blutstuhl [Melaena neonatorum vera], Schleimhautblutungen, Nasenblutung (Epistaxis)

Diag: 1. Anamnese (Geburtsmodus, Medikamenteneinnahme der Mutter, Vit.-K-Prophylaxe durchgeführt?) und klinische Untersuchung
2. Labor: BB: normal insb. normale Thrombozytenzahl,
Gerinnung: verminderter Quick (VII), verlängerte aPTT (II, IX u. X) und Blutungszeit, verminderte Einzelwerte der Faktoren II, VII, IX und X
Bei gastrointestinalen Blutungen Alkaliresistenztest: unterscheidet kindliches oder mütterliches Blut (mütterliche Erythrozyten enthalten Hb-A und werden zerstört, kindliches Hb-F ist alkaliresistent)

Ther:
- Bei manifester Vit.-K-Mangelblutung sofortige Gabe von 0,4 mg/kgKG Vit. K_1 **i.v.**
- ggf. Substitution von Gerinnungsfaktoren/FFP (Frischplasma)

Prog: Sehr gut bei Substitution, Behandlung der Grundkrankheit

Kompl: * **Intrakranielle Blutung**

Proph:
♥ Unmittelbar nach Geburt einmalige Gabe von **2 mg Vit. K oral** (Phytomenadion, Konakion®MM, KA-VIT®) bzw. 1 mg i.m. (wenn eine orale Aufnahme nicht mögl. ist, z.B. bei V.a. Malabsorption od. schlechtem Allgemeinzustand), Frühgeborene 0,2 mg/kgKG i.m.
Bei oraler Gabe wird dann noch einmal 2 mg Vit. K oral bei der U2 (3.-10. Lebenstag) und U3 (4.-6. Lebenswoche) gegeben.
♥ Eine Mutter mit Antiepileptikamedikation erhält ab der 36. SSW Vit. K oral (20 mg/Tag) od. zumindest einige Std. vor Geburt Vit. K 2-5 mg i.m. und das Neugeborene unmittelbar p.p. 1 mg i.m.

DD:
- Bei Geburt verschlucktes Blut od. Blut in der Muttermilch kann einen Blutstuhl verursachen (Unterscheidung im Alkaliresistenztest, bei mütterlichem Blut ohne Relevanz)
- Thrombozytopenien (s.o.), Infektionen u. Sepsis ⇨ petechiale Blutungen
- Disseminierte intravasale Gerinnungsstörung (DIC)

VERBRAUCHSKOAGULOPATHIE

Syn: **DIC** = disseminated intravascular coagulation, disseminierte intravasale Gerinnung, Defibrinationssyndrom, ICD-10: D65.-

Ät: Kein eigenständiges Krankheitsbild, sondern Kompl. (Freisetzung von gerinnungsaktivierenden Faktoren / Toxinen / Trauma) diverser Krankheitsbilder:
- Jeder **Schock** jeglicher Genese kann zur DIC führen.
- Pränatal: intrauteriner Tod eines Zwillings
- Neonatalperiode: **Hypoxie** u. **Azidose**, Hypotension, Hypothermie, Mekoniumaspiration
- Infektionen und Sepsis: insb. **gram-neg. Bakterien**, insb. **Meningokokken** (WATERHOUSE-FRIDERICHSEN-Syndrom), Staphylokokken (toxic shock syndrome [TSS], insb. durch Enterotoxin F u. Exotoxin C von Staph. aureus, sog. Tamponkrankheit), Viren (Herpes simplex, Zytomegalie)
- **Nekrotisierende Enterokolitis**, akute Pankreatitis
- **Polytrauma**, Gefäßverletzungen, großflächige Gewebezerstörung (⇨ Aktivierung von Gewebsthromboplastin), geburtshilfliche Komplikationen
- Para-/postinfektiös: Purpura fulminans meist mit Entwicklung eines Schocks und Ausbildung schwerer ausgedehnter Weichteilnekrosen
- Hämolytische Krisen (Blutgruppenunverträglichkeit, Schlangengifte)

- Herz-Lungen-Maschine = extrakorporaler Kreislauf (= Kontaktaktivierung des Gerinnungssystems)
- Crush-Syndrom durch Rhabdomyolyse, zirkulierende Immunkomplexe
- Zerfallende Tumoren, akute Leukämien
- Kortikoide, Leberinsuffizienz ⇨ Beeinträchtigung des RES/RHS
- Gefäßmissbildungen (Riesenhämangiome bei KASABACH-MERRITT-Syndrom)
- Operationen an thrombokinasereichen Organen: Pulmo, Prostata, Pankreas, Plazenta

<u>Path:</u>
- ♦ Schock, Hämostase, Hypoxie, Azidose, Endotoxine ⇨ intravasale **Aktivierung des Gerinnungssystems** (Prothrombin-Aktivierung) = Hyperkoagulabilität ⇨ **multiple Mikrothromben** ⇨ **Verbrauch von Thrombozyten** und **plasmatischen Gerinnungsfaktoren** (insb. Fibrinogen, AT III, Fakt. V + VIII) ⇨ **hämorrhagische Diathese** = Hypokoagulabilität mit multiplen Blutungen und **sekundärer Hyperfibrinolyse** (verstärkt zusätzlich den Faktorenverbrauch) ⇨ Schock (Circulus vitiosus)
- ♦ Das **RES / RHS** (<u>r</u>etikulo-<u>e</u>ndotheliales/<u>h</u>istiozytäres <u>S</u>ystem) hat eine Abbaufunktion für gerinnungsaktivierende Substanzen. Im Schock, bei Tumorkrankheit oder unter Immunsuppression (Kortikoide) ist diese Funktion nicht mehr ausreichend gewährleistet ⇨ Mikrothrombosierung begünstigt!

<u>Etlg:</u> Verlauf der DIC

I:	**Aktivierungsphase:** Gerinnungsaktivierung, beginnender Thrombozytenabfall
II:	**Frühe Verbrauchsphase:** Abfall v. Thrombozyten u. plasmatischen Gerinnungsfaktoren, erhöhte Blutungsneigung
III:	**Späte Verbrauchsphase + Hyperfibrinolyse:** dekompensierter Gerinnungsfaktorenverbrauch, Blutungen (manifeste hämorrhagische Diathese)

<u>Klin:</u>
- ⇒ Die DIC wird oft erst im Stadium der Blutungen erkannt.
- ⇒ Multiple **Schleimhautblutungen** (Nase, Rachen, Vagina, Anus), petechiale oder großflächige Hautblutungen, gastrointestinale Blutungen
- ⇒ Kühle und blasse Haut, Tachykardie, Tachypnoe
- ⇒ Gewebethrombosen (Infarkte der Extremitäten, Organinfarkte, Apoplexie), **Multiorganversagen** (s.u. Kompl.)

<u>Diag:</u>
1. Anamnese (Infektion, Op, Schock, Sepsis?) und klinische Untersuchung (Haut-/ Schleimhautblutungen)
2. <u>Labor:</u> **Thrombozytenzahl** vermindert (<30.000/µl ⇨ Blutungen), Quick vermindert (<50 %), aPTT verlängert (>1,5fach), **Fibrinogen** vermindert (<100 mg/dl), **AT III** vermindert (<70 %), evtl. Bestimmung einzelne Gerinnungsfaktoren (keine Routine), <u>F</u>ibrin<u>s</u>palt<u>p</u>rodukte erhöht (FSP, **D-Dimere** >0,5 µg/ml FEU ⇨ zeigen Hyperfibrinolyse an)

<u>Ther:</u>
- **Grundkrankheit behandeln**, Ursache beseitigen!, intensivmedizinische Überwachung
- In der <u>Aktivierungsphase</u> (Stad. I) und Übergang in II: **Heparin i.v.** 5.000-10.000 I.E./Tag (Ziel: PTT 2fach der Norm), Anmerkung: nicht bei geburtshilflichen Komplikationen
  Substitution von **AT III** (ab AT III <70 %) 3.000-5.000 I.E./Tag, Substitution von Gerinnungsfaktoren mit **FFP** (<u>f</u>resh-<u>f</u>rozen-<u>p</u>lasma) u. Thrombozytenkonzentraten nach Bedarf
  Im Stadium III: zusätzlich AT III, FFP, Frischblut, Thrombozytenkonzentrate

  <u>Merke:</u> Hyperfibrinolyse <u>nicht</u> stoppen, um über diesen Weg die Mikrothromben wieder aufzulösen und die Mikrozirkulation sicherzustellen (wichtig für die Funktionsfähigkeit der Organe, insb. Niere, Gehirn, Lunge, Leber) ⇨ Antifibrinolytika kontraindiziert!
- Schockbehandlung u. Komplikationsbehandlung, z.B. Hämodialyse bei Nierenversagen

<u>Prog:</u> Wird das Stadium II akut überschritten, ist die Prognose sehr ernst.

<u>Kompl:</u>
- ∗ Jede DIC kann zum manifesten **<u>Schock</u>** führen! ⇨ Multiorganversagen
- ∗ Nebennierenrindennekrosen, akutes Nierenversagen, Anurie

* Akute respiratorische Insuffizienz, Lungenödem, ARDS (Schocklunge)
* Bewusstlosigkeit, bleibende neurologische Defizite

Proph: ♥ Low-dose-Heparinisierung (3 x 5.000 I.E./Tag) bei allen Operationen (insb. Lungen-, Prostata- u. Pankreas-Op.) u. Erkrankungen mit dem Risiko einer DIC-Entwicklung

DD:
- Eine chronische DIC gibt es bei Malignomen (Thrombosen od. Blutungen mögl.), aber auch bei angeborenen Riesenhämangiomen, Leberzirrhose od. Herzfehlern.
- Blutungen bei Thrombozytopenien: idiopathisch (Morbus WERLHOF), bei Tumoren, Knochenmarkprozessen, Hypersplenismus, thrombotisch-thrombozytopenische Purpura (MOSCHCOWITZ-Krankheit), hämolytisch-urämisches Syndrom (HUS), medikamentös (Heparin-induzierte Thrombozytopenie)
- Koagulopathien: Hämophilie A, B, v.-WILLEBRAND-JÜRGENS-Syndrom
- Vasopathien: Purpura SCHÖNLEIN-HENOCH (postinfektiöse/allergische Vaskulitis)

PURPURA SCHÖNLEIN-HENOCH

Syn: Purpura anaphylactoides, **allergische Vaskulitis**, Vasculitis allergica, ICD-10: D69.0

Ät: **Unklare Genese**, gehäuft nach Infektionen (insb. Influenza A, Streptokokken) od. Impfungen auftretend.

Path: Immunpathologische Reaktion auf verschiedene Reize führt zu einer Proliferation IgA-sezernierender B-Lymphozyten ⇨ **IgA**-Komplexe (Typ III der Überempfindlichkeitsreaktionen nach COOMBS u. GELL, humorale Allergie, generalisierte Arthus-Reaktion) lösen in den Kapillaren eine aseptische Entzündung aus (= generalisierte **Immunkomplexvaskulitis**), betroffen sind die **kleinen Gefäße** von Haut, GI-Trakt u. Niere.

Epid:
◊ Häufigkeit: häufigste Vaskulitis im Kindesalter, Inzidenz: 20/100.000/Jahr
◊ Prädisp.alter: **Kleinkinder** (3-6 J.) u. Schulkindalter (6-12 J.), im Erwachsenenalter sehr selten (dann aber häufig schwerer Verlauf)
◊ Etwas mehr Jungen betroffen, jahreszeitliche Häufung in den Wintermonaten.

Klin:
⇒ Allgemein: uncharakteristischer Beginn mit Fieber, Dauer 4-12 Wo.
⇒ Haut-Symptome (immer vorhanden): palpable **Purpura** (nicht wegdrückbares Exanthem), Urtikaria, Petechien (insb. an Streckseite von Unterschenkel u. Füßen, gluteal)
⇒ Gelenke (½ d.F., "Purpura rheumatica"): **schmerzhafte Gelenkschwellungen** (Sprunggelenk, Kniegelenk) ohne Trauma ⇨ Kinder vermeiden zu laufen.
⇒ GI-Symptome (in ½ d.F., "Purpura abdominalis"): kolikartige, diffuse **abdominelle Schmerzen**, Erbrechen, Blut im Stuhl
⇒ Niere (1/3 d.F.): **Hämaturie** durch Nephritis, Proteinurie, Ödeme, arterielle Hypertonie
⇒ Hoden (selten): schmerzhafte Schwellung (DD: Hodentorsion)
⇒ ZNS (selten, "Purpura cerebralis"): 2 Wo. nach Krankheitsbeginn Kopfschmerzen, Krampfanfälle, Somnolenz, Meningismus, Paresen, Koma

Diag:
1. Anamnese (vorangegangener Infekt?) und klinische Untersuchung
2. Labor: BB u. Gerinnungsparameter normal, CRP/BSG leicht erhöht, keine Antikörper (ANA, ANCA, Rheumafaktor usw.) aber Immunkomplexe nachweisbar, IgA erhöht
   Urin: auf **Proteinurie** achten (regelmäßig kontrollieren), Mikro-/Makrohämaturie, Erythrozytenzylinder, dysmorphe Erythrozyten
3. Sonographie: Ausschluss abdomineller Pathologie, Dopplersonographie zum Ausschluss Hodentorsion
4. MRT Schädel bei ZNS-Symptomen: Ausschluss zentraler Pathologie

5. Hautbiopsie: **IgA-Ablagerungen** u. Leukozyteninfiltration an den kleinen Gefäßen
   Nierenbiopsie bei Proteinurie >1g/1,73m²KOF/Tag (prognostisch ungünstig sind halbmondförmige glomeruläre Proliferationen)
6. Diagnosekriterien des American College of Rheumatology (ACR): palpable Purpura, Alter <20 J., Angina abdominalis (Schmerzen, Blut im Stuhl), histologischer Nachweis von Granulozyten in der Gefäßwand ⇨ mind. 2 Kriterien müssen vorliegen.

Ther:
- Symptomatische Behandlung: Bettruhe bei akutem Schub
  - Bei Gelenkbeschwerden NSAR: 3 x 7-10 mg/kgKG Ibuprofen (Nurofen®)
  - Bei abdomineller Beteiligung **Glukokortikoide**: Prednisolon 1-2 mg/kgKG/Tag
  - Bei Nierenbeteiligung Immunsuppressive Therapie: Glukokortikoide und/oder z.B. Azathioprin od. Cyclophosphamid für 2 Mon., bei arterieller Hypertonie od. Proteinurie ACE-Hemmer (z.B. Enalapril od. Ramipril)
  - Bei insg. ausgeprägter Symptomatik: mehrfache Plasmapherese innerhalb v. 14 Tagen

Prog: Meist **gut**, spontane Remission oft innerhalb von 6-8 Mon., schubartiges Wiederauftreten, Rezidive u. Spätschäden bei Nierenbeteiligung mögl.

Kompl:
* Purpura fulminans: großflächige Blutungen u. Nekrosen der Haut, Schock
* Magenulzera, Invagination, Ileus, Ischämie, Perforation, Hodentorsion ⇨ Op erforderlich
* **Nephrotisches Syndrom** bis zum Nierenversagen (auch nach Jahren noch mögl.)
* Hemiplegie, Ataxie, Aphasie, Chorea minor, Erblindung

DD:
- Frühinfantile Kokardenpurpura: Vaskulitis mit ähnlichen Symptomen im Säuglingsalter, nach Infektionen (insb. Mykoplasmen) auftretend
- Angeborene Vaskulopathie: hereditäre hämorrhagische Teleangiektasie (OSLER-RENDU-WEBER-Krankheit), Purpura simplex hereditaria
- Kryoglobulinämische Vaskulitis
- Purpura bei Sepsis (z.B. Meningokokkensepsis), hämolytisch-urämisches Syndrom (HUS), thrombotisch-thrombozytopenische Purpura (MOSCHCOWITZ-Krankheit)
- Rheumatische Erkrankungen: juvenile Arthritis
- Thrombozytopenie, Thrombasthenie, Leukämie, Lymphome

KAWASAKI-SYNDROM

Syn: Mukokutanes Lymphknotensyndrom, Morbus KAWASAKI, ICD-10: M30.3

Ät:
- Primär **unbekannt**
- Diskutiert werden erbliche Faktoren (genetische Prädisposition), immunologische Mechanismen, infektiologische Ursachen, nach Impfungen (z.B. Rotavirus?)

Path:
- **Systemische** Erkrankung der kleinen u. mittleren Arterien ⇨ **nekrotisierende Vaskulitis**
- Wichtigste Komplikation ist die Beteiligung der **Herzkranzgefäße** (s.u.)

Epid:
- ◊ Häufigste systemische Vaskulitis im Kindesalter
- ◊ Inzidenz: ca. 10/100.000/Jahr (in **Japan** bis 230/100.000/Jahr)
- ◊ Prädisp.alter: **Kleinkinder** im 1.-5. Lj., selten nach dem 10. Lj., m > w (1,5:1)

Etlg: Unterscheidung in 3 Phasen:
- # Akute fieberhafte Phase: akuter Beginn, bis 10 Tage andauerndes Fieber
- # Subakute Periode: dauert 2-3 Wo., typische Hautschuppung an Händen u. Füßen
- # Rekonvaleszenz: Monate andauernd, Müdigkeit und Leistungsschwäche

Klin: ⇒ Hohes **Fieber >5 Tage**, **antibiotikaresistent**, schlechte Wirkung von Antipyretika
⇒ Beidseitige **Konjunktivitis** u. Uveitis
⇒ **Zervikale Lymphknotenschwellung**
⇒ Schleimhäute: geschwollene, gerötete und rissige Lippen („Lacklippen"), **Himbeerzunge**, Mundschleimhaut gerötet (**Enanthem**), Pharyngitis, verläuft parallel mit Fieber
⇒ Haut: rumpfbetontes und juckendes, **polymorphes Exanthem** nach Fieberrückgang
⇒ Hände und Füße: akute Rötung (Palmar-/Plantarerythem) und Schwellung, 2 Wo. nach Beginn der Erkrankung dann **Hautschuppung** (Beginn immer von distal), RAYNAUD-Phänomen (Zyanose/Ischämie/reaktive Hyperämie, „Tricolore-Phänomen"), 6-8 Wo. nach Krankheitsbeginn Nagellinie in der Nagelplatte (BEAU-REIL-Querfurchen)
⇒ Abdominelle Schmerzen, Erbrechen, Diarrhoe
⇒ Arthritis: Gelenkschmerzen u. -schwellungen mögl.

Diag: 1. Anamnese u. klinische Untersuchung
2. Labor: im BB Leukozytose + Thrombozytose, evtl. Anämie, BSG / CRP hoch, Transaminasen erhöht, Albumin niedrig, Natrium niedrig, Urinbefund: Proteinurie u. Leukozyturie, Blutkulturen neg., Nachweis anti-endothelialer Zell-Antikörper (AECA)
3. EKG u. **Echokardiographie**: Nachweis von Koronaraneurysmen
4. MRT: nichtinvasive Darstellung von Aneurysmen der Koronararterien mögl.
5. Gelenkpunktat: steril

Ther: • Medikamente (Ziel: Risiko der Herzkranzgefäßkomplikation vermindern)
- Akut: einmalige Gabe von 7S-**Immunglobulinen i.v.** 2 g/kgKG über 12 Std. (senkt die Rate der Herzbeteiligung), bei fehlendem Ansprechen (ausbleibende Entfieberung) ggf. Wiederholung
- Antikoagulation mit **Azetylsalizylsäure** (ASS, Aspirin®): hochdosiert 40-50 mg/kgKG/Tag für 14 Tage, dann niedrigdosiert 5 mg/kgKG/Tag für 6 Wo., Langzeittherapie bei Aneurysmen
- Bei ausbleibender Entfieberung oder fehlendem Ansprechen auf die Immunglobuline: **Glukokortikoide** (Prednisolon i.v. 2 mg/kgKG/Tag bis zur CRP-Normalisierung, dann über 2 Wo. ausschleichen)
- Bei Nichtansprechen kann auch Infliximab (5 mg/kgKG i.v.) versucht werden.

Prog: Abhängig von kardialen Kompl., frühzeitiger Therapiebeginn entscheidend, Letalität 1-2 %

Kompl: * **Koronararterienentzündung**, Thrombosierung der Koronararterien ⇨ akutes Koronarsyndrom, **Koronaraneurysmen**, **Myokardinfarkt**
* **Myokarditis**/Perikarditis, Herzrhythmusstörungen, Herzklappeninsuffizienz
* Gallenblasenhydrops, paralytischer Ileus
* ZNS: aseptische Meningitis mit Pleozytose, Enzephalitis, Apoplexie
* Mikroangiopathie ⇨ Absterben von Extremitätenteilen (Finger)

DD: - Juvenile Arthritis, Panarteriitis nodosa, Riesenzellarteriitis, Polymyalgia rheumatica, systemischer Lupus erythematodes, STEVENS-JOHNSON-Syndrom
- TAKAYASU-Arteriitis (Aortenbogen-Syndrom): sehr selten, betrifft v.a. Aorta und deren Abgänge, Pulslosigkeit der Extremitäten mit schlechter Prog.
- Exanthem: Masern, Scharlach, Röteln, Epstein-Barr-Virus-Infektion
- Toxisches Schocksyndrom

IMMUNOLOGIE

Allgemeine Entwicklung

- Die humorale u. zelluläre Immunität entwickelt sich bereits pränatal, die weitere Ausreifung des Immunsystems erfolgt dann nach der Geburt (Kontakt des Kindes mit Antigenen).
- Neugeborene haben hohe **IgG**-Spiegel (sog. **Nestschutz**, für ca. 5 Mon.), IgA und IgM können die Plazentaschranke nicht überwinden (diese sind bei einer pränatalen Infektion erhöht). Frühgeborene haben deutlich geringere IgG-Spiegel als Termingeborene.
- Mit der **Muttermilch** (insb. auch im Kolostrum) Übertragung von **IgA** (auf die Schleimhaut des Magen-Darm-Traktes des Neugeborenen/Säuglings)
- Abwehrsysteme:

	humoral	**zellulär**
unspezifisch	Komplementsystem, Akutphasenproteine, Lysozym	Phagozyten: Granulozyten, Monozyten, Makrophagen
spezifisch	B-Lymphozyten: IgM, IgG, IgA, IgE, IgD	T-Lymphozyten

- Immunglobuline (Ig):

	plazentagängig	**Funktion**
IgA	nein (Muttermilch **+**)	Schutz der Schleimhäute
IgG	**ja**	neonataler Abwehrschutz, Spätreaktion der Immunantwort
IgM	nein	Frühreaktion der Immunantwort
IgD	nein	Differenzierung v. B-Lymphozyten
IgE	nein	Parasitenabwehr, Allergie

- Leukozyten: Gesamtleukozytenzahl direkt bei Geburt 6-7.000/µl, dann schneller Anstieg auf Maximalwerte von 20-26.000/µl innerhalb von 12 Std. Die Werte fallen innerhalb von 5 Tagen postpartal wieder auf 5-20.000/µl ab (Granulozyten haben eine Lebensdauer von nur 5-10 Std.). Kleinkinder: 5-17.000/µl, Schulkinder: 4,5-14.000/µl, Jugendliche: 4,5-13.000/µl
- Differential-Blutbild (Diff-BB, weißes Blutbild):

Leukozytenuntergruppen / Anteil in %	**Säuglinge**	**Kinder**	**Jugendliche**
neutrophile Granulozyten, segmentkernig	**25**-65	**30**-65	50-70
neutrophile Granulozyten, stabkernig	0-10	0-10	3-5
eosinophile Granulozyten	1-7	1-5	2-4
basophile Granulozyten	0-2	0-1	0-1
Lymphozyten	20-**70**	20-50	25-40
Monozyten	5-20	3-8	1-6

Epid: ◊ Häufigkeit: Immundefekte sind im Kindesalter **insg. selten**, weltweit ist die HIV-Infektion und die Unterernährung der häufigste Grund für einen kindlichen Immundefekt (in Deutschland ist beides extrem selten). Prävalenz primärer Immundefekte ca. 5:10.000.

◊ Normal: Kinder haben etwa 6-8 banale Infekte/Jahr, insb. ab dem Kindergartenalter

Etlg: # **Immundefekt** (Immundefizienz): Sammelbegriff für vorübergehende od. irreversible Schwächung der Abwehrfunktion

- Primäre Immundefekte (kongenitale, familiäre Belastung)
- Sekundäre (erworbene) Immundefekte: Mangelernährung, Verbrennungen, Proteinverlust (renal/enteral), Virusinfektionen, Tumorerkrankung, Toxinwirkung, Asplenie

Autoimmunerkrankung: überschießende Reaktion des Immunsystems gegen körpereigenes Gewebe (Autoantigene)

Allergie: übermäßige Abwehrreaktion des Immunsystems auf normalerweise harmlose Fremdantigene (weiteres s.u., Kap. Allergologie)

Klin: ⇒ Warnsignale für Immundefekte: **rezidivierenden Infektionen**, die **schlecht** auf Therapiemaßnahmen ansprechen (längere antibiotische Therapie ohne/mit wenig Effekt, Notwendigkeit intravenöser Antibiose, Rezidiv mit dem gleichen Erreger), insb. auch durch **opportunistische Erreger**

⇒ Häufigkeit: **mehrfache** Otitiden, Sinusitiden od. Bronchitiden (>8 einfache Infektionen/Jahr), mehrfache Pneumonien, Meningitis, Osteomyelitis od. andere schwere Infekte/Jahr (>2 schwere Infektionen/Jahr)

⇒ Rezidivierende Haut- od. Organabszesse, (therapieresistente) ekzematöse Hauterkrankungen

⇒ Persistierende orale Candidose in Mund oder einem anderen Organ bei Kindern >1Jahr

⇒ Gedeihstörung, (therapieresistente) chronische Diarrhoe

⇒ Rezidivierendes **Fieber ohne erkennbare Ursache**

Diag: 1. Anamnese: Infektanamnese mit Dokumentation des Verlaufs und der Erreger, Therapieansprechen, sonstige Erkrankungen mit Auswirkung auf das Immunsystem (sekundäre Immundefekte)?
Familienanamnese: Eltern, Geschwister od. Verwandte mit Immundefekten bekannt?, Autoimmunerkrankungen?, ungeklärte Todesfälle der nächsten Angehörigen
Medikamentenanamnese (Immunsuppressiva usw. ?), Bestrahlung?

2. Klinische Untersuchung: Hautsymptome, Blutungen, Lymphknotenschwellungen?

3. Labor (s. Übersicht): als Basisdiagnostik **Differentialblutbild** u. **Immunglobulinspiegel**, dann Differenzierung der Lymphozyten (FACS-Analyse), Eiweißelektrophorese, IgG-Subklassen, Enzymbestimmungen (ADA, PNP, Thymushormone), organische Säuren (Orotsäure, Propionsäure), Komplementaktivierungstest, Interleukinspiegel, HLA-Typisierung, Titer-Bestimmung von Impfantikörper (wenn Impfungen durchgeführt wurden)
Genetik: IL-2Ry, Chromosom 22, X-Chromosom, usw.
ggf. Knochenmarkpunktion zur Bestimmung von T-Vorläuferzellen

4. Bildgebung: Sonographie, Röntgen, CT, MRT zur Dokumentation von Infektionsherden/ Abszessen und Verlaufsbeobachtung

vermuteter Defekt	Screening	Bestätigung	erweiterte Tests
B-Lymphozyten	Immunglobulinspiegel	B-Zell-Bestimmung (CD19/20) Impf-AK, Isohämagglutinine	genetische Mutationen
Kombinierter B- u. T-Zell-Defekt	absolute Lymphozytenzahl, HIV-Test	T- und B-Zell-Bestimmung Lymphozytenproliferation	genetische Mutationen, ADA- und PNP-Spiegel
Phagozyten	Differentialblutbild	Dihydroamindurchflusszytometrie	Bakterien-/Chemotaxis-Assays
Komplement	C3, CH50-Test	APH50-Test	Komplementfunktion

Einteilung der Immundefekte

- **Primär angeborene Immundefekte** (ICD-10: D80-D84)
  - B-Zelldefekte: Hypo-/Agammaglobulinämie, CVID, selektiver Ig-Mangel, Hyper-Ig-Syndrome
  - T-Zelldefekte: DIGEORGE-Syndrom
  - Kombinierte Immundefekte: kombinierte B-/T-Zelldefekte (SCID), WISKOTT-ALDRICH-Syndrom, Hyper-IgE-Syndrom
  - Phagozytendefekte: infantile Agranulozytose, septische Granulomatose, Granulozytenfunktionsstörungen, Zytokin-Rezeptordefekte
  - Immundysregulation: bei lymphoproliferativen Erkrankungen, Polyendokrinopathien, Lymphohistiozytose
  - Sonstige seltene Immundefekte: Komplementdefekte, Komplementrezeptordefekte

- **Sekundäre Immundefekte**
  - Infektionen: **HIV-Infektion**, Epstein-Barr-Virus, Zytomegalie-Virus, Masern, Tuberkulose
  - Malignome: bei allen mögl., insb. bei **Leukämien**, **Lymphomen**, Plasmozytom
  - Proteinmangel: **Malnutrition**, Anorexie, Eiweißverlust-Enteropathie, nephrotisches Syndrom
  - Iatrogen: **Immunsuppressiva**, Glukokortikoide, **Zytostatika**, Radiatio
  - Sonstige: Alkoholembryopathie, Asplenie, Trisomie 21 (DOWN-Syndrom), Diabetes mellitus, Hepatopathien, Sichelzellenanämie, Verbrennungskrankheit, toxische Substanzen

Weitere Informationen und Selbsthilfegruppen:

AWMF-Leitlinie: Diagnostik von primären Immundefekten (Nr. 027/050 v. 12/2011)

ImmunDefektCentrum der Charité, Klink für Pädiatrie, Augustenburger Platz 1, 13535 Berlin, Internet: www.immundefekt.de

Deutsche Selbsthilfe Angeborene Immundefekte e.V., Hochschatzen 5, 83530 Schnaitsee, Tel.: 08074 8164, Fax: 08074 9734; Internet: www.dsai.de

Deutsche Gesellschaft für Immunologie e.V., Chariteplatz 1, 10117 Berlin, Internet: www.dgfi.org

Schweiz: Zentrum für Immundefekte, Universitätskinderspital, Steinwiesstr. 75, CH-8032 Zürich, Tel.: +41 44 266 7311, Internet: www.immundefekte.ch

Schweizer Vereinigung für Angeborene Immundefekte, Postfach 1089, CH-8048 Zürich, Tel.: +41 44 43538-00, Fax: -08, Internet: www.svai.ch

B-ZELLDEFEKTE

Transitorische Hypogammaglobulinämie

Syn: Transiente Hypogammaglobulinämie im Säuglings-/Kleinkindesalter, ICD-10: D80.7

Ät: Meist unklar, genetische Ursachen?

Path: Ab dem 4-6. Lebensmonat Abfall von (mütterlichem) IgG (Nestschutz) bei verzögertem/ fehlendem Anstieg von (kindlichem) IgG, IgA u. IgM

Epid: Relativ häufig, geschätzt 1/1.000 Säuglinge/Kleinkinder

Klin: Rezidivierende Infekte (Otitiden, Sinusitiden)

Diag:
1. Anamnese und klinische Untersuchung
2. Labor: IgG erniedrigt, Impfantikörper-Titer (nach Impfung) normal

Ther:
- Meist keine Therapie (Immunglobulingabe) notwendig
- Infektionen: Antibiose bei bakteriellen Infekten

Prog: Gut, ab dem 3. Lj. meist normale Ig-Werte

Erworbene Hypogammaglobulinämien

Syn: **CVID** (engl. common variable immunodeficiency), variables Immundefektsyndrom, engl. late onset hypogammaglobulinemia, ICD-10: D83.0

Ät:
- Meist **unklar**
- Spontanmutation od. auch aut.-rez./aut.-dom. erblich mögl., ein bisher bekannter Defekt liegt im TNFRSF13B-Gen auf Chrom. 17

Path: Entwicklungsstörung von B-Zellen ⇨ Immunglobulinklasse IgG erniedrigt, IgM u. IgA können normal od. erniedrigt sein.

Epid: Häufigkeit: 0,1-0,4/10.000

Klin: ⇒ Trias: späteres Auftreten von **gehäuften Infektsymptomen** (ab 2. Lj., häufig aber auch erst im jungen Erwachsenenalter), **GI-Symptomatik** (chronische Diarrhoe, Malabsorption), **Autoimmunerkrankungen** (idiopathische thrombozytopenische Purpura, systemischer Lupus erythematodes, Sarkoidose, primäre biliäre Zirrhose, autoimmunhämolytische Anämie)
⇒ Rezidivierende Infektionen, insb. der **Atemwege** u. Lungen, Bronchiektasen
⇒ Hepatosplenomegalie, Granulomentwicklung in Organen (Leber, Milz, Lunge, Haut)

Diag:
1. Anamnese und klinische Untersuchung
2. Labor: Immunglobuline nachweisbar, Spiegel aber erniedrigt (IgG <300 mg/dl), B-Zell-Zahl meist normal

Ther:
- Behandlung nur bei Symptomen (Ig-Substitution i.v. od. s.c., Antibiose bei bakteriellen Infekten)
- Immunglobulinsubstitution: 200-600 mg/kgKG alle 4-6 Wochen (Ziel: IgG >500 mg/dl)

Prog: Abhängig vom Verlauf, eingeschränkte Lebenserwartung durch Infektionen u. Tumoren

Kompl: Erhöhtes **Krebsrisiko** (Lymphome, Thymome, gastrointestinale Tumoren)

DD:
- Transitorische Hypogammaglobulinämie (Säuglinge/Kleinkinder)
- BRUTON-Syndrom, kombinierte B-/T-Zelldefekte, selektiver IgA-Mangel
- Weitere seltene (aut.-rez. erbliche) IgG- u. IgM-Mangel-Krankheiten (ICOS-Mangel, CD-19-Defizienz, BAFF-Rezeptormangel, TACI-Defizienz)
- Spezifischer Antikörpermangel bei normaler Immunglobulinmenge (fehlende Ak auf bestimmte Polysaccharid-Antigene)
- Eiweißverlust: nephrotisches Syndrom, exsudative Enteropathie

Selektiver IgA-Mangel

Syn: IgA-Defizienz, SIgAD, ICD-10: D80.2

Ät:
- Meist sporadisches Auftreten unklarer Genese
- Selten auch aut.-rez. od. aut.-dom. erblich

Path: Reifungsstörung der Plasmazellen ⇨ **IgA** im Serum und auf den **Schleimhäuten** vermindert

Epid: **Häufigster angeborener** primärer Immundefekt: 1/400 Menschen betroffen

Klin: ⇒ Häufig asymptomatisch (Zufallsbefund bei Labordiagnostik)
⇒ Rezidivierende Infekte (insb. der oberen Luftwege, GI-Trakt, Konjunktivitis)

Diag:
1. Anamnese (chronische Infekte?) und klinische Untersuchung
2. Labor: IgA im Blutserum fehlend oder erniedrigt (meist beide Subklassen IgA_1 u. A_2), die übrigen Immunglobuline sowie B-/T-Zellzahl normal (evtl. auch IgE erniedrigt)

Ther:
- Keine kausale Therapie mögl. (Substitution eher sogar kontraindiziert, s.u. Kompl.)
- Bei bakteriellen Infektionen Antibiose, kommen diese gehäuft vor ggf. auch antibiotische Prophylaxe

Kompl:
* Cave: fehlt IgA ganz, keine globale Immunglobulinsubstitution (IVIG), da schwere allergische Reaktionen bei mehrfacher Gabe mögl. (durch Bildung von Isoantikörpern gegen IgA), auch nach Gabe von Blutprodukten, wie Erythrozytenkonzentraten usw. können Ak gegen IgA gebildet werden.
* Zusätzlich Autoimmunerkrankungen (Zöliakie, Lupus erythematodes, Morbus CROHN, Arthritis), Allergien (insb. Asthma bronchiale, atopisches Ekzem)

DD:
- Kombination v. IgA-Mangel und IgG-Subklassenmangel (es gibt IgG_1-IgG_4)

Bruton-Syndrom

Syn: X-chromosomale **Agammaglobulinämie**, Morbus BRUTON, infantile Agammaglobulinämie, ICD-10: D80.0

Ät: – **X-chrom. vererbt** (= M. BRUTON, nur bei Jungen vorkommend, Frauen sind Konduktorinnen)
– Aut.-rez. vererbt (sehr selten = Agammaglobulinämie Schweizer-Typ genannt), w = m

Path: ♦ Chromosomale Läsionen: Xq21.3-Xq22, 14q32.2, 19q13.2, t(9;20)(q33.2;q12)
♦ Differenzierung von Prä-B- zu normalen B-Lymphozyten gestört (Mutation im Gen für die BRUTON-Tyrosinkinase) ⇨ Mangel reifer B-Zellen, keine Bildung von Keimzentren in Lymphknoten, Tonsillen, Milz usw. ⇨ Ausbleiben der Immunglobulinbildung (die T-Zellentwicklung ist nicht gestört)

Epid: ◊ Häufigkeit: 1/50.000 Neugeborene, nur **m** betroffen.
◊ Prädisp.alter: Die Symptome beginnen meist ab dem 6. Lebensmonat (Abfall der mütterlichen IgG = Nestschutz).

Klin: ⇒ Rezidivierende, insb. **bakterielle Infekte** (Sinusitis, Otitis, Pneumonie; Keime: insb. Haemophilus influenzae und Pneumokokken)
⇒ Chronische Durchfallerkrankungen, Malabsorption, Gedeihstörung
⇒ Hypoplasie des lymphatischen Gewebes (Cave: **keine Lk-Schwellung** oder Splenomegalie) ⇨ bei rezidivierenden Infekten ohne Lymphadenopathie an BRUTON-Syndrom denken

Diag: 1. Anamnese (Geschwisterkinder betroffen?) und klinische Untersuchung: keine LK-Schwellungen trotz schweren Infekts
2. Labor: In der Eiweißelektrophorese fehlt die γ-Fraktion (Norm: Neugeborene 13-22 %, Kleinkinder 5-19 %, Erwachsene 10-20 %, s. Abb.), **Immunglobuline stark vermindert** od. fehlend (kaum IgA od. IgM nachweisbar, ab 6. Lebensmonat auch kaum noch IgG), im Blut keine B-Zellen nachzuweisen, Impfantikörper-Spiegel null (nach Impfung), normale T-Zell-Zahl. Im Knochenmarkpunktat sind Prä-B-Lymphozyten nachweisbar.

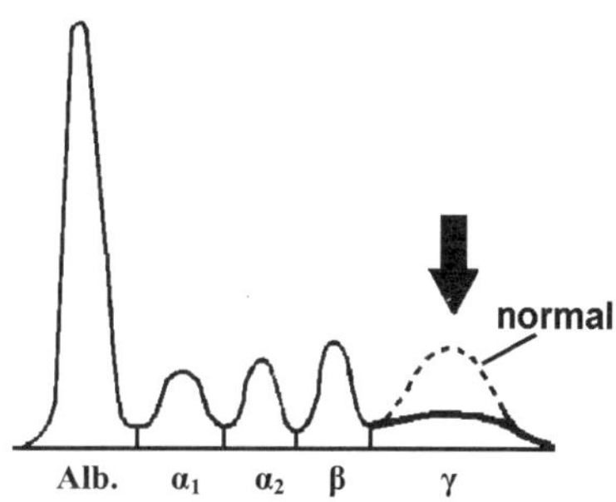

Ther: • Med: lebenslange Infusionen von **Immunglobulinen alle 4 Wo.** notwendig (200-400 mg/kgKG, max. 0,08 ml/kgKG/Min., z.B. Sandoglobulin® od. Gamunex®10%), Zielwert: IgG 300-600 mg/dl
• Infektionen: frühzeitig Antibiose beginnen (Amoxicillin 40-60 mg/kgKG/Tag + Clavulansäure 7-15 mg/kgKG/Tag, Amoclav®), gezielt nach Antibiogramm
• Physiotherapie: Atemgymnastik
• Impfung der gesamten Familie (als Herdenschutz)

Prog: Unbehandelt letaler Ausgang bei Infektionen mögl., mit (lebenslanger) Ther. gute Prog.

Kompl: * Septikämie bei Infekten, Osteomyelitis, Empyeme, **Arthritis** (Cave: bei Gelenkschwellung bakterielle Infektion ausschließen), **Meningoenzephalitis** (ECHO-Viren)
* Rezidivierende Pneumonien ⇨ Bronchiektasen
* Chronische Verläufe der Infektionen (Enteroviren)
* Erhöhtes Risiko für die Entwicklung von Malignomen

DD: – Transitorische Hypogammaglobulinämie (normalisiert sich meist bis zum 2. Lj.)
– Kombinierter B-/T-Zelldefekt

Hyper-IgM-Syndrom

Syn: HIgM, ICD-10: D80.5

Ät: – X-chrom. erblich (2/3 d.F.), mehrere Subtypen bekannt
– aut.-rez. erblich

Path: ♦ Mutation des CD40-Liganden-Gens (kodiert für ein Membranprotein von T-Lymphozyten)
♦ Die Proliferation von B-Lymphozyten in Keimzentren ist abhängig von der Bindung von Antigen an IgM (was vorhanden ist) und T-Zellen (die einen Defekt haben) ⇨ bei Infektionen (akut ist IgM nachweisbar) keine nachfolgende Produktion von IgG

Klin: ⇒ Rezidivierende bakterielle Infektionen, insb. Pneumonie, Otitis, Diarrhoen und auch opportunistische Infektionen (Pneumozystis jiroveci, Kryptosporidien), Lymphadenopathie
⇒ Rezidivierende Granulozytopenien, Thrombozytopenien und Anämien mögl.

Diag: 1. Anamnese und klinische Untersuchung
2. Labor: IgM normal oder (monoklonal) erhöht, IgG u. IgA erniedrigt, T-Lymphozytenzahl ggf. erniedrigt
Genetik: Nachweis der Mutation CD 40 L

Ther: • Medikamente: regelmäßige Infusionen von Immunglobulinen alle 4 Wochen (200-400 mg/kgKG, Zielwert IgG: 300-600 mg/dl)
• Infektionen: frühzeitige Antibiose bei bakteriellen Infekten, evtl. Prophylaxe mit Trimethoprim/Sulfamethoxazol (= Cotrimoxazol, z.B. Eusaprim®K)
• Stammzelltransplantation (in Erprobung)

Prog: Häufig schlechte Verläufe

Kompl: * Autoimmunkrankheiten: aplastische Anämie (Parvovirus-B19-assoziiert), primär sklerosierende Cholangitis
* Erhöhtes Risiko für das Auftreten von Gallengangsmalignomen

DD: Anhidrotische ektodermale Dysplasie mit assoziiertem Immunmangel (EDA-ID)

T-ZELLDEFEKTE

DIGEORGE-Syndrom

Syn: Velokardiofaziales Syndrom, CATCH22 (cardiac abnormality, abnormal facies, T cell deficiency, cleft palate, hypoparathyroidism, 22q11 deletion), Syndrom des vierten Kiemenbogens, ICD 10: D82.1

Ät: Meist **Spontanmutation**, in ca. 90 % d.F. Mikrodeletion (= Verlust eines kleinen Chromosomenabschnittes) am Chromosom 22q11.2, seltener Chrom. 10p13

Path: ♦ Immundefekt durch **Störung der Thymusentwicklung** (3. und 4. Kiemenbogentasche) + weitere Störungen der Organentwicklung (Aortenbogen, Gaumenbogen, Herz, Nebenschilddrüse)
♦ Thymushypoplasie ⇨ keine Ausdifferenzierung der **T-Zellen**

Epid: ◊ Häufigkeit: 1/4000-1/10.000
◊ In ca. 15 % d.F. wird die Mikrodeletion von einem (gesunden) Elternteil vererbt.

Etlg: # Partielles DIGEORGE-Syndrom: T-Zell-Funktion <10%
Komplettes DIGEORGE-Syndrom: T-Zell-Funktion <1%

Klin: ⇒ **Kraniofaziale Dysmorphien** (Epikanthus, kurze Nase, tiefsitzende/abstehende Ohren)
⇒ **Gaumenspalte**
⇒ **Herzfehler** (in ca. 80% d.F., VSD), Gefäßanomalien (Aortenhypoplasie = Unterbrechung des Aortenbogens)
⇒ **Hypoparathyreoidismus** (bei ca. 60 %) mit Hypokalzämie und neonatalen tetanischen Krämpfen
⇒ Thymushypo-/-aplasie
⇒ Minderwuchs, Harntraktstörungen
⇒ Rezidivierende (insb. virale) Infekte

Diag: 1. Anamnese und klinische Untersuchung
2. Labor: Kalzium und PTH erniedrigt, Phosphat erhöht, Diff-BB: T-Zellen stark erniedrigt (insb. $CD4^+$): partiell <400/µl und komplett <50/µl
Genetik: FISH auf Deletion 22q11 od. 10p13 (ggf. auch Untersuchung der Eltern bei weiterem Kinderwunsch)
3. Röntgen-Thorax: Thymusaplasie (fehlendes Gewebe im vorderen Mediastinum)

Ther:
- Partielles DIGEORGE-Syndrom:
  - Händedesinfektion und eingeschränkter Kontakt mit infizierten Kindern
  - Kalzium- u. Vitamin D-Substitution
  - Infektprophylaxe: Cotrimoxazol (Eusaprim®K) 5 mg/kgKG 3x/Woche; VZV-IgG bei Varizellenkontakt, Impfungen mit Totimpfstoffen sind mögl.
  - Pneumokokken und Influenza impfen
- Komplettes DIGEORGE-Syndrom: o.g. Maßnahmen und zusätzlich
  - Isolation, nur CMV-negative Blutprodukte
  - T-Zellen-Transfer (Spender)
  - evtl. Transplantation von Knochenmark od. Thymusgewebe
  - Herz- und Gefäßfehler werden wie bei anderen Kindern operativ behandelt.
- Selbsthilfegruppen: KiDS-22q11 e.V., Blumenweg 2, 87448 Waltenhofen, Tel.: 08379 7288-0, Fax: -44, Internet: www.kids-22q11.de

Prog: Durch extrathymische T-Zell-Bildung bzgl. der Immunität meist gut (eine ausreichende T-Zellzahl und Funktion wird meist bis zum 3. Lj. erreicht).
Bei komplettem Syndrom mit Herzfehler ist die Prog. schlecht.

KOMBINIERTE IMMUNDEFEKTE

Kombinierte B-/T-Zelldefekte

Syn: **SCID** (severe combined immunodeficiency), ICD 10: D81.0-D81.9

Ät: X-chrom. (ca. 50 % d.F.) od. verschiedene aut.-rez. erbliche Defekte

Path:
- Angeborene Defekte in verschiedenen Genen bekannt:
  - Zytokin-Rezeptorgene (Interleukin-2 und -7, Tyrosinkinase JAK3 u. ZAP70)
  - Antigen-Rezeptorgene (Rekombinase RAG1 u. RAG2, CD3γ)
  - Andere Genedefekte, die toxische Stoffwechselprodukte erzeugen (Adenosindesaminase, Purinnukleosidphosphorylase, Proteintyrosinase CD45) oder DNA-Reparaturproteindefekte (Artemis/DOLRE1c)
- Durch die Störung der spezifischen **zellulären** (T-Zellen) **und humoralen** (B-Zellen, Immunglobuline) Abwehr bereits im Säuglingalter schwerste (tödliche) Infektionen mögl.

Epid: ◊ Häufigkeit: selten, insg. 1/50.000 (die einzelnen Erkrankungen wesentlich seltener)

◊ Prädisp.alter: schwere Infektionen **ab 3.-4. Lebensmonat** (mit Abfall des Nestschutzes durch mütterliche Ak) beginnend

Etlg: Die wichtigsten bekannten Defekte (die klinische Ausprägung ist sehr unterschiedlich) sind:

Defekt	Chromosom/Vererbung	T-Zellen	B-Zellen
X-linked-SCID	Xq13.1 / X-chrom.	fehlen	nachweisbar
Adenosindesaminase-Mangel (ADA-SCID)	20q13.2 / aut.-rez.	fehlen	fehlen
JAK3-Mutation (JAK3-SCID)	19p13.1,11q23,5p13/aut.-rez.	fehlen	nachweisbar
ZAP-70-Mutation	2q12 / aut.-rez.	vermindert	nachweisbar
RAG1-Mutation (RAG1-SCID)	11p13 / aut.-rez.	fehlen	fehlen
RAG2-Mutation (RAG2-SCID)	11p13 / aut.-rez.	fehlen	fehlen
IL7-Mutation	5p11 / aut.-rez.	fehlen	nachweisbar
CD3γ-Mutation (CD3γ-SCID)	11q23 / aut.-rez.	fehlen	nachweisbar
CD45-Mutation (CD-45-SCID)	1q31-1q32 / aut.-rez.	fehlen	nachweisbar
Purinnukleosidphosphorylase-Mangel (PNP-SCID)	14q13.1 / aut.-rez.	fehlen	defekt / fehlen
Artemis-Defekt: Athabasca-Typ (nordamerikanischer Indianerstamm) u. radiosensitiver Typ (RS-SCID)	10p13 / aut.-rez.	fehlen	fehlen

Klin: ⇒ Rezidivierende, schwere polytope Infekte, insb. chronische Pneumonien (Pneumocystis jiroveci), opportunistische Infektionen, chronische Diarrhoe

⇒ Keine Lymphadenopathie, Hepatosplenomegalie, Gedeihstörung

⇒ Hautekzeme, erythematöse Hautveränderungen (Candidainfektion)

Diag: 1. Anamnese und klinische Untersuchung

2. Labor: Diff-BB: Lymphozytopenie, Subgruppenanalyse der Lymphozyten (je nach Defekt nur einzelne Subgruppen, wie $CD8^+$-, $CD4^+$-, NK-Zellen (= natural killer), B-Lymphozyten od. alle betroffen), Serumkonzentration der Interleukine u. Immunoglobuline

Molekulargenetische Untersuchung der zugrundeliegende Mutation (in Speziallabor)

3. Röntgen-Thorax: Thymusaplasie

Ther: • Besteht der V.a. eine SCID sollte die Diagnostik und Behandlung in einem **spezialisierten Zentrum** erfolgen:

- Isolation als Infektionsschutz, hygienische Umgebungsprophylaxe, Impfung der gesamten Familie (als Herdenschutz)
- Antibiotische/antimykotische Prophylaxe: Cotrimoxazol (Eusaprim®K) und/od. Nystatin (Adiclair®) bis zur Stammzelltransplantation
- Cave: Keine Lebendimpfstoffe (= MMRV u. Rotavirus; Totimpfstoffe sind mögl. und sollten gegeben werden), Blutprodukte/Erythrozytenkonzentrate müssen vor Gabe bestrahlt werden (GvH-Reaktion durch enthaltene Lymphozyten sonst mögl.).

• Spezifische Therapien:

- **Allogene Stammzelltransplantation**: meist als Knochenmarktransplantation (von HLA-identischem Spender od. wenn nicht verfügbar von Familienangehörigen), auch Stammzellen aus Nabelschnurblut mögl.
- Enzymsubstitution bei ADA-SCID mögl.
- Bei ADA-SCID gibt es eine Gentherapie (Strimvelis®), dabei werden ex vivo eigene Stammzellen des Pat. über ein Leukämievirus mit dem intakten Gen „infiziert" und dann refundiert (NW: hohes Leukämierisiko in der Folge).

Prog: Unbehandelt meist im 1. Lj. schon tödlich, die kurative Ther. mit Stammzelltransplantation hat eine gute Prog.

Kompl: * Unterschiedliche neurologische Störungen, Schwerhörigkeit

* Exantheme durch mütterliche T-Lymphozyten mögl. (GvH-Reaktion)

* Hepatitis, Skelettfehlbildungen
* Autoimmunerkrankungen (aplastische Anämie, Thrombozytopenien)

Proph: ♥ In Studien wird derzeit getestet, das Neugeborenenscreening auf die Dedektion schwerer kombinierter Immundefekte zu erweitern.

DD: – Retikuläre Dysgenesie: Maximalform des kombinierten Immundefektes (aut.-rez. erblich), betroffen sind alle Abwehrzellen (Lymphopenie, Agranulozytose, Monozytopenie), letal
– OMENN-Syndrom: zytotoxische T-Zellen, die sich gegen die Haut richten
– CVID (Hypogammaglobulinämie, s.o.)

Wiskott-Aldrich-Syndrom

Syn: Immundefekt mit Thrombozytopenie und Ekzem, ICD-10: D82.0

Ät: – X-chrom. erblich (Mutation des WISKOTT-ALDRICH-Gens, Chrom. Xp11.22-Xp11.23), defektes Gen wird von der Mutter mit 50%iger Wahrscheinlichkeit auf die Söhne übertragen
– Selten auch Spontanmutation

Path: Durch die Mutation ist das Genprodukt (WISKOTT-ALDRICH-Protein, WASP) nicht funktionsfähig ⇨ Störung der hämatopoetischen Stammzellen ⇨ Lymphopenie, Thrombozytopenie.

Epid: Häufigkeit: sehr selten, 1/250.000 Geburten, nur Jungen betroffen

Klin: ⇒ Trias: **rezidivierende Infekte** (Pneumonien, Otitiden), **Thrombozytopenie** (Petechien) und **Ekzeme**
⇒ blutige Durchfälle

Diag: 1. Anamnese und klinische Untersuchung
2. Labor: Thrombozytopenie (5.000-10.000/µl), typisch sind **kleine Thrombozyten**, Impf-Ak vermindert, Lymphozytopenie, hohes IgE und IgA, niedriges IgM
Genetik: Mutationsanalyse (betroffener Sohn u. Mutter)

Ther:
- Symptomatisch: frühzeitige antibiotische und antimykotische Therapie bei Infektionen
  - ggf. prophylaktische Gabe von Cotrimoxazol u. ggf. Immunglobulingabe alle 4 Wo., Totimpfstoffe können gegeben werden
  - Rückfettende Salben
  - Bei schweren Blutungen bestrahlte Thrombozytenkonzentrate, evtl. Splenektomie bei ausgeprägter Thrombozytopenie (allerdings steigt dadurch das Infektionsrisiko)
- HLA-identische **Stammzelltransplantation** (vor dem 5. Lj.)
  Eine genetische Therapie (retroviral manipulierte Stammzellen) wird in Studien versucht.

Prog: Ohne Stammzelltransplantation beträgt die Lebenserwartung ca. 10-20 J.

Kompl:
* GI-Blutungen, intrakranielle Blutungen
* Assoziation zu Autoimmunerkrankungen (Arthritis, Vaskulitis, hämolytische Anämie)
* erhöhtes Risiko für maligne Lymphome

DD: – X-chrom. vererbte Thrombozytopenie (Minimalform mit nur geringeren Symptomen)
– Neurodermitis (als DD zum Ekzem)

Ataxia teleangiectatica

Syn: LOUIS-BAR-Syndrom, BODER-SEDGWICK-Syndrom, zerebellare Ataxie mit defektem DNA-Reparatursystem (zählt zu den Phakomatosen/Heredoataxien), ICD 10: G11.3

Ät: Aut.-rez. erblich (Mutation im AT-Gen auf Chrom. 11q22-23, mehr als 500 Mutationen bekannt, meist Punktmutationen od. Deletionen)

Path:
- ATM-Gen (engl. ataxia teleangiectasia mutated) kodiert für die Serin-Proteinkinase ⇨ DNA-Reparatursystem defekt und vermehrt Chromosomenbrüche (z.B. durch UV-Strahlung) ⇨ immunologische Störungen, neurologische Symptome, Gefäßdefekte
- Immunsystem: Betroffen ist das humorale (B-Zellen) u. zelluläre (T-Zellen) System

Epid:
◊ Häufigkeit: 1/100.000 Erkrankte; gesunde heterozygote Genträger ca. 1/200-1/100
◊ Symptombeginn: Kleinhirnsymptome im 2. Lj., Hautsymptome 1-2 J. später

Klin:
⇒ Zerebelläre, progressive Ataxie (**Kleinhirnsymptomatik**, Heredoataxia), Choreoathetosen (Bewegungsstörungen), Clown-Gang, Nystagmus, Schluckstörungen
⇒ Okulokutane **Teleangiektasien** ab 3.-4. Lj. (insb. Konjunktiven, Ohren, Schultern), Café-au-lait-Flecken
⇒ **Rezidivierende Infekte** (insb. sinobronchiale u. pulmonale)
⇒ Gedeihstörung, Entwicklungsverzögerung, Dysarthrie
⇒ Hypogonadismus, Minderwuchs, Leberfunktionsstörungen

Diag:
1. Anamnese (Geschwisterkinder betroffen?) und klinische sowie neurologische Untersuchung
2. Labor: erniedrigte Immunglobulinwerte (für IgG (IgG_2) u. IgE sowie IgA kann völlig fehlen), Lymphozytopenie, T-Zell-Defekte, erhöhtes AFP (Alpha-1-Fetoprotein) u. CEA
   Genetik: molekulargenetischer Nachweis der Mutation, Chromosomenbrüchigkeit erhöht
3. Bildgebung: im MRT Kleinhirnatrophie

Ther:
- Symptomatisch: antibiotische Behandlung bei Infektionen, Prophylaxe ja nach Ausprägung des Immundefektes
  - Immunglobulinsubstitution alle 4 Wo.
  - Antibiotische Prophylaxe (Azithromycin, z.B. Zithromax®, 10 mg/kgKG alle 2-3 Tage)
  - Totimpfstoffe sollen gegeben werden (keine Lebendimpfstoffe)
- Individuelle Förderung: Krankengymnastik, Atemgymnastik, Logopädie, Gehhilfen, Rollstuhl, PEG zur Ernährung je nach Erfordernis
- Weitere Informationen: AT-Info, Klinik für Kinder- u. Jugendmedizin, Universität Frankfurt, Theodor-Stern-Kai 7, 60590 Frankfurt, Internet: www.info-at.de

Prog: Lebenserwartung aufgrund rezidivierender pulmonaler Infekte u. Malignome vermindert (20-30 J.), Rollstuhl wird meist ab 10. Lj. benötigt.

Kompl: * Stark erhöhtes Risiko (100-1.000fach) für **Lymphome u. Leukämien** (DNA-Reparaturdefekt), Cave: **Radiosensitivität** ⇨ keine unnötigen Röntgen-/CT-Untersuchungen machen.

DD:
- Heredoataxien (s.u. und Neurologiebuch)
- NIJMEGEN-BREAKAGE-Syndrom: Klinik wie bei LOUIS-BAR-Syndrom aber ohne Hautsymptome (aut.-rez., Chrom. 8q21)
- BLOOM-Syndrom (bei Aschkenasim-Juden): starke Sonnenlichtempfindlichkeit der Haut, Hypogammaglobulinämie, Malignomneigung durch Chromosomeninstabilität (aut.-rez., Chrom. 15q26)

Hyper-IgE-Syndrom

Syn: HIOB-Syndrom, Job's Syndrom, BUCKLEY-Syndrom, ICD-10: D82.4

Ät: Mutationen in verschiedenen Genen (bisher bekannt: STAT-3-Gen), aut.-dom. (Chrom. 4q21) u. aut.-rez. Erbgänge mögl. od. Spontanmutation

Path:
- Gestörte Chemotaxis von neutrophilen Granulozyten u. verminderte Produktion von

Interferon-γ ⇨ Überproduktion von nicht protektivem IgE (Interferon-γ inhibiert normalerweise die IgE-Produktion)
- Multisystemerkrankung (da nicht nur das Immunsystem betroffen ist)

Epid: Häufigkeit: sehr selten, 1/100.000

Klin: ⇒ Rezidivierende Infektionen (Hautabszesse durch Staphylokokken, Pneumonien)
⇒ Chronisches **Ekzem** der Haut (trocken, juckend), bereits im Säuglingsalter beginnend (Milchschorf), Kandidabesiedlung
⇒ Bindegewebsstörungen: Gesichtsasymmetrie, grobe Gesichtszüge, Überstreckbarkeit der Gelenken, Skoliose, Persistenz der Milchzähne

Diag: 1. Anamnese und klinische Untersuchung
2. Labor: **IgE**-Spiegel **stark erhöht** (meist > 2.000 IU/ml, abhängig vom Alter >95. Perzentile), Lymphozytenzahl und -subgruppen normal, im Diff-BB Eosinophilie
3. Lunge: regelmäßig Lungenfunktion überprüfen, ggf. Rö.-Thorax

Ther: • Symptomatisch:
- Frühzeitige antibiotische Therapie bei Infektionen
- Ggf. Dauertherapie mit Antibiotikum (**Prophylaxe**): Cotrimoxazol od. Flucloxacillin
- Topische Steroide bei Ekzemen
- Ggf. Immunglobulinsubstitution bei IgG-Mangel

Kompl: * Rezidivierende Pneumonien ⇨ Bronchiektasen, Pneumatozelen, Lungenzysten, Lungenabszesse
* Organabszesse
* Mukokutane Candidose (Ther: Triazole-Antimykotikum, z.B. Fluconazol od. Itraconazol)

DD: - SCID, WISKOTT-ALDRICH-Syndrom, Leukozytenadhäsionsdefekte, sept. Granulomatose
- Neurodermitis (als DD zum Ekzem)
- Hyper-IgD-Syndrom: aut.-rez. erblich (Melanovatkinasedefizienz), Klin: Fieberschübe, Abdominalsymptome, Lymphadenopathie, Polyarthralgie

PHAGOZYTENDEFEKTE

Infantile Agranulozytose

Syn: KOSTMANN-Syndrom, schwere kongenitale Neutropenie, engl. infantile genetic agranulocytosis, ICD-10: D70.0

Ät: Aut.-rez. erblich

Path: Genmutation der Neutrophilenelastase-2 führt zur gestörten Signalübertragung von **G-CSF** (granulocytes colony stimulating factor) auf das Knochenmark ⇨ keine Granulozytenreifung (Stopp auf der Stufe der Promyelozyten)

Epid: ◊ Häufigkeit: selten, 0,3/100.000 Neugeborene
◊ Manifestation in den ersten 6 Monaten

Klin: ⇒ Häufige Infektionen u. **Abszesse** mit Fieber u. Schüttelfrost
⇒ Haut und Schleimhaut: nekrotische und ulzerative Läsionen am gesamten GI-Trakt, erosive Gingivitis, Periodontitis der Mundhöhle

Diag: 1. Anamnese und klinische Untersuchung
2. Labor: Diff-BB: neutrophile Granulozyten <200/µl, eosinophile Granulozyten u. Mono-

zyten meist kompensatorisch erhöht, Erythrozyten und Thrombozyten normal
3. Knochenmark-Punktion: Störung der Vorstufen der Granulozyten

Ther:
- Symptomatisch:
  - Antibiose bei allen bakteriellen Infekten
  - G-CSF (z.B. r-metHuG-CSF, Filgrastim 5 µg/kgKG/Tag s.c., Neupogen®) als lebenslange Substitution zur Granulozytenstimulation
- Stammzelltransplantation (frühzeitig oder bei G-CSF-Therapieversagen)

Prog: Heute gute Therapiemöglichkeit mit G-CSF, früher letal meist in den ersten Lebensjahren, mit Stammzelltransplantation Heilung mögl.

Kompl:
* **Sepsis**, insb. gramnegative Erreger
* Oftmals Auftreten einer Osteoporose
* G-CSF: 5-10 % Therapieversager, NW: Kopfschmerzen, Exantheme, Knochenmarkfibrose, myelodysplastische Syndrome od. akute myeloische Leukämie

DD:
- Isoimmunneutropenie des Neugeborenen (IgG-Antikörper der Mutter gegen Granulozyten des Kindes) ⇨ selbstlimitierend mit Titerabfall der mütterlichen IgG
- Zyklische Neutropenie, chronisch benigne Neutropenie, benigne familiäre Agranulozytose
- Autoimmunneutropenie (Granulozytenautoantikörper)
- Medikamente (diese bilden mit Plasmaproteinen Antigene, durch wiederholte Zufuhr kommt es zur Antikörperbindung an die Ag, die Komplexe lagern sich an die Granulozyten an und es kommt zum Zelltod ⇨ Agranulozytose): Metamizol (Novalgin®), nichtsteroidale Antiphlogistika (NSA, z.B. Voltaren®), Ther: Absetzen des Med., innerhalb einer Woche normalisieren sich die Leukozytenwerte wieder
- Aplastische Anämie, aleukämische Leukosen, Panzytopenie
- Neonatale Sepsis (⇨ Verbrauch von Leukozyten)

Zyklische Neutropenie

Syn: Periodische Neutropenie, ICD-10: D 70.5

Ät: Sporadisch od. aut.-dom. vererbt

Path: Molekulare Ätiologie unklar, vermutet werden Mutationen in der Granulozytenelastase

Epid: Inzidenz: selten, 0,1/100.000

Klin:
⇒ Phasenweises Auftreten einer Neutropenie (typisch alle 3 Wochen)
⇒ Haut u. Schleimhaut: nekrotische und ulzerierende Läsionen des gesamten GI-Traktes
⇒ Infektionen: Fieber, Schüttelfrost, Sepsis, insb. gramnegative Erreger

Diag: Labor: Neutrophile <200/µl, zwischen den Phasen normale Werte, Monozytose

Ther: G-CSF (z.B. Filgrastim s.c., Neupogen®) als intermittierende Substitution

Prog: gut, reversibel

DD: Kongenitale Neutropenie, Isoimmunneutropenie des Neugeborenen, chronisch-benigne Neutropenie

Granulozytenfunktionsstörungen

Syn: Funktionelle Störungen der neutrophilen Granulozyten, ICD-10: D71

Def: Angeborene oder erworbene Funktionsdefekte (Störung der Chemotaxis, Adhärenz od. Phagozytose) der Granulozyten, die zu erhöhter Infektanfälligkeit führen.

Leukozytenadhäsionsdefekte (LAD):
- LAD-1: aut.-rez. erblich, Mutation der β_2-Untereinheit leukozytärer Integrine (CD18 fehlt), Klin: bei Neugeborenen verzögerter Nabelschnurabfall, tief ulzerierende u. nekrotisierende Hautinfektionen
- LAD-2: aut.-rez. erblich, Mutation im GDP-Fucose-Transporter-Gen, Klin: mentale Retardierung, Kleinwuchs
- LAD-3: aut.-rez. erblich, Mutation im Rap1-Gen, Klin: wie bei Typ 1, erhöhte Blutungsneigung

Progressiv-septische Granulomatose: s.u.

CHEDIAK-HIGASHI-Syndrom: aut.-rez. erblich, Mutation im LYST- od. CHS1-Gen ⇨ Lysosomen in Leukozyten u. Melanozyten gestört, Klin: rezidivierende Infekte (EBV, Sepsis), neurologische Symptome, okulokutaner Albinismus, Prog: meist letaler Verlauf

GRISCELLI-Syndrom: aut.-rez. erblich, Mutation im Myosin-5A- od. RAB-27A-Gen, Klin: Immundefekt u. Albinismus, silber-graue Haare

Formylpeptid-Rezeptordefekt: aut.-rez. erblich, Klin: Parodontitis u. rezidivierende Infekte

Rac2-GTPase-Defekt: aut.-dom., Defekt Aktin-abhängiger Funktionen, Klin: LAD-1-ähnlich

Progressiv-septische Granulomatose

Syn: Chronische Granulomatose, chronisch-familiäre kongenitale Dysphagozytose, engl. chronic granulomatous disease (CGD), ICD-10: D71

Ät:
- **X-chrom.** (70 % d.F.) erblich (und damit **nur Jungen** betroffen)
- Aut.-rez. erblich (Ausprägung meist geringer als bei X-CGD)

Path: Verschiedene Mutationen von Genen für Bestandteile von Cytochrom-B bekannt (X-chrom.: gp91phox, aut.-rez.: p22phox, p47phox u. p67phox) ⇨ verminderte NADPH-Oxidase-Aktivität, dadurch werden **Superperoxid-Radikale** in den Granulozyten nicht produziert ⇨ die intrazelluläre Abtötung von katalasebildenden Keimen (Staph. aureus, E. coli usw.) ist gestört, überschießende Entzündungsreaktion und **Granulombildung**.

Epid: Häufigkeit: sehr selten, 0,5/100.000

Klin:
⇒ Chronisch-rezidivierende Infekte (insb. Pneumonien, Pilzinfektionen)
⇒ **Abszesse** der Haut, Lymphknotenabszesse, Leberabszesse
⇒ Schleimhaut: nekrotische und ulzerative Läsionen im gesamten GI-Trakt mit Granulombildung ⇨ CROHN-ähnliche Colitis, Ileussymptomatik, perianale Abszesse mögl.
⇒ Gedeihstörung

Diag:
1. Anamnese und klinische Untersuchung
2. Labor: BB: Leukozytenzahl normal, Granulozytenfunktionstest: im Ferrocytochrom-Reduktionstest verminderte Sauerstoffradikalproduktion in den Granulozyten
3. Genetik: Nachweis des Gendefektes, pränatale Diagnostik ist möglich.

Ther:
- Symptomatisch:
  - Antibiotikatherapie: immer frühzeitiger Einsatz, bei Weichteilinfektionen Cephalosporin, bei komplizierten Infekten Teicoplanin (Targocid®), bei Granulomen Vancomycin u. ggf. Glukokortikoide
  - Immunmodulation: Interferon-γ bei rezidivierenden Infektionen
  - Granulozytenstimulationsfaktor G-CSF od. Granulozytentransfusionen bei schweren Verläufen mögl.
  - Antibiotikaprophylaxe: Cotrimoxazol und Itraconazol lebenslang!
- Transplantation hämatopoetischer Stammzellen bei geeignetem Spender

Prog: Schlecht, gut bei erfolgreicher Stammzelltransplantation.

Kompl: * Schwer verlaufende Infektionen, Meningitis, Meningoenzephalitis, Sepsis
* Osteomyelitis, pathologische Frakturen

DD: – Morbus CROHN
– Tuberkulose

KOMPLEMENTDEFEKTE

Syn: C-Defekte, es sind viele Defekte des Komplementsystems und der Regulatorproteine bekannt; ICD-10: D84.1

Ät: – Überwiegend **aut.-rez.**, einige Defekte auch aut.-dom. u. X-chrom. erblich
– Spontanmutation (geschätzt ¼ d.F.)

Path: ♦ Immunkomplexe (bakterielles Ag + Ak) werden durch Komplement aufgelöst ⇨ fehlt Komplement, kommt es zu **Ablagerungen von Immunkomplexen** im Gewebe ⇨ autoimmun-ähnliche Erkrankungen
♦ Mangel an Regulatorproteinen führt zur **Komplementaktivierung** ⇨ vasoaktive Spaltprodukte, Bradykinin ⇨ Angioödeme

Epid: Häufigkeit: 1/10.000 – 1/50.000 (C-1 u. C2-Mangel, alle anderen wesentlich seltener)

Etlg: # C1-Esterase-Inhibitor-Mangel (häufigster Komplementdefekt, Chrom. 11) ⇨ **hereditäres Angioödem**
C2-Mangel (Chrom. 6)
Mangel übriger Komplementfaktoren C3-C9 (Defekte auf Chrom. 1, 5, 9, 19 bekannt)
Regulatorprotein-Mangel: Faktor-I, -D, -H, C4-bindendes Protein, Properdin usw.

Klin: ⇒ Bakterielle Infekte, insb. Neisseria ⇨ Meningitis
⇒ Angioödeme ⇨ spontane Schwellungen an Extremitäten (selten auch im Darm, Epiglottis)
⇒ Autoimmun-ähnliche Erkrankungen, Symptome wie bei systemischem Lupus erythematodes, Vaskulitis, Polymyositis

Diag: 1. Anamnese u. klinische Untersuchung
2. Labor: Screening durch Bestimmung von CH50 (hämolytisches Gesamtkomplement), APH50-Test, je nach Testergebnis Bestimmung der einzelnen Faktoren od. Proteine

Ther: • Bei C1-Esterase-Inhibitor-Mangel:
– C1-Inhibitor-Konzentrat (Berinert P®) bei akutem Ödem 25 I.E./kgKG i.v.
– bei häufigen Rezidiven Danazol od. Tranexamsäure (erhöht C1-Spiegel im Blut)
• Bei allen übrigen Komplementdefekten symptomatische Ther.
– Antibiose bei allen bakteriellen Infekten
– Impfung gegen Meningokokken, ggf. Penicillinprophylaxe bei häufigen Infektionen

Prog: gut

Kompl: * Darmkoliken (Ödem im Darm), lebensbedrohliches Glottis-/Larynxödem
* Nephrotisches Syndrom, Glomerulonephritis

DD: – Systemischer Lupus erythematodes
– Allergisches Ödem (QUINCKE-Ödem)
– Komplementrezeptordefekte

AUTOIMMUNERKRANKUNGEN

Syn: Autoaggressionskrankheiten, dazu zählen Systemkrankheiten des Bindegewebes wie Kollagenosen u. Vaskulitiden (ICD-10: M30-M36) sowie rheumatoide Arthritis u. Polyarthritiden (ICD-10: M05-M08, s.u., Kap. Rheumatologie) und organspezifische Autoimmunkrankheiten (s. jeweiliges Kapitel)

Path:
- ♦ Autoimmunerkrankungen entstehen bei **genetischer Disposition** (z.B. bestimmte HLA-Antigene) und **zusätzlichen Umweltfaktoren** (z.B. Infektionskrankheiten, Medikamente).
- ♦ Autoreaktive B- und T-Zellen reagieren mit **körpereigenen Substanzen**. Die normale Balance zwischen proinflammatorischen und suppressiven Mechanismen ist dabei auf die Seite der Aktivierung verschoben (T-Helfer-Zellen aktiviert, T-Suppressorzellen supprimiert, zusätzlich können virale Infekte B-Zellen und T-Killerzellen direkt aktivieren).

Klin:
- ⇒ Prinzipiell kann jedes Organsystem betroffen sein.
- ⇒ Organspezifische Autoimmunkrankheiten betreffen jeweils spezifische Antigene nur eines Organes (z.B. Schilddrüse ⇨ HASHIMOTO-Thyreoiditis, B-Zellen des Pankreas ⇨ Diabetes mellitus Typ I, Nebenniere ⇨ ADDISON-Krankheit usw.).

Ther:
- • Exogene, triggernde **Noxen eliminieren** (z.B. Absetzen von Medikamenten)
- • **Immunsuppression**

Systemischer Lupus erythematodes

Syn: SLE, Lupus erythematodes disseminatus, ICD-10: M32.9

Ät: Autoimmunerkrankung unklarer, multifaktorieller Genese, auslösende Faktoren können sein:
- Virale oder bakterielle Infektionen
- Intensive Sonneneinstrahlung, extremer Klimawechsel
- Starker psychischer Stress
- Hormonelle Umstellungen (insb. Pubertät)
- Genetische Disposition (HLA DR2, DR3, DR4)
- Medikamente: insb. Antikonvulsiva, Neuroleptika

Path:
- ♦ Chronisch-entzündliche **Autoimmunerkrankung** (Kollagenose) mit systemischem Befall **mehrerer Organsysteme** (Haut, Niere, Gefäße, Gelenke)
- ♦ **Immunkomplexe** aus DNA und anti-DNA lagern sich an Gefäßwänden ab ⇨ Komplementaktivierung, Entzündungsreaktion, Gewebeschädigung ⇨ **Vaskulitis**

Epid:
- ◊ Häufigkeit: 5/10.000 (bei Kindern/Jugendlichen ca. 0,5-1/10.000)
- ◊ Prädisp.alter: junge Erwachsene (aber auch schon bei **Jugendlichen nach der Pubertät** mögl.), **w**>>m = 5-10:1

Klin: ⇒ Kind: oftmals schleichender Beginn mit unspezifischen Krankheitssymptomen, insb. **Abgeschlagenheit**, leicht erhöhte Temperatur, **Gelenkschmerzen**, Schwäche, Hautausschlag, Haarausfall, Gewichtsverlust

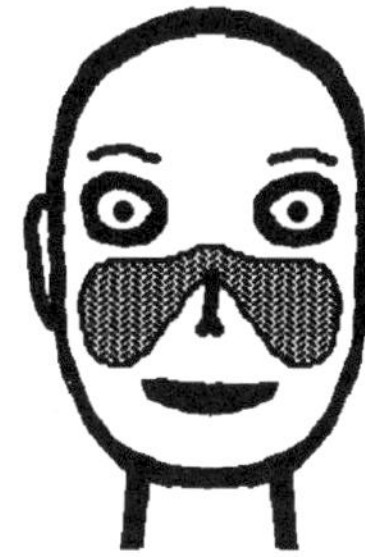

SLE-Diagnosekriterien des American College of Rheumatology (sichere Diag. bei 4 pos. Kriterien):
- ⇒ **Schmetterlingserythem**: rötlicher Hautausschlag im Nasen-/Wangenbereich
- ⇒ Diskoider Hautausschlag: rötliche, scharf begrenzte, z.T. schuppende Hautbezirke insb. im Gesicht und an der Kopfhaut
- ⇒ Photosensibilität: stark lichtempfindliche Haut
- ⇒ Mund-/Nasenschleimhautgeschwüre: kleine, schmerzlose Geschwüre („Aphthen")
- ⇒ **Arthritis**: Schwellung, Erwärmung, Schmerzen und ggf. Bewegungseinschränkung von zwei oder mehreren Gelenken
- ⇒ **Serositis**: Pleuritis, Perikarditis, Peritonitis

⇒ **Nierenbeteiligung** (Immunkomplex-Glomerulonephritis): erhöhter Blutdruck, Proteinurie >0,5g/24 Std., Mikrohämaturie, Zylinderzellen im Urin
⇒ Beteiligung des Nervensystems: Kopfschmerzen, Konzentrationsstörungen, Krampfanfälle, Depressionen, Psychosen
⇒ Blutbildveränderungen: Erythrozytopenie (autoimmunhämolytische Anämie), Leukozytopenie, Thrombozytopenie
⇒ Immunologische Veränderungen: **Anti-ds-DNA-Ak**, Anti-Sm-Ak, Antiphospholipid-Ak
⇒ Nachweis von **ANA** = antinukleäre Antikörper

Diag: 1. Anamnese (Medikamentenanamnese!) und klinische Untersuchung
2. Labor: BSG erhöht (typischerweise aber nicht die CRP), Immunglobuline erhöht, Panzytopenie, Nachweis von Antinukleären- und Doppelstrang-DNA-Antikörpern, „LE-bodies" (phagozytierte Zellkerne) in neutrophilen Granulozyten, Komplementverbrauch (C3, C4 u. CH50 erniedrigt), Komplementspaltprodukte (C3d), zirkulierende Immunkomplexe
3. Urin: Urinstix auf **Proteinurie**, ggf. auch Hämaturie, Leukozyturie, Erythrozytenzylinder

Ther: Symptomatisch: **Lichtschutz** (Sonne meiden, Haut bedecken, kein Sonnenbrand!, Sonnencreme mit hohem Lichtschutzfaktor verwenden), Antirheumatika und Med. zur Verminderung der überschießenden Aktivität des Immunsystems, nicht rauchen!
- Akut: **Glukokortikoide**, ggf. auch als Stoßtherapie (z.B. 1-2 mg/kgKG/Tag Prednisolon, Solu-Decortin®), dann reduzieren. Bei längerer Gabe Kalzium 1g/Tag dazugeben.
- Immunsuppressiva/Zytostatika: Ciclosporin A (Sandimmun® 3-5 mg/kgKG/Tag, auf 2 Dosen verteilt) od. Azathioprin (Imurek® 1-3 mg/kgKG/Tag)
  Bei schwerer Organbeteiligung (Lupusnephritis) Cyclophosphamid (500 mg/m²KOF alle 3-4 Wo., Endoxan®) od. Mycophenolatmofetil (CellCept®)
- Bei Therapieresistenz: Plasmapherese, monoklonaler Ak Belimumab (Benlysta®), Rituximab (Off-label-Anwendung, MabThera®) od. i.v. Immunglobuline
- Bei Gelenkbeschwerden: **NSAR** (Diclofenac od. Ibuprofen)
- Dauertherapie: Basistherapie ist meist **Hydroxychloroquin** (ist ein Anti-Malariamittel, wirkt gut beim SLE – letztlich unklar warum, Resochin®), Vit.-D3 500 I.E./Tag
- Selbsthilfegruppen: LUPUS Erythematodes Selbsthilfegemeinschaft e.V., Döppersberg 20, 42103 Wuppertal, Tel.: 0202 49687-97, Fax: -98, Internet: www.lupus-rheumanet.de, weitere Informationen auch bei der Dt. Gesellschaft für Rheumatologie e.V., Köpenicker Str. 48/49, 10179 Berlin, Tel.: 030 240484-70, Fax: -79, Internet: www.dgrh.de

Prog: Eine Heilung ist nicht möglich, mit konsequenter immunsuppressiver Ther. liegt die 10-JÜR bei 90 %, meist lebenslange Therapie notwendig. Bei aktivem SLE ist von einer Schwangerschaft abzuraten, nach 6- bis 12monatiger Remission ist eine Schwangerschaft gut mögl. (Hydroxychloroquin sollte auch dann weitergegeben werden)

Kompl: * Lupusnephritis: **Niereninsuffizienz** bis zur Dialysepflicht
* Herzbeteiligung: Endokarditis (LIBMAN-SACKS-Syndrom), Perikarditis, Myokarditis, Herzinfarkt mögl.
* Gerinnungsstörung: Immunthrombozytopenie, Hemmkörperhämophilie, Apoplexie
* RAYNAUD-Syndrom an den Fingern (Gefäßspasmen) ⇨ bei Kältereiz Blässe, Zyanose der Finger, anschließend reaktive, schmerzhafte Hyperämie
* Erhöhte **Infektanfälligkeit** (durch die Grundkrankheit bedingt u. durch die medikamentöse Immunsuppression)
* Schwangerschaft: Symptomverstärkung mögl., erhöhte Abortrate, Präeklampsie, Frühgeburtlichkeit

DD: – **Neonataler Lupus erythematodes:** diaplazentare Übertragung mütterlicher Ak (Mutter erkrankt od. asymptomatische Auto-Ak-Konduktorin, sog. Ro-Ak) ⇨ Hautsymptome bei Geburt, Kompl.: AV-Block III° ab der 2. Schwangerschaftshälfte beim Fetus mögl.
Ther: Spontane Rückbildung bis 6 Mon. postpartal entsprechend dem Abbau der mütterlichen Ak, ggf. kann ein Herzschrittmacher bei starker Bradykardie erforderlich sein.
– KAWASAKI-Syndrom, Antiphospholipid-Syndrom, Vaskulitis, Typ-1-Interferonopathien

Polymyositis / Dermatomyositis

Syn: „Lilakrankheit", ICD-10: M33.9 (M33.0 juvenile Dermatomyositis)

Ät:
- Unbekannt, ggf. virale Auslösung (insb. Coxsackie-Viren, Picornaviren), Persistenz mütterlicher Zellen, Vaskulitis im Kindesalter
- Bei malignen Tumoren vorkommend (insb. Ovarial-, kleinzelliges Bronchialkarzinom)
- Genetische Disposition (HLA B8, DR3, DRB 03 u. A68)

Path: Autoantikörper gegen Muskelantigene ⇨ Immunkomplexablagerungen perivaskulär in der Muskulatur u. der Haut

Epid:
◊ Prädisp.alter: 40-60 J., ca. 20 % d.F. in der Kindheit (4.-12. Lj.) = juvenile Dermatomyositis
◊ Inzidenz: sehr selten, 0,2/100.000, w > m = 2:1

Klin: Polymyositis:
⇒ **Muskelschmerzen** u. **Muskelschwäche** insb. der Schulter- und Beckenmuskulatur, prox. Extremitätenmuskulatur
⇒ Müdigkeit, ggf. Fieber

Dermatomyositis: Symptome wie bei Polymyositis + zusätzlich:
⇒ insb. bei Kindern Hautsymptome mit **Ödemen** mit bläulich-violetter Verfärbung („Lilakrankheit"), v.a. um Augen, Nase, Hals und Schultern, Hautatrophien an den Händen (sog. GOTTRON-Zeichen), **Teleangiektasien** im Bereich der Fingernägel, Schwellung des Zahnfleisches, RAYNAUD-Syndrom an den Händen (Gefäßspasmen)
⇒ In späteren Stadien: **Verkalkungen** in der Subkutis (Calcinosis cutis)

Organbeteiligungen: Perimyokarditis, Hepato- u. Splenomegalie, Pneumonie, Lungenfibrose, Darmulzera, Schluckstörungen

Diag:
1. Anamnese u. klinische Untersuchung: Tumorerkrankung ausschließen
2. Labor: BB: ggf. Leukozytose u. Eosinophilie, BSG, **CK**, LDH u. Transaminasen erhöht, meist ANA nachweisbar, Eiweißelektrophorese: α2- und γ-Fraktion erhöht
3. EMG: myopathische Muster (niedrige Summenpotentiale, pathologische Spontanaktivität)
4. Histologie: Muskelbiopsie (T-Zellinfiltrate in der Muskulatur), epidermale Atrophie durch Basalzelldegeneration

Ther:
- Immunsuppression:
  - **Glukokortikoide** (z.B. Prednisolon1-2 mg/kgKG/Tag i.v., Solu-Decortin®), bei Remission Dosis reduzieren und oral fortführen
  - Immunsuppressiva/Zytostatika: Ciclosporin A [Sandimmun®], Azathioprin [Imurek®], Methotrexat, Cyclophosphamid, Mycophenolatmofetil
  - Bei Therapieresistenz kann eine hochdosierte I.v.-Gabe von Immunglobulin G (2 g/kgKG 1x/Monat) versucht werden, evtl. Plasmapherese (zur Entfernung zirkulierender Ak).
- Symptomatisch: Krankengymnastische Übungsbehandlung, Atemgymnastik, bei Bettlägerigkeit Prophylaxe von Inaktivitätskomplikationen, Lichtschutz

Prog: Akut: schlecht, Letalität bei Kindern bis 50 % innerhalb eines Jahres, sonst 20-30 %, unter Glukokortikoiden in bis zu 50 % d.F. Remission mögl.

Kompl:
* **Kardiomyopathie**
* Nierenversagen (Crush-Niere durch Myoglobinurie)
* Erhöhte Infektionsgefahr durch immunsuppressive Langzeittherapie

DD:
- Systemischer Lupus erythematodes, systemische Sklerodermie, rheumatische Muskelerkrankungen, Polymyalgia rheumatica, Myasthenia gravis
- Angeborene Myopathien
- Medikamenteninduzierte Myopathien: Steroidmyopathie, Lipidsenker (Fibrate), Statine (CSE-Hemmer), Zytostatikakombinationen
- Muskeldystrophie

ENDOKRINOLOGIE

PUBERTÄTSSTÖRUNGEN

Physiologie: Pubertät in Europa: **Beginn** bei Mädchen zwischen **8,5-13**, bei Jungen **9,5-13,5 J.**
Menarchenalter = erste uterine Regelblutung, heute im Durchschnitt bei **12½ J.**

Etlg:
- Pubertas praecox = vorzeitige Geschlechtsentwicklung (ICD-10: E30.1) bei Mädchen **<8.** vollendetes Lj., bei Jungen **<9.** vollendetes Lj.
- Pubertas tarda = verzögerte Geschlechtsentwicklung (ICD-10: E30.0), noch keine Pubertät **>16. Lj.**

Ät:
- Pubertas praecox vera: **hypothalamisch** bedingte, vorzeitige ovarielle Hormonproduktion, z.B. durch **idiopathische** Fehlsteuerung, Hirntumoren wie Teratome, Hamartome od. Pinealom, Z.n. Enzephalitis, Schädel-Hirn-Trauma, Hydrozephalus, McCUNE-ALBRIGHT-Syndrom (Mutation im Chrom. 20, dadurch Überfunktion endokriner Organe), WILLIAMS-BEUREN-Syndrom (Chromosomenaberration am Chrom 7)
  ⇨ isosexuelle Frühentwicklung, Fertilität ist theoretisch gegeben.
- Pseudopubertas praecox: periphere Störung (nicht hypothalamisch bedingt), z.B. Keimdrüsen- (östrogenproduzierender Granulosazelltumor der Ovarien, hCG-bildende Tumoren) od. NNR-Störung (AGS = adrenogenitales Syndrom)
  ⇨ iso- od. heterosexuelle Frühentwicklung, bei Mädchen aber ohne Ovulation, damit auch **keine Fertilität**
  Auch durch exogene Hormonzufuhr möglich (z.B. hormonale Kontrazeptiva)

- Pubertas tarda: **idiopathisch** (familiäre Häufung, „Spätentwickler"), primärer **Hypogonadismus**, z.B. Gonadendysgenesie-Syndrome, ULLRICH-TURNER-Syndrom (45,X0), NOONAN-Syndrom, KLINEFELTER-Syndrom (47,XXY), primäre Ovarialinsuffizienz, Gonadotropinresistente Ovarien, sekundärer (= hypophysäre Insuffizienz ⇨ fehlende Gonadotropin-Produktion) od. tertiärer Hypogonadismus (= Schädigung des Hypothalamus), z.B. bei Tumoren im Bereich der Hypophyse/Hypothalamus, KALLMANN-Syndrom (dysrhaphische olfakto-ethmoido-hypothalamische Fehlbildung), Schädelbestrahlung, PRADER-WILLI-Syndrom, Unterernährung (Essstörung), Hypothyreose, konsumierende od. chron. entzündliche Prozesse (Malignome, Morbus CROHN, Mukoviszidose, Zöliakie), Hochleistungssportlerinnen, Kryptorchismus, Hodentrauma, Orchitis

Epid: Pubertas praecox meist bei **Mädchen** (**w** >> m = 10:1), häufig ohne nachweisbare Ursache = **idiopathisch**

Klin:
⇒ Pubertas praecox = vorzeitiges Auftreten von Thelarche, Pubarche und Menarche (die prämature Menarche kann auch isoliert auftreten), verfrühter Wachstumsschub und dann aber Sistieren des Wachstums durch die vorzeitige Skelettreifung (Epiphysenfugenschluss durch die Östrogenwirkung) ⇨ in der Summe dann Minderwuchs, Virilisierung, Mamillensekretion

⇒ Pubertas tarda = fehlende Menarche und fehlende sekundäre Geschlechtsmerkmale (Brustentwicklung und Behaarung) bis zum 16. Lj., primäre Amenorrhoe, hypoplastischer Uterus, enge Vagina, fehlende weibliche Beckenform und Hüftrundung

Diag: 1. Anamnese (Familienanamnese: Pubertätsbeginn bei Eltern, Großeltern und Geschwistern ⇨ konstitutionelle Veranlagung für vorzeitigen od. verspäteten Pubertätsbeginn?), Wachstumsrate (Perzentilenentwicklung der Wachstumskurve) und klinische Untersuchung: primäre/sekundäre Geschlechtsmerkmale, Bestimmung des TANNER-Stadiums (s.o., Kap. Kindliche Entwicklung), Hodengröße usw.

2. Labor: **Hormonbestimmung** von Östradiol, Progesteron, Prolaktin, DHEA (Dehydroepiandrosteron, Vorstufe der Androgene aus der Nebennierenrinde), Testosteron, FSH, LH, fT4 und TSH im Serum
   Pubertas praecox: Östradiol ↑, FSH ↑, LH ↑, mehrfacher Anstieg von LH u. FSH (LH > FSH) im LH-RH-Test (25 µg LH-RH/m² Körperoberfläche, Relefact®, Norm: nur geringer und gleich hoher LH- u. FSH-Anstieg vor der Pubertät)
   Pseudopubertas praecox: Östradiol ↑, Testosteron ↑
   Adrenogenitales Syndrom: FSH ↓, LH ↓, Testosteron ↑, DHEA ↑, Cortisol ↓
   Pubertas tarda: Hormonwerte wie beim Kind, ggf. Chromosomenanalyse durchführen
3. Sonographie: Darstellung der Ovarien (Norm: Länge bis zur Pubertät max. 2,5 cm) und Uterusgröße (Norm: 10. Lj. <4,5 cm, 13. Lj. <6 cm Länge), Ovarialzysten?
   bei Jungen Hodenvolumen (Norm: präpubertär <3 ml), Ausschluss Hodentumor
4. Röntgen: Das **Knochenalter** (li. Hand a.p.) zeigt bei Pubertas tarda durch den fehlenden Einfluss der Sexualhormone einen Rückstand von 2 J. od. mehr gegenüber dem Vergleichskollektiv und bei Pubertas praecox eine vorzeitige Skelettreifung (Norm: erstes Sesambein am Daumengrundgelenk bei Mädchen mit ca. 11 J., bei Jungen mit 13 J., also zur Zeit des physiologischen Wachstumsschubes in der Pubertät)
5. Neurologische Untersuchung und MRT des Schädels mit Dünnschichtdarstellung der Hypophyse/Hypothalamus bei V.a. zentrale Pubertätsstörung

Ther:
- Pubertas praecox vera: medikamentöse Hemmung der vorzeitigen Gonadotropinsekretion durch **GnRH-Analoga** (die Superagonisten führen zur Down-Regulation der GnRH-Rezeptoren und somit zur Hemmung der hypophysären Hormonproduktion ⇨ FSH ↓ und LH ↓), z.B. mit Leuprorelin s.c. (Enantone®) oder Triptorelin s.c. od. i.m. (Decapeptyl®), Dosierung gewichtsabhängig (Kinder <20 kgKG 1,875 mg, 20-30 kgKG 2,5 mg, >30 kgKG 3,75 mg, spätestens alle 4 Wo.),
  bei vermindertem Wachstum unter Ther. ggf. zusätzlich Wachstumshormon (Somatropin)
- Pubertas tarda: bei Mädchen im 1. Behandlungsjahr nur Östrogen (Estradiol 0,2-0,5 mg/Tag), ab 2. J. zyklusanaloge Substitution von Östrogen u. Gestagen (ggf. bis zum Senium), z.B. Estradiol 2 mg/Tag (Tag 1-28) + Chlormadinonazetat 2 mg/Tag (Tag 1-12)
  bei Jungen Testosteronenantat i.m. alle 4 Wo. (im 1. J. 50-100 mg/Monat, dann 250 mg/Monat), Behandlungsbeginn ab ca. 12.-14. Lj.
- Operativ: Ind: Nachweis eines hormonbildenden Tumors bei Pubertas praecox oder Nachweis eines (destruierenden) Tumors bei Pubertas tarda
  - Exstirpation des Tumors soweit möglich, ggf. Radiatio

Kompl:
* Acne vulgaris ist häufig in der Pubertät (ab 15. Lj.)
* Psychisch: Unsicherheitsgefühle bis zu Suizid, wesentlichen Einfluss haben auch Milieufaktoren.

DD:
- Thelarche (= normale Entwicklung der weiblichen Brust in der Pubertät): isolierte **prämature Thelarche** (ohne Pubertas praecox, meist bei Mädchen im Alter v. 1-2 J., Rückbildung meist spontan nach einigen Monaten), gutartige Mammatumoren (Fibroadenome, Lipome, Milchgangspapillome), Mammakarzinom (extrem selten im Kindesalter, bei Mädchen u. Knaben vor der Pubertät aber etwa gleich häufig vorkommend)
- Gynäkomastie (= Vergrößerung der männlichen Brust): Neugeborenengynäkomastie (ist physiologisch und bedarf keiner Therapie), **Pubertätsgynäkomastie** bei Jungen (vorübergehende Vergrößerung der Brustdrüse ohne Krankheitswert), in 50 % d.F. idiopathische Gynäkomastie ohne Nachweis einer Ursache
  Pathologisch: KLINEFELTER-Syndrom, testikuläre Feminisierung (Androgenrezeptordefekt), REIFENSTEIN-Syndrom (inkomplette Androgenrezeptorresistenz), hormonbildende Tumoren (Hodentumoren, Chorionkarzinom, SERTOLI-Zelltumor, LEYDIG-Zelltumor, Hypophysentumoren, NNR-Tumoren, paraneoplastisch), Hepatopathie, chron. Hämodialyse, Hypothyreose, Mammakarzinom
  Pseudogynäkomastie bei **Adipositas** (Lipomastie)
  Anabolika bei Sportlern! (Bodybuilder, Leistungssportler),
  Medikamente: Hormone (Östrogene, Testosteron, HCG), Spironolacton, Digitalis, α-Methyldopa, Reserpin, Meprobamat, Phenothiazin
- **Anorexia/Bulimia nervosa** kann durch die Unterernährung zur Pubertas tarda führen.

WACHSTUMSSTÖRUNGEN

Syn: **Kleinwuchs**, ICD-10: E23.0 (hypophysär), Q87.1 (Syndrome) u. E34.3 (sonstige)
Großwuchs/Hochwuchs, ICD-10: E22.0 (hypophysär), Q87.3 (Syndrome), E34.4 (sonstige)

Anatomie: GRH (growth hormone releasing hormone) des Hypothalamus steuert die hypophysäre Ausschüttung von **STH** (somatotropes Hormon, Syn: GH = growth hormone, Somatropin, Wachstumshormon) aus dem Vorderlappen ⇨ Freisetzung von **IGF-1** (insuline-like growth factor), wirkt an den Epiphysen auf das Längenwachstum.
STH hat sein Maximum in der Nacht! (tagsüber physiologisch sehr niedrige Werte).

Def: Kleinwuchs: Körperlänge **<3. Perzentile** der altersentsprechenden Normpopulation (dies entspricht **<-2 SDS** = standard deviation score = Standardabweichung; Nomogramme, s. Kap. kindliche Entwicklung), Wachstumsgeschwindigkeit <25. Perzentile,
Endgröße: **<150 cm bei Männern** u. **<140 cm für Frauen**, extremer Kleinwuchs: <120 cm

Großwuchs: Körperlänge **>97. Perzentile** und Wachstumsgeschwindigkeit >75. Perzentile, Endgröße: >195-205 cm bei Männern u. >175-185 cm für Frauen

Perzentilflüchtiges Wachstum: Ein bis dahin eingehaltener Perzentilkorridor auf dem Nomogramm wird im weiteren Verlauf nach unten od. oben verlassen.

Epid: ◊ Bei der Hälfte aller kleinwüchsiger Mädchen liegt ein ULLRICH-TURNER-Syndrom (45,X0) vor, Häufigkeit: 4/10.000 weibliche Neugeborene
◊ Für Deutschland werden ca. 100.000 kleinwüchsige Menschen geschätzt.

Ät: Primäre Kleinwüchsigkeit:
- Idiopathischer Kleinwuchs (ohne nachweisbare Ursache)
- **Familiärer** (genetischer) Kleinwuchs: Knochenalter entspricht dem Lebensalter = normale körperliche Entwicklung, lediglich die Körperlänge/Länge der Extremitäten ist vermindert.
- **ULLRICH-TURNER-Syndrom** (spontane Chromosomenaberration **45,X0** ⇨ SHOX-Gen vermindert, Einzelheiten s.o., Kap. Geschlechtsentwicklungsstörungen)
  NOONAN-Syndrom (Pseudo-TURNER-Syndrom): ähnliche Symptome wie beim TURNER-Syndrom, jedoch normaler Karyotyp (46,XX), Mutation im PTPN11-Gen
- LÉRI-WEILL-Syndrom: SHOX- od. SHOXY-Genmutation ⇨ enchondrale Dysostosis
- **PRADER-WILLI-Syndrom** (spontanes Mikrodeletionssyndrom am Chrom. 15)
- **DOWN-Syndrom** (Trisomie 21, Minderwuchs mit Endgröße 1,40-1,50 m)
- Ossär bedingt: Skelettdysplasien und Knochenstoffwechselstörungen (Osteogenesis imperfecta, Hypo-/Achondroplasie, spondyloepiphysäre Dysplasie usw., s.u., Kap. Kinderorthopädie), Mukopolysaccharidosen (lysosomale Speicherkrankheiten mit skelettalen Fehlbildungen), Hypophosphatasie
- Angeborener **Wachstumshormonmangel**, Hypophysenfehlbildung
  LARON-Syndrom (angeborener STH-Rezeptordefekt), IGF-1-Mangel (angeboren)
- HUTCHINSON-GILFORD-Syndrom (aut.-dom. erblich, Chrom. 1, "Vergreisung" u. Kleinwuchs)
- Pränatale, intrauterine Erkrankungen (Embryo-/Fetopathien, SILVER-RUSSELL-Syndrom, 3M-Syndrom), die kein Aufholwachstum p.p. zeigen (s.u. DD)

Sekundäre Kleinwüchsigkeit: ⇨ verzögertes Knochenalter
- Alimentär: **Mangelernährung**, Proteinmangelernährung (weltweit häufigster Grund, Problem in der Dritten Welt!, insb. in Afrika in der Subsaharazone), Malabsorption, Anorexia nervosa
- **Konstitutionelle Entwicklungsverzögerung** ⇨ Verspätung des pubertären Wachstumsschubes ⇨ Knochenalter u. Körperlänge gleichmäßig retardiert (vorübergehender Minderwuchs ohne Krankheitswert, „Spätentwickler")
- Systemische Erkrankungen: **Zöliakie**, Morbus CROHN, chron. Hepatitis, zyanotische Herzfehler, große Shuntvitien, Mukoviszidose, rheumatische Erkrankungen, Niereninsuffizienz
- Metabolische Erkrankungen: hepatisch, Glykogenosen, Speicherkrankheiten, Rachitis
- Hormonelle/endokrine Störungen: **Hypothyreose**, **Panhypopituitarismus**/Hypophysenvorderlappeninsuffizienz (sekundär durch Hypophysentumor, Kraniopharyngeom, Germi-

nom, Apoplexie ⇨ **STH-Mangel**), hypothalamische Störung (FRÖHLICH-Syndrom), CUSHING-Syndrom, Adrenogenitales Syndrom, Pubertas praecox (s.o.)
- Psychosoziale Deprivation (Vernachlässigung), Depression
- Iatrogen: Schädel- od. Ganzkörperbestrahlung, Chemotherapie
  Medikamente: längerfristige und hochdosierte Glukokortikoidgabe

Permanenter Großwuchs:
- Idiopathischer Großwuchs (ohne nachweisbare Ursache)
- **Familiärer** (genetischer) Großwuchs
- Wachstumshormonexzess (hypophysärer Gigantismus, Akromegalie, meist durch ein endokrin aktives, STH-produzierendes **Hypophysenadenom** bedingt)
- KLINEFELTER-Syndrom (Trisomie **47,XXY**, mit eunuchoidem Hochwuchs durch verzögerten Epiphysenfugenschluss der Extremitäten)
- XYY-Syndrom (Trisomie 47,XYY)
- MARFAN-Syndrom (aut.-dom. erblich, Chrom. 15q21.1, 5q25-31)
- SOTOS-Syndrom (aut.-dom. erblich, Chrom. 5q35)
- Homocystinurie (aut.-rez., Chrom. 21, 1)

Transitorischer Großwuchs:
- Adipositas mit Entwicklungsbeschleunigung („Adiposogigantismus“)
- Konstitutionelle Entwicklungsbeschleunigung ⇨ vorübergehende Wachstumsbeschleunigung, die Endgröße ist aber meist normal.
- Hormonstörungen (vorübergehender Wachstumsschub bei Pubertas praecox od. adrenogenitalem Syndrom, dann vorzeitiger Epiphysenfugenschluss ⇨ in d. Summe Minderwuchs)

Diag:
1. Anamnese (Größe der Familienmitglieder, Geburtsmaße, Ernährung?) u. klinische Untersuchung: Größe (im Stehen, Sitzhöhe, Armspanne), Gewicht, u. Kopfumfang bei jeder Untersuchung dokumentieren (in Nomogramme eintragen), ist insb. **im Verlauf** wichtig, um Wachstumsstörungen zuverlässig zu erfassen u. zu beurteilen (6- bis 12-monatige Beobachtungszeit). Auf Disproportionen des Skeletts od. sonstige Anomalien achten (Sitzhöhe, Armspannweite, Beinlänge).
2. Labor: Diff-BB, BSG, Fe, Ferritin, BZ, Nieren- u. Leberwerte, Ca, Ph, TSH, fT4, Urinstix
   Wachstumshormone: IGF-1, IGFBP-3 (= IGF-binding protein), STH im Nachtprofil, STH-Stimulationstest (pathologisch: Peak-STH <8 ng/ml)
   Bei V.a. Chromosomenanomalie genetische Untersuchung (insb. Ausschluss 45,X0-Syndrom, ggf. SHOX-Genanalyse)
   Bei V.a. Stoffwechselerkrankung, Zöliakie usw. jeweils spezifische Diagnostik
3. Bildgebung: Röntgen Hand-/Handwurzelknochen (Karpogramm, li. Hand) ⇨ Bestimmung des **Skelettalters** (Syn: biologisches Alter, Knochenalter) durch Beurteilung der **Knochenreifung** (Auftreten bestimmter **Knochenkerne** im jeweiligen Alter und Ossifikationsabschluss mit **Epiphysenfugenschluss** im 14.-23. Lj.). Genaue Bestimmung z.B. mit der Methode nach TANNER und WHITEHOUSE mögl. (TW3-Methode, 2001), grobe Anhaltspunkte zur Knochenalterbestimmung sind:

Alter	Auftreten von Ossifikationszentren
3 Mon.	2 Handwurzelknochen sichtbar: Os capitatum, Os hamatum
1 Jahr	Epiphysen distales Radiusende u. prox. Phalanx II-IV sichtbar
2 Jahre	Os triquetrum, Epiphysen Os metacarpale I, prox. Phalanx I
3 Jahre	Os lunatum, alle Epiphysen aller Phalangen sichtbar
4 Jahre	Os trapezium, Os trapezoideum
5 Jahre	Os scaphoideum
6 Jahre	Epiphyse distales Ulnaende
9 Jahre	Os pisiforme
12 Jahre	Erstes Sesambein am Daumengrundgelenk sichtbar
13 Jahre	Spätestens alle Handwurzelknochen vollständig angelegt

MRT-Schädel: Ausschluss einer intrakraniellen Pathologie, insb. Hypophysentumor

Ther: • Kleinwuchs: **Wachstumshormongabe** (Somatropin 1 x 0,05 mg/kgKG/Tag s.c., z.B. Saizen®, NutropinAq™, Genotropin®), damit kann ab dem ca. 4. Lj. begonnen werden
- Je nach Erfordernis ab 12. Lj. zusätzlich Gabe von Geschlechtshormonen (Östradiol oral bzw. Testosteron) zur Einleitung der Pubertät und Osteoporoseprophylaxe
- Bei Kindern mit IGF-1-Mangel od. STH-Rezeptordefekt: rekombinantes hIGF-1, Mecasermin (Increlex®) s.c., 2 x tägl. 0,04-0,12 mg/kgKG (Cave: Hypoglykämie)
- In Studien werden bei idiopathischem Kleinwuchs Aromatasehemmer versucht.

• Großwuchs: Ind: prognostizierte Größe >202 cm bei Jungen und >185 cm bei Mädchen
- Bei familiärer Form: Wachstumshemmung durch Gabe von Geschlechtshormonen (♀: hochdosiert Östradiol/Gestagen oral, ♂: 250-500 mg Depottestosteron i.m. alle 14 Tage) mögl. (nicht bei Pubertas praecox!, der vorzeitige Epiphysenfugenschluss würde in der Summe dann zu Kleinwuchs führen), Beginn der Ther. im Knochenalter von ca. 11-13 J. = präpubertär, für mind. 1-2 J. (i.d.R. bis zum 17. Lj.)
- Auch operative Verfahren mögl.: Epiphyseodese n. CANALE (dabei wird die Wachstumsfuge durchbohrt und damit zerstört) od. Anlage von Klammern n. BLOUNT od. Platten an der prox. Tibia od. dist. Femur

• Selbsthilfegruppen: BKMF - Bundesverband kleinwüchsiger Menschen u. ihre Familien e.V., Leinestr. 2, 28199 Bremen, Tel.: 0421 336169-0, Fax: -18, Internet: www.bkmf.de

Prog: Größenentwicklung: statistisch ergibt sich folgende, genetisch durch die Eltern bedingte Größenprognose n. TANNER, Berechnung (s. auch Tabelle im Kap. Meilensteine):

(Größe Vater + Größe Mutter) / 2 +6,5 cm für Jungen bzw. **-6,5 cm für Mädchen**

Die Streubreite der 2fachen Standardabweichung (die also noch als normal zu bezeichnende SD) beträgt zusätzlich noch ± **8,5 cm** der errechneten genetischen Zielgröße.

Berücksichtigt man noch die säkulare Akzeleration insb. in den Industriestaaten (derzeitige Generationen sind 10-13 cm größer als vor 100 Jahren. Ob sich dieser Trend aber so fortsetzt, ist unklar.) ergibt sich folgende Prognose:

(Größe Vater + Größe Mutter) / 2 +10 cm für Jungen bzw. **-3 cm für Mädchen** mit einer 2fachen Standardabweichung für Jungen von zusätzlich ± **10 cm** und ± **8 cm** für Mädchen.

Die Durchschnittsgröße in Deutschland (KiGGS-Studie) beträgt 1,79 m (♂) u. 1,65 m (♀).

Therapie: Kinder unterhalb der 3. Perzentile können durch die Wachstumshormongabe zumindest wieder an oder knapp über die 3. Perzentile herangeführt werden.
Bei Kindern mit Großwuchs kann durch die Hormontherapie ca. 10 cm „eingespart" werden.

Kompl: * NW der Wachstumshormongabe: Hypoglykämie, Hypothyreose, Ödeme, Epiphyseolysis capitis femoris, benigne intrakranielle Hypertension, Diabetes mellitus Typ 2, Antikörperbildung, diskutiert wird auch ein erhöhtes Malignomrisiko (Leukämie)
* NW von Testosteron bzw. Östradiol: drosselt das Längenwachstum, Thromboseneigung, eingeschränkte Leberfunktion, Akne, Adipositas

Proph: ♥ Teilnahme an allen Kinder-Früherkennungsuntersuchungen (U1-U9) ⇨ bei jedem Untersuchungstermin **Größe**, **Gewicht** u. Kopfumfang in den Somatogrammen am Ende des Kinder-Untersuchungsheftes dokumentieren, um primäre Wachstumsstörungen oder das perzentilflüchtige Wachstum erkennen zu können.

DD: – Intrauterine Wachstumsretardierung durch mütterliche Ursache: Gestosen, Plazentainsuffizienz, Virusinfektion, Nikotin-, Alkohol- od. Drogenabusus der Mutter ⇨ die Verzögerung (**Mangelgeborenes**, engl. **SGA** = small for gestational age: <10. Perzentile der Standardgewichtskurve, viele sind auch Frühgeburten od. Mehrlinge) wird in 85-90 % d.F. postnatal in den ersten Lebensjahren wieder aufgeholt.
– Posttraumatische Wachstumsstörungen ⇨ betreffen dann nur die jeweilige Extremität

ADRENOGENITALES SYNDROM

Syn: **AGS**, adrenogenitales Salzverlustsyndrom, DEBRÉ-FIBIGER-Syndrom, engl. adrenogenital syndrome, ICD-10: E25.9

Ät: – Angeborene Enzymdefekte: **aut.-rez.** erblich (Mutationen auf Chrom. 1q, 6p, 8p, 8q, 10 bekannt) od. auch **Spontanmutation**
- Endokrin aktives Neoplasma in der Nebennierenrinde (NNR-Adenom, Karzinom in der Zona reticularis) oder den Gonaden (androgenbildender Ovarialtumor)
- Nebennierenrindenhyperplasie

Path: ♦ Angeborene NNR-Enzymopathien mit Störung der adrenalen Steroidsynthese (meist **21-Monooxygenasedefekt** (Syn: 21-Hydroxylase-, CYP21-Gendefekt), seltener 17α- od. 11ß-Monooxygenasedefekt oder 3-Steroiddehydrogenasedefekt) ⇨ **verminderte Cortisolbildung** ⇨ durch den Regelkreis vermehrte ACTH-Ausschüttung ⇨ NNR-Hyperplasie mit vermehrter Bildung von Kortisolvorstufen und **Androgenen**
Durch den hohen Androgenspiegel erfolgt durch negative Rückkoppelung eine verminderte Gonadotropinbildung (FSH ↓, LH ↓) ⇨ Hemmung der Entwicklung der Keimdrüsen = **hypogonadotroper Hypogonadismus**
♦ Adrenogenitales **Salzverlustsyndrom** = angeborenes AGS mit gleichzeitiger Störung der Mineralokortikoidbiosynthese ⇨ Addison-artige Krisen mögl. mit Na^+-Verlust u. K^+-Retention (Gefahr von Herzrhythmusstörungen)

Epid: ◊ Angeborenes AGS: Häufigkeit 1/10.000 (in 95 % d.F. 21-Hydroxylase-Mangel)
◊ 2/100 Menschen sind Merkmalsträger

Klin: ⇒ Neugeborene/Säuglingsalter: Pseudohermaphroditismus bei Mädchen (intersexuelle Störung) mit vergrößerten Schamlippen („Pseudoskrotum") u. Klitorishypertrophie, verfrühte isosexuelle Entwicklung beim Jungen, bei gleichzeitigem Salzverlust Entwicklungsverzögerung, keine Gewichtszunahme, Herzrhythmusstörungen (Hyperkaliämie)
⇒ Kindesalter: starkes Wachstum (anabole Wirkung der Androgene) ⇨ dann aber vorzeitiger Epiphysenfugenschluss (um 10. Lj.) ⇨ in der Summe **Minderwuchs**
⇒ Mädchen: **Virilisierung** mit maskulinem Habitus (Pseudohermaphroditismus femininus), Hirsutismus, Klitorishypertrophie, tiefe Stimme, wenig ausgebildete Mammae, Amenorrhoe, **Sterilität**
⇒ Jungen: vorzeitige Ausbildung männlicher Geschlechtsmerkmale (Achsel- u. Schambehaarung, vergrößerter Penis bei kindlich bleibenden, kleinen Hoden), **Pubertas praecox** (häufig klinisch unbemerkt) bei gleichzeitigem Hypogonadismus, Sterilität (Azoospermie)

Diag: 1. Anamnese (Familienanamnese?) und klinische Untersuchung. Die Bestimmung auf 21-Hydroxylase-Mangel im Labor ist Bestandteil des sog. **erweitertes Neugeborenenscreening** am **2.-3. Lebenstag**.
2. Labor: Nachweis von **17-Ketosteroiden** (Androgenmetabolite: Pregnantriol, Pregnantriolon) im 24-Std.-Urin, hohe 17-Hydroxyprogesteronspiegel im Serum, zur Verlaufskontrolle ist eine Bestimmung dann im Speichel mögl.
Dexamethason-Hemmtest (kein Abfall der 17-Ketosteroide bei Dexamethason-Gabe bei endokrin aktivem Neoplasma)
Pränatale Diagnostik mögl., Genanalyse aus einer Chorionzottenbiopsie od. Bestimmung von 17-Hydroxyprogesteron im Fruchtwasser (Amniozentese) + Geschlechtsbestimmung ⇨ bei betroffenem weibl. Fetus Dexamethason-Medikation (ist plazentagängig) der Mutter während der gesamten Schwangerschaft
3. Röntgen: frühzeitiger Epiphysenfugenschluss

Ther: • Substitution: bei angeborenem Enzymdefekt Dauermedikation mit Kortisol, bei gleichzeitigem Salzverlustsyndrom + Fludrocortison (Mineralokortikoidwirkung)
- **Hydrocortison** 10-15(-20) mg/m²KOF verteilt auf 3 Einzeldosen (entsprechend der physiologischen Tagesrhythmik 50 % am Morgen, je 25 % mittags u. abends)
- Fludrocortison (Astonin®H): im Säuglingsalter 0,05-0,30 mg/Tag, Kleinkinder 0,05-0,15 mg/Tag, Schulkinder 0,1 mg/Tag verteilt auf 2-3 ED
- Bei Frauen evtl. zus. Antiandrogene zur Therapie der Virilisierung

• Operativ: Ind: Tumornachweis ⇨ unilaterale Adrenalektomie, Ovarektomie
- ggf. plastische Korrektur der Klitorishypertrophie u. Erweiterung d. Vagina um das 1. Lj.

- Selbsthilfegruppen: AGS-Eltern- und Patienteninitiative, Baumschulenstr. 1, 89359 Kötz, Tel.: 08221 9635-37, Fax: -38. Internet: www.ags-initiative.de

Prog: Gut bei rechtzeitiger Diagnose u. Therapie, eingeschränkte Fertilität

Kompl: * Erhöhten Substitutionsbedarf bei Infektionen, Operationen usw. beachten
* ADDISON-Krise bei Salzverlustsyndrom

DD: – Pubertas praecox, s.o.
– Polyzystische Ovarien (STEIN-LEVENTHAL-Syndrom)

KONNATALE HYPOTHYREOSE

Syn: Angeborene Schilddrüsenunterfunktion, Neugeborenenhypothyreose, ICD-10: E03.1

Ät:
- **Sporadisch** (od. selten familiär) auftretende **Dysgenesie** während der fetalen Organogenese ⇨ SD-Hypoplasie od. SD-Aplasie (**Athyreose**), Zungengrundschilddrüsenektopie (fehlender Deszensus der SD), Hemithyroidea
- Angeborene Thyroxin-Synthesestörungen (aut.-rez. erblich, z.B. Schilddrüsenperoxidase-Defekt) od. Rezeptordefekte für das SD-Hormon (aut.-dom. erblich, Endorganresistenz)
  PENDRED-Syndrom: aut.-rez. erbliche (SLC26A4-Genmutation auf Chrom. 7q31) Kombination von Hypothyreose (Iodisationsstörung) mit Struma und Innenohrschwerhörigkeit
  Gen-Mutationen (extrem selten): FOXE1-Gen (mit LKG-Spalte, Chrom. 9), NKX2.1-Gen (mit Bewegungsstörungen, Chrom. 14), PAX8-Gen (isolierte Hypothyreose, Chrom. 2)
- Thyreotropin-Releasing-Hormon (TRH)- od. Thyreotropin (TSH)-Mangel durch Störungen in der Hypothalamus-Hypophysen-Achse (selten)
- Jodmangel der Mutter in der Schwangerschaft, Übertragung plazentagängiger Medikamente, maternale blockierende SD-Antikörper ⇨ **transiente Unterfunktion**
- Med: Überdosierung von Jod-Tabletten, jodhaltige Röntgenkontrastmittel, jodhaltige Desinfektionsmittel ⇨ transienter Synthesestopp der Schilddrüsenhormone mögl.

Epid: ◊ ca. 3/10.000 Geburten, häufigste angeborene Endokrinopathie, w > m (= 2-4:1)
◊ 85 % der angeborenen SD-Unterfunktionen treten sporadisch auf, 15 % erblich bedingt.

Etlg: Störungen in der Hypothalamus-Hypophysen-Achse:
Primäre Hypothyreose: Schilddrüsenhypoplasie/-aplasie, angeborene Synthesestörungen
Sekundäre Hypothyreose: TSH-Mangel (Hypophyse), durch Infektionen, HASHIMOTO-Thyreoiditis, Jodmangel, iatrogen
Tertiäre Hypothyreose: TRH-Mangel (Hypothalamus, zentrale Regulationsstörung)

Klin: ⇒ Pränatal: verlängerte Schwangerschaft, leicht erhöhtes Geburtsgewicht
⇒ Neugeborenes: bei Geburt häufig noch keine oder nur unsichere klinische Zeichen, später **Trinkschwäche**, Apathie, **Hypothermie**, **verlängerte Hyperbilirubinämie**, Bradykardie, Obstipation, hypotone Muskulatur, trockene teigige Haut (**Myxödem**), **Makroglossie**, schwache Reflexe, klaffende Schädelnähte, aufgetriebenes Abdomen und **Nabelbruch**
⇒ Struma nur in 5-10 % d.F. (als Zeichen eines Jodmangels bei vorhandener SD), bei Struma neonatorum ⇨ Tracheakompression mögl.

Diag:
1. Anamnese (Familienanamnese, Medikamenteneinnahme, Jod, bekannte SD-Erkrankung der Mutter?) u. klinische Untersuchung
2. Labor: Die **TSH-Bestimmung** im Labor ist Bestandteil des sog. **erweitertes Neugeborenenscreening** am **2.-3. Lebenstag**.
   Bei patholog. TSH-Screening (= TSH >15 mU/l) od. klinischem Verdacht: TSH, gesamt-T3, fT4 im Serum bestimmen.
   Bei V.a. Jod-Exzess/Jodmangel: Jodausscheidung im Urin
   Bei V.a. mütterlich bedingte SD-Erkrankung: SD-Autoantikörper bei Mutter u. Kind

3. Sonographie u. Farbdoppler-Sonograhie: Hypoplasie, Ektopie, Struma?
4. Röntgen: ggf. Knochenalterbestimmung am Kniegelenk (Knochenentwicklung kann intrauterin bereits verzögert sein, normal sind die Epiphysen v. Tibia u. Femur bei termingerechter Geburt sichtbar)
5. HNO-Kontrollen: TEOAE (= transitorisch evozierte otoakustische Emissionen), AABR (= automated auditory brainstem response) mit 0, 6, 12 Mon., später Audiometrie (5 J.)
6. Entwicklungsdiagnostische Kontrollen mit 1 u. 2 J. (z.B. GRIFFITH, ET 6-6), Intelligenztest vor der Einschulung (HAWIK)

Ther:
- Bei Nachweis eines SD-Hormonmangels **sofortiger Therapiebeginn**
  - Gewichtsadaptierte Gabe von 10-15 µg/kgKG/Tag L-Thyroxin p.os als Tropfen (L-Thyroxin Henning®, 1 Trpf. enthält 5 µg)
  - Kontrolle von Klinik, TSH u. fT4 nach 1,2, 4 Wo., dann alle 3 Mon., ab 3. Lj. alle 6 Mon.
- Transiente Unterfunktionen normalisieren sich nach Ausschalten der Ursache spontan, daher kann nach 3 Mon. bzw. bei diaplazentar übertragenen, mütterlichen Ak nach 1 J. ein Auslassversuch der SD-Hormone mit Kontrollen unternommen werden.

Prog: Sehr gut, bei früher Diagnose u. Dauerther. **normale** körperliche und geistige Entwicklung (ggf. bleibt eine geringe Intelligenzminderung im Vergleich zum Normalkollektiv).

Kompl:
* Ohne Therapie: **Kretinismus** bestehend aus Wachstumsverzögerung ⇨ **Kleinwuchs**, bleibender **Intelligenzminderung** und **Schwerhörigkeit**, Sprachstörungen, verzögerte Dentition, Ataxien, Muskelschwäche, Spastik
* Kombination von SD-Dysgenesie mit angeborenen Herzfehlern

Proph:
♥ Am 2.-3. Lebenstag bei jedem Kind sog. **erweitertes Neugeborenenscreening**: Entnahme von Kapillarblut am Fersenrand u. **TSH-Test** (u. viele weitere Laboruntersuchungen, s.o. im Kap. Kinder-Früherkennungsuntersuchungen)

♥ Jodbedarf (modifiziert nach Empfehlung der Dt. Gesellschaft für Ernährung, DGE), in Jodmangelgebieten, bei Schwangerschaft usw. muss ggf. entsprechend substituiert werden (die übliche orale Dosierung beträgt bei Kindern 100 µg/Tag, Jugendliche 200 µg/Tag und bei Schwangeren/Stillperiode 300 µg/Tag)

Alter	Jod pro Tag in Mikrogramm
Säuglinge 0 bis 4 Mon. 4 bis 12 Mon.	40 µg 80 µg
Kinder 1 bis 4 J. 4 bis 7 J. 7 bis 10 J. 10 bis 13 J.	100 µg 120 µg 140 µg 180 µg
Jugendliche u. **Erwachsene**	200 µg
Schwangere u. **Stillende**	230 – 260 µg

DD:
- Thyreoiditis: **Autoimmunthyreoiditis** (HASHIMOTO-Thyreoiditis), infektiös durch Streuung (z.B. Tonsillitis, Pharyngitis), postpartal (Frauen im ersten Jahr nach Schwangerschaft) ⇨ führen durch Untergang von SD-Gewebe zur Hypothyreose
- Hyperthyreose: SD-Autonomie, Morbus BASEDOW, passager bei Thyreoiditis, vermehrte TSH-Sekretion (Hypophyse) od. TSH-ähnliche Substanzen (paraneoplastisch)

Struma:
- **Jodmangel**struma: in Deutschland häufigste Ursache mit einem Nord-Süd-Gefälle (in Bayern 30-50 % d. Bevölkerung betroffen), 50 % der Jodmangelstrumen entwickeln sich bereits bis zum 20. Lj. (vermehrter Schilddrüsenhormonbedarf in der Pubertät), **w** > m.
- SD-Autonomien und Adenome (Struma nodosa)
- Schilddrüsenmalignome (= Struma maligna, bei Kindern sehr selten, ggf. bei MEN = multiple endokrine Neoplasien mit C-Zell-Karzinom = medulläres SD-Karzinom vorkommend)
- Entzündung der Schilddrüse mit Schwellung = Thyreoiditis

STOFFWECHSELSTÖRUNGEN

Einteilung der Stoffwechselstörungen

Path: Meist **erblich bedingte** Enzymopathien, die an einer bestimmten Stelle zu einem Stopp im Stoffwechsel führen od. bei denen Stoffwechselprodukte nicht mehr transportiert werden ⇨ Vermehrung von (toxischen) **Stoffwechselzwischenprodukten**, die **alternativ ausgeschieden** werden müssen oder sich ablagern (**Speicherkrankheiten**).

- **Aminosäurestoffwechsel** (ICD-10: E70-E72)
  - Phenylketonurie: aut.-rez. erblich, Phenylalaninhydroxylasedefekt ⇨ Phenylketone im Urin
  - Tyrosinstoffwechselstörungen (ICD-10: E70.2): Tyrosinosen, Alkaptonurie
  - Albinismus (ICD-10: E70.3): erbliche Gendefekte im Tyrosin- u. Melaninstoffwechsel
  - Ahornsirupkrankheit (ICD-10: E71.0), Organoazidurien (Glutarazidurie, Isovalerianazidämie)
  - Homocystinurie (ICD-10: E72.1), Cystinose (ICD-10: E72.0), Cystinurie (ICD-10: E72.0)
  - Harnstoffzyklusdefekte, z.B. Argininbernsteinsäurekrankheit (E72.2) ⇨ Hyperammonämie
- **Kohlenhydratstoffwechsel**
  - Diabetes mellitus, Embryofetopathia diabetica
  - Hypoglykämien, Hyperinsulinismus
  - Glykogenosen
  - Galaktosämie
  - Fruktoseintoleranz, Fruktosurie
  - Mukopolysaccharidosen
  - Heteroglykanosen
- **Lipidstoffwechsel**
  - Familiäre Hyperlipoprotein- u. -triglyceridämien, Apolipoproteinämie
  - Sphingolipidosen, Cerebrosidosen, Sphingomyelinose
  - Metachromatische Leukodystrophie
  - REFSUM-Syndrom (Phytansäurestoffwechselstörung)
  - Carnitinzyklus-Defekte, Acyl-CoA-Dehydrogenase-Defekte
- **Wasser- und Elektrolythaushalt**
  - Dehydratation
  - Hyperhydratation
  - Hypo- u. Hyperkaliämien
- **Vitamine und Spurenelemente**
  - Rachitis (Vit.-D-Mangel u. Ca-Stoffwechsel)
  - Skorbut (Vit.-C-Mangel)
  - Biotinidasemangel/Biotinidasedefekt

Weitere Informationen und Selbsthilfegruppen: Arbeitsgemeinschaft für Pädiatrische Stoffwechselstörungen, Steinenbergstr. 31, 72764 Reutlingen, Internet: www.aps-med.de
Verein für Angeborene Stoffwechselstörungen e.V. (VfASS), Hanauer Str. 67, 14197 Berlin, Internet: www.vfass.de

Proph: ♥ Erweitertes **Neugeborenenscreening** auf **angeborene Stoffwechselstörungen** am **2.-3. Lebenstag** (meist noch in der Klinik, spätestens bei der U2) mit Entnahme von Kapillarblut am Fersenrand ⇨ Untersuchung auf Galaktosämie, 21-Hydroxylase-Mangel (adrenogenitales Syndrom), Biotinidasemangel, Phenylketonurie u. Hyperphenylalaninämie, Ahornsirupkrankheit, Acyl-CoA-Dehydrogenasedefekte, Carnitinzyklus-Defekte, Glutarazidurie, Isovalerianazidämie sowie endokrinologisch ein TSH-Test (kongenitale Hypothyreose).

PHENYLKETONURIE

Syn: FÖLLING-Krankheit, Morbus FÖLLING, Phenylbrenztraubensäure-Oligophrenie, engl. phenylketonuria, ICD-10: E70.0

Ät: **Aut.-rez. erblich**, Mutation des **PAH-Gens** (Phenylalaninhydroxylase) auf **Chrom. 12q24.1**, es sind mehrere Hundert verschiedene Mutationen bekannt (mit unterschiedlich starker Ausprägung, je nachdem wie viel Restaktivität der Enzyme vorhanden ist).

Path: Mangel an Phenylalaninhydroxylase (PAH) führt zur **Akkumulation** der essentiellen Aminosäure **Phenylalanin** (PHE) im Körper, die nicht zu Tyrosin umgewandelt werden kann. Es werden dann vermehrt alternative Abbauprodukte (Phenylketone) mit d. Urin ausgeschieden

Epid: ◊ Häufigkeit: 1,5/10.000 Geburten, ca. 60 Fälle/Jahr in Deutschland
◊ Häufigste Stoffwechselstörung der Aminosäuren

Klin: ⇒ Ohne phenylalaninarme Diät: **psychomotorische Retardierung** bis zu schwerster Intelligenzminderung (Idiotie) ⇨ auf Entwicklungsverzögerungen achten (bereits ab 3. Mon. beginnend), psychotische Symptome, Epilepsie
⇒ Haut: **Pigmentarmut** der Haut (Melaninmangel durch fehlendes Tyrosin), **blonde Haare**, blaue Skleren, Ekzeme
⇒ Urin: **Mäuseuringeruch** des Harns
⇒ Bei maternaler Phenylketonurie: Embryo-/Fetopathie mögl., Symptome bei Geburt: Mikrozephalie, faziale Dysmorphien, Katarakt, Herzfehler, vermindertes Geburtsgewicht

Diag: 1. Anamnese (Familienanamnese) und klinische Untersuchung
2. Labor: **Neugeborenenscreening** am **2.-3. Tag** (spätestens bei der U2), dazu Entnahme von Kapillarblut am Fersenrand ⇨ Tandemmassenspektrometrie (früher wurde der sog. GUTHRIE-Test durchgeführt, erstmals 1963) in spez. Laboren ⇨ bei pathologischem Ergebnis Bestimmung von Phenylalanin im Serum
3. Chromosomenanalyse bei erkranktem Elternteil: Eine molekulargenetische Pränataldiagnostik des Feten ist mögl., wird wegen der guten Ther.-Möglichkeit aber nicht empfohlen

Ther:
- **Phenylalaninarme Diät** = Obst, Gemüse (Zielwert: Phenylalanin im Blut <4 mg/dl bis zum 10. Lj., <15 mg/dl bis zum 16. Lj., Erwachsene <20 mg/dl) und Ernährung mit speziellen eiweißhaltigen Präparaten (meist angereichert mit Vit-B_{12}, Calcium und Spurenelementen) sofort beginnen und zumindest bis zur Pubertät, besser **lebenslang**
  - Nicht stillen, spezielle Flaschennahrung (ohne/wenig Phenylalanin) verwenden, z.B. Milupa®PKU-Produkte, Phenylalaninspiegel im Serum regelmäßig kontrollieren
  - Später Fleisch, Wurst, Fisch, Milch, Käse, Eier, Teigwaren (Weizen enthält auch Phenylalanin) meiden ⇨ eiweißarme Nudeln, PHE-arme Backwaren usw.
  - Bei milden Formen (Restaktivität) auch Sapropterin oral (Kuvan®), ist Cofaktor der PAH (zuvor Ansprechen auf die Ther. testen!, mit 50.-100.000 EUR/J. sehr teuer)
- Schwangerschaft: eine an Phenylketonurie erkrankte Schwangere (maternale Phenylketonurie) sollte eine sehr restriktive phenylalaninarme Diät einhalten (Zielwert: Phenylalanin 2-6 mg/dl), sonst ist eine Embryo-/Fetopathie mögl. (ohne dass der Fetus selbst die Phenylketonurie geerbt hat). Bei geplantem Schwangerschaftswunsch bereits **präkonzeptionell** eine phenylalaninarme Diät einhalten.
- Selbsthilfegruppen: Dt. Interessengem. Phenylketonurie und verwandte Stoffwechselstörungen e.V., Narzissenstr. 25, 90768 Fürth, Tel.: 0911 9791034, Internet: www.dig-pku.de

Prog: Die phenylalaninarme Diät verhindert eine Oligophrenie, die Prog. ist dann **gut** u. normale Lebenserwartung. Die Mutation wird von einem erkrankten Elternteil zu 100 % auf die Kinder übertragen. Diese erkranken, wenn das andere (gesunde) Elternteil ebenfalls eine Mutation hat und diese vererbt (Erkrankungsrisiko: 1:2), sonst sind sie nur Konduktoren.

Proph: ♥ **Neugeborenenscreening** am 2.-3. Lebenstag
♥ Die phenylalaninarme Diät sollte letztlich lebenslang eingehalten werden, da auch im Erwachsenenalter noch Symptome auftreten können, z.B. Konzentrationsstörungen, Gangstörungen, Spastik der Muskulatur.

DD: – Atypische Phenolketonurie (2 % d.F.): Mangel an Tetrahydrobiopterin (BH_4, ist Koenzym der Phenylalaninhydroxylase), Symptome sprechen nicht auf die phenylalaninarme Diät an ⇨ Ther: orale Zufuhr von Tetrahydrobiopterin (Sapropterin, Kuvan®)

– Tyrosinstoffwechselstörungen: aut.-rez. erbliche Tyrosinabbaustörungen, Ther: bei allen tyrosinarme Diät
Tyrosinose Typ I: aut.-rez. erblich, Chrom. 15, Defekt der Fumarylacetoacetase ⇨ Leberzirrhose, Nierenschädigung, Gehirnschädigung, Ther: Nitisinon (ist ein Herbizid = Pflanzengift und blockiert den Abbau in toxische Stoffwechselprodukte, Orfadin®)
Tyrosinose Typ II (RICHNER-HANHART-Syndrom): aut.-rez. erblich, Chrom. 16, Tyrosinaminotransferase-Störung ⇨ Hyperkeratosen palmar u. plantar, Keratokonjunktivitis
Tyrosinose Typ III: aut.-rez. erblich, Chrom. 12, Phenylpyruvatoxidase-Mangel ⇨ Ataxie
Alkaptonurie: aut.-rez. erblich, Chrom. 3 ⇨ Homogentisinsäure im Urin, Pigmentablagerung in Haut, Schleimhäuten, Sklera und Gelenken (sog. Ochronose)

– Albinismus: aut.-rez. erblich, verschiedene Gendefekte im Tyrosin- u. Melaninstoffwechsel bekannt, Chrom. 11, 15, 5, 9, 6 u. X-chromosomal ⇨ Hypopigmentierung von Haut, weißblonde Haare u. hellblaue Iris, hohe Lichtempfindlichkeit v. Haut u. Augen, Ther: UV-Schutz für Haut u. Augen!

– Ahornsirupkrankheit: aut.-rez. erblich, verschiedene Gendefekte im Abbau der verzweigtkettigen Aminosäuren bekannt, Chrom. 1, 6, 7, 19 ⇨ Muskelhypotonie, Opisthotonus, Epilepsie, Atemstörungen, Koma; Diag: Urin süßlicher Geruch, Leucin, Isoleucin u. Valin erhöht, Ketose; Ther: lebenslange Leucin-, Isoleucin- u. Valin-arme Diät

DIABETES MELLITUS IM KINDESALTER

Syn: „Zuckerkrankheit", ICD-10: Typ I = E10.-, Typ II = E11.-

Ät: Einteilung nach WHO, American Diabetes Association (1997) und Expert Committee on the Diagnosis and Classification of Diabetes Mellitus (1999)

1. **Diabetes mellitus Typ I**, häufigste Form im Kindesalter (daher früher auch **juveniler D.m.** genannt od. IDDM = insulin-dependent diabetes mellitus) ⇨ Destruktion der insulinbildenden B-Zellen der LANGERHANS-Inseln
   - **Autoimmunologisch**: z.B. Autoantikörper gegen Inselzellen (ICA), gegen Insulin (IAA), gegen Glutamatdecarboxylase (GAD), gegen Tyrosinphosphatase (IA2), gegen Zink-Transporter-8 (ZnT8), genetische Faktoren (Assoziation mit HLA DR3, DR4, B5, B8 und anderen Autoimmunkrankheiten). Die frühere Hypothese einer Auslösung durch enterovirale Infekte konnte nicht nachgewiesen werden.
   - Selten auch idiopathisch
   - Sonderformen: LADA (latent autoimmune diabetes in adults) = Diabetes Typ I mit spätem Manifestationsalter u. sich langsam ausbildendem Insulinmangel
     "Brittle-Diabetes" = extrem instabiler und damit schlecht einstellbarer Diabetes Typ I
2. **Diabetes mellitus Typ II** (früher NIDDM = non-insulin-dependent diabetes mellitus genannt) meist **mit Adipositas** (häufigste Form im Erwachsenenalter, 90 % d.F., mit zusätzlichem Risiko durch die Adipositas, „Wohlstandskrankheit", metabolisches Syndrom); auch ohne Adipositas mögl. = normalgewichtiger Pat. (dies sind oft aber auch LADA-Formen)
3. Andere spezifische Formen:
   - **Genetische Defekte**/immunologisch: auf Chrom. 7, 12, 20 (alle früher MODY = maturity onset diabetes of the young bezeichnet) Defekt der mitochondrialen DNA der B-Zellen, Insulinresistenz Typ A, Anti-Insulin-Rezeptor-Antikörper
   - sekundäre Folge bei DOWN- (Trisomie 21), ULLRICH-TURNER- (45,X0) od. KLINEFELTER-Syndrom (47,XXY), PRADER-WILLI-Syndrom (Chrom. 15), WOLFRAM-Syndrom (aut.-rez., DIDMOAD-Syndrom = Diabetes insipidus, Diabetes mellitus, Optikusatrophie, Deafness (= Taubheit), Polyneuropathie), FRIEDREICH-Ataxie (Chrom. 9), dystrophische Myotonie (Chrom. 19), Stiff-man-Syndrom
   - **Endokrinopathien** (Ausschüttung kontrainsulinärer Hormone): CUSHING-Syndrom (Glukokortikoide), Phäochromozytom (Katecholamine), Akromegalie (STH), Hyperthyreose, Glucagonom, Somatostatinom, Aldosteronom, autoimmun-polyglanduläres Syndrom Typ 2 (SCHMIDT-Syndrom)

- Krankheiten des exokrinen Pankreas mit **Untergang von Pankreasgewebe** (chronische Pankreatitis, Mukoviszidose, Karzinom), fortgeschrittene Hämochromatose (Eisenspeicherkrankheit), iatrogen: operative Pankreatektomie
- **Infektiös**: konnatale Röteln, Zytomegalie, Parotitis epidemica (Mumps), Coxsackie
- **Medikamentös**: Glukokortikoide, Katecholamine/β-Sympathomimetika, Thiazid-Diuretika, Schilddrüsenhormone, Diazoxid, Phenytoin, Pentamidin, α-Interferon
- Malnutritiv-bedingter Diabetes (Problem in der dritten Welt, Proteinmangel)

4. **Schwangerschaftsdiabetes** (Syn: Gestationsdiabetes): 3-5 % aller Schwangeren, mit Risiken für das Kind (und Mutter), nach der Schwangerschaft sistiert dieser i.d.R. wieder.

Übersicht über Diabetes mellitus Typ I und II

	Typ-I-Diabetiker	**Typ-II-Diabetiker**
Verteilung	häufigste Form im **Kindesalter**	90 % der Fälle im Erwachsenenalter
Insulinmangel	absolut	relativ / Insulinresistenz
Manifestationsalter	12.-14. Lebensjahr	>40. Lebensjahr
Beginn	**oft rasch**	schleichend
Ätiologie	**Autoimmunerkrankung**, Ak gegen Inselzellen, Insulin usw., genetische Faktoren	Insulinrezeptordefekt, Insulinresistenz, Überernährung mit **Adipositas**
B-Zellen	auf <10 % vermindert	kaum vermindert
Körperbau	asthenisch	meist adipös / pyknisch
Plasmainsulin	niedrig bis **fehlend**	normal bis erhöht
Stoffwechsellage	**labil**, metabolische Azidose	meist stabil
Ketoseneigung	**hoch**	gering
Komplikationen	Risiko für Embryofetopathia diabetica des Kindes, autonome Neuropathie	Hypovolämie
Therapie	**insulinpflichtig**	Gewichtsreduktion, orale Antidiabetika, Insulin bei Erschöpfung der Insulinreserve

Path:
- ♦ Insulinmangel ⇨ verminderte Aufnahme von Glukose in die Zellen ⇨ **Hyperglykämie** im Blut, **Glukosurie** (bei >160 mg/dl Blutglukose, Nierenschwelle), Aktivierung alternativer Stoffwechselwege zur Energiegewinnung in den Körperzellen ⇨ Lipolyse, Ketonkörper ↑
- ♦ Die Gefährdung der Kinder im Langzeitverlauf ist im Wesentlichen von der Ausbildung und Ausprägung sekundärer **vaskulärer** u. **neuropathischer Störungen** und ihren Komplikationen (s.u., Übersicht zum Risikopotential) und somit von der Güte der Diabeteseinstellung abhängig.
- ♦ Schwangerschaftsdiabetes (nicht/schlecht eingestellt): gesteigerte transplazentare "Glukosedauerinfusion" durch erhöhten Blutzucker der Mutter (⇨ **Polyhydramnion**, **Permeabilitätsstörung** der Plazenta ⇨ **Sauerstoffmangel**), fetaler Hyperinsulinismus (⇨ **Unreife** v. Lunge u. Leber), verstärkte Wirkung der Steroidhormone der mütterlichen Nebennierenrinde u. „Insulinmast" (⇨ fetale Makrosomie, sog. **Riesenkinder**, stammbetonte Zunahme d. Fettgewebes), erhöhte Fehlbildungsrate ⇨ **Embryofetopathia diabetica** (s.u.)

Epid:
- ◊ **Häufigste Stoffwechselerkrankung im Kindesalter**
- ◊ Im Kindes- u. Jugendalter überwiegend Diabetes mellitus **Typ I**, der Typ II wird jedoch durch die bereits im Kindesalter zunehmende Adipositas auch häufiger gesehen.
- ◊ Inzidenz: 21/100.000/Jahr im Kindesalter, seit Jahren steigende Tendenz, insgesamt werden für Deutschland 15-30.000 betroffene Kinder u. Jugendliche geschätzt.
- ◊ Altersverteilung: 0-4 J. 25 % d.F. mit steigender Tendenz, 5-9 30 % u. 10-18 J. 45 % d.F.
- ◊ Genetik (polygene Vererbung): Hat der Vater einen Diabetes mellitus Typ I, so beträgt das Diabetes-Risiko für das Kind ca. 5 %, Typ I bei der Mutter ⇨ Risiko 2,5 %, beide Eltern mit einem Typ-I-Diabetes ⇨ Risiko 20 %. Kinder von Vater/Mutter mit Diabetes Typ II haben ein Risiko für einen späteren Diabetes (dann ebenfalls Typ II) von bis zu 50 %.

Klin: ⇒ Typische Symptome des (unbehandelten) Diabetes mellitus sind **Polyurie** (Glukosurie), vermehrter **Durst** (Polydipsie), Dehydratation bis Exsikkose, Gewichtsabnahme, Appetitlosigkeit, **Leistungsminderung**, Müdigkeit, Antriebsschwäche

⇒ Im Extremfall bei rapidem Beginn: Bewusstseinseintrübung, KUSSMAUL-Atmung (extrem vertiefte Atmung zur Azidosekompensation), Erbrechen, Coma diabeticum

⇒ Der behandelte (= gut eingestellte) Diabetes mellitus macht keine klinischen Symptome. Sonstige Symptome und **Risiken** ergeben sich aus den möglichen **Langzeitfolgen** eines bereits in der Kindheit auftretenden Diabetes mellitus (Übersicht s.u.).

Diag: 1. Anamnese (Familienanamnese, kardiale und andere Vorerkrankungen, orthostatische Probleme, Medikamentenanamnese: insb. Kortikosteroide, Diuretika, Schilddrüsenhormone, Östrogene?) und klinische Untersuchung: Gefäßstatus, trophische und Heilungsstörungen, Herzauskultation (physiologische respiratorische Arrhythmie vorhanden? nein ⇨ vegetatives Nervensystem beeinträchtigt), Ruhetachykardien, Hyp- oder Parästhesien

2. Labor: **Blutglukosewert** (Norm: nüchtern <125 mg/dl, bzw. <110 mg/dl kapillär) und Uringlukose (qualitativ, Norm: keine)
BB: Hämoglobin und Hämatokrit (Dehydratation?), Thrombozyten, PTT, Quick, Lipidstatus, Kreatinin, Harnstoff, Elektrolyte, **Harnstatus** (**Glukosurie**, Mikroalbuminurie, Ketonkörper, Bakterien, Leukozyten?)
Bei Verdacht auf Stoffwechselentgleisung zusätzlich: Blutglukose (>300 mg/dl oder <50 mg/dl?), BGA: pH-Wert des Blutes (<7,25-7,36 = metabolische Azidose?), Ketonkörper (>7 mmol/l?), Osmolarität (>350 mosmol/l?), Laktat (>8 mmol/l?)

3. Zur Beurteilung der Güte der Diabeteseinstellung:
insb. **HbA1c** (zeigt die Einstellung über die letzten Wochen an, **Ziel: <6,5 %**), alle 3 Mon.

BZ (in mg/dl)	**sehr gut**	**gut**	**mäßig**	**schlecht**
nüchtern	65 – 110	90 – 130	>130	>160
postprandial	80 – 125	100 – 180	180 – 250	>250
HbA1c [%]	<6,05	6,05 – 7,6	**7,6 – 9,0**	**>9,0**

4. Jährliche Kontrolle: Augenärztliches Konsil (Retinopathie), nephrologische Untersuchung

Ther:
- Allgemein: Beratung und **Schulung** von Eltern und Kind durch Diätassistentin/en: Nahrungszusammensetzung (55 % Kohlenhydrate, 30 % Fette, 15 % Eiweiße) mit langsam resorbierbaren Kohlenhydraten, wie in Obst, Gemüse, Vollkornbrot, Kartoffeln, ausreichend Vitamine, Calcium und Eisen, Essensverteilung mit Zwischenmahlzeiten (insg. 6 Mahlzeiten/Tag), Umgang mit BE (= Broteinheiten, 1 BE = 12 g Kohlenhydrate) als Bezugsgröße, körperliche Aktivität u. Sport, regelmäßige Blutzuckerkontrollen, Warnsymptome u. Ther. der Hypoglykämie
- Insulin-Therapie beim Diabetes mellitus Typ I:
  - Subkutane Injektion von Insulin, i.d.R. heute nach dem **Basis-Bolus-Prinzip** (sog. intensivierte Insulintherapie): 1-2 x tgl. Verzögerungsinsulin (z.B. Lantus®) + Einzelgaben Humaninsulin zu den Mahlzeiten (z.B. NovoRapid®) nach BZ u. zugeführten BE
  - Vor und 1 Std. nach den Mahlzeiten sowie nüchtern und am Abend wird der BZ-Spiegel kontrolliert (= 5-8 Messungen tgl.) und die erforderliche Insulinmenge angepasst.
  - Bei schlecht einstellbaren Kindern (starke Schwankungen, häufige Hypoglykämien, Dawn-Phänomen = hoher BZ in den frühen Morgenstunden) Versorgung mit einer **Insulinpumpe** (continuierliche subcutane Insulininfusionstherapie = CSII)
- Neugeborene diabetischer Mütter: Der Kohlenhydrat- und Mineralstoffwechsel auch eines gesunden Neugeborenen ist labiler (Hypoglykämien!) ⇨ regelmäßige BZ-Kontrolle in den ersten Lebenstagen (½, 1 u. 3 Std. p.p., 2 x tgl. in den nächsten Tagen), Bestimmung v. BB, Ca, Mg. u. Bilirubin. Ther: Frühfütterung und schneller Nahrungsaufbau
- Weitere Informationen: Leitlinie der Dt. Diabetes-Gesellschaft bei www.awmf.org und Arbeitsgemeinschaft für pädiatrische Diabetologie e.V., www.diabetes-kinder.de

Prog: Statistisch ist die Lebenserwartung um ca. 15 Jahre reduziert, Mädchen mit einem Diabetes mellitus Typ I haben ein erhöhtes Risiko für spätere Schwangerschaftskomplikationen.

Kompl:
∗ Cave: **Hypoglykämie** (Blutglukose <50 mg/dl) bei zu hoher Insulindosierung od. körperlicher Belastung, Infektionen, Operationen usw. ⇨ Symptome können Zittern, Hungergefühl, Kaltschweißigkeit, Blässe der Haut, Tachykardie, Koordinationsstörungen, Doppelbilder und Bewusstseinsstörungen bis zum hypoglykämischen Koma sein. Ther: oral Traubenzucker, Apfelsaft, bei Bewusstseinsstörung 20%ige Glukose i.v. 0,5-1g/kgKG

∗ Höhere **Infektanfälligkeit**, vermehrt Harnweginfektionen, Pyelonephritis bis Urosepsis, Wundheilungsstörungen, Wundinfektionen

* Mikrozirkulationsstörungen ⇨ Nephropathie, Polyneuropathie, Retinopathie
* Arteriosklerose, pAVK, art. Hypertonie, thromboembolische Komplikationen
* Dekompensierte Stoffwechsellagen: insb. **ketoazidotische Störung**, hyperosmolare Störung, Laktazidose bis hin zum Koma ⇨ Ther: langsamer (Cave: Hirnödem, Hypokaliämie) Flüssigkeits-, Azidose- u. Elektrolytausgleich (NaCl-0,9%-Infusion, Kaliumsubstitution, Natriumbikarbonat bei pH <7,1), i.v. Insulingabe über Perfusor (0,05-0,1 IE/kgKG/Std., Blutglukosespiegel max. 100 mg/dl pro Std. senken)

Übersicht zum Risikopotential des Diabetes mellitus

DIABETES MELLITUS

MAKROANGIOPATHIE

Arteriosklerose
Arterielle Hypertonie
Myokardinfarkt
Zerebrale Durchblutungsstörungen
Periphere arterielle Durchblutungsstörungen
Plazentaminderperfusion
Gangrän („diabetischer Fuß")

MIKROANGIOPATHIE

Allgemeine Gewebsischämie, Gangrän
Nephropathie
Glomerulosklerose KIMMELSTIEL-WILSON
Mikroalbuminurie, Hypalbuminämie
Retinopathie

ELEKTROLYT- UND VOLUMENVERSCHIEBUNGEN

Hypokaliämie, Phosphatverlust
Polydipsie, Adynamie
Osmotische **Diurese**
Hypovolämie, Exsikkose
Hyperviskosität
Mikrozirkulationsstörungen

HYPOGLYKÄMIEN

HYPERGLYKÄMIE

Embryofetopathia diabetica
Makrosomie (Riesenkinder)
Proteinglykosilierung
Gesteigerte Blutviskosität
Erhöhte Gerinnbarkeit
HbA1c erhöht die Sauerstoffaffinität ⇨ Gewebehypoxie

INFEKTIONEN

Verminderte Aktivität der Infektabwehr
Harnweginfekte, Pyelonephritis, Kolpitis
Wundheilungsstörungen

POLYNEUROPATHIE

Autonomes Nervensystem
- **Hypotonie**, orthostatische Dysregulation
- Kardioneuropathie mit Frequenzstarre, Ruhetachykardie
- Kardiorespiratorische Insuffizienz
- Ösophagusmotilitätsstörung
- Gastroparese
- Obstipation oder Diarrhoe
- Blasenentleerungsstörungen
  - Blasenatonie, Überlaufblase
- Potenzstörungen
- Dyshidrosis, **trophische Störungen**

Sensomotorische Neuropathie
- Hypästhesie u. Parästhesien (strumpfförmig)
- Trophische Störungen des Integuments
- Malum perforans pedis

KETOAZIDOTISCHE STÖRUNGEN

Metabolische Azidose, Ketonkörper
Hyperlipazidämie, Fettleber
Erhöhung der Blutviskosität
Polyurie, Hypovolämie, Oligurie
Abdominelle Beschwerden ('Pseudoperitonitis')
Bewusstseinsstörungen bis hin zum ketoazidotischen **Koma**

HYPEROSMOLARE STÖRUNGEN

Exzessive Hyperglykämie
Osmotische Diurese
Polyurie, Exsikkose
Bewusstseinsstörungen
Zerebrale Krampfanfälle

DIABETISCHE LAKTAZIDOSE

Auffällige Unruhe
Gastrointestinale Beschwerden
Gefahr bei der Ther. mit Biguaniden oder bei verminderter Gewebeperfusion

<u>Proph:</u> ♥ An (gesunden) Kindern mit familiärem Risiko (Vater od. Mutter mit einem Typ I) od. bei Nachweis von Autoantikörpern (Inselautoantikörper: IAA, GADA, IA-2A, ZnT8A) wird derzeit eine **Insulin-Impfung** getestet. Die Kinder erhalten im Alter von ½ bis 2 (-12) J. über 12 Monate täglich oral verabreichtes Insulinpulver. Dadurch soll eine Immuntoleranz entstehen und ein späterer Diabetes Typ I verhindert werden (Pre-POINTearly Studie, Fr1da-Studie).

Embryofetopathia diabetica

<u>Syn:</u> Syndrom des Kindes einer diabetischen Mutter, ICD-10: P70.1

<u>Path:</u> Pränatale Entwicklungsstörung durch <u>nicht/schlecht</u> eingestellten, vorbestehenden Diabetes mellitus oder **Gestationsdiabetes** der Schwangeren. Eine Gefährdung für das Kind liegt bereits ab einem Nüchtern-BZ von >120 mg/dl, bzw. HbA_{1c} ≥10 % der Mutter vor.

<u>Klin:</u> **Erhöhte Fehlbildungsrate** (= diabetische Embryopathie, 10 % d.F.): angeborene Herzfehler, Kardio-, Hepato-, Splenomegalie durch Glykogeneinlagerung, Neuralrohrdefekte, kaudale Regression (s.u.) ⇨ eine gute Stoffwechsellage bereits vor/bei Konzeption vermindert das Risiko (dies betrifft Schwangere mit vorbestehendem Diabetes mellitus).

Diabetische Fetopathie: in ca. 80% d.F. Geburtsgewicht des termingerechten Neugeborenen **>4.000 g** (= Geburtsgewicht über der 90. Perzentile der Standardgewichtskurve, fetale Makrosomie, sog. **Riesenkinder**, engl. LGA = <u>l</u>arge for <u>g</u>estational <u>a</u>ge, large for date baby) durch Hypertrophie des Pankreas mit Hyperinsulinismus (⇨ gesteigerte Lipogenese und Proteinsynthese, Hemmung der Lipolyse)

Weitere Risiken: **Plazentainsuffizienz**, **Polyhydramnion** (durch fetale Polyurie), vorzeitiger Blasensprung und Frühgeburtlichkeit, intrauteriner Fruchttod (3faches Risiko), Schulterdystokie, postnatale Hypoglykämien, trotz der Makrosomie gleichzeitige kindliche Unreife, **Atemnotsyndrom** durch **fehlende Lungenreife** (5faches Risiko), Hypokalzämie, Hypomagnesiämie und **Hyperbilirubinämie**, Polyzythämie, Nierenvenenthrombose, Septumhypertrophie am Herz, erhöhte perinatale Sterblichkeit (3- bis 4fach erhöht)

<u>Diag:</u> Bei **jeder Schwangerschaftsvorsorgeuntersuchung** Untersuchung auf **Glukose im Urin** (mit Teststreifen, z.B. Combur10®Test). Ab der 24. SSW sollte einmalig auch die **Nüchternglukose** im Venenblut bestimmt werden (Norm: nüchtern <92 mg/dl) und ein verkürzter oGTT mit 50 g Glukose (in 200 ml Wasser gelöst) in der Zeit 24.-28. SSW erfolgen (Norm: BZ-1-Std.-Wert sollte <140 mg/dl).

Schwangerschaftssonographie: Ausschluss von Missbildungen (z.B. Herzfehler) mit hochauflösendem Ultraschall in der 20.-22. SSW. Fetometrie ab 7. SSM alle 1-2 Wo. Pathologisch: geschätztes Gewicht >90. Perzentile, subkutane Fettschicht >4 mm mit Doppelkontur des Hautmantels (fetales Hautödem), Herzkammerseptumdicke >4 mm als Hinweis auf fetale Kardiomyopathie, auf Polyhydramnion achten, vergrößertes Abdomen (ATD >10 mm als BPD, also Bauchdurchmesser größer als Kopfdurchmesser, s. Gyn-Buch)

<u>Ther:</u> <u>Schwangere:</u> Bei nachgewiesenem Schwangerschaftsdiabetes (>50 % der BZ-Werte über der Norm innerhalb von 1 Wo. mit Ernährungsumstellung) optimale BZ-Einstellung der Schwangeren mit Insulin (s. Gyn-Buch). Als Anhalt werden zu Beginn insg. 0,4 (0,3-0,5) I.E./kgKG/Tag Insulin benötigt, gegen Ende der Schwangerschaft kann sich der Bedarf durch die zunehmende Insulinresistenz fast verdoppeln.

<u>Entbindung:</u> bei gut eingestelltem Diabetes der Mutter ohne Komplikationen zum normalen Zeitpunkt, bei nachgewiesener fetaler Makrosomie (⇨ Geburtsmissverhältnis) Sektio

<u>Neugeborenes:</u> **Frühfütterung** wegen der Gefahr postpartaler Hypoglykämien als Zusatzfütterung 6-8x/Tag mit Glukoselösung in den ersten Tagen (Hypoglykämie-Grenzwerte des BZ: Frühgeborene: <20 mg/dl, reife Neugeborene: <30 mg/dl, ab dem 2. Lebenstag: <40 mg/dl), schneller Nahrungsaufbau (idealerweise stillen), kurzfristige BZ- und Elektrolyt-Kontrollen in den ersten Lebenstagen, bei Kompl. Verlegung in ein neonatologisches Zentrum, Phototherapie bei Hyperbilirubinämie

<u>Prog:</u> Ein Schwangerschaftsdiabetes und ein manifester (vorbestehender) Diabetes mellitus der Mutter ohne Gefäßschäden stellen bei **korrekter Einstellung** der Glukosestoffwechsellage **<u>kein</u> Risiko** für Mutter und Kind dar. Ein nicht erkannter oder nicht eingestellter Diabetes mellitus (insb. im 1. Trimenon) hingegen ist mit einer wesentlich erhöhten Fehlbildungsrate verbunden. Statistisch: 2fach höheres **Abortrisiko**, 10fache **Totgeburthäufigkeit**, 2fach höhere **Neugeborenensterblichkeit**!

Kompl: Allgemein: langfristig erhöhtes Risiko für Stoffwechselstörungen, Adipositas und kardiovaskuläre Erkrankungen

Kaudale Regression (Syn: kaudale Dysplasie): sehr seltener bei Kindern diabetischer Mütter vorkommender Fehlbildungskomplex unklarer Genese mit Agenesie/Hypoplasie der unteren Wirbelsäule, des Beckens u. der unteren Extremitäten sowie zusätzlichen intestinalen (meist analen), urogenitalen od. kardialen Fehlbildungen (Sonderform: Sirenomelie = Fusion der Beine, Analatresie u. Nierenagenesie)

HYPOGLYKÄMIEN

Syn: Unterzucker, engl. hypoglycemia, ICD-10: E16.2

Ät:
- Kongenitaler Hyperinsulinismus: häufigste Ursache für rezidivierende Hypoglykämien im Neugeborenen/Säuglingsalter durch **Unreife**/Regulationsstörung der Insulinsekretion od. selten vererbte Gendefekte des Glukosestoffwechsels (s.u. DD)
- Verminderte Zufuhr: Hungern (Anorexia nervosa), Malabsorption, Lebererkrankung (Hepatitis, REYE-Syndrom)
- Vermehrter Verbrauch: Katabolismus, körperliche Anstrengung, Infektionen, Operationen
- Endokrin: Inselzellhyperplasie (Nesidioblastose), Insulinom (Insulinproduzierendes benignes Adenom, MEN-I-Syndrom), extrapankreatische Tumoren (paraneoplastisch), NNR-Insuffizienz, ACTH- bzw. Wachstumshormonmangel
- Metabolisch: Störung der Glukoneogenese, Glykogenosen (insb. Typ I, s.u.), Galaktosämie (s.u.), Fruktoseintoleranz (s.u.)
- Med: Komplikation der Diabetes-mellitus-Therapie, z.B. Überdosierung von **Insulin**, bzw. vermehrter Glukoseverbrauch durch körperlicher Belastung, Infektionen, Operationen usw. bei gleichbleibender Insulin-Dosierung, Sulfonylharnstoffe, Betablocker, Salizylate

Path:
- ♦ Regulationsstörung od. Enzymdefekte bei der Glykogenolyse, der Glukoneogenese und der Ketonkörperbildung
- ♦ Besonders gefährdet sind: Frühgeborene, hypotrophe Neugeborene, **Neugeborene** einer **Mutter mit Diabetes mellitus** od. **Schwangerschaftsdiabetes** (intrauterine Hypertrophie des Pankreas mit Hyperinsulinismus des Kindes als Reaktion auf die erhöhten mütterlichen Glukosespiegel), Neugeborene mit erhöhtem Glukoseverbrauch (Infekt, Hypoxie)

Klin:
⇒ Neugeborene / Säuglinge: Trinkschwäche, **Blässe**, **Zittern**, Tachy-/Dyspnoe, Apnoeanfälle, Zyanose, Hypothermie, Hypotonie

⇒ Kinder: Übelkeit, Erbrechen, **Blässe**, **Schwitzen**, Kopfschmerzen, Hungergefühl, Bauchschmerzen, Apathie, ungewöhnliches Verhalten, Sehstörungen

Diag:
1. Anamnese u. klinische Untersuchung
2. Labor: Blutglukose, BGA, BB, Ketonkörper, Laktat, freie Fettsäuren, Leberwerte, CK
   Urin: Qualitativ auf Ketonkörper (Keto-Stix), quantitativ auf organische Säuren
   Unterer Grenzwert für Glukose im Blutplasma:

Alter	Blutzucker
Frühgeborene	>20 mg/dl
Reife Neugeborene	>30 mg/dl

Alter	Blutzucker
>3. Lebenstag	>40 mg/dl
ab 1. Lebenswoche	>50 mg/dl

3. Sonographie: Ausschluss Insulinom im Pankreas (schwierig)

Ther:
- Orale Kohlenhydrate (z.B. Traubenzucker, Apfelsaft) bei milden Formen
  - Kohlenhydratreiche Mahlzeiten zur Nacht
- Notfall: 0,5-1 g/kgKG 20%ige Glukose i.v. bei Bewusstseinsstörung/Krampfanfall
- Bei V.a. Insulinom medikamentöse Blockade mit Diazoxid (Proglicem®) 10-15 mg/kgKG/Tag in 3-4 Dosen od. Somatostatinanaloga Octreotid (Sandostatin®) s.c., bei Nachweis operative Pankreasteilresektion

Prog: Cave: Wiederholte Hypoglykämien können **irreversible Hirnschäden** verursachen!

Kompl: * **Bewusstseinsstörung** bis zum Koma (hypoglykämischer Schock)
* **Krampfanfälle** (s.u., Kap. Epilepsie)

DD:
- Pyruvatkarboxylasemangel, Glykogensynthetasemangel, Carnitinmangel, Glutarazidurie, Beta-Oxidationsdefekte, Sulfonylharnstoff-Rezeptor- (aut.-rez. erblich, Chrom. 11), Kir6.2-Gen- (aut.-rez.), Glucokinase-Gen- od. Glutamatdehydrogenase-Gen-Mutation (aut.-dom.)
- Leucin-empfindliche Hypoglykämie COCHRANE (bei Säuglingen/Kleinkindern induzierte Hypoglykämie nach oraler Zufuhr v. Proteinen, insb. Leucin)
- Hypophysenvorderlappen- od. Nebennierenrindeninsuffizienz
- Hypoglycaemia factitia = zu große Insulinzufuhr, z.B. versehentlich, suizidal
- **Bei unklaren neurologischen Symptomen immer auch an Hypoglykämie denken!**

GLYKOGENOSEN

Syn: Glykogenspeicherkrankheiten, ICD-10: E74.0

Ät: Es gibt ca. 20 Glykogenosen mit verschiedenen **Enzymdefekten**, die wichtigsten sind:
- Glykogenose Typ Ia (v.GIERKE-Krankheit): Defekt des Leberenzyms Glucose-6-Phosphatase, aut.-rez. erblich, Chrom. 17,
  Typ Ib-d: Defekt des Transportproteins Glucose-6-Phosphat-Translokase, aut.-rez. erblich, Chrom. 11
- Glykogenose Typ IIa (POMPE-Krankheit, Syn: maligne Glykogenose, Saure-Maltase-Mangel): Defekt der α-1,4-Glucosidase, aut.-rez. erblich, Chrom. 17
  Glykogenose Typ IIb (DANON-Krankheit): Membranprotein-2-Defekt, X-chrom. erblich
- Glykogenose Typ III (FORBES-Syndrom, CORI-Krankheit): 1,6-Glukosidase-Defekt, aut.-rez., Chrom. 1
- Glykogenose Typ IV (ANDERSEN-Krankheit): Branching-Enzym, aut.-rez., Chrom. 3
- Glykogenose Typ V (MCARDLE-Krankheit): muskuläre Phosphorylase, aut.-rez., Chrom. 11
- Glykogenose Typ VI (HERS-Krankheit): hepatische Phosphorylase, aut.-rez., Chrom. 14 u. auch X-chrom. erbliche Defekte bekannt
- Glykogenose Typ VII (TARUI-Krankheit): Phosphofruktokinase, aut.-rez., Chrom. 12

Path: Glykogen (Makromolekül aus Glukose) wird vornehmlich in der **Leber** u. **Muskulatur** gespeichert. Der Glykogen-Abbau erfolgt über verschiedene enzymatische Schritte ⇨ bei Störung kommt es zu Glykogen-Ablagerungen in der Leber (Typ **I**, VI) od. Muskulatur (Typ **II**, V u. VII, metabolische Myopathie) oder in beiden (die übrigen Typen).

Epid: Häufigkeit: **Selten**, Typ Ia, IIa u. VI sind am häufigsten in Deutschland mit 0,1/10.000, alle anderen sind noch seltener.

Klin: ⇒ v.GIERKE-Krankheit: bereits beim Säugling **Hypoglykämien**, **Laktatazidose**, **Hepatomegalie**, Wachstumsstörung bei vermehrtem Fettgewebe („Puppengesicht"), Xanthombildung, Gicht-Tophi, Diarrhoen, allenfalls geringe Muskelschwäche, bei konsequenter Diät gute Prog.

⇒ POMPE-Krankheit: drei Formen: infantile (eigentlicher Morbus POMPE), juvenile u. adulte:
- Infantile Form (Enzymaktivität <1 %): in den ersten Lebensmonaten bereits **generalisierte Muskelschwäche**, „floppy infant", Kardiomegalie, Hepatomegalie, **Makroglossie**, Zwerchfellparese, Tod meist noch im 1. Lj. durch kardiopulmonale Insuffizienz
- Juvenile Form (Enzymaktivität 1-10 %, Manifestation 3.-12. Lj.): langsam progrediente Muskelschwäche, Makroglossie, Tod meist vor dem 18. Lj. (Ateminsuffizienz)
- Adulte Form (= nur leichte Ausprägung, Enzymaktivität <40 %, Manifestationsalter >20. Lj.): Gliedergürtel-betonte Muskelschwäche, Schlafstörungen, keine od. nur geringe Einschränkung der Lebenserwartung

⇒ FORBES-Syndrom: proximale Muskelhypotonie, Hepatomegalie, selten Hypoglykämien, Besserung der Symptome nach der Pubertät mögl.

⇒ MCARDLE-Krankheit: belastungsabhängige Muskelschwäche und -schmerzen, Wadenkrämpfe, Muskelschwellungen, Rhabdomyolyse u. Myoglobinurie nach Belastung mögl.

⇒ HERS-Krankheit: Hepatomegalie, selten Hypoglykämien

⇒ TARUI-Krankheit: Muskelschwäche, hämolytische Anämie

Diag:
1. Anamnese (Familienanamnese) u. klinische Untersuchung: Muskelstatus
2. Labor: Typ Ia: niedriger BZ, Laktat, Triglyzeride, Harnsäure u. Transaminasen erhöht, im Glukosebelastungstest schnelle Erniedrigung des Laktats
   Typ IIa: BZ normal, erhöhte Serumwerte von CK, CK_{MB}, LDH, GOT, GPT, Enzymaktivitätsmessung der α-1,4-Glucosidase mögl.
3. Sonographie: Hepatomegalie, Kardiomegalie (als DD: keine Splenomegalie)
4. Genetik: Molekulargenetische Untersuchung des G6PC-Gens bei V.GIERKE-Krankheit und des GAA-Gens bei POMPE-Krankheit möglich
5. Muskelbiopsie zur DD: vakuoläre (= glykogenhaltige, sichtbar in der PAS-Färbung) Myopathie bei den Muskel-Typ-Glykogenosen

Ther:
- **Keine kausale** Ther. mögl.
- Allgemein: größere körperliche Belastungen meiden, Physiotherapie
  - V.GIERKE-Krankheit: häufige, kleine, kohlenhydratreiche Mahlzeiten (insb. langsam resorbierbare KH), ggf. nächtliche Gabe von Dextrinlösung/Stärke über Sonde ⇨ Ziel ist die Vermeidung von Hypoglykämien u. damit normale Entwicklung der Kinder
  - POMPE-Krankheit: **Enzym-Ersatztherapie** mögl. (rekombinante Saure-Maltase, alle 2 Wo. 20 mg/kgKG Alglucosidase-α i.v., Myozyme®), NW: allergische Reaktion, sehr teure Therapie
    Palliativ: Atemtherapie bei progredienter Muskelschwächesymptomatik
- Selbsthilfegruppen: Selbsthilfegruppe Glykogenose Deutschland e.V., Birkenbusch 11, 45770 Marl, Tel.: 02365 9314-06, Fax: -07, Internet: www.glykogenose.de

Kompl:
* Ablagerungen von Glykogen in der Muskulatur, **Leber**, Herz, Nieren, ZNS
* Niereninsuffizienz, Osteoporose, Bildung hepatozellulärer Adenome
* Kardiomyopathie, Reizleitungsstörungen
* Neutropenie, Infektanfälligkeit, chronische Darmentzündungen (insb. Typ Ib) ⇨ antibiotische Dauerprophylaxe

DD:
- Neugeborene/Säuglinge: **Hypoglykämien** aus anderer Ursache (s.o.)
  floppy infant: Muskeldystrophie, spinale Muskelatrophie, myotone Dystrophie
- Myopathien: Lipidspeichermyopathien, mitochondriale Myopathien, Purin-Nukleotid-Zyklus-Myopathien ⇨ Muskelbiopsie zur Differentialdiagnostik

GALAKTOSÄMIE

Syn: Angeborene **Galaktosestoffwechselstörungen**, ICD-10: E74.2

Ät:
- Typ I: aut.-rez. erblich, Chrom. 9, klassische Form, Galaktosetransferase-Mangel (GALT-Gen-Mutation), unterschiedliche klinische Ausprägung je nach Enzymrestaktivität, von extrem stark direkt nach der Geburt beginnend bis kaum/keine Symptome bei der D2-Variante (DUARTE-2)
- Typ II: aut.-rez. erblich, Chrom. 17, Galaktokinase-Mangel
- Typ III: aut.-rez. erblich, Chrom. 1, UDP-Galaktose-4-Epimerase-Mangel

Path: Typ I: Defekt der Galactose-1-Phosphaturidyltransferase ⇨ die aus Milchzucker entstandene Galaktose kann nicht weiterverwertet werden, dadurch Hypoglykämie u. Anreicherung von Galaktose u. Galaktose-1-Phosphat in den Körperzellen (v.a. **Leber**, Niere, Gehirn, Darm)

Epid: Häufigkeit: **selten**, Typ I am häufigsten mit ca. 0,2/10.000, alle anderen viel seltener

Klin: ⇒ Typ I: bereits wenige Tage nach Geburt (Stillen/Flaschennahrung) Symptome: **Hypoglykämie**, Trinkschwäche, Erbrechen, Durchfall, Apathie, Gewichtsabnahme, evtl. hypoglykämische Krampfanfälle
⇒ Im weiteren Gedeihstörung, Icterus prolongatus, Hepatomegalie, Gerinnungsstörungen
⇒ **Katarakt** (Galaktitolablagerungen in der Augenlinse, insb. beim Typ II)
⇒ **Psychomotorische Retardierung**, Konzentrationsschwäche
⇒ Bei Mädchen verspätete Pubertät, ovarielle Dysfunktion mögl.

Diag: 1. Anamnese (Familienanamnese) u. klinische Untersuchung
2. Labor: **Hypoglykämie**, Galaktose, Bilirubin u. Transaminasen erhöht, Quick <10 %
Urin: Galaktosurie, bei Nieren-Tubulopathie Hyperaminoazidurie + Phosphaturie
Bei Typ I in den Erythrozyten Galactose-1-Phosphat erhöht
Neugeborenenscreening auf Galaktosämie erfolgt am 2.-3. Lebenstag bei jedem Kind!

Ther:
- **Keine Muttermilch!**, keine normale Flaschennahrung ⇨ Umstellung auf **laktosefreie Ernährung**
  - Lebenslange laktosefreie und galaktosearme Ernährung (Laktose ist auch in Hülsenfrüchten enthalten), Kalziumgabe
  - Bei schweren Gerinnungsstörungen Substitution von Vitamin K und FFP i.v.
- Selbsthilfegruppen: Galaktosämie Initiative Deutschland e.V., Orchideenstr. 9, 24811 Owschlag, Internet: www.galid.de

Prog: Bei sofortiger laktosefreier Ernährung normale Entwicklung

Kompl: * Leberzirrhose ⇨ Gerinnungsstörungen, Leberkoma
* Infekt- u. Sepsisneigung

DD: – **Laktoseintoleranz** (ICD-10: E73.9): Bei ca. ¼ **der Bevölkerung** vorhandene Milchunverträglichkeit durch Mangel an Laktase im Darm ⇨ Milchzucker kann nicht gespalten werden und verbleibt im Darm. Bei Neugeborenen u. insb. Frühgeborenen ist eine Laktoseintoleranz für einige Tage physiologisch.
Klin: nach Milchkonsum Völlegefühl, Blähungen, Flatulenz, Bauchkrämpfe, Durchfall (osmotische Diarrhoe), Ther: Meiden von Milchprodukten, ggf. orale Substitution von Laktase
– Milchallergie

HEREDITÄRE FRUKTOSEINTOLERANZ

Syn: Störung des Fruktosestoffwechsels, ICD-10: E74.1

Ät: Aut.-rez. erblich, Chrom. 9q22.3, 85 % d.F. durch Mutation im ALDO-B-Gen (A149P, A174D, N334K und die Stoppmutation Y203X)

Path: **Fruktose-1-Phosphat-Aldolase**-Mangel (Defekt der Untereinheit B): Bei Fruktosezufuhr wird das entstehende Fruktose-1-Phosphat (ist toxisch für Leber und Niere) nicht weiter metabolisiert ⇨ Hemmung der Glukoneogenese und Glykogenolyse ⇨ Hypoglykämie.

Epid: Häufigkeit: selten, 0,5/10.000 Geburten

Klin: ⇒ Neugeborene u. Säuglinge, solange sie gestillt werden, haben keine Symptome.
⇒ Bei Aufnahme von Fruktose ⇨ **Hypoglykämie** mit Blässe, Schwitzen, Krampfanfälle,

Apathie, unbewusste Abneigung gegen Süßes (Obst, Süßigkeiten)
⇒ Magen-Darm-Beschwerden, Erbrechen, Gedeihstörung

Diag: 1. Anamnese (Familienanamnese) u. klinische Untersuchung
2. Labor: Hypoglykämien, Transaminasen erhöht, evtl. Quick vermindert
Genetik: molekulargenetische Mutationsanalyse des ALDO-B-Gens mögl.

Ther: Konsequente **fruktosearme Ernährung** lebenslang (keine Saccharose, Obst, Gemüse)

Prog: Bei rechtzeitiger Diagnose u. Therapie gut

Kompl: * Ohne Ther: Hepatomegalie, Ikterus, Leberzirrhose, Gerinnungsstörung, renale Dysfunktion, Leber-/Nierenversagen, Koma

DD: – Kongenitale Saccharose-Isomaltose-Malabsorption (aut.-rez. erblich, Chrom. 3)
– **Fruktosemalabsorption** (Syn: intestinale „Fruktoseintoleranz"): Aufnahmestörung im Darm, diese ist sehr häufig
– Fruktosurie (durch Fruktokinasemangel): Phosphorylierung der Fruktose bleibt aus (daher entstehen auch keine schädlichen Metabolite) ⇨ Fruktose wird über den Urin ausgeschieden, keine Ther. erforderlich.

MUKOPOLYSACCHARIDOSEN

Syn: Mukopolysaccharid-Speicherkrankheiten, Glykosaminoglykan-Stoffwechselstörung, ICD-10: E76.3

Ät: Meist **aut.-rez.** (Typ II X-chrom.) erbliche Störungen, s. Tabelle

Typ	**Syndrom**	**Erbgang**	**Chrom. Genlocus**	**Enzymdefekt**	**Klinik**
MPS I-H	PFAUNDLER-HURLER	aut.-rez.	4p16.3	α-L-Iduronidase	Skelettale Fehlbildung, faziale Dysmorphie, Minderwuchs, Retardierung, Hepatomegalie, Hornhauttrübung
MPS I-S (früher Typ V)	SCHEIE	aut.-rez.	4p16.3	α-L-Iduronidase	Skelettale Fehlbildung, Gelenkbeschwerden, Herzklappenfehler, Hornhauttrübung
MPS II	HUNTER	X-chrom.-rez.	Xq28	Iduronatsulfat-sulfatase	Skelettale Fehlbildung, somatische Veränderungen, frühe Gehörlosigkeit, Retardierung
MPS III A	SANFILIPPO A	aut.-rez.	17p25.3	Sulfamidase	Skelettale Fehlbildung, Schwerhörigkeit, Retardierung, rasch progredient
MPS III B	SANFILIPPO B	aut.-rez.	17q21	α-N-Acetyl-glukosaminidase	Skelettale Fehlbildung, Schwerhörigkeit, Retardierung, rasch progredient
MPS III C	SANFILIPPO C	aut.-rez.	14	N-Acetyltransferase	Skelettale Fehlbildung, Schwerhörigkeit, Retardierung, rasch progredient
MPS III D	SANFILIPPO D	aut.-rez.	12q14	N-Acetyl-glukosamin-6-Sulfatase	Skelettale Fehlbildung, Schwerhörigkeit, Retardierung, rasch progredient
MPS IV A	MORQUIO A	aut.-rez.	16q24.3	N-Acetylglukos-amin-6-Sulfatase	Skelettale Fehlbildung, ausgeprägte Hornhauttrübung

Typ	Syndrom	Erbgang	Chrom. Genlocus	Enzymdefekt	Klinik
MPS IV B	MORQUIO B	aut.-rez.	3p21	β-Galaktosidase	wie IV A, milderer Verlauf
MPS VI	MAROTEAUX-LAMY	aut.-rez.	5q13	Arylsulfatase B	Schwere Skelettfehlbildung mit Minderwuchs, Hornhauttrübung
MPS VII	SLY	aut.-rez.	7q21.11	β-Glukuronidase	Leichte Skelettfehlbildung, Retardierung, Hornhauttrübung

Path: ♦ Abbaustörungen der Glykosaminoglykane ⇨ Heteroglykane kumulieren intrazellulär (daher auch **lysosomale Speicherkrankheiten** genannt) u. führen zur Schädigung von Skelett, Skelettmuskulatur, ZNS, Leber, Milz, Endokard, Haut usw.

Epid: Häufigkeit: **sehr selten**, Typ I am häufigsten (0,1/10.000), alle anderen noch viel seltener

Klin: ⇒ Bei Geburt meist unauffällig, später unterschiedliche Ausprägung des klinischen Bildes

⇒ Bei fast allen Typen kommt es zu skelettalen Fehlbildungen (**Dysostosis multiplex**): faziale Dysmorphien wie vergröberte Gesichtszüge, sog. „Wasserspeiergesicht" (Gargoylismus), verkürzte Röhrenknochen, Gelenkkontrakturen, Minderwuchs

⇒ Weitere Symptome sind Hepatosplenomegalie, fortschreitende geistige u. motorische **Retardierung**, Eintrübungen der Hornhaut, Schwerhörigkeit, Leistenhernie, vermehrte Atemwegsinfekte

Diag:
1. Anamnese (Familienanamnese) u. klinische Untersuchung
2. Labor: Urin: vermehrte Glykosaminoglykane-Ausscheidung (Toluidinblaureaktion, Dünnschichtchromatographie zur Differenzierung)
   Enzym-Aktivität in Leukozyten bestimmbar
   Genetik: pränatale Diagnostik (Enzymnachweis aus Chorionzottenbiopsie) mögl.
3. Röntgen-Hand: Ossifikationsstörung ⇨ Phalangen u. Os metacarpalia plump u. verkürzt

Ther:
- Keine kausale Therapie mögl., für einige Typen gibt es eine **Enzymersatztherapie**:
  - Für Typ I: 100 E/kgKG i.v. Laronidase (Aldurazyme®) 1x/Wo., sehr teuer
    für Typ II: 0,5 mg/kgKG i.v. Idursulfase (ELAPRASE®) 1x/Wo., sehr teuer
    für Typ IV A: 2 mg/kgKG i.v. Elosulfase-α (Vimizim®) 1x/Wo., sehr teuer
    für Typ VI: 1 mg/kgKG i.v. Galsulfase (Naglazyme®) 1x/Wo., sehr teuer
  - Eine Knochenmarktransplantation wird experimentell versucht.
- Symptomatisch: Physio- und Ergotherapie, Logopädie, orthopädische Hilfsmittel
- Selbsthilfegruppen: Gesellschaft für Mukopolysaccharidosen e.V., Pappelweg 6, 63741 Aschaffenburg, Tel.: 06021 8583-73, Fax: -72, Internet: www.mps-ev.de

Prog: unterschiedlich schnelle u. schwere Verlaufsformen mögl.

Kompl:
* Verengte Atemwege ⇨ Schlafapnoesyndrom
* Ossifikationsstörung der Wirbelsäule (Dens-axis-Hypoplasie)
* Herzklappenfehler
* Glaukom, Optikusatrophie, Blindheit

DD:
- Heteroglykanosen (Syn: Glykoproteinosen, sind auch lysosomale Speicherkrankheiten), sind sehr selten: Mannosidose (α: aut.-rez. erblich, Chrom. 19 und β: Chrom. 4), Fukosidose (Typ 1-3, aut.-rez. erblich, Chrom. 1), Sialidose (aut.-rez. erblich, Chrom. 6, Neuraminidasemangel) ⇨ Symptome ähnlich den Mukopolysaccharidosen
- Sphingolipidosen (s.u.)
- Mukolipidosen: I-Zell-Krankheit, Sialidose Typ II, Pseudo-HURLER-Dystrophie, Sialolipidose

SPHINGOLIPIDOSEN

Syn: Lipoid-, Sphingolipidspeicherkrankheiten, Gangliosidosen, Leukodystrophien, ICD-10: E75.3

Path: Intrazelluläre Akkumulation von nicht weiter abbaubaren Membran-Sphingolipiden (wegen **lysosomaler Enzymdefekte**) ⇨ vorwiegend ZNS-Manifestation (Markscheidendestruktion)

Epid: Häufigkeit: alle **sehr selten**, Symptombeginn meist im **Kleinkindesalter**, 1.-3. Lj.

Etlg: # GAUCHER-Krankheit (**Glukocerebrosid-Speicherkrankheit** durch Defekt des Enzyms Glucocerebrosidase, aut.-rez. erblich, Chrom. 1, Häufigkeit: 0,2/10.000)

FABRY-Syndrom (Syn: Angiokeratoma corporis diffusum, Mangel an α-Galaktosidase A ⇨ **Ceramid-Speicherkrankheit**, X-chrom. erblich, Genlocus Xq22, Häufigkeit: 0,2/10.000)

Metachromatische Leukodystrophie (**Sulfatidlipidose**, NORMAN-GREENFIELD-Syndrom, SCHOLZ-BIELSCHOWSKY-HENNEBERG-Syndrom, Arylsulfatase-A-Mangel, aut.-rez., Chrom. 22, Häufigkeit: 0,1/10.000)

KRABBE-Krankheit (**Globoidzellen-Leukodystrophie**, genetischer Defekt der Galaktosylceramidase, aut.-rez. erblich, Chrom. 14, Häufigkeit: 0,1/10.000)

NIEMANN-PICK-Krankheit (Typ A-E **Sphingomyelinose**, Mutation im Cholesterintransport-Gen, aut.-rez. erblich, Chrom. 11, 18 od. 14, Häufigkeit: 0,1/10.000)

Gangliosidosen: G_{M1}-Gangliosidose (infantiler, spätinfantiler u. adulter Typ, β-Galaktosidase-Mangel, aut.-rez. erblich, Chrom. 3)
G_{M2}-Gangliosidose Typ I (TAY-SACHS-Syndrom, amaurotische Idiotie, Hexosaminidase-A-Mangel, aut.-rez. erblich, Chrom. 15, Häufigkeit: 0,05/10.000, bei Aschkenasim-Juden ca. 100fach häufiger)
G_{M2}-Gangliosidose Typ II (SANDHOFF-Krankheit, Hexosaminidase-Mangel, aut.-rez. erblich, Chrom. 5) und weitere Typen (III-V) mit ähnlicher Klinik

FARBER-Krankheit (**Ceramidasemangel**, aut.-rez. erblich, Chrom. 8)

Seltene (teils molekulargenetisch noch unbekannte) Formen: PELIZAEUS-MERZBACHER-Krankheit, Morbus ALEXANDER, Vanishing-white-matter-Leukodystrophie

Klin: Allgemein: zunächst normale Entwicklung, dann Entwicklungsverzögerung, Apathie, Reizbarkeit, dann meist **progrediente motorische** und **geistige Retardierung**

⇒ GAUCHER-Krankheit (infantile, juvenile u. adulte Form mögl.): spastische Paresen, extrapyramidal-motorische Symptome, mentale Retardierung, Krampfanfälle, Hepato- u. ausgeprägte Splenomegalie, Anämie, Thrombozythämie, Lungenfibrose, Skelettveränderungen, Knochen-/Gelenkschmerzen, bei infantiler Form Tod meist vor dem 2. Lj.

⇒ FABRY-Syndrom: meist bei Jungen, Beginn bis zum 10 Lj., schmerzende Parästhesien, Hypohidrose, Gefäßektasien, Apoplexie, Niereninsuffizienz, Lebenserwartung ca. 50 J.

⇒ Metachromatische Leukodystrophie: Beginn im 3. Lj. (auch späte adulte Form mögl.) mit spast. Tetraparesen, beidseitiger Optikusatrophie (⇨ Erblindung), Nystagmus, im Verlauf Demenz, Hörstörung, Anfälle, zerebellare Ataxie, Dysarthrie, Cholezystitis/-zystolithiasis

⇒ Krabbe-Krankheit: ab 4.-6. Lebensmonat Opisthotonus (Überstreckung von Rumpf und Extremitäten), Optikusatrophie, Fieberschübe, Skoliose, Demenz

⇒ NIEMANN-PICK-Krankheit: beim infantilen Verlaufstyp im 1. Lj. schlaffe Paresen, Ataxie, Optikusatrophie, Hyperpigmentierung, Hepatosplenomegalie, Tod meist vor dem 4. Lj.
beim juvenilen (Beginn 5.-10. Lj.) und adulten Verlaufstyp (Beginn 20.-30. Lj.): Demenz, Psychosen, Ataxie, Athetose, Dysarthrie, Dysphagie, vertikale Blickparese, Epilepsie, Splenomegalie, Überlebenszeit 20-30 J. nach Symptombeginn

⇒ Gangliosidosen: TAY-SACHS-Syndrom: ab 3. Lebensmonat spastische Paresen, Optikusatrophie bis zur Erblindung, Nystagmus, Schreckreaktion auf akustische Reize, psychomotorische Retardierung, Tod meist vor dem 4. Lj.
Bei G_{M2}-Gangliosidose Typ II zusätzlich Hepatomegalie, Nierenbeteiligung und Kardiomyopathie

⇒ FARBER-Krankheit: bereits im 1 Lj. Gelenkschwellungen, Hepatosplenomegalie, Retardierung, Tod meist vor dem 3. Lj.

Diag: 1. Anamnese (Familienanamnese) u. klinische, insb. kinderneurologische Untersuchung Bei Optikusatrophie typischer kirschroter Makulafleck

2. Labor: **Aktivitätsbestimmung** der jeweils betroffenen Enzyme
NIEMANN-PICK-Krankheit Schaumzellen, „seeblaue" Histiozyten im Knochenmarkausstrich
Bei metachromatischer Leukodystrophie erhöhte Sulfatidausscheidung im Urin
Genetik: **pränatale Diagnostik** (Enzymnachweis aus Chorionzottenbiopsie) mögl. ⇨ bei prognostisch infauster Erkrankung, wie z.B. den Gangliosidosen ist ein Schwangerschaftsabbruch bei Nachweis der Mutation zu diskutieren.

3. Bildgebung: MRT zeigt Demyelinisierung, Marklagerdegeneration

Ther: • **Keine kausale Therapie** mögl., für einige Typen gibt es z.B. eine Enzymersatztherapie:
- GAUCHER-Krankheit: orale Gabe eines Glycosylceramidsynthetase-Inhibitor (Miglustat, Zavesca® od. Eliglustat, Cerdelga™) führt zur geringeren Zerebrosidkonzentration in den Zellen od. Enzymsubstitution (Imiglucerase, Cerecyme® od. Velaglucerase, VPRIV®, 15-60 I.U./kgKG i.v. alle 2 Wo., sehr teuer) zum Abbau des Glukosylceramids
- FABRY-Syndrom: Enzymsubstitution von Agalsidase i.v. alle 2 Wo. lebenslang (1 mg/kgKG Fabrazyme™ od. 0,2 mg/kgKG Replagal®, sehr teuer) od. bei bestimmten Genmutationen Migalastat (überführt die eigentlich funktionsfähigen Enzyme in die Lysosomen, alle 2 Tage per os, Galafold®)
- Metachromatische Leukodystrophie u. KRABBE-Krankheit: Eine Enzymersatztherapie ist in der Forschung.
- NIEMANN-PICK-Krankheit: Glycosylceramidsynthetase-Inhibitor (Miglustat, Zavesca®)

• Symptomatisch/palliativ: Physiotherapie, Logopädie, Schlucktraining, Ergotherapie, symptomatische Medikation, z.B. Baclofen od. Tizanidin bei Spastik, Lamotrigin od. Valproinsäure bei Epilepsie, orthopädische Hilfsmittel

• Behandlung in einem Zentrum, genetische Beratung der Angehörigen

• Selbsthilfegruppen: Gaucher Gesellschaft Deutschland e.V., Burgstr. 3, 54673 Koxhausen, Tel.: 0700 44300443, Internet: www.ggd-ev.de od. www.morbus-gaucher.eu
Bundesverein Leukodystrophie e.V., Am Bleichrasen 7, 35279 Neustadt/Hessen, Tel.: 06692 918113, Internet: www.bvlev.de
Niemann-Pick-Selbsthilfegruppe e.V., Hindenburgstr. 25/2, 71106 Magstadt, Internet: www.niemann-pick.de

Prog: **Schlecht**, unaufhaltsam **progredienter** u. meist letaler Verlauf

Kompl: * Ablagerungen von Lipoiden in den Nierentubuli ⇨ Niereninsuffizienz
* Endstadium Dezerebrationssyndrom (Enthirnungsstarre), Erblindung, Kachexie ⇨ Tod

DD: - **Neuronale Zeroidlipofuszinosen** (derzeit 14 Formen bekannt, Chrom. 1, 8, 11, 13, 15 od. 16, frühere Bezeichnungen waren u.a. infantile Form Typ SANTAVUORI-HALTIA, JANSKY-BIELSCHOWSKY-Krankheit u. BATTEN-SPIELMEYER-VOGT-Krankheit im Kindesalter, KUFS-HALLERVORDEN-Krankheit im Erwachsenenalter), Häufigkeit 0,3/10.000
Path: Lipidspeicherkrankheiten mit lysosomaler Ablagerung von Ceroidlipofuszin durch verschiedene bekannte Enzymdefekte
Klin: progredienter **Visusverlust** durch Retinopathie, **Epilepsie**, Spastik, Myoklonien, **Demenz**. Der Krankheitsbeginn kann kongenital, infantil, spätinfantil, juvenil od. adult sein ⇨ je früher der Krankheitsbeginn, umso schlechter die Prog.
Diag: Messung der Enzymaktivität (je nach vermutetem Typ, z.B. Kathepsin D, Palmitoylproteinthioesterase, Tripeptidylpeptidase), Hautbiopsie od. Lymphozyten-Extraktion und elektronenmikroskopische Untersuchung zeigt Lipopigmenteinschlüsse, pränatale Diagnostik mögl., genetische Beratung
Ther: bisher nur symptomatische Behandlung mögl., Enzymersatztherapien sind in der Forschung, Prog: ist insg. eher ungünstig, da chronisch progredient verlaufend
Selbsthilfegruppen: Neuronale-Ceroid-Lipofuszinose-Gruppe Deutschland e.V., Am Waldbach 23, 32339 Espelkamp, Tel.: 05771 3255, Internet: www.ncl-deutschland.de
- **Adrenoleukodystrophien** (X-chrom. od. aut.-rez. erblich): Mutation von peroxisomalen Membrantransportproteinen ⇨ Ablagerung sehr langkettiger Fettsäuren, Epid: sehr selten 0,1/10.000 Neugeborene, Krankheitsbeginn: frühe Kindheit bis Erwachsenenalter mögl.;

Klin: je nach Ausprägung leichte bis schwerste neurologische Symptome, Seh- u. Gehörverlust u. Nebennierenrindeninsuffizienz (ADDISON-Krankheit), Ther: frühzeitige Stammzelltransplantation, fettmodifizierte Diät, LORENZOS-Öl

- **REFSUM-Syndrom** (Phytansäurestoffwechselstörung, Heredopathia atactica polyneuritiformis, aut.-rez., Chrom. 6, 10), Klin: Beginn im 5.-40. Lj., Polyneuropathie, Paresen, Ataxie, Seh- u. Hörstörungen, Hautschuppung, Ther: Phytansäurearme Diät = keine Schokolade, Nüsse, Gemüse, Obst, tierische Fette [Fleisch, Quark, Butter, Käse, Eier, Eiprodukte]
- CANAVAN-Krankheit (aut.-rez. erblicher Aspartoacylasemangel ⇨ dadurch kumuliert die Aminosäure N-Acetylaspartat): führt zur Hirnatrophie, Klin: psychomotorische Retardierung, Epilepsie, Makrozephalie, spastische Paresen, Tod meist in den ersten Lebensjahren
- Glutarazidurie (aut.-rez. erbliche Abbaustörung von Lysin u. Tryptophan), Klin: psychomotorische Retardierung, Krampfanfälle, Dystonien, Makrozephalie (bereits intrauterin mögl.)
- Acyl-CoA-Dehydrogenasedefekte (aut.-rez. erbliche Störung wie bei Glutarazidurie + Fettsäurenabbaustörung), Klin: Apnoen, schwere Azidose, Hypoglykämien, Nierenzysten, Gesichts- u. Genitaldysmorphien, kann bereits im Neugeborenenalter letal verlaufen
- Isovalerianazidämie (aut.-rez. erbliche Leuzinabbaustörung mit Azidose), Klin: Enzephalopathie, Krampfanfälle, Koma, starke Ketoazidose, charakteristischer Schweißgeruch
- ZELLWEGER-Syndrom (aut.-rez. erbliches, zerebro-hepato-renales Syndrom)
- Mukopolysaccharidosen (s.o.), infantile spastische Muskelatrophie, Multiple Sklerose

SKORBUT

Syn: **Vit.-C-Mangel**, Ascorbinsäuremangel, engl. scurvy, Scharbock, ICD-10: E54, E64.2

Ät:
- Vit.-C-Mangel durch fehlende Zufuhr (kein frisches Obst, Gemüse)
- Bei gestillten Kindern unzureichende Vit.-C-Einnahme der Mutter

Path: Ascorbinsäuremangel ⇨ Beeinträchtigung der Kollagenbiosynthese, verminderte Eisenresorption im Darm, Schwächung des Immunsystems (Vit. C ist Radikalfänger u. hemmt die Nitrosaminbildung)

Epid: Ein Vitaminmangel ist in Deutschland durch ausgewogene Ernährung extrem selten.

Klin:
⇒ **Müdigkeit**, Reizbarkeit, Appetitlosigkeit, Leistungsminderung, Gedeihstörung
⇒ **Berührungsempfindlichkeit** („Hampelmannphänomen"), reibeisenartige Follikelhyperkeratose der Haut
⇒ Lockerung der Zähne, Zahnfleischblutungen, Gingivitis
⇒ **Infektanfälligkeit**, verzögerte Wundheilung, verzögerte Frakturheilung
⇒ Vasopathie/Kapillarfragilität: Schleimhautblutungen, Mikrohämaturie, **subperiostale Blutungen**, petechiale Hautblutungen, Anämie
⇒ MÖLLER-BARLOW-Krankheit (infantiler Skorbut): schwere Vit.-C-Avitaminose im Säuglings-/Kleinkindesalter ⇨ Störung des Knochenwachstums, **Knorpelauftreibungen** an der Knorpel-Knochen-Grenze der Rippen („Rosenkranz"), Epiphysenlösung

Diag:
1. Anamnese (Ernährungsbesonderheiten?) u. klinische Untersuchung
2. Labor: BB: mikrozytäre, hypochrome Anämie mögl., Vit.-C-Spiegel erniedrigt, Tyrosin erhöht (Vit.-C ist Coenzym im Tyrosinstoffwechsel)

Ther:
- Der empfohlene Bedarf von Vitamin C beträgt bei Säuglingen 50 mg/Tag, Kindern 60-80 mg/Tag und bei Jugendlichen/Erwachsenen 100 mg/Tag (Stillende 150 mg/Tag).

Kompl:
* Skorbutanämie
* Vit.-C-Überdosierung (>4.000 mg/Tag): Nierensteine (Hyperoxalurie)

RACHITIS

Syn: Knochenerweichung, Osteomalazie im Kindes- u. Jugendalter, „Englische Krankheit", engl. rickets = Höcker, ICD-10: E55.0, E64.3, kongenital E83.30-31

Ät:
- Vitamin-D-Mangel-Rachitis: **verminderte Vit.-D-Zufuhr**, **fehlende Sonnenlichtexposition**
  Störung im Vit.-D-Stoffwechsel: Malabsorption, Leberzirrhose, Niereninsuffizienz, Antiepileptika-Medikation, Pseudo-Vit.-D-Mangelrachitis (Vit.-D-Endoorganresistenz)
  kongenital (Vit.-D-abhängige/resistente Rachitis, genetisch bedingt, sehr selten): 1α-Hydroxylasedefekt, Vit.-D-Rezeptordefekt
- Kalziummangel-Rachitis: mangelnde Kalziumzufuhr, Eiweißmangelernährung, streng **vegetarische/vegane Ernährung** von Säuglingen/Kleinkindern
- Phosphatmangel-Rachitis (Vit.-D-unabhängige Rachitis): erhöhter renaler Phosphatverlust, (Nierenerkrankungen), **Phosphatdiabetes** (X-chrom. erblich, Mutation einer Endopeptidase ⇨ erhöhtes Phosphatonin ⇨ erhöhte renale Phosphatausscheidung)

Physiol: Provitamin-$D_{2/3}$ aus der Nahrung (in Fisch, Fleisch, Ei, Milchprodukten, Avocado) wird unter UV-Bestrahlung in der Haut zu Vit. D_3 (Colecalciferol) synthetisiert. In Leber u. Niere erfolgt dann die Überführung in d. biologisch aktive Form 1,25-$(OH)_2$-D_3 (Calcitriol).

Path:
- ♦ Desorganisation der Wachstumsfuge + gestörte Mineralisation ⇨ Knochenerweichung
- ♦ Bei **Hypokalzämie** (wegen verminderter Kalziumaufnahme od. Vit.-D-Mangels) Gegenregulation durch erhöhte **Parathormonausschüttung** aus der Nebenschilddrüse ⇨ Kalziummobilisation aus dem Knochen (zur Normalisierung des Serumkalziums), renale Ausscheidung v. Phosphat ⇨ **Hypophosphatämie**
- ♦ Bei Phosphatmangel-Rachitis führt die Hypophosphatämie zu vermindertem Kalzium-Phosphat-Produkt insgesamt und damit zur Osteomalazie.

Epid:
- ◊ Häufigkeit: in Europa äußerst selten (allenfalls subklinischer Vit.-D-Mangel)
  Angeborene Formen sind selten, insg. ca. 0,5/10.000
- ◊ Prädisp.alter: 2. Lebensmonat bis 2. Lj.

Klin:
- ⇒ Im 2.-3. Lebensmonat Beginn mit Unruhe, Schreckhaftigkeit, vermehrtes Schwitzen, juckender Hautausschlag (Miliaria), Muskelschwäche (schlaffe Bauchdecke, „Froschbauch"), Obstipation, Adynamie, beginnende Knochenerweichungen im Schädelbereich (Kraniotabes), Knochenschmerzen
- ⇒ Kalzium ↓ ⇨ gesteigerte Muskelerregbarkeit ⇨ **Tetanie**, neurologisch ⇨ Krampfanfälle
- ⇒ Im weiteren Verlauf typische Knochenverformungen: **Beinverkrümmung** (Varusfehlstellung = O-Beine), Sitzkyphose, perlschnurartig aufgereihte Auftreibungen der Knorpel-Knochen-Grenzen an den Wachstumsfugen der Rippen (**rachitischer Rosenkranz**)
- ⇒ Abflachung des Hinterkopfes und Erweiterung der Schädelnähte (sog. Quadratschädel)
- ⇒ Verbreiterung der Hand- und Fußgelenke (MARFAN-Zeichen, Diaphysenauftreibungen)
- ⇒ Verzögerter Zahndurchbruch, Zahnschmelzdefekte
- ⇒ Muskelzug am Ansatz des Zwerchfells ⇨ Einziehung am Brustkorb (HARRISON-Furche)
- ⇒ Schwäche der Glutealmuskulatur ⇨ Watschelgang
- ⇒ Rachitisches Becken: plattes Becken = Conjugata verkleinert, Querdurchmesser normal/vergrößert
- ⇒ Disproportionierter Minderwuchs, psychomotorische Retardierung

Diag:
1. Anamnese (Ernährung) u. klinische Untersuchung
2. Labor: typische Konstellation Kalzium ↓, Phosphat ↓, alkalische Phosphatase ↑ u. Parathormon ↑, Konzentrationsbestimmung der einzelnen Vit.-D-Metabolite
3. Röntgen: becherartige **Auftreibungen der Metaphysen** langer Röhrenknochen, erhöhte Knochentransparenz (Kalkarmut, z.B. „Säbelscheidentibia"), **Knochenverbiegungen**: Skoliose, X/O-Beine, LOOSER-Umbauzonen (bandförmige Aufhellungen in den Diaphysen durch unterschiedlich starke Verkalkungen)

<u>Ther:</u> • Bei manifester Osteomalazie: hochdosiert Vit.-D_3 (Colecalciferol 5.000 I.E./Tag, Vigantol®Oel) u. Kalzium (1 g/Tag, z.B. Calcium-Sandoz®forte) per os für 3 Wochen, danach Rezidivprophylaxe (500 I.E./Tag)
- Bei 1α-Hydroxylasedefekt direkt das Calcitriol (1,25-$(OH)_2$-D_3, Rocaltrol®) lebenslang p.os
- Bei Phosphatdiabetes: Phosphat + Calcitriol per os

<u>Prog:</u> mit Substitution gut

<u>Kompl:</u> * Vermehrtes Auftreten von Frakturen
* Hyperkalzämie bei Vit.-D-Überdosierung (>2.500 I.E. über einen längeren Zeitraum) od. Hyperparathyroidismus ⇨ Nierensteine, Osteoporose, Magenulzera

<u>Proph:</u> ♥ **Rachitisprophylaxe** mit Vit.-D_3-Gabe (Colecalciferol 500 I.E./Tag), heute kombiniert mit der Kariesprophylaxe mit Fluorid (0,25 mg/Tag) **ab der 2. Lebenswoche** bis zum Ende des 2. Lj. (Zymafluor®D500). Bei Frühgeborenen 1.000 I.E. Colecalciferol/Tag.
♥ Ausreichende Sonnenlichtexposition, ausgewogene Ernährung

<u>DD:</u> - **Hypophosphatasie**: aut.-rez. erbliche (Chrom. 1) Aktivitätsminderung der alkalischen Knochenphosphatase ⇨ verminderter Phosphateinbau in den Knochen (Phosphat u. Kalzium im Blut erhöht ⇨ ektope Verkalkungen, Nephrokalzinose), Ther: Enzymersatz mit Asfotase-α (6 x Wo. 1 mg/kgKG s.c., Strensiq®)
- **Tumorrachitis**: paraneoplastische Bildung von Phosphatonin, das die renale Phosphatrückresorption hemmt (meist durch benigne mesenchymale Tumoren)
- **Cystinose**: aut.-rez. erbliche (Chrom. 17p13) sehr seltene Stoffwechselstörung. Durch defektes Cystinosin lysosomale Akkumulation von Cystin. Klin: Cystinablagerungen in Cornea, Nieren, Rachitis, Azidose, Kleinwuchs. Diag: Cystinbestimmung in den Leukozyten; Kompl: Niereninsuffizienz (beim Typ I = infantile Form, FANCONI-ABDERHALDEN-Syndrom); Ther: Enzymersatztherapie mit Cysteamin (Procysbi®)

UNTERGEWICHT

<u>Syn:</u> Mangelernährung, Gedeihstörung, ICD-10: E40-E46

<u>Ät:</u> - **Verminderte Nahrungszufuhr** (Mangelernährung): Marasmus, Kwashiorkor
- <u>Gastrointestinal:</u> **Malabsorption**, chronisch-entzündliche Darmerkrankungen (Morbus CROHN od. Colitis ulcerosa), Pylorusstenose, Mukoviszidose, Zöliakie, chronisches Erbrechen od. chronische Diarrhoe ⇨ vermehrte Nährstoffverluste, Kurzdarmsyndrom
- <u>Endokrine Störung:</u> Hyperthyreose, ADDISON-Krankheit (= NNR-Insuffizienz), Phäochromozytom, unerkannter Diabetes mellitus, hypothalamisch/hypophysäre Insuffizienz, Hypogonadismus, Tumoren des ZNS
- Erhöhter Energieverbrauch: **konsumierender Prozess**, z.B. chronische Infektionen (HIV, Tuberkulose, Wurmerkrankungen), Immundefekte, aber auch extremer Leistungssport
- <u>Malignome:</u> **Tumorkachexie**, ZNS-Tumoren, neuroendokrine Tumoren, Karzinoide, VIP-om, MEN, Chemotherapie bei Tumorerkrankung
- <u>Neurologische Erkrankungen:</u> infantile Zerebralparese, Mikrozephalie
- <u>Störung des Essverhaltens durch psychische Störung:</u> gestörte Mutter-Kind-Beziehung, **Anorexia nervosa**, Bulimia nervosa (s.u., Kap. Kinder- u. Jugendpsychiatrie), Schizophrenie, endogene Depression, Toxikomanie: Alkohol- und/oder **Drogenabhängigkeit** (insb. Kokain od. Ecstasy), ADHS u. deren Medikation

<u>Path:</u> ♦ Vorübergehendes mäßiges Untergewicht (zw. 10. u. 3. Perzentile) kommt häufiger vor, z.B. nach einem Wachstumsschub (typisch 1.-2. Lj., 4.-7. Lj., 10. Lj. u. Pubertät) ⇨ wichtig: Gewichtsverlauf über längeren Zeitraum beurteilen (dazu die **Somatogramme** im gelben Kinder-Untersuchungsheft benutzen).

- Pränatale Dystrophien/Hypotrophie u. das Untergewicht durch Frühgeburtlichkeit wird meist nach der Geburt schnell wieder aufgeholt (natürlich nur, wenn organische Erkrankungen, wie z.B. eine Fetopathie od. Chromosomenanomalien usw. ausgeschlossen sind)
- Erster Hinweise auf eine Gedeihstörung kann das Abknicken der Längenwachstumskurve im Verlauf nach unten sein (noch bevor ein Untergewicht vorliegt)

Def: Vermindertes Körpergewicht **<3. Perzentile** in Bezug auf das Gewicht der Bezugspopulation. Für Neugeborene, Säuglinge und Kinder kann das Normalgewicht und die entsprechende Perzentile aus Nomogrammen abgelesen werden (s. Abb., weitere s.o., Kap. kindliche Entwicklung).

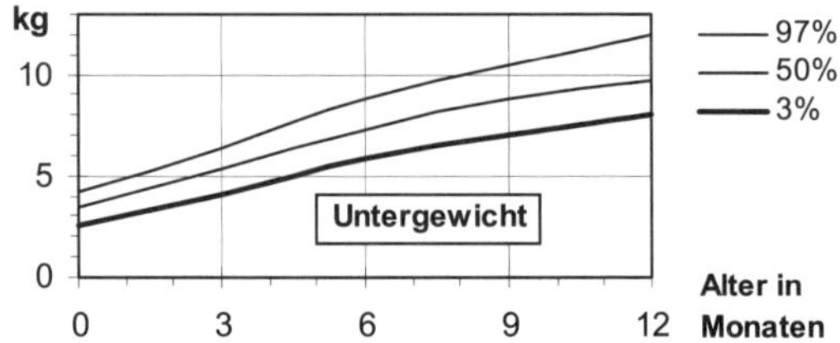

Ab dem vollendeten 1. Lj. kann dann die Gewichtsberechnung gem. **BMI** (body mass index) benutzt werden:

$$\textbf{BMI} = \textbf{Körpergewicht [kg] : Körpergröße}^2\ [\textbf{m}^2]$$

Der Normbereich für Kinder ist dabei **stark altersabhängig** und geschlechtsabhängig (und nicht mit den Normalwerten für Erwachsene = BMI 18,5-25 kg/m², zu vergleichen!), siehe dazu die Abbildung der Gewichtskurven unten, normal ist ein Gewicht im Korridor zwischen **10 %** u. **90 %** der Normwerteverteilung.

Als grober Anhalt liegt starkes Untergewicht im Kindesalter bei einem **BMI <13 kg/m²** vor.

Epid: ◊ Häufigkeit: **8 % der Kinder** zw. 6 u. 17 J. sind in Deutschland untergewichtig.

◊ Marasmus u. Kwashiorkor kommen insb. in **Entwicklungsländern** (Dritte Welt) vor.

Klin: ⇒ Allgemein: reduziertes Fettpolster, **Gedeihstörung**, Entwicklungsverzögerung

⇒ Marasmus (Protein-Energie-Mangelsyndrom): starker Gewichtsverlust, Verlust von subkutanem Fettgewebe und Muskulatur, greisenhafte Gesichtszüge

⇒ Kwashiorkor (Eiweißmangeldystrophie): typisches Bild "dürres Kind mit großem aufgetriebenem Bauch" durch ausgeprägte Ödeme u. Aszites (dadurch auch kaum Gewichtsverlust, evtl. sogar erhöht), Hepatomegalie mit Steatose, Haarausfall, Anämie, gestörte Immunfunktion, Dermatitis, Vitaminmangel (Transportproteine reduziert), apathische Kinder, Appetitlosigkeit (kein Antrieb)

Diag:
1. Anamnese: bisherige Entwicklung (Größe und Gewicht ⇨ BMI, **Gewichtsverlauf über die Zeit**, Somatogramm im gelben Kinder-Untersuchungsheft ⇨ Ausbrechen der Kurve nach unten?), Essgewohnheiten, Diäten, Heißhungerattacken, körperliche Aktivitäten
   Familienanamnese: Gewicht der Eltern, Gewichtsentwicklung der Eltern in der Kinderzeit
   Klinische Befunde: Kachexie, fehlende sekundäre Geschlechtsmerkmale
   Medikamentenanamnese: Laxanzienabusus, Appetitzügler, Diuretika, Schilddrüsenhormone, Alkohol od. Drogen?
2. **Ausschluss organischer Erkrankungen:** z.B. konsumierender Prozess (chronische Infektionen, Malignom), Hirntumoren, endokrine Störung, Häufigkeit der Stühle?
3. Labor: BB, BZ, Albumin, Eiweißelektrophorese, weiteres je nach vermuteter Erkrankung

Ther:
- Mangelernährung ist bei uns selten (Marasmus u. Kwashiorkor kommen praktisch nicht vor), daher muss immer eine **organische Ursache ausgeschlossen** und die Grundkrankheit dann ggf. kausal behandelt werden.
- Symptomatisch: orale Nahrungszufuhr steigern, Ernährungsberatung u. -berechnung
  - Viele kleine Mahlzeiten (Haupt- **+ Zwischenmahlzeiten** besser als nur 3 "große"!)
  - Säuglinge: ggf. energetisch angereicherte Formula, Maltodextrin u. Pflanzenöle
  - Bei Kindern: energiereiche Getränke (purer Fruchtsaft, Kakao), erhöhter Fettanteil (Pflanzenöle, Sahne, Käse, Milcheis, Sahnejogurt), Müsliriegel, Bananen, Avocado usw.
  - Bei schweren Fällen: PEG mit Sondenernährung zur Nacht, bei Bedarf Infusionen

- Bei psychischer Störung: Verhaltenstherapie zur Nahrungsaufnahme, Förderung der Krankheitseinsicht, Psychotherapie usw.
- Informationen: Bundeszentrale für gesundheitliche Aufklärung (BZgA), Beratungstelefon: 0221 892031, Internet: www.bzga-essstoerungen.de

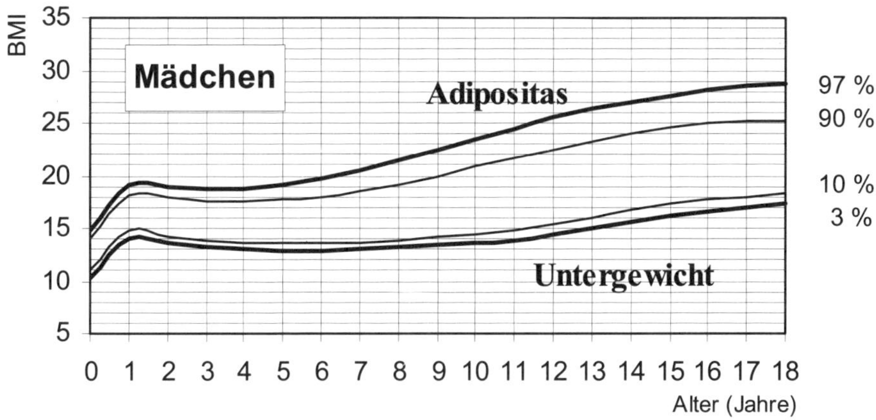

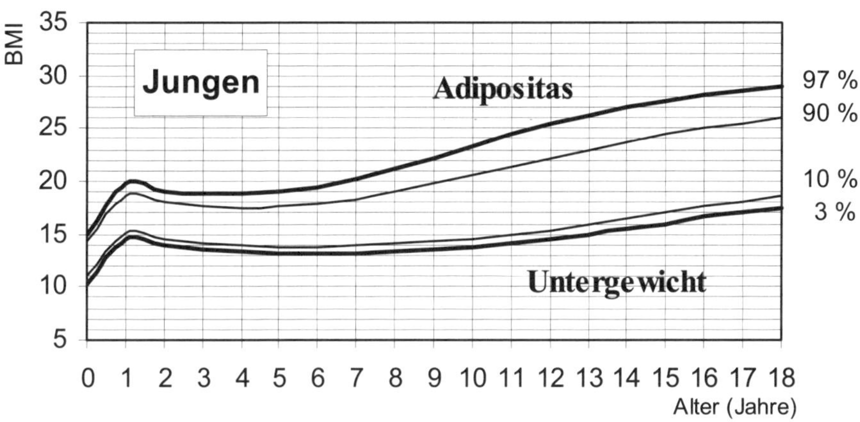

<u>**Kompl:**</u>
* Malnutrition im Kindesalter führt zu physischer u. psychischer **Entwicklungsverzögerung**, langfristig auch zum Kleinwuchs, Anämie, Nierenversagen, Kachexie bis zum Tod
* Elektrolytstörungen (Hypokaliämie), Entwicklung einer **Osteoporose**, arterielle Hypotonie, bradykarde Herzrhythmusstörungen, ventrikuläre Arrhythmien, Herzstillstand
* **Sekundärer Immundefekt** und vermehrt postoperative Komplikationen/Wundheilungsstörungen, Hypovitaminose, verzögerte Pubertät, Amenorrhoe, Hypothermie

<u>**DD:**</u> Bei starker Unterernährung auch an Kindesvernachlässigung denken!

ADIPOSITAS IM KINDESALTER

Syn: Übergewicht, Fettsucht, engl. obesity, ICD-10: E66.9

Ät: – **Hyperalimentation** und zu **geringe körperliche Aktivität**

– **Genetische Disposition** (familiäre Häufung): polygene Erbanlagen, Leptinresistenz am Obesity-Rezeptor im Hypothalamus, bestimmte Risikoallele im FTO-Gen ("fatso" genannt, eigentlich aus der Tierwelt als fused toes gen beschrieben, übertragen als "fat mass and obesity associated gen" bezeichnet)

Frühkindliche metabolische „Programmierung", intrauterine vegetative Prägung (30 % der **Schwangeren** sind **übergewichtig** ⇨ hyperkalorische Ernährung des Fetus führt zur metabolisch/hormonellen Dysregulation), epigenetische Effekte (Gen-Umwelt-Interaktion)

– Weitere Risikofaktoren: Rauchen der Mutter während der Schwangerschaft, Gestationsdiabetes und exzessive Gewichtszunahme in der Schwangerschaft, hohes Geburtsgewicht, nicht stillen, übermäßige Gewichtszunahme in den ersten 2 Lebensjahren, Schlafmangel, niedriger sozioökonomischer Status, hoher Medienkonsum

– Endokrine Störung: CUSHING-Syndrom (Hyperkortisolismus), Hypothyreose, kongenitaler Hyperinsulinismus, hypothalamische Störung (FRÖHLICH-Syndrom), polyzystische Ovarien (STEIN-LEVENTHAL-Syndrom), Pseudohypoparathyroidismus

– Adipositas bei genetischen Erkrankungen: PRADER-WILLI-Syndrom (Mikrodeletion an Chrom. 15), DOWN-Syndrom (Trisomie 21), BARDET-BIEDL-Syndrom (aut.-rez. erbliche dienzephaloretinale Degeneration)

– Störung des Essverhaltens durch psychische Störung: Binge-Eating-Störung = Essattacken (wie bei der Bulimie, jedoch ohne das „kompensatorische" Verhalten, wie anschließendes Erbrechen usw.), s.u., Kap. Kinder- u. Jugendpsychiatrie

– Med: Antidepressiva (Hunger ↑), Neuroleptika, Lithium, Kortikosteroide, Insulin, ß-Blocker, Testosteron, Östrogen, Gestagen

Epid: ◊ **Häufigste Ernährungsstörung** bei Kindern und Jugendlichen in den **Industriestaaten** und bereits bei Säuglingen/Kleinkindern mögl.

◊ Prävalenz: in Deutschland Übergewicht im Kindesalter bei 15 %, **Adipositas bei 6 %** aller Kinder (KiGGS-Studie des RKI v. 2007), in den letzten 20 J. mit **zunehmender Tendenz** (50%ige Zunahme, jetzt eher stagnierend)

Kinder aus sozial schwachen Familien sind 3 x häufiger betroffen, Kinder aus Familien mit Migrationshintergrund 2 x häufiger.

Klin: ⇒ Übergewicht = Gewicht >90. Perzentile der altersadaptierten Normwerteverteilung (BMI-Diagramme s.o.)

⇒ Adipositas = Gewicht **>97. Perzentile** der altersadaptierten Normwerteverteilung, extreme Adipositas bei >99,5 % (für Erwachsene gilt Adipositas bei BMI >30 u. Adipositas permagna bei >40 kg/m²)

⇒ Allgemein: vermehrtes Fettgewebe, Fettpolster

Diag: 1. Anamnese: bisherige Entwicklung (Größe und Gewicht ⇨ BMI, Gewichtsverlauf, Gewichtskurven s.o., Kap. Untergewicht), Essgewohnheiten, Diäten, Heißhungerattacken, körperliche Aktivitäten

Familienanamnese: Gewicht der Eltern u. Geschwister, Medikamentenanamnese: Appetitzügler, Diuretika, Schilddrüsenhormone, Alkohol od. Drogen?

Klinische Untersuchung: Blutdruck, Gefäßstatus

2. Labor: BB, BZ, fT4, TSH, Triglyceride, Cholesterin (HDL, LDL), Harnsäure

3. Sonographie: Steatosis hepatis (Leberzellverfettung), Fettleber

Ther: • Symptomatisch: **Nahrungszufuhr reduzieren**, Schulungen mit **Ernährungsberatung** und -berechnung (fürs Kind und insb. unter **Einbeziehung der Eltern**!) u. Verhaltenstherapie (Einüben von Änderungen der Lebens- und Ernährungsweise) sowie **Bewegungstherapie**

- Viele kleine Mahlzeiten (Haupt- + Zwischenmahlzeiten), regelmäßige gemeinsame Mahlzeiten mit der Familie, reichlich trinken (möglichst nur Wasser)
- Fettanteil der Nahrung reduzieren (Gemüse, Obst, Vollkornprodukte, Putenfleisch, Seefisch, pflanzliche Öle, fettarmer Jogurt u. Milch, Fruchteis), das Energiedefizit zur Gewichtsreduktion sollte ./. 300-400 kcal/Tag vom berechneten Grundbedarf sein (bzw. max. 1.200 kcal/Tag insg. betragen) ⇨ **langsame Gewichtsreduktion**
- **Sport**programme, Förderung jeglicher körperlicher Aktivität (10.000 Schritte/Tag)
- Bei psychischer Störung Verhaltenstherapie, Förderung der Krankheitseinsicht, Psychotherapie usw.
- Bei schweren Fällen: stationäre Behandlung u. ambulante Nachsorge
  Medikamentöse Appetitzügler od. chirurgische Maßnahmen (sog. bariatrische Chirurgie, z.B. Magenverkleinerung mit einem adjustierbarem Band, Y-Roux-Magenbypass, intestinale Switchoperationen, s. Chirurgiebuch) sollten nur von speziellen erfahrenen Zentren und erst ab dem späten Jugendlichen-/Erwachsenenalter als Ultima ratio eingesetzt werden!

• Informationen: Bundeszentrale für gesundheitliche Aufklärung (BZgA), Beratungstelefon: 0221 892031, Internet: www.bzga-essstoerungen.de
  Deutsche Gesellschaft für Ernährung e.V., Godesberger Allee 18, 53175 Bonn, Tel.: 0228 3776-600, Fax: -800, Internet: www.dge.de
  Ernährungsprogramm des AOK-Verlages, Internet: www.powerkids.de

Kompl:
* **Metabolisches Syndrom**: Adipositas + arterielle Hypertonie + Fettstoffwechselstörung + gestörter Glukosestoffwechsel ⇨ erhöhtes Risiko für Diabetes mellitus Typ 2, kardiovaskuläre Erkrankungen (Arteriosklerose, Myokardinfarkt, Apoplexie, AVK)
* Entwicklung einer Fettleber (nicht alkoholische Fettlebererkrankung)
* Vermehrte Bildung von **Nierensteinen** (Syn: Nephrolithiasis, Urolithiasis, Harnsteine), z.B. durch die Hyperurikämie (Uratsteine)
* **Orthopädisch**: vermehrt Knie-, Hüftgelenk- und Wirbelsäulenbeschwerden aufgrund der erhöhten Gewichtsbelastung auf die Gelenke
* **Wundheilungsstörungen**, schlecht heilende Op-Wunden
* Schlafapnoesyndrom
* Erhöhtes Malignomrisiko für Dickdarm-, Mamma- u. Ovarialkarzinom
* Erhöhtes Risiko für chron. Nierenerkrankungen u. Nierenversagen im späteren Alter
* Eingeschränkte Fertilität
* Jo-Jo-Effekt nach kurzfristigen Diäten ⇨ nur langfristige Verhaltensänderung sind erfolgreich

Proph:
♥ Aufklärungsprogramme: z.B. TigerKids-Interventionsprogramm für Kindergärten (von der AOK), TOPP-Präventionsprogramm (Teenager ohne pfundige Probleme) für Schulen sowie verschiedene Angebote von diversen Krankenkassen
♥ Säuglinge stillen

DD:
- Primäre Hyperlipoproteinämien (familiär, genetisch): familiäre Hypertriglyceridämie, familiäre gemischte Hyperlipidämie, familiäre Hypercholesterinämie (aut.-rez. erblich, LDL-Rezeptordefekt) oder Chylomikronämie-Syndrom
- Sekundäre Hyperlipoproteinämien: bei Adipositas, metabolisches Syndrom, kalorien-/fettreiche Ernährung, Diabetes mellitus, Niereninsuffizienz, Nephrotisches Syndrom, Hypothyreose, Kortikosteroidmedikation

KINDERKARDIOLOGIE

ANGEBORENE HERZ- UND THORAKALE GEFÄßFEHLER

Ät: Zumeist unbekannt, Wechselwirkungen zwischen Umwelt und Erbgut werden vermutet.
Prädisponierende Faktoren für kongenitale Herzfehler sind:
- Angeborene numerische **Chromosomenaberrationen** (Trisomie 21, Trisomie 18, Trisomie 13, ULLRICH-TURNER-Syndrom = 45 X0) od. Genmutationen (NOONAN-Syndrom mit Mutation im PTPN11-Gen, HOLT-ORAM-Syndrom mit Mutation im TBX5-Gen, Mutation im MYH6-Gen, Mikrodeletionssyndrome am Chrom. 22q11)
- **Infektionen** während d. Schwangerschaft: Röteln, Herpes simplex, Coxsackie, Zytomegalie
- Medikamente: Phenytoin, Cumarine, Lithium, Folsäureantagonisten, Thalidomid (Contergan)
- **Embryofetopathia diabetica** (unbehandelter Diabetes mellitus der Mutter)
- Alkoholabusus in der Schwangerschaft (**Alkoholembryopathie**)

Epid: ◊ **Angeborene Herzfehler** gehören zu den **häufigsten angeborenen Missbildungen**.
◊ In Deutschland beträgt die Häufigkeit kongenitaler Vitien ca. **0,8 %** aller Geburten ⇨ etwa 6.000 Fälle pro Jahr, davon etwa die Hälfte schwere Anomalien.

Etlg: # **85 % aller angeborenen Vitien werden von den 8 häufigsten gebildet:**

- Ventrikelseptumdefekt (VSD)	28 % (ICD-10: Q21.0)
- Vorhofseptumdefekt (ASD)	12 % (ICD-10: Q21.1)
- Pulmonalstenose (Pst)	10 % (ICD-10: Q22.1)
- Persistierender Ductus arteriosus BOTALLI (PDA)	10 % (ICD-10: Q25.0)
- FALLOT-Tetralogie (FT)	9 % (ICD-10: Q21.3)
- Aortenstenose (Aost)	7 % (ICD-10: Q23.0)
- Aortenisthmusstenose (CoA)	5 % (ICD-10: Q25.1)
- Transposition der großen Arterien (TGA)	4 % (ICD-10: Q20.3)

Eine einheitliche Einteilung der angeborenen Herzfehler existiert nicht. Eine Möglichkeit ist die Einteilung aufgrund des Leitsymptoms **Zyanose** in primär azyanotische und zyanotische Herzfehler. Das klinische Kriterium der **Lungendurchblutung** ermöglicht eine weitere Einteilung in Vitien mit verminderter, normaler oder vermehrter Lungendurchblutung.

Azyanotische Herzfehler

Azyanotische Herzfehler mit normaler Lungendurchblutung
- Pulmonalstenose
- Aortenstenose
- Aortenisthmusstenose (Coarctatio aortae)

Azyanotische Herzfehler mit vermehrter Lungendurchblutung
- Vorhofseptumdefekt Typ II (ASD II)
- LUTEMBACHER-Syndrom (Kombination ASD II mit Mitralstenose)
- Defekte des AV-Kanales (Endokardkissen-Defekte, ASD I)
- Ventrikelseptumdefekt
- Persistierender Ductus arteriosus BOTALLI

Zyanotische Herzfehler

Zyanotische Herzfehler mit verminderter Lungendurchblutung
- FALLOT-Tetralogie
- Trikuspidalklappenatresie, ICD-10: Q22.4
- EBSTEIN-Anomalie, ICD-10: Q22.5
- Truncus arteriosus communis, ICD-10: Q20.0

Zyanotische Herzfehler mit vermehrter Lungendurchblutung
– Transposition der großen Arterien
– Totale Lungenvenenfehlmündung, ICD-10: Q26.2

<u>Path:</u> ♦ <u>**Azyanotische Herzfehler mit normaler Lungendurchblutung:**</u>
<u>Lok:</u> Stenosen an den Ausflussbahnen der beiden Ventrikel oder an den großen Gefäßen ⇨ operatives Ziel ist die Beseitigung der Engstelle durch örtliche oder extraanatomische Korrektur, um die Ventrikel vor einer chronischen Druckbelastung zu schützen.

♦ <u>**Primär azyanotische Herzfehler mit vermehrter Lungendurchblutung:**</u>
Shuntvitien mit Kurzschlussverbindung zwischen Nieder- und Hochdrucksystem
⇨ **Links-Rechts-Shunt** (arterialisiertes Blut rezirkuliert in die Lungenstrombahn)
⇨ Volumenbelastung des Lungenkreislaufes, evtl. mit gleichzeitiger Druckbelastung. Abhängig von der Dauer dieser Belastung kann es zu sekundären Veränderungen in den Pulmonalgefäßen (fibromuskuläre Umwandlung) und zu einer Pulmonalgefäßsklerose mit fixierter pulmonaler Hypertonie und dann verminderter Lungendurchblutung kommen.
⇨ **Umwandlung** des Links-Rechts-Shunts **in einen Rechts-Links-Shunt** mögl. (= sog. EISENMENGER-Reaktion) = späte Zyanose (Fixierung des Krankheitsbildes ⇨ wenn der pulmonale Druck 80 % des Systemdrucks erreicht hat, ist eine operative Korrektur nicht mehr sinnvoll! ⇨ dann Transplantation von Herz und Lunge als Ultima ratio, ab einem Druckverhältnis von 40 % ist das Op-Risiko signifikant erhöht).
<u>Lok:</u> Vorhofebene (Vorhofseptumdefekt), Ventrikelebene (Ventrikelseptumdefekt) oder Ebene der großen Gefäße (persistierender Ductus arteriosus, aortopulmonales Fenster)

♦ <u>**Zyanotische Herzfehler:**</u> **primärer Rechts-Links-Shunt** oder Rotationsanomalien
⇨ Einstrom von venösem Blut in den großen Kreislauf ⇨ zentrale Mischungszyanose durch ungenügende Oxygenierung (klinisch erkennbar an blaugefärbten Konjunktiven, Lippen, Schleimhäuten und Zunge). Kompensatorisch entwickelt sich meist eine **Polyglobulie** (liegt eine Anämie vor, ist die klinische Symptomatik besonders schwer, jedoch ist die Zyanose durch Fehlen eines Mindestgehaltes von desoxygeniertem Hämoglobin kaschiert).
Kompl: körperliche Entwicklungsverzögerung, Leistungsminderung der Kinder, synkopale Anfälle durch Ischämie des Gehirnes, Thromboembolierisiko (paradoxe Embolie), septische Komplikationen und Abszessbildung (Hirnabszesse), bei langer Dauer Trommelschlägelfinger u. Uhrglasnägel
Kinder mit zyanotischen Herzfehlern versuchen, durch die sog. **Hockerstellung** (= engl. squatting, erhöht den peripheren Gefäßwiderstand ⇨ erhöht den enddiastolischen Druck im linken Ventrikel, und der Einstrom von rechtsventrikulärem venösem Blut in den Systemkreislauf sinkt) den Grad der Zyanose zu vermindern.

<u>Diag:</u> 1. <u>Anamnese und klinische Untersuchung:</u> Die meisten angeborenen Herzfehler werden bei Kindern in etwa 80 % d.F. bei der ersten Untersuchung direkt nach der Geburt (**U1**) oder in den weiteren **Kinder-Früherkennungsuntersuchungen** (U2 – U9) festgestellt. Heute werden Herzfehler zunehmend auch bereits **pränatal** durch die **Ultraschallfeindiagnostik** (sog. Organultraschall und Echokardiographie in der 20.-22. SSW) erfasst.
<u>Auskultation:</u> von den jeweils typischen pathologischen Auskultationsbefunden sind akzidentelle (= nicht pathologische, funktionelle) Herzgeräusche zu differenzieren (Anmerkung: bei der Hälfte aller Kinder kann ein funktionelles Herzgeräusch gefunden werden):
Pulmonalarterielles Bifurkationsgeräusch bis zum 3. Lebensmonat
Funktionelles Systolikum bei Kindern im 2.-3. ICR li. parasternal
Nonnensausen (venöses Geräusch über dem Angulus venosus auskultierbar) im 1.-4. Lj.
STILL-Geräusch (musikalisches, brummendes Herzgeräusch, 4. ICR li.) im 3.-16. Lj.
Funktionelle Herzgeräusche kommen auch bei Anämie oder Fieber vor.
Cave: Aber auch ein fehlendes Herzgeräusch schließt einen Herzfehler nicht aus!
2. Durchführung eines 12-Kanal-**EKG**, Blutdruckmessung und Pulsoxymetrie als weiteres Screening, wenn ein Herzgeräusch festgestellt wird ⇨ weitere Pathologie, dann:
3. <u>**Echokardiographie**</u> mit Farbdoppler zur Darstellung der Flussverhältnisse (zusätzlich auch mit Ultraschallkontrastmittel mögl.), ggf. auch transösophageal (TEE) od. MRT zur Darstellung der anatomischen Verhältnisse
4. Röntgen: **Herzkatheteruntersuchung** mit Darstellung der Ventrikel, Vorhöfe, Ausflussbahn und Druckmessungen in den verschiedenen Abschnitten vor, im u. nach dem Herz

<u>Ther:</u>
- Das primäre Ziel ist die kardiale Korrektur der angeborenen Anomalie bereits in der **Frühphase**. Ist diese primäre Korrektur technisch nicht möglich, so wird eine funktionelle Korrektur oder ein Palliativeingriff durchgeführt, um die Kinder in ein Alter zu bringen, in dem der Defekt korrigiert werden kann (dies ist heute nur noch selten erforderlich). Medikamentös kann die Herzinsuffizienz bis dahin mit Digoxin, Diuretika und Propranolol behandelt werden. Die vollständige Korrektur der angeborenen Herzfehler sollte bis zum Erreichen des Vorschulalters vorgenommen werden. Lediglich Operationen, die ein Einbringen von Klappen- oder Gefäßprothesen erfordern, sollten erst nach dem 6. Lj. erfolgen, da sonst das Wachstum der Kinder zu schnell in Relation zu den Prothesen fortschreitet (und erneute Operationen erforderlich werden).
- Operationen am Herzen erfordern meist den Einsatz der **Herz-Lungen-Maschine**, bei interventionellen Eingriffen (über einen Katheter) ist dies nicht erforderlich.
- Bei komplexen kongenitalen Vitien od. Transposition und bei den zyanotische Herzfehler ist eine lebenslange **Endokarditisprophylaxe** erforderlich (s.u., Kap. Herzklappenfehler).
- <u>Selbsthilfegruppen:</u> Bundesverband Herzkranke Kinder e.V., Kasinostr. 66, 52066 Aachen, Tel.: 0241 9123-32, Fax: -33, Internet: www.bvhk.de
  Herzkind e.V., Husarenstr. 70, 38102 Braunschweig, Tel.: 0531 22066-0, Fax: -22, Internet: www.herzkind.de
  Bundesvereinigung JEMAH e.V., Kasinostr. 66, 52066 Aachen, Tel.: 0241 55941738, Internet: www.jemah.de
  Kinderherzstiftung in Deutsche Herzstiftung e.V., Vogtstr. 50, 60322 Frankfurt, Tel.: 069 955128-0, Fax: -313, Internet: www.herzstiftung.de

<u>Prog:</u> Allgemein: Nur in wenigen Fällen heilt der angeborene Defekt spontan aus (einige Fälle des PDA und VSD). Das höchste Sterblichkeitsrisiko für die Kinder besteht unmittelbar nach der Geburt und nimmt danach ab (in den ersten 6 Lebensmonaten versterben genauso viele Kinder mit angeborenem Herzfehler wie in den folgenden 6 Jahren).
Über 90 % der Kinder erreichen heute bei uns das Erwachsenenalter.

<u>Kompl:</u> * Erhöhte Fehl- und Totgeburtenrate bei Feten mit Herzfehlern

<u>Op:</u> * Herzrhythmusstörungen bis zum plötzlichen Herztod, pulmonale Hypertonie, Herzinsuffizienz, Endokarditis, Thromboembolien

* Mädchen: Bei einer späteren Schwangerschaft ist das Risiko für eine kardiale Dekompensation u. damit die mütterliche Sterblichkeit erhöht

Vorhofseptumdefekte

<u>Syn:</u> **ASD** (Atriumseptumdefekt), ICD-10: Q21.1

<u>Etlg:</u> <u>Ostium-secundum-Defekt</u> (ASD II): häufigste Form (80 %), Fossa-ovalis-Defekt (in der Mitte des Septums gelegen) od. **persistierendes Foramen ovale**, dies haben 25 % der Bevölkerung!, jedoch nur in 5 % d.F. hämodynamisch relevant (und nur dann ist dies bei entsprechender Klinik eine Ind. für eine Ther.)

In 10-20 % Kombination mit Fehlmündung der re. Lungenvenen in den re. Vorhof (= partielle Lungenvenenfehlmündung)

Sinus-venosus-Defekt: sehr seltener, hochsitzender Defekt an der Einmündung d. V.cava

<u>Ostium-primum-Defekt</u> (ASD I): Defekt im unteren Anteil des Septums, oft mit Fehlfunktion od. Spaltbildung in der AV-Ebene (s.u. Defekte des AV-Kanals)

<u>Path:</u> Kinder: Defektdurchmesser von 2-17 mm, Erwachsene: 1-4 cm, ist der Defekt >2 x >2 cm groß, so sind beide Vorhöfe funktionell gleichgeschaltet (= "common atrium") ⇨ **Links-Rechts-Shunt** auf Vorhofebene mit Druck- u. Volumenbelastung des re. Herzens, funktionelle/relative Stenose der Pulmonalklappe durch den verstärkten Blutfluss

Bei lang bestehendem Defekt (>20 J.) ⇨ Entwicklung einer EISENMENGER-Reaktion (= Shuntumkehr: Umwandlung des Links-Rechts-Shunts in einen Rechts-Links-Shunt)

<u>Klin:</u> Kleine (u. auch größere) ASD sind im Kindesalter meist **asymptomatisch**.

Symptomatisch: Dyspnoe (Atemnot bei Belastung), erhöhte Infektneigung (gehäufte Bronchitiden), Leistungsinsuffizienz, Gedeihstörung, supraventrikuläre Arrhythmien

Gefahr der **paradoxen Embolie** (venöse Thromben können durch den Septumdefekt vom re. in den li. Vorhof und somit in das arterielle Stromgebiet gelangen ⇨ Hirninfarkt)

Diag: Auskultation: bei ASD II Holosystolikum über dem 2. ICR li., **fixiert gespaltener 2. HT**
Farbkodierte Duplexsonographie: Shunt darstellbar, paradoxe Septumbewegung
EKG: Rechtsherzhypertrophiezeichen, hohe P-Welle, Steiltyp, inkompl. Rechtsschenkelblock
Herzkatheter: zur Diag. u. gleichzeitigen interventionellen Ther.

Ther: Ind: Links-Rechts-Shunt **>40 %** des Herzminutenvolumens. Der Eingriff ist meist planbar und sollte vor dem 5. Lj. stattfinden.
Interventionelles Einbringen eines **doppelten Schirmchens** aus Metallgitter/Kunststoff (Amplatzer™ Septal Occluder) über einen Katheter, dieses spannt sich vor und hinter dem Defekt auf und okkludiert diesen, wird dann im Laufe der Zeit von Endokard überwachsen (s. Abb., spart die aufwändige Op bei guter Erfolgsrate), neu auch mit resorbierbarem Implantat. Ist dies nicht mögl., dann operativer Verschluss des Defektes durch Naht od. Einnähen eines Kunststoffpatches.

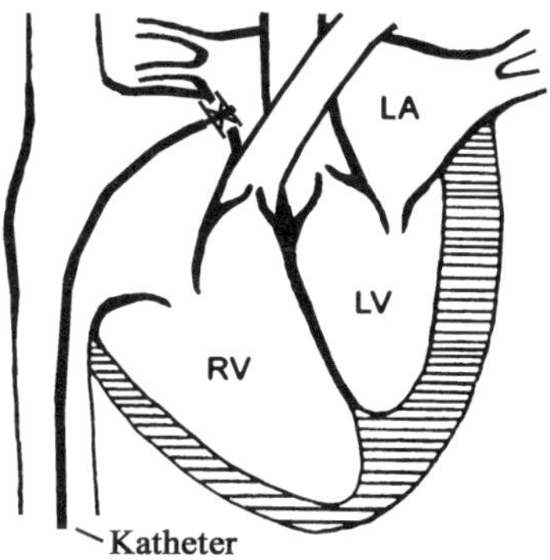

Prog: Gut, ¾ der Kinder können interventionell behandelt werden, bei Op Sterblichkeit bei unkompliziertem Vorhofseptumdefekt <1 %, bei stärkerer Drucksteigerung im kleinen Kreislauf (EISENMENGER-Reaktion) bis über 10 %

Lutembacher-Syndrom

Path: Kombination eines ASD II mit angeborener od. erworbener Mitralstenose, ICD-10: Q21.1
⇨ Obstruktion der linksventrikulären Einflussbahn ⇨ **großer Links-Rechts-Shunt** mit frühzeitig beginnender pulmonaler Hypertonie und Pulmonalgefäßsklerose

Ther: Offene Kommissurotomie od. prothetischer Ersatz der Mitralklappe + Verschluss des ASD II

Prog: Op-Letalität bei Kindern mit angeborener Stenose u. pulmonaler Hypertonie hoch

Defekte des AV-Kanales

Syn: **Atrioventrikular**-Kanaldefekte, AV-Septumdefekt (AVSD), Endokardkissen-Defekte, ICD-10: Q21.2

Lok: Man unterscheidet einen totalen und einen partiellen AV-Kanal:
Partieller AV-Kanal betrifft den **tiefsitzenden** Anteil des Vorhofseptums = **ASD I** (Ostium-primum-Defekt) und eine leichte Missbildung der AV-Klappen (**Spalten** ["cleft"] im anterioren Mitral- oder im septalen Trikuspidalsegel). Der AV-Klappenring ist komplett angelegt.
Totaler AV-Kanal hat einen tiefsitzenden Vorhofseptumdefekt, einen hohen Ventrikelseptumdefekt und durch den Verlust des septalen Klappenansatzes einen AV-Klappendefekt.

Path: Die Defekte des AV-Kanals beruhen auf einer Hemmungsmissbildung der Endokardkissen an der Kontaktstelle von Septum primum, Ventrikelseptum und AV-Klappenanlage.
Pathophysiologisch kommt es zu Kurzschlussverbindungen auf **Vorhof- und Ventrikelebene** (**Links-Rechts-Shunt**) sowie zu **Insuffizienzen** der AV-Klappen (insb. Mitralklappe) od. Ausbildung einer gemeinsamen mehrsegeligen AV-Klappe, sog. „Kanalklappe“ mit 4-7 Klappensegeln.
Zusätzlich begleitende Fehlbildungen mögl.: Ventrikelhypoplasie, Aortenisthmusstenose
Defekte des AV-Kanals kommen gehäuft bei Trisomie 21 (DOWN-Syndrom) vor.

Klin: Partieller AV-Kanal + ASD I: Symptome wie bei ASD (s.o.), jedoch ausgeprägter
Totaler AV-Kanal ⇨ pulmonale Hypertonie, Pulmonalgefäßsklerose, progrediente Linksherzinsuffizienz, rezidiv. pulmonale Infekte, frühzeitige EISENMENGER-Reaktion mögl.

Diag: Auskultation: Systolikum 3. ICR li. (VSD-Geräusch) + hochfrequentes systolisches Mitralinsuffizienzgeräusch über der Herzspitze
Farbkodierte Duplexsonographie: Shunts darstellbar, Mitralklappeninsuffizienz

Ther: Op-Ind. bei Diagnosestellung gegeben., Op-Zeitpunkt: partieller AV-Kanal und ASD I zw. 1.

u. 3. Lj., bei totalem AV-Kanal Op oft schon im Säuglingsalter notwendig

Op: ASD I u. partieller AV-Kanal: Patchverschluss des Defektes (aus Perikard oder Dacron, Gore-Tex®), Rekonstruktion der AV-Klappen oder Prothesenersatz

Totaler AV-Kanal: wie bei ASD I und partiellem AV-Kanal + Verschluss des Ventrikelseptums mit einem weiteren Patch (sog. 2-Patch-Technik)

Prog: Op-Letalität für ASD I und partiellen AV-Kanal <2 %, totaler AV-Kanal >20 %

Kompl: Op: AV-Knoten-Verletzung (AV-Blocks III°) ⇨ Herzschrittmacher erforderlich
persistierende Klappeninsuffizienzen bei großer Defektausdehnung mögl.

Ventrikelseptumdefekt

Syn: **VSD**, Kammerseptumdefekt ICD-10: Q21.0

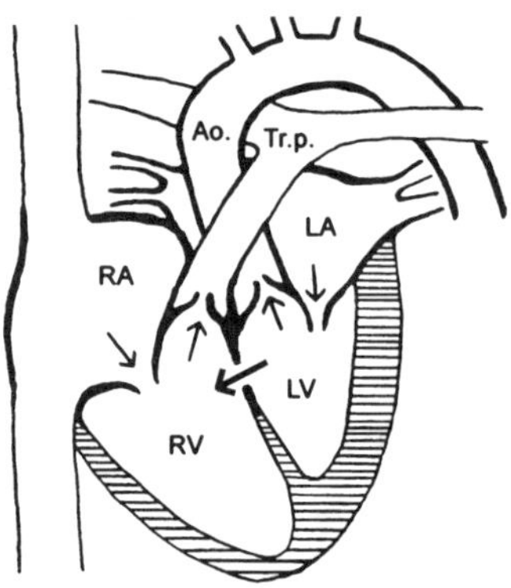

Lok: Membranöser VSD (70 % d.F., s. Abb.): unterhalb der Crista supraventricularis im Bereich des membranösen Septums (sehr hochsitzende Defekte können auch den AV-Kanal mit einbeziehen, Inlet-Typ)

Perimembranöser VSD: reicht tiefer bis in die muskulären Septumanteile

Muskulärer VSD: nur im muskulären Septumanteil, evtl. multiple Defekte

Path: **Häufigster angeborener Herzfehler** (ca. 30 % d.F.), isoliert oder als Teil komplexer Vitien (½ d.F.)

Klin: Kleine Defekte können klinisch stumm sein (Druckunterschied zwischen li. u. re. Herzen bleibt erhalten), außer einem lauten auskultatorischen Systolikum

Große Defekte: Linksherzinsuffizienz, Dyspnoe, Tachypnoe, Trinkschwäche, Gedeihstörung, Schwitzen, Links-Rechts-Shunt ⇨ bei längerer Dauer Pulmonalgefäßsklerose

Diag: Auskultation: Holosystolikum über 3.-4. ICR li. (je größer der Defekt, umso leiser ist das Geräusch), farbkodierte Duplexsonographie: Shunt darstellbar

Ther: Kleine Defekte können sich spontan verschließen ⇨ abwartende Haltung

Mittlere Defekte können wie die Vorhofseptumdefekte interventionell (s.o.) mit einem doppeltem (asymmetrischen) Schirmchen verschlossen werden (Amplatzer™ Membranous VSD Occluder od. Nit-Occlud Lê-VSD-Spirale)

Op-Ind: bei großen Defekten wegen Gefahr der bakteriellen Endokarditis stets gegeben, Korrektur möglichst im 1. Halbjahr (bei Vorliegen einer EISENMENGER-Reaktion durch pulmonale Hypertonie mit Shuntumkehr ist das Kind inoperabel ⇨ dann Ther. nur noch mit einer Herz-Lungentransplantation mögl.)

Op: Verschluss des Defektes durch direkte Naht oder durch Einnähen eines Dacronpatches, Endokarditisprophylaxe für 6 Monate postop.

Prog: Selbstständiger Verschluss in den ersten Lebensjahren mögl. (insb. bei muskulärem Defekt), Op-Letalität: <5 %, bei erhöhtem Pulmonalgefäßwiderstand bis >20 %

Kompl: Kombination mit anderen Vitien, Gefahr einer bakteriellen Endokarditis
Op: AV-Knoten-Verletzung (AV-Blocks III°) ⇨ Herzschrittmacher erforderlich

Persistierender Ductus arteriosus BOTALLI

Syn: PDA, Ductus arteriosus BOTALLI, Duct.arteriosus persistens od. apertus, ICD-10: Q25.0

Lok: Der Ductus arteriosus (BOTALLI) ist im **Fetalkreislauf physiologisch** und dient zur Umgehung der nicht ventilierten Lunge und verbindet den Pulmonalarterienstamm am Ursprung der A.pulmonalis sinistra mit der Aorta descendens distal des Abgangs der A.subclavia sinistra. Dieser schließt sich im Normalfall 10-15 Std. post partum funktionell und ist nach den ersten 3 Lebensmonaten dann auch strukturell obliteriert zum Lig.arteriosum.

Path: Bleibende Kurzschlussverbindung zwischen System- und Lungenkreislauf ⇨ **Links-Rechts-Shunt** (s. Abb.) ⇨ Volumenbelastung des Lungenkreislaufes mit den Folgen der

Widerstandserhöhung und der Rechtsherzbelastung

Epid: Häufigste kardiovaskuläre Störung bei **Frühgeborenen**
Prävalenz: <1.000 g 42 %, 1.000-1.500 g 21 %, >1.500g 7 %, reife Neugeborene 0,04 %

Klin: Kleine PDA verursachen keine Symptome.
Frühgeborene: hämorrhagisches Lungenödem, Verschlechterung der Beatmungssituation
Zeichen einer Herzinsuffizienz, Tachy-/Dyspnoe, Hepatomegalie und Gedeihstörung

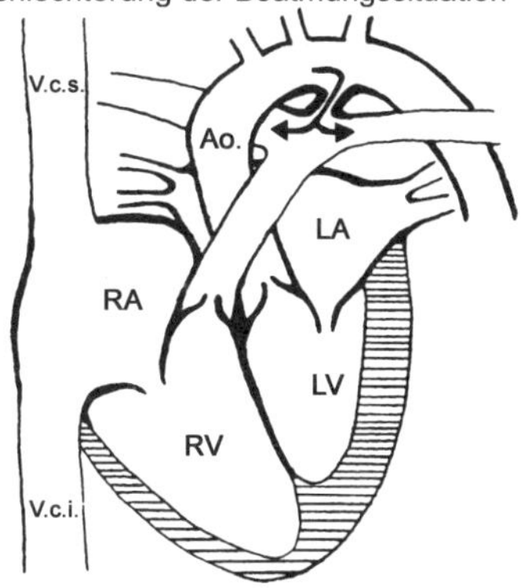

Diag: Auskultation: **Maschinengeräusch** (systolisch-diastolisches Herzgeräusch 2. ICR li.)
Farbkodierte Duplexsonographie: Shunt darstellbar (Fluss v. d. Aorta in den Tr.pulmonalis)
EKG: Herzhypertrophiezeichen, P-sinistroatriale
Herzkatheter: zur Diag. u. gleichzeitigen interventionellen Ther.

Ther: Bei Frühgeborenen mit kleinem Ductus: Ibuprofen-Gabe i.v. 10 mg/kgKG, am Tag 2 u. 3 je 5 mg/kgKG (**Prostaglandin-Synthesehemmer** ⇨ antagonisiert den gefäßerweiternden Effekt der Prostaglandine)
Bei hämodynamisch nicht relevantem (silent) Ductus im Neugeborenen/Säuglingsalter abwarten, da Spontanverschluss mögl.
Relevanter Ductus (pulmonale Hypertonie, Herzinsuffizienz) **katheterinterventioneller Verschluss** mit Spiralen (COOK®-Coils) od. Maschengeflechten (Amplatzer™ Duct Occluder) für Kinder ab ca. 4 kgKG, postinterventionell Endokarditisprophylaxe für 6 Monate
Ist ein interventioneller Verschluss nicht mögl. (Frühgeborene), dann Op: **thorakoskopischer Verschluss** mit Clips od. offene Op. mit doppelter Ligatur des Ductus.

Prog: Gut, interventionelle Verschlussrate 90-100 %, Op-Letalität <2 % (höher bei bereits manifester Drucksteigerung im kleinen Kreislauf)

Kompl: Kombination mit anderen Vitien
Gefahr einer bakteriellen Endokarditis
Pulmonale Belastung ⇨ Bronchopulmonale Dysplasie, Pneumonie, Bronchitiden
Nekrotisierende Enterokolitis, periventrikuläre Leukomalazie
Op: Chylo- und Pneumothorax, Schädigung des N.phrenicus od. N.laryngeus

DD: **Aortopulmonales Fenster** (A. pulmonalis kommuniziert mit Aorta ascendens, gleiche Auswirkungen wie PDA ⇨ sofortiger operativer Verschluss indiziert), arteriovenöse Fisteln, Koronararterienfisteln, kombiniertes Aortenvitium, Truncus arteriosus communis mit Klappeninsuffizienz, ein weit offener Ductus kann eine relevante Aortenisthmusstenose maskieren

FALLOT-Tetralogie

Path: Herzfehlerkombination aus (s. Abb., ICD-10: Q21.3):
1. **Rechtsventrikulärer Ausflussbahnobstruktion** (= Pulmonalstenose)
2. **Ventrikelseptumdefekt** (VSD) u. einer über dem Defekt
3. **Reitenden Aorta** (Aorta ist nach rechts verlagert) und
4. **Rechtsventrikulärer Hypertrophie**

Bei zusätzlichem Vorhofseptumdefekt vom Secundum-Typ/offenem Foramen ovale spricht man von der FALLOT-Pentalogie. Die Kombination aus Pulmonalstenose, Vorhofseptumdefekt u. Rechtsherzhypertrophie wird FALLOT-Trilogie genannt.

In etwa 50 % der Fälle kommt es durch die Hypertrophie der Crista supraventricularis zu einer infundibulären **Pulmonalstenose**, in der myokardiale Anteile enthalten sind. Der Grad der Stenose ist hier von der Kontraktilität des Herzens abhängig und kann durch Betablocker od. Sedativa günstig beeinflusst werden. In ca. 25-40 % liegt zusätzlich eine valvuläre Pulmonalstenose vor. Die pulmonale Gefäßbahn kann durch den verminderten Blutdurchfluss auch hypoplastisch angelegt sein. Durch die starke pulmonale Obstruktion ist der Widerstand im Pulmonalkreislauf schon primär höher als der Systemwiderstand = **Rechts-Links-Shunt** ⇨ verminderte Oxygenierung = zyanotischer Herzfehler.

Der Ventrikelseptumdefekt hat meistens die Größe des Aortenringes, ist druckausgleichend und liegt unterhalb des rechten Segels der Aortenklappe.

Die Lagebeziehung von Aortenwurzel und VSD wird als Überreiten der Aorta beschrieben (Abgang der Aorta liegt über dem Defekt). Der Grad des Reitens kann verschieden sein, bei starkem Überreiten kann der rechte Ventrikel sein Blut direkt durch den VSD in die Aorta auswerfen.

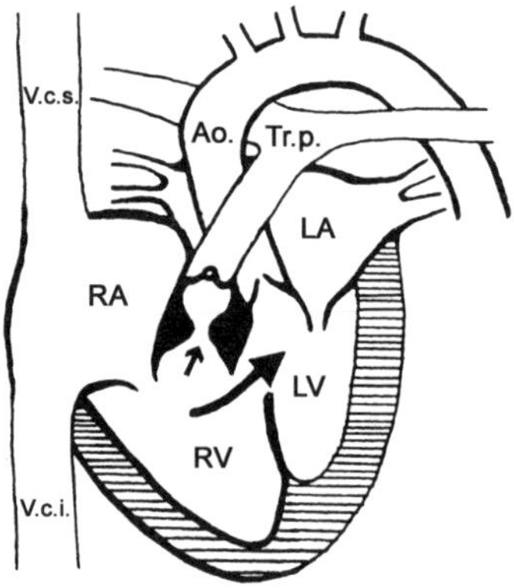

Assoziiert mit Trisomie 21 und Aortenbogenanomalien, Fehlbildungen der Koronararterien.

Klin: Auftreten von Symptomen meist schon in den ersten beiden Lebenswochen: Zyanose („blue baby") hauptsächlich von Mund/Händen/Füßen, v.a. bei Belastung, Trinkschwäche, Gedeihstörung

Unbehandelt Trommelschlägelfinger, Uhrglasnägel, Polyglobulie, Hockerstellung

Diag: Auskultation: raues tiefes Mesosystolikum im 2.-3. ICR li. (Pulmonalstenose)

Farbkodierte Duplexsonographie: infundibuläre od. valvuläre Pulmonalstenose und Shunt darstellbar

Druckgradientbestimmung (der Grad der Obstruktion der rechtsventrikulären Ausflussbahn und des Überreitens der Aorta bestimmen wesentlich die hämodynamischen Verhältnisse)

EKG: Rechtsherzhypertrophiezeichen, Rechtstyp, T-Negativierung in III

Herzkatheter: Ausmaß der Pulmonalstenose u. Lungengefäßhypoplasie, Ausmaß des VSD, zusätzliche aortopulmonale Kollateralen, Koronararterienanomalien

Ther: Op-Ind: stets gegeben, da ohne Op. nur 10 % der Kinder das Erwachsenenalter erreichen.

Ist die Symptomatik im Säuglingsalter rasch progredient oder liegen hypoplastische Pulmonalarterien vor, wurde früher zunächst ein Palliativeingriff vorgenommen: Verbindung zwischen A.subclavia und ipsilateraler A.pulmonalis = BLALOCK-TAUSSIG-Shunt (aortopulmonales Fenster ⇨ Bluteinstrom in das Lungengefäßsystem wird erhöht ⇨ Oxygenierung des Blutes verbessert, das hypoplastische Pulmonalgefäßbett wird erweitert und der minderentwickelte linke Ventrikel trainiert).

Heute wird meist der erforderliche Korrektureingriff bereits primär und ohne vorherige Shunt-Op im 1. Lj. durchgeführt: Patchverschluss des VSD, Resektion der obstruktiven Infundibulummuskulatur und gegebenenfalls pulmonale Valvulotomie.

Prog: Ohne Ther. versterben 20-30 % der Patienten im 1. Lj. Mit Op in über 80 % d.F. gute Langzeitergebnisse, Op-Letalität: 5-10 %.

Kompl: Hypoxämischer Anfall: schwere Zyanose, Anstieg der HF (>140-160/min), Bewusstseinsverlust ⇨ Ther: Sauerstoffgabe, Erhöhung des systemischen Widerstandes (Noradrenalin), Betablocker (z.B. Propranolol), ggf. Sedierung, umgehende Op-Planung und -Durchführung

Op: häufigste Spätfolge/Komplikation: Herzrhythmusstörungen

DD: Truncus arteriosus communis, singulärer Ventrikel, Transposition d. großer Arterien, Double-outlet-right-Ventrikel, EBSTEIN-Anomalie, VSD mit EISENMENGER-Reaktion, Trikuspidalatresie mit reduzierter Lungenperfusion

Ebstein-Anomalie

Syn: EBSTEIN-Syndrom, ICD-10: Q22.5

Path: Fehlgebildete und **tiefer verlagerte Trikuspidalklappe** ⇨ Atrialisierung von Teilen des rechten Ventrikels und Trikuspidalklappeninsuffizienz. Durch den **kleinen und schwachen rechten Ventrikel** und die mangelnde Vorhofkontraktion entsteht über einen ASD oft ein Rechts-Links-Shunt mit zentraler Zyanose. Häufig Herzrhythmusstörungen durch akzessorische Leitungsbahnen (WPW-Syndrom, s.u.) mit paroxysmalen supraventrikulären Tachykardien.

Klin: Je nach Schweregrad Zyanose, Dyspnoe, Trinkschwäche, Gedeihstörungen, Rechtsherzinsuffizienz mit Hepatomegalie, Ödemen, Aszites, **Herzrhythmusstörungen**

Diag: Auskultation: Galopprhythmus zw. 1. u. 2. HT, ein 3. HT durch lange Trikuspidalsegel
EKG: ausgeprägte Schenkelblockbilder, oft breite u. hohe P-Wellen (P-dextroatriale), Zeichen eines WPW-Syndroms (verkürzte PQ-Zeit, Delta-Welle, verbreiteter QRS-Komplex)
Echokardiographie: Darstellung der Klappenverlagerung, Nachweis der TK-Insuffizienz

Ther: Op-Ind: bei starker Zyanose, persistierenden Rhythmusstörungen, zunehmender Trikuspidalklappeninsuffizienz
Op: Patchverschluss des ASD und Rekonstruktion od. Ersatz der Trikuspidalklappe, bei schwerer Anomalie univentrikuläre Korrektur wie bei Trikuspidalklappenatresie (s.u.)

Prog: Hohe neonatale Letalität bei symptomatischen Neugeborenen (od. bei bereits pränataler Diagnose), Op-Letalität 5-20 %, dann aber mit guten Langzeitergebnissen. Auch asymptomatische Varianten mögl.

Kompl: Häufig weitere Anomalien: ASD oder persistierendes Foramen ovale (90 % d.F.), ¼ d.F. VSD, Fallot-Tetralogie, Aortenisthmusstenose od. Transposition der großen Arterien

Trikuspidalklappenatresie

Path: Trikuspidalklappe nicht angelegt oder von Geburt an verschlossen ⇨ rechter Ventrikel nur rudimentär entwickelt, Blutaustausch in den Systemkreislauf durch einen großen Vorhofseptumdefekt. Über einen oder mehrere Ventrikelseptumdefekte oder über einen großen persistierenden Ductus arteriosus gelangt das Blut wieder in den rechten Ventrikel und in die Lungenstrombahn.

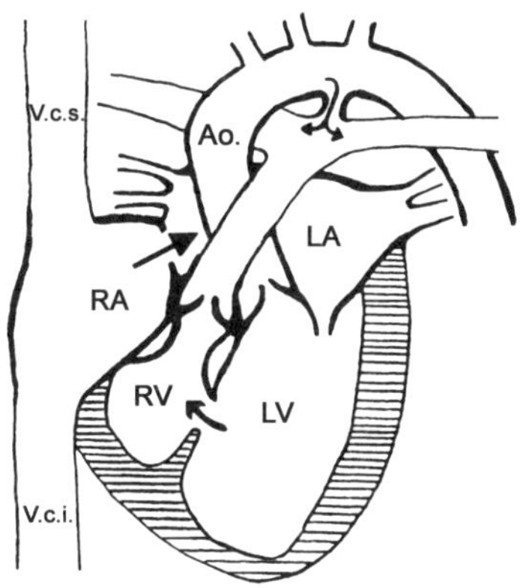

Klin: Zentrale Zyanose, Leistungsminderung, Infektanfälligkeit, Neigung zu synkopalen Anfällen

Ther: Op-Ind: immer gegeben. Funktionelle Korrektur (Operation nach FONTAN) ⇨ direkte Verbindung der oberen und der unteren Hohlvene mit der rechten Pulmonalarterie oder dem Truncus pulmonalis (totale cavopulmonale Connection). Die Öffnungen im Ventrikelseptum und die Öffnung der Pulmonalarterie im rechten Ventrikel werden durch Kunststoffpatches verschlossen. Es verbleibt funktionell nur der li. Ventrikel = sog. univentrikuläre Korrektur.

Prog: Ohne Op sterben 90 % der Kinder im ersten Lebensjahr. Op-Letalität: 5-20 %

DD: Pulmonalatresie (mit VSD od. offenem Duct.arteriosus BOTALLI, sonst nicht lebensfähig)
Double-inlet-left-Ventrikel: beide Vorhöfe münden im li. Ventrikel, meist weitere Fehlbildungen (Pulmonalstenose, Lungenvenenfehlmündung, Transposition der großen Arterien)

Totale Lungenvenenfehlmündung

Path: TLVF: Lungenvenen münden alle nicht im linken Vorhof, sondern im **rechten Vorhof** oder in der **V.cava** superior od. inferior (selten sogar in der Pfortader). Lebensfähigkeit nur bei gleichzeitigem Kurzschluss vom rechten zum linken Herzen (großer ASD). ICD-10: Q26.2
Starke **Rechtsherzbelastung** und vermehrte Lungendurchblutung sowie relative **pulmonalvenöse Stauung** schon in den ersten Lebenswochen.

Klin: Schon in den ersten Lebenswochen schwere pulmonale Hypertonie und Herzinsuffizienz mit Zyanose, **Lungenödem**, Dyspnoe bis zur Beatmungspflicht mögl., Hepatomegalie, Gedeihstörung

Diag: Auskultation: feinblasige RGs (Lungenödem!, DD: Pneumonie)
Echokardiographie: vergrößerter re. Vorhof u. Ventrikel, ASD-Shunt, erweiterter Pulmonalstamm

Ther: Op-Ind: stets gegeben; ggf. Ballonatrioseptostomie (nach RASHKIND) bei Herzkatheteruntersuchung (damit Blutaustausch re.-li. mögl.), bei respiratorischer Insuffizienz Beatmung

Op: funktionelle Verbindung (direkte Anastomose od. mit einem Patch) der Lungenvenen im Bereich ihres Zusammenflusses mit dem linken Vorhof

Prog: Ohne Op versterben 75 % der Kinder im 1. Lj., Op-Letalität hoch (bis 30 %), überlebende Kinder haben eine sehr gute Langzeitprognose

DD: Partielle Lungenvenenfehlmündung: Transposition nur einer od. mehrerer Lungenvenen (meist auch mit ASD), Rechtsherzbelastung u. pulmonale Perfusion geringer als bei TLVF

SCIMITAR-Syndrom: sehr seltene, partielle Lungenvenenfehlmündung nur der re. Lungenvenen, diese münden in die V.cava inf., Unterentwicklung der rechten Lunge und/oder des re. Bronchialbaums und Verlagerung des Herzens nach rechts

Transposition der großen Arterien

Syn: TGA, ICD-10: Q20.3

Path: **Rotationsanomalie** der großen Gefäße in der Embryonalentwicklung ⇨ Aorta entspringt dem re. Ventrikel, Tr.pulmonalis dem li. Ventrikel ⇨ Rezirkulation des arteriellen Blutes in die Lungenstrombahn und des venösen Blutes in den Systemkreislauf ⇨ TGA-Patienten sind nur lebensfähig bei zusätzlichen Kurzschlüssen (z.B. ASD, VSD, PDA, s. Abb.)

Kombination mit weiteren Fehlbildungen (Pulmonalstenose, Aortenisthmusstenose) mögl.

Epid: m > w (2-3:1)

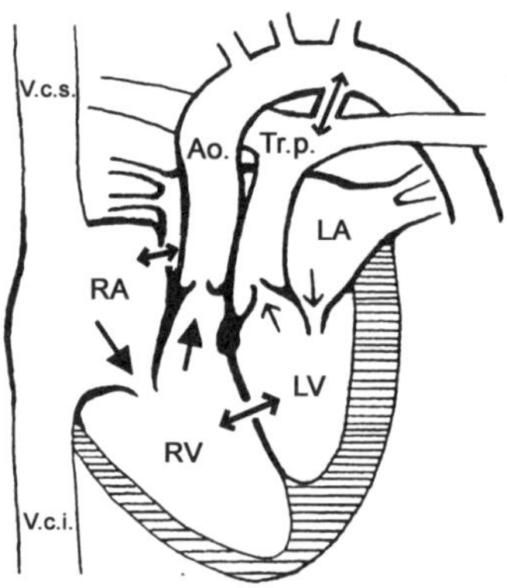

Klin: Sobald sich der Ductus BOTALLI verschließt (3.-4. Lebenstag), starke zentrale **Zyanose** mit vermehrter Lungendurchblutung, Tachykardie, lebensbedrohliche Herzinsuffizienz, Dyspnoe, metabolische Azidose bis zum Schock. Bei guten Kurzschlussverbindungen kann die Zyanose fehlen.

Diag: Echokardiographie: **fehlende Überkreuzung** der Ausflusstrakte, weitere kardiale Fehlbildungen?

Herzkatheter: zur Diag. u. ggf. gleichzeitigen interventionellen Ersttherapie

Ther: Prostaglandin E_1-Infusion (0,01-0,03 µg/kgKG/Min.) zum Offenhalten des Ductus BOTALLI bis zur Op., ggf. auch Palliativeingriff in den ersten Lebenstagen erforderlich: Ballonatrioseptostomie (n. RASHKIND) während der ersten Herzkatheteruntersuchung (damit Blutaustausch re.-li./li.-re. mögl.).

Op: **Frühzeitige Korrektur** des Herzfehlers in den ersten Lebenswochen, verschiedene Verfahren mögl. (sehr aufwändige und schwierige Op): wenn mögl. anatomische Korrektur (**Switch-Operation** n. JATENE) durch Versetzen der großen Gefäße entsprechend der anatomisch korrekten Position u. Verlagerung der Koronarostien auf die neue Aortenwand

alternativ funktionelle Korrektur auf Vorhofebene (nach MUSTARD od. SENNING) ⇨ Kunststoffpatch (MUSTARD) oder eigenes Körpergewebe (SENNING) wird so eingenäht, dass eine Umleitung der Blutströme auf Vorhofebene stattfindet

Prog: Ohne Op sterben 90 % der Kinder im 1. Lj., Op-Letalität 10-20 %, 5-JÜR heute über 90 %

Kompl: Spätkomplikationen: Myokardischämie (nach Versetzen der Koronararterien), Herzinsuffizienz, Stenosen, Herzrhythmusstörungen

DD: Double-outlet-Ventrikel: Aorta + Pulmonalarterie entspringen beide dem meist re. Ventrikel (DORV, seltener auch dem li. = DOLV), zusätzlich immer VSD (sonst nicht lebensfähig)

TAUSSIG-BING-Komplex: sehr seltene inkomplette Form der TGA ⇨ Aorta entspringt dem re. Ventrikel, Pulmonalarterie reitet über VSD und nimmt Blut aus re. und li. Ventrikel auf

Hypoplastisches Linksherzsyndrom (s.u.)

Truncus arteriosus communis

Syn: TAC, Truncus arteriosus, ICD-10: Q20.0

Path: Gestörte embryonale Septierung ⇨ aus beiden Ventrikeln zusammen entspringt nur eine große singuläre Arterie (Truncus arteriosus) mit nur einer „Aortopulmonalklappe“ (sog.

Truncusklappe, mit meist 4 Taschenklappen, häufig auch insuffizient). Über einen VSD sind beide Ventrikel miteinander verbunden. Aus dem **gemeinsamen Truncus** gehen dann die Aorta, Pulmonalarterien u. Koronararterien ab.

Etlg: n. COLLET u. EDWARDS, abhängig vom Pulmonalarterienursprung:
Typ I (häufigster, s. Abb.) - gemeinsamer Pulmonalstamm aus dem Truncus
Typ II - li. u. re. Pulmonalarterie entspringen separat an der Truncushinterwand
Typ III / IV - Ursprung seitlich am Truncus od. Aorta

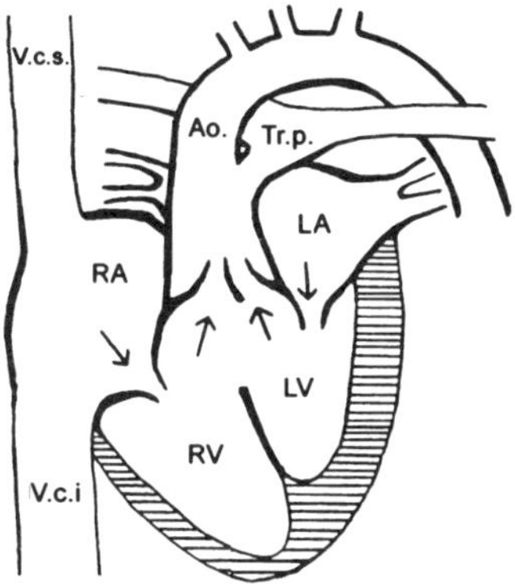

Klin: Zyanose (Blut ist immer gemischt), pulmonale Hypertonie, Dyspnoe, Trinkschwäche, Herzinsuffizienz

Diag: Echokardiographie: ein weites arterielles Gefäß, Pulmonalarterien entspringen der Aorta

Ther: Korrekturoperation in den ersten Lebensmonaten, RASTELLI-Op: Verschluss des VSD an der re. Aortenwand, Truncus arteriosus wird zur Aorta, zwischen abgesetzter Pulmonalarterie u. re. Ventrikel wird ein Homograft/Conduit mit Klappenprothese implantiert, Endokarditisprophylaxe für 6 Mon. postop. Mit dem Wachstum sind dann später ggf. noch Korrekturoperationen erforderlich.

Prog: Ohne Op sterben 80 % der Kinder im 1. Lj., mit Op gut, Op-Letalität 10 %

Kompl: Begleitanomalien: Anomalien der Koronararterien, Rechtsaortenbogen u. bereits frühzeitige EISENMENGER-Reaktion (Rechts-Links-Shunt)

Aortenisthmusstenose

Syn: ISTA, Coarctatio aortae (CoA), ICD-10: Q25.1

Lok: Der Aortenisthmus ist in der Fetalzeit die engste Stelle der Aorta und liegt distal des Abgangs der linken A.subclavia, am Übergang vom Aortenbogen zur Aorta descendens. Postnatal weitet sich der Aortenisthmus normalerweise in den ersten 2 Lebensmonaten.

Etlg: Je nach Lagebeziehung zum Ductus arteriosus BOTALLI in **präduktale** (infantile, s. Abb.) und **postduktale** (erwachsene) Form.

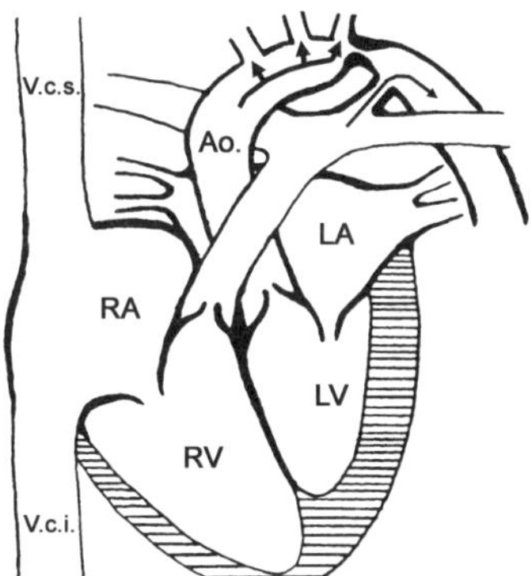

Path: Der Ductus arteriosus bleibt nach Geburt meist noch offen, bei Verschluss akute Dekompensation mit Mangelversorgung der unteren Körperhälfte.
Umgehungskreisläufe über die A.subclavia und die Interkostalarterien bei der erwachsenen Form ⇨ dann keine Mangelversorgung der unteren Körperhälfte.
Chronische Druckbelastung des linken Ventrikels.
Gehäuft beim ULLRICH-TURNER-Syndrom (45,X0) vorkommend. Insg. m > w.

Klin: **Arterielle Hypertonie** der **oberen Körperhälfte**, mangelnde Durchblutung der unteren Körperpartien (Radialispuls normal, Femoralispuls stark abgeschwächt oder gar nicht palpabel)
Zyanose der **unteren** Körperhälfte bei präduktaler Form mit offenem Ductus BOTALLI ⇨ Blut strömt aus dem re. Herzen (A.pulmonalis) über den Duct. arteriosus in die Aorta descendens ⇨ minderoxygeniertes Blut gelangt in die untere Körperpartie (Rechts-Links-Shunt)
Klinisch: "warme Hände - kalte Füße", Trinkschwäche, Gedeihstörung, Nasenbluten, Kopfschmerzen, untere Körperhälfte: Parästhesien, Muskelschwäche u. -krämpfe, Claudicatio

Diag: Auskultation: Systolikum über 2.-4. ICR li. und dorsal paravertebral links
Echokardiographie: Stenosendarstellung, ggf. ASD- / VSD-Nachweis

Röntgen-Thorax: **Usuren der Rippen** (bei der erwachsenen Form durch hypertrophierte Interkostalarterien als Umgehungskreislauf)

Sehr gute Darstellbarkeit mit 3-D-MRT

Ther: Op-Ind: präduktale Form: Dekompensation des Leidens häufig schon in den ersten Lebenstagen ⇨ fast immer (frühe) Op. notwendig (präoperativ Prostaglandin E_1-Infusionen (0,01-0,03 µg/kgKG/Min.) zum Offenhalten des Ductus arteriosus)

Postduktale Form: häufig lange klinisch stumm, Op od. Intervention indiziert bei Linksherzinsuffizienz od. übermäßiger Hypertonie in der oberen Körperhälfte

Op: kurzstreckige Stenosen ⇨ Resektion der Engstelle und End-zu-End-Anastomose

langstreckige Stenosen ⇨ Einnähen eines Erweiterungspatches aus Dacron (nach VOß-SCHULTE) oder Einsetzen der distal abgesetzten A.subclavia als Erweiterungspatch (Subclavian-Flap-Technik)

Interventionell: Ballondilatation der Engstelle mit Einlage eines speziellen Stents (eher bei der erwachsenen Form od. Restenose)

Prog: Hohe Letalität im 1. Lj. ohne Therapie (präduktale Form). Mittlere Lebenserwartung ohne chirurgische Intervention bei postduktaler Form 35 J., Op-Letalität: 2-3 %

Kompl: Häufig weitere kardiale (Septumdefekte) und auch andere Fehlbildungen (30 % d.F.)

Herzinsuffizienz, Nierenversagen bei zu geringer Durchblutung der unteren Körperhälfte

Op: Ischämie des Rückenmarks (Paraplegie), nach Patch-Plastik (insb. im Erwachsenenalter) Spätaneruysmen nach Jahren mögl.

Proph: Bei pränatalem Nachweis einer Aortenisthmusstenose ist eine materno-fetale Hyperoxygenierung mögl. (Schwangere atmet über eine Maske mehrfach über 4 Stunden/Tag 45%igen Sauerstoff ein ⇨ Erweiterung der kindlichen Lungengefäße, erhöhter Lungenblutfluss, deutliche Größenzunahme des fetalen rückständigen Aortenbogens)

DD: Weitere Fehlbildungen des Aortenbogens (sind alle sehr selten):

Unterbrochener Aortenbogen (Aortenhypoplasie, ICD-10: Q25.4): Teil des Aortenbogens (nach dem Abgang der kraniellen Gefäße) ist nicht angelegt, Überleben nur mit offenem Ductus arteriosus (versorgt die untere Körperhälfte). Gehäuft bei DIGEORGE-Syndrom vorkommend (Mikrodeletionssyndrom, Chrom. 22q11 mit T-Zell-Immundefekt). Ther: Prostaglandin-Infusionen bis zur Op, operative Wiedervereinigung des Aortenbogens

Doppelter Aortenbogen (ICD-10: Q25.4): der zusätzliche fehlgebildete Aortenbogen (Aortenbogenring) kann Einschnürungen mit Kompression von Trachea, Ösophagus od. anderer Gefäße verursachen. Klin: bereits im ersten Lebenshalbjahr können Schluckstörungen, Würgereiz u. Erbrechen, inspiratorischer Stridor, Husten, Dyspnoe bis hin zu schwerer Atemnot u. Atemstillstand auftreten. Ther: Resektion des fehlgebildeten 2. Aortenbogens

BLAND-WHITE-GARLAND-Syndrom (ICD-10: Q24.5): Fehlabgang der linken Koronararterie aus der Pulmonalarterie. Klin: in den ersten Lebenswoche symptomatisch mit Myokardischämie, Herzmuskelschwäche, Infarkt. Ther: Implantation der Koronararterie in die Aorta

Hypoplastisches Linksherzsyndrom

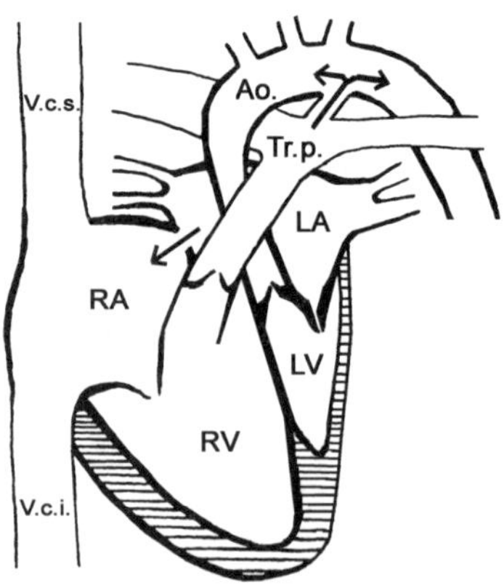

Syn: Linksherzhypoplasie-Syndrom, ICD-10: Q23.4

Path: Fetale Hypoplasie/Stenose/Atresie der Mitralklappe und/od. der Aortenklappe ⇨ Hypoplasie des li. Ventrikels und der Aorta ascendens (oft nur 1/3 des normalen Durchmessers) od. direkt angeborene Hypoplasie. Nur lebensfähig mit gleichzeitigem ASD und offenem Ductus arteriosus (retrograde Perfusion der Koronar- u. Halsarterien), Rechtsherzvergrößerung.

Epid: **Schwerster angeborener Herzfehler**, 1,5 % d.F.

Klin: Postnatale Tachypnoe bis zum kardiogenen Schock: systemische Hypoperfusion, blass-kühle Haut, leicht erniedrigte arterielle Sauerstoffsättigung, progrediente metabolische Azidose, „blue Baby“, Leber- u. Nierenversagen, nekrotisierende Enterokolitis

Diag: Pränatale Sonographie u. Herzechographie: Diagnose meist schon in der 20.-22. SSW beim Organultraschall

Echokardiographie: Aortendurchmesser 2-4 mm (normal: 10-12 mm), Hypoplasiegrad des linken Ventrikels, ASD, weitere assoziierte kardiovaskuläre Fehlbildungen?

Ther: Postnatal Prostaglandin E_1-Infusionen (0,01-0,03 µg/kgKG/Min.) zum Offenhalten des Ductus arteriosus bis zur Op (meist nach 5-7 Tagen Op-Fähigkeit), Intensivtherapie

Op nach NORWOOD (mehrzeitige Op): 1. Aorta wird mit Tr.pulmonalis erweitert (Neo-Aorta) und mit dem re. Ventrikel verbunden, Shuntanlage zwischen Aorta u. A.pulmonalis, Vergrößerung des ASD; 2. Verbindung der re. A.pulmonalis mit der Vena cava sup. (Op nach GLENN), Verschluss des angelegten Shunts; 3. Anschluss auch der V.cava inf. an die A.pulmonalis (Op nach FONTAN) ⇨ damit komplette Kreislauftrennung (V.cava sup. u. inf. sind mit Aa.pulmonales verbunden, li. Vorhof über den re. Vorhof mit dem re. Ventrikel mit der Aorta verbunden, die li. Kammer gibt es dann nicht mehr = **univentrikuläre Korrektur**)

Alternativ: Herztransplantation

Prä- u. postoperative lebenslange Endokarditisprophylaxe

Prog: Ohne Therapie verstirbt das Kind innerhalb weniger Tage, sehr komplexe und risikoreiche Op, Op-Letalität 25 %, 10-JÜR nach Op 60-80 %

Kompl: Weitere Fehlbildungen, z.B. präduktale Aortenisthmusstenose, Endokardfibrose mögl.

DD: Double-outlet-right-Ventrikel, TAUSSIG-BING-Komplex od. komplette Transposition der großen Arterien (s.o.), Double-inlet left/right-Ventrikel (beide AV-Klappen münden in einen Ventrikel)

HERZKLAPPENFEHLER

Def: Es wird zwischen kongenitalen (= angeborenen) u. erworbenen Erkrankungen der Herzklappen unterschieden. Funktionell wird zwischen Stenose und Insuffizienz einer Klappe sowie kombinierten Vitien unterschieden. Es können eine od. mehrere Klappen betroffen sein.

Ät:
- **Angeboren** = Schädigung des Embryo/Fetus in den ersten 3 Schwangerschaftsmonaten, am häufigsten **Pulmonalstenose** u. **Aortenstenose**
- Erworben: **rheumatische Endokarditis** (infektallergische Mitbeteiligung der Herzklappen nach Infektion mit Streptokokken Gruppe A [auch bei C u. G mögl.]) oder direkte **bakterielle Endokarditis** (Endocarditis septica [Staphylokokken, Streptokokken Gruppe D, Enterokokken od. Pilze: Candida], z.B. bei Abwehrschwäche, Fixer-Endokarditis
- Endomyokardfibrose (autoimmunologisch bedingte Verdickung des Endokards + Fibrosierung des Myokards, insb. in Afrika u. Indien auftretend)
- Angeborene Bindegewebserkrankungen: MARFAN-Syndrom, EHLERS-DANLOS-Syndrom
- LIBMAN-SACKS-Syndrom (bei syst. Lupus erythematodes mit verruköser Endokarditis)
- Endocarditis fibroplastica (Syn: LÖFFLER-Syndrom II, Endokardverdickung unklarer Ursache)
- Degenerativ: Fibrosierung und Verkalkung (atherosklerotische Schädigung = Erkrankung der alten Menschen), nach Myokardinfarkt mit Beteiligung des Papillarmuskels

Etlg: Bzgl. der Klinik als Zeichen der **Herzinsuffizienz**, New York Heart Association (**NYHA**)

NYHA I:	Keine subjektiven Beschwerden, körpl. Belastung nicht eingeschränkt
NYHA II:	Beschwerden bei schwerer körperlicher Belastung
NYHA III:	Beschwerden bei leichter körperlicher Belastung
NYHA IV:	**Ruhebeschwerden** = kardiale Dekompensation

Diag:
1. Anamnese und klinische Untersuchung: **typischer Auskultationsbefund** (evtl. mit Phonokardiogramm dokumentieren)
   Aortenvitien in leicht nach vorne gebeugtem Sitzen in Exspiration auskultieren
   Mitralvitien in Linksseitenlage in Exspiration auskultieren
2. EKG: Aortenstenose u. Aorteninsuffizienz: Linkshypertrophiezeichen
   Pulmonalstenose: Rechtsherzhypertrophiezeichen

Mitralstenose: zweigipfliges P, Rechtsherzhypertrophiezeichen
Mitralinsuffizienz: zweigipfliges P, evtl. Linkshypertrophiezeichen

3. Röntgen: Thorax in zwei Ebenen zur Beurteilung der Herzgröße, Stauungszeichen der Lunge (KERLEY-Linien)
4. **Echokardiographie:** heute mit Farbdoppler, CW-Doppler und transösophagealer Technik (**TEE**) ⇨ Flussverhältnisse gut sichtbar, **Druckgradienten** (= Druckwerte vor und hinter der Klappe) und **Klappenöffnungsflächen** lassen sich berechnen.
5. **Herzkatheteruntersuchung** (obligat): Messung der Drücke in allen Bereichen des Herzens, Darstellung der Flussverhältnisse, Ausmessen der Klappenöffnungsflächen

Ther:
- Rekonstruktionsverfahren:
  - Offene Kommissurotomie: bei Stenosen Revision der Klappe am offenen Herzen
  - Klappensprengung: mittels Katheter (= geschlossene Kommissurotomie), hohe Rezidivrate
  - Klappenringeinpflanzung: bei Insuffizienzen, insb. der Mitral- und Trikuspidalklappe
    Op-Verfahren: Raffung des muralen Anteils der Klappe durch einen Ring
  - Bei Klappenprolaps ist eine Raffung des betroffenen Klappenrands durch Naht mögl.
  - Bei Defekten in einer Klappe kann Perikard als Flicken eingenäht werden.
- Herzklappenersatz: Op-Ind: meist ab Stadium NYHA III gegeben
  1. Zugang: mediane Längssternotomie
  2. Extrakorporaler Kreislauf für die Op notwendig: Kanülierung der V.cava und der Aorta ascendens, Pumpfunktion und Oxygenierung durch die Herz-Lungen-Maschine
  3. Das Herz wird nach Abklemmen der großen Gefäße mittels kardiopleger Lösung stillgelegt.
  4. Eröffnung des Herzens, Entfernen oder Belassen der alten Klappe und Einnähen der neuen Klappe im Bereich des Klappenansatzes

  Klappenarten:

  Technische (mechanische) Klappen (Syn: Kunstklappen):
  Kugelklappen (STARR-EDWARDS)
  Flügelklappen (BJÖRK-SHILEY) ⇨ seitlicher Durchfluss
  Zweiflügelklappen (St.JUDE) ⇨ zentraler Durchfluss, große Öffnungsfläche
  Vorteil: lange Haltbarkeit (>25 J.)
  Nachteil: Geräusch, **lebenslange strenge Antikoagulation** mit Cumarinen (Marcumar® nach Quick bzw. INR) erforderlich!

  Biologische Klappen: verfügbar sind Schweineklappen (HANCOCK-Klappe), Rinder-/Pferdeperikardklappen od. menschliche Klappen (Homografts, z.B. von Herzen, die nicht transplantiert werden konnten). Zur besseren Haltbarkeit werden diese heute oft als gestentete Klappen eingesetzt (= auf einen Nahtring montierte Klappen).
  Vorteil: gute (physiologische) Flussverhältnisse, keine Antikoagulation erforderlich
  Nachteil: nach ca. 5 Jahren beschleunigte Degeneration, Perforation od. Segelabriss möglich ⇨ Haltbarkeit von Schweineklappen 5-10 Jahre, Rinder- u. Homografts halten länger. Ind: alte Patienten (>65. Lj.) oder bei **jungen Frauen** mit Kinderwunsch (da keine Antikoagulation notwendig ist). Eine neue Entwicklung sind dezellularisierte Klappen, die nach der Implantation von körpereigenen Endothelzellen besiedelt werden.

  Nachteil aller Klappenarten: Sie **wachsen nicht mit**, daher sind bei kongenitalen Klappenfehlern **wiederholte Operationen der Kinder** bis in d. Erwachsenenalter erforderlich.
- Postoperativ: zur **Endokarditisprophylaxe** s.u.
- Selbsthilfegruppe: Arbeitskreis Gerinnungs- u. Herzklappen-Patienten, Hülsenbergweg 43, 40885 Ratingen, Fax: 02102 32991, Internet: www.die-herzklappe.de

Prog: Durch moderne Op-Technik heute gut. Perioperative Letalität ca. 3 %

Kompl:
* Nahtdehiszenz am Klappenring ⇨ paravalvuläre Lecks, Klappenausriss
* Mechanische Dysfunktion ⇨ Stenosen, Insuffizienzen
* Chronische Hämolyse
* Thrombose/Embolie an der Prothese (insb. Gefahr der Hirnembolie)
* Prothesenendokarditis

* Antikoagulation mit Cumarinen: Blutung, embryotoxisch und hohe Abortrate bei Schwangerschaft
* Schwangerschaft: bei allen Klappenarten erhöhtes Risiko für Herzversagen, Arrhythmien od. Endokarditis der Mutter

Proph:
- Nachkontrollen! (Auskultation, EKG, Echokardiographie)
- **Endokarditisprophylaxe** wurde früher generell und lebenslang bei allen Klappenfehlern z.B. bei Operationen durchgeführt. In den Guidelines der AHA (American Heart Association) von 2007 wird diese nur noch für Pat. mit einem hohen Risiko für einen schweren od. letalen Verlauf durch eine infektiöse Endokarditis empfohlen.

Indikation für antibiotische Endokarditisprophylaxe
- Unkorrigierte zyanotische Herzfehler - Korrigierte Herzfehler mit implantiertem Fremdmaterial (Klappenersatz od. Conduits), bei Klappenrekonstruktionen od. wenn das Fremdmaterial vom Körper mit einem Neoendokard überzogen wird, nur noch in den ersten 6 Mon. nach Op. erforderlich. - Korrigierte angeborene Herzfehler mit Residualdefekten (z.B. turbulente Blutströmung) - Patienten mit Z.n. bakterieller Endokarditis - Patienten mit Z.n. Herztransplantation, die einen Klappenfehler am Transplantat entwickelt haben.

Die Prophylaxe ist dann bei der Durchführung von **instrumentellen/operativen Eingriffen** (z.B. Zahnextraktion, Tonsillektomie usw.) notwendig:
- Bei Eingriffen an Zähnen od. im Respirationstrakt: Amoxicillin 50 mg/kgKG p.os od. Ampicillin i.v. 1 Std. vor dem Eingriff (bei Penicillinunverträglichkeit Clindamycin 20 mg/kgKG, Sobelin® oder Ceftriaxon 50 mg/kgKG, Rocephin®).
  Generell wird die Einhaltung einer **guten Mundhygiene** empfohlen!
- Bei Eingriffen am MDT oder urogenital werden Antibiotika nur noch dann und gezielt gegeben, wenn an infiziertem Gewebe operiert wird.
- Eingriffe in Verbindung mit Infektionen der Haut: Clindamycin 20 mg/kgKG p.os od. i.v. 1 Std. vor dem Eingriff.

Frühere Indikationen für eine Endokarditisprophylaxe, wie z.B. Pat. mit bestehenden Herzklappenfehlern (die aber keiner Op bedürfen, NYHA I-II), erhalten heute keine Endokarditisprophylaxe mehr.

- Technische Klappen: **lebenslange Antikoagulation** mit Phenprocoumon (Marcumar®, Ziel: Quick 20-25 %, INR 2,5-3,5) erforderlich. Vor instrumentellen/operativen Eingriffen muss das Phenprocoumon dann abgesetzt (⇨ Quick >50 %) und durch i.v. Heparin ersetzt werden.

Pulmonalstenose

Etlg: In 90 % d.F. **valvuläre Stenose** (= Pulmonalklappenstenose): Klappen in den Kommissuren verschmolzen u. an die Pulmonalarterienwand angelagert oder Dysplasie

Selten: subvalvuläre (infundibuläre Stenose = trichterförmige Einengung im fibromuskulären Ausflusstrakt unterhalb der Klappenebene), supravalvuläre (im Hauptstammbereich der A. pulmonalis oberhalb der Klappenebene, sog. Pulmonalarterienstenose) oder periphere Stenose (im Bereich peripherer Pulmonalisäste)

Path: Einengungen der Ausflussbahn der rechten Herzkammer ⇨ chronische **Druckbelastung** des **rechten Ventrikels** (erhöhter Druckgradient zwischen re. Ventrikel und A.pulmonalis), konzentrische Hypertrophie, Rechtsherzinsuffizienz, Rechtsherzdilatation. Bei schwerer Stenose erfolgt der Blutabfluss meist über das offene Foramen ovale ⇨ Rechts-Links-Shunt mit Zyanose. Bei kompletter Pulmonalatresie nur lebensfähig mit VSD u. offenem Duct.arteriosus (da sonst die Lungenstrombahn nicht durchblutet würde).

Häufig bei NOONAN-Syndrom (Pseudo-TURNER-Syndrom, s.o.) vorkommend, mit Disposition für die Entwicklung einer juvenilen myelomonozytären Leukämie

Epid: **Häufigster angeborener Klappenfehler** (sind später eher selten), ICD-10: Q22.1

Klin: Je nach Ausprägung der Stenose keine Beschwerden bis schwerstkranke Kinder, evtl. rechtsventrikuläre Pulsationen, Tachydyspnoe, Zyanose, Hepatomegalie u. sog. Herzbuckel

Diag: Auskultation: 4/6-6/6 holosystolisches Pressstrahlgeräusch im 2./3. ICR li. mit Fortleitung nach lateral (bei hochgradiger Stenose ist das Geräusch dann eher leise)

EKG: Rechtsherzhypertrophiezeichen, ggf. inkompletter Rechtsschenkelblock

Echokardiographie: Darstellung der Stenose, Messung des Druckgradienten, Begleitfehlbildungen?

3D-MRT: detaillierte Darstellung auch sehr kleiner Gefäße mögl.

Herzkatheter: Messung des **Druckgradienten** (= Druckdifferenz vor und hinter der Klappe), bei Druckgradient >40 mmHg dann Ballondilatation in gleicher Sitzung

Ther: Valvuläre Stenosen: **Interventionelle Sprengung** der Pulmonalklappe (**Pulmonalvalvuloplastie**) durch die transkutane-transluminale Ballondilatation heute Methode der Wahl

Op.-Ind: dysplastische Klappe, Op: Ablösen und Inzision der an der Pulmonalarterienwand anhaftenden Kommissuren (= operative Valvulotomie)

Subvalvuläre, supravalvuläre oder periphere Stenose: Op: Resektion des Infundibulumbereichs oder Erweiterungsplastik der Ausflussbahn oder der peripheren Strombahn. Bei noch offenem Foramen ovale (häufig) gleichzeitiger Verschluss.

Prog: Sprengung der Pulmonalklappe: sehr gut (lebenslange Kontrollen wegen Restenosierungsneigung, Endokarditisprophylaxe), Operationssterblichkeit von 5 % bis zu 50 % (bei manifester Rechtsherzinsuffizienz).

DD: Double-chambered-right-Ventrikel: subvalvuläre Pulmonalstenose, die den re. Ventrikel in zwei Kammern teilt, fast immer mit VSD kombiniert

Pulmonalklappeninsuffizienz (ICD-10: I37.1): meist sekundär als Kompl. nach interventionellem od. operativem Eingriff bei Pulmonalstenose od. FALLOT-Korrektur. Angeborene, isolierte Pulmonalinsuffizienzen kommen nur sehr selten vor und sind klinisch meist unauffällig (nur echokardiographischer Nachweis des diastolischen Rückflusses, rechtsventrikuläre Dilatation), im fortgeschrittenen Stadium: Rechtsherzinsuffizienz mit Belastungsdyspnoe, Kurzatmigkeit, Lebervergrößerung, Jugularvenenstauung und peripheren Ödemen.

Ther: Rekonstruktion od. Klappenersatz (meist biologisch, auch als transvenös implantierbare Pulmonalklappe). Kompl: Re-Insuffizienz/-Stenose einer implantierten Pulmonalklappe, stark erhöhtes Endokarditisrisiko ⇨ Endokarditisprophylaxe

Aortenstenose

Etlg: Meist **valvuläre Stenose** (= Aortenklappenstenose, 80 % d.F.): kongenital angelegte, bikuspide Aortenklappe (meist Verschmelzung einer od. mehrerer Kommissuren oder zu enger Klappenring, m > w = 5:1), ICD-10: Q23.0 oder degenerativ veränderte Klappe bei rheumatischer Endokarditis (Jugendliche/Erwachsene), ICD-10: I06.0

Selten Subaortenstenose: subvalvulärer fibrotischer Ring (Endokardleiste) oder hypertropher muskulärer Kanal (idiopathische hypertrophische Subaortenstenose od. bei hypertropher obstruktiver Kardiomyopathie)

Supravalvuläre Aortenstenose (häufig bei WILLIAMS-BEUREN-Syndrom): fibrotische Einengung oberhalb der Aortenklappenebene

Path: Obstruktion ⇨ hochgradige Druckbelastung des **linken Ventrikels** ⇨ konzentrische muskuläre **Linksherzhypertrophie** (bei ausgeprägter Hypertrophie subendokardiale Minderperfusion bis zum Myokardinfarkt) ⇨ Rückstau nach rechts (Ruhedyspnoe als Zeichen der Dekompensation)

Klin: Bei leichter Stenose keine oder nur geringe Symptome

Neugeborene: fahles, gräuliches Aussehen, kühle Extremitäten, kaum tastbare Pulse

Synkopen als Warnhinweise für die Schwere des Vitiums, Schwindel, pektanginöse Symptomatik, **Belastungsdyspnoe**, Schwirren über dem Herzen tastbar

Diag: Auskultation: raues, tieffrequentes, spindelförmiges **Systolikum** 2. ICR re. mit **Fortleitung** in die Karotiden, hebender Herzspitzenstoß, **niedriger Blutdruck**

EKG: Linkstyp, Linkshypertrophiezeichen, evtl. ST-Senkung in V_{5-6}

Röntgen-Thorax: li.-betontes Herz, gestaute Pulmonalgefäße

Echokardiographie u. Herzkatheter: Bestimmung v. systolischem Druckgradienten u. Klappenöffnungsfläche, eine schwere Aortenstenose liegt vor bei >50 mmHg od. <0,5-0,7 mm²

Ther: Op.-Ind: Grundsatz: Alle symptomatischen Patienten sollten operiert werden (= Zeichen der beginnenden Linksherzinsuffizienz/-schädigung, Synkopen od. pektanginöse Anfälle)

Bei einfacher Stenose Ballondilatation mittels Herzkatheter

Op: bei valvulärer Obstruktion offene Kommissurotomie, bei Dysplasie der Klappe ⇨ Prothese od. Ross-Operation (dabei wird die eigene Pulmonalklappe in die Aortenposition transplantiert und die Pulmonalklappe durch ein Homograft ersetzt, Vorteil: Die „neue" Aortenklappe kann dann mitwachsen)

Bei Subaortenstenose: Resektion des fibrotischen Ringes od. Kardiomyotomie (n. BIGELOW)

Bei supravalvulärer Stenose Erweiterung der Aorta mit Homograft- od. Gore-Tex®-Patch

Prog: Op-Risiko bei komplikationslosen Fällen 1-10 %. Langzeitprognose gut. Bei Linksherzinsuffizienz ist die Prognose schlechter und die Letalität höher. Klappenimplantation möglichst erst bei Jugendlichen (da die Klappen nicht mitwachsen), Endokarditisprophylaxe

Kompl: Synkope durch Kammerflimmern ⇨ **plötzlicher Herztod**

Myokardinfarkt bei körperlicher Belastung mögl.

Bei angeborener valvulärer Stenose Neigung zu vorzeitiger Degeneration und Verkalkung

Aortenklappeninsuffizienz

Ät: Kongenital dysplastische Aortenklappe, bikuspide Aortenklappe, Klappenprolaps („floppy valve") od. kombiniert mit anderen Herzfehlern (Aortenstenose, VSD, Aortenisthmusstenose, FALLOT-Tetralogie), alles sehr selten, ICD-10: Q23.1

rheumatische Endokarditis, ICD-10: I06.1

Bindegewebserkrankungen (EHLERS-DANLOS-Syndrom), Dissektion d. Aorta ascendens (MARFAN-Syndrom), KAWASAKI-Syndrom, atherosklerotische Dilatation der Aortenwurzel, Aortenerkrankungen, die auf Klappe übergreifen (TAKAYASU-Arteriitis, Mesaortitis luetica)

Nach operativer oder interventioneller Ther. einer Aortenklappenstenose

Path: Volumenbelastung des li. Ventrikels durch diastolischen Rückfluss von Blut aus der Aorta ⇨ hohe Blutdruckamplitude, exzentrische **Linksherzhypertrophie** und Dilatation = großer enddiastolischer Durchmesser des li. Ventrikels ⇨ allmähliche Linksherzinsuffizienz

Klin: Bei leichter Insuffizienz keine oder nur geringe Symptome

Reduzierte körperliche Belastbarkeit mit Schwitzen, Trinkschwäche, Gedeihstörung, Palpitationen, sichtbarem Kapillarpuls (Fingernagel), pulssynchronem Kopfnicken (MUSSET-Zeichen)

Angina pectoris und Belastungsdyspnoe zeigen die drohende Dekompensation an.

Diag: Auskultation: leises decrescendoförmiges Sofort**diastolikum** mit p.m. über Erb (3. ICR li.), meist auch ein Systolikum (durch relative Aortenstenose wegen des großen linksventrikulären Volumens), AUSTIN-FLINT-Geräusch (tieffrequentes spätdiastolisches Flattern am Mitralklappensegel über der Herzspitze zu hören), DUROZIEZ-Zeichen (Gefäßgeräusch bei Kompression des aufgesetzten Stethoskops über der A.femoralis zu hören, durch schnellen Blutdruckabfall in der Diastole bedingt)

EKG: Linkstyp, Linksherzbelastung, P-mitrale, ggf. Repolarisationsstörungen

Echokardiographie: Messung des diastolischen Rückflusses, Morphologie (Septumdicke, Wanddicke, Muskelmasse)

Herzkatheter: Ausmaß des diastolischen Rückflusses (Kontrastmittelgabe über Aorta ascendens) ⇨ leichte Regurgitation <20 %, mittlere 20-40 %, schwere >40-60 %, Beurteilung von Koronararterien und ventrikulärer Funktion

Ther: Bei geringem Rückfluss keine Therapie nötig, konservativ mit Diuretika u. Nachlastsenker (insb. ACE-Hemmer), bei Dekompensation Op: Aortenklappenrekonstruktion, ROSS-Operation (Autograft, s.o.) od. Klappenersatz

Mitralvitien

Ät: Kongenitale Mitralklappenfehler (z.B. Mitralatresie = Klappe kongenital nicht angelegt od. v. Geburt an verschlossen) sind selten u. meist mit anderen Herzfehlern kombiniert (VSD, AV-Kanal-Defekte, Subaortenstenose, hypoplastisches Linksherzsyndrom, s.o.), ICD-10: Q23.2

Meist **erworbener** Klappenfehler durch bakterielle **Endokarditis** od. **rheumatischer Genese** (mit einem oft 10-20 Jahre dauerndem beschwerdefreien Intervall nach rheumatischem Fieber) ⇨ insb. Jugendliche, junge Erwachsene betroffen, ICD-10 I05.0

Insuffizienz zusätzlich auch nach Intervention/Op des mitralen AV-Kanals, Bindegewebserkrankungen (z.B. MARFAN-Syndrom), nach Herzinfarkt bei Papillarmuskelbeteiligung

Etlg: **Mitralklappenstenose**, Mitralklappenatresie

Mitralklappeninsuffizienz (z.B. durch Dilatation des Klappenrings), Mitralklappenprolaps (= Mitralsegel schlägt bis in den li. Vorhof durch, z.B. wegen zu langer Chordae tendineae, Sehnenfaden- od. Papillarmuskelabriss)

Kombiniertes Mitralvitium: Häufig liegt gleichzeitig eine Stenose u. Insuffizienz vor.

Epid: Mitralklappenfehler sind die **häufigsten erworbenen Klappenfehler** (in ½ d.F. Stenose, 1/3 d.F. kombiniertes Mitralvitium)

Path: Mitralklappenstenose: Verminderung des HZV (insb. bei hoher Herzfrequenz wegen verkürzter Diastole), Druckbelastung des li. Atriums ⇨ **pulmonalvenöse Stauung** bis zur Rechtsherzbelastung, Dilatation des li. Atriums ⇨ Thrombenbildung im li. Herzohr mögl. ⇨ arterielle Emboliegefahr

Mitralklappeninsuffizienz: Druck- u. Volumenbelastung des li. Atriums ⇨ Dilatation des li. Atriums ⇨ **pulmonalvenöse Stauung** bis zur Rechtsherzbelastung, Vorhofflimmern, Thromboemboliegefahr

Klin: Dyspnoe bei Lungenvenenstauung mit Lungenödem, pulmonale Hypertonie, Hämoptysen (Bluthusten), Zyanose, Mitralgesicht (Facies mitralis) mit „roten Bäckchen". Die **Dyspnoe** korreliert mit dem Schweregrad des Vitiums (zunächst nur bei Belastung, später auch in Ruhe). Kompl: Tachyarrhythmia absoluta bei Vorhofflimmern

Diag: Auskultation: über dem 5. ICR li. (Herzspitze) mit Fortleitung in die li. Axilla

Mitralstenose: paukender 1. HT, ggf. gespaltener 2. HT, Mitralöffnungston, diastolisches Decrescendogeräusch

Mitralinsuffizienz: systolisches Decrescendogeräusch, 3. Herzton

EKG: zweigipfliges P (P-mitrale), Steil- bis Rechtstyp bei Rechtsherzbelastung und Rechtsherzhypertrophiezeichen, evtl. absolute Arrhythmie (durch Vorhofflimmern)

Echokardiographie: Stenose: hämodynamisch relevant ist eine um mehr als die Hälfte verkleinerte Klappenöffnungsfläche, Messung der Druckgradienten über der Klappe

Röntgen-Thorax: Verbreiterung der linken Herztaille u. aufgespreizte Trachealbifurkation (durch li. Vorhof), nach Breischluck Einengung des Ösophagus durch den li. Vorhof sichtbar, basale KERLEY-Linien (Interlobärspaltenergüsse bei pulmonaler Hypertonie)

Ther: Op-Ind: NYHA (II) - III, pulmonale Hypertonie, Auftreten von Vorhofflimmern

Mitralklappenstenose: medikamentöse Herzfrequenzsenkung (Digitalis, ß-Blocker, Sotalol)

Interventionell: Mitralklappenvalvuloplastie (Aufdehnung mit Ballonkatheter)

Op: geschlossene oder offene Kommissurotomie, Klappenersatz

Mitralklappeninsuffizienz: Nachlast-Senkung (z.B. ACE-Hemmer)

Rekonstruktions-Op durch Raffung des Mitralklappenringansatzes (Anuloplastik), bei Mitralklappenprolaps kann der Papillarmuskel-Ansatz durch spezielle Fäden (Loops, Neochordae) mit dem Klappenrand fixiert werden ⇨ verhindert den Prolaps

Ist eine Rekonstruktion nicht mögl., dann Klappenersatz.

Bei Vorhofflimmern kann die Op mit ablativer Rhythmuschirurgie kombiniert werden.

In Erprobung ist ein interventionelles Verfahren, bei dem über einen transseptalen Katheter mit einem speziellen Clip beide Mitralsegel in der Mitte verbunden werden und somit die Insuffizienz vermindert wird (sehr schwierig zu applizieren, trotzdem bisher gute Ergebnisse, spart eine Op, sehr teuer - Applikationskathetersystem u. Clip kosten 25.000 EUR, MitraClip™).

Trikuspidalklappenfehler

Path: Isoliert sehr selten (Trikuspidalklappenatresie, s.o.), meist in Verbindung mit anderen Klappenfehlern (Defekte des AV-Kanales, Ebstein-Anomalie, s.o.)

ENDOKARDITIS

Syn: ICD-10: allgemein I38, akute Endokarditis I33.9, rheumatisch I09.1

Ät: – Direkte **bakterielle Endokarditis**: akute od. subakute Endocarditis septica [Erreger: **Staphylokokken**, Streptokokken, Enterokokken od. Pilze Candida], insb. bei Abwehrschwäche, Immunsuppression, Diabetes mellitus, Hämodialyse, I.v.-Drogenabhängigkeit
Prädisp.: **angeborene Herzfehler** im Kindesalter, später implantierte künstliche Herzklappen, kardiale Fremdkörper (Schrittmacherelektroden), Atherosklerose
– **Rheumatische Endokarditis** (infektallergische Mitbeteiligung der Herzklappen nach Infektion mit Streptokokken Gruppe A [auch bei C u. G mögl.], meist nach einer Angina tonsillaris)
– Seltene Formen: LIBMAN-SACKS-Syndrom (bei systemischem Lupus erythematodes), Endomyokardfibrose (autoimmunologisch bedingte Verdickung des Endokards + Fibrosierung des Myokards, insb. in Afrika u. Indien auftretend), Endocarditis fibroplastica (Syn: LÖFFLER-Syndrom II, Endokardverdickung unklarer Ursache)

Path:
- Bakterielle Endokarditis: Eintrittspforten sind meist Rachen (Streptokokken), Haut (Staphylokokken), Gastrointestinal- und Urogenitaltrakt (Enterokokken) ⇨ septische Streuung und Anlagerung an das Endokard, es entstehen sog. **bakterielle Vegetationen** auf den Klappen ⇨ Destruktion der Klappe, Herzklappenfehler
- Rheumatische Endokarditis: Antigen-Antikörper-Reaktion und **Immunkomplexe** nach einer Infektion mit Streptokokken A (Angina tonsillaris, Scharlach) ⇨ Auflagerungen an den Klappenschließungsrändern (zu 80 % Mitral-, 20 % Aortenklappe betroffen), Herzklappenfehler entwickeln sich dann in einem Zeitraum von 1-3 Jahren danach

Epid:
◊ Inzidenz: 5/100.000/Jahr (bei Pat. mit Prädisp. ca. 100fach höher)
◊ Herzklappenfehler durch Endokarditis: Am häufigsten sind die **Mitralklappe** und die Aortenklappe betroffen (bei der Fixer-Endokarditis ist es die Trikuspidalklappe).
◊ Die rheumatische Endokarditis ist in den Industrienationen heute extrem selten.

Klin:
⇒ Akute Endokarditis: **septisches Krankheitsbild** mit hohem Fieber, ggf. Herzinsuffizienz, Nierenversagen bis zum Koma, neurologische Symptomatik (Paresen), Abszesse (Staphylococcus aureus)
⇒ Subakute Endokarditis (sog. Endocarditis lenta bei vergrünenden Streptokokken = S.viridans od. Enterokokken): geringes Fieber, Appetitlosigkeit, Leistungsminderung, Nachtschweiß, später auch Splenomegalie, Arthralgien, Myalgien, Kopfschmerzen, OSLER-Knötchen (palmare u. plantare hämorrhagische Effloreszenzen), im weiteren Verlauf dann Herzinsuffizienz (zunehmende Dyspnoe, Zyanose, Anämie)
⇒ Rheumatische Endokarditis: 1-3 Wo. nach einer Tonsillopharyngitis beginnend (= **Zweiterkrankung**) mit hohem Fieber, wechselnden Gelenkbeschwerden (Polyarthritis), Herzbeschwerden (Myo-, Peri-, Endokarditis) mit Schmerzen u. Herzrhythmusstörungen, ZNS- (Chorea minor, auch noch nach Monaten mögl.), Nieren-Beteiligung (Glomerulonephritis), subkutane Rheumaknötchen, Erythema anulare

Diag:
1. Anamnese (vorangegangener Infekt?) u. klinische Untersuchung: in der Auskultation diastolisches od. systolisches Herzgeräusch (akut kann das Herzgeräusch aber fehlen)
2. Labor: Infektparameter erhöht (BSG, CRP, Leukozytose, Linksverschiebung), akut Abnahme von **Blutkulturen** zum Keimnachweis (mehrfach wiederholen), bei langem Verlauf ggf. Mikrohämaturie, Proteinurie, Anämie, bei rheumatischer Genese bleibender erhöhter Antistreptolysin-Titer, anti-DNAseB
3. Echokardiographie: Nachweis endokarditischer Vegetation, Klappendestruktion (Stenose, Insuffizienz, Druckgradient, Klappenöffnungsfläche)

Ther:
- Bakterielle Endokarditis: Bettruhe, Antipyretika, ggf. sofort nach Blutkulturabnahme mit **Antibiose** beginnen (z.B. Vancomycin und Gentamicin i.v.), nach Erreger- und Resistenzbestimmung gezielte Antibiose (für 4 Wo., bei Staphylokokken besser 6 Wo.)
  Bei Nachweis großer Klappenvegetationen (>10 mm) ggf. operativer Klappenersatz
- Rheumatische Endokarditis: Penicillin V 100.000 IE/kgKG/Tag für 10 Tage, antiinflammatorische Gabe von 2 mg/kgKG/Tag Prednisolon für 1-2 Wo. dann ausschleichen und Ace-

tylsalicylsäure (ASS®) 50-100 mg/kgKG/Tag für 4-6 Wo., **Langzeitantibiose** zur Rezidivprophylaxe mit Penicillin V p.os 2 x 200.000 IE/Tag od. alle 4 Wo. Benzyl-Penicillin i.m. (bis 6 J. 600.000 IE, danach 1,2 Mio. IE/Monat) für mind. 10 Jahre (max. bis zum 25. Lj.). Bei Penicillinunverträglichkeit alternativ ein Makrolid-Antibiotikum.

Prog: Bei akuter Endokarditis Letalität 10-30 %, frühzeitiges Erkennen wichtig

Kompl:
- * Klappenzerstörung mit folgender Insuffizienz ⇨ dann Klappenersatz erforderlich
- * Embolie der Vegetationen: Apoplexie, Lungenembolie
- * Renale Beteiligung ⇨ Glomerulonephritis

Proph:
- ♥ Gute Mundhygiene und Zahnpflege (Haupteintrittspforte: Oropharynx!) sind protektiv.
- ♥ Bei allen Patienten mit Z.n. bakterieller Endokarditis lebenslang **Endokarditisprophylaxe** bei instrumentellen/operativen Eingriffen durchführen (s.o., Kap. Herzklappenfehler).

MYOKARDITIS

Syn: Herzmuskelentzündung, ICD-10: infektiös I40, sonstige I41.8

Ät:
- Infektiös: hauptsächlich **viral**, in 50 % d.F. **Coxsackie**-Viren („Sommergrippe"), auch bei Parvo-B19- (Ringelröteln), Influenza-, Mumps-, Echo-, EPSTEIN-BARR-, HI- und Adenoviren; seltener Bakterien (Streptokokken, Staphylokokken, Pneumokokken, Enterokokken, Brucellen, Borrelien), Protozoen (Trypanosoma cruzi ⇨ CHAGAS-Krankheit, Toxoplasmose), toxische Myokarditis bei Diphtherie (Myolysis cordis toxica), Parasiten (Echinokokkose), Pilze
- Eine Virusinfektion der Mutter während der Schwangerschaft kann eine kindliche Myokarditis auslösen ⇨ Herzinsuffizienz beim Neugeborenen/Säugling.
- Mitbeteiligung des Myokards beim rheumatischen Fieber (führend ist aber meist die Endokarditis, s.o.), Sarkoidose, rheumatoide Arthritis
- Med-NW: Paracetamol, Clozapin, Interleukin-2
- Toxisch: Kokain
- Idiopathisch (FIEDLER-Myokarditis)

Path:
- ♦ Herzmuskelentzündung mit disseminierten/multifokalen Entzündungsherden ⇨ **Herzfunktionseinschränkung**, Ventrikeldilatation, Wandödeme, sekundäre Nekrose der Myozyten
- ♦ Die virale Myokarditis kann direkt infektiös od. sekundär (nach 4-6 Wo.) durch **immunologische Reaktion** bedingt sein (**Kreuzantigenität** von Virus u. Myokardbestandteilen)

Epid:
- ◊ Inzidenz: 5/100.000
- ◊ Kinder mit plötzlichem Tod haben in 20 % d.F. eine (unerkannte) Myokarditis!

Etlg:
- # Akute Myokarditis: fulminanter Verlauf mögl.
- # Chronische Myokarditis (= inflammatorische Kardiomyopathie) mit persistierendem Virus oder autoimmunologisch ⇨ postinflammatorische dilatative Kardiomyopathie

Klin:
- ⇒ Verlauf von symptomlos bis rasch **progrediente Herzinsuffizienz** mögl.: Verschlechterung des Allgemeinzustandes, Blässe, Schwäche, obere Einflussstauung, Dyspnoe, Palpitationen, Tachykardie, Rhythmusstörungen (Extrasystolen), ggf. Hepatomegalie
- ⇒ Bei chronischer Form: Leistungsminderung, Abgeschlagenheit, Appetitlosigkeit, Gewichtsabnahme, Herzinsuffizienzzeichen

Diag:
1. Anamnese (vorangegangener Infekt?) u. klinische Untersuchung: Auskultation: leise Herztöne, 3. HT, evtl. systolisches Decrescendogeräusch (Mitralinsuffizienz)
2. Labor: Infektparameter erhöht (BSG, CRP, Leukozytose), CK/CK_{MB} u. Troponin T erhöht, serologischer Nachweis von Virus-Ak (IgM, IgG), evtl. Autoantikörper (AMLA, ASA)
3. EKG: Erregungsleitungsstörung (AV-Block), Erregungsrückbildungsstörung (ST-Senkung, negatives T), ventrikuläre Tachyarrhythmien, Extrasystolen

4. Echokardiographie: Vergrößerung der li. Herzkammer, eingeschränkte LV-Funktion, ggf. Klappeninsuffizienz
5. ggf. Herzkatheteruntersuchung mit Myokardbiopsie

Ther:
- Konservativ: Bettruhe/**körperliche Schonung** (10-14 Tage), Monitoring, Sauerstoffgabe
  - Med: Herzinsuffizienztherapie mit Diuretika, ACE-Hemmer sowie ggf. Antiarrhythmika
  - Bei hochakutem Verlauf ggf. hochdosierte Immunglobulintherapie (IVIG)
  - Bei bakterieller Infektion antibiotische Therapie nach Antibiogramm
  - Bei sekundärer Immunpathogenese: Immunsuppression mit Prednisolon u. Azathioprin
  - Bei Virusgenompersistenz ggf. Behandlung mit Interferon-α (Roferon®)
- Operativ: Ind: foudroyanter Verlauf trotz maximaler Herzinsuffizienztherapie
  - Einsatz von Assistsystemen zur Überbrückung einer schweren linksventrikulären Dysfunktion (implantierte Linksventrikelpumpe, LVAD = left ventricular assist device)
  - Ultima ratio: Herztransplantation

Prog: Ernste Erkrankung, insb. im Säuglingsalter, Letalität dann bis 25 %, aber auch eine schwere Myokarditis kann wieder vollständig ausheilen.

Kompl:
* Perimyokarditis (= Myokarditis + Perikarditis, s.u. DD)
* sekundäre, **dilatative Kardiomyopathie** bei chronischem Verlauf

DD:
- Perikarditis (ICD-10: infektiös I30.9 od. sonstige I31.9)
  Ät: Herzbeutelentzündung meist ebenfalls durch Virusinfektion, durch bakterielle Streuung, Autoimmunerkrankungen oder nach Herzchirurgie (Postkardiotomiesyndrom) ⇨ Perikarderguss (kann zur Perikardtamponade mit Herzinsuffizienz bis zum kardiogenen Schock führen), später auch Fibrosierungen u. Verkalkungen
  Klin: ähnlich wie bei Myokarditis, in der Auskultation abgeschwächte Herztöne, schabendes „Perikard-Reiben“ (bei Pericarditis sicca), im EKG Niedervoltage durch Ergussbildung
  Ther: Bettruhe, Analgesie, NSAR bei viraler Genese, antibiotische Therapie bei bakterieller Infektion (gezielt nach Antibiogramm), bei Perikardtamponade sofortige ultraschallgesteuerte Perikardpunktion zur Entlastung
  Kompl: chronisch konstruktive Perikarditis (= Perikarditis constrictiva, sog. „Panzerherz“) durch narbige Verwachsungen/Verkalkungen
- Koronararterienanomalien, Myokardischämie/-infarkt

KARDIOMYOPATHIE

Syn: Myokardiopathie, ICD-10: I42.9

Ät:
- Primär, angeboren: aut.-dom., aut.-rez. u. X-chrom. erbliche dilatative Kardiomyopathien (DCM), aut.-dom. erbliche hypertrophe Kardiomyopathie (HCM), Muskeldystrophien, alle sehr selten
  - Idiopathisch (ohne erkennbare Ursache, meist bei restriktiver Form)
- Sekundär: nach **Myokarditis** (s.o.), Polymyositis (s.o., Kap. Immunologie)
  - Koronararterienanomalien, Myokardischämie/-infarkt (⇨ Muskelzelluntergang)
  - Bei Speichererkrankungen (Glykogenspeicherkrankheiten, Hämochromatose), NOONAN-Syndrom (Pseudo-TURNER-Syndrom), Kollagenosen, Amyloidose
  - Toxisch/**Medikamente**: insb. onkologische Ther. mit Anthracyclinen (Epirubicin, Adriamycin/Doxorubicin), Cyclophosphamid, Glukokortikoide, Phenothiazine, Antidepressiva, Lithium, Alkohol, Doping
  - Schwangerschaftskardiomyopathie (im letzten Trimenon vor Geburt beginnend bis ca. 5 Mon. postpartal) ⇨ heilt meist wieder aus, aber auch schwere Verläufe mögl.

Etlg:
Nach der Form (WHO): **dilatativ**, **hypertroph**, **restriktiv**, arrhythmogen rechtsventrikulär
Nach der Ursache: genetisch, inflammatorisch/entzündlich, ischämisch, toxisch, metabolisch, neuromuskulär, valvulär (Herzklappenfehler), peripartal

Path:
- ♦ Dilatative Kardiomyopathie: durch Vergrößerung des Ventrikels erhöhte systolische Wandspannung ⇨ zunehmende **Kontraktionsinsuffizienz** des Myokards (Low-cardiac-output-Syndrom)
- ♦ Hypertrophe obstruktive Kardiomyopathie (HOCM): Zunahme der Muskelmasse des linken Ventrikels u. meist insb. **im Septumbereich** ⇨ Verengung des Ausflusskanals (= hypertrophe **Subaortenstenose**)
- ♦ Restriktive Kardiomyopathie (RCM): eingeschränkte Dehnbarkeit der Ventrikel (diastolische Compliancestörung) ⇨ sehr kleine Ventrikel, deutlich dilatierte Vorhöfe

Epid:
- ◊ Inzidenz: 6-8/100.000, eine genetische Disposition haben 2/1.000 Menschen
- ◊ Häufigste Form der Kardiomyopathien ist die **dilatative**

Klin:
- ⇒ Dilatative Kardiomyopathie: lange symptomlos, später Gedeihstörung, Müdigkeit, belastungsabhängige Dyspnoe, thorakales Engegefühl, präkordiale Schmerzen, Ödeme, Nykturie, Herzrhythmusstörungen, Synkopen bis hin zum plötzlichen Herztod
- ⇒ Hypertrophe Kardiomyopathie lange symptomlos, später Schwindel, Dyspnoe (kardiale Stauung), Angina-pectoris-Anfälle, Arrhythmien, Synkopen
- ⇒ Restriktive Kardiomyopathie: Lungenödem, Tachydyspnoe, rezidivierende Infekte, Tachykardie, Rhythmusstörungen

Diag:
1. Anamnese (Familienanamnese?) u. klinische Untersuchung: Auskultation: Galopprhythmus (3. u. 4. HT), systolisches Geräusch bei Mitralinsuffizienz, evtl. feinblasige pulmonale Rasselgeräusche
2. EKG: LH-Hypertrophiezeichen, P-mitrale, Sinustachykardien, Tachyarrhythmien bei Vorhofflimmern, Überleitungsstörungen (AV- und Schenkelblockbilder), Repolarisationsstörungen (negatives T), ventrikuläre Arrhythmien
3. Echokardiographie: dilatativ: vergrößerter li.-ventrikulärer Durchmesser, verminderte Ejektionsfraktion, relative Mitralinsuffizienz, evtl. pulmonale Stauung, Pleuraerguss
   hypertroph/obstruktiv: Wanddicke des linken Ventrikels verbreitert (>12 mm), Septumhypertrophie, Druckgradient über der Aortenklappe erhöht (bei Subaortenstenose)
   restriktiv: deutlich vergrößerte Vorhöfe, kleine Ventrikel, verminderte Wandbewegung
4. Herzkatheter: Ventrikelgröße, Nachweis der Pumpleistung, Klappeninsuffizienzen, Subaortenstenose, Darstellung der Koronararterien, evtl. Myokardbiopsie

Ther:
- Konservativ: **Behandlung der Grundkrankheit** wenn mögl., **körperliche Schonung**
  - Dilatativ: Verbesserung der Ventrikelfunktion, z.B. mit Nachlastsenkern (ACE-Hemmer, z.B. Captopril od. Enalapril)
  - Obstruktiv: Verringerung der Abflussobstruktion mit Betablockern (z.B. Carvedilol) od. Calciumantagonisten
  - Konsequente Therapie bei Auftreten von Rhythmusstörungen (Amiodaron), ggf. Implantation eines internen Defibrillators bei hohem Risiko für plötzlichen Herztod
- Operativ: bei Dekompensation Intensivüberwachung
  - Bei HOCM: Resektion subvalvulärer Muskulatur zur Reduktion der Subaortenstenose, interventionell: Embolisation des ersten Septalastes der li. Koronararterie zur Infarzierung des hypertrophen Myokards
  - ggf. Implantation eines kreislaufunterstützenden Systems (heart assist device)
  - **Herztransplantation** ist letztlich die einzig kurative Therapie.

Prog: Bei Beginn bereits im Säuglingsalter ist die Prog. meist schlecht.

Kompl:
- ∗ **Progrediente Herzinsuffizienz**, Embolien (bei dilatativer Kardiomyopathie)
- ∗ **Plötzlicher Herztod** bei körperlicher Belastung
- ∗ Bei HOCM erhöhtes Endokarditisrisiko ⇨ ggf. Endokarditisprophylaxe

DD:
- Neugeborene diabetischer Mütter können eine Myokardhypertrophie haben (ist reversibel).
- Konstriktive Perikarditis, Endokardfibrose, Sarkoidose, hypereosinophiles Syndrom
- Herzinsuffizienz wegen anderer Ursache: angeborene Herzfehler, Herzklappenfehler, Endokarditis, Myokarditis, Herzrhythmusstörungen, Lungenembolie, Pneumonie, Sepsis

HERZRHYTHMUSSTÖRUNGEN

Syn: Kardiale Dysrhythmie, engl. cardiac arrhythmias, ICD-10: I49.9, beim Neugeborenen P29.1

Etlg: # Bradykarde Rhythmusstörungen: Sick-Sinus-Syndrom, Sinusbradykardie (bei Leistungssportlern normal), Sinusknotenstillstand, Karotissinussyndrom

Tachykarde Rhythmusstörungen: Sinustachykardie, supraventrikuläre Tachykardie, Vorhofflattern, Vorhofflimmern, ventrikuläre Tachykardie, Kammerflattern, Kammerflimmern, Long-QT-Syndrom

Präexzitationssyndrome: WPW-Syndrom, LGL-Syndrom

Erregungsleitungsstörungen: SA-Block, AV-Block (I.° - III.°), Schenkelblock (li., re.)

Arrhythmien: Sinusarrhythmie (respiratorische Arrhythmie bei Kindern u. Jugendlichen normal), Extrasystolen (supraventrikuläre und ventrikuläre)

Ät:
- **Angeboren/familiär**: genetisch bedingt (Anlagestörungen, Mutation von Ionenkanälen), durch Ak der Mutter (kongenitaler AV-Block III.° bei syst. Lupus erythematodes der Mutter)
- Bei **Herzfehlern**, Herzvitien, nach Herzoperationen
- Durch **Myokarditis**, **Kardiomyopathie**
- Nach Myokardinfarkt (koronare Herzkrankheit), Koronararterienanomalien
- Extrakardiale Ursache: Elektrolytstörungen, Hyperthyreose
- Funktionell: bei Kindern, Jugendlichen, Leistungssportlern ("Sportlerherz") kommen einzelne Rhythmusstörungen ohne pathologische Bedeutung vor

Epid: ◊ Häufigkeit: ca. 10 % aller Kinder haben gelegentlich Rhythmusstörungen, die meisten ohne klinische Relevanz

◊ Genetische/angeborene Störungen bei 2/10.000 Kindern (= selten)

Klin: ⇒ Einfache Rhythmusstörungen sind meist klinisch stumm

⇒ Typische Symptome sind **Palpitationen** (= spürbarer Herzschlag, ggf. bis in den Hals, Herzstechen, spürbare Zwischenschläge, „Herzstolpern"), Dyspnoe, kurzer Hustenreiz

⇒ Übelkeit, Schwindel, Bewusstlosigkeit (**Synkope**)

⇒ Bei Neugeborenen/Säuglingen schwierig: Symptome können Trinkunlust, Kraftlosigkeit, Unruhe, Schwitzen, Dyspnoe, Husten od. Zyanose sein

Diag:
1. Anamnese (Familienanamnese: Rhythmusstörungen od. plötzlicher Herztod in der Familie?) u. klinische Untersuchung: Auskultation u. gleichzeitig Puls tasten (Pulsdefizit?)
2. EKG (Ruhe-EKG), **Langzeit-EKG**, bei älteren Kindern auch Event-Recorder (löst eine EKG-Registrierung auf Knopfdruck aus), Belastungs-EKG
3. Echokardiographie: Ausschluss morphologischer Herzkrankheiten (Fehler, Vitien)
4. Weitere Diagnostik in kardiologischen Zentren: elektrophysiologische Untersuchung oder Herzkatheter

Ther:
- Konservativ: Antiarrhythmika je nach zugrundeliegender Erkrankung, Einstellung auf das jeweilige Med. in der Klinik durch einen erfahrenen kinderkardiologischen Spezialisten
- Operativ: Ind: z.B. rezidivierende Synkopen, substanzieller Defekt (z.B. nach Herz-Op)
  - Katheterablation akzessorischer Leitungsbahnen
  - "Rhythmuschirurgie" bei Vorhofflimmern u. gleichzeitiger Herz-Op aus anderem Grund (z.B. Klappenfehler) ⇨ MAZE-Op (multiple Inzisionen im Vorhof) od. Hochfrequenz-, Mikrowellen- od. Kryoablation im Vorhof, ggf. postop. zusätzlich Schrittmacher erforderlich
  - Herzschrittmacher: Ind: AV-Blockierungen, Synkopen, Bradyarrhythmia absoluta mit Vorhofflimmern, Sick-Sinus-Syndrom, Asystolien durch Karotissinussyndrom
  - Interner-Kardioverter-Defibrillator (ICD): Ind: dilatative oder hypertrophische Kardiomyopathie mit rezidivierenden Kammertachykardien, maligne tachykarde Kammerarrhythmien und Kammerflimmern als Ursache für Herz-Kreislauf-Stillstände (überlebter "plötzlicher Herztod"), die medikamentös nicht therapierbar sind und auch durch anti-

arrhythmische Op od. Katheterablation nicht behandelt werden können.

Kompl: * Embolien (durch Thrombenbildung im Herz) ⇨ Apoplexie
* Synkopen, plötzlicher Herztod

Sick-Sinus-Syndrom

Syn: Sinusknotensyndrom, Tachykardie-Bradykardie-Syndrom, ICD-10: I49.5

Ät: Angeboren: Mutation von Ionenkanälen, Degeneration des Leitungssystems
Myokarditis, Kardiomyopathie, nach Myokardinfarkt (koronare Herzkrankheit)
Medikamentös induziert (z.B. Antiarrhythmika, Digitalis-Präparate, ß-Blocker)

Path: Sinusbradykardie, Sinusknotenstillstand (sinus arrest), gleiche Symptome auch beim sinuatrialen Block (SA-Block I.° - III.° Grades) ⇨ keine Potentiale zum Vorhof u. AV-Knoten, intermittierend kann es zu supraventrikulärer Tachykardie, Vorhofflattern od. Vorhofflimmern kommen

Klin: Bradykardie (Schwindel, **Synkopen** = ADAMS-STOKES-Anfall) im Wechsel mit Tachykardie (Palpitationen, Dyspnoe, Brustenge), Herzinsuffizienz, Seh- und Hörstörungen

Diag: EKG: normale Potentiale, dann plötzlich längere Pause, Langzeit-EKG machen

Ther: Akut: bei symptomatischer Bradykardie Atropin 0,3 mg i.v.
Bei rezidivierenden Synkopen Implantation eines **Herzschrittmachers** (meist DDD)

DD: Karotissinussyndrom: Überempfindlichkeit der Druckrezeptoren an der Karotisgabel ⇨ bei Reizung (Druck im Karotisbereich, Kopfdrehung, Vagusreizung) ⇨ Schwindel, Synkope
Wandernder Schrittmacher: unterschiedliche P im EKG, aber keine Pausen, ist im Kindesalter nicht pathologisch
Sportlerherz: Sinusbradykardie bei Leistungssportlern (durch Vagotonie in den Ruhephasen)

Long-QT-Syndrom

Ät: Angeboren: aut.-rez. (JERVELL-LANGE-NIELSEN-Syndrom mit Taubheit) od. aut.-dom. (ROMANO-WARD-Syndrom) erblich und viele weitere sporadische Ionenkanal-Mutationen bekannt
bei Elektrolytstörungen (z.B. Hypokalzämie), evtl. auch als Folge von Myokarditis od. Ischämien, als Med-NW (bei Einfluss auf Kalium-Kanäle), v.a. Antibiotika u. Psychopharmaka (eine Liste findet sich bei www.crediblemeds.org, www.qtsyndrome.ch)

Path: Störung von Ionenkanälen (Na^+ u. K^+) ⇨ verlängertes zelluläres Aktionspotential u. verzögerte Repolarisation (**Verlängerung der QT-Zeit** >440 ms), irreguläre Nachdepolarisationen führen zu neuen Aktionspotentialen ⇨ Risiko für **ventrikuläre Tachyarrhythmien** (sog. Torsade de pointes) bis zum Kammerflimmern

Epid: Häufigkeit des angeb. QT-Syndroms ist selten, ca. 1/10.000 Geburten, ICD-10: I45.8

Klin: Meist asymptomatisch, **rezidivierende Tachykardien** (200-300/min), Arrhythmien, Palpitationen, Schwindel, Synkopen, Krämpfe, plötzlicher Herztod (v.a. bei körperlicher Belastung und als Sonderform auch nächtlich, sog. BRUGADA-Syndrom)

Diag: EKG: verlängertes QTc-Intervall (c = frequenzkorrigiert, Normwerte s. EKG-Buch, oberer Grenzwert: 440 ms), molekulargenetischer Mutations-Nachweis in Leukozyten-DNA mögl.

Ther: Akut bei Tachyarrhythmien: Magnesium i.v., Kardioversion, zur Prophylaxe Betarezeptorenblocker, ggf. **Internen-Kardioverter-Defibrillator** (ICD) implantieren
Cave: keine Gabe von Med., die das QT-Intervall zusätzlich verlängern (fast alle Antidepressiva, Neuroleptika, Makrolid-Antibiotika, ß-Rezeptoragonisten zur Asthmather., positiv inotrope Med. zur Herztherapie, wie Adrenalin, Norepinephrin, Dopamin, Dobutamin usw.)

Prog: Letalität (unbehandelt): ca. 20 % im 1. Lj. u. 50 % in den ersten 5 J., Hochrisikogruppe: QTc-Intervall >500 ms, Genotypen LQTS1-3 u. männliches Geschlecht

DD: ANDERSEN-TAWIL-Syndrom (Lähmungen, Skelettstörungen, Minderwuchs, Long-QT)
TIMOTHY-Syndrom (Syndaktylien, orofaziale Dysmorphien, Immundefekt, Autismus, Long-QT)

Supraventrikuläre Tachykardien

Syn: ICD-10: SVT I47.1, Vorhofflattern, ICD-10: I48.0, Vorhofflimmern I48.1

Ät: Paroxysmale (= anfallsartige, mit plötzlichem Beginn und Ende) SVT sind auch ohne pathologischen Hintergrund mögl., meist durch kreisende Erregung bedingt (Re-entry), endokrin bei Hyperthyreose, Med.-Überdosierung insb. bei Digitalispräparaten, Präexzitationssyndrome (z.B. WPW-Syndrom usw., s.u.), nach Herzoperationen

Etlg: **Sinustachykardien**: physiologisch oder Sinus-Knoten-Re-entry-Tachykardie (paroxysmal, verlängertes PQ-Intervall), meist aber nicht schneller als 140/Min.

Vorhoftachykardien: meist ausgelöst durch Erregungen im rechten od. linken Vorhof (intraatriale Re-entry) ⇨ schnelle atriale Frequenzen (100-250/Min.), die über den AV-Knoten nicht vollständig übergeleitet werden, daher relativ normale Kammerfrequenz

Vorhofflattern: 250-350 Vorhofschläge/Min. (Neugeborene bis 450/Min.) durch intraatrialen Re-entry-Mechanismus, meist mit 2-3:1 AV-Blockade ⇨ Reduktion d. Kammerfrequenz

Vorhofflimmern: meist idiopathische Herzrhythmusstörung mit ungeordneter Tätigkeit der Vorhöfe (ist im Kindesalter sehr selten, hingegen im Senium häufige Störung durch KHK, Herzklappenfehler usw. bedingt), Frequenzen von 350-600 VH-Impulsen/Min. ⇨ im EKG Flimmerwellen u. absolute Arrhythmie (AV-Knoten leitet nur in unregelmäßigen Abständen ca. 100-150/Min. zum Ventrikel über) ⇨ Pulsdefizit, Herzinsuffizienz u. Emboliegefahr von Vorhofthromben (daher bei Persistenz zur Ther. auch orale Antikoagulation erforderlich)

AV-Knoten-Tachykardien: Re-entry-Mechanismen über sog. „fast and slow pathway" (angeborene duale AV-Knoten-Leitung) mit Frequenzen 150-220/Min.

Präexzitationssyndrome: Tachykardien aufgrund akzessorischer Leitungsbahnen (s.u.)

Path: Ursprung der Herzrhythmusstörung oberhalb des Ventrikels bzw. der His-Bündel-Bifurkation

Epid: Prädisp.alter: Säuglinge (selten auch schon intrauterin, Diag. in der fetalen Echokardiographie), Schulkinder (und dann wieder im Senium)

Klin: "Herzrasen", Palpitationen, Dyspnoe, Brustenge, Angstgefühl, Schwindel, ggf. Bewusstlosigkeit, nach Ende der Tachykardie häufig auch Harndrang

Diag: EKG: schnell aufeinanderfolgende i.d.R. schmale QRS-Komplexe

Ther: Akut: **Adenosin** i.v. (0,1 mg/kgKG, Adrekar®) od. Verapamil (Isoptin®) unter Überwachung (EKG-Monitoring, da als NW Asystolie mögl.)

Vorhoftachykardie: Katheterablation, bei Resistenz od. multifokalem Vorliegen Betablocker (z.B. Metoprolol), ggf. in Kombination mit Antiarrhythmika (z.B. Amiodaron)

Vorhofflattern/-flimmern: externe Kardioversion (1 J/kgKG) od. transösophageale Überstimulation, dann Prophylaxe für 1 J. mit Digoxin, ggf. Katheterablation od. MAZE-Op (s.o.)

AV-Knoten-Tachykardie: **vagale Manöver** (Karotisdruck, Bauchpresse, Valsalva-Manöver, Trinken von kaltem Wasser), Adenosin i.v., Katheterablation des „slow pathway"

Prog: Mit der **Katheterablation** können heute 80-95 % d. Pat. kurativ behandelt werden, schwierig ist die Ther. bei Kindern, die Rhythmusstörungen aufgrund von Herzoperationen haben.

Kompl: Tachykardien können bereits pränatal vorkommen (**fetale Tachykardie**)!, Ther: Digitalis an die Mutter (ist plazentagängig) u. postpartal noch für ca. 1 J. zur Prophylaxe

DD: Ventrikuläre Tachykardien, Kammerflimmern, Torsade de pointes (bei Long-QT-Syndrom)

Präexzitationssyndrome

Syn: WPW-Syndrom (WOLFF-PARKINSON-WHITE), LGL-Syn. (Lown-Ganong-Levine) ICD-10: I45.6

Ät: Angeborenes akzessorisches (= zusätzliches) Leitungsbündel, auch kombiniert mit anderen Herzfehlern, z.B. EBSTEIN-Anomalie (s.o.)

Path: WPW: **akzessorische Leitungsbahn** direkt vom Vorhof zum Ventrikelmyokard (sog. KENT-Bündel), leitet die elektrische Erregung schneller unter Umgehung des AV-Knotens in den li. od. re. Ventrikel ⇨ vorzeitige Kammer-Erregung, ggf. tachykarde Rhythmusstörung (Re-entry-Tachykardie = kreisende Erregung über AV-Knoten u. akzessorische Bahn, orthodrom = anterograd od. antidrom = retrograd leitend mögl.)

LGL: Verbindung vom Vorhof zum His-Bündel des Ventrikels (sog. JAMES-Bündel)

MAHAIM-Fasern: embryonal versprengtes Reizleitungsgewebe vom His-Bündel zum re. Faszikel des re. Ventrikels

Epid: Häufigkeit: 10/10.000, m > w, klinischer Manifestationsgipfel: 20.-30. Lj.

Klin: Meist asymptomatisch (= keine Tachykardien, nur EKG-Befund)
Paroxysmale Tachykardien (HF: 150-230/Min.) mit plötzlichem Beginn u. Ende, Palpitationen, Extrasystolen, Präsynkopen, Schock

Diag: EKG: **verkürzte PQ-Zeit** (<0,12 Sek.), **Delta-Welle** (vorzeitiger, langsamer R-Anstieg = verfrühte Depolarisation des Ventrikelmyokards), sekundäre ST-Strecken- und T-Wellenveränderungen. Bei ausschließlich retrograder Leitung keine Delta-Welle (verborgene Leitung), ebenso bei LGL-Syndrom.
Invasive elektrophysiologische Untersuchung für die Ablation.

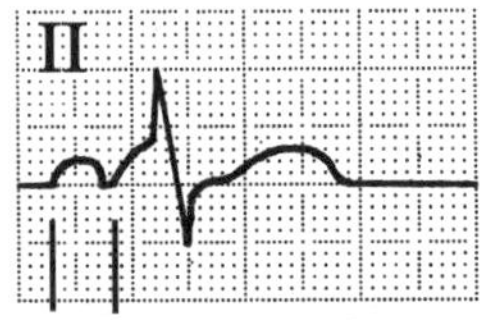

PQ = 0,08 + Delta-W.

Ther: Konservativ: bei Säuglingen abwarten (wegen Möglichkeit der spontanen Heilung)
Akut bei Tachykardie: vagales Manöver (Karotisdruck, Bauchpresse, Valsalva-Manöver, Trinken von kaltem Wasser) oder Adenosin-Bolus i.v.
Kurativ: **Katheterablation** (Hochfrequenzstrom- od. Kryo-) der akzessorischen Leitungsbahn

Prog: In der ½ d. Fälle bildet sich das WPW-Syndrom noch im ersten Lebensjahr zurück, die Katheterablation gelingt in 95 % d.F.

Kompl: Kammerflimmern, plötzlicher Herztod

Ventrikuläre Tachykardien

Syn: VT, Kammertachykardie, ICD-10: I47.2

Ät: Elektrolytstörungen (Hypokaliämie, Hypomagnesiämie), Infektionen, Narben nach Herzoperationen, Dysplasien oder Tumoren, Ischämien (KHK, nach Myokardinfarkt), Intoxikationen, Elektrotrauma, idiopathisch (bei Jugendlichen ohne fassbare Herzerkrankung vorkommend), aut.-dom. erbliche sympathische Dysinnervation des Myokards

Path: Elektrophysiologisch ausgehend von Narbengebieten od. Re-entry mit kreisenden Erregungen im Ventrikel ⇨ **Übergang** zu Kammerflattern od. -flimmern mögl.

Klin: "Herzrasen" (Puls um **200/Min.**), thorakales Druckgefühl, Brustenge, Angstgefühl, Dyspnoe, Lungenödem, Herzinsuffizienz

Diag: EKG: monomorphe VT (= gleichbleibende Kammerkomplexe) od. polymorphe VT (unterschiedliche Kammerkomplexe), Schenkelblockartig-deformierte, breite Kammerkomplexe

Ther: Behandlung der Grundkrankheit (z.B. Elektrolytausgleich)
Akut Med: Lidocain 1 mg/kgKG i.v. (Xylocain®), ggf. auch als Infusion mit 1-3 mg/kgKG/Std. oder Mexiletin 2-4 mg/kgKG langsam i.v. (Mexitil®), ggf. als Infusion 12-24 mg/kgKG/Tag od. Magnesiumsulfat 0,5 mmol/kgKG langsam i.v. (z.B. Magnesium Verla®)
Bei bestehender Kammertachykardie mit instabilen Kreislaufverhältnissen externe Kardioversion in Kurznarkose mit 1 J/kgKG bei der ersten Version, ab 2. mit 2 J/kgKG
zur Rezidivprophylaxe ß-Blocker, ggf. auch Katheterablation bei definiertem Re-entry-Fokus

Prog: Bei idiopathischer VT gute Prognose, sonst abhängig von der Grundkrankheit

Kompl: **Kammerflattern** (250-320 Schläge/Min.), **Kammerflimmern** (>320 Schläge/Min.) ⇨ kardiogener Schock, da es beim Flattern/Flimmern zu keiner Auswurfleistung mehr kommt (= funktioneller Herzstillstand, pulslose ventrikuläre Tachykardie), plötzlicher Herztod
Ther: bei noch tastbarem Puls und erhaltenem Bewusstsein **Amiodaron** (5 mg/kgKG i.v., Cordarex®) i.v., bei Pulslosigkeit Reanimation und Defibrillation mit 4 J/kgKG

DD: Supraventrikuläre Tachykardien, Torsade de Pointes (bei Long-QT-Syndrom)

AV-Block

Syn: Atrioventrikulärer Block, ICD-10: I44.3

Ät: Kongenital: AV-Block III.° (bereits intrauterin) durch Ak der Mutter bei systemischem Lupus erythematodes der Mutter, angeborene Herzfehler

Elektrolytstörungen (Hyperkaliämie), Myokarditis, Durchblutungsstörung des AV-Knotens (KHK, Herzinfarkt), nach Herz-Op, Med-NW (Digitalis, Betablocker, Antiarrhythmika, Kalziumantagonisten), Leistungssportler (AV-Block I.° durch Vagotonie)

Path: Blockierung des AV-Knotens (verzögerte Überleitung bis vollständige Blockade)

Etlg: AV-Block I.°: verzögerte Erregungsleitung (PQ-Zeit >0,2 Sek.), verspätete Ventrikel-Kontraktion, klinisch meist unauffällig (frequenz- u. altersabhängig)

AV-Block II.°: Typ WENCKEBACH-Periodik: PQ-Zeit wird von Schlag zu Schlag länger bis ein P nicht mehr übergeleitet wird ⇨ 1 Kammerkomplex fehlt, dann beginnt es von neuem

Typ MOBITZ: intermittierendes Ausbleiben eines Kammerkomplexes auf eine Vorhoferregung (ohne PQ-Zeit-Verlängerung), oft regelmäßig 2:1-, 3:1- oder 4:1-Block ⇨ Bradykardie

AV-Block III.° (totaler AV-Block): keine Überleitung von Vorhöfen zur Kammer ⇨ Kammer**ersatzrhythmus** (durch AV-Knoten, HIS-Bündel od. Reizbildung im Myokard) u. damit deutliche Bradykardie (40/Min.) und insg. damit Verringerung der Pumpleistung

Klin: Einfacher AV-Block asymptomatisch od. Pulsunregelmäßigkeit, höheren Grades **Bradykardie** mit Schwindel, Müdigkeit, Zeichen einer Herzinsuffizienz, **Synkopen** (= ADAMS-STOKES-Anfall), wenn kein Ersatzrhythmus einspringt

Diag: EKG: Bradykardie, PQ-Zeit ausmessen, Abhängigkeit P-Welle und QRS-Komplex

Ther: Bei asymptomatischem Pat. keine Ther., Absetzen bradykardie-auslösender Med.

Akut bei Bradykardie/Synkope: Atropin od. Orciprenalin (Alupent®) i.v.

Implantation eines **Herzschrittmachers**, Ind: AV-Blockierungen (Typ II.° - MOBITZ, III.°) mit Frequenz <50/Min. oder Synkopen/synkopalen Anfällen

Extrasystolen

Syn: "Stolperherz", ICD-10: supraventrikuläre (SVES) I49.1, ventrikul. Extrasystolen (VES) I49.3

Ät: Sehr **häufig im Kindesalter**, aber meist **ohne Krankheitswert**

Funktionell: bei Stress, Schlafstörung, Jetlag, Alkohol-, Nikotin-, Tee- oder Koffeingenuss

Sekundär: bei Myokarditis, Klappenfehlern, Kardiomyopathie, Koronaranomalien, Myokardischämie/-infarkt, nach Herz-Op, Med-Intoxikation (Digitalis, Theophyllin, Antidepressiva), Hyperthyreose, Elektrolytstörungen (Hypokaliämie), Phäochromozytom, Anämie

Etlg: In supraventrikuläre (= vom Vorhof od. AV-Knoten ausgehend, SVES) und ventrikuläre (= von der Kammer od. HIS-Bündel ausgehend, VES) Extrasystolen

VES-Klassifikation, modifiziert nach LOWN (1971) im 24-Std.-EKG

Klasse	Häufigkeit und Art der VES
0	keine VES
1	gelegentliche, einzelne VES (<30/Std)
2	häufige (monomorphe) VES (>30/Std)
3a	einzelne polymorphe (polytope) VES
3b	ventrikulärer Bigeminus (N,VES, N,VES..)
4a	Couplets (N,VES,VES,N,VES,VES...)
4b	Salven (≥3 VES hintereinander)
5	früh einfallende VES (R-auf-T-Phänomen)

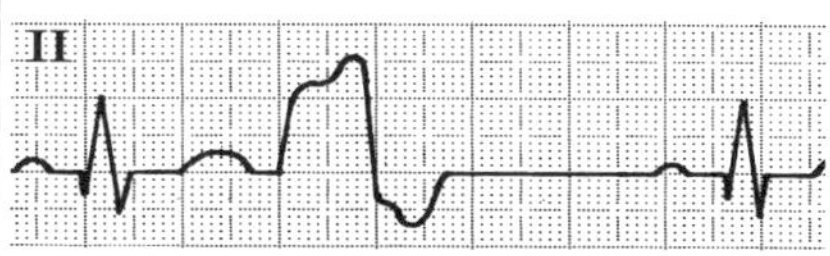

VES mit komp. Pause

Klin: Meist keine Beschwerden, evtl. spürbare Zwischenschläge (Herzstolpern) = Palpitationen, bei repetitiven VES Tachykardie mit Schwindel und ggf. Synkopen mögl.

Diag: EKG: typische **verformte Kammerkomplexe** (s. Abb.) mit od. ohne kompensatorische Pause (= längere Pause nach VES durch refraktäres Myokard), monomorphe (= ES immer gleich) od. polymorphe (= verschiedene ES), prognostisch ungünstig sind Salven (drei od. mehr VES direkt hintereinander), R-auf-T-Phänomen (VES fällt in die vulnerable Phase der vorausgehenden T-Welle ⇨ Auslösung v. Kammerflattern/-flimmern mögl.)

24-Std.-EKG (Abschätzung der Anzahl der ES, Salven?), Belastungs-EKG (ES zu- od. abnehmend unter Belastung ⇨ günstig ist die Abnahme unter Belastung)

Ther: Auch häufige VES bis 10 % aller Schläge (= 10.000 Extrasystolen/Tag) sind ohne klinische Relevanz, wenn diese einzelne VES sind (keine Salven, usw.) und bedürfen keiner Ther., bei Symptomatik Med: ß-Blocker (z.B. Propranolol)

Behandlung einer zugrundeliegenden Herzerkrankung, bei Klasse-5-VES ggf. interventionelle Katheterablation od. Implantation eines Interner-Kardioverter-Defibrillators (ICD)

Prog: Liegt keine organische Herzerkrankung vor, ist die Prog. sehr gut.

SYNKOPEN

Syn: Kollaps, Ohnmacht, Blackout, ICD-10: R55, orthostatische Dysregulation, ICD-10: I95.1

Ät:
- **Orthostatische Hypotension** (Wechsel vom Liegen zum Stehen, sehr niedriger Ausgangsblutdruck, Anorexie, Schwangerschaft)
- **Vasovagale Dysregulation** bei körperlicher Erschöpfung, Stress, Erschrecken, emotionale Belastung (z.B. Blutentnahme od. Injektion beim Arzt)

  Synkope bei „Pressen“ (Husten, Defäkation, Lachen, Schlucken), Miktionssynkope (meist männliche Jugendliche bei nächtlicher Miktion im Stehen)

  Reflexsynkope bei Sportlern (*nach* körperlicher Belastung auftretende bradykarde Dysregulation)

  Karotissinussyndrom, okulovagale Synkope (Druck auf das Auge führt zu vagotoner Reaktion), trigeminovagale Synkope (Kältereiz auf dem Gesicht führt zu vagotoner Reaktion)

Path:
- ♦ Allgemein: Eine Synkope entsteht durch eine vorübergehende **zerebrale Minderperfusion**, meist bedingt durch eine extrazerebrale Kreislaufstörung. Ursächlich ist meist eine Regulationsstörung im Herz-Kreislaufsystems.
- ♦ Orthostatische Dysregulation: Vom Liegen zum Stehen versacken 300-800 ml Blut in der unteren Extremität/Becken (venöses Pooling) ⇨ **Blutdruckabfall**. Kompensation durch sympathische Baroreflexmechanismen mit peripherer Vasokonstriktion und Herzfrequenzanstieg bis zum Erreichen des Ausgangsblutdrucks. Bei Einschränkung des Regelkreises kann es zur Synkope kommen.
- ♦ Vasovagale/Reflexsynkope: zu starke Aktivierung des N.vagus und Hemmung des Sympathikus ⇨ Herzfrequenzabfall und Blutdruckabfall

Epid:
- ◊ Lebenszeitprävalenz: fast jeder 2. Mensch erleidet während seines Lebens mindestens einmal eine Synkope, Inzidenz: 700/100.000/Jahr
- ◊ Prädisp.alter: **Kinder** u. **Jugendliche** (insb. in der **Pubertät**, v.a. große schlanke Kinder, Wachstumsschub)

Klin:
- ⇒ Prodromi (Präsynkope): **Blässe**, **Kaltschweißigkeit**, Gähnen, Flimmern oder Schwarzwerden vor den Augen (Ischämie der Retina), Ohrensausen, Schwindel, Tinnitus, Übelkeit
- ⇒ **Bewusstseinsstörung** (einfache Ohnmacht, für **wenige Sekunden**, die Pat. sinken durch Tonusverlust der Muskulatur zu Boden), selten Streckkrämpfe (tonischer Krampf od. kurze klonische Zuckungen), kurze Reorientierungszeit nach der Ohnmacht (<30 Sek.)
- ⇒ Vegetative Symptome: Tachykardie, schwacher Puls, enge Pupillen, selten Einnässen

Diag:
1. Anamnese und **Fremdanamnese**: Begleitumstände der Synkope (wie Tätigkeit, Körperposition, besondere Ereignisse, emotionale Belastung), Dauer der Bewusstlosigkeit, Prodromi, Symptome nach einer Synkope (Reorientierung), Häufigkeit, kardiale Vorerkrankungen?, Medikamente?

   Familienanamnese (kardiale Erkrankungen, Synkopen?)
2. Internistische/neurologische Untersuchung: Blutdruck (im Liegen und Stehen), Puls, Herzgeräusche, Arrhythmie?, Größe und Gewicht

SCHELLONG-Test (Kreislauftest, bei liegendem Pat. RR u. Pulsmessung, dann Pat. aufstehen lassen, Messungen sofort und nach 2, 4, 6, 8 u. 10 Min. im Stehen),
Lagerungsversuch auf dem Kipptisch (ab ca. 6 J. mögl.)
Karotissinus-Druckversuch, Bulbusdruckversuch (Auge)

3. Ergibt sich der V.a. eine kardiale Störung, dann weitergehende Diagnostik: EKG, Belastungs-EKG, 24-Std.-EKG (ggf. auch Event-Recorder), LZ-RR-Messung ⇨ bei auffälligem Befund ggf. weitere (invasive) Diagnostik, z.B. TEE (transösophageale Echokardiographie), Herzkatheteruntersuchung, invasive elektrophysiologische Untersuchung

<u>Ther:</u>
- <u>Akut:</u> Pat. **flach lagern** und **Beine anheben**.
- Finden sich keine organischen Befunde ist keine weitere Ther. erforderlich. Aufklärung über prophylaktische Allgemeinmaßnahmen. Med. sind meist nicht erforderlich.
  Bei kardialer Störung ⇨ Behandlung der Ursache! (z.B. Implantation eines Schrittmachers bei relevanter Rhythmusstörung)
- <u>Med:</u> Etilefrin (Effortil® Lösung) od. Dihydroergotamin (DET MS®) nur kurzfristig, bei häufigen Beschwerden ggf. α-Sympathomimetikum Midodrin (3x5-20 mg/Tag, Gutron®)
- <u>Prophylaxe:</u>
  - Physikalische Ther. bei orthostatischer Dysregulation: Kreislauftraining mit **Ausdauersportarten**, Bürstenmassage, Kaltduschen usw.
  - Ausreichende Flüssigkeitszufuhr, Frühstücken
  - Bei Prodromi kann der/die Betroffene durch Überkreuzen der Beine, Anspannung von Muskulatur, JENDRASSIK-Handgriff, Hinsetzen od. Hinlegen eine Synkope meist vermeiden.

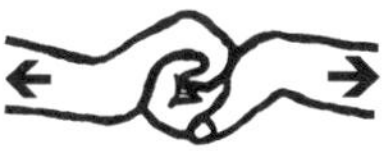
Jendrassik

<u>Prog:</u> Orthostatische und vasovagale Synkopen haben eine gute Prog. (sistieren nach der Pubertät oft spontan).

<u>Kompl:</u> ∗ Commotio, Contusio cerebri oder sonstige Verletzungen durch Sturz zu Boden

<u>DD:</u> <u>Bewusstlosigkeit aufgrund anderer Ursache:</u>
- **Kardiale Störung** durch hämodynamisch wirksame Herzrhythmusstörungen (s.o., ADAMS-STOKES-Anfall, ICD-10: I45.9), wie extreme Bradykardie/Asystolie od. ventrikuläre Tachykardie/Kammerflimmern, angeborene **Herzfehler**, pulmonale Hypertonie, Lungenembolie, Myokarditis, Kardiomyopathie, Myokardischämie/Herzinfarkt, plötzlicher Herztod
- **Schädel-Hirn-Trauma** (Commotio cerebri, Contusio cerebri, Compressio cerebri, s.u. Kap. Kindertraumatologie), Schütteltrauma (s.u., Kap. Kindesmisshandlung)
- **Hypoglykämie** (Glukose <50 mg/dl) oder hyperglykämisches (ketoazidotisches) Koma (s.o., Kap. Diabetes mellitus)
- **Epilepsie**, Gelegenheitsanfall, Narkolepsie (s.u., Kap. Neuropädiatrie)
- **Psychogene Anfälle**/Bewusstlosigkeit/Synkope, **Hyperventilation**, Affektkrämpfe, akinetischer Mutismus durch Schädigung des Frontalhirns
- **Intoxikationen** (Alkohol, Medikamente, Chemikalien)
- **Gefäßbedingt**: Zerebrovaskuläre Insuffizienz (**TIA**, PRIND, Apoplexie), intrakranielle Blutung, Subarachnoidalblutung, Drop-Attacks (vertebrobasiläre Insuffizienz), Steal-Syndrome
- **Dehydratation** (z.B. durch Erbrechen, Durchfallerkrankung, insb. Säuglinge gefährdet) ⇨ Störungen des Elektrolyt- und Säure-Basen-Haushalts. Kompl: Organversagen, Bewusstseinstrübung, zerebrale Krampfanfälle und tödlicher Verlauf mögl.
- **Hitzekollaps** (Hitzesynkope), Unterkühlung (Hypothermie)
- **Hypoxie** (Fremdkörperaspiration, Ersticken, Laryngospasmus)
- Hypovolämischer Schock durch äußere oder innere Blutung
- Hirndruck
- Meningitis
- Sympathikotone Krise bei Phäochromozytom, Flush-Syndrom bei Karzinoid
- Früh- oder Spät-Dumping-Syndrom des Magens

RESPIRATIONSTRAKT

Anatomie: Besonderheiten der Luftwege und Lungen im Kindesalter:

- Luftwege sind absolut und relativ kleiner ⇨ Atemwegwiderstand der peripheren Luftwege 5-fach höher ⇨ Kollapsgefahr von kleineren Bronchien und Bronchiolen
- Vermehrte Schleimproduktion und zähere Konsistenz
- Stärkere Reagibilität der Schleimhäute
- Unreife der immunologischen Abwehr (bis zum 10. Lj.)
- Neugeborene u. Säuglinge haben reine Zwerchfellatmung, erst im Kleinkindesalter kommt der thorakale Anteil der Atmung dazu ⇨ relative Hyperventilation erforderlich, Atemfrequenz: Neugeborenes 40-50/Min., Säuglinge 30-40/Min., Kleinkinder 25/Min., Kind 20/Min., Jugendliche/Erwachsene 12-18/Min.

Blutgasanalyse: arterielle Blutgasanalyse (aBGA) zur Beurteilung der globalen Lungenfunktion sowie zur Einschätzung des Säure-Basenhaushaltes

Normwerte: pH = 7,35-7,45 (Neugeborenes 7,20-7,41), <7,35 Azidose, >7,45 Alkalose
pO_2 = 70-105 mmHg (Neugeborenes aus der Vena umbilicalis16-35 mmHg)
SaO_2 = >94 % (Sauerstoffsättigung = Verhältnis Oxyhämoglobin zu Gesamthämoglobin, kann auch kontinuierlich indirekt mit einem Pulsoxymeter transkutan gemessen werden)
pCO_2 = 30-45 mmHg (= 4,0-6,0 kPa, Neugeborenes bis 60 mmHg)
Bikarbonat (HCO_3) = 16-28 mmol/l, BE (base excess) = -3 bis +3 mmol/l

FEHLBILDUNGEN DES RESPIRATIONSTRAKTES

Etlg:
Missbildungen der Trachea: **Trachealstenose**, Laryngotracheomalazie, **Tracheomalazie**, Tracheobronchomegalie
Missbildungen des Bronchialsystems: **Bronchusstenosen**, Bronchomalazie, **Bronchiektasen**
Missbildungen der Lunge: **Lungenhypoplasie** / Lungenaplasie, Lungensequestration, kongenitales lobäres **Emphysem**, zystische Malformationen
Missbildungen der Pleura: Pleurazysten (Hohlräume mit Epithelauskleidung)
Knöcherne Deformitäten des Thorax: Trichterbrust, Kiel-/Hühnerbrust, Sternumspalten, Skoliose, Kyphose ⇨ mechanische Störung der Atmung

Klin:
⇒ Stridor ist ein Kardinalsymptom bei Fehlbildungen im Respirationstrakt
⇒ Dyspnoe, Tachypnoe, evtl. juguläre u. epigastrische Einziehungen

Diag:
1. Anamnese (rezidivierende Infektionen?) und klinische Untersuchung: Atemgeräusch
2. Bildgebung: **Rö.-Thorax** in zwei Ebenen, oft auch **hochauflösendes CT** od. **MRT**
3. Labor: **Blutgasanalyse**, BB, Entzündungsparameter
4. **Bronchoskopie**: Engstellen, Pulsation an einer Engstelle (Druck von außen z.B. durch doppelten Aortenbogen)
5. Lungenfunktionsdiagnostik (Spirometrie): ist erst ab dem Schulkindalter zuverlässig mögl.

Kompl: * Bei allen Anomalien stark erhöhtes Risiko für **rezidivierende Atemwegsinfekte** und **Pneumonien**

Proph: ♥ Direkt nach der Geburt **Absaugen** von Mund, Rachen und Nase, dabei können sich erste Hinweise auf Fehlbildungen ergeben (z.B. erschwertes Absaugen, schlechter APGAR, Azidose)

<u>DD:</u> – Infektionen der oberen Atemwege, Bronchitis, Pneumonie (s.o., Kap. Infektionskrankheiten)
– Asthma bronchiale (s.u., Kap. Allergologie), chronische obstruktive Bronchitis (COPD)
– Fremdkörperaspiration (s.u.)

Tracheaanomalien

<u>Ät:</u> Angeboren (primär die Trachea betreffend), äußere Kompression (z.B. konnatale Struma, Gefäßanomalien, mediastinale Zysten, Tumor, Thymushyperplasie)
Erworben durch chronische Infektion, lange Intubation (z.B. Frühgeborene)

<u>Etlg:</u> **Trachealstenose**, Tracheaatresie, ICD-10: Q32.1
Tracheomalazie, ICD-10: Q32.0, Laryngomalazie, ICD-10: Q31.5

<u>Path:</u> <u>Trachealstenose:</u> bindegewebige Stenosen, horizontale Segel, Fehlbildungen der Knorpelspangen oder Druck von außen, oftmals weitere Anomalien der Luftwege
<u>Tracheomalazie:</u> ungenügende Stabilität der Luftröhre durch zu weiche, hypoplastische od. fehlende Knorpelspangen ⇨ Trachea kollabiert bei der Einatmung durch den entstehenden Unterdruck (meist untere Trachea betroffen).

<u>Epid:</u> Trachealstenosen u. Tracheomalazie sind insg. **sehr seltene** Fehlbildungen.

<u>Klin:</u> <u>Trachealstenose:</u> **inspiratorischer Stridor** (ziehendes inspiratorisches Nebengeräusch), Giemen, Tachydyspnoe, juguläre und epigastrische Einziehungen
<u>Tracheomalazie:</u> **inspiratorischer Stridor**, Tachydyspnoe, bitonaler Husten, Auswurf, juguläre u. epigastrische Einziehungen, opisthotone Haltung des Säuglings ⇨ Erweiterung des Trachealllumens, evtl. auch abnorme Weichheit des Ohrknorpels

<u>Diag:</u> **Bronchoskopie** ist der Goldstandard der Diagnostik.
Bildgebung: MRT/CT zur Unterscheidung/Feststellung äußerer Kompressionen

<u>Ther:</u> <u>Trachealstenose:</u> Bei dünnen Membranen können bei der endotrachealen Intubation die Membranen bereits durchstoßen werden, Atemgymnastik, Op-Ind: hochgradige Stenose
Endoskopische Inzision/Dilatation bindegewebiger Stenosen od. von Segeln, Trachealringspaltung u. Erweiterung (Trachealplastik) od. Exzision u. End-zu-End-Anastomosierung
<u>Tracheomalazie:</u> bei instabiler Trachea Trachealkanüle od. Stenteinlage (PALMAZ-Stent) u. längere Beatmung mit einem positiven Atemwegdruck (CPAP [<u>c</u>ontinuous <u>p</u>ositive <u>a</u>irway <u>p</u>ressure] u. PEEP [<u>p</u>ositive <u>e</u>nd<u>e</u>xpiratory <u>p</u>ressure]), Antibiotika bei sekundären Infektionen, ggf. operative Verlagerung der Aorta in Richtung Sternum (Aortopexie)

<u>Prog:</u> Gut, normale Lebenserwartung, komplizierte Verläufe jedoch möglich

<u>Kompl:</u> **Erstickungsanfälle** beim Stillen/Füttern möglich, Apnoe mit Synkopen, rez. Infektionen
Op: Blutungen, Wundheilungsstörungen, komplizierte Verläufe mögl.

<u>DD:</u> **Laryngomalazie u. geringe Tracheomalazie**: sind bis zum Ende des 1. Lj. normal, die Neugeborenen/Säuglinge haben insb. in Rückenlage einen insp. Stridor (Stridor connatus), keine Ther. erforderlich, da meist spontane Verfestigung in den ersten Lebensmonaten
Trachealdivertikel (blind endender Auswuchs der Trachea), gespaltene Trachea, Bronchomalazie, ösophagotracheale Fistel u./od. **Ösophagusatresie** (s.u., Kap. Verdauungstrakt)

Bronchusanomalien

<u>Syn:</u> Bronchiale Fehlbildungen, ICD-10: Q32.4

<u>Etlg:</u> Angeborene **Verzweigungsanomalien** der Bronchien: Bronchusabgangsstenose, **Bronchusstenosen**, Tracheobronchomegalie, Trachealbronchien (dislozierter re. Oberlappen), Bronchomalazie (Schwäche des Bronchialknorpels), **Bronchiektasen** (abnorme Erweiterungen der Bronchien)

<u>Klin:</u> Husten, Auswurf, rezidivierende Hustenattacken, vermehrt Infekte der Atemwege
Bronchusabgangsstenose/Bronchusstenose: Ventilationsstörung, Stridor, Ventilmechanismus mit Überblähung der Lunge/Atelektase mögl.
Bronchusmalazie: Ventilationsstörung, Stridor (ziehendes inspiratorisches Nebengeräusch)
Bronchiektasen: Husten, Auswurf, Hämoptysen

Diag: Bronchoskopie, CT/MRT, Lungenfunktionsdiagnostik

Ther: Symptomatisch: Atemgymnastik, Infektionen antibiotisch behandeln, bei schwerer Atemwegsbehinderung Erweiterung der Stenosen, Stenteinlage, Teilresektion

Prog: meist gut

Kompl: Atelektasen, rezidivierende Infektionen, rez. Bronchopneumonien

DD: Erworbene Bronchiektasen: durch chronisch rezidivierende Bronchitis, bronchopulmonale Dysplasie (durch Langzeitbeatmung bei Frühgeborenen), Mukoviszidose, Pertussis

Primäre ziliäre Dyskinesie

Ät: **Aut.-rez. erbliche** (Chrom. 5 u. 9, mehrere Mutationen bekannt) Fehlfunktion der Flimmerhärchen ⇨ **verminderte mukoziliäre Clearance** der Atemwege, ICD-10: Q34.8

KARTAGENER-Syndrom (aut.-rez., Chrom. 5,7,9): Situs inversus + Sinusitis, Nasenpolypen + Bronchiektasen + weitere Zilienfunktionsstörung (z.B. Störung der Spermienmotilität)

Epid: Häufigkeit: 0,5/10.000

Klin: Chronische Infekte (Sinusitis, Otitis media, Seromukotympanon, Bronchopneumonie), chronischer produktiver Husten, teils putrider Auswurf, chronische Obstruktion ⇨ Bronchiektasien, Hypoxämie, Zyanose, Trommelschlägelfinger

Diag: Auskultation: grob- u. mittelblasige RGs, Messung der Zilienschlagfrequenz, elektronenmikroskopische Untersuchung an nasalem od. bronchialem Bürstenabstrich

Ther: Symptomatisch: Sekretolytika, Inhalation, Atemgymnastik, bei Infektionen der Atemwege frühzeitig Antibiotika

Prog: Mit symptomatischer Ther. gut.

Kompl: Pulmonale Hypertonie, Rechtsherzinsuffizienz

Lungenhypoplasie

Syn: Hypoplasie/Dysplasie der Lunge, engl. pulmonary hypoplasia, ICD-10: Q33.6

Ät:
- Idiopathisch (primäre Lungenhypoplasie, 15 % d.F.)
- Sekundär (85 %): Beeinträchtigung der fetalen Lungenentwicklung durch Kompression od. Wachstumsstörung: **Zwerchfellhernie**, Chylo- oder Pneumothorax, vorzeitiger Blasensprung (⇨ **Oligohydramnion**), Tumoren, Fehlbildungen (z.B. Dextropositio cordis), **Hydrops fetalis** (führt zu bilateralen Pleuraergüssen)

Klin:
⇒ **Schweres Atemnotsyndrom** des Neugeborenen mit progredienter pulmonaler Insuffizienz (Dyspnoe, Zyanose, Azidose)
⇒ **Rezidivierende Infekte** und Bronchitiden, ggf. auch Ausbildung von Bronchiektasen
⇒ Symptome auch abhängig von ggf. zusätzlich vorhandenen Herzfehlern

Diag:
1. Anamnese (Schwangerschaftsverlauf, pränatale sonographische Entwicklung) und klinische Untersuchung: Perkussion, Auskultation
2. Röntgen-Thorax: vom Grad der Hypoplasie abhängig ⇨ Verschattung auf der betroffenen Seite, Überblähung der normalen Lunge, Mediastinalverschiebung
3. Echokardiographie: Ausschluss eines Herzfehlers (Fehlen der Pulmonalisbifurkation, Lage des Aortenbogens)
4. Lungenperfusionsszintigraphie: bei ebenfalls fehlender A.pulmonalis keine Aktivität auf der betroffenen Seite

Ther:
- Bei primärer Hypoplasie ist keine kausale Therapie mögl.
- Symptomatische und intensivmedizinische Behandlung mit maschineller Beatmung und zusätzliche Unterstützungsmaßnahmen (Surfactant-Gabe, NO)
- Operativ: bei partieller Hypoplasie Lobektomie od. Pneumonektomie, soweit in den übrigen Lungenanteilen die Gefäßwiderstände normal sind

<u>**Prog:**</u> ist sehr ernst, Letalität abhängig vom Ausmaß der Hypoplasie

<u>**Kompl:**</u> * **Pneumothorax, persistierende fetale Zirkulation**
* Häufig assoziierte Anomalien: A.pulmonalis-Hypoplasie, Herzfehler, bilaterale Nierenagenesie (POTTER-Sequenz, letal), bilaterale Nierendysgenesie, obstruktive Uropathie, polyzystische Nierendegeneration, obstruktive Bronchitiden

<u>**DD:**</u> - Einseitige Lungenatelektase, Lungensequester, kongenitales lobäres Emphysem (s.o.)
- Zwerchfellhernie
- Progressive Lungendystrophie: Lungengewebsuntergang bei zuvor normaler Lunge
- Bronchopulmonale Dysplasie : durch langzeitige Beatmung (z.B. bei frühen Frühgeborenen) Schädigung der Alveolen, Atelektasen, Emphysem

Lungenemphysem

<u>**Syn:**</u> Kongenitales lobäres Emphysem, ICD-10: angeboren Q33.8, interstitielles Emphysem in der Perinatalperiode, ICD-10: P25.0, sonstiges J43.9

<u>**Ät:**</u> - Angeborene Anomalien der Lunge: Defekte der Bronchialwand (z.B. bronchiale Knorpelhypoplasie), Obstruktion der Bronchien (Schleimhautfalten, eingedicktes Sekret), homozygoter α_1-Antitrypsinmangel od. auch idiopathisch
- Bronchusobstruktion von außen (exogen, extrinsisch), Infektionen, Fremdkörperaspiration

<u>**Path:**</u> ♦ Verlegung od. Kaliberverminderung führt zum funktionellen bronchialen Kollaps mit **Ventilmechanismus** des betroffenen Lobärbronchus ⇨ **lobäre Überblähung** eines oder mehrerer Lungenlappen mit alveolärem Emphysem ⇨ Komprimierung des normalen Lungengewebes, Atemnot, Rupturrisiko
♦ <u>Lok:</u> meist **linker Oberlappen** u. rechter Mittellappen betroffen

<u>**Epid:**</u> ◊ Prädisp.alter: Neugeborene und Kleinkinder, bei angeborener Anomalie Entwicklung meist innerhalb der ersten Lebenswochen, m > w

<u>**Etlg:**</u> # Endogenes (intrinsisches) Lungenemphysem: Infektion, Sekretretention, Bronchialadenome, Atresien, Bronchomalazie, Hypoplasien, Stenosen, Knorpelhypoplasie
Exogenes (extrinsisches) Emphysem: Kompression des Bronchialsystems durch Gefäße oder Lymphknoten, Pulmonalarterien-Dilatation, vordere mediastinale Herniation

<u>**Klin:**</u> ⇒ **Dyspnoe**, Tachypnoe, exspiratorisches Keuchen, chronischer Husten, Einziehungen
⇒ Intermittierende Zyanose, Symptome während des Stillens/Fütterns verstärkt

<u>**Diag:**</u>
1. Anamnese und klinische Untersuchung
2. Röntgen-Thorax od. CT: überblähter Lobus mit kaum sichtbarer Lungenstruktur, meist unilobär (meist Oberlappen od. re. Mittellappen, kann auch segmental, bilobär od. bilateral auftreten). Atelektase der ipsilateralen Lappen, ipsilaterale Zwerchfellkompression, Mediastinum-Verlagerung zur kontralateralen Lunge
   Bronchogramm: distal betroffener Bronchus ist nur inkomplett gefüllt
   Angiogramm: langsame, unvollständige arterielle Füllung
3. Ventilations-/Perfusionsszintigraphie: reduzierte Ventilation und Perfusion im emphysematösen Lappen
4. Echokardiographie: Ausschluss morphologischer Herzkrankheiten (Fehler, Vitien)

<u>**Ther:**</u>
- Bei geringer Klinik kann zunächst zugewartet werden, Atemgymnastik, unterstützend: Beatmung, Thoraxdrainage
- Operativ: lokale Resektion od. Lobektomie (offen od. auch thorakoskopisch mögl.)

<u>**Prog:**</u> meist gut

<u>**Kompl:**</u> * Bei Infektion Verschlechterung der Symptomatik mit zunehmender Zyanose, **rezidivierende Pneumonien**

* **Pneumothorax**, Herzinsuffizienz
* Kombination mit angeborenen Fehlbildungen des Herz-, Gefäß- u. Skelettsystems

DD: – Lungenhypoplasie, angeb. Bronchiektasen, A.pulmonalis-Hypoplasie, Zwerchfellhernie
– SWYER-JAMES-Syndrom: Emphysem eines Lungenflügels (durch eine infektiöse Bronchiolitis obliterans im Kindesalter) = Syndrom der einseitig hellen Lunge im Röntgen, meist nur geringe Symptome

Lungensequestration

Syn: Angeborene Lungensequestration, ICD-10: Q33.2

Ät: Akzessorische Lungenknospe (= zusätzlicher Lungenlappen) mit akzessorischer Gefäßversorgung (aus der Aorta) ⇨ **funktionsloses Lungengewebe** (fehlender bronchialer Anschluss und damit nimmt der Sequester nicht am Gasaustausch teil)

Etlg: Intrapulmonale Sequester (75 % d.F.): innerhalb d. Lungengewebes, meist im Unterlappen
Extralobuläre Sequester (25 %): vom übrigen Lungengewebe getrennt, eigener Pleuraüberzug, meist links im hinteren unteren Thoraxbereich gelegen

Epid: **m** > w (= 4:1)

Klin: Kleine Sequester sind asymptomatisch
Rezidivierende einseitige basale Pneumonien od. Veränderung der Umgebungsorgane

Diag: Röntgen-Thorax: gut abgegrenzte, weichteildichte Formation in der Lunge, CT/MRT: gute Darstellung von Ausdehnung und abnormer Gefäßversorgung mögl. (sonst Aortographie)
Ggf. bereits pränatale Darstellung im Organultraschall mögl.

Ther: Bei asymptomatischem Lungensequester ist keine Behandlung erforderlich.
Op bei rez. Infekten od. AV-Shunts: offene od. thorakoskopische Resektion des Sequesters, bzw. Lobektomie od. Segmentektomie

Prog: Kleine Sequester gut, komplizierte Verläufe z.B. durch Nachblutungen möglich:

Kompl: Rezidivierende pulmonale Infekte mit Blutungen, Hämoptysis od. Hämatothorax
Assoziation mit Zwerchfellhernie, Herzfehlern, zystischen Malformationen der Lunge

DD: Lungentumor, partielle Lungenhypoplasie, zystische Malformationen der Lunge

Zystische Malformationen der Lunge

Syn: Lungenzysten, Zystenlunge, Wabenlunge, ICD-10: Q33.0

Ät: Angeboren (Sacklunge, Maximalform: **Wabenlunge**)
Erworben: Folgezustand bei Lungenfibrose, traumatische Zyste, Echinokokkuszyste

Path: Angeborene mesenchymale Malformation (**Proliferation bronchialer Strukturen**) mit multiplen zystischen Erweiterungen der distalen Atemwege (bronchogene Zysten, zystische Adenomatose), meist nur ein Lungenlappen betroffen (in 60 % d.F. links), in 5 % d.F. beidseitig mit Prädisposition zu weiteren Anomalien und maligner Entartung

Epid: Häufigkeit: 0,3-1/10.000 Lebendgeborene, m > w

Klin: Von symptomlos, über leichte Dyspnoe u. Tachypnoe, bis zum globalen Lungenversagen

Diag: Pränatale Sonographie: Malformationen/Raumforderungen nachweisbar

Ther: Einzelzysten bedürfen keiner Behandlung (spontane Rückbildung mögl.)
Op: Ind: beatmungspflichtige Neugeborene ⇨ Thorakotomie und Entfernung des betroffenen Lungenlappens

Prog: Einzelzysten od. kleine zystische Malformationen ohne Symptome gut, bei ausgedehntem Befund ernst

Kompl: Polyhydramnion, fetale Herzinsuffizienz kann sich bereits pränatal entwickeln.
(Spannungs-)Pneumothorax durch Zystenruptur, rezidivierende Infektionen

DD: Lungensequester, bronchogene Zysten, Zwerchfellhernie

LUNGENFIBROSE

__Syn:__ ICD-10: J84.1

__Ät:__ – Idiopathische interstitielle Pneumonien, idiopathische Lungenhämosiderose, idiopathische progressive Lungenfibrose (= HAMMAN-RICH-Syndrom)
- Sekundär: bei Speicherkrankheiten, Kollagenosen u. Mukoviszidose
- Bronchopulmonale Dysplasie (durch Langzeitbeatmung bei Frühgeborenen)
- Allergische Alveolitis, exogene Noxen, z.B. anorganische Stäube
- Iatrogen: Graft-versus-Host-Reaktion (v.a. bei Z.n. Knochenmarkstransplantation), Bestrahlung der Lungen

__Path:__ Fibrosierung des interstitiellen Bindegewebes führt zur „Versteifung“ der Lunge mit sinkender Compliance ⇨ **Hypoxämie**

__Klin:__ ⇒ Andauernde Müdigkeit, geringe körperliche Belastbarkeit, Tachypnoe, Dyspnoe
⇒ **Zyanose**, blaue Lippen/Zunge, Trommelschlägelfinger, Uhrglasnägel

__Diag:__
1. Anamnese u. klinische Untersuchung
2. Röntgen-Thorax: diffuse retikuläre od. noduläre Strukturverdichtungen, oft symmetrisch
3. Lungenfunktion/BGA: restriktive Ventilationsstörung in der Body-Plethysmographie, Einschränkung der CO_2-Diffusion, paO_2-Abfall unter Belastung
4. Bronchoskopie mit Biopsie od. offene Lungenbiopsie meist mittels Thorakoskopie

__Ther:__
- Therapie der Grunderkrankung (wenn mögl.), die bestehende Lungenfibrose ist kausal nicht therapierbar und bildet sich nicht zurück.
  - Glukokortikoide können weitere Umbauvorgänge der Lunge stoppen/verlangsamen.
- Operativ: Ultima ratio Lungen- oder Herz-/Lungentransplantation

__Kompl:__ * Rezidivierende obstruktive Bronchitiden oder Pneumonien, Lungenzysten
* Bei schweren Formen permanenter Sauerstoffbedarf

PNEUMOTHORAX

__Syn:__ Umgangssprachlich in der Klinik oft nur **"Pneu"** genannt, ICD-10: J93.-, perinatal P25.1

__Ät:__ – **Spontan**pneumothorax (= idiopathisch)
- Als __Komplikation__ bei:
  - **Beatmung** (insb. bei hohen Beatmungsdrücken), Reanimationskomplikation
  - **Atemnotsyndrom** (RDS), Mekoniumaspirationssyndrom, Pneumonie, Zwerchfellhernie
- Traumatisch: perforierende Lungenverletzung

__Path:__
- Durch eine Eröffnung des Pleuraraumes geht der vorhandene **Unterdruck** durch Druckausgleich zwischen innen und außen verloren ⇨ Luft im Pleuraraum, die Lunge kollabiert.
- __Beatmung__ (insb. bei **Frühgeborenen**): Hoher intraalveolärer Druck führt zur Überblähung der empfindlichen Alveolen mit Einriss der Wand ⇨ Luft gelangt in das interstitielle Gewebe (interstitielles Emphysem) bis in den Pleuraspalt ⇨ Pneumothorax, Ausbreitung mögl.: Pneumomediastinum, Pneumoperikard, Pneumoperitoneum, subkutanes Emphysem.
- Spannungspneumothorax: Durch einen Ventilmechanismus gelangt bei jeder Inspiration Luft in den Pleuraraum, die aber bei Exspiration nicht mehr entweichen kann ⇨ zunehmende intrapleurale Drucksteigerung ⇨ Kompression der noch gesunden Lunge, Kompression des Herzens mit Behinderung des venösen Rückstroms (Erhöhung des ZVD).

Epid: ◊ Spontanpneumothorax (kleine sind asymptomatisch): bei ca. 1 % aller Neugeborenen und später gehäuft bei jungen Männern
◊ Pneumothorax als Beatmungskomplikation bei ca. 10 % der Langzeitbeatmeten

Klin: ⇒ **Akut** auftretende od. sich plötzlich verschlechternde **Atemnot**, Zyanose
⇒ Hautemphysem (thorakal, zervikal)
⇒ Bei Spannungspneumothorax: Schocksymptomatik mit Bradykardie bis zur Asystolie, Hypotonus, venöse Einflussstauung, Thoraxasymmetrie

Diag: 1. Anamnese u. klinische Untersuchung: in der Perkussion **hypersonorer Klopfschall**, Auskultation: seitendifferentes Atemgeräusch mit Abschwächung auf der betroffenen Seite, Herztonverlagerung, bei Neugeborenen Diaphanoskopie mit Kaltlicht möglich
2. Röntgen-Thorax: freie Luft, Verlagerung der Lunge und des Mediastinums auf die kontralaterale Seite
3. Sonographie: schnell u. sensibel, im M-Mode sog. Barcode-Zeichen nachweisbar

Ther: • Bei kleinem, asymptomatischen (Spontan-)Pneumothorax nur Beobachtung erforderlich
• Bei symptomatischem Pneumothorax: sofortige Pleurapunktion und Saugdrainage

Prog: Gut, Cave: Spannungspneumothorax u. Pneumoperikard sind lebensbedrohliche Notfälle!

Kompl: * Spannungspneumothorax: respiratorische Insuffizienz + kardiale Insuffizienz
* Pneumoperikard: Bradykardie, Low-output-Syndrom ⇨ Ther: subxiphoidale Punktion

MUKOVISZIDOSE

Syn: **Zystische Fibrose**, engl. CF (cystic fibrosis), ICD-10: E84

Ät: **Aut.-rez. erblich** (aufgrund der relativen Infertilität u. Erkrankung/Tod vor/in der fertilen Zeit wird die Erkrankung i.d.R. nie von erkrankten Elternteilen übertragen, sondern nur bei zufälligem Zusammentreffen von zwei jeweils heterozygoten (gesunden) Elternteilen. Das Risiko ist dann 1:4 für homozygot pathologische Allele = erkranktes Kind und 2:4 für [gesunde] heterozygote Merkmalsträger in der Folgegeneration).

Path: ♦ Mutation des **CFTR-Gens** (cystic fibrosis transmembrane regulator) auf **Chrom. 7q31.2**, über tausend verschiedene Mutationen bekannt (häufigste ist eine Deletion von Phenylalanin auf Position 508). Das CFTR-Gen kodiert für einen cAMP abhängigen Cl^--Kanal epithelialer Zellen ⇨ Fehlfunktion und Reduktion der Chloridkanäle exokriner Drüsen, dadurch pathologische Zusammensetzung von Wasser und Elektrolyten in den **Sekreten** der **exokrinen Drüsen** ⇨ **Eindickung** des Sekrets u. in der Folge Obstruktion der Gänge
♦ Betroffene Organe: **Pankreas**, **Bronchien**, Leber, Drüsen des Verdauungstraktes, Hoden, Schweißdrüsen

Epid: ◊ Häufigkeit: 4-5/10.000, eine der häufigsten angeborenen Stoffwechselstörungen, ca. 200 Neugeborene/Jahr in Deutschland, ca. 8.000 Pat. insg., weltweit ca. 70.000 geschätzt.
◊ Ca. **4 % der Bevölkerung** sind (heterozygote) Träger des Gendefektes (und selbst nicht erkrankt).

Etlg: # Intestinale Verlaufsform: exokrine Pankreasinsuffizienz, verminderte Verdauungsenzyme ⇨ chronische Verdauungs- und Gedeihstörung
Pulmonale Verlaufsform: Bronchialobstruktion ⇨ Atelektasen, Emphysem, Infektionen
Meist sind beide Verlaufsformen kombiniert und im Verlauf unterschiedlich stark ausgeprägt

Klin: ⇒ Neugeborene: **Icterus prolongatus** (hochvisköse Galle), graublasses Hautkolorit, **Meteorismus** (aufgetriebenes Abdomen), evtl. Rektumprolaps, **Mekoniumileus** (kein Abgang des Mekoniums (= erster Stuhl) beim Neugeborenen durch zähklebrigen Stuhl im Bereich des terminalen Ileums)

⇒ Säuglinge: Maldigestion ⇨ **Gedeihstörung**, Dystrophie
⇒ Chron. rezidivierender, pertussiformer **Husten**, **Dyspnoe** und thorakale **Einziehungen** durch Obstruktion kleiner Atemwege, wiederholt Pneumonien
⇒ Übersicht über mögliche Manifestationen:

Organ	Symptome
Pankreas	**Exokrine Pankreasinsuffizienz** ⇨ Maldigestion, Organfibrose, später auch endokrine Insuffizienz mögl. ⇨ pathologische Glukosetoleranz, Diabetes mellitus
Leber	Fokale biliäre Fibrose, Gallenrückstau ⇨ Leberzirrhose, Pfortaderhochdruck, Ösophagusvarizen, Gerinnungsstörungen (Vit.-K-Mangel)
Galle	Zähe Gallenflüssigkeit, Gallepfropfsyndrom, Fettverdauungsstörung, Gallensteine, Mangel fettlöslicher Vitamine (E, D, K, A)
Darm	**Mekoniumileus** (oft Erstsymptom der Mukoviszidose), Meteorismus, Rektumprolaps, Invagination, distales intestinales Obstruktionssyndrom = Mekoniumileusäquivalent im späteren Verlauf (Sterkoralileus), voluminöse Diarrhoen (Steatorrhoe)
Lunge	Zäher Bronchialschleim, rezidivierende **Bronchopneumonien** (Keime: Pseudomonas, Haemophilus, Staphylokokken), Destruktion durch Entzündungen, Atelektasen, **Bronchiektasen**, Emphysem (Fassthorax), Lungenfibrose ⇨ Cor pulmonale
Schweißdrüsen	Natrium- und Chloridgehalt erhöht
Gonaden	Meist **Infertilität** bei Männern (Duct.deferens-Aplasie), reduzierte Fertilität b. Frauen
Nase	Polyposis nasi, chronische Pansinusitis
Finger/Zehen	Trommelschlägelfinger, Uhrglasnägel
Allgemein	**Wachstumsverzögerung**, Unterernährung

Diag:
1. Anamnese u. klinische Untersuchung: initial nur wenig charakteristische Symptome spätere Leitsymptome: Verdauungs- und Gedeihstörungen, chronisch-produktiver Husten
2. Labor: BB, CRP, Albumin, Chymotrypsin (↓),Vit. A, D u. E im Blut
   Elastase I im Stuhl (↓), 72-Std.-Stuhlfettbestimmung (↑)
   Pilocarpiniontophorese = **Schweißtest** zur Bestimmung des NaCl-Gehaltes (>60 mval/l gilt als beweisend, 40-60 mval/l wahrscheinlich. DD: auch erhöht bei Hypothyreose, NNR-Insuffizienz).
   Molekulargenetischer Nachweis möglich (es wird nach den 8 häufigsten Gendefekten gesucht, Cave: >1.000 Mutationen bekannt, daher kann es einen falsch negativen Befund geben, entscheidend ist die Klinik)
3. Sonographie: echoreiches Pankreas, Gallensteine, erweiterte Gallengänge, evtl. Leberzirrhose
4. Röntgen-Thorax: Atelektasen, Überblähung, Verschattung bei Pneumonie

Ther:
- Eine ursächliche Behandlung ist nicht mögl. ⇨ symptomatische Behandlung
  - Behandlung möglichst in **spezialisierten Zentren**, **Ernährungsberatung**
  - Die Behandlung umfasst die Teilgebiete Ernährung/Verdauungsenzyme, Ther. pulmonaler Kompl., Physiotherapie und Rehabilitationen. Anfängliche Kontrollen in wöchentlichem Abstand (Säuglinge), später in 3-monatigem Rhythmus.
- Ernährung:
  - Hochkalorische **Vollkost** (130-150 % der normalen Kalorienzufuhr, z.B. Fresubin®, Bionin®
  - Substitution von **Verdauungsenzymen** (Pankreasenzyme) mit mikroverkapselten magensaftresistenten Enzympräparaten (als Anhalt ca. 10.000 I.E. Lipase/kgKG/Tag, z.B. Cotazym®, Kreon®, Panzytrat®) ⇨ fettreiche Ernährung somit möglich
  - Zufuhr fettlöslicher Vitamine: A, D, E, K
  - Ursodeoxycholsäure als Prophylaxe der biliären Zirrhose
- Pulmonale Ther:
  - Täglich mehrmalige **Inhalationen** mit NaCl-Lösung, N-Acetylcystein, Amilorid, Uridintriphosphat oder rekombinanter humaner DNase (Pulmozyme®)

- Bei Sekretstau: evtl. Mukolytika (z.B. Acetylcystein), bei Obstruktion ß2-Sympathikomimetika
- Bei Pneumonie: **Antibiose** initial mit Ceftazidim + Gentamicin, nach Antibiogramm gezielt, Expektorantien ohne relevante Wirkung, keine Antitussiva
  Langzeitbehandlung gegen Pseudomonas-Infektion mit 2 x tgl. Inhalation von Tobramycin (TOBI®, Vantobra®), ggf. auch zusätzliche Antibiotikagabe zur Prophylaxe von weiteren Atemweginfektionen (z.B. Azithromycin, Cotrimoxazol)
- Prednisolon bei allergischer bronchopulmonaler Aspergillose
- Hormonale Kontrazeptiva vermindern das Risiko für pulmonale Exazerbationen.

• Physiotherapie:
- **Atemgymnastik**, Vibrationen, Klopfmassagen, Thoraxmobilisation
  „Huffing": forcierte Expirationstechnik ⇨ Schleim wird nach außen transportiert, „autogene Drainage": Autogenes Training hilft dem Pat. zur selbstständigen Sekretolyse.
- Trampolinspringen, Laufband, Ausdauersportarten, Muskeltraining

• Medikamente:
- Seit 2012 zugelassen ist Ivacaftor, Kalydeco™ (2 x 150 mg/Tag oral zusammen mit einer fettreichen Mahlzeit. Nur wirksam bei Pat. mit bestimmten Mutationen im CFTR-Gen, insb. G551D-Mutation, dies haben aber nur ca. 4 % d.F., muss zuvor per Genotypisierung bestimmt werden.) ⇨ verbessert die Funktion der fehlerhaften Chloridkanäle ⇨ Verflüssigung des Mucus, Verbesserung der Pankreasfunktion, (Kosten: 270.000 EUR/J.).
  Seit Ende 2015 neu ist eine Kombination aus Ivacaftor + Lumacaftor (Orkambi®), wirksam bei Pat. mit homozygoter F508del-Mutationen im CFTR-Gen (60 % d.F.), die Kombination wirkt aktiv am Chloridkanal (Kosten ebenfalls um 270.000 EUR/J.).
- Therapie mit TNF-α-Inhibitor (Infliximab) in der Forschung, ebenso ist eine Gentherapie in der Entwicklung.

• Operativ: Ind: Mekoniumileus, Lungenversagen
- Mekoniumileus: diagnostischer und therapeutischer Einlauf mit verdünntem Gastrografin, bei Persistenz Laparotomie und Resektion des betroffenen Ileumabschnitts
- Bei respiratorischer Insuffizienz Lungentransplantation als Ultima ratio, meist als Doppellungentransplantation

• Selbsthilfegruppen: Mukoviszidose e.V. – Bundesverband Cystische Fibrose, In den Dauen 6, 53117 Bonn, Tel.: 0228 98780-0, Fax: -77, www.muko.info

Prog: Mittlere Lebenserwartung heute **35 J.**, 50 % der Patienten versterben vor dem 18. Lj. Häufigste Todesursache sind **pulmonale Komplikationen**.

Kompl: * **Mekoniumileus**, Gefahr: Mekoniumperitonitis, Darmperforation
* Chronische **Ateminsuffizienz** ⇨ Cor pulmonale, Pneumothorax

Op: * Langstreckige Ileumresektion: Vit.-B12-Mangel mögl. ⇨ Substitution von Vit. B12
* Lungentransplantation: Transplantatversagen, Abstoßungsreaktion, Kompl. durch die notwendige Immunsuppression

Proph: ♥ Bei der **U2** / **erweitertem Neugeborenenscreening** ist auch ein IRT-Test mögl. (immunreaktives Trypsin im Blut) ⇨ Ausschluss bzw. frühere Diagnose einer Mukoviszidose (bei erhöhter Konzentration weitere Diagnostik). In Deutschland ist dies bisher aber keine Routine und keine Kassenleistung (der Test kostet ca. 20 EUR), im Gemeinsamen Bundesausschuss wurde eine generelle Einführung aber beschlossen (Stand 7/2016), in Österreich und der Schweiz bereits eingeführt.

DD:
- Lunge: obstruktive Bronchitis, Fremdkörperaspiration, Pertussis, alle chronischen Atemwegserkrankungen, ziliäre Dyskinesie
- SHWACHMAN-DIAMOND-Syndrom: aut.-rez. erbliche exokrine Pankreasinsuffizienz
- Zöliakie (glutensensitive Enteropathie): Meteorismus, Steatorrhoe

VERDAUUNGSTRAKT

AKUTES ABDOMEN

Def: Akute Manifestation von Erkrankungen im Bauchraum, die einer sofortigen Diagnostik und Therapie bedürfen. Leitsymptome sind Bauchschmerzen, abdominelle Abwehrspannung, Übelkeit u. Erbrechen, eingeschränkter Allgemeinzustand bis zum Schock. ICD-10: R10.0

Ät: **Intraperitoneale Erkrankungen**

- **Entzündungen** mit und ohne Perforation (**Appendizitis**, Gastritis/Gastroenteritis, Magenulkus, Duodenalulkus, Morbus CROHN, Colitis ulcerosa, Adnexitis, Divertikulitis, Pankreatitis)
- **Perforation** eines Organs ⇨ Peritonitis = Entzündung der Bauchhöhle
- **Obstruktion** / **Stenose** eines Hohlorgans (von außen oder durch das Organ selbst) ⇨ Stase, Entzündung bis hin zum Ileus beim Darm, Koliken bei Ureter od. Gallengang
- **Ileus** = Störung der Darmpassage (**mechanisch**: Volvulus, Invagination, Briden, Tumorstenose oder **paralytisch**: Lähmung der Darmmotilität oder gemischt = zuerst längerer mechanischer Ileus, der dann paralytisch wird, sog. Kombinationsileus)
- **Gynäkologisch:** Endometriose, Ovarialzysten, Torsionsovar, Extrauteringravidität
- Vaskuläre Erkrankungen: Mesenterialinfarkt, Darmischämie, Aortenaneurysma, schwere Blutungen in den Bauchraum oder in den Gastrointestinaltrakt
- Abdominelle Verletzungen (stumpfes od. spitzes = penetrierendes Trauma)

Extraperitoneale Erkrankungen

- Thorax: **Pneumonie** (insb. basal), basale Pleuritis, Pneumothorax, Lungenembolie, Ösophagitis, Ösophagustumoren, Herzinfarkt (insb. Hinterwand)
- Retroperitoneum: **Nierenkolik,** Niereninfarkt
- Skelett: Frakturen (insb. Wirbelkörper), Nervenwurzelreizsyndrom (Wirbelsäule)
- Bauchwand: Hämatome (z.B. bei Antikoagulanzien-Therapie), Hernie
- Hämatologische Erkrankungen: Hämolytische Krisen, Porphyrie, Leukosen, Hämophilie
- Systemische Erkrankungen: Diabetes mellitus, Hyperlipidämie, ADDISON-Krankheit, Hyperparathyreoidismus, Urämie, Panarteriitis nodosa, systemischer Lupus erythematodes
- Neurologische Erkrankungen: Epilepsie, Psychosen, Neuralgien, Tabes dorsalis (Lues)
- Infektionen: Herpes zoster, Malaria, Leptospirose, Meningitis, Mononukleose, Trichinose, Morbus BORNHOLM (Coxsackie-Virus-Infektion), AIDS-assoziierte Erkrankungen
- Intoxikationen: alkoholische Hepatitis, Blei, Thallium, Arsen
- Reaktiv: bei Säuglingen/Kleinkindern insb. an eine **Otitis media** denken.

NSAP (= non-specific abdominal pain): Abdominelle Beschwerden ohne Nachweis einer Ursache, in bis zu 30 % d.F., diese klingen i.d.R. innerhalb v. 48 Std. vollständig ab

Path: ♦ **Formen abdominaler Schmerzen:**

1. Somatischer Schmerz: Peritoneum parietale affiziert: starker, scharfer, stechender, brennender Schmerz, genau lokalisierbar!, kontinuierlich zunehmend, häufig mit Projektion in andere Körperregionen
2. Viszeraler Schmerz: von parenchymatösen Organen ausgehend: dumpf, weniger stark, kaum lokalisierbar. Von Hohlorganen ausgehend: heftig, wellenförmig, rhythmisch, krampfartig, bei Obstruktion ⇨ Kolik
3. Schmerzprojektion (HEAD-Zonen): Darm- u. Hautafferenzen vereinigen sich im Rückenmark und werden dort konvergierend verschaltet, so dass sich für das Gehirn ein viszeraler Schmerz auf das entsprechende Hautareal projizieren kann. Beispiele: subphrenischer Prozess ⇨ Schulter (KEHR-Zeichen: Schmerz in die linke Schulter ausstrahlend bei Milzruptur bei Kindern od. Tubenruptur bei Tubargravidität bei Frauen); Appendix ⇨ Nabel; Uretersteine ⇨ Leiste, Genitale.

- Viszero-viszerale Reflexe (Starke Reizung des Peritoneums) führen zum reflektorischen Stillstand d. Peristaltik ⇨ Darmparalyse ⇨ Ileus (auskultatorisch: Totenstille im Abdomen)
- Lok: Zur topischen Zuordnung von Symptomen zu möglichen Erkrankungen s. Übersicht:

⇨ **GENERELLE PERITONITIS** ⇦

Ileus (mechanisch/Briden, zirkulatorisch, paralytisch)
Perforation (Magen, Duodenum, Appendix, Gallenblase, Dickdarm)
Mesenterialarterieninfarkt, Mesenterialvenenthrombose
nekrotisierende Enterokolitis, abdominelles Kompartmentsyndrom
Tumormetastasen, Peritonealkarzinose, Pankreasnekrose
Kollagenosen, Panarteriitis nodosa

RECHTER OBERBAUCH

Cholezystitis, Cholelithiasis
Choledocholithiasis
Papillenstenose
Stauungsleber, Pfortaderthrombose
Ulcus duodeni, Ulkusperforation
Nephrolithiasis, Niereninfarkt
akute Pyelitis / Pyelonephritis
atyp. **Appendizitis**, Divertikulitis
Pankreaskopftumor, Kolontumor
subphrenischer Abszess
basale Pleuritis, **Pneumonie**

EPIGASTRIUM

Hiatushernie
Ösophagitis
Verätzung
Ösophagusulkus
Ösophagustumor
Magenulkus
Magentumor
kardial: Herzfehler, Infarkt

LINKER OBERBAUCH

Milzinfarkt, Milzruptur
Magenulkus
Pankreatitis
Pankreasnekrose
kardial: Herzfehler, Infarkt
Aortenaneurysma
Nephrolithiasis, Niereninfarkt
akute Pyelitis / Pyelonephritis
subphrenischer Abszess
basale Pleuritis, **Pneumonie**

NABEL-REGION

Appendizitis
MECKEL-Divertikel
Nabelhernie
Pankreatitis
Pankreasnekrose
Aortenaneurysma

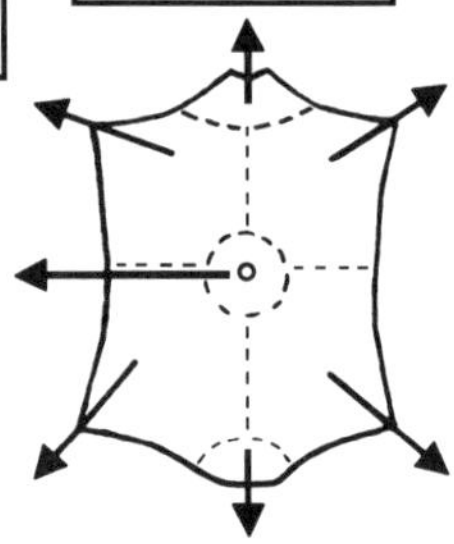

RECHTER UNTERBAUCH

Appendizitis,
perityphlitischer Abszess
Invagination
Ileitis (Morbus CROHN)
Kolontumor, Divertikulitis
Torsion des großen Netzes
Adnexitis, Ovarialzysten
Torsionsovar
Extrauteringravidität
Uretersteine
Leistenhernien, **Hodentorsion**

SUPRAPUBISCH

Zystitis
akuter Harnverhalt
neurologische Blasenstörungen
gynäkologische Erkrankungen
Gravidität
Appendizitis
Divertikulitis
Tumoren im Sigma, Rektum
Prostataerkrankungen

LINKER UNTERBAUCH

Divertikulitis
Kolontumor
Torsion des großen Netzes
Colitis-Komplikationen
Adnexitis, Ovarialzysten
Torsionsovar
Extrauteringravidität
Uretersteine
Leistenhernien
Hodentorsion

⇨ **PSEUDOPERITONITIS** ⇦

Gastroenteritis (viral od. bakteriell)
Angina abdominalis (Angiopathie)
Diabetisches Koma (Ketoazidose)
Hyperlipidämien, Hyperkalzämie, ADDISON-Krise
Urämie, Porphyrie, hämolytische Krise, Leukosen
abdominelle Migräne, Herpes zoster, Psychosen
Intoxikationen (z.B. Blei, Thallium, Arsen)
Endometriose
Sakroiliitis, Lumbago, radikuläre Symptome (Bandscheibenvorfall), Koxarthrose, Tabes dorsalis (Lues)

NSAP (= non-specific abdominal pain): abdominelle Beschwerden ohne Nachweis einer Ursache

Epid: ◊ Häufigkeit: **Durchfallerkrankungen/Gastroenteritis** sind der häufigste (vorübergehende und unkomplizierte) Grund für ein „akutes Abdomen“ (250.000 gemeldete Fälle pro Jahr in Deutschland! + hohe Dunkelziffer), davon abzugrenzen sind **Appendizitis**, Ileus usw. und sonstige insb. systemische und gynäkologische Erkrankungen (s.u. Diag.).

◊ Alter und Geschlecht beachten: Häufigkeitsgipfel für **Appendizitis** sind ältere Schulkinder, bei jugendlichen **Mädchen** an eine **Gravidität** oder **gynäkologische Erkrankungen** (Ovarialzysten, Adnexitis) denken

Klin: ⇒ Akute **Bauchschmerzen**, umschrieben od. diffus (innerhalb von Stunden entstanden) und **Abwehrspannung** des Abdomens

⇒ **Übelkeit** und **Erbrechen** (durch eingeschränkte Motilität werden die Sekrete nicht propulsiv sondern retropulsiv geleitet, mit dem Schmerz als Trigger), **Durchfall** od. Obstipation

⇒ **Meteorismus** (geblähte Darmschlingen führen zum aufgetriebenen Bauch)

⇒ Störung des Allgemeinbefindens: **Fieber**, **Exsikkose**, Angst, oberflächliche Atmung (**Schonatmung** bei Peritonitis), Kaltschweißigkeit, **Tachykardie** bis hin zum Schock

⇒ Vermeidung v. Bewegungen bei Peritonitis (Erschütterungen führen zu Schmerzen durch Peritoneumreizung) ⇨ Schonhaltung: **angezogene Beine** (= entspannte Bauchdecke)

⇒ evtl. Foetor ex ore ⇨ V.a. endokrine, metabolische Erkrankungen

⇒ Folge od. Ursache eines akuten Abdomens kann auch eine **gastrointestinale Blutung** sein, zur topischen Zuordnung der Blutungsursachen siehe folgende Übersicht:

OBERE GASTROINTESTINALE BLUTUNG

Erosionen: **Gastritis,** Bulbus-duodeni-Erosionen, **Ösophagitis**
Ulkus: **Bulbus duodeni, Magen,** unterer Ösophagus, Jejunum
Trauma, **Verätzung**, **Fremdkörper**, Hämobilie
MALLORY-WEISS-Syndrom (Kardiaschleimhauteinriss)
Varizen: Ösophagus, Magenfundus
Magenkarzinom, Papillenkarzinom, Leber- od. Pankreastumoren
Chronische Pankreatitis mit Pseudozyste od. Pseudoaneurysma
Angiodysplasien (OSLER-Krankheit), aortoduodenale Fistel
Iatrogen: Endoskopie, Operation, Anastomosenulkus

EXTRA-INTESTINALE URSACHEN

Lungenembolie, Bronchiektasen, Pneumonie, TBC, Bronchial-Ca
Lungenhämosiderosen
GOODPASTURE-Syndrom
HNO: Nasenbluten (z.B. bei OSLER-Krankheit)

Gynäkologische Blutungen

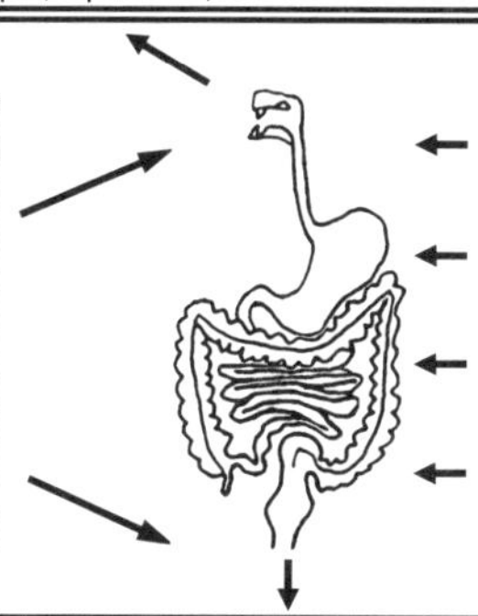

SYSTEMERKRANKUNGEN

Hämorrhagische Diathese
Thrombozytopenie
Vaskuläre Purpura
Hämophilie
Leukosen, Urämie
Leberzirrhose
Sepsis, DIC

Iatrogen: NSAR, Zytostatika, Antikoagulation

UNTERE GASTROINTESTINALE BLUTUNG UND DÜNNDARMBLUTUNG

Infektiös: **Gastroenteritis**, Salmonellen, Ruhr, Cholera, Tuberkulose
Ileus, Hernie, **Invagination**, MECKEL-Divertikel
Angiodysplasien, Hämangiom, aortointestinale Fistel, Hämorrhoiden
Colitis ulcerosa / Morbus CROHN, Divertikulose, Polyposis
Analfissuren, Proktitis, Ulcus recti, Rektumprolaps
Mesenterialgefäßverschluss, ischämische Kolitis
Nekrotisierende Enterokolitis
Kolon-, Sigma-, Rektum-, Anal-Tumoren, Karzinoid-Syndrom, Adenome
Intestinale Endometriose
Iatrogen: postoperative Nachblutungen, nach Endoskopie

Diag: Ziel muss die **Unterscheidung** zwischen (harmlosem) **gastrointestinalem Infekt** und einer **ernsten Erkrankung** sein (ist bei Neugeborenen/Säuglingen/Kleinkindern oft schwierig!):

1. **Anamnese** Beginn u. Dauer der Beschwerden, Ernährung u. Trinkverhalten?, Gewicht bestimmen bzw. Gewichtsverlust (wenn Vorgewicht bekannt ist), Häufigkeit v. Erbrechen u. Durchfall, letzter normaler Stuhlgang und Wasserlassen?, Schmerzcharakter (s.o.)
   Abdominelle Vorerkrankungen od. Voroperationen bekannt, bestehende Erkrankung von Seiten des Herzens (an Mesenterialinfarkt denken), systemische Erkrankungen (hämatologische, Diabetes, Neoplasien, Leukosen), Amenorrhoe (⇨ Extrauteringravidität?)
   Reiseanamnese? ⇨ dann auch an Cholera, Lamblien od. Amöben denken
   Medikamenteneinnahme?
2. **Klinische Untersuchung:**
   Inspektion: Allgemein- u. **Ernährungszustand** (hypotroph?), Bewusstsein u. Verhalten (unruhig?), Facies abdominalis (halonierte Augen), Blässe, Ikterus?, stehende Hautfalten als Zeichen einer Exsikkose, Narben (⇨ Vor-Laparotomien!), Vorwölbungen (z.B. der Flanken bei Pankreatitis od. bei retroperitonealem Prozess = GREY-TURNER-Zeichen)
   Blaufärbung um Nabel (= CULLEN-Phänomen, z.B. bei abdomineller Blutung, Extrauteringravidität, manchmal auch bei Pankreatitis), Bläschen (Herpes zoster), Venenzeichnung
   Bruchpforteninspektion (v.a. Nabel, Leiste, epigastrisch), Leistenlymphknoten
   Immer auch Mund, Nase u. Ohren (an Otitis media denken u. ausschließen) untersuchen
   Palpation: **Abwehrspannung** (reflektorische Kontraktion der Bauchmuskulatur bei Entzündung des Peritoneums), Druck-, Klopf-, Loslassschmerz, Meteorismus
   Resistenzen? (z.B. walzenförmiger Tumor bei Invagination, pulsierend bei Bauchaortenaneurysma)
   Perkussion: tympanitisch (⇨ Luft), gedämpft (⇨ Flüssigkeit, z.B. Aszites)
   Auskultation: metallisch klingende, hochgestellte, plätschernde **Darmgeräusche** ⇨ V.a. mechanischen Ileus (Hyperperistaltik an umschriebener Stelle gegen ein Hindernis)
   "Totenstille" ⇨ Darmparalyse bei Peritonitis / paralytischem Ileus
   Gefäßgeräusche? ⇨ Aortenaneurysma, Nierenarterienstenose
   Herz- (HT, Geräusche) u. Lungenbefund (Giemen, Brummen, Rasselgeräusche?)
   Rektale Untersuchung: Blutung, DOUGLAS-Schmerz, DOUGLAS-Vorwölbung (Eiter- oder Flüssigkeitsansammlung), Tumor?
   RR, Puls, Temperatur: rektal und axillar messen (Differenz normal 0,5 °C, größer z.B. bei Appendizitis)
3. **Labor:** Nachstehende Werte zur Ausschlussdiagnostik bestimmen (evtl. mehrfach bestimmen, da Enzymverschiebungen zu Beginn fehlen können)
   - Allgemein: kleines BB, BSG, BZ, Gerinnung, Elektrolyte, Harnbefund (Urinstix), ggf. BGA, weitere Labordiagnostik dann je nach Klinik und Verdacht
   - Leber: GOT/AST, GPT/ALT, GGT, AP, Bilirubin
   - Pankreas: Lipase, Amylase (Pankreas-Amylase)
   - Niere: harnpflichtige Substanzen (Kreatinin, Harnstoff, Harnsäure)
   - Extrauteringravidität: Schwangerschaftstest
   - Herz: bei V.a. Myokardinfarkt CK, CK-MB, LDH, Troponin T
   - ggf. Stuhlprobe ⇨ Erregernachweis
   - Präoperativ: Blutgruppe, Blutkonserven anfordern u. Kreuzprobe
4. **Sonographie** des Abdomens: Appendizitis, freie Flüssigkeit, Gallenblase, Niere, Pankreas, Kokardenform von Darmschlingen (= 2 Kreise ⇨ Invagination)
5. **Röntgen:** 1.) **Abdomenübersicht** im Stehen oder Linksseitenlage: Flüssigkeitsspiegel ⇨ Ileus; Verkalkungen ⇨ Steine; freie Luft unter dem Zwerchfell od. in den Gallengängen ⇨ Perforation eines Hohlorgans
   2.) **Thorax**: Pneumonie, Herzkontur, Pleuritis/Atelektasen?
   Weitere Untersuchungen, z.B. **CT-Abdomen** (wird heute bei Verfügbarkeit bereits primär statt der Abdomenübersichtsaufnahme eingesetzt), I.v.-Urographie, Magen-Darm-KE (mit wasserlöslichem Kontrastmittel!, Gastrografin®), bei Invagination Kolon-KE (diagnostisch und ggf. therapeutisch), präoperative Angiographie (⇨ bei V.a. Mesenterialinfarkt)
6. Endoskopie = Ösophagogastroduodenoskopie (ÖGD) ⇨ Magen-/Duodenalulkus, Gastritis, Refluxösophagitis, Papilleninspektion od. Rekto-/Koloskopie

7. EKG: zum Ausschluss einer kardialen Störung od. eines Herzinfarktes (Infarktzeichen: ST-Hebung u. R-Verlust, z.B. durch kardiale Gefäßmissbildung)
8. Diagnostische Laparoskopie, bzw. bei unklarem Befund ⇨ **explorative Laparotomie**

<u>Ther:</u>

- <u>Akut:</u> bei V.a. akutes Abdomen od. schwerer Dehydratation (insb. bei Säuglingen, Kleinkindern): **stationäre Aufnahme**, Diagnostik u. Überwachung, Rehydrationsbehandlung primär parenteral (Ringer-Lactat-Lösung i.v.), Elektrolytgabe nach Bedarf
  - <u>Med:</u> Antibiose nur bei bakteriellem Infekt (gezielt nach Antibiogramm). Bei Säuglingen mit schwerer Symptomatik od. blutigen Durchfällen ggf. ungezielte Sofortgabe eines Breitbandantibiotikums.
  - Bei Bewusstseinsstörung: Seitenlagerung, evtl. Intubation u. Beatmung sowie Magensonde als Aspirationsschutz
- <u>Operativ:</u> Ind: akute Appendizitis, Ileus, Magen- oder Duodenal-Perforation, Atresien ⇨ Ther. s. einzelne Kapitel, bzw. Chirurgiebuch

<u>Prog:</u> Jedes akute Abdomen ist ein pädiatrischer **Notfall** und muss unbedingt diagnostisch abgeklärt werden!

<u>DD:</u> Bauchschmerzen, Durchfall, **Übelkeit** und **Erbrechen** gehören zu den Hauptsymptomen des Akuten Abdomens, können aber auch viele andere Ursachen haben: In der überwiegenden Zahl d.F. in der Kinderheilkunde ist es nur eine (harmlose) **Gastroenteritis** (s.o., Kap. Durchfallerkrankungen).

<u>DD:</u> Übelkeit u. Erbrechen

ZENTRAL
Commotio
Hirndruck (Enzephalitis, SHT, Blutung, Tumoren)
Migräne, **Otitis media**
Schwindel, Morbus MENIÈRE
<u>Psychosomatisch:</u> Konversionsneurosen, **Anorexie**, Bulimie
<u>Multifaktoriell:</u> Schwangerschaft, Extrauteringravidität

INOKULIERTE NOXEN
Verdorbene Speisen (Enterotoxine)
Pilzintoxikation
Alkoholgenuss
<u>Medikamente:</u> Laxanzien, Diuretika, Morphine, Vasopressin, hormonale Kontrazeptiva, **Zytostatika**

ÖSOPHAGEAL
Ösophagusdivertikel
Hiatushernie
Neoplasien
Kardiospasmus
Achalasie
Refluxkrankheit

PANKREATOGEN
Pankreatitis
Pankreasnekrose
Pankreaszysten
Neoplasie

GASTROGEN
Gastroenteritis
Gastritis
Ulkuskrankheit
Neoplasma
Magen-Operation
Pylorusstenose
Sanduhrmagen
Neurogene Gastropathie

HEPATOGEN / BILIÄR
Hepatitis, Leberzirrhose
Coma hepaticum
Dyskinesie der Gallenwege
Cholelithiasis
Choledocholithiasis
Cholezystitis, Cholangitis
Papillenstein, Papillenstenose
Neoplasie der Gallenwege
Postcholezystektomiesyndrom

RENAL
Nephrolithiasis (Kolik)
Niereninsuffizienz

ENTERAL
Gastroenteritis
Ileus, Subileus
Appendizitis
Invagination, Volvulus
Ulcus duodeni
Colitis, Divertikulitis
Polyposis
Neoplasien, Karzinoid
Narbenstenosen
Kotstein, Bezoar
chronische Obstipation
Zöliakie
Askaridiasis
<u>Hernien:</u> epigastrische, Leisten-, Schenkel-, LITTRÉ-, Narbenhernie

PERITONITIS
Perforation (Magen, Duodenum, Appendix, Gallenblase, Tumoren, Tubenruptur, Uterusruptur, Milz-, Leberruptur)
Gynäkologisch/urologisch: Adnexitis, Parametritis, Pelveoperitonitis, DOUGLAS-Abszess, Perihepatitis, Hodentorsion
Metastasen von Tumoren, Peritonealkarzinose
Mesenterialarterieninfarkt, Mesenterialvenenthrombose
Systemerkrankungen: Panarteriitis nodosa, Lupus erythematodes
Primär bakteriell: Tuberkulose

PSEUDOPERITONITIS
Diabetisches Koma (Ketoazidose), Urämie, Hyperlipidämie
Hämolytische Krise, Porphyrie, Hyperkalzämie

ÖSOPHAGUSATRESIE

Def: Unterbrechung der Speiseröhre oder bindegewebiger Strang, in 90 % d.F. kombiniert mit einer ösophagotrachealen Fistel, ICD-10: Q39.-

Ät: Kongenitale Fehlbildung

Path:
- ♦ Differenzierungsstörung in der 4.-6. Gestationswoche (Trennung von Speiseröhre u. späterer Luftröhre aus embryonalem Vorderdarm)
- ♦ Häufig **kombiniert** (in über 40 % d.F.) mit Wirbelsäulen- (vertebral), gastrointestinalen (Duodenal- od. Analatresie), cardiovaskulären, tracheoesophageale, urologischen/renalen **Fehlbildungen** od. Extremitätenmissbildungen (limb), je nach Kombination VATER- od. VACTERL-Assoziation genannt und gehäuft bei Frühgeburtlichkeit (in ca. 30 % d.F.)
- ♦ Lok: Meist **Ösophagusatresie Typ III B** (90 % d.F.) = ösophago-tracheale Fistel mit Verbindung von Trachea und Magen, der obere Ösophagusanteil endet blind.

Epid: Häufigkeit: ca. 3/10.000 Geburten

Etlg: Formen der Ösophagusatresie nach VOGT, 1922 (s. Abb.)
- \# Typ I (selten) u. II (ca. 3 %): komplette Atresie des Ösophagus ohne Fistel
- \# Typ III (92 % d.F.): **komplette Atresie des Ösophagus mit** verschiedenen **Fistel**möglichkeiten
- \# H-Fistel (ca. 4 %): Fistel zwischen Ösophagus u. Trachea bei durchgängigem Ösophagus

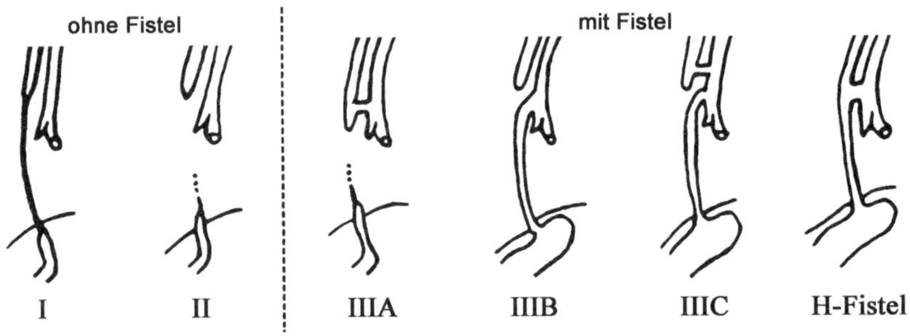

Klin:
- ⇒ Neugeborenes: **schaumig-blasiger Schleim vor dem Mund**, Hustenanfälle, Dyspnoe, vorgewölbtes Abdomen (durch Luftübertritt in den Magen bei gastro-trachealen Fisteln)
- ⇒ Mutter: Polyhydramnion (= vermehrtes Fruchtwasser [>2.000 ml], da der Fetus dieses nicht verschlucken kann) als Hinweis auf eine Ösophagusatresie

Diag:
1. Anamnese (in der pränatalen Sonographie Polyhydramnion) und klinische Untersuchung: **Sondierung des Ösophagus** ⇨ Magen nicht sondierbar
2. Röntgen: Thorax in 2 Ebenen, Ösophago-/Bronchographie mit wasserlöslichem! Kontrastmittel
3. Endoskopie: insb. zur Erkennung einer H-Fistel

Ther:
- Präoperativ: Bis zur Op 30°-Oberkörperhochlagerung des Kindes, kontinuierliches Absaugen von Speichel, parenterale Ernährung, bei Atemstörungen evtl. Intubation
- Operativ: Ind: grundsätzlich gegeben, baldige Op, Zugang: 4. ICR rechts
  - Typ III: End-zu-End-Anastomose der beiden Ösophagussegmente und Verschluss der trachealen Fistel
  - Bei weit klaffenden Ösophagussegmenten (Typ I u. II): Anlage einer Magenfistel zur Ernährung. Interposition eines Kolontransplantates oder Bougierungstherapie des oberen Blindsackes zur Ausdehnung und späteren End-zu-End-Anastomose.
  - H-Fistel: Durchtrennung der Fistel und Verschluss des Defektes von Ösophagus und Trachea
  - Postoperativ: Magensonde, dann oraler Nahrungsaufbau ab dem 10. postop. Tag

- Selbsthilfegruppen: KEKS e.V., Sommerrainstr. 61, 70374 Stuttgart, Tel.: 0711 95378-86, Fax: -18, KEKS-Medizinteam Tel.: 0800 0310584, Internet: www.keks.org

Prog: Bei reifen Neugeborenen fast 100%ige Heilungschance, bei zusätzlichen Fehlbildungen, Lungenkomplikationen und Frühgeborenen liegt die Überlebensrate bei 40 %

Kompl:
- ∗ **Aspirationspneumonie, Atelektasen**
- ∗ Peptische Läsionen im Respirationstrakt durch Magensekret bei gastro-trachealer Fistel (Tracheomalazie)

Op:
- ∗ Anastomoseninsuffizienz (Nahtinsuffizienz)
- ∗ **Anastomosenstenose** ⇨ Bougierung
- ∗ Gastroösophageale Refluxkrankheit (bei nicht spannungsfreien Anastomosen)
- ∗ Ösophagotracheale Rezidivfistel

DD:
- Kongenitale Ösophagusstenose, Megaösophagus, Mekoniumileus
- Kardiaanomalien (insb. Kardiainsuffizienz ⇨ gastroösophagealer Reflux)
- Doppelter Aortenbogen mit Kompression des Ösophagus
- Achalasie

PYLORUSSTENOSE

Syn: Spastisch-hypertrophe Pylorusstenose, **Pylorushypertrophie**, Magenausgangsstenose des Säuglings, Magenpförtnerkrampf, ICD-10: Q40.0

Anatomie: Der Pylorus (Pförtner) ist der Schließer (M.sphincter pylori) des Magenausgangs und trennt diesen vom Duodenum ab.

Path:
- ♦ Spasmus und Hypertrophie der Ringmuskulatur des Pylorus sowie der pylorusnahen Magenanteile durch letztlich ungeklärte Entwicklungsstörung ⇨ Pyloruskanal verengt und verlängert und damit **funktionelle Ausgangsstenose** des Magens
- ♦ Durch die Stenose kommt es zum Erbrechen ⇨ enteraler Säureverlust ⇨ **metabolische Alkalose** (hypochlorämisch) ⇨ verminderte Ventilation als Kompensation

Epid: **M** >> w (4:1), Symptome meist ab **3. Lebenswoche** bis ca. 3.-4. Lebensmonat
Häufigkeit: 2-3 auf 1.000 Neugeborene, in den letzten Jahren abnehmende Tendenz
Erhöhtes Risiko bei Flaschenernährung, höheres Alter und Rauchen der Mutter.

Klin:
- ⇒ Symptome ab ca. 3. Lebenswoche: **Erbrechen im Strahl** od. Bogen (nach den Mahlzeiten = spastisches Erbrechen). Das Erbrochene riecht stark sauer und ist nicht gallig.
- ⇒ **Sichtbare Magenperistaltik** im Oberbauch nach dem Stillen
- ⇒ Greisenhaftes Aussehen und Stirnrunzeln der Säuglinge
- ⇒ Geringe Stuhlfrequenz (Hungerstuhl, Pseudoobstipation), verminderte Urinproduktion
- ⇒ Zunehmende **Dehydratation**, Gewichtsverlust, Dystrophie, Exsikkose
- ⇒ Verminderte Atmung zur Kompensation der metabolischen Alkalose
- ⇒ Atemstörungen, Bewusstseinseintrübung, Muskelhypotonie (= Coma pyloricum)

Diag:
1. Anamnese und klinische Untersuchung: **tastbarer Tumor** im Oberbauch ("Olive"), insb. nach dem Stillen, Dehydratation (verminderter Hautturgor, eingefallene Fontanelle)
2. Labor: **metabolische hypochlorämische Alkalose** (pH >7,45, HCO_3 >28 mmol/l u. kompensatorischer CO_2-Anstieg), erhöhter Hkt, Hypokaliämie
3. Sonographie: fehlende/verzögerte Nahrungspassage, pathologisch ist eine Schichtdicke der (echoarmen) Tunica muscularis >3 mm, Kokardenform der verdickten Ringmuskulatur, Gesamtlänge des Pylorus >14 mm
4. Bei unklarem Befund ggf. Röntgen mit KM-Gabe: verzögerter Übertritt in das Duodenum, feiner Pyloruskanal, Eindellung im Antrumbereich durch die Pylorushypertrophie

Ther:
- Akut: Flüssigkeits- und Elektrolytsubstitution, Korrektur des Säure-Basen-Haushaltes zur Op-Vorbereitung

- Operativ: Ind: heute primär operative Ther., nach Stabilisierung des Säuglinges (Rehydrierung, Ausgleich der Alkalose und Elektrolytkorrektur)
  - **Pyloromyotomie** nach WEBER u. RAMSTEDT: extramuköse (= unter Schonung der darunter liegenden Schleimhaut) Durchtrennung der Pylorusmuskulatur, heute auch als laparoskopische Op
  - Postoperativ: Langsamer Nahrungsaufbau beginnend ab 6 Std. postop.

Prog: Die operativer Therapie hat eine **sehr gute** Prognose, Letalität: <1 ‰

Kompl: **Coma pyloricum** durch metabolische Alkalose, Verlust von Chlor- und Kaliumionen, Exsikkose ⇨ Atemstörung, Bewusstseinseintrübung, zerebrale Krämpfe, Muskelhypotonie

DD:
- Hiatushernie, Kardiainsuffizienz, ROVIRALTA-Syndrom (= Kombination von Pylorushypertrophie und Hiatushernie/Kardiainsuffizienz), gastroösophagealer Reflux
- Membranöse Antrum- und Pylorusstenose, funktioneller Pylorospasmus
- Duodenalatresie, Dünndarmstenose, Ileus, Malrotation, Invagination, Pankreas anulare
- AGS (adrenogenitales Syndrom): auch Erbrechen, zus. Genitalveränderungen, Elektrolytverschiebungen (Hyperkaliämie)
- Habituelles Erbrechen (Fütterungsfehler), Infektionen des MDT, intestinale Allergien, Nahrungsmittelunverträglichkeit, Stoffwechselstörungen, zerebrales oder reflektorisches Erbrechen (z.B. erhöhter Hirndruck, Sepsis), Intoxikation

DARMATRESIEN

Ät:
- Duodenalstenose: Atresie (= vollständiger angeborener Verschluss), Membranen, Pankreas anulare
- Lokale Schädigungen (z.B. nekrotisierende Enterokolitis) ⇨ Vernarbungen
- Invagination (s.u.), Volvulus (= Verdrehung, meist des Dünndarmes ⇨ Strangulationsileus), Thrombosen ⇨ durch Ischämie und Nekrose kann eine Dünndarmatresie entstehen

Epid:
◊ Duodenalatresie: 1/5.000 Geburten (gehäuft bei Trisomie 21)
◊ Dünndarmatresie: 1/7.000 Geburten
◊ Rektum-/Analatresie: 1/3.000 Geburten, m = w
◊ Häufig auch **Kombination mit urogenitalen Missbildungen** (bis 70 % d.F.)

Path: ♦ Die angeborenen Atresien können durch eine Membran (Mucosa/Submucosa) mit oder ohne zentraler Perforation, durch zwei Blindsäcke, die durch einen fibrösen Strang verbunden sind (kein Mesenterialdefekt) od. zwei komplett separierte Blindsäcke (V-förmiger Mesenterialdefekt) vorliegen, auch mehrere Atresien hintereinander mögl.

Etlg:
Duodenalatresie, ICD-10: Q41.0
Jejunoileale Atresie (= Dünndarmatresie), ICD-10: Q41.1
Kolonatresie, ICD-10: Q42.9
Rektum- und Analatresie ohne und **mit** Fisteln (zu Vulva/Vestibulum vaginae, Perineum, Vagina, Harntrakt), ICD-10: Q42.0 - Q42.3
Hoher anorektaler Verschluss: oberhalb der Puborektalschlinge (40 %) ⇨ Fisteln zu Blase oder Scheide (meist keine äußere Fistel sichtbar)
Tiefer anorektaler Verschluss: unterhalb der Puborektalschlinge (60 %) ⇨ Fisteln zum Damm oder Vestibulum

Klin: ⇒ Duodenalatresie: Polyhydramnion während der Schwangerschaft
Erbrechen: **gallig** ⇨ Stenose distal der Papilla duodeni maj. VATERI, nicht gallig ⇨ proximal der Papille
Geblähter Oberbauch bei gleichzeitig eingezogenem Unterbauch
Bei Pankreas anulare zusätzlich Ikterus, Pankreatitis mögl.

⇒ Dünndarmatresie: galliges Erbrechen, geblähtes Abdomen

⇒ Kolonatresie: galliges/mekoniumhaltiges Erbrechen, geblähtes Abdomen, kein Mekoniumabgang

⇒ Rektum-/Analatresie: kein Mekoniumabgang, Verschluss des Anus sichtbar od. Anus fehlt (Hautgrübchen), bei Fisteln Stuhlabgang aus Harnröhre, Vagina od. Raphe scroti

Diag: 1. Anamnese und klinische Untersuchung: anale Inspektion, rektale Untersuchung (wenn mögl.), Fistelsuche, Sondierung des Ösophagus

2. **Röntgen:** Abdomen und Thorax **in Kopfhängelage**

Duodenalatresie: **double bubble** (Doppelspiegel durch Darstellung v. Magen u. Duodenum, übriger Darm ist luftleer)

Ab Dünndarmatresie: Spiegel

Rektum-/Analatresie: Abdomen seitlich n. WANGENSTEEN in Kopftieflage, Kontrastdarstellung durch Punktion des Rektums (⇨ wie weit liegt das Rektum im Verhältnis zum M.puborectalis entfernt?), Fisteldarstellung (falls Fistel vorhanden)

3. Sonographie des Abdomens (ggf. bereits pränatale Darstellung mögl.)
4. Urologische Untersuchung zum Ausschluss von Begleitfehlbildungen

Ther:
- Akut: Bei jedem Verschluss Legen einer Magensonde und kontinuierliche Absaugung zur Aspirationsprophylaxe, Ausgleich von Wasser- und Elektrolythaushalt
- Operativ: Ind: Jede **Atresie muss operativ** beseitigt werden.
  - Duodenalatresie: Duodeno-Duodenostomie (Seit-zu-Seit), bei Duodenalmembranen Duodenotomie und Exzision der Membran
  - Dünndarmatresie: Resektion des betroffenen Abschnittes und End-zu-End-Anastomose
  - Rektum-/Analatresie:
    - Bei Unreife oder zusätzlichen Fehlbildungen ⇨ zunächst Anus praeternaturalis, dann endgültige Op im Alter von 2-3 Mon.
    - Abdomino-perineale-Durchzugs-Op n. REHBEIN, abdomino-sacro-perinealer Durchzug bei den hohen Formen
    - Anoplastik bei den tiefen Formen u. postop. Langzeit-Bougierung des Neo-Anus
    - Stuhlregulation (möglichst täglicher weicher Stuhl, Obstipation vermeiden)

Prog: Gut, alle Atresieformen haben heute eine mindestens 95%ige Überlebensrate.
Anorektale Verschlüsse: bei tiefer Form in fast 100 % d.F. Kontinenzerhalt mögl., bei hoher Form in 50 % d.F.

Kompl:
* Aspiration von Erbrochenem ⇨ Aspirationspneumonie
* Rektum-/Analatresie ⇨ tiefer Ileus (wenn keine Fistel vorhanden ist)
* Duodenal- od. Analatresie in Kombination mit Wirbelsäulen- (vertebral), cardiovaskulären, tracheo(o)esophagealen (Ösophagusatresie), urologischen/renalen (Cave: schwere Harnweginfektionen) Fehlbildungen od. Extremitätenmissbildungen (limb). Die Fehlbildungen können einzeln vorkommen od. werden je nach Kombination VATER- od. VACTERL-Assoziation (siehe Unterstreichungen) genannt.

Op: * Rektum-/Analatresie: postoperative rekto-urethrale/vaginale Fisteln, Retraktion des Anus, Kontinenzverlust (Ther: evtl. später Grazilisplastik), Blasenentleerungsstörungen

DD:
- Ileus (bei Appendizitis, Adhäsionen, Briden, Mesenterialzyste, MECKEL-Divertikel, Invagination, Darmduplikatur, eingeklemmter Leistenhernie)
- Spastisch-hypertrophe Pylorusstenose
- Malrotation: falsche Darmpositionierung im Abdomen, meist ist der Dünndarm re. u. das Kolon li. positioniert. Gefahr des Volvulus. Ther: Umwandlung der Malrotation in eine Nonrotation = Op n. LADD mit Durchtrennung d. LADD-Bandes, welches das Duodenum einengt
- Volvulus (Darmverschlingung) ⇨ kann zur Nekrose des gesamten Dünndarmes führen
- Mekoniumileus od. Mekoniumpfropfsyndrom (s.o., Kap. Neonatologie)
- Megakolon = Morbus HIRSCHSPRUNG (s.u.), Mikrokolon
- Analstenose ⇨ Ther: Bougierung

INVAGINATION

Syn: Darmeinstülpung, engl. intussusception, ICD-10: K56.1

Ät:
- 90 % d.F. idiopathisch (funktionelle Störung?)
- Mögliche auslösende Ursachen: MECKEL-Divertikel, Darmpolypen, Darmduplikatur, Mukoviszidose, Hämatome (Purpura SCHÖNLEIN-HENOCH), vergrößerte mesenteriale Lk (Virusinfektion?), Adhäsionen, Tumoren
- Erhöhtes Risiko bei Rotavirus-Schluckimpfung bei älterem Säugling (1. Impfung >3-5 Mon.)

Path:
- ♦ **Einstülpung** eines Darmteiles in den folgenden kaudalen Darmteil ⇨ Abschnürung der Mesenterialgefäße mit Ödem, Stauungsblutung, Darmnekrose durch Ischämie
- ♦ Lok: am häufigsten **ileozäkale Invagination** (das terminale Ileum stülpt sich dabei in das Zäkum, s. Abb.), auch multiple Invaginationen mögl.

Epid: Prädisp.alter: 1.-2. Lj., 80 % zwischen **6.** und **12. Lebensmonat**
m > w (3:2)

Klin:
- ⇒ Peritonealer Schock: **akute kolikartige Schmerzen** und **Erbrechen aus voller Gesundheit**, verfallener Gesichtsausdruck, schweißbedeckte Haut, angezogene Beine (Schonhaltung)
- ⇒ Symptomfreies Intervall
- ⇒ **Mechanischer Ileus** u. rektaler Blutabgang, aufgetriebener Bauch, galliges Erbrechen

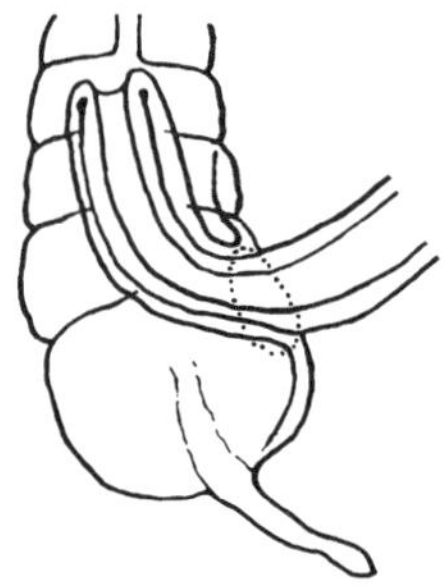

ileozäkale Invagination

Diag:
1. Anamnese und klinische Untersuchung:
   Palpation ⇨ tastbarer **walzenförmiger Tumor**
   Rektale digitale Untersuchung ⇨ **blutiger Schleim** am tastenden Finger
2. Sonographie: **Kokardenform** (Schießscheiben-Phänomen, target sign) des Darmanteils mit Invaginat = kleiner Ring in einem größeren Ring
3. Röntgen-Abdomen: Kolon-KE (mit Gastrografin) ⇨ Abbruch des Kontrastmittels

Ther:
- Konservativ: **Einlauf** mit NaCl-Lösung unter Ultraschallkontrolle oder Kolon-Kontrasteinlauf als therapeutische (und diagnostische) Maßnahme (durch den Einlauf schiebt sich die Invagination zurück)
- Operativ: Ind: bei Versagen der konservativen Therapie unverzügliche Op!
  - Operative Desinvagination (Reposition des prox. Darmabschnittes, HUTCHINSON-Handgriff)
  - Resektion und End-zu-End-Anastomose bei nicht reponierbarer Invagination oder bereits vorliegender Infarzierung/Darmnekrose
  - Bei rezidivierender Invagination Ileopexie (auch als laparoskopische Op)
  - Postoperativ: Flüssigkeits- und Elektrolytsubstitution

Prog: gut

Kompl:
- ∗ Abschnürung der Mesenterialgefäße ⇨ Ischämie des betroffenen Darmabschnittes ⇨ Darmnekrose, Perforation, Peritonitis
- ∗ Mechanischer Ileus

DD:
- Appendizitis und MECKEL-Divertikel (s.u.), akute Gastroenteritis, Toxikose, Enterokolitis
- Duplikaturen (ICD-10: Q43.4): Kurzstreckiges, embryonal entstandenes Doppellumen meist im Bereich des Dünndarms, können klinisch stumm sein.
  Kompl: Volvulus, Invagination, bei Perforation Peritonitis, Blind-loop-Syndrom mit Malabsorption; Ther: Resektion
- Tumoren, andere Ileusursachen
- Purpura SCHÖNLEIN-HENOCH

APPENDIZITIS

Syn: Entzündung des Wurmfortsatzes, ICD-10: K35.-, Volksmund: ***"Blinddarmentzündung"***

Ät: – **Obstruktion** des Lumens des Wurmfortsatzes durch **Kotsteine, Abknickung** oder Narbenstränge und daraus folgende Entleerungsstörung
– **Intestinale Infekte** (lokale Resistenzminderung, Hyperplasie des lymphatischen Gewebes)
– Selten Fremdkörper (z.B. Kirschkern), Würmer (Askariden, Oxyuren), hämatogene Infekte
– Neurogene Appendikopathie (Nervenproliferationen od. Vermehrung endokriner Zellen, lässt sich insb. bei intraoperativ unauffälliger Appendix nachweisen)

Path: ♦ **Nicht destruktive Stadien:** ⇨ sind spontan **reversibel**, primär konservative Ther. mögl.
– **Katarrhalisches** Stadium mit Rötung, Schwellung und Schmerz der Appendix, aber noch ohne Eiter (Appendizitis simplex) u. seropurulentes Stadium

Destruktive Stadien:
– **Ulzero-phlegmonöse** Appendizitis, empyematöse Appendizitis, **gangränöse** Appendizitis (nekrotisierend), **Perityphlitis** = Appendizitis mit/ohne freie/r Perforation mit Abkapselung und Begrenzung des entzündlichen Geschehens durch Peritonealverklebungen, mit Einschmelzung = perityphlitischer Abszess
– Appendizitis mit **freier Perforation** und folgender diffuser **Peritonitis**; je jünger das Kind, desto größer die Perforationsgefahr!

♦ Lok: Appendixlage ist variabel ⇨ physiologisch am Ende des Zäkums (re. Unterbauch)
Varietäten: retrozäkal, parazäkal, am Ileum fixiert, mit Zäkum-Hoch- (subhepatisch) od. -Tiefstand (im kleinen Becken), Situs inversus

Epid: ◊ Häufigstes 'Akutes Abdomen' (in 20-25 % d.F.)
◊ Prädisp.alter: **Schulkinder/Jugendliche** (10.-19. Lj.), m > w (1,35:1)
◊ Inzidenz: 100/100.000/Jahr, die Appendektomierate liegt aber etwa doppelt so hoch.
In Deutschland werden pro Jahr ca. 130.000 Appendektomien durchgeführt.
◊ Lifetime Risk (= Risiko im Verlauf des Lebens eine Appendizitis zu bekommen) beträgt **7,5 %**, die Appendektomierate ist etwa doppelt so hoch (ca. 15 % d. Bevölkerung).

Klin: ⇒ Obstruktionszeichen: Periumbilikale und epigastrische Schmerzen, später sich verlagernde rechtsseitige Unterbauchschmerzen (**Schmerzwanderung** in wenigen Stunden)
⇒ **Inappetenz**, Übelkeit, Erbrechen, Stuhlverhalten
⇒ Fieber (subfebril, bzw. bis ca. 39 °C), Tachykardie, trockene belegte Zunge
⇒ Reflektorische, lokalisierte **Abwehrspannung** (im rechten Unterbauch), angezogenes re. Bein ⇨ eine Ausweitung der Abwehrspannung signalisiert eine beginnende Peritonitis!
⇒ Bei Perforation: **Akutes Abdomen** mit Schmerzausbreitung in der gesamten Bauchhöhle
⇒ **Cave:** atypische Schmerzlokalisation bei Schwangeren! (Kranialverlagerung des Zäkums)

Diag: 1. Anamnese (Übelkeit, Erbrechen, Fieber, Schmerzlokalisation und -charakter) und klinische Untersuchung: axillo-rektale Temperaturdifferenz: **>1 °C** (normal: 0,5 °C)
Klopfschmerz bei schon kleinsten Erschütterungen, **Druckschmerz im re. Unterbauch**
SHERREN-Dreieck: Spina iliaca ant. sup. re. (Darmbeinstachel), Symphyse u. Nabel bilden ein Dreieck mit den wichtigsten Punkten:
⇨ **MCBURNEY-Punkt** (etwa die Lage des Zäkums): 3-5 cm von der Spina iliaca ant. sup. weg auf der Linie zum Nabel (= MONRO-Linie)
⇨ **LANZ-Punkt:** Zwischen äußerem und mittlerem Drittel auf der horizontalen Linie zwischen beiden Spinae iliacae (etwa Lage der Appendix)
⇨ **Loslassschmerz/BLUMBERG-Zeichen:** Schmerzempfindung im Bereich der Appendix beim Loslassen der kontralateral eingedrückten Bauchdecke

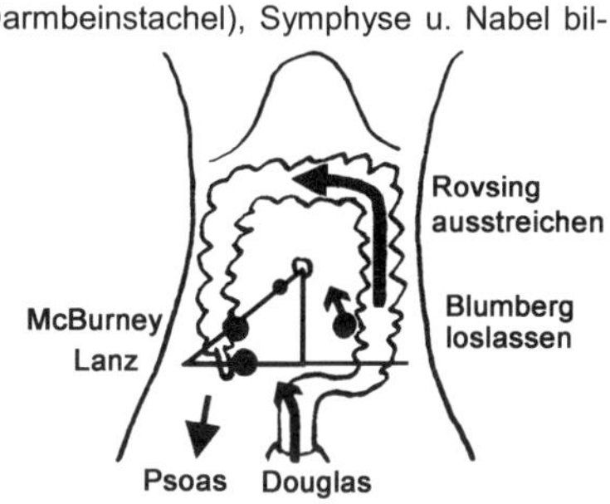

⇨ **ROVSING-Zeichen:** Dickdarm vom Sigma aus in Richtung Zäkum ausstreichen ⇨ Druckerhöhung dort und damit Schmerz im Bereich der Appendix
⇨ **DOUGLAS-Schmerz:** peritoneale Reizung durch rektale Palpation, insb. bei Lage im kleinen Becken
⇨ **Psoaszeichen:** Schmerzen im rechten Unterbauch bei Anheben des rechten Beines in der Hüfte gegen Widerstand (Reizung der Psoasfaszie), insb. bei retrozäkaler Lage
⇨ BALDWIN-Zeichen: Schmerzen in der Flanke bei Beugen des rechten Beines
⇨ COPE-Zeichen: Schmerzen bei Überstreckung des rechten Beines in Linksseitenlage
⇨ Obturator-Zeichen: Schmerzen bei Innenrotation des rechten Beines
⇨ SITKOWSKI-Zeichen: Schmerzen bei Lagerung in Linksseitenlage
⇨ CHAPMAN-Zeichen: Schmerzen beim Aufrichten des Oberkörpers
⇨ TEN-HORN-Zeichen: Schmerz bei Zug am Samenstrang

2. Labor: im BB **Leukozytose** um 15.000/µl (Cave: Leukozytensturz bei Peritonitis), CRP gering erhöht, selten auch Leukozyten u. Erythrozyten im Urinstix bzw. Harnsediment
3. **Sonographie** (mit 5-12 MHz Nahfeld-Schallkopf): mittlerweile bewährtes Diagnostikum mit guter Sensitivität und Spezifität, Zeichen einer Appendizitis: aufgehobene Peristaltik, eingeschränkte Komprimierbarkeit der Appendix, Durchmesser >6 mm, echoarme Wand >2 mm Dicke, echoarmes Lumen (Eiter), Kokarde, perizäkale Flüssigkeit, ggf. auch Nachweis eines Kotsteines (Appendikolith) mit dorsalem Schallschatten in der Appendix
   Als Anhalt: Ein gesunder Wurmfortsatz ist sonografisch nicht darstellbar.
4. Sonstige Bildgebung: bei akutem Abdomen Röntgen-Abdomenübersichtsaufnahme od. besser CT-Abdomen, bei chronischer Appendizitis MDP ⇨ fehlende Kontrastmittelfüllung der Appendix. Bei Schwangeren od. Kindern und unklarem Befund auch MRT
5. Ggf. gynäkologisches Konsil bei Mädchen und insb. immer bei Schwangerschaft

➲ **Diagnostische Schwierigkeiten** bereiten oft **Kleinkinder**, Gravide u. Greise!

Ther:
- Konservativ: bei nicht-destruktivem Stadium konservativ mögl.: stationäre Behandlung mit Bettruhe, Nahrungskarenz, systemische Antibiose, kurzfristige klinische Kontrollen!
- **Operativ:** Ind: Der Verdacht einer akuten Appendizitis rechtfertigt eine Op.
  Appendektomie möglichst im Frühstadium (48 Std. seit Symptombeginn) oder im freien Intervall (6-8 Wo. nach einer akuten Perityphlitis)
  - Offene Op: Zugang mit Wechselschnitt, bei unklarer Lage oder unklarer Diagnose Pararektal- oder Mittelschnitt (bessere Übersicht und Erweiterbarkeit), Mobilisation der Appendix, **Skelettierung** der Appendix und Absetzen der Appendix an der Basis am Zäkum, Verschluss des Zäkum durch Versenkung des Stumpfes unter **Tabakbeutelnaht** (s. Abb.) und darüber **Z-Naht**, Aufsuchen eines mögl. MECKEL-Divertikels (ca. bis 1 m proximal des Zäkums) und ggf. Mitentfernung, bei Abszess Drainage, schichtweiser Wundverschluss, steriler Wundverband, bei peritonealer Eiterung od. Perforation Antibiotikagabe

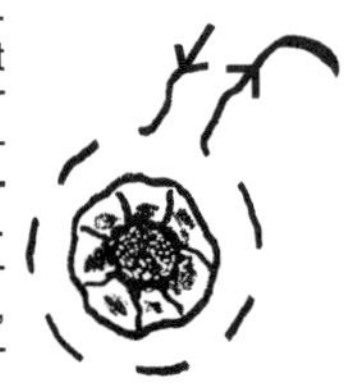

  - Laparoskopische Appendektomie: ebenfalls mögl. (relative K-Ind., je nach Klinikum od. Erfahrung des Operateurs: Perforation, Kinder <5 J., Schwangere). Vorteil ist die damit gleichzeitig verbundene **diagnostische** Laparoskopie (z.B. bei präoperativ unklarem Befund und atypischen Schmerzen), kleinere Narben u. kürzere Verweildauer.
- Postoperativ: 1. postop. Tag noch Infusionstherapie, dann langsamer Kostaufbau (Tee, Zwieback, Haferschleim, passierte Kost ab 4. Tag), Hautfäden ex am 10. Tag

Prog: Appendizitis mit Perforation und Peritonitis haben heute eine Letalität um 1 %, sonst unter 0,001 %. In bis 30 % d.F. findet sich trotz klinischer Symptome intraoperativ eine unauffällige Appendix, die dennoch dann entfernt und histologisch untersucht werden sollte.

Kompl:
* **Perforation** (ca. 10 % d.F.) und **Peritonitis**, insb. bei Kleinkindern
* Perityphlitischer **Abszess**, DOUGLAS-Abszess, Leber-Abszesse, Darmparalyse, Ileus

Op:
* Frühileus n. 5-10 Tg. od. Spätileus (durch Verwachsungen = Briden, nach Jahren mögl.)
* Infektion, Fisteln (insb. bei Morbus CROHN, daher Op-Ind. dann eher zurückhaltend)

DD:
- **Gastroenteritis**, akuter Harnweginfekt, Obstipation
- 'Blinddarmreizung': Obstruktion beseitigt sich von selbst.

- Karzinoid der Appendix (meist Zufallsbefund bei einer Appendektomie)
- Chronische (rezidivierende) Appendizitis: untypische intermittierende Beschwerden im rechten Unterbauch, Mukozele (selten): chronische Obstruktion, die progredient verläuft, sich aber nicht entzündet (= nicht akut gewordene Appendizitis)
- "**Pseudoappendizitis**" durch Lymphadenitis mesenterialis bei Infektion mit **Yersinia pseudotuberculosis** (Fieber bis 40 °C, BSG stark erhöht, klinisches Bild einer akuten Appendizitis mit Abwehrspannung usw., daher wird oft die Ind. für eine Op. gestellt. Es findet sich dann meist eine reizlose Appendix, dafür aber geschwollene mesenteriale Lymphknotenpakete und seröses Exsudat), Erregernachweis in Blut od. Stuhl mögl.
- Bronchiale Infekte und Pneumonien können bei Kindern infolge einer Schwellung retroperitonealer Lk ebenfalls zum Bild einer **Pseudoappendizitis** führen (BRENNEMAN-Syndrom)
- Bei peritonitischen Zeichen: alle DD des **Akuten Abdomens** (s.o.): insb. MECKEL-Divertikel, Ileus, **Invagination**, Volvulus, Nierenkolik, Ulkusperforation, Zöliakie
  Gynäkologisch: Ovarialzysten, Torsionsovar, Adnexitis, Menarche, Extrauteringravidität
  Jungen: Hodentorsion, Nebenhodenentzündung (Epididymitis)

MECKEL-DIVERTIKEL

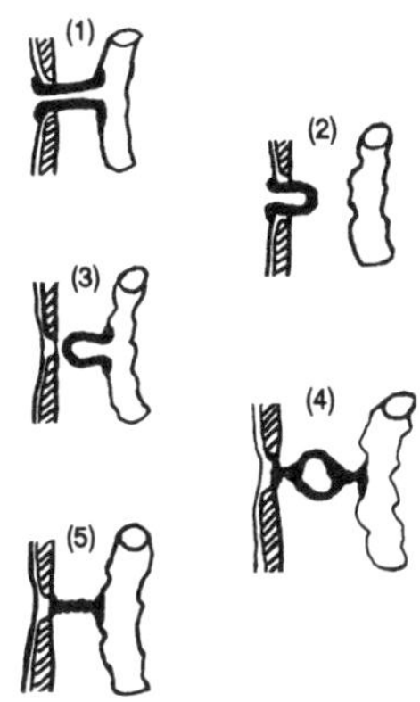

Syn: Diverticulum ilei, engl. MECKEL's diverticulum, ICD-10: Q43.0

Anatomie: Der Dottergang (Ductus omphaloentericus, Duct. vitellinus) liegt zwischen Nabel und Ileum u. bildet sich normalerweise in der 6.-7. Fetalwoche vollständig zurück. Bei **unvollständiger Rückbildung** des Dottergangs sind verschiedene Fehlbildungen (s. Abb.) mögl.:
(1) Persistierende (angeborene), vollständige Dünndarm-Nabel-Fistel = Ductus omphaloentericus persistens
(2) Inkomplette **Nabelfistel** = persistierender distaler Teil
(3) Inkomplette Dünndarmfistel = persistierender proximaler Teil = **MECKEL-Divertikel**
(4) Dottergangzyste = persistierender intermediärer Anteil
(5) Intraabdomineller Bindegewebestrang = unvollständige narbige Atresie (Lig.terminale)

Path:
- ♦ MECKEL-Divertikel: **persistierende** blindsackartige Ausstülpung am Dünndarm, kann zusätzlich Magen-/Pankreasgewebeheterotopien beinhalten ⇨ Entwicklung von Ulzera, chronischen Blutungen, Darmobstruktionen und Entzündungsprozessen, Form: meist handschuhförmig (Abb. 3), gelegentlich auch als Strang bis zum Nabel ziehend (5)
- ♦ Lok: bei Kindern ca. 30-50 cm proximal der Ileozäkalklappe am **Ileum** gegenüber dem Mesenterialansatz zu finden, im Durchschnitt 2-10 cm lang (bis zu 30 cm mögl.)

Epid:
◊ Häufigkeit: Reste finden sich bei 1-2 % aller Menschen, m > w = 2:1
◊ Häufung bei Patienten mit DOWN-Syndrom (Trisomie 21)

Klin:
⇒ Normalerweise keine Symptome
⇒ Bei Entzündung: rechtsseitige od. paraumbilikale Bauchschmerzen, Übelkeit, Erbrechen, evtl. anorektale Blutung od. blutiger Stuhl = **Symptomatik einer akuten Appendizitis** (= Meckelitis) ⇨ bei unklarem intraoperativem Befund bei einer Appendektomie immer nach einem MECKEL-Divertikel suchen.

Diag: Anamnese und klinische Untersuchung wie bei akutem Abdomen/Appendizitis
Bei unklarer chronischer Darmblutung ggf. Szintigraphie

Ther: Operativ: Wird bei der Laparotomie ein MECKEL-Divertikel gefunden, wird dieses reseziert. Bei einer Appendizitis sollte das Ileum immer auf das Vorhandensein eines MECKEL-Divertikels überprüft werden (dazu wird das Ileum von der Ileozäkalklappe aus auf einer Länge von ca. 1 m oralwärts überprüft).

Prog: Wie bei der Appendizitis ohne bereits eingetretene Komplikationen sehr gut

Kompl:
* Magenschleimhaut- od. Pankreasgewebeheterotopie, Ulkus, Blutung, Entzündung, Perforationsperitonitis
* Bei bindegewebigen Septen Gefahr der Strangulation, Volvulus ⇨ Ileus
* Invagination des Divertikels in das Darmlumen ⇨ Ileus

DD:
- **Appendizitis**, Invagination
- Persistierender Dottergang (= Dünndarm-Nabel-Fistel mit Verbindung nach außen, Abb. 1), Klin: evtl. sichtbare kleine Öffnung paraumbilikal (es kann auch nur eine diskrete entzündliche Effloreszenz ohne Lumen sichtbar sein), nässender Nabel, Schleim-/Darmabsonderungen, Diag: Fisteldarstellung mit Röntgen-Kontrastdarstellung,
  Ther: Laparotomie, Exzision des Dottergangs in toto und Fistelverschluss
- Dünndarmdivertikel: sind selten, meist an der Mesenterialseite im oberen Jejunum gelegen, Kompl: Divertikulitis, Blutung, Perforation, Ileus, Fisteln- und Blindsackbildung, Malabsorptionssyndrom

MEGAKOLON / MORBUS HIRSCHSPRUNG

Syn: Megacolon congenitum, HIRSCHSPRUNG-Krankheit, ICD-10: Q43.1

Path:
- Morbus HIRSCHSPRUNG: kurze oder langstreckige, intestinale **Aganglionose** ⇨ funktionelle **Stenose** (**enges Segment**) durch Ruhehypertonus (fehlende Relaxation) u. ungeordnete Peristaltik ⇨ **proximale Dilatation** durch Kotaufstau (= Megakolon)
- Lok: Morbus HIRSCHSPRUNG: 85 % Rektum und Sigma, 15 % anorektal
  Idiopathisches Megakolon: Stenosebereich direkt am Anus

Epid:
- ◊ Morbus HIRSCHSPRUNG: 2-5/10.000 Geburten, **m** >> w (= ca. 4:1), familiäres Vorkommen bekannt (aut.-dom., Chrom. 10q11.2 [Mutation im RET-Protoonkogen] u. aut.-rez. Chrom. 13q22 [Mutation im EDNRB-Gen] erblich, gehäuft auch bei DOWN-Syndrom) od. sporadisches Auftreten (90 % d.F.), Manifestation meist bereits im Neugeborenenalter
- ◊ Idiopathisches Megakolon: Kleinkindesalter

Etlg:

Fehlen von Ganglienzellen
- **Morbus HIRSCHSPRUNG** (angeborene Aganglionose)
- Neuronale Kolondysplasie

Megakolon mit Ganglienzellveränderungen
- CHAGAS-Krankheit (Trypanosomiasis): Ganglienzellverlust durch die Parasiten
- Degenerative Veränderungen

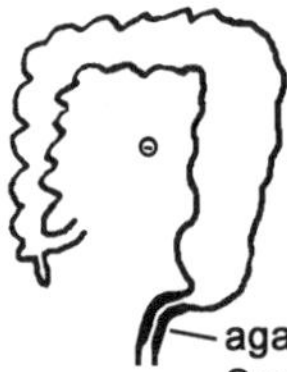

Megakolon ohne Ganglienzellveränderungen
- Sekundäres/**symptomatisches Megakolon** bei Rektumatresie, Stenosen, Analstrikturen, anorektalem Verschluss, angeborener Rotationsanomalie, Tumoren, zerebralen Schäden, neuromuskulären Schäden, Hypothyreose
- **Idiopathisches Megakolon** (Kollagenmangel der Darmmuskulatur), Kollagendysplasie (EHLERS-DANLOS-Syndrom), segmentale Kolondilatation

Klin:
⇒ Morbus HIRSCHSPRUNG: Chronische **Obstipation**, chronischer tiefer Ileus, Blähungen, ggf. sind die Symptome noch kompensiert während der Zeit des Stillens (weicher Stuhl). Neugeborene: Mekoniumverhalt, Erbrechen, Auftreibung des Abdomens, sichtbare Peristaltik, kein Stuhl, „Bleistiftkot“ od. paradoxe Diarrhoe (explosionsartige Durchfälle durch bakterielle Zersetzung und Verflüssigung des Stuhles)

⇒ Idiopathisches Megakolon: Kleinkinder haben meist nur wenig Beschwerden, Obstipation mit unwillentlichem Stuhlabgang (Überlaufinkontinenz)

Diag: 1. Anamnese und klinische Untersuchung: lebhafte Darmgeräusche
Rektal-digital ⇨ Morbus HIRSCHSPRUNG: enger Analkanal, kein Stuhl enthalten
Idiopathisches Megakolon: mit Stuhl prall gefüllte Ampulla recti
2. Sonographie: Dilatation des prox. Segmentes durch den aufgestauten Stuhl (echoreich, ohne Schallschatten) und trichterförmiger Übergang in das distale enge Segment
3. Röntgen: Abdomen, **Kolon-KE** ⇨ **enges Segment** und trichterförmiger Übergang in den dilatierten Megakolonanteil
4. Koloskopie und Biopsie ⇨ Histologie ist beweisend (Ganglienzelldefekt, **gesteigerte Acetylcholinesteraseaktivität** in der Enzymhistochemie).
5. Elektromanometrie ⇨ fehlende propulsive Wellen im verengten Darmabschnitt und fehlende Internusrelaxation des analen Sphinkters

Ther:
- Konservativ: Therapieversuch mit Einläufen (Cave! Perforationsgefahr), Lactulose
Bougierung akut (Ileus) u. evtl. auch Langzeitbougierung
- Operativ: Ind: Heilung nur durch Op mögl., endgültige Op im Alter v. 2-3 Mon.
  - Akut bei Ileus: Kolostomie (Anus praeternaturalis) zur Entlastung und später Resektion des aganglionären Segments (= zweizeitige Op)
  - Morbus HIRSCHSPRUNG: Resektion des aganglionären Darmabschnittes und tiefe kolorektale End-zu-End-Anastomose (REHBEIN-Op) oder Durchzugsoperation (auch als laparoskopische Op mögl.)
  - Idiopathisches Megakolon: partielle Sphinktermyektomie (reduziert die Kontraktilität des M.sphincter ani int.)
  - postoperativ: regelmäßige Nachkontrollen

Prog: bei frühzeitiger Diagnose und Therapie im Allgemeinen gut, Op-Letalität: ca. 2 %

Kompl:
* Hämorrhagische, **nekrotisierende Enterokolitis**, **Darmperforation** durch Kotsteine, **Sepsis**, bakterielle Zersetzung des aufgestauten Stuhles ⇨ **profuse Durchfälle**
* Begleitmissbildungen der Harnorgane in 10-15 % d.F.

Op:
* Darmperforation bei Bougierung
* Anastomoseninsuffizienz, rezidivierender Subileus, Enterokolitiden, Inkontinenz

DD:
- ZUELZER-WILSON-Syndrom: totale Aganglionose des gesamten Kolons od. d. ganzen Darms
- Angeborene neurointestinale Dysplasie (z.B. bei Neurofibromatose, Sympathikusaplasie)
- Neugeborene: Mekoniumileus, Mekoniumpropfsyndrom bei Mukoviszidose
- Frühgeborene: nekrotisierende Enterokolitis ⇨ sekundäre Aganglionose mögl.
- Anorektale Verschlüsse
- Kongenitales Mikrokolon
- Toxisches Megakolon bei chron. entzündlicher Darmerkrankung (Morbus CROHN, Colitis ulcerosa)
- MEN-IIb- Syndrom (ebenfalls Mutation im RET-Protoonkogen)
- „Normale", funktionelle Obstipation (dann aber bei der rektal-digitalen Untersuchung Stuhl im Rektum tastbar u. normale anale Sphinkterdrücke, s.u.)

NEKROTISIERENDE ENTEROKOLITIS

Syn: NEC, Enterocolitis necroticans, ICD-10: P77

Ät:
- Betroffen sind v.a. Frühgeborene (insb. **frühe Frühgeborene**) u. hypotrophe Neugeborene, die bereits Komplikationen entwickelt haben: Sauerstoff-Unterversorgung (**perinatale Asphyxie**, z.B. durch Nabelschnurvorfall, Atemnotsyndrom, Anämie, Herzfehler), Volumenmangel, Hypoglykämie, Unterkühlung, Gerinnungsstörungen (Verbrauchskoagulopathie, Hyperviskositätssyndrome), extrem unreife Frühgeborene (<1.000 g)

- **Langzeitbeatmung** (frühe Frühgeborene)
- Komplikation bei **Mekoniumileus**, **Megakolon**, überschießende bakterielle Kolonisation des Darmes (v.a. E.coli, Klebsiella pneumoniae, Clostridien, multiresistente Keime), Rotavirus-, Enterovirus-Infektion
- Weitere Risikofaktoren (iatrogen): Nabelvenenkatheter, hyperosmolare parenterale Ernährung, Medikation (z.B. Theophyllin, Digoxin, Indometacin), Blutaustauschtransfusionen
- <u>Mütterliche Risikofaktoren/Schwangerschaftsverlauf:</u> EPH-Gestose, Schwangerschaftsdiabetes, Harnweginfekte, Lageanomalien, Mehrlingsgeburten, Präeklampsie/Eklampsie, Rhesus-Inkompatibilität, Sectio caesarea, vorzeitiger Blasensprung, **Drogeneinnahme** (Psychostimulanzien wie Kokain, Amphetamine, Ecstasy können in der Schwangerschaft beim Fetus zu Darmnekrosen führen)

<u>Path:</u>
- ♦ Eine generelle **Minderperfusion** od. lokale **Ischämie der Darmwand** führt zur besonderen Vulnerabilität der Darmschleimhaut für Infektionen und weitere Mikrozirkulationsstörungen ⇨ **Darmwandnekrose**, intramurale Blutungen u. Gasansammlungen (Pneumatosis intestinalis), Durchwanderungsperitonitis, Darmperforation mögl.
- ♦ Histologisch: Koagulationsnekrosen, pseudomembranöse Beläge auf nekrotisch ulzerierter Schleimhaut, Entzündungsreaktionen, Mikrothromben
- ♦ <u>Lok:</u> insb. Dünn- und Dickdarm (v.a. terminales Ileum, Colon ascendens)

<u>Epid:</u>
- ◊ <u>Häufigkeit:</u> 10-15 % der **frühen Frühgeborenen** (<1.500 g, je geringer das Geburtsgewicht, umso häufiger) betroffen, bei reifen Neugeborenen selten (0,1 %)
- ◊ Häufigste Ursache eines akuten Abdomens/gastrointestinalen Notfalls im **Neugeborenenalter** (Prädisp.alter: meist um 14.-21. Lebenstag)

<u>Klin:</u>
- ⇒ Verlauf von leichten gastrointestinalen Symptomen bis hin zu plötzlicher fulminanter Dekompensation mögl.
- ⇒ Allgemeinsymptome: Fieber, Trinkschwäche, Apathie, blassgraue Haut, Apnoe, Bradykardie, Azidose, Blutdruckabfall
- ⇒ Geblähter Bauch mit erweiterten Darmschlingen, galliges Erbrechen, schleimig-blutige Stühle, Bauchwanderythem, Bauchhautödem, Aszites

<u>Diag:</u>
1. Anamnese (Geburtsgewicht, Gestationsalter, Schwangerschaftskomplikationen) u. klinische Untersuchung: Druckdolenz, tastbare Resistenzen, fehlende Peristaltik
2. Labor: BB (Leukozytose), CRP erhöht, BGA, Gerinnung, Blutkulturen, Stuhluntersuchung
3. <u>Sonographie:</u> verdickte Darmwände, Luftbläschen in der Darmwand und Pfortader (Pneumatosis hepatis), im Farbdoppler Beurteilung der Darmdurchblutung
4. <u>Röntgen-Abdomenübersicht:</u> erweiterte Darmschlingen, **Pneumatosis intestinalis** (verdoppelte Wandkontur durch Gas in d. Darmwand, in 60 % d.F.), **freie Luft** bei Perforation

<u>Ther:</u>
- <u>Akut:</u> Nahrungskarenz, Magensonde, Intensivüberwachung
  - Kreislaufstabilisierung (I.v.-Volumengabe), evtl. Plasmatransfusion, Katecholamine, Sedierung u. Analgesie, Intubation u. maschinelle Beatmung je nach Befund
  - I.v. Breitbandantibiose (z.B. Cephalosporin + Metronidazol) für 10 Tage
- <u>Operativ:</u> Ind: in ca. 60 % d.F. erforderlich, absolut bei **Perforation** (freie Luft), in Abhängigkeit vom Zustand des Kindes bei Gas in der Pfortader, Bauchwanderythem, fixierten dilatierten Darmschlingen auf seriellen Rö-Bildern
  - Akut: explorative Laparotomie u. proximal der Läsion Stomaanlage (Anus praeternaturalis), wenn der Darm nur geringe Nekrose aufweist
  - Resektion bei nekrotisiertem Darmanteil + End-zu-End- oder End-zu-Seit-Anastomose oder Resektion u. doppelläufiges Enterostoma (u. spätere Op zur Reanastomosierung)
  - Bei Inoperabilität (z.B. Frühgeborenes noch zu unreif für Op) Peritonealdrainage

<u>Prog:</u> Letalität: 15-30 % bei den frühen Frühgeborenen

<u>Kompl:</u> * **Darmperforation**, **Peritonitis**, **Sepsis**, septischer Schock, Verbrauchskoagulopathie, Azidose, Nierenversagen, Wund- und Pilzinfektionen, intraabdominelle Abszesse

<u>Op:</u> * **Kurzdarmsyndrom** nach ausgedehnter Resektion ⇨ Malabsorption, Entwicklungs-

verzögerung, Osteopathie, ggf. Notwendigkeit einer (teil-)parenteralen Ernährung
* Sekundäre **Darmstrikturen**, Anastomosenleck, Cholestase, Brideníleus, sekundäre Aganglionose des betroffenen Darmabschnittes, Pseudoobstruktion

<u>DD:</u>
- Darmischämie od. Darmperforation aus anderer Ursache, angeborene Fehlbildungen im Magen-Darm-Trakt, Morbus HIRSCHSPRUNG, idiopathisches Megakolon, Invagination
- Mekoniumileus, Mekoniumpropfsyndrom (z.B. bei Mukoviszidose)

KURZDARMSYNDROM

<u>Syn:</u> Engl. short bowel syndrome, ICD-10: K91.2

<u>Anatomie:</u> Die physiologische Länge des Darmes beträgt in der 20. SSW 125 cm, in der 30. SSW 200 cm, bei termingerechter **Geburt 275 cm**, mit 1 J. 380 cm, mit 5 J. 450 cm und mit 10 J. 5 m, bei Erwachsenen 6-8 m. **¾ der Länge** nimmt dabei der Dünndarm ein.

<u>Ät:</u>
- Pränatal: angeborener Kurzdarm (sehr selten), multiple **Dünndarmatresien**, intrauteriner Volvulus, Kurzdarm bei Gastroschisis, Malrotation
- <u>Iatrogen:</u> ausgedehnte **Dünndarmresektion** wegen einer **nekrotisierenden Enterokolitis** (s.o.), Mesenterialgefäßverschluss, Volvulus, Strangulationsileus, Morbus CROHN, maligne Tumoren (Dünndarmkarzinom, Karzinoid, Lymphom), Bestrahlungsenteropathie, bariatrische Chirurgie bei Adipositas permagna

<u>Path:</u> Kurzdarmsyndrom bei Restdünndarmlänge bei Säuglingen <75 cm (allgemein <25 % der normalen Dünndarmlänge) ⇨ **Malabsorption** u. Maldigestion v.a. von Fetten, fettlöslichen Vitaminen, Kohlenhydraten und Eiweißen, Gallensäureverlustsyndrom, Eisen-, Kalzium-, Magnesium-, Folsäure-, Vit.-B12-Mangel

<u>Epid:</u> ◊ Häufigkeit: 2-3/10.000 und 5/100 bei den **frühen Frühgeborenen** (<1.500 g)

<u>Klin:</u>
⇒ Schwer behandelbare **wässrige Diarrhoe** und **Steatorrhoe**
⇒ Flüssigkeits- und Elektrolytverluste, Gewichtsverlust, Gedeihstörung

<u>Diag:</u>
1. Anamnese (vorangegangene operative Resektionen) u. klinische Untersuchung
2. Labor: BB, BZ, Serumeiweiß, Entzündungszeichen, Bilirubin, Ferritin, Kalzium, Stuhlfettanalyse, D-Xylose-Test
3. Sonographie: Leber (Fettleber, Aszites?), Gallen-, Nierensteine

<u>Ther:</u>
- Akut/postoperativ nach Dünndarmresektionen:
  - **Parenterale Ernährung** mit individueller Flüssigkeits-, Elektrolyt-, Spurenelement-, Vitamin-Substitution über zentralvenösen Katheter
  - **Überlappender Kostaufbau** (frühzeitig mit kleinen Mengen beginnen), H_2-Blocker (z.B. Ranitidin) od. Protonenpumpenhemmer, Ursodeoxycholsäure, Loperamid, Probiotika
  - Bei Kompensation (die Adaptation dauert ja nach Restdünndarmlänge 1-2 Jahre) normale enterale Ernährung mit Mischkost, häufige kleine Mahlzeiten
- <u>Operativ:</u> Ind: fortbestehende resistente Malassimilation
  - **Darmverlängerungsoperation**: Op n. BIANCHI: Bei dilatiertem Dünndarm wird längs eröffnet u. die zwei geformten parallelen Lumina abgesetzt u. hintereinandergeschaltet Serielle Transversoenteroplastik: Der dilatierte Dünndarm wird an vielen Stellen quer halb inzidiert und längs wieder vernäht (mit Klammernahtgerät)
  - Ultima ratio: Dünndarmtransplantation (ggf. in Kombination mit einer Lebertransplantation), nur in wenigen spezialisierten Zentren mögl., sehr aufwändig, sehr strenge Immunsuppression erforderlich.

<u>Prog:</u> Letztlich abhängig von der verbliebenen Dünndarmlänge.

Kompl: * Anämie (megaloblastär, Vit.-B12-Mangel), Tetanie, Osteopathie (Kalziummangel), Hepatopathie mit Gerinnungsstörungen, hämorrhagische Diathese (Vit. K), Cholezystolithiasis, Nephrolithiasis (Hyperoxalurie), Laktatazidose, bakterielle Besiedlung des Restdarmes
* Katheterinfektion, Sepsis

Proph: ♥ Darmresektionen so sparsam wie nötig, wenn mögl. Erhalt der Ileozäkalklappe

DD: – Maldigestion: Störung der Vorverdauung im Magen, der Aufspaltung komplexer Kohlenhydrate durch Pankreasenzyme und der Emulgierung der Fette durch Galle
– Malabsorption (ICD-10: K90.9): Störung der Resorption von Nahrungsbestandteilen oder deren Abtransportes, z.B. durch Reduktion der Resorptionsfläche, Zöliakie

ZÖLIAKIE

Syn: Gluteninduzierte od. **glutensensitive Enteropathie**, intestinaler Infantilismus, Glutenunverträglichkeit, bei Erwachsenen **einheimische Sprue** genannt, HEUBNER-HERTER-Krankheit, engl. celiac disease, ICD-10: K90.0

Ät: – Genetische Disposition (assoziiert mit den HLA-Loci **HLA-DQ2** u. **DQ8**, aber nur ca. 2 % der Träger entwickeln eine klinische Zöliakie, sog. „Eisbergphänomen". 30 % der Bev. sind pos. für mind. eines d. Antigene), in 10 % d.F. **familiäres** Vorkommen (Vater od. Mutter erkrankt)
– Gehäuftes Auftreten bei Autoimmunerkrankungen, wie Diabetes mellitus Typ 1, HASHIMOTO-Thyreoiditis, Dermatitis herpetiformis (DUHRING-BROCQ), chronischer Autoimmunhepatitis, juveniler chronischer Arthritis
Prädisponierend auch: Trisomie 21 (DOWN-Syndrom), ULLRICH-TURNER-Syndrom (Monosomie 45,X0), selektiver IgA-Mangel, IgA-Nephropathie, WILLIAMS-BEUREN-Syndrom

Path: ♦ Überempfindlichkeit der **Dünndarmschleimhaut** gegen **Gliadin** (Proteinbestandteil des **Glutens**, das in vielen **Getreidearten**, wie Weizen, Gerste, Roggen, Dinkel, Grünkern, Kamut, Triticale, Zweikorn (Emmer), Einkorn als "Klebereiweiß" enthalten ist)
♦ Die Tissue-Transglutaminase (tTG) in den Enterozyten spaltet das Gliadin und die entstehenden Peptide aktivieren zusammen mit o.g. HLA-Antigenen intestinale T-Zellen ⇨ erhöhte Produktion von Interferon-γ und TNF-α ⇨ **Entzündung** der Dünndarmschleimhaut, Zerstörung der Darmepithelzellen ⇨ **Zottenatrophie**, Kryptenverbreiterung, Bürstensaumverlust ⇨ **Malabsorption**

Epid: ◊ Prävalenz: **häufig**, ca. 1/100 Kinder haben eine entsprechende Disposition (0,3-0,7 % in Deutschland, in Skandinavien 2-3 %), klinisch manifest bei ca. 1/1.000 Kindern
◊ **W** > m (2:1)
◊ Manifestationsgipfel: Säuglingsalter (½ -1. Lj.), Schulkinder und viertes Lebensjahrzehnt

Etlg: OSLO-Klassifikation (2012):
Klassische Zöliakie (Säuglingsalter): klinisch symptomatisch und Zeichen einer Malabsorption (chron. Durchfälle, Steatorrhoe, Gedeihstörung)
Zöliakie mit klinischen Symptomen aber ohne Malabsorptionssyndrom
Subklinische Zöliakie: keine Klinik, zöliakiespez. Ak und veränderte Laborwerte (z.B. erhöhte Transaminasen, Eisenmangel)
Silente (stumme) Zöliakie: keine Klinik, nur zöliakiespez. Ak

Klin: ⇒ Typisches Auftreten von Symptomen 2-4 Mon. nach Beginn der Zufütterung von Getreideprodukten: rezidivierende Bauchschmerzen, **Meteorismus** (geblähtes Abdomen), übelriechender Durchfall als **Steatorrhoe** (weißliche Fettstühle) aber auch Obstipation mögl., **Inappetenz**, Erbrechen, **Gedeihstörung**, hypotone Muskulatur, Baby ist **misslaunig**, reizbar, müde

⇒ Unerkannt bei Fortbestehen: Mangelerscheinungen führen zu **Anämie** (Eisenmangel), Blutungen (Vit. K vermindert), Aphten im Mund, Dentitionsstörung, Osteopathie (Knochenschmerzen, Rachitis), trockene Haut, Neuropathie (psychomotorische Retardierung)

⇒ Eine subklinische/klinisch stumme (silente) Zöliakie kann in jedem Lebensalter später symptomatisch werden.

Diag: 1. Anamnese (Beginn der Beikost?) u. klinische Untersuchung

2. Labor: BB, Gerinnung, Transaminasen, Eisen, als Suchtest **tTG2-IgA-Antikörper** (= tissue transglutaminase Typ 2, sehr spezifisch) u. Gesamt-IgA (um IgA-Mangel auszuschließen) bestimmen, bei IgA-Mangel Gliadin-IgG- u. Endomysium-IgG- u. -A-Antikörper
D-Xylose-Test zeigt Malabsorption (verminderte Urin-Xylosewerte nach Belastungstest).

3. Histologie: **Dünndarmbiopsie** (4-5 Biopsien aus dem Pars desc. u. 2 aus dem Bulbus des Duodenums mittels Gastroduodenoskopie): Zottenlänge im Verhältnis zu Krypten (nach der MARSH-OBERHUBER-Klassifikation, Grad 0-III), Zellteilungsrate, Zahl der Entzündungszellen in der Schleimhaut, Bürstensaumbeurteilung in PAS-Färbung. Aber: Der histologische Schweregrad muss nicht mit der Klinik korrelieren.

4. Die Besserung der Symptome mit einer glutenfreier Diät bestätigt die Diagnose.

Ther: • Strikte, **lebenslange glutenfreie** Ernährung

- Diätische Schulung u. Ernährungsberatung der Eltern sowie später des Kindes
- **Alternative Kohlenhydrate** sind Maismehl, Buchweizen, Amaranth, Soja, Reis, Hirse, Quinoa, Kartoffeln. Glutenfreie Brote, Backwaren od. Nudeln sind heute überall erhältlich.
- Bei seltenen Formen, die auf die Diät alleine nicht ansprechen, Glukokortikoide, ggf. auch Immunsuppression mit Azathioprin

• Selbsthilfegruppen: Deutsche Zöliakie Gesellschaft e.V., Kupferstr. 36, 70565 Stuttgart, Tel.: 0711 459981-0, Fax: -50, Internet: www.dzg-online.de
Österreich: Internet: www.zoeliakie.or.at, Schweiz: www.zoeliakie.ch

Prog: Konsequente Diät führt zur Normalisierung von Klinik u. Schleimhautveränderungen innerhalb von 1-3 Mon., mit lebenslanger glutenfreier Ernährung sehr gute Prog.

Kompl: * Folgen einer Malabsorption: Vitaminmangel, Eisenmangel, Hypoproteinämie, Hyperparathyreoidismus, pathologische Frakturen aufgrund von Osteoporose, verzögerte Menarche, Anorexie, verminderte Fertilität, Kleinwuchs

* Sekundärer Laktasemangel häufig (Ther: Milchprodukte reduzieren/vermeiden)
* Ig-A-Nephropathie
* Malignomrisiko erhöht (insb. intestinale T-Zell-Lymphome mit schlechter Prog.)
* Erhöhtes Risiko für andere Autoimmunerkrankungen
* Konsequente glutenfreie Diät ist sehr schwierig, selbst bei motivierten u. gut geschulten Patienten, da in vielen Nahrungsmitteln versteckt Gluten enthalten ist.

Proph: ♥ Protektiver Effekt: 6-monatiges Stillen, kontrollierte und allmähliche Einführung glutenhaltiger Nahrungszusätze in die Säuglingsnahrung ab 5.-7. Mon.

♥ Laboruntersuchung bei erstgradig Verwandten um eine silente Zöliakie auszuschließen.

DD: - Nahrungsmittelallergien (Kuhmilchproteinintoleranz, Sojaproteinintoleranz, Weizenallergie), Avenin-Unverträglichkeit (ist in Hafer enthalten, viel seltener als die Gluten-Unverträglichkeit), Laktose- od. Fruktoseintoleranz, Fruktose- od. Sorbitmalabsorption, Histaminintoleranz, Nichtzöliakie-Glutensensitivität

- Infektionen des Darmtraktes (z.B. mit der Protozoe Giardia lamblia, macht eine Malabsorption), WHIPPLE-Krankheit (Tropheryma-whippelii-Infektion u. zellulärer Immundefekt der Dünndarmschleimhaut), Morbus CROHN, Immundefekte
- Pankreatitis, Pankreasinsuffizienz, intestinale Enzymdefekte, Mukoviszidose
- Chronisch entzündliche Darmerkrankungen (Morbus CROHN, Autoimmunenteropathie)
- Reizdarmsyndrom

OBSTIPATION

Syn: Umgangssprachlich Verstopfung, Stuhlverstopfung, Retentio alvi, ICD-10: K59.0

Phys: Stuhlfrequenz: schwankt physiologisch zw. 4-5x tgl. u. 1x alle 4 Tage (bei voll gestillten Säuglingen noch häufiger [8x tgl.] od. noch seltener [nur alle 7-14 Tage] mögl.)

Ät:
- **Funktionelle Obstipation** = wenn keine anderen Ursachen nachweisbar sind
- Gastrointestinale Ursache: chronisch **habituelle Obstipation** (zu wenig faserreiche Kost, mangelnde Bewegung), obstipierendes Reizdarmsyndrom
- **Ernährungsumstellung** (z.B. vom Stillen auf Breinahrung/Beikost, meist dann aber nur vorübergehende Obstipation), Kuhmilchunverträglichkeit, Zöliakie, Mukoviszidose
- **Psychische Belastungen**, Stress (z.B. Reaktion auf das Sauberwerden, neues Geschwisterkind, familiäre Spannungen, Kindergartenbesuch od. Einschulung)
- Metabolische Störungen: **Dehydratation**, Hypokaliämie (Laxanzienabusus!), Hyperkalzämie, Hypothyreose, Diabetes insipidus, renale Azidose, Diabetes mellitus
- Gastrointestinale Obstruktion (organischer Befund): Analstenose, Analdystopie, Dickdarmpolypen, Darmtumoren, Divertikulitis, Rektozele, rektaler Abszess
- Anale/perianale Entzündungen, Analrhagaden, Fissuren, Perianalvenenthrombose, Hämorrhoiden ⇨ Schmerz bei der Defäkation (⇨ Angst, **Vermeidungsverhalten** = Unterdrückung des Stuhldrangs)
- Neuromuskuläre Ursache: **Morbus HIRSCHSPRUNG**, paradoxes Pressen, Anismus, infantile Zerebralparese, Dysrhaphiesyndrome (Spina bifida), Myotone Dystrophie, Myasthenia gravis, diabetische Neuropathie, Multiple Sklerose, Oligophrenie/Demenz
- Immobilisation, Bettlägerigkeit, Querschnittlähmung, Trauma
- Schwangerschaft
- Med: Antidepressiva, Methylphenidat, Neuroleptika, Antikonvulsiva, Anticholinergika, Antacida, Codein, Opiate, Narkotika, Chemotherapie

Path:
- ♦ Zu langsame Transitzeit (physiologisch: 1-4 Tage) oder anorektale Obstruktion
- ♦ Chronische Obstipation wird definiert als Vorliegen der Beschwerden >2 Monate.

Epid:
- ◊ Obstipation ist ein sehr häufiges Symptom (ca. 5 % aller Kinder).
- ◊ In **95 % d.F. funktionelle Obstipation** = kein relevanter organischer Befund

Klin:
- ⇒ <3 Stuhlentleerungen pro Woche (gem. den sog. ROM-III-Kriterien)
- ⇒ Bauchschmerzen (wiederholt auftretend und kurz anhaltend), **Defäkationsschmerz** bei oft großkalibrigem und hartem Stuhl, starkes Pressen erforderlich
- ⇒ Blähungen, Übelkeit, Erbrechen, **aufgetriebenes Abdomen**
- ⇒ Gefühl einer unvollständigen Entleerung nach Defäkation
- ⇒ Gedeihstörung, Inappetenz, Abgeschlagenheit
- ⇒ Perianale Entzündungen, Analfissuren, Blutauflagerungen auf dem Stuhl
- ⇒ Unwillkürlicher Abgang mögl. (Überlaufinkontinenz großer Stuhlmassen, Enkopresis, Stuhlschmieren) ⇨ Spätsymptom
- ⇒ Enuresis (haben 1/3 der chron. obstipierten Kinder durch Verdrängung der Blase)

Diag:
1. Anamnese (Stuhlfrequenz, Stuhlbeschaffenheit, Medikamente?) u. klinische Untersuchung: Stuhlwalze im li. Unterbauch tastbar, perianale Stuhlverschmutzung od. Entzündungen, digitale rektale Untersuchung: Stuhlmassen im Rektum tastbar, weite Ampulle
2. Labor: BB, BZ, Elektrolyte, Kalzium (Hyperparathyreoidismus?), TSH u. fT4 (Hypothyreose?), Nierenwerte (Kreatinin)
3. Weitere Untersuchungen, wie anorektale Manometrie, Transitzeitbestimmung, MRT Wirbelsäule, MRT-Kolonographie oder Rekto-/Koloskopie mit Rektumbiopsie sollen in Abhängigkeit vom Verdacht auf eine zugrundeliegende organische Erkrankung erfolgen.

Ther:
- Allgemein: **Ballaststoffreiche** Kost (Vollkornprodukte, Müsli, Früchte, Obstsäfte, Gemüse, getrocknete Pflaumen, Jogurt, bei Säuglingen Versuch mit 1-2 Wo. kuhmilcheiweißfreier Kost), **körperliche Aktivität**, ausreichende **Flüssigkeitszufuhr** (als Orientierung: gewichtsadaptiert je jünger um so höher, normaler Flüssigkeitsbedarf im 1. Lj. 150-130 ml/kgKG/Tag, Kleinkinder 120-100 ml/kgKG/Tag, Schulkinder 90-60 ml/kgKG/Tag, Jugendliche 50 ml/kgKG/Tag)
  - Toilettentraining (bei Kindern ab ca. 3 J. mögl.): regelmäßiger Toilettengang (für ca. 5 Min. nach den Hauptmahlzeiten ⇨ Nutzung des gastrokolischen Reflexes), bei Kleinkindern Abstützen der Füße und geeigneter Toilettensitz wichtig (Abflachen des anorektalen Winkels), freundliche Toilettenumgebung (z.B. Spielsachen, Vorlesen), Führen eines Stuhlprotokolles (z.B. Erfolgsbildchen einkleben)
  - Kolonmassage (z.B. einige Minuten morgens vor dem Aufstehen)
- Akut:
  - Orale Laxanzien: **Polyethylenglykol** (Macrogol, Movicol®Junior): 1,5 g/kgKG/Tag und viel Flüssigkeit für 3-4 Tage (wirkt als osmotisches Laxanz), stimulierende Laxanzien [z.B. Bisacodyl, Dulcolax® Tbl. od. Supp.] bei Kindern nur zurückhaltend einsetzen.
  - Rektal: bei Säuglingen Glycerol-Suppositorien (Glycilax®Kinder) od. Miniklistiere auf Sorbitol-Basis (z.B. Microlax®), bei Kindern ebenfalls Sorbit-Klysma (keine salinischen od. phosphathaltigen Erwachsenen-Klysmen verwenden!)
  - Ultima ratio: hoher Einlauf od. digitale Stuhlausräumung in Narkose
- Medikamentöse Prophylaxe bei chronischer Obstipation: Polyethylenglykol 0,2-0,8 g/kgKG/Tag od. Lactulose (Sirup od. Granulat zum Auflösen) od. Sennasamen (Agiolax®)

Prog: Je früher die Therapie begonnen wird, desto besser die Erfolgsrate. Eine chronifizierte Obstipation im Kindesalter persistiert sonst meist auch in das Erwachsenenalter.

Kompl:
* Sigmavolvulus, Ileus
* Analfissuren, Perianalvenenthrombose durch starkes Pressen ⇨ verursachen Schmerzen bei der Defäkation, was wiederum die Obstipationsneigung verstärkt (Vermeidungsverhalten durch das Kind, Circulus vitiosus).
* Rezidivierende Harnweginfektionen, Harninkontinenz

DD: Wichtigste Ausschlussdiagnose ist ein akuter **Ileus**.

DREIMONATSKOLIKEN

Syn: „**Schreibaby**", Trimenonkoliken, ICD-10: R10.4

Ät:
- Letztlich unklar, ggf. Unreife des Verdauungssystems, Schlafmangel
- Verstärkung durch zu große Trinkmengen, Verschlucken von zu viel Luft (Aerophagie)
- Beziehungsstörungen zwischen Mutter und Kind, junge Mutter, erstes Kind

Epid:
◊ Beginn ab der 2. Lebenswoche bis meist zum 3 Monat, sistiert dann von alleine
◊ Häufigkeit: 70-80 % aller Säuglinge haben in den ersten Lebensmonaten Blähungen, in 10-15 % d.F. auch krampfartige, heftige Bauchschmerzen.

Klin:
⇒ **Heftige Schreiattacken**, meist Nachmittags beginnend bis in die Nacht andauernd, kaum zu beruhigen, für mehrere Stunden dauernd, verstärkt nach dem Stillen
⇒ Baby krümmt sich, geblähtes Abdomen, Gesichtsfarbe von hochrot bis fahlweiß
⇒ Trotz subjektiven Missempfindens, insg. aber **gutes Gedeihen** des Kindes ⇨ dies ist auch das wichtigste Kriterium als DD zu organischen Erkrankungen.

Diag:
1. Ausführliche Anamnese mit der Mutter, klinische/neurologische Untersuchung
2. Labor: BB, CRP, Urinstix, Stuhluntersuchung
3. Sonographie: zum Ausschluss organischer Ursachen (Leber, Gallenblase, Darm, Harntrakt, große Gefäße)

Ther: • Nach Ausschluss organischer Erkrankungen keine Therapie erforderlich, Aufklärung der Eltern über die Harmlosigkeit der Beschwerden, ausgeglichene Mutter-Kind-Beziehung, Beruhigung des Babys, Herumtragen, sanftes Massieren des Bauches, ruhiger u. geregelter Tagesablauf, rauchfreie Umgebung des Säuglings (betrifft auch den Vater!)
• An verschiedenen Kliniken gibt es sog. Schreiambulanzen mit Hilfsangeboten.

DD: – Organische Erkrankungen mit kolikartigen Schmerzen ausschließen: akutes Abdomen, Refluxösophagitis, Nahrungsmittelallergie
– Nabelkoliken (periumbilikale Schmerzen) bei älteren Kindern

REIZDARMSYNDROM

Syn: **Funktionelle Bauchschmerzen**, chronisch rezidivierende Bauchschmerzen, somatoforme autonome Funktionsstörung ICD-10: oberer Verdauungstrakt F45.31, unterer F45.32

Ät: – Veränderte Darmfunktion (durch/nach einer Gastroenteritis, veränderte Darmflora, psychosozialer Stress), genetische Prädisposition
– Viszerale Hypersensitivität mit verstärkter Wahrnehmung viszeraler Schmerzen und Stimuli
– Dysregulation der bidirektionalen Hirn-Darm-Achse
– Bei der kindlichen Schmerzverarbeitung spielen zwischenmenschliche Beziehungen eine sehr wichtige Rolle.

Epid: ◊ Altersgipfel: 8 - 10 Jahre, w > m
◊ Häufigkeit: sehr häufig, 70 % aller Kinder und Jugendlichen haben einmal funktionelle Bauchschmerzen, 10-20 % aller Kinder und Jugendlichen leiden an rezidivierenden Bauchschmerzen.

Etlg: # **Funktionelle Dyspepsie**: dyspeptische Schmerzen, Lokalisation im Epigastrium
Funktionelle periumbilikale **Bauchschmerzen**, Nabelkoliken
Funktionelle Obstipation (s.o.)
Colon irritabile (Reizdarmsyndrom, irritable bowel syndrome)

Klin: ⇒ Funktionelle Dyspepsie: rezidivierende Oberbauchschmerzen
⇒ Funktionelle Bauchschmerzen: plötzliches Auftreten, meist epigastrisch (Bauchnabel) und meist nicht länger als eine Stunde andauernd, oftmals abends, Begleitsymptome mögl. (z.B. Kopfschmerzen, Übelkeit, Blässe, Nausea, Schwindel, Müdigkeit), eher kein Zusammenhang mit Nahrungsaufnahme oder Defäkation
⇒ Reizdarmsyndrom: abdominelle Schmerzen, Wechsel der Stuhlfrequenz u. Stuhlkonsistenz, Schleimauflagerungen auf dem Stuhl, Blähungen, gesteigerter Stuhldrang, Erleichterung nach Defäkation

Diag: 1. Anamnese zusammen mit den Eltern u. klinische Untersuchung
2. Labor: BB, BSG/CRP, BZ, Leberwerte, Urinstix u. Stuhluntersuchung
3. Sonographie-Abdomen, ggf. Röntgen-Abdomen, oraler Laktose-Toleranz-Test
4. Bei dyspeptischen Schmerzen Gastroduodenoskopie zum Ausschluss organ. Störung

- Funktionelle Bauchschmerzen/Reizdarmsyndrom sind Ausschlussdiagnosen -

Ther: • Wenn organische Erkrankungen ausgeschlossen sind ⇨ Beruhigung von Kind u. Eltern!, dass kein organischer Befund vorliegt, symptomatische Behandlung:
– Allgemein: ballaststoffreiche Kost, Kamillen-, Melissen-, Fencheltee; ein altes Hausmittel ist es auch, eine warme Bettflasche auf den Bauch zu legen
– Anis, Fenchel od. Kümmel bei Völlegefühl und Blähungen, pflanzliches motilitätsförderndes Mittel (diverse pflanzliche Auszüge, Iberogast®), vermehrt Ballaststoffe mit Flohsamenpräparaten (Plantago-ovata-Samenschalen, Mucofalk®)
– Bei krampfartigen Schmerzen Spasmolytika (z.B. Mebeverin, Duspatal®)

- Bei chronischen Beschwerden bei älteren Kindern: psychologische Therapieansätze betreffend Wahrnehmung und Verhaltensänderung, Familientherapie, Psychotherapie, Erlernen von Entspannungstechniken, Hypnosetherapie und Biofeedback mögl.

Prog: Betroffene Kinder zeigen in Studien n. 5 J. mehr Bauchschmerzen, Funktionsstörungen und psychiatrische Symptome als vergleichbare Kontrollgruppen ⇨ Beschwerdepersistenz evtl. bis ins Erwachsenenalter.

DD:
- Akut: alle organischen Ursachen für ein **Akutes Abdomen** (s.o.)
- Gastroösophageale Refluxkrankheit, Hiatushernie, Achalasie, Gastritis, Ulkuskrankheit
- Chronische Obstipation (s.o.)
- Chronisch-entzündliche Darmerkrankungen (Morbus CROHN, Colitis ulcerosa)
- Nahrungsmittelallergien, Laktose- od. Fruktoseintoleranz (sehr häufig zu finden), Histaminintoleranz
- Zöliakie (Glutenunverträglichkeit)
- Infektiöse Ursachen (Virushepatitis, Parasiten, Wurmeier)
- Meckel-Divertikel, postoperative Adhäsionen
- Abdominelle Migräne (anfallsartige paraumbilikale Bauchschmerzen, ggf. mit Kopfschmerz)

HEPATOPATHIEN

Angeborene Leberzysten (ICD-10: Q44.6)

Missbildung bei der Gallengangentwicklung (Retentionszysten, Gallenkanal findet keinen Anschluss), können multipel (dann auch andere Organe betroffen, insb. Niere) od. solitär vorkommen.

GILBERT-MEULENGRACHT-Syndrom (Icterus juvenilis intermittens, ICD-10: E80.4)

Ät: aut.-rez. erbliche (Chrom. 2q37) verminderte Aktivität der UDP-Glukuronyltransferase

Klin: v.a. **belastungsabhängiger Ikterus** (z.B. bei Nahrungskarenz, Infektionen), meist unspezifische Symptomatik (Übelkeit, Bauchschmerzen, Schwäche), unkonjugiertes Bilirubin erhöht bis max. 6 mg/dl, sonstige Leberwerte im Normbereich, i.d.R. keine Ther. erforderlich, sehr gute Prog.

CRIGLER-NAJJAR-Syndrom (ICD-10: E80.5)

Ät: sehr seltener, aut.-rez. erblicher (Chrom. 2q37) kompletter (Typ I) od. inkompletter (Typ II) Defekt der hepatischen UDP-Glukuronyltransferase

Klin: Ikterus durch unkonjugierte Hyperbilirubinämie, Bilirubinenzephalopathie (Kernikterus)

Ther: Phototherapie, Austauschtransfusionen, Tinprotoporphyrin, Cholestyramin, Calciumcarbonat, Phenobarbital bei Typ II, ggf. Lebertransplantation, der Typ I hat eine sehr schlechte Prog.

Exkretionsstörungen des konjugierten (direkten) Bilirubins (ICD-10: E80.5)

DUBIN-JOHNSON-Syndrom: aut.-rez. erbliche (Chrom 10q24) hepatobiliäre Ausscheidungsstörung für Bilirubin, w > m, Klin: erst im Jugendlichenalter od. bei Schwangerschaft geringer Ikterus

ROTOR-Syndrom: ebenfalls erbliche hepatobiliäre Ausscheidungsstörung

Ther: keine erforderlich, bei Mädchen keine hormonalen Kontrazeptiva, die Prog. ist sehr gut

α1-Antitrypsin-Mangel (Proteaseinhibitormangel, LAURELL-ERIKSSON-Syndr., ICD-10: E88.0)

Ät: aut.-rez. erbliche (Chrom. 14q32.1) chron. Lebererkrankung mit Defekt des Proteaseinhibitors α_1-Antitrypsin ⇨ Proteolyse von Gewebe durch Proteasen, Häufigkeit: homozygot 1/10.000

Klin: frühkindliche Cholestase mit Ikterus, direkte Hyperbilirubinämie, Hepatosplenomegalie, Pruritus, in 10-25 % d.F. **Leberzirrhose** bereits im Kindesalter, Gerinnungsstörungen, nephrotisches Syndrom und ab dem 20. Lj. Entwicklung eines chronisch-obstruktiven **Lungenemphysems** (nicht rauchen!), erhöhtes Risiko für ein Leberzellkarzinom

Ther: α_1-Antitrypsin-Infusion (Prolastin®) bei Lungenfunktionsstörung, bei fortgeschrittener Erkrankung Leber- bzw. Lungentransplantation

Morbus WILSON (hepatolentikuläre Degeneration, ICD-10: E83.0)

Ät: aut.-rez. erbliche (Chrom. 13q14.3) Störung des **Kupferstoffwechsels** (verminderte biliäre Ausscheidung ⇨ vermehrte Speicherung in Leber, Gehirn, Kornea u. Nieren)

Klin: beim juvenilen Typ ab 7. Lj. symptomatisch mit Bauchschmerzen, Hepatitis-ähnliche Symptomatik, nach der Pubertät beginnende ZNS-Symptomatik mit Störung der Feinmotorik, **flapping tremor** (Asterixis), Dystonien, Dysphagie, Gedächtnisstörungen, **KAYSER-FLEISCHER-Kornealring**, bei Nierenbeteiligung Proteinurie, **Leberzirrhose**, Psychosen (weiteres s. Neurologiebuch)

Ther.: kupferarme Diät, Chelatbildner für die Cu-Ausscheidung (20-30 mg/kgKG/Tag Penicillamin, Metalcaptase® od. Trientine über internationale Apotheken), Zinkacetat (vermindert die Cu-Aufnahme, Wilzin®), bei Leberzirrhose od. akutem Leberversagen Lebertransplantation

REYE-Syndrom (ICD-10: G93.7)

Epid: seltene Erkrankung, meist zwischen 4. u. 9. Lj. auftretend

Ät: letztlich unklar, Gabe von Acetylsalicylsäure (ASS, Aspirin®) bei Infekten (insb. bei Varizellen)

Klin: Erbrechen, Fieber, Lethargie, Hypoglykämie, **Enzephalopathie** mit Hirnödem, Krampfanfälle, **fettige Leberdegeneration**, Koma

Ther: nur symptomatisch mögl., Behandlung des Hirnödems, ggf. Beatmung, Korrektur des Elektrolyt- u. Säure-Basen-Haushalts

Prog: sehr ernst, **letaler Verlauf** in 25-70 % d.F., bleibende neurologische Störungen

Autoimmunhepatitis (ICD-10: K75.4)

Epid: seltene (Prävalenz 3/100.000), akute od. **chronisch-entzündliche** Autoimmunkrankheit gegen **Hepatozyten**, **w** > m (3:1)

Ät: genetische Prädisp. (HLA-B8, -DR3, -DR4), Auslösung ggf. getriggert durch hepatotrope Viren

Klin: 1/3 d. Pat. haben keine Klinik (Zufallsbefund im Labor), Müdigkeit, Appetitlosigkeit, Gewichtsverlust, Ikterus, Pruritus, Palmarerythem ⇨ **Leberzirrhose**

Diag: GOT u. GPT erhöht, Nachweis von ANA (antinukleäre Antikörper) u. SMA (smooth muscle antibody) bei Typ1, LKM1 (liver-kidney-microsome-Ak) bei Typ 2 insb. bei Kindern, erhöhtes IgG, Diagnosesicherung durch Leberbiopsie (periportale „Mottenfraßnekrosen")

Ther.: langfristige Immunsuppression mit Prednisolon + Azathioprin, Lebertransplantation bei Zirrhose

Kompl: Assoziierte Autoimmunerkrankungen sind hämolytische Anämien, Polyarthritis, Autoimmunthyreoiditis, Colitis ulcerosa, Konjunktivitis.

DD: Virale Hepatitiden (Hep. A, B, C, E ⇨ müssen ausgeschlossen werden), **primäre biliäre Zirrhose** od. **primär sklerosierende Cholangitis** richten sich gegen Gallengangepithelzellen, aber auch Überlappungssyndrome mit der Autoimmunhepatitis mögl.

Fettleber (ICD-10: K76.0)

Epid: 1/3 der Kinder mit Adipositas haben eine Fettleber, m > w

Ät: Hauptrisikofaktor bei Kindern ist die **Adipositas** (= nicht alkoholische Fettlebererkrankung, engl. non-alcoholic fatty liver disease)

Path: zu Beginn nur Leberzellverfettung = Steatosis hepatis, später entzündliche Reaktionen (Steatohepatitis) mit Fibrose bis zur Zirrhose mögl.

Klin: Müdigkeit, Druckgefühl im rechten Oberbauch

Diag: familiäre Belastung?, Gewicht (BMI), Labor: **erhöhte Transaminasen** (GOT/AST, GPT/ALT), Sono-Abdomen

Ther.: **Gewichtsreduktion** mit Diät, Sport, Verhaltenstherapie usw. (s.o. Kap. Adipositas)

Prog: Mit der Gewichtsreduktion nimmt die Fettleber ab und Transaminasen normalisieren sich.

Kompl: Metabolisches Syndrom, Insulinresistenz bis zum Diabetes mellitus, Blutdruckerhöhung, später kardiovaskuläre Erkrankungen
Schwerwiegender Verlauf bei gleichzeitiger Hepatits-Infektion (insb. Hepatitis C) mögl.

DD erhöhte Transaminasen: idiopathisch, Infektionen (Hepatitis, insb. A u. E), Autoimmunhepatitis, Morbus Wilson, Cholestase/Gallensteine (γ-GT, AP, Bilirubin erhöht), Zöliakie, Hämochromatose, Hämolyse, Muskelerkrankungen/starke sportliche Belastung (CK erhöht), Trauma, Impfungen

KONGENITALE VERÄNDERUNGEN DER GALLENWEGE

Gallengangatresie (ICD-10: Q44.2)

Epid: Symptome meist 2-8 Wo. postpartal beginnend, Häufigkeit ca. 0,5/10.000, w > m

Path: meist extrahepatische Atresie ⇨ Rückstau der Gallenflüssigkeit führt zur Zerstörung der intrahepatischen Gallengänge, rasche Leberzellenschädigung mit Vernarbungen (**biliäre Zirrhose**)

Klin: progressiver Ikterus nach Geburt, dunkler Urin (Bilirubin), lehmfarbener **acholischer Stuhl**, Gewichtsverlust
später auftretend: Pruritus, Gedeihstörung, Dystrophie, Vitaminmangel

Diag: hepatobiliäre Sequenzszintigraphie od./und Leberbiopsie zur Histologie

Ther: KASAI-Operation (= Hepatoporto-Enterostomie), eine Y-ROUX-Schlinge wird auf die freigelegte Leberpforte genäht ⇨ Gallenflüssigkeit aus den intrahepatischen Gallengängen fließt direkt in den Darm. Unterstützend: Substitution fettlöslicher Vitamine sowie Ursodeoxycholsäure

Prog: Trotz Op benötigen drei von vier Patienten noch vor dem 20. Lj. eine Lebertransplantation.

Proph: Farbkarte zur Beurteilung des Stuhls im 1. Lebensmonat (wird in der Schweiz erprobt ⇨ bei zu hellem Stuhl wird eine weitere Diagnostik durchgeführt, Internet: www.basca.ch)

DD: Gallenganghypoplasie (angeborene Unterentwicklung der Gallenwege ⇨ Ikterus, Cholestase) und ALAGILLE-Syndrom (Gallenganghypoplasie + weitere Defekte, s.u.)

ALAGILLE-Syndrom (ICD-10: Q44.7)

Ät: spontanes od. aut.-dom. erbliches (Chrom. 20p12 od. 1p13) multiples Fehlbildungssyndrom, 0,25/10.000 Geburten

Klin: intrahepatische Gallenganghypoplasie mit mild ausgeprägter Cholestase u. Pruritus bis zu progressivem Leberversagen aufgrund biliärer Zirrhose, Defekte im kardiovaskulären System (Stenosen/Hypoplasien der Pulmonalarterie u. -klappe), Skelett (Rippen- u. Wirbelkörperanomalien), Gesichtsdysmorphien, Embryotoxon (Kornealring), Gedeihstörungen, Hypogonadismus, Kleinwuchs und mentale Retardierung

Ther: Phenobarbital 3-10 mg/kgKG/Tag bei Cholestase, bei starkem Pruritus Cholestyramin 4-8 g/Tag. Ernährung: Supplementierung mit mittelkettigen Triglyceriden, regelmäßige parenterale Gabe fettlöslicher Vitamine, ggf. Lebertransplantation

Kompl: hepatozelluläres Karzinom, Apoplexie, Schilddrüsenkarzinom

Gallengangzyste (Choledochuszyste, ICD-10: Q44.4)

Epid: Manifestationsalter 1.-10. Lj., w > m (4 : 1)

Klin: rezidivierender Ikterus, Schmerzen unter dem re. Rippenbogen

Diag: Sono, MRCP (Magnetresonanz-Cholangiopankreatikographie), ggf. ERCP (= endoskopische retrograde Choledochopankreatikographie)

Ther: Roux-Y-Hepatico-Jejunostomie

CAROLI-Syndrom (ICD-10: Q44.5)

Ät: kongenitale (vermutlich aut.-rez.), **multiple zystische** Erweiterungen der **intrahepatischen Gallenwege** mit Stenosen, rezidivierende Cholangitis, Bildung von Gallengangkonkrementen

Klin: rezidivierender Ikterus, Schmerzen unter dem re. Rippenbogen, Koliken bei Konkrementen

Diag: Sono, MRCP, ggf. ERCP

Ther: Leberteilresektion bei unilobärem Befall, Lasertherapie der Stenosen, Lithotripsie bei Gallengangsteinen, evtl. Lebertransplantation bei diffusem Typ

Kompl: sekundäre biliäre Zirrhose (mit schlechter Prog.), Leberabszess, hohes Entartungsrisiko, gleichzeitig Pankreaszysten od. Zystennieren mögl. (polyzystische Nierendegeneration mögl.)

Cholangioadenomatose

Multiple Adenome des Gallengangssystems, obligate Präkanzerose

Progressive familiäre intrahepatische Cholestase (ICD-10: Q44.7)

Ät: aut.-rez. erblicher Transportdefekt für Gallenbestandteile in die Canaliculi der Leber, 3 Typen bekannt.

Klin: chronische Cholangitis, Pankreatitis, Pruritus

Diag: Leberbiopsie

Ther: Biliäre Ableitungsoperation, später Lebertransplantation

KONGENITALE VERÄNDERUNGEN DES PANKREAS

Pancreas anulare

Pankreas **umschließt** die Pars descendens des **Duodenums** und führt dort zur Stenose. Manifestation im Neugeborenen- oder später im Erwachsenenalter durch die Stenose (hoher Darmverschluss mit Erbrechen) oder durch rezidivierende Pankreatitis.

Diag: Sonographie, Magen-Darm-Passage, Gastroduodenoskopie, ggf. mit ERCP

Ther: Duodeno-Duodenostomie oder Duodeno-Jejunostomie, keine Durchtrennung des Pankreasringes wegen Fistelbildung

Pancreas divisum

Fehlende Verschmelzung der beiden pankreatischen Ganganteile (Ductus WIRSUNGI, ventraler Anteil u. SANTORINI, dorsaler Anteil der Pankreasanlage) ⇨ Rückstau und Pankreatitis möglich (der kleine Ductus SANTORINI der kranialen Pankreasanteile kann keine großen Sekretmengen über die kleine Minorpapille drainieren, s. Abb.), Normvariante bei ca. 5 % aller Menschen.

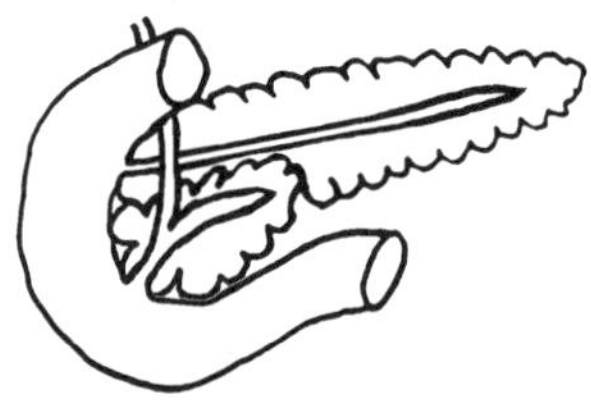

Pankreaszysten

Isoliert oder in Kombination mit Leber- u. Nierenzysten oder Kleinhirnzysten auftretend, sind angeboren sehr selten.

DD: Pankreaspseudozysten können sich nach einem stumpfen Bauchtrauma od. einer Pankreatitis ausbilden

Ektopisches Pankreas (Pancreas aberrans)

Dieser tritt bei 2 % der Menschen auf (in 90 % findet sich Pankreasgewebe im Magen, Duodenum, Jejunum od. in einem MECKEL-Divertikel) ⇨ gelegentlich Ursache für epigastrische Beschwerden od. Blutungen

KINDERUROLOGIE

NIERENFEHLBILDUNGEN

Syn: Nierenanomalien, Nierenmissbildungen, engl. kidney malformations, renal anomalies, ICD-10: Q63.9

Ät: – Meist keine Ursache zu finden
– Selten hereditär (erbliche Chromosomenaberrationen) od. pränatale Infektionen

Epid: Nierenfehlbildungen sind die **häufigsten** Organfehlbildungen überhaupt (machen 35-40 % aller angeborenen Missbildungen aus), initial u. meist auch dauerhaft **klinisch stumm**.

Path: ♦ Entwicklungsgeschichtlich entwickelt sich aus dem Mesoderm der dorsalen Bauchwand der sog. **nephrogene Strang**, der sich mit dem mesonephrogenen Gang der seitlichen Bauchwand (**WOLFF-Gang**) verbindet. Daraus entwickelt sich die Urnierenanlage als ovales Gebilde beiderseits über die Mittellinie hinaus. Durch Regression der oberen Anteile verschwindet die Urniere bis zur 8. SSW und durch Weiterentwicklung der dorsalen Anteile entstehen später die Ductuli efferentes und Epididymis.
Ab der 5. SSW verbindet sich weiter kaudal **metanephrogenes Gewebe** (Nachniere) beiderseitig jeweils mit der **Ureterknospe** des Wolff-Ganges, aus der Ureter, Pyelon, Nierenkelche und die Sammelrohre entstehen. Durch die Sammelrohre wird das metanephrogene Gewebe zur Differenzierung induziert und es entstehen daraus die Tubuli und Glomeruli (Nephrone, pro Niere 1-1,5 Mio.). Ein Sammelrohr ist dann jeweils mit einem Tubulus und einem Glomerulus verbunden. Die Nephrogenese ist in der 35.-36. SSW abgeschlossen.
Durch Wachstum der Lumbosakralregion des Embryos wandern die Nieren aus dem Becken nach kranial und drehen sich von ventral nach medial (das Nierenbecken und der Nierenhilus gelangen dadurch nach medioventral), sie liegen dann **vollständig retroperitoneal** in Höhe $BWK_{11/12}$ - $LWK_{2/3}$ (die re. Niere steht dabei eine ½ Wirbelhöhe tiefer wegen der Leber).
♦ Funktionell: Die Produktion von Harn nehmen die Nieren ab ca. der 12. SSW auf, ab der 16. SSW tragen die Nieren bereits zum intrauterinen Fruchtwasser deutlich bei (bis 60 % der Menge des Fruchtwassers) ⇨ angeborene Funktionsstörungen der Nierenausscheidung führen zu Oligo- bzw. Anhydramnion (und damit zu weiteren Komplikationen).

Nierenaplasie (Nierenagenesie, Anephrie, ICD-10: einseitig Q60.0, beids. Q60.1)

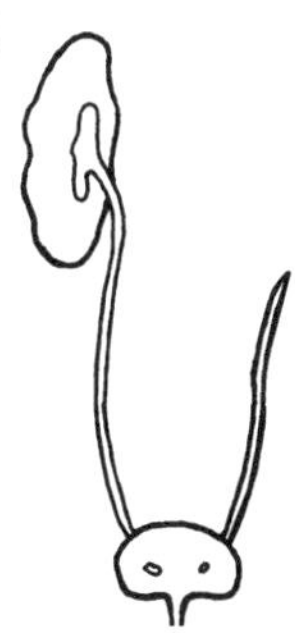

Path: Entwicklungsgeschichtlich trifft die Ureterknospe nicht den metanephrogenen Strang und somit erfolgt keine Induktion zur Nierenbildung.

Etlg: Komplettes Fehlen einer Niere, meist sind noch minimale Reste der Nierenanlage u. ein blind endender Ureter vorhanden (s. Abb.), ggf. weitere zusätzliche urogenitale Fehlbildungen. Bei der Nierenagenesie fehlt auch die Ureterknospe.

Selten Fehlen beider Nieren (dann in 40 % d.F. Totgeburt, 60 % sterben innerhalb von 6 Wochen), als POTTER-Sequenz wird die Kombination aus beidseitiger Nierenagenesie (⇨ Anhydramnie), Lungenhypoplasie, Gesichtsdysmorphien u. Skelettfehlbildungen bezeichnet, Prog: letal ⇨ bei intrauteriner Diagnose Indikation zum Schwangerschaftsabbruch.

Epid: einseitige Agenesie 1/500-1/2.000 Geburten

Diag: Wird heute oft bereits bei einer pränatalen Routinesonographie (20. od. 30. SSW) festgestellt oder später Zufallsbefund.

Prog: Bei einseitiger Aplasie/Agenesie **vollständige Kompensation** durch Hypertrophie der Gegenseite (renal counterbalance), deshalb meist **symptomlos** (Zufallsbefund). Keine Einschränkung bezüglich Lebensführung, Sport usw. erforderlich. Der Kompensationsmechanismus durch eine

Niere erfolgt auch bei Entfernung der Gegenniere (z.B. wegen eines Nierentumors). Daher ist auch die Lebendorganspende einer Niere medizinisch gut vertretbar.

Nierenhypoplasie (Zwergniere, ICD-10: Q60.5)
Einseitige, segmentäre od. beidseitige kleine, unterentwickelte, aber strukturell normale Niere mit weniger Nierenkelchen. Einseitige: Hypoplasie ist symptomlos (Kompensation durch Hypertrophie der Gegenseite), bei segmentärer: arterielle Hypertonie, bei beidseitiger Niereninsuffizienz mögl.
DD: sekundäre Hypoplasie durch rezidivierende Pyelonephritiden, vesikoureteraler Reflux, vaskuläre Ischämie, Nierenvenenthrombosen, dysplastischer Nierenanlage

Nierendysplasie (ICD-10: Q61.4)
In der Niere enthaltenes dysplastisches Gewebe, z.B. Knorpel, Muskelgewebe, primitive Nephrone od. häufiger **multiple Zysten** bei insg. stark reduziertem Parenchym. Die Dysplasie kann diffus, segmental, einseitig oder beidseitig vorkommen. Die beidseitige multizystische Nierendysplasie ist wegen des Oligo-/Anhydramnions meist letal, bei einseitiger Form kompensatorische Hypertrophie der Gegenseite.
Kompl: häufig zusätzlich Harnleiteranomalien (z.B. **gleichseitige Atresie des Ureters**, Nierenbeckenabgangstenose, vesikoureteraler Reflux, benigne zystische Hodendysplasie), erhöhtes Risiko für die Entstehung eines WILMS-Tumors

Solitärzyste/Nierenzyste (ICD-10: Q61.0)
Epid: **Einzelne** Nierenzysten kommen häufig vor und sind meist **ohne** Krankheitswert
Kompl: selten Einengung des Nierenbeckenkelchsystems od. Ureters, Zystenruptur mit Hämaturie. Wichtigste DD (eher im Erwachsenenalter) ist die Tumorzyste, die durch ein zystisch zerfallendes Nierenzellkarzinom entstehen kann (verdächtig ist eine solide Raumforderung in der Zyste).

Zystennieren (polyzystische Nierenerkrankung, ICD-10: Q61.3)
Ät: aut.-rez. (selten, Häufigkeit: 0,5/10.000 Geburten, Mutationen auf Chrom. 1, 2, 3, 6, 9, 16 bekannt, **infantile Form** mit schlechter Prog., als medulllär-zystische Form Nephronophthise genannt) od. aut.-dom. (häufig, 1/1.000, Erwachsenenform, Chrom. 1, 3, 4, 9, 16,) erblich, molekulargenetische Diagnostik mögl.
Path: Entstehen durch fehlenden Anschluss der Sammelrohre an das metanephrogene Gewebe ⇨ blind endende Nierentubuli mit Ausbildung von **multiplen Zysten** (als DD zur solitären Nierenzyste), meist in **beiden** Nieren vorhanden.
Kompl: **polyzystische Nierendegeneration** (beim infantilen Typ bereits im Kindesalter, bei der Erwachsenenform meist jenseits des 50. Lj.) ⇨ **chronische Niereninsuffizienz**, arterielle Hypertonie, Nephrolithiasis (Nierensteine). Zusatzfehlbildungen mit Zysten in Leber, Gallengang, Milz od. Pankreas, zerebrale Aneurysmen od. Mitralklappeninsuffizienz/-prolaps mögl.
Ther: Frühzeitige medikamentöse Behandlung bei arterieller Hypertonie (Ziel <110/75 mmHg), bei der infantilen Form können die Nieren so groß werden („Bauchtumor"), dass sie wegen der Verdrängungssymptomatik reseziert werden müssen ⇨ Dialyse erforderlich, **Nierentransplantation**.
Selbsthilfegruppen: Familiäre Zystennieren e.V., Quittenweg 18, 90768 Fürth, Tel.: 0911 977960-18, Fax: -19, Internet: www.znshg.de

Markschwammniere (medulläre Zystenniere, ICD-10: Q61.5)
Angeborene, aber nicht erbliche zystische Fehlbildung mit Dilatation der Nierentubuli und Ausbildung kleiner, oft mit den Sammelrohren kommunizierenden Zysten, in 2/3 bds.
Kompl: 50 % der Patienten haben Kalziumrückresorptionsstörung und einen alkalischen Urin-pH ⇨ rezidivierende **Nephrolithiasis** (beginnend mit sog. RANDALL-Plaques in den Tubuli und Sammelrohren) mit Nierenkoliken und Harnweginfekten im Erwachsenenalter

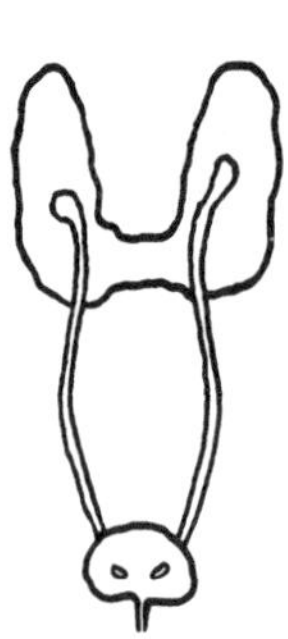

Verschmelzungsnieren (Fusionsanomalien, ICD-10: Q63.1)
- Kuchenniere: komplette Verwachsung der beiden Nieren in Beckenlage
- **Hufeisenniere**: häufigste Fusionsanomalie (2/1.000) ⇨ symmetrische, U-förmige, prävertebrale Verwachsung meist der beiden **unteren Nierenpole** (s. Abb.), mit Malrotation (Nierenbecken zeigen nach ventral), häufig mit anormaler Gefäßversorgung, gehäuft bei ULLRICH-TURNER-Syndrom (45,X0)

- Andere, nicht symmetrische Formen der Verschmelzungsniere sind z.B. S- od. L-förmige Nieren.

Doppelniere (akzessorische Niere, ICD-10: Q63.0)
Komplette doppelte Nierenanlage mit 2 Nierenbecken und 2 Ureteren (duplex oder fissus, s.u.), die Nierenanlagen können verschmelzen (bei weiterhin getrennten Ureteren) oder getrennt bleiben (= überzählige Niere). Die Doppelanlage ist bei normaler Nierenfunktion ohne Krankheitswert; ist ein Teil funktionslos, muss dieser aber reseziert werden.

Gekreuzte Nierendystopie
Beide Nieren liegen auf einer Seite bei jeweils korrekter Uretereinmündung re. u. li. in die Blase, in 80 % der Fälle sind die beiden Nierenanlagen dann auch miteinander asymmetrisch verschmolzen (s. Abb.).

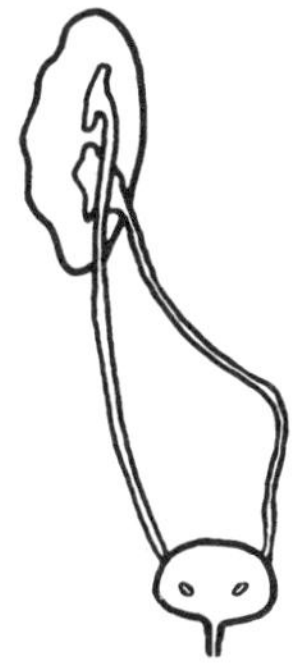

Rotations- und Lageanomalien (ICD-10: Q63.2)
Rotationsanomalien entstehen entwicklungsgeschichtlich durch die ausbleibende (od. übermäßige) Rotation der Nierenanlage von ventral nach medial. Lageanomalien entstehen durch die fehlende Aszension der Nierenanlage nach kranial beim Wachstum des Embryos. Die Nebennieren liegen dabei an normaler Stelle, da diese entwicklungsgeschichtlich nicht von der Nierenentwicklung abhängig sind. Einen Krankheitswert haben die Fehlbildungen nur dann, wenn sich dadurch eine Harntransportstörung od. Nierensteinbildung ergibt.

- **Malrotation:** Inkomplette embryonale Rotation der Nierenanlage. Die Nierenbecken und der Hilus stehen noch nach ventral, dies ist per se ohne Krankheitswert.
- **Nierenektopie:** unvollständiger Nierenaszensus, meist in Kombination mit einer Malrotation ⇨

  Beckenniere/Kreuzbeinniere (kaudal-dystope Niere, s. Abb.): Lage der normal entwickelten Niere im Bereich des Beckens (während der Entwicklung bis zur 9. SSW wandert die Niere aus dem "Becken" nach oben = Aszension). Bei Beckenniere erfolgt die Gefäßversorgung meist aus den Vasa iliaca. Häufigkeit: 1/1.000 Geburten, Kompl: ggf. zusätzlich Fehlanlage des Harnleiters, Nephrolithiasis

  Thorakalniere: Lage im Thorax (extrem selten)
- **Nephroptose:** Abnorme Beweglichkeit der Niere (Syn: Ren mobilis, Wanderniere) in Abhängigkeit von der Körperlage ⇨ pathologisch ≥3 Wirbelhöhen (darunter ist physiologisch). Die Nephroptose bleibt aber ohne Krankheitswert, wenn keine Abflussbehinderung besteht.

  Diag: Abdomenübersicht/Ausscheidungsurogramm im Liegen u. im Stehen

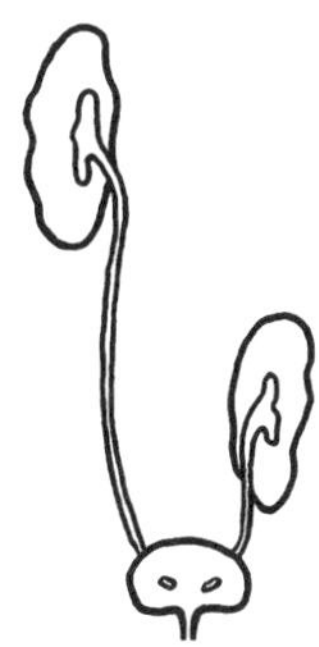

Nierenbuckel/Milzbuckel: kraniale Verdickung der li. Niere (bei 10 % d. Bevölkerung zu finden, ohne pathologische Bedeutung)

Hyperplastische BERTIN-Säulen: Parenchymausläufer, die in das Pyelon hineinragen (ohne pathologische Bedeutung)

Parenchymbrücke: durch Nierenparenchym geteiltes Pyelon

Nierenbeckenfehlbildungen:

- **Ampulläres Nierenbecken:** vergrößertes, kugelförmiges Pyelon (Normvariante ohne pathologische Bedeutung)
- **Kelchdivertikel / Hydrokalix:** sackartig aufgezweigte Ureterknospe, die mit dem Kelch in Verbindung steht (keine Zyste) / Stenose des Kelchhalses mit Aufweitung des Kelches
- **Megakalikose:** angeborene Aufweitung aller Nierenkelche durch Papillenfehlbildung (keine Obstruktion nachweisbar), mit erhöhter Anzahl von Nierenkelchen, meist bei Jungen
- **Nierenbeckenabgangstenose** (Syn: Ureterabgangstenose, s.u. Kap. Harnleiterfehlbildungen)

NIERENINSUFFIZIENZ

Syn: Akutes Nierenversagen, ICD-10: N17.9, chronische Nierenkrankheit N18.9

Ät: **Akute Niereninsuffizienz:** prärenale (70 %), renale od. postrenale (ist selten) Ursache
- Prärenal: intravasaler **Volumenmangel**, z.B. Blutung, Dehydratation (Gastroenteritis, Verbrennung), verminderter arterieller Blutdruck (⇨ Reduktion des intraglomerulären Drucks), perinatale **Asphyxie**, septischer **Schock**, Herzinsuffizienz, Trauma
- Renal: **akute Glomerulonephritis** (s.u.) od. interstitielle Nephritis, akute Tubulusnekrose, angeborene Veränderungen (Nierendysplasie, -hypoplasie), infektiös (akute Pyelonephritis, Virusinfektion, z.B. Hantavirus), **hämolytisch-urämisches Syndrom** (HUS, durch Shiga-toxin-bildende E.coli, s.o., Kap. Escherichia coli), toxisch (Medikamente, Röntgenkontrastmittel, Schwermetalle, Lösungsmittel), Myolyse (Crush-Syndrom, Rhabdomyolyse, Myositis, Verbrennungskrankheit)
- Postrenal: Obstruktion/**Anomalien** des Harntrakts (z.B. Urethralklappen, Ureterozele, terminale Ureterstenose, Steine, Tumor, Hämatom), neurogene **Blasenentleerungsstörung**, Trauma der ableitenden Harnwege

Chronische Niereninsuffizienz:
- **Fehlbildungen** von Nieren und ableitenden Harnwegen (40 % d.F.)
- Progrediente **Glomerulopathien** (25 %, z.B. Glomerulonephritis, diabetische Nephropathie)
- Angeborene Nierenerkrankungen (20 %, z.B. polyzystische Nierenerkrankung)
- Systemische Erkrankungen (ca. 10 %)
- Unbekannt in ca. 5 % d.F.

Path:
- ♦ Prärenal: meist durch (arterielle) **Minderperfusion** verursacht ⇨ zirkulatorisch-ischämisches Nierenversagen, mit ausreichender Therapie (Volumengabe) reversibel
- ♦ Renal: direkte **Nierenparenchymschädigung** (prärenales und postrenales Nierenversagen führen ohne adäquate Ther. sekundär zu einer Parenchymschädigung)
- ♦ Postrenal: mechanische **Harnabflussbehinderung** beider Nieren bzw. einer Niere bei funktioneller oder angeborener Einzelniere (eine einseitige Obstruktion bei intakter Gegenniere wird funktionell kompensiert)
- ♦ Pathoanatomisch: im fortgeschrittenen, chronischen Stadium stark geschrumpfte Nieren mit weitgehender Parenchymzerstörung, narbige unebene Nierenoberfläche

Epid:
- ◊ Inzidenz: Akutes Nierenversagen selten (3/100.000 Kinder <16 Jahren), macht aber dennoch ca. 5 % aller Kinder auf pädiatrischen Intensivstationen (ohne Neonatologie) aus
- ◊ 0,5/100.000 Kinder <16 Jahre werden in Deutschland jährlich terminal niereninsuffizient.

Etlg:
- # Akute Niereninsuffizienz: Reduktion der Nierenfunktion um >50 % innerhalb weniger Stunden, bei Neugeborenen: Serum-Kreatinin >1,5 mg/dl mit Ansteigen um ≥0,3 mg/dl/Tag unabhängig von der Urinproduktion
- # Chronische Niereninsuffizienz: beidseitiger, irreversibler Untergang von Nierengewebe, die glomeruläre Filtrationsrate (GFR) unterschreitet 80 % der Altersnorm (s.u. Diag.), Anhaltswerte für normale GFR: Neugeborenes 55 ml/Min., Säuglinge 65-110 ml/Min., Kinder 120-145 ml/Min., jugendliche Mädchen 70-100 ml/Min., Jungen 95-140 ml/Min.

  Stadieneinteilung (nach National Kidney Foundation)

Schweregrad	**GFR** (ml/Min./ 1,73 m² KOF)	**Nierenfunktion**
Grad 1	>90	bestehende Nierenerkrankung bei normaler Funktion und normaler GFR
Grad 2	60 – 90	milde Funktionseinschränkung
Grad 3	30 – 60	moderate klinische und laborchemische Auffälligkeiten
Grad 4	15 – 30	ausgeprägte klinische Funktionseinschränkung u. pathologisches Labor
Grad 5 (terminale Niereninsuffizienz)	<15	chronisches Nierenversagen, Indikation zur Nierenersatztherapie (Dialyse/Transplantation)

Klin: ⇒ Urinausscheidung: Normurie, meist **Oligurie**, Anurie aber auch Polyurie (durch Isosthenurie = Unfähigkeit zur Urinkonzentrierung) mögl.
⇒ Dehydratation oder Hyperhydratation mit **Ödemen**, Aszites mögl.
⇒ Hypertonus, Kopfschmerzen, evtl. zerebrale Krämpfe, Übelkeit, Erbrechen
⇒ Arrhythmien (Hyperkaliämie) bis zum plötzlichen Herztod
⇒ Unbehandeltes Endstadium: urämisches Koma
⇒ Chronisch: **Müdigkeit**, Inappetenz, Kopfschmerzen, Gedächtnisstörungen, Übelkeit, Untergewicht, urämische Gastritis, **Blässe**, Hyperpigmentierungen, Juckreiz, Muskelkrämpfe, Einblutungen, **Wachstumsverzögerung**, verzögerte Pubertätsentwicklung
⇒ Retention harnpflichtiger Substanzen, Proteinurie, Wassereinlagerung, Ödeme, zunehmende Kreislaufbelastung, Störung des Elektrolythaushaltes (Hyperkaliämie)
⇒ Entwicklung einer renalen **Anämie** durch Störung der Erythropoetinsynthese
⇒ Vitamin-D-Stoffwechselstörung mit Hyperphosphatämie, Hypokalzämie, sekundärer Hyperparathyreoidismus (renale Rachitis) ⇨ **Osteopenie**, Knochendeformitäten, Kleinwuchs

Diag: 1. Anamnese (Prodromi, Vorerkrankungen, Auffälligkeiten bei der pränatalen Sonographie, Medikamenten- und Familienanamnese) und klinische Untersuchung
Oligurie: Urinausscheidung <300 ml/m^{2}KOF in 24 Std., Neugeborene <1 ml/kgKG/Std.
Anurie: vollständiger Stopp der Urinausscheidung (<1 ml/kgKG pro 24 Std.)
Polyurie: Urinausscheidung >2 ml/kgKG/Std.
2. Labor: BB, BZ, BGA, **Nierenretentionswerte** (Kreatinin, Harnstoff, Harnsäure), Elektrolyte, Gesamteiweiß u. -komplement, ANA, ggf. Blutausstrich (Fragmentozyten), Blutkultur
Urinuntersuchung: Urinstix, Erythrozyten, Hb, Myoglobin (Mikroskopie), Harnstoff, Kreatinin, Eiweiß, **Mikroalbuminurie**, Elektrolyte, IgG, Urinkultur
Norm: **Kreatinin** im Serum: bei Neugeborenen 0,5-0,9 mg/dl., Säuglinge 0,2-0,6 mg/dl, Kinder 0,4-0,9 mg/dl, Jugendliche 0,5-1,2 mg/dl (als Anhalt: Krea = Größe (cm) x 0,004)
Harnstoff: Säuglinge 10-20 mg/dl, Kinder 13-50 mg/dl, Erwachsene 17-43 mg/dl
Altersabhängige Berechnung der **glomeruläre Filtrationsrate** (GFR) nach SCHWARTZ:
GFR (ml/Min.) = Körpergröße (cm) x K / Serumkreatinin (mg/dl)
(Korrekturfaktor: Frühgeb.: 0,33, Säuglinge: 0,45; 1-13 J.: 0.55; >13 J.: w: 0,57, m: 0,7)
3. Sonographie: Nierenparenchym (Zysten, Tumoren, Hydronephrose), Suche nach Harnabflussbehinderung, Restharn
Farbkodierte Duplexsonographie zum Ausschluss eines Gefäßprozesses
4. Röntgen-Thorax: Herzgröße, Lungenödem (Überwässerung)?
5. Bei V.a. glomeruläre Erkrankung Nierenbiopsie und histologische Untersuchung

Ther:
- Akute Niereninsuffizienz:
  - Allgemein: Überwachung von Vitalparametern, Gewicht, Blut- u. Elektrolytwerten, Ther. d. Grunderkrankung soweit mögl., Anpassung von Medikamenten an die Nierenfunktion
  - Prärenales Nierenversagen: Volumensubstitution
  - Postrenales Nierenversagen: Ther. der Ursache (z.B. Stenose beseitigen)
  - Diuretika (z.B. Furosemid, Lasix®) nur bei noch vorhandener Diurese + Volumengabe
  - **Dialyse**: Ind. ist nicht kontrollierbare Ödembildung (Lungenödem) und Hypertonie, anhaltende Oligurie mit Überwässerung, Anurie >24 Std., therapierefraktäre Azidose, Hyperkaliämie, Hypo- od. Hypernatriämie, Hyperphosphatämie, urämische Symptome (Blutungen, persistierender Brechdurchfall, Perikarditis, therapieresistente Konvulsionen, Bewusstseinsstörung), Katabolismus trotz kalorienreicher Ernährung, ein dialysierbares Nephrotoxin
    Methoden: **Hämodialyse** mit einem extrakorporalen Hämofilter (semipermeable Membran) od. **Hämofiltration** mit einer Filtermembran (selten). Zentraler Gefäßzugang nötig, schnelle Entgiftung und Wasserclearance, aber: hohes extrakorporales Volumen, Antikoagulation erforderlich, Dysäquilibrium möglich, Aminosäureverlust (zusätzlicher Bedarf 2-3 g/kgKG/Tag), Phosphatmangel
- Chronische Niereninsuffizienz: Bilanzierung (Cave: auf beginnende Oligo-/Anurie achten)
  - Proteinarme Diät (1-1,5 g/kgKG/Tag) kann Progression einer Nierenpathologie verzögern, kalorienreiche Ernährung (Oligosaccharide), ggf. phosphat- u. kaliumarme Diät

- Med: Blutdrucksenkung mit ACE-Hemmern od. AT_1-Rezeptorantagonisten
- Dialyse: als intermittierende **Hämodialyse** (3 x /Wo.) od. **Peritonealdialyse** (Peritoneum als „semipermeable Membran“, über Katheter Dialyseflüssigkeit in die Bauchhöhle einbringen, verbleibt dort 4-8 Std. und wird dann getauscht, Vorteil: leicht durchzuführen, kein Gefäßzugang, keine Antikoagulation, kontinuierliche Entgiftung, Nachteil: geringere Effizienz, tägliche Anwendung, Peritonitisgefahr)
- Bei der dialysepflichtigen terminalen Niereninsuffizienz: **Nierentransplantation** + lebenslange Immunsuppression (s. Urologiebuch), Organisation der Kadavertransplantation in Deutschland durch die DSO in Neu-Isenburg (Internet: www.dso.de) und/oder Eurotransplant in Leiden/Niederlande (Internet: www.eurotransplant.org). Die besten Ergebnisse ergeben sich bei einer **Lebendspende** (von Verwandten).
- Anämiebehandlung: bei Hb-Werten <10 g/dl mit Erythropoetin (Epoetin, 25-50 IE/kgKG, 3x/Woche s.c.), Dosis langsam einschleichen, bei Eisenmangel Substitution von Fe^{2+}.
- Bei Wachstumsretardierung: Behandlung mit Wachstumshormon (Somatropin 0,05 mg/kgKG/Tag s.c., z.B. Genotropin®)
- Bei renaler Osteopenie: Gabe v. aktivem Vitamin D (Calcitriol, 0,25 µg/Tag, Rocaltrol®)

• Selbsthilfegruppe: Bundesverband Niere e.V., Essenheimer Str. 126, 55128 Mainz, Tel.: 06131 85152, Internet: www.bundesverband-niere.de
Verband Deutsche Nierenzentren e.V., Immermannstr. 65A, 40210 Düsseldorf, Tel.: 0211 179579-0, Fax: -60, Internet: www.dnev.de

Prog: Letalität beim akuten Nierenversagen abhängig von der zugrundeliegenden Ursache, bei schwerer Sepsis u. Multiorganversagen >40 %, bei HUS 1-3 %, eine Dialyse ist meist für 2-3 Wo. erforderlich, eine sekundäre Nierenatrophie ist aber auch nach Erholung der Nierenfunktion später noch möglich.
Die rechnerische Lebenserwartung eines terminal niereninsuffizienten Kindes ist trotz heute guter Dialyseverfahren nur ¼ so hoch wie nach einer Nierentransplantation. Eine schnelle Transplantation ist daher bei Kindern immer anzustreben (ca. 120 Fälle/J. in Deutschland).

Kompl:
* Schockniere: Tubulusnekrosen, Nierenödem
* Arterielle Hypertonie durch Aktivierung des Renin-Angiotensin-Aldosteron-Systems, ebenso des Sympathikus und durch die Hypervolämie ⇨ strikte Hypertonie-Behandlung (nierenprotektiv: ACE-Hemmer und AT1-Antagonisten)
* Hirnödem, zerebrale Krampfanfälle, Lungenödem
* Infekt- u. Blutungsneigung (Thrombozytopenie)
* Urämie: toxische Organschäden, Koma
* Metabolische Azidose: gestörte Säureausscheidung sowie Bikarbonatverluste
* Renaler Kleinwuchs: eingeschränkte Wirkung von IGF-1 (Endoorganresistenz)
* Dialyse: Shuntkomplikationen (Thrombose), Anämie, Hypertonie, Polyneuropathie, Hirnblutung (durch die Antikoagulation)
* Nierentransplantation: Abstoßungsreaktion, lebenslang notwendige Immunsuppression: Infektanfälligkeit, erhöhtes Malignomrisiko

DD:
- Oligo-/Anurie: akuter Harnverhalt (Blasenausgangsstein, Harnröhrenstenose usw.) ohne primäre Beeinträchtigung der Nierenfunktion
- Polyurie: Diabetes insipidus, erhöhter BZ bei Diabetes mellitus, Polydipsie

GLOMERULONEPHRITIS

Syn: Akutes nephritisches Syndrom, ICD-10: N00, chronisch nephritisches Syndrom ICD-10: N03

Ät:
- Postinfektiös: akute **Poststreptokokkennephritis** (2-4 Wochen nach einer Tonsillitis beginnend), hämolytisch-urämisches Syndrom (HUS durch Shigatoxin-bildende E.coli), Staphylokokken (MRSA), Hepatitis B u. C, Lues, Malaria, HIV
- Hereditäre Formen: **ALPORT-Syndrom** (progressive hereditäre Nephritis, X-chrom. od. aut.-rez. (Chrom. 2) vererbt), Komplement-Defekte (z.B. Faktor-H-Mangel, Chrom. 1)

- Idiopathisch: **IgA-Nephropathie** (BERGER-Nephritis), glomeruläre Minimalläsionen
- Bei Systemerkrankungen: Purpura SCHÖNLEIN-HENOCH, Panarteriitis nodosa, systemischer Lupus erythematodes, WEGENER-Granulomatose, GOODPASTURE-Syndrom

Path: **Autoantikörper** od. **Immunkomplexablagerungen** (z.B. durch bakterielle Antigene, IgA_1 im Mesangium) führen zu entzündlich-inflammatorischem Prozess der Nierenkörperchen ⇨ **Zellvermehrung** glomerulärer Mesangium- u. Epithelzellen, **Infiltration** v. Leukozyten und Makrophagen ⇨ Funktionsverlust der Glomeruli ⇨ progressive Niereninsuffizienz

Epid: ◊ Poststreptokokkennephritis: Prädisp.alter 4.-12. Lj., häufigste Ursache für ein akutes nephritisches Syndrom (bei uns aber nur noch selten vorkommend)
◊ Am häufigsten ist die IgA-Nephropathie: Inzidenz: 2-4/100.000/Jahr, **m** > w (= 2:1)
◊ ALPORT-Syndrom: Prävalenz 1,5/10.000, **m** > w (= 4:1), symptomatisch meist im Schulalter

Etlg: # **Akute Glomerulonephritis**: nephritisches Syndrom (meist Poststreptokokkennephritis)
Rapid-progressive (nekrotisierende) **Glomerulonephritis**: besonders schwer verlaufende intra-/extrakapilläre proliferative GN mit "Halbmondbildung" (bei jeder Ätiologie mögl.)
Oligo- od. asymptomatische Glomerulonephritis: nur Mikrohämaturie, ggf. geringe Proteinurie (glomeruläre Minimalläsionen, sog. Minimal-change-Glomerulopathie, s.u. DD), ggf. Zufallsbefund (pos. Urinstix ⇨ Mikrohämaturie)
Chronische Glomerulonephritis (meist bei Systemerkrankungen): mesangioproliferative GN, membranoproliferative GN, fokal-sklerosierende GN

Klin: ⇒ Akutes nephritisches Syndrom: **Hämaturie**, Proteinurie, Ödembildung (beginnend mit Lidödemen), **arterielle Hypertonie**, Nierenfunktionseinschränkung mit **Oligurie**, allgemeines Krankheitsgefühl, beidseits **schmerzhafte Nierenlager**, Appetitlosigkeit, Erbrechen, Kopfschmerzen, Blässe
⇒ Zusätzlich nephrotisches Syndrom mögl. (5-30 % d.F., s.u. DD): Ödeme, Aszites durch **Proteinurie** mit Hypalbuminämie, Hyperlipoproteinämie
⇒ Chronische Glomerulonephritis: Schleichende Erkrankung, arterielle Hypertonie, Endpunkt ist die terminale Niereninsuffizienz.

Diag: 1. Anamnese (Vorerkrankungen, bakterieller Infekt?) und klinische Untersuchung: Blutdruck, Lidödeme, Beinödeme, Aszites
2. Labor: Kreatinin u. Harnstoff im Serum erhöht, GFR vermindert, BSG erhöht
Bestimmung von **Autoantikörpern** ANCA und Anti-ds-DNA-Ak, Komplement (Verminderung insb. v. C3), Antistreptolysintiter (ASL), ggf. Blutkulturen
Urin: Mikrohämaturie immer (pos. Urinstix), häufig auch Makrohämaturie (= sichtbar roter Urin), renale Erythrozyturie (= dysmorphe, verformte Erythrozyten, sog. Akanthozyten), Erythrozytenzylinder, Proteinurie (>0,5 g/Tag)
Molekulargenetische Untersuchung beim ALPORT-Syndrom mögl.
3. Sonographie: akut ggf. vergrößerte Nieren, chronisch eher verkleinert bis zur Schrumpfniere
4. Nierenbiopsie: bei unklarer Ursache und zur Prognosebestimmung indiziert

Ther: • Diag. u. Ther. sollten in einem spezialisierten kindernephrologischen Zentrum erfolgen.
• **Behandlung der Grundkrankheit** (wenn mögl.), Bettruhe, körperliche Schonung, **Flüssigkeitsbilanzierung**, ggf. Furosemid zur Diurese, eiweiß- und natriumarme Diät, **antihypertensive Therapie** (ACE- Hemmer, AT1-Rezeptorantagonisten), kurzfristige Kontrollen der Nierenretentionswerte
  - Poststreptokokkennephritis: Antibiose mit 50.000 I.E./kgKG/Tag Penicillin V für 10 Tage
  - Rapid-progressive Glomerulonephritis: Glukokortikoide anfangs als Pulstherapie (3 Tage je 1 g Methylprednisolon i.v.), danach oral reduzieren, ggf. Zytostatika als Pulstherapie (500 mg/kgKG Cyclophosphamid i.v. 1x/Mon. für 6 Mon.) od. als orale Therapie (1–2 mg/kgKG/Tag, Dauertherapie für bis zu 2 Jahre)
• Dialysetherapie, in Einzelfällen auch Plasmapherese bei beginnender Urämie erforderlich
• Bei terminaler Niereninsuffizienz: Dialyse, Nierentransplantation (Kompl: Rezidiv der Glomerulonephritis beim Transplantat mögl.)

Prog: Poststreptokokkennephritis: gut, allgemeine Symptomatik meist für 1-2 Wo., Normalisierung der GFR und Sistieren von Hämaturie u. Proteinurie meist innerhalb von 2-12 Mon.
Bei rapid-progressiver Glomerulonephritis: eher schlecht, meist bleibt eine eingeschränkte Nierenfunktion oder es kommt zur terminalen Niereninsuffizienz.
Bei chronischer Glomerulonephritis ist der Verlauf von der Grunderkrankung abhängig.

Kompl:
* Arterielle Hypertonie ⇨ verschlechtert progredient die Nierenfunktion
* Anurie (= akute Niereninsuffizienz) entwickelt sich in 5-10 % d.F. mit akuter GN.
* Zerebrale Symptome: Bewusstseinsstörungen, Krampfanfälle, Enzephalopathie
* Herzinsuffizienz, Lungenödem
* ALPORT-Syndrom: Katarakt, Makulopathie, Vorwölbung der Augenlinse (Lenticonus), Innenohrschwerhörigkeit, oft schon bei Jugendlichen terminale Niereninsuffizienz

DD:
- Akutes Nierenversagen (z.B. durch Gefäßprozess, Schock usw., s.o.)
- Interstitielle Nephritis (Entzündung v. Tubuli u. Interstitium, Glomeruli kaum beteiligt): Proteinurie, Mikrohämaturie, Glukosurie, Isosthenurie (verminderte Urinkonzentrierung)
- Akuter Harnverhalt (z.B. durch Steine, Tumor, Hämatom usw., s.o.)
- Nephrotisches Syndrom: Eine große Proteinurie kann bei vielen Erkrankungen vorkommen (s. Tabelle). Path: erhöhte **Proteindurchlässigkeit** der glomerulären Basalmembran
  Klin: **Ödeme** (bei Kindern insb. Lidödeme), Aszites durch große **Proteinurie** (>1,5 g/Tag) mit **Hypalbuminämie**, **Hyperlipoproteinämie** (Cholesterin u. Triglyceride ↑), m > w (= 2:1)
  Sonographie: vergrößerte Niere mit erhöhter Echogenität (sog. weiße Niere), Aszites
  Kompl: **Thrombosen** (durch die Hämokonzentration bei Ödemen/Aszites), Infektionen (durch die Immunsuppression), chronisches Nierenversagen
  Ther: Behandlung der Grundkrankheit soweit mögl., Prednison 60 mg/m²KOF/Tag für 4 Wo., danach über 2 Mon. ausschleichen, bei Steroidresistenz Ciclosporin A od. Rituximab

Ursachen	**Erkrankungen**
Glomerulopathie	- **Minimal-change-Glomerulopathie** (Lipoidnephrose), häufigste Form bei Kindern (90 % d.F.) ⇨ **idiopathisch, primär** - Alle anderen Formen einer **Glomerulonephritis** (s.o.)
Infektionen	- **Poststreptokokkennephritis** - HUS (hämolytisch-urämisches Syndrom) - Hepatitis B u. C, CMV, EBV, Hanta, Lues, Toxoplasmose, HIV - Malaria (Malarianephrose), Schistosomiasis, Lepra
Systemerkrankungen	- Systemischer Lupus erythematodes, Purpura SCHÖNLEIN-HENOCH, Polyarteriitis nodosa, TAKAYASU-Arteriitis - Diabetes mellitus (diabetische Glomerulosklerose), Amyloidose
Hereditär	- **ALPORT-Syndrom** (X-chrom. od. aut.-rez. vererbt, Chrom. 2) - **Steroidresistente fokale Glomerulosklerose** (aut.-dom. u. aut.-rez. erblich, Chrom. 1, 11, 14, 19) - Kongenitales nephrotisches Syndrom, finnischer Typ (aut.-rez. erblich, Chrom. 19), extrem starke Proteinurie - GALLOWAY-Syndrom (aut.-rez. erblich) mit Mikrozephalie, Retardierung, Hiatushernie, fokal-segmentale Glomerulosklerose - DENYS-DRASH-Syndrom (spontane Neumutation) mit diffuser Mesangiosklerose, Wilms-Tumoren, Genitalfehlbildungen - Sichelzellenanämie (aut.-rez. erblich, Chrom. 11)
Kreislaufbedingt	- Nierenvenenthrombose, Herzinsuffizienz
Tumorassoziiert	- Non-HODGKIN-Lymphom, Leukämien, Plasmozytom - paraneoplastisch bei soliden Tumoren
Medikamenteninduziert	- NSAR, Gold, D-Penicillamin
Toxisch	- Drogenabusus (Heroin), Quecksilber

– Hämaturie: Mikrohämaturie (nicht sichtbar, Nachweis durch pos. Urinstix) od. Makrohämaturie (= sichtbar roter Urin) können bei vielen Erkrankungen vorkommen:

DD: Hämaturie

RENAL
Nephrolithiasis
Nierentumoren
Glomerulonephritis
Pyelitis
Zystennieren

SYSTEMISCH
Gerinnungsstörungen
hämatologische Erkrankungen (Sichelzellenanämie)
paroxysmale nächtliche Hämaturie
Autoimmunerkrankungen
Vaskulitis
hämorrhagisches Fieber (Hantavirus)

TRAUMATISCH
Nierentrauma
Blasentrauma
Jogger-Makrohämaturie (Joggen mit leerer Blase)

PROSTATA
Prostatitis
Prostatavarizen
Prostatahyperplasie
Prostatatumor
Bläschendrüsentumor

VASKULÄR
Nierenarterienembolie
Nierenvenenthrombose
Anomalien der Nierenvenen
Hämangiome

GYNÄKOLOGISCH
Vulvitis
Endometriose
urogenitale Fistel
Urogenitaltuberkulose

HARNWEGE
Harnweginfektionen
hämorrhagische Zystitis
Ureterstein, Blasenstein
Ureter-, Blasen-, Urethratumoren
Urogenitaltuberkulose, Bilharziose

IATROGEN
Katheterismus/Dauerkatheter
postoperativ
Beckenbestrahlung (Schrumpfblase)
Medikamente: Zytostatika, Antikoagulanzienüberdosierung

HARNLEITERFEHLBILDUNGEN

Syn: Ureteranomalien, engl. malformations of the ureter, ICD-10: Q62.8

Anatomie:

Jeweils ein Ureter pro Niere, diese liegen vollständig **retroperitoneal**. Abgang aus dem Nierenbecken in Höhe LWK 2/3, Verlauf paravertebral auf M.psoas major, an der seitlichen Beckenwand bis zum Blasenfundus (klinisch: renales, lumbales und vesikales Segment). Sie überkreuzen dabei die Vasa iliaca (re. A.iliaca ext., li. A.iliaca com.) und unterkreuzen den Duct. deferens/A.uterina u. münden jeweils in das **Ostium ureteris** der Harnblase (mit intramuralem Segment zur Verhinderung eines Refluxes aus der Blase in Richtung Nieren). Der Harntransport erfolgt mittels **peristaltischer Wellen**.

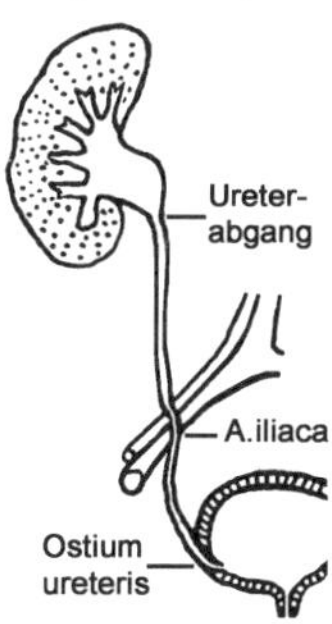

3 physiologische Engstellen (s. Abb.): am Abgang vom Nierenbecken („Ureterhals"), an der Überkreuzungsstelle der Iliakalgefäße und an der Einmündung in die Harnblase (intramuraler Verlauf des Ureters durch die Harnblasenwand, "Tunnel") ⇨ Prädilektionsstellen für das Hängenbleiben von Steinen

Entwicklungsgeschichtlich: Die Kloake trennt sich früh in einen vorderen Anteil = **Sinus urogenitalis** und einen dorsalen Anteil (Membrana analis). Der Urharngang (Allantois) ist eine Ausstülpung des Entoderms und reicht von der Nabelschnur bis in den Sinus urogenitalis. Dieser Urharngang obliteriert dann und es verbleibt ein bindegewebiger Strang (Urachus, Lig.umbilicale medianum). Aus dem Sinus urogenitalis entstehen die Harnblase und die Urethra (beim weiblichen Geschlecht aus den pelvinen Anteilen auch noch das Vestibulum vaginae).

Die re. u. li. **Ureterknospe** des WOLFF-Ganges wandern zusammen mit dem WOLFF-Hauptgang nach kaudal in den **Sinus urogenitalis**. Somit finden die (späteren) Ureteren Verbindung zur (späteren) Harnblase. Nach kranial verbinden sich die Ureterknospen mit dem **metanephrogenen Gewebe** (den späteren Nephronen der Nieren). Aus den Ureterknospen entstehen somit Ureter, Pyelon, Nierenkelche und die Sammelrohre. Funktionell verbinden sie die Nieren mit d. Harnblase.

Path:
- Verfehlen die Ureterknospen den Sinus urogenitalis, so kommt es zur **ektopen Harnleitermündung**. Verfehlen die Ureterknospen das metanephrogene Gewebe, kommt es nicht zur Induktion der Nierenbildung (s.o., Kap. Nierenfehlbildungen).
- Teilt sich eine Ureterknospe bevor sie auf das metanephrogene Gewebe trifft, so entstehen daraus zwei Ureteren mit doppeltem Nierenbecken-Kelch-System, aber nur einem Zusammenfluss in die Harnblase (Ureter fissus). Beim Ureter fissus kann dann Urin von einem Ureter in den anderen pendeln (ureteroureteraler Reflux, Jo-Jo-Phänomen).
- Bei **Doppelbildung** von Ureterknospen entstehen 2 Ureteren (Ureter duplex, selten auch 3fach = Ureter triplex) mit doppeltem Nierenbecken-Kelch-System und doppelter Mündung in die Harnblase. Die Ureteren kreuzen sich dabei (s. Abb.) und die obere Nierenanlage mündet kaudal in die Harnblase (MEYER-WEIGERT-Regel)

<u>**Nierenbeckenabgangstenose**</u> (Syn: subpelvine Harnleiterabgangstenose, **Ureterabgangstenose**, ureteropelvine Stenose, ICD-10: Q62.3, N13.5)
Ureterstenose unmittelbar beim Übergang vom Pyelon in den Ureter durch Ureterdysplasie od. zu hohen Ureterabgang ⇨ Störung der peristaltischen Harnableitung, sekundäre Dilatation des Nierenbeckenkelchsystems (Pyelektasie) und insg. Nierenvolumenvergößerung
Epid: Häufigkeit 1/1.000, **m** > w (= 3:1), in ca. 40 % d.F. bilateral
Klin: meist symptomlos, ggf. Flankenschmerz (v.a. nach hoher Flüssigkeitszufuhr)
Diag: balloniertes Megapyelon, Kompl: unbehandelt **Hydronephrose** (sog. Wassersackniere, durch die Druckschädigung der Niere), bei einseitiger Stenose ggf. kompensatorische Hypertrophie des Nierenparenchyms der Gegenseite

<u>**Ureteragenesie**</u> od. inkompletter (= blind endender) Ureter (bei beidseitiger Agenesie ist das Neugeborene nicht lebensfähig)

<u>**Ureterdoppelfehlbildungen**</u> (ICD-10: Q62.5):
- <u>Ureter fissus:</u> partiell doppelter Ureter = mit doppeltem Nierenbecken-Kelch-System aber gemeinsamer Mündung in die Blase
- <u>Ureter duplex:</u> komplett doppelter Ureter mit doppeltem Nierenbecken-Kelch-System und mit getrennter Mündung in die Blase (MEYER-WEIGERT-Regel: Die Harnleiter kreuzen im Verlauf, der kranial in der Blase mündende Ureter gehört zum unteren Nierenpol, der kaudal mündende zum oberen Pol). Der untere Nierenanteil mit hoher Harnblasenmündung zeigt häufig einen vesikoureteralen Reflux. Ein primärer Megaureter kommt beim oberen Nierenanteil vor.
  Ureter triplex: 3facher Ureter und 3faches Nierenbecken-Kelch-System mit getrennten Mündungen in die Blase

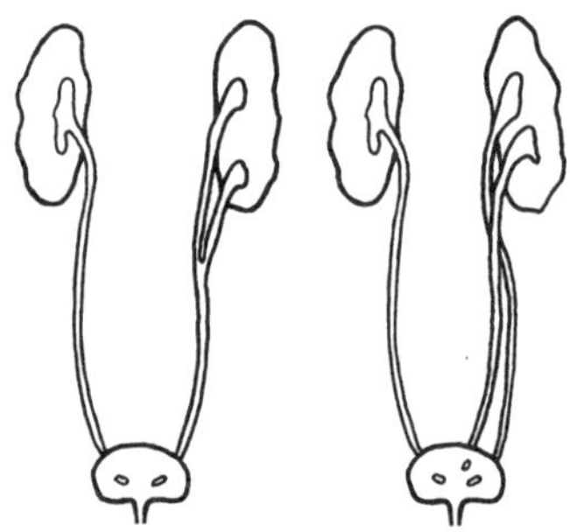

Ureter fissus   Ureter duplex

<u>**Megaureter, primärer:**</u> s.u.

<u>**Ektope Uretermündung:**</u> Kommt insb. bei doppeltem Ureter vor (75 % d.F.), dabei trifft d. kraniale Ureter d. Sinus urogenitalis nicht mehr
Jungen: Mündung in den Duct.deferens, Samenblase, Duct.ejaculatorius, Blasenhals u. **Urethra** (insb. prostatischer Abschnitt) od. Rektum mögl. (s. Abb., schwarze Punkte)
Mädchen: Mündung in die Vagina (insb. **Vestibulum vaginae**), Urethra, Uterus (Collum od. Corpus uteri) od. Rektum mögl.
Die ektope Mündung kann zusätzlich stenosiert od. obliteriert sein ⇨ Megaureter und pathologisch veränderter oberer Nierenanteil.
Klin: bei Mündung distal des Sphinkter urethrae ext. ⇨ primäre Harninkontinenz; bei Mündung prox. des Sphinkter urethrae ext. besteht Kontinenz aber Reflux mit rezidivierenden Harnweginfekten.

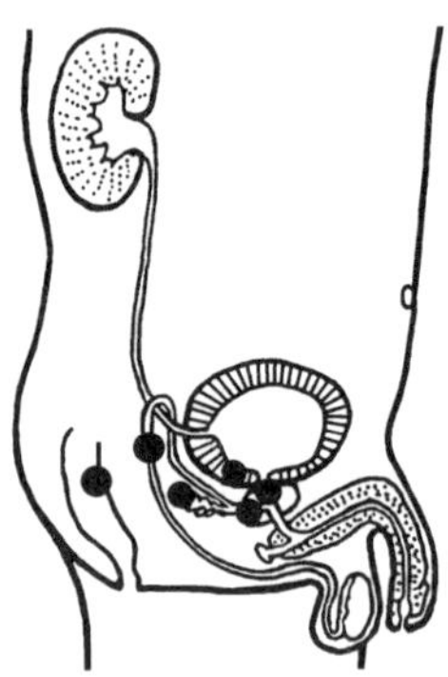

<u>**Lateralisierte Uretermündung:**</u> Die Ureteren münden zu weit lateral in die Harnblase ⇨ dadurch verkürzter Harnleiterverlauf in der Blasenwand mit unvollständiger Ventilfunktion ⇨ primärer vesikoureteraler Harnreflux (= von der Blase in den oberen Harntrakt, s.u.).

<u>**Ureterozele**</u> (Syn: Ureterzyste, Ureterphimose): Persistenz der fetalen Verschlussmembran, Vorwölbung der Zele in die Harnblase mit punktförmiger Mündungsstenose ⇨ Obstruktion und Dilata-

tion des oberen Harntraktes (⇨ Megaureter, Megapyelon), meist ist die Ureterozele mit Doppelfehlbildung (oberer Nierenanteil) kombiniert.

Retrokavaler Ureter (engl. circumcaval ureter): Ein embryonales Geflecht aus sog. Kardinalvenen umgibt den Harnleiter. Die ventralen obliterieren dann und aus den dorsalen Kardinalvenen entsteht die V.cava inf. Im umgekehrten Fall ergibt sich ein retrokavaler Ureter ⇨ Harntransportstörung mit Stauungsniere durch Druck der V.cava auf den dorsal kreuzenden Ureter.

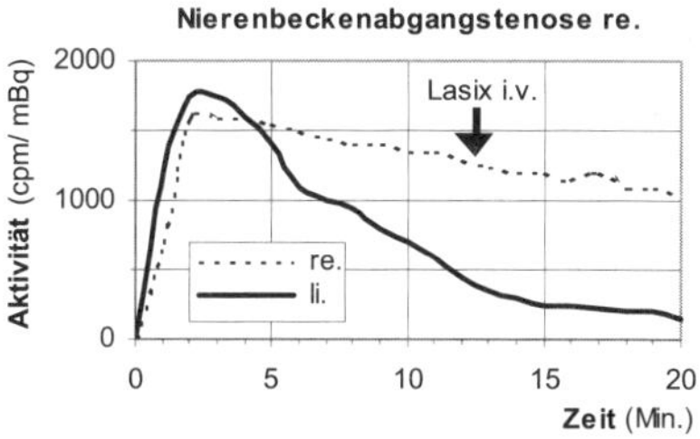

Diag: 1. Anamnese und klinische Untersuchung
2. Sonographie: Erweiterungen von Harnleiter od. Pyelon sind gut darstellbar, ggf. auch Magnetresonanz-Urographie (MRT-Urographie): Komplexe Fehlbildungen können gut dargestellt werden.
3. Entscheidend ist immer die Frage einer Harnabflussbehinderung ⇨ zur Klärung ist hierzu das Diagnostikum der Wahl die dynamische **Isotopennephrographie** (MAG-3-Clearance).
Beispiel (s. Abb.): relevante Nierenbeckenabgangstenose re. (keine Besserung des Abflusses auf Furosemid-Gabe, li. Normalbefund, Seitenverhältnis der Funktion ist kompensiert li./re. = 55/45 %)

Ther: • Harnleiterfehlbildungen (z.B. Lageanomalien, Doppelfehlbildungen od. einseitige Agenesie), die keine relevante Harnabflussbehinderung erzeugen, bedürfen keiner Therapie.
• Bei akuter u. ausgeprägter Hydronephrose perkutane Nephrostomie zur Entlastung des Nierenbeckenkelchsystems
• Operativ: Ind: Harnleiterfehlbildungen, die zur relevanten Harnabflussbehinderung für den oberen Harntrakt führen, werden operativ korrigiert.
- Bei Ureterabgangstenose mit kompensierter Nierenfunktion: **Nierenbeckenplastik** nach ANDERSON-HEYNES (s. Abb.) mit Verkleinerung des Nierenbeckens und Neueinpflanzung des Ureters in das Nierenbecken (auch laparoskopisch mögl.)
- Ureterozele: Entfernung der Zele und des zugehörigen Ureters (bei Doppelureter) und des oberen Nierenanteils (Heminephroureterektomie), ggf. antirefluxive Neuimplantation des Ureters des unteren Nierenanteils

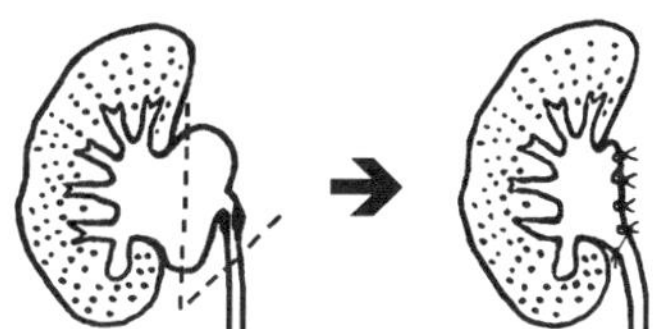
Nierenbeckenplastik

- Bei irreversibler Schädigung einer Niere (Stauungsniere) durch eine Harnleiterfehlbildung (Ausscheidung <20 % der betroffenen Seite in der MAG-3-Clearance): **Nephrektomie** indiziert

DD: – Ureterkinking (gewundener Ureterverlauf mit Abknickung), hoher Ureterabgang aus dem Nierenbecken
– Urolithiasis, Harnleitertumor
– Ureterstenose durch aberrierendes Gefäß
– Paraureterale Divertikel (HUTCH-Divertikel): entstehen durch Harnreflux bei zu weit lateral mündendem Ureter in die Harnblase (durch den verkürzten Harnleiterverlauf in der Blasenwand ergibt sich eine nur unvollständige Ventilfunktion)
– Urachusfistel, Urachussinus ⇨ nässender Nabel (s.u.)
– Funktionell: gestörte Peristaltik (Fehlen von Ganglienzellen, Fehlinnervation, muskuläre Defekte der Ureterwand)

MEGAURETER

Syn: Erweiterter Harnleiter, ICD-10: primärer (angeboren) = Q62.2, sekundärer = N28.8

Anatomie: Der Harntransport erfolgt von den Nierenkelchen – Nierenbecken – Harnleiter bis zur Harnblase durch **aktiven Transport**. Im kranialen Anteil des Nierenbecken-Kelch-Systems sitzt der Schrittmacher, der die Impulse für die nach kaudal peristaltischen Kontraktionen gibt. Es werden jeweils 2 Kontraktionen hintereinander ausgelöst, die einen Urinbolus von ca. 0,3 ml mit einer Geschwindigkeit von 3-4 cm/Sek. in die Harnblase transportieren. Bei starker Diurese kann es auch zum druckpassiven Harntransport (ohne die spindelförmigen Kontraktionen des Harnleiters) kommen.

Ät:
- Primärer (angeborener) Megaureter: entwicklungsgeschichtliche Differenzierungsstörung des mesenchymalen Gewebes der Ureterknospe ⇨ **pathologische Wandstruktur** des terminalen Uretersegmentes mit **aperistaltischem Uretersegment** (auf einigen cm fehlt die Längsmuskelschicht) führt zur proximalen Dilatation (evtl. mit gleichzeitigem Megapyelon) und Längenwachstum (⇨ Harnleitererweiterung und -schlängelung).
  od. (obstruktive) Ureterozele an der Uretermündung in die Harnblase
  od. Obstruktion des Ureters durch Überkreuzung des Harnleiters mit dem WOLFF-Gang
  od. **vesikoureteraler Reflux** (durch angeborene Uretermündungsdefekte, s.u.)
- Sekundärer (**obstruktiver**) Megaureter (= Hydroureter): **Abflusshindernis** (supravesikale Obstruktion) innerhalb des Ureters, z.B. Ureterstein, Ureterozele, Urogenitaltuberkulose, Harnleitertumoren
  od. **Kompression** des Ureters von außen, z.B. Harnleiterverletzung, (versehentliche) iatrogene Ureterligatur, retroperitoneale Fibrose, Tumoren (insb. gynäkologische), retroperitoneale Lymphknotenmetastasen ⇨ eher nur eine Niere betroffen
  od. sekundärer **vesikoureteraler Reflux** (bei Harnweginfektion, Blasenentleerungsstörung, neurogen, Verletzung der Uretermündung nach Steinextraktion)
  od. subvesikales Abflusshindernis (infravesikale Obstruktion), z.B. angeborene **Harnröhrenklappen**, neurogene Blasendysfunktion, Tumoren der unteren Harnwege, Blasenhalssklerose, Prostatahyperplasie, Harnröhrenstrikturen, Harnröhrenstenose ⇨ beidseitiger Megaureter und Auswirkung auf beide Nieren (Hydronephrose)

Path: Wichtig für die Ther. u. Prog. ist die Unterscheidung zwischen **Dilatation** u. **Obstruktion**:
- ♦ Dilatation: primärer Megaureter **ohne wesentliche Druckerhöhung** (keine Obstruktion vorhanden) ⇨ zartes Nierenkelchsystem, keine od. geringgradige Einschränkung der Nierenfunktion und normale Blasenentleerung, keine Restharnbildung
- ♦ Obstruktion: führt durch die **permanente Druckerhöhung** und Stauung des oberen Harntraktes (führt zur Dilatation und Schlängelung des Ureters) mit Aufhebung des Harntransportes mittels Kontraktionswellen zur **Druckschädigung der Nieren** (Schädigung der Tubuli, Vasokonstriktion der präglomerulären Arterien ⇨ arterielle Minderperfusion der Nieren) ⇨ Endstadium ist die **Hydronephrose** (Syn: Wassersackniere) = irreversible Nierengewebezerstörung

Epid: Häufigkeit: angeborener Megaureter 3/10.000 Geburten, **m** > w

Klin:
- ⇒ Primärer Megaureter: macht meist **keine Beschwerden** und ist heute i.d.R. Zufallsbefund in der Sonographie (oft schon pränatal)
- ⇒ Sekundärer (obstruktiver) Megaureter: Harntransportstörung ⇨ durch den Rückstau in die Niere mit erhöhtem Druck kommt es zur Nierenparenchymzerstörung (Syn: Harnstauungsniere, Hydronephrose) u. Niereninsuffizienz.
- ⇒ Gefahr der aszendierenden Infektion ⇨ Pyelonephritis, Urosepsis
- ⇒ Steinbildung im Restharn des erweiterten Hohlsystems mögl.

Diag:
1. Anamnese und klinische Untersuchung
2. **Sonographie:** ein- od. beidseitig darstellbarer (= erweiterter) u. geschlängelter Harnleiter (ein normaler Harnleiter ist in der Sonographie nicht darstellbar), Pyelon- und Nierengröße bestimmen (bei Neugeborenen ist eine Pyelonbreite bis 5 mm normal), Ausdehnung des Nierenparenchyms, Form der Nierenkelche (zarte Nierenkelche bei kompensierter Harntransportstörung, verplumpte und dilatierte Kelche bei relevanter Stenose)
   Ein Megaureter kann ggf. bereits intrauterin bei der Schwangerschaftsvorsorgeuntersuchung (3. Sonographie in der 30. SSW) erkannt werden.
3. **Isotopennephrographie:** entscheidend für die Beurteilung der **Nierenfunktionseinschränkung** ⇨ MAG-3-Clearance zur seitengetrennten Bestimmung der Nierenfunktion

4. Röntgen: Miktionszystourethrographie: retrograde Darstellung der Harnblase über einen Katheter zum **Ausschluss eines vesikoureteralen Refluxes**
   Ausscheidungsurographie: Bei angeborener Störung heute nur noch vor Op indiziert, bei akuter Obstruktion gute Darstellbarkeit der Ursache
   Nierenbeckenkelchsystem: Bei Dilatation normale zarte Kelche, evtl. vergrößertes Nierenbecken
   Bei **Obstruktion** mit zunehmendem Schweregrad vergrößertes Nierenbecken und **verplumpte erweiterte Kelche**, Etlg. nach EMMET in 5 Grade, s. Abb.

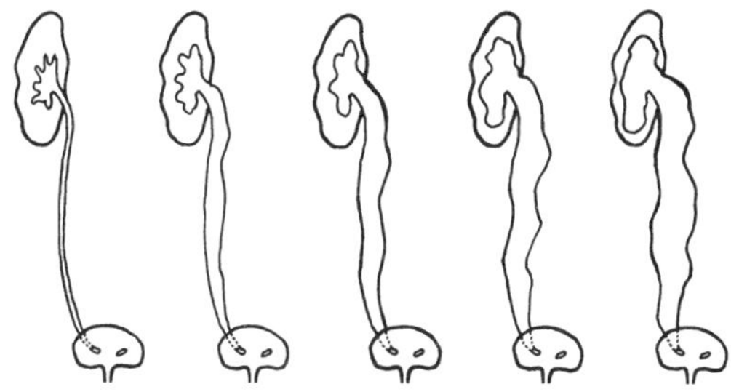

I II III IV V

Ther: • Primärer Megaureter: bei kompensierter Nierenfunktion nur **regelmäßige Beobachtung** (Urinuntersuchung auf Infekte, Sonographie und Isotopennephrographie)
- • Operativ:
  - Bei Verschlechterung der Nierenfunktion: Ureterozystostomie = antirefluxive Neueinpflanzung des Ureters in die Harnblase u. ggf. zirkuläre Verkleinerung des Megaureters, ggf. auch kurzfristige künstliche Harnableitung nach außen (perkutane Nephrostomie)
  - Akute Obstruktion: Behandlung der Ursache, z.B. Entfernung eines Harnleitersteines, operative Entfernung von Harnröhrenklappen
  - Bei irreversibler Schädigung einer Niere (Stauungsniere) durch eine Obstruktion (MAG-3-Clearance <20 % der betroffenen Seite): Nephrektomie

Prog: Gut, primäre vollständige Megaureteren maturieren mit dem Alter gerne zu nur noch segmental nachweisbaren Megaureteren und bedürfen keiner Therapie.

Kompl: * Beim primären Megaureter ist in 15 % d.F. zusätzlich ein vesikoureteraler Reflux zu finden, beim sekundären Megaureter in 50 % d.F. ⇨ Gefahr d. aszendierenden Infektion
* Urosepsis bei Harnweginfektion und gleichzeitig vorliegender Obstruktion ⇨ Ther: i.v. Antibiose, künstliche Harnableitung (perkutane Nephrostomie)

DD: - Megaureter-Megazystis-Syndrom: ätiologisch ungeklärtes Krankheitsbild mit Megaureteren, Golfloch-Ureterostien mit vesikoureteralem Reflux und stark vergrößerter, dünnwandiger Blase ohne Zeichen einer intravesikalen Abflussbehinderung, häufig zusätzlich Nierendysplasie ⇨ progrediente Niereninsuffizienz mögl.
- Prune-belly-Syndrom (prune-belly = engl. „Pflaumenbauch", Syn: Bauchdeckenaplasie-Syndrom, ICD 10: Q79.4): Epid: seltenes Missbildungssyndrom, Häufigkeit: 0,2/10.000 Neugeborene, meist bei Jungen
  Klin: Trias aus **Bauchdeckenaplasie**/-hypoplasie (runzlige, faltige und schlaffe Bauchhaut durch Fehlen/Hypoplasie der Bauchwandmuskulatur), Dysplasie der ableitenden Harnwege (Megazystis, Reflux und **Megaureter** durch Fehlen der glatten Muskulatur, renale Parenchymdysplasien) und beidseitigem **Kryptorchismus** sowie Fehlen der Prostata (bei Jungen), ggf. auch Megalourethra und Corpus-spongiosum-Aplasie
  Kompl: ggf. zusätzliche Anomalien (Herz-/Gefäßfehler, Lungenhypoplasie, Gastroschisis, Malrotation mit Volvulus, Klumpfüße, kongenitale Hüftluxation, Polydaktylie, POTTER-Gesichtsdysmorphien) mit schlechter Prog. (in 1/3 d.F. Totgeburt od. letal in der Neugeborenenperiode)
  Ther: Korrektur des Kryptorchismus (obligat wegen Entartungsgefahr, trotzdem jedoch meist Infertilität wegen der fehlenden Prostata), weitere rekonstruktive Maßnahmen wie Bauchwandplastik, Blasenreduktion, Harnleiter-Reimplantation je nach Befund
- Ampulläres Nierenbecken (Normvariante ohne pathologische Bedeutung)
- Megakalikose: angeborene Aufweitung aller Nierenkelche durch Papillenfehlbildung (verplumptes Nierenkelchsystem, aber keine Obstruktion nachweisbar!), mit erhöhter Anzahl von Nierenkelchen, meist bei Jungen

VESIKOURETERALER REFLUX

Syn: Harnreflux, refluxiver Ureter, engl. vesicoureteric reflux, ICD-10: N13.7

Anatomie: Ein Reflux bei der Miktion aus der Harnblase zurück in die Ureteren wird durch den **tunnelartigen Verlauf** des terminalen Ureterendes in der Harnblasenwand (**intramuraler** Verlauf) verhindert ⇨ durch die Kontraktion der Harnblasenmuskulatur bei der Miktion wird der terminale Ureter mitkomprimiert (Ventilmechanismus).

Ät:
- Primärer vesikoureteraler Reflux durch angeborene **Uretermündungsdefekte** (spontan oder auch mit genetischer Disposition): kranialisierte und lateralisierte Uretermündung od. auch ektope Mündung im Blasenhalsbereich ⇨ zu kurzer Tunnel
- Sekundärer vesikoureteraler Reflux: bei **Harnweginfektion**, Blasenentleerungsstörung, neurogener Ursache, subvesikales Abflusshindernis (infravesikale Obstruktion, z.B. Urethralklappen, Harnröhrenstrikturen, Meatusstenose)
- Iatrogen: Verletzung der Uretermündung nach endoskopischer Steinextraktion

Path:
- ♦ Vesikoureteraler Reflux: passives Zurückfließen von Urin aus der Blase in den/die Ureter/en, je nach Ausprägung bis in das Nierenbeckenkelchsystem, insb. während der Miktion (durch die Detrusorkontraktion), evtl. auch antiperistaltische Ureterkontraktionen (in kaudokranialer Richtung) ⇨ Gefahr der aszendierenden Infektion u. Refluxnephropathie
- ♦ Ostium: Je weiter lateral die Uretermündung liegt, umso größer die Refluxgefahr, da der Durchtritt durch die Blasenwand dann mehr senkrecht verläuft und damit kein od. nur ein kurzer intramuraler Verlauf vorliegt (der Ventilmechanismus funktioniert dann nicht mehr)

Epid:
- ◊ Häufigkeit: **häufig**, ca. 0,5 % aller Kinder (bei Kindern mit rezidivierenden Harnweginfekten lässt sich ein Reflux in 1/3 d.F. nachweisen), **w** >> m (85 % Mädchen)
- ◊ Genetische Disposition: Geschwisterkinder von Kindern mit vesikoureteralem Reflux haben ein Risiko von 30 %. Hat ein od. beide Elternteile einen Reflux, beträgt das Risiko bis zu 70 % für die Kinder.

Etlg: n. PARKKULAINEN, 1966 und dem International Reflux Study Committee, 1981 (sichtbare Ausprägung in der retrograden Miktionszystourethrographie, s. auch Abb.)

Grad I:	Reflux nur im distalen Ureter, keine Dilatation
Grad II:	Reflux erreicht das Nierenbeckenkelchsystem, keine Dilatation
Grad III:	Reflux erreicht das Nierenbeckenkelchsystem, mäßige Ureterdilatation bzw. Schlängelung des Ureters, leichte Dilatation des Nierenbeckens
Grad IV:	Dilatation bzw. Schlängelung des Ureters, Dilatation des Nierenbeckens, Erweiterung und Verplumpung der Kelche
Grad V:	ausgeprägte Dilatation u. Schlängelung des Ureters, Kelchstruktur aufgehoben, Impression der Papillen nicht mehr sichtbar

Klin:
- ⇒ Ein primärer vesikoureteraler Reflux macht zuerst keine Beschwerden und ist oft ein **Zufallsbefund** (Megaureter, Megapyelon) in der Sonographie.
- ⇒ Rezidivierende, fieberhafte **Harnweginfekte** mit Gefahr der aszendierenden Infektion
- ⇒ Enuresis

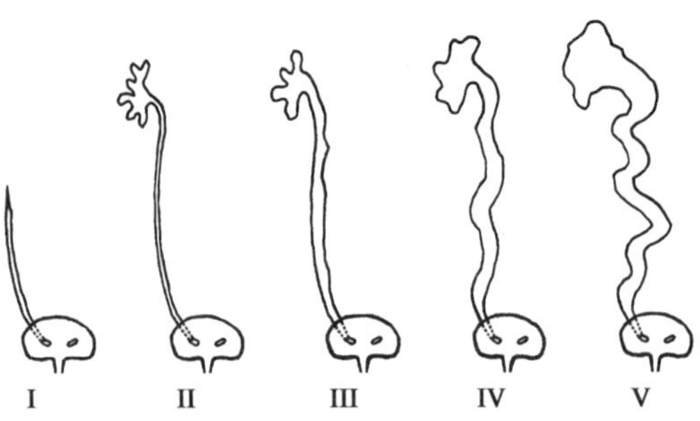

Diag: 1. Anamnese (Eltern oder Geschwisterkinder betroffen?) und klinische Untersuchung

2. Sonographie: ein- od. beidseitig darstellbarer (= erweiterter) u. geschlängelter Harnleiter (ein normaler Harnleiter ist in der Sonographie nicht darstellbar), Form der Nierenkelche (zarte Nierenkelche bei kompensierter Harntransportstörung, verplumpte und dilatierte Kelche bei ausgeprägtem Reflux)
3. **Miktionszystourethrographie:** retrograde Darstellung der Harnblase über einen Katheter ⇨ spontaner Übergang des Kontrastmittels in die Ureteren?, Durchleuchtung während der Miktion ⇨ sichtbarer Reflux?
4. Isotopennephrographie: entscheidend für die Beurteilung der Nierenfunktionseinschränkung ⇨ MAG-3-Clearance zur seitengetrennten Bestimmung der Nierenfunktion, dabei auch Refluxnachweis mögl. (2-gipfeliger Aktivitätsverlauf über der betroffenen Niere), ggf. ^{99m}Tc-DMSA-Szintigraphie zum Ausschluss von Nierennarben
5. Harnstrahlmessung und Restharnbestimmung zur Differenzierung von Miktionsfehlverhalten
6. Ausscheidungsurographie: bei angeborener Störung heute nur noch vor Op indiziert
7. **Zystoskopie:** zur genauen Ostiumbeurteilung (Lokalisation und Form) erforderlich, ungünstige Form ist das Stadion- od. Golfloch-Ureterostium (spontane Maturation dann unwahrscheinlich ⇨ Op erforderlich)

Ther:
- Konservativ: Grad I u. II abwartende Verlaufsbeobachtung (Spontanheilungsrate bis 80 %, insb. im 1. Lj.), regelmäßige Kontrolle. Bei symptomatischem Reflux (z.B. rez. Infekte) niedrigdosierte Langzeitantibiose (zur Infektprophylaxe, zumindest im 1. Lj., bei Mädchen bis zum 5. Lj., z.B. mit Trimethoprim 2 mg/kgKG 1 x tgl. [Infectotrimet®Saft] od. 1 x tgl. 10 mg/kgKG Cefaclor Saft)
- Endoskopische Unterspritzung der Mündungsstelle des Ureters mit einem Dextranomer/Hyaluronsäure-Kopolymer (Deflux®), Erfolgsrate ca. 80 %
- Operativ: Ind: rezidivierende Infekte, Schädigung der Nierenfunktion (Grad III-V), ungünstige Ostiumform
  - Antirefluxive Neueinpflanzung des Ureters in die Harnblase (**Ureterozystoneostomie**) in einen 3-5 cm langen von außen präparierten Kanal in der Harnblasenmuskulatur (= extravesikaler Zugang, LICH-GRÉGOIRE-Op) od. auch endoskopisch mit submuköser Tunnelung (= endovesikale POLITANO-LEADBETTER-Op.)
  - Postop. Harnleiterschienung für 2-4 Wo. und Antibiose für 6 Monate

Prog: Gut, ein angeborener Reflux kann sich bis zum ca. 10. Lj. (insb. im 1. Lj.) **spontan zurückbilden** (daher kann ohne rezidivierende Infekte auch unter regelmäßiger Kontrolle der Nierenfunktion zugewartet werden). Ein sekundärer vesikoureteraler Reflux sistiert bei Behandlung der Ursache. Die operative Behandlung hat eine Erfolgsrate von 95 %.

Kompl:
* Gefahr der **aszendierenden Harnweginfektion** ⇨ refluxinduzierte Pyelonephritis bis zur Urosepsis
* Bei persistierender od. rezidivierender Infektion **Refluxnephropathie** = progressive Nierenparenchymzerstörung mit Narbenbildung und segmentbetonter Schrumpfung der betroffenen Niere, arterielle Hypertonie, bei beidseitigem Prozess Gefahr der Niereninsuffizienz
* Evtl. **Steinbildung** im Restharn des erweiterten Hohlsystems

Op: * Ureterstenose

DD:
- Primärer Megaureter (aperistaltisches Uretersegment, s.o.)
- Ureterozele (s.o.)

URACHUSFISTEL

Syn: Vesikoumbilikalfistel, Blasen-Nabel-Fistel, Urachuspersistenz, engl. vesicoumbilical fistula, ICD-10: Q64.4

Anatomie: Der **Urachus** oder **Allantoisgang** des Dottersackes verbindet den embryonalen Urharngang im Haftstiel mit dem Sinus urogenitalis. Während der weiteren Embryonalentwicklung obliteriert er zwischen der 12. und 20. SSW und bleibt rudimentär als Bindegewebsstrang (**Lig.umbilicale medianum**) an der inneren Bauchwand zwischen Blasendom und Bauchnabel erhalten.

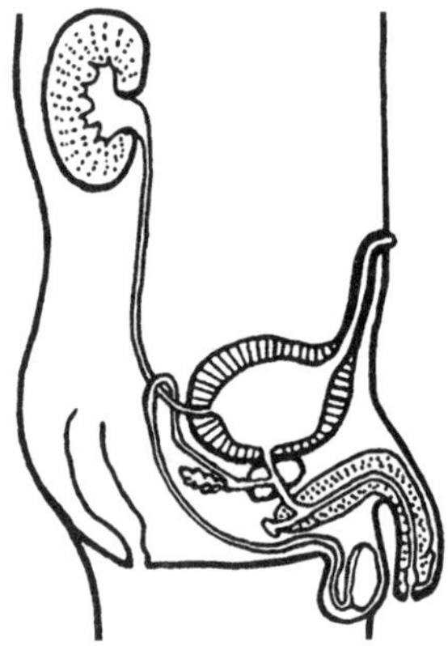

Ät: Embryonale Fehlbildung: ausbleibende Obliteration des Urachus

Etlg: # **Urachusfistel**: komplett offene Verbindung zwischen Blase u. Nabel durch den unverschlossenen Urachus (s. Abb.)

Urachuszyste: fehlende Obliteration im mittleren Urachusabschnitt, sezernierendes Epithel führt zur Zystenbildung

Urachussinus: persistierende umbilikale Urachusmündung

Urachusdivertikel: persistierender vesikaler Urachusursprung ⇨ divertikelartige Aussprossung am Blasendach, sog. Blasenscheiteldivertikel (DD s.u.: echtes Blasendivertikel, Pseudodivertikel)

Klin: ⇒ Bei komplett offenem Urachus (Urachusfistel) permanentes **umbilikales Nässen** mit Hautmazeration (persistierende Nabelentzündung im **Säuglingsalter**), rezidivierende Harnweginfekte

⇒ Urachussinus: evtl. Nabelsekretion, Nabelentzündung

Diag: 1. Anamnese und klinische Untersuchung: nässender Nabel?
2. Sonographie: Nachweis einer zystischen, abdominellen Raumforderung im Bereich der Bauchwand
3. Röntgen: umbilikale Fistelfüllung mit Kontrastmittel zur Darstellung des Ganges
4. Miktionszystourethrographie: bei Kontraktion der Blase ⇨ Urinübertritt in den Fistelkanal

Ther: • Operativ: Ind: bei Urachusfistel, -zyste u. -sinus immer gegeben wegen mögl. maligner Entartung
- Komplette Exzision des Fistelganges
- Bei bereits bestehendem od. V.a. Urachustumor: Exzision des Fistelganges einschließlich des Nabels und Nabelplastik
- Bei infizierter Urachuszyste: Resektion mit Blasenmanschette

Kompl: * Urachusfistel, Urachussinus: Infektion im Nabelbereich mit Gefahr der Fortleitung
* Urachuszyste: Infektion mit Abszessbildung ⇨ abdominelle Entzündungszeichen, spontane Perforation mit Peritonitis mögl.
* Gefahr der malignen Entartung

DD: - **Blasendivertikel:**
Echtes Divertikel: angeborene od. erworbene Ausstülpung aller Blasenwandschichten
Pseudodivertikel: idiopathisch od. durch infravesikales Abflusshindernis (⇨ erhöhter Druck in der Blase) entstehende Schleimhautausstülpung (ohne Tunica muscularis) durch eine Muskellücke des M.detrusor vesicae
Kompl: persistierende Infektion, Restharnbildung und Blasensteine im Divertikel, Hämaturie, Ureterobstruktion od. vesikoureteraler Reflux bei Divertikel nahe dem Ureterostium, Harnstauungsniere, Entwicklung eines Divertikelkarzinoms
Ther: bei Kompl. Resektion erforderlich
- **Blasenfistel** (zur Haut) od. als Urogenitalfistel zur Vagina od. Darmfistel (bei Fistel zum Darm Resektion erforderlich, da ständige Gefahr der Harnweginfektion durch Fäkalkeime)
- Epispadie, Blasenekstrophie

EPISPADIE / BLASENEKSTROPHIE

Syn: Epispadie: obere Harnröhrenspalte, Fissura urethrae superior, ICD-10: Q64.0
Blasenekstrophie: Spaltblase, engl. bladder exstrophy, ICD-10: Q64.1

Anatomie: Entwicklungsgeschichtlich schließt der **Genitalhöcker** den **Sinus urogenitalis** nach kranial zur vorderen Bauchwand hin ab. Bei fehlender Fusionierung des primär paarig angelegten Genitalhöckers persistiert dieser im unteren Abdomen, rupturiert schließlich und verhindert die Bildung der vorderen Blasen- und der Bauchwand. Der Unterbauch bleibt offen, die hintere Blasenwand tritt nach außen. Der Schluss von Blase (= **Blasenekstrophie**) und/od. Harnröhre (offene Urethra auf dem Dorsum penis = Epispadie) bleibt aus, auch das knöcherne Becken vereinigt sich nicht (die Symphyse klafft auseinander), die Genitalien sind fehlgebildet.

Ät:
- Angeborene Hemmungsfehlbildung, **familiäre Disposition** (Wiederholungsrisiko 0,5-3 %, damit 200-800fach erhöht gegenüber der Normalbevölkerung) ⇨ polygenetischer Erbgang?
- Hinweise für ein erhöhtes Risiko bei In-vitro-Fertilisation

Path: Fehlende Mesenchymeinsprossung in die kraniale **Kloakenmembran** in der 3. SSW verhindert die Fusionierung der Genitalhöcker ⇨ ausbleibende Bildung der vorderen Bauchwand (infraumbilikaler Mittelliniendefekt).

Etlg:
Epispadie: Mündung der Urethra auf der Glans od. dem **Corpus penis** in einer nach oben offene Rinne an der Oberseite des meist nach dorsal gekrümmten Penis, gespaltene Glans und getrennte Corpora cavernosa, meist fehlt auch der M.sphincter urethrae ext.
Blasenektopie: Blasenvorverlagerung unter die Bauchhaut (gespaltene Bauchdecke mit gespaltenem Schambein u. gespaltenen Mm.recti abdominis), jedoch ohne Defekt der Harnröhre
Blasenekstrophie: Die **offene Blasenplatte** ist Teil der Bauchwand, klaffende Symphyse, die Urethra ist eine Rinne, kein muskulärer Kontinenzapparat, m: mit Epispadie, w: Klitoris zweigeteilt, klaffende Labien, oft stenosierter Introitus vaginae
Kloakale Ekstrophie: Maximalform mit Kolon- und Rektumatresie, gespaltenem Zäkum zwischen der halbierten Blase = offene Blasenplatte und offene Darmmündung

Epid: Inzidenz: **alle selten**, Epispadie: 0,1/10.000 Geburten, **m** >> w (4:1)
Blasenekstrophie: 0,2-1/10.000 Geburten, **m** > w (2:1)
Kloakale Ekstrophie: sehr selten, 0,03/10.000 Geburten

Klin:
⇒ Epispadie: sichtbare **Mündung/Rinne dorsal auf dem Penis**, kurzer, breiter, nach oben verkrümmter Penis, Vorhaut als ventraler Hautlappen. Bei Fehlen des urethralen Sphinkters resultiert Inkontinenz. Wegen der Dorsalverkrümmung des Penis besteht häufig eine Impotentia coeundi (Unvermögen den Beischlaf auszuführen).
⇒ Blasenektopie: tief stehender u. lang gezogener Nabel
⇒ Blasenekstrophie: typisches Bild beim Neugeborenen mit **offener Blase** zw. Symphyse und Nabel, freie Mündung der Ureteren ⇨ ständiger Harnfluss, Infektgefährdung

Diag:
1. Anamnese und klinische Untersuchung: typisches klinisches Bild, Untersuchung des Skrotalfachs und des Leistenringes auf ausgebliebenen Descensus testis und offenen Processus vaginalis
2. Sonographie: ggf. bereits intrauterin diagnostizierbar, postpartale Beurteilung des oberen Harntraktes
3. Diagnostik des Verdauungstraktes auf ggf. vorliegende Kombinationsfehlbildung ⇨ Ausschluss einer kloakalen Ekstrophie

Ther:
- Operativ: Ind: Therapieplanung je nach Schweregrad der Spaltbildung
  - Epispadie: Harnröhrenverschluss und Bildung der Mündung auf der Glansspitze, Korrektur der Penisverkrümmung, bei Sphinkterbeteiligung auch Kontinenzplastik
  - Blasenekstrophie: bis zur Korrektur-Op. ggf. künstliche Harnableitung erforderlich

Rekonstruktions-Op des unteren Harntraktes (meist mehrzeitig) mit primärem Blasenverschluss (Blasenaufbauplastik) und sekundärem Eingriff zur Kontinenzsicherung (Harnröhren- sowie Sphinkterrekonstruktion), Rekonstruktion des äußeren Genitales

- Supravesikale Harnableitung bei nicht-rekonstruierbarer Harnblase: Sigma-Rektum-Pouch bei guter analer Kontinenz (Cave: permanente Harneinwirkung auf die Kolonschleimhaut erhöht das Entartungsrisiko ⇨ endoskopische Kontrollen) oder Ileum-/Colon-Conduit mit transkutaner Ableitung oder kontinenter Pouch (Ersatzblase) zum Selbstkatheterismus

• Selbsthilfegruppen: Selbsthilfegruppe Blasenekstrophie / Epispadie e.V., Schachtstr. 18, 01705 Freital, Tel.: 0351 646427-45, Fax: -44, www.blasenekstrophie.de

Prog: Bei anatomischer Korrektur der Blasenekstrophie gelingt die Kontinenzsicherung in 50-60 % d.F. Psychosoziale Unterstützung der Eltern erforderlich.

Kompl: * Blasenekstrophie: evtl. zusätzliche Fehlbildungen, z.B. Inguinalhernie, Retentio testis, anorektaler Defekt, spätere Entwicklung eines Harnblasenkarzinoms

* **Aszendierende Infektion** der oberen Harnwege und Nieren

Op: * Persistierende Inkontinenz (unmögliche oder fehlgeschlagene Rekonstruktion)

DD:
- Hypoplasie/Aplasie (rudimentäre Anlage) od. Agenesie (vollständiges Fehlen) der Harnblase (sehr selten)
- Doppel- od. Sanduhrblase (Vesica duplex od. Vesica partita), Harnröhrendoppelung
- Scheidewand in der Blase (vollkommen od. unvollkommen)
- Blasenfistel (zum Rektum od. Vagina/Uterus)

HYPOSPADIE

Syn: Untere Harnröhrenspalte, Fissura urethrae inferior, engl. hypospadia, ICD-10: Q54.9

Anatomie: Entwicklungsgeschichtlich verschmelzen die **Urethralfalten** ausgehend vom Sinus urogenitalis von der 9. bis zur 14. SSW von proximal nach distal zur Harnröhre. Bleibt die Verschmelzung an einer Stelle aus, so bleibt bei Jungen eine nach unten offene Rinne an der Unterseite des Penis und die Harnröhre mündet damit proximal der normalen orthotopen Stelle (= proximal der Fossa navicularis). Ein dystoper Meatus ist im gesamten Urethraverlauf möglich ⇨ von der Unterseite der Glans bis nach perineal.
Minimalvariante: Eine unvollständige Verwachsung der Vorhaut führt zur charakteristischen dorsalen Preputialschürze (Vorhaut liegt wie eine Schürze über der Glans).
Bei Hypospadie bei Mädchen mündet die Blase direkt in das Vestibulum vaginae (= fehlende Harnröhre) durch entwicklungsgeschichtliche Persistenz d. Sinus urogenitalis.

Ät: Angeborene **Hemmungsfehlbildung** mit ventraler Harnröhrenmündung

Epid: Inzidenz: **häufig**, 50/10.000 Geburten, überwiegend **Jungen** betroffen

Etlg: Nach der Lokalisation des Meatus externus urethrae (Übersicht s. Abb.):

Glanduläre Hypospadie (= an der Unterseite der Glans penis, mildeste Form)
Penile Hypospadie
Skrotale Hypospadie
Perineale Hypospadie

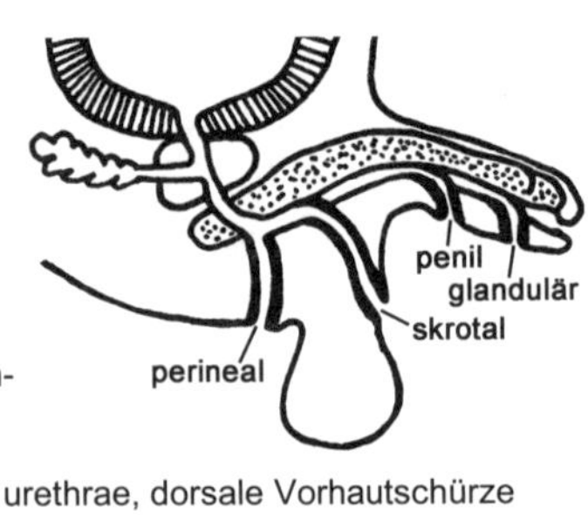

Klin: ⇒ Typisches klinisches Bild mit ektoper Harnröhrenmündung an d. **Unterseite** des Penis

⇒ Verkürzter Penisschaft

⇒ Häufig zusätzlich Einengung des Meatus externus urethrae, dorsale Vorhautschürze

⇒ Evtl. auch bindegewebige Verwachsung des Corpus spongiosum entlang der fehlenden Harnröhre (sog. Chorda) ⇨ Verkrümmung des Penis nach ventral (unten) bei der Erektion

⇒ Mädchen: Inkontinenz, Blase mündet in die Vagina

Diag:
1. Anamnese und klinische Untersuchung, Untersuchung des Skrotalfachs und des Leistenringes auf ausgebliebenen Descensus testis und offenen Processus vaginalis
2. Sonographie: Blasensonographie vor und nach Miktion ⇨ Restharnbildung?
3. Retrogrades Urethrogramm

Ther:
- Operativ: Ind: aus psychologischen Gründen **Frühkorrektur um das 1. Lj.** (9.-15. Mon.)
  - Es gibt weit über 100 verschiedene Op-Techniken, z.T. 2- oder 3-zeitige, je nach Ausprägungsgrad der Fehlbildung
  - Verlegung des Meatus urethrae externus an die Glansspitze durch plastische Rekonstruktion des fehlenden Harnröhrenanteils (BROWNE-Operation = Bildung einer Harnröhre durch einen versenkten Epithelstreifen)
  - Beseitigung der Verkrümmung des Penisschaftes (Exzision der bindegewebigen Verwachsungen)
  - Resektion der Vorhautschürze oder Rekonstruktion des Preputiums, ggf. Benutzen der gestielten Vorhaut zum plastischen Aufbau der Penisunterseite
  - Korrektur von Stenosen zur Sicherung eines kräftigen, ungespaltenen Harnstrahls
  - Mädchen: plastische Rekonstruktion einer Harnröhre
- Selbsthilfegruppe: Elternselbsthilfe Hypospadie, Viernheimer Weg 16, 69123 Heidelberg, Tel./Fax: 06221 834202

Prog: überwiegend gut, mit Gewährleistung einer normalen Miktion und Sexualfunktion

Kompl:
* z.T. ausgeprägte Meatusstenose mit gestörter Miktion und schwachem, sprühendem Harnstrahl
* Bei Erektion bei ausgeprägteren Formen ventrale Deviation des Penis durch rudimentäre Bindegewebsstränge (Chordae) und gespaltenes Corpus spongiosum, ggf. Impotentia coeundi (Unvermögen den Beischlaf auszuführen)

Op:
* Fistelbildung, narbige Strikturen, kosmetische Defizite ⇨ evtl. plastische Sekundäreingriffe nötig

DD:
- Mündung des Enddarmes in den Urogenitaltrakt, persistierende Kloake (gemeinsamer Ausführungsgang für Urin und Stuhl), rektovesikale/-urethrale Fistel, Analatresie
- Eine Hypospadie entspricht je nach Ausprägung dem graduellen Übergang zum weiblichen Genitale. Bei gleichzeitigem Mikropenis od. ausgebliebenem Descensus testis sollte eine Geschlechtsbestimmung erfolgen, da auch eine **Intersex-Fehlbildung** oder ein Pseudohermaphroditismus femininus vorliegen kann.
- Paraspadie: seitliche Harnröhrenöffnung am Penis
- Harnröhrendoppelungen: Zusätzliche rudimentäre Harnröhre mit hypospader (od. epispader) Mündung, diese kann blind enden oder inkontinent mit der Harnblase verbunden sein.
- Penisfehlbildungen (s.u.)

HARNRÖHRENKLAPPEN

Syn: Urethralklappen, ICD-10: Q64.2

Anatomie: Entwicklungsgeschichtlich: unvollständig zurückgebildete Urogenitalmembran, die im Bereich zwischen Pars prostatica und Pars membranacea der Harnröhre persistiert ⇨ **hintere Harnröhrenklappen**

Harnröhrendivertikel in der Pars spongiosa als rudimentäre Duplikaturen der Harnröhre

⇨ **vordere Harnröhrenklappen** (reichen die Duplikaturen bis zur Harnblase, besteht Inkontinenz wegen des fehlenden Sphinkters)

Ät: Unvollständige embryonale Rückbildung der Urogenitalmembran (hintere Harnröhrenklappen) od. embryonale Duplikaturen (vordere Harnröhrenklappen) in der Harnröhre

Path: Bei der Miktion entfalten sich die segelartigen Klappen und wirken als **infravesikales Hindernis** ⇨ Dilatation der prostatischen Urethra („Schlüssellochphänomen") bereits intrauterin Ausbildung einer **hypertrophierten Balkenblase** (Syn: Trabekelblase). Die Stauung weitet sich dann im Verlauf auf den oberen Harntrakt aus, es kommt zur Ausbildung von beidseitigen **Megaureteren** und aufgeweiteten Nierenbecken (Megapyelon und verplumpte Nierenkelche) ⇨ gestörte Ausdifferenzierung der Nieren (aufgrund der Druckbelastung)

Epid: Inzidenz: **seltene** Fehlbildung, hintere Harnröhrenklappen ca. 0,5/100.000 Geburten, überwiegend bei **Jungen** vorkommend

Klin:
⇒ Bereits bei der Geburt bestehende **beidseitige obstruktive Nephropathie** durch vesikoureteralen Reflux, Gedeihstörung
⇒ Die Nierenfunktion ist abhängig von Zeitpunkt u. Schwere der Dysplasie durch die intrauterine Schädigung ⇨ keine Einschränkung bis chronische Niereninsuffizienz
⇒ Bei Minimalform im Kleinkindesalter: nur abgeschwächter Harnstrahl
⇒ Harnröhrendivertikel: Nachträufeln nach Miktion aus dem Divertikel (Pseudoinkontinenz)
⇒ Wiederholte, fieberhafte Harnweginfektionen

Diag:
1. Anamnese und klinische Untersuchung (schlechter/schwacher Harnstrahl)
2. Sonographie: meist bereits intrauterin bei der Schwangerschaftsvorsorgeuntersuchung (Ultraschall in der (20. u.) 30. SSW) sichtbares Megapyelon, stets gefüllte Blase, Oligohydramnion. Postpartale Sonographie vor und nach Miktion (Restharnbestimmung), Verdickung der Blasenwand, Dilatation des Nierenbeckenkelchsystems, Nierendysplasie?
3. **Miktionszystourethrographie** über **suprapubischen** Katheter (bei der normalen retrograden Blasenfüllung mittels transurethralem Katheter würden die Klappen an die Harnröhrenwand gedrückt und wären somit nicht diagnostizierbar) ⇨ infravesikaler Kontrastmittelstopp durch die Harnröhrenklappen, dilatierte prostatische Urethra, Pseudodivertikel, trabekulierte Blasenwand, vesikoureteraler Reflux (in bis zu 50 % d.F.)

Ther:
- Unmittelbar postpartal Anlage eines **suprapubischen Katheters** zur Urinableitung, ggf. auch Nierenbeckenpunktion (Nephrostomie) und hohe Harnableitung erforderlich.
  Eine bereits pränatale Harnableitung (von der Blase in die Amnionhöhle) ist umstritten.
- Operativ: Ind: nach Stabilisierung der Nierenfunktion noch im Neugeborenenalter
  - Bei (hinteren) Harnröhrenklappen: **transurethrale Resektion** (über Zystourethroskopie)
  - Bei Harnröhrendivertikeln: transurethrale Inzision
  - Bei konstantem vesikoureteralem Reflux: ggf. antibakterielle Langzeitprophylaxe od. Reimplantation der refluxiven Ureter je nach Befund (s.o.)

Prog: Nach Entlastung/Op meist rasche Erholung der Nierenfunktion ohne bleibende Schäden, unerkannt benötigen ca. 40 % der Kinder im Kindes-/Jugendalter eine Dialyse.

Kompl:
* Ohne Entlastung: Blasenwandverdickung, Nierenfunktionseinschränkung (erhöhtes Serumkreatinin), Hydronephrose, Nierenzerstörung
* Harninkontinenz, rezidivierende Harnweginfekte, Infektion der Nebenhoden
* Eine ausbleibende Erholung der Nierenfunktion nach Klappenabtragung kann durch eine hypertrophiebedingte Mündungsstenose der Ureteren bedingt sein.

Op: * Postoperative Urethrastenose

DD:
- Urethrastenose, Urethralpolyp, Meatusstenose (s.u.)
- Utrikuluszyste: zystische Aussackung des Utriculus prostaticus (MÜLLER-Gang-Residuum beim Mann). Eine große Zyste kann die Harnröhre verengen. Dringt dabei Urin in die Duct.ejaculatorii, resultieren rezidivierende Epididymitiden. Ther: Zystenresektion
- Harnblasenpolyp, Blasenstein

HARNRÖHRENSTENOSE

<u>Syn:</u> Urethrastenose, **Harnröhrenstriktur**, Harnröhrenverengung, Urethrastriktur, Strictura urethrae, engl. urethral stricture, ICD-10: N35.8
Meatusstenose, Meatusenge, engl. meatal stenosis, ICD-10: N35.9

<u>Ät:</u> - Angeboren (10 % d.F.), in allen Abschnitten der Harnröhre mögl., insb. Harnröhrenklappen u. -divertikel bei Jungen (s.o.) und Meatusstenose (Ostium urethrae externum) bei Mädchen
- **Traumatisch** (Verletzung der Harnröhre bei Beckentrauma), postoperativ/**iatrogen** (gewaltsame Katheterisierung, **Dauerkatheter**, Entfernung von Fremdkörpern od. Tumoren, transurethrale Eingriffe) ⇨ Narbenbildung
- Nach **Infektionen** (**Urethritis**), unbehandelte Gonorrhoe, Lues, Condylomata acuminata (HPV-Infektion), Urogenitaltuberkulose, Balanitis xerotica obliterans
- **Idiopathisch**: In ca. 35 % d.F. findet sich keine erkennbare Ursache
- Mechanisch: Harnröhrenkarzinom, Harnröhrenpolyp, Harnröhrendivertikel, Druck von außen durch Descensus od. Prolaps genitalis bei Frauen
- Fibrotische Umwandlung der Urethra und des umliegenden Gewebes (Spongiofibrose)
- Lichen sclerosus penis (Craurosis penis, fakultative Präkanzerose)
- Hormonell: Schrumpfung des Meatus urethrae externus bei der Frau durch Östrogenmangel
- Iatrogen: Strahlentherapie (⇨ Urethrastriktur), als Kompl. nach Harninkontinenz-Op

<u>Etlg:</u> # Urethrastenose (meist bulbärer Teil der Harnröhre betroffen = Pars spongiosa)
Meatusstenose (Verengung der äußeren Harnröhrenöffnung)

<u>Klin:</u> ⇒ **Abgeschwächter** od. sistierender **Harnstrahl** (obstruktive Miktionsbeschwerden), bei Meatusstenose streuender oder geteilter Harnstrahl, terminales Nachträufeln ⇨ kommt eine weitere Störung hinzu, kann ein akuter Harnverhalt resultieren.
⇒ Dysurie, Pollakisurie, verlängerte Miktion
⇒ Rezidivierende Harnweginfekte bei Restharnbildung

<u>Diag:</u>
1. Anamnese und klinische Untersuchung: äußerer Aspekt des Meatus
2. Sonographie: Blase vor und nach Miktion (**Restharn**), verdickte Blasenwand durch Hochdruckmiktion
3. <u>Uroflowmetrie:</u> verminderter Fluss
4. Röntgen: retrograde Urethrographie und Miktionszystourethrographie: genaue Stenosenlokalisation, Länge der Stenose
5. Urethroskopie

<u>Ther:</u>
- Konservativ: bei unkomplizierter Stenose Bougierung
- <u>Operativ:</u>
  - Kurze Urethrastenose (<1,5 cm): endoskopische Urethrotomia interna (Schlitzung bei 12 Uhr unter Sicht mit einem kleinen Messer an der Spitze des Endoskopes)
  - Bei langstreckiger Urethrastenose (z.B. posttraumatisch, >2 cm): offene plastische Rekonstruktion der Urethra mit Hautlappen od. Mundschleimhauttransplantat in Onlaytechnik (ggf. auch zweizeitig)
  - Bei Meatusstenose: Meatotomie (erweiternde Inzision bei 6 Uhr)
  - Bei Rezidivstenose: immer offene Resektion des Stenosenbereichs, wenn mögl. End-zu-End-Anastomose (spannungsfrei), meist aber plastische Rekonstruktion erforderlich

<u>Kompl:</u> * Infravesikales Abflusshindernis ⇨ vesikoureteraler Reflux, Detrusorhypertrophie bei länger bestehender Obstruktion, beidseitige obstruktive Nephropathie
<u>Op:</u> * Urethrotomie: häufig Rezidiv durch Narbenbildung ⇨ Bougierung od. offene Op
* Nach plastischer Rekonstruktion Penisdeviation mögl.

<u>DD:</u> - Megalourethra: seltene, sackartige Aufweitung der Urethra (ohne zugrundeliegende Obstruktion) aufgrund eines Defekts des Corpus spongiosum, ggf. kommt es zur sekundären

Stenosierung durch eine Abknickung. Immer auch weiterführende Diagnostik zum Ausschluss von Kombinationsfehlbildungen im weiteren Harntrakt durchführen.
- Blasenhalssklerose: Muskelfibrosierung im Blasenhals (überwiegend Männer betroffen), Ther: endoskopische Blasenhalsinzision
- Detrusor-Blasenhals-Dyssynergie: bei der Miktion (Detrusorkontraktion) gleichzeitige Kontraktion der Muskelfaserzüge im Blasenhals ⇨ funktionelle Obstruktion

ENURESIS

Syn: Einnässen, nichtorganische Harninkontinenz, ICD-10: F98.0

Def: Einnässen (unwillkürlicher Harnabgang) insb. in der Nacht (und ggf. am Tag) bei **Kindern >5. Lj.** (untypisch für das Entwicklungsalter)

Ät:
- Reifungsverzögerung der neurogenen Blasenkontrolle mit gestörtem Tag-Nacht-Rhythmus d. hypophysären ADH-Sekretion (fehlender nächtlicher Anstieg d. antidiuretischen Hormons)
- Psychosoziale Ursachen: Stresssituation (z.B. Geburt eines Geschwisterkindes, Scheidung, elterliche Vernachlässigung), Aufmerksamkeitsdefizit-Hyperaktivitäts-Syndrom (ADHS), Störung des Sozialverhaltens, Intelligenzdefekte, mentale Retardierung
- **Familiäre Häufung** (ein Elternteil betroffen: 40%iges Risiko für die Kinder, beide betroffen: 75 %) sowie aut.-dom. erblich (bekannte „Enuresis-Gene" auf Chrom. 8q, 12q, 13q u. 22q)

Epid:
◊ **Häufige Störung** im Kindesalter: im Alter von 5 J. nässt noch 1/3 der Kinder gelegentlich nachts ein, bei 7-jährigen noch ca. 10 %
◊ m > w (= 2:1)

Etlg:
Monosymptomatische **Enuresis nocturna** (nur nächtlich, sog. **Bettnässen**)
od. Enuresis diurna et nocturna (auch tagsüber, seltener, Syn: nicht-monosymptomatische Enuresis)
Primäre Enuresis: Kind war noch nie trocken (75 % d.F.)
Sekundäre E.: erneutes Einnässen, nachdem das Kind bereits >6 Mon. kontinent war

Klin:
⇒ Primäre Enuresis: meist tiefer Schlaf mit schwerer Erweckbarkeit, häufiges Einnässen
⇒ Sekundäre Enuresis: erneutes Auftreten nach Kontinenzphase, häufig psychische Ursachen, Scham des Kindes

Diag:
1. Anamnese (Trinkmenge u. -gewohnheiten, Miktions- u. Stuhlverhalten, Drangsymptome, **Harnweginfekte**?), psychosoziale Anamnese (familiäre Belastungen?)
   Klinische Untersuchung: **Ausschluss** von Fehlbildungen am Urogenitaltrakt (s.u. DD), orientierende neurologische Untersuchung (Lumbosakralregion, Gangbild, Fußdeformitäten?), **Miktionstagebuch** für einige Tage führen lassen
   ⇨ **primär keine invasive Diagnostik durchführen** ⇦
2. Labor: Harnweginfektion ausschließen (Urinstix u. Urinsediment, ggf. Urinkultur), spezifisches Gewicht bestimmen (tags und 2 x nachts als Screening für ADH-Störung)
3. Sonographie: Ausschluss von Fehlbildungen des Harntraktes, Restharnbestimmung (pathologisch >20 ml), Blasenwanddicke (Norm: <2 mm Dicke bei leerer Blase)
4. Uroflowmetrie (Harnfluss): Ausschluss von Strikturen od. neurogener Entleerungsstörung
5. Ggf. psychologische Exploration bei V.a. Retardierung

Ther:
- Sind **organische Ursachen ausgeschlossen**, kann primär **abgewartet** werden.
- Allgemeine Maßnahmen (sog. Urotherapie): abends weniger trinken und tagsüber regelmäßig trinken und regelmäßiger Toilettengang (willkürliche Harnentleerung 4-6x/Tag)
  Verhaltenstherapie: Toiletten-Timing (Miktion nach der Uhr, am besten mit einer Alarmuhr), ggf. Konditionierung („Alarmtherapie" mit einer Klingelhose od. Klingelmatte nachts)
  Psychologisch: familienbezogene Intervention

- Med: Versuch mit ADH-Analogon (Desmopressin als Nasenspray, 2 Hübe abends od. als Schmelztablette [z.B. Minirin®, Nocutil®]), bei überaktiver Blase Parasympatholytika (Oxybutynin 5(-15) mg bei Kindern >5 J.)

Prog: **Gut**, hohe **spontane** Remissionsrate (bis zum 10 Lj. sind 90 % u. bis zum 15. Lj. sind 99 % der Kinder tags und nachts trocken).

Kompl: * Persistenz über das 18. Lj. hinaus wird adulte Enuresis genannt (ist sehr selten), dann Therapieversuch mit Imipramin mögl.
* Gleichzeitige Enkopresis: unwillkürlicher Stuhlgang

DD: – Organische Ursachen für eine kindliche Harninkontinenz: ektope Uretermündung (Doppelnierenanlage), Urachusfistel, Blasenekstrophie, Blasen-Scheiden-Fistel, Blasen-Zervix-Fistel, urethrovaginale Fistel, angeborenes Fehlen des Sphinkters, Sphinkterschwäche, Detrusorhyperaktivität (Dranginkontinenz)
– Irritativ: rezidivierende **Harnweginfektionen**, Blasensteine, Fremdkörper, Tumoren
– Neurologisch: mangelnde Blasenkontrolle aufgrund einer neurologischen Krankheit (**neurogene Blasenfunktionsstörung**, Detrusor-Sphinkter-Dyssynergie), z.B. Dysrhaphiesyndrome (z.B. Spina bifida), Tethered-spinal-cord-Syndrom (Verwachsungen der Wirbelsäule mit dem Filum terminale), epileptische Anfälle, Querschnittlähmung
– Traumatisch: Beckenbodentrauma mit Verletzung der Urethra, Sphinkteren od. Blase, Wirbelsäulentrauma (spinaler Schock)

⇨ **Alle DD sind Ausschlussdiagnosen!** (und müssen daher ausgeschlossen werden) ⇦

HARNWEGINFEKTION

Syn: Abkürzung: **HWI**, engl. infection of the urinary tract, ICD-10: N39.0

Anatomie: Niere und ableitende Harnwege sind primär steril. Eine physiologische Keimbesiedlung findest sich bei Jungen im Bereich von Preputium und erstem Drittel der Urethra, bei Mädchen im Vestibulum vaginae und der ersten Hälfte der Urethra.

Ät: – **Bakterielle Infektion**: in 85 % d.F. Enterobacteriaceae (insb. **Escherichia coli**, Klebsiellen, Proteus mirabilis) u. **Enterokokken**, weitere Erreger sind Staphylokokken, Mykoplasmen, Ureaplasmen, Pseudomonas aeruginosa, Hefen (Candida albicans) od. Viren
Prädisp. für eine Infektion: geringe Trinkmenge, urogenitale Fehlbildungen, **Harnwegobstruktion**, Harnentleerungsstörung, Restharn, neurogene Blasenentleerungsstörung, Urolithiasis, Geschlechtsverkehr ("Honeymoon-Zystitis"), übermäßiger Gebrauch von Intimpflegemitteln, Schwangerschaft, diabetische Zystopathie, vorangegangene Harnweginfekte, Immunsuppression
– Sexuell übertragbar: Chlamydia trachomatis, Neisseria gonorrhoeae (Gonorrhoe)
– Iatrogen: transurethraler **Harnblasenkatheter** (Harnweginfektionen machen 30-40 % der nosokomialen Infektionen aus!, davon 90 % durch Harnblasenkatheter bedingt)

Path: Meist **aszendierende Infektion** der Harnwege (aufgrund der kurzen Harnröhre sind Mädchen besonders disponiert, ebenso durch die Besiedlung der Vulva mit Darmkeimen), selten hämatogen (eher Infektionsweg bei Neugeborenen), lymphogen od. per continuitatem (aus dem Peritonealraum od. bei vesikovaginaler Fistel) oder deszendierend von den Nieren u. oberen ableitenden Harnwegen.

Epid: Häufige Infektion im Kindesalter

Alter	Prävalenz	Verhältnis (w:m)
neonatal	1%	1:2-3
Kleinkind	2-3 %	10:1
Schulkind	1-2 %	30:1

Etlg: # Untere Harnweginfektion (HWI im eigentlichen Sinne, unkomplizierter HWI): Harnröhrenentzündung (Syn: **Urethritis**, ICD-10: N34.2)
Harnblasenentzündung (Syn: **Zystitis**, Cystitis, engl. bladder inflammation, ICD-10: N30.9)
Obere Harnweginfektion: Ureteritis, Pyelonephritis (komplizierter HWI)
Verlauf: unkompliziert (auch asymptomatische Bakteriurie mögl.) od. komplizierter HWI sowie akute, rezidivierende od. chronische HWI

Klin: ⇒ Neugeborene und Säuglinge: **unspezifische Symptome** (Erbrechen, Trinkunlust, Gewichtsverlust, Fieber, Oligurie) ⇨ also daran denken!, ggf. Icterus prolongatus bei Neugeborenen, Entwicklung eines septischen Krankheitsbildes mögl., saurer Windelgeruch
⇒ Kleinkinder/Schulkinder: **Brennen beim Wasserlassen**, Blasenentleerungsstörungen (**Pollakisurie**, Dysurie, Strangurie, Harninkontinenz, Enuresis, Harnträufeln), trüber/eitriger Ausfluss aus der Harnröhre (Urethralfluor), retropubische Bauchschmerzen, evtl. Schmerzen im Nierenlager, allgemeines Krankheitsgefühl und Fieber
Aber auch asymptomatische Harnweginfektion mögl.

Diag: 1. Anamnese und klinische Untersuchung: Urethralfluor, geröteter Meatus urethrae ext.
2. Labor: Harnuntersuchung mit **Mehrfachteststreifen** (sog. **Urinstix** ⇨ **Leukozyten +++**, **Nitrit +++**, evtl. auch Mikrohämaturie), Harnsediment (⇨ Leukozyturie), Keimzählung (⇨ signifikante Bakteriurie) od. **Urinkultur** mit Eintauchnährböden (z.B. Uricult®) zur Abschätzung der Keimzahl (⇨ signifikante Bakteriurie bei **≥10^5 Keime/ml**, Einzelkolonien können dann auf Nährböden übertragen und eine genaue Erreger- und Resistenzbestimmung durchgeführt werden), ggf. Erregernachweis mittels PCR bei schlecht kultivierbaren Erregern (z.B. Chlamydien, Mykoplasmen, Ureaplasmen)
Bei septischem Krankheitsbild zusätzliches Anlegen von Blutkulturen, CRP, Leukozytose mit Linksverschiebung, erhöhtes Kreatinin als Zeichen der Nierenfunktionseinschränkung
DD: insb. bei Kindern schwierige „sterile" Urinprobengewinnung (finden sich Mischkulturen ist dies ein Hinweis auf eine Kontamination bei der Urinsammlung)
3. Sonographie (bei Kindern mit HWI immer durchführen): zum Ausschluss einer Harnwegobstruktion, Bestimmung des Restharnes, Blasenwanddicke, Beurteilung der Niere (bei Pyelonephritis verdickte Nierenbeckenwand u. verwaschene Rinden-Mark-Grenze)
4. Miktionszystourethrographie: bei Kindern <1 J. nach Ther. im infektfreien Intervall zum Ausschluss eines Refluxes durchführen

Ther: • Allgemein: Erhöhung der Trinkmenge, Füße und Unterleib warm halten, regelmäßige Blasenentleerung, bei V.a. Pyelonephritis od. Sepsis stationäre Behandlung
Phytotherapie (pflanzliche Med.): Birkenblättertee (Harntee-Steiner®), Preiselbeersaft zur Harnansäuerung, Cranberries-Saft
• **Antibiose:** bei pos. Stixbefund Ther. mit **ungezielter Antibiotikagabe beginnen**, Therapieanpassung nach Identifikation von Erreger u. Resistenz (**gezielt nach Antibiogramm**)
- Bei Neugeborenen u. Säuglingen bis zum 6. Mon: Ther. i.v. durchführen
Bei unkompliziertem HWI 7-10 Tage: Cephalosporin der 3. Generation (z.B. Ceftazidim 100 mg/kgKG/Tag in 2-3 Einzeldosen i.v.), bei Säuglingen kann nach 2-4 Tagen auf eine orale Gabe umgestiegen werden (z.B. Cefixim 10 mg/kgKG/Tag in 2 ED p.os)
Bei Komplikationen (Pyelonephritis, septisches Bild): breite antibiotische Behandlung i.v. mit Ampicillin (200 mg/kgKG/Tag in 3 ED i.v.) + ein Aminoglykosid (z.B. Gentamicin od. Tobramycin, 5 mg/kgKG/Tag 1 x i.v.), ausreichend lange Therapie (2 Wo.)!
- Bei HWI von Kleinkindern/Kindern: orale Ther. 3-5 Tage mit Trimethoprim/Sulfamethoxazol-Sirup (5 mg/kgKG/Tag in 2 ED) od. Amoxicillin od. einem Cephalosporin
- Sonographische Kontrollen zum Ausschluss Pyelonephritis, Nierenabszess, Nierenparenchymschäden usw.
- Bei rezidivierenden Harnweginfekten: weitere Abklärung (Ausschluss urogenitaler Fehlbildungen), ggf. Langzeit-Antibiose (z.B. mit Trimethoprim 2 mg/kgKG 1 x abends, Infectotrimet®) od. Stärkung des Immunsystems durch „Impfung" mit E-coli-Fragmenten (Uro-Vaxom®, 1 Kps./Tag für 3 Monate)

Prog: Bei erstmaligem HWI gut, es besteht aber eine hohe Rezidivgefahr.

Kompl: * **Urosepsis** (besonders gefährdet dafür sind Säuglinge): von den Harnwegen ausgehende Infektion des Nierenparenchyms mit Bakteriämie (häufig E. coli) ⇨ hohes Fieber, Schüttelfrost, Blutdruckabfall, Oligo- bis Anurie, Bewusstseinseintrübung, Ateminsuffizienz, Verbrauchskoagulopathie (DIC) bis zum Multiorganversagen

* Bei vesikoureteralem Reflux: wiederholte **Pyelonephritis** mit Entstehung von **Nierenparenchymnarben** (Refluxnephropathie), renaler Hypertonie, Nierenabszess, Nephrolithiasis (Infektsteine, sog. Struvitsteine) mögl.
* Hämorrhagische Zystitis (mit Makrohämaturie), eitrige Zystitis, nekrotisierende Zystitis, bei chronischem Verlauf: Entwicklung einer entzündlichen Schrumpfblase
* Harnphlegmone, FOURNIER-Gangrän (nekrotisierende Fasziitis, meist durch Streptokokken mit Gefahr der Entwicklung eines septisch-toxischen Schocks) ⇨ Ther: radikale Nekrosektomie, hochdosierte kombinierte Antibiotikatherapie
* Urethritis: Harnröhrenverengung
* Mädchen: Vulvovaginitis, Adnexitis
* Jungen: Prostatitis, Infektion von Duct.deferens, Nebenhoden od. Corpus cavernosum Entzündung der Glans penis (Balanitis) + des Preputiums (= Balanoposthitis), Klin: Rötung, Schmerz, Schwellung der Glans. Ther: lokale Maßnahmen (antiseptische Umschläge, Kamillenbäder, antibakterielle Salben), bei Rezidiven Zirkumzision im Intervall

<u>Proph:</u>
♥ Ausreichende Trinkmenge, Meidung von Kälteexposition, schnelles Wechseln nasser Wäsche, Stillen vermindert das Risiko für HWI in den ersten 6 Lebensmonaten.
♥ Konsequente, aber nicht übertriebene Genitalhygiene, v.a. bei Mädchen entscheidend zur Vorbeugung weiterer Harnweginfektionen (z.B. nach dem Toilettengang Reinigung von "vorne nach hinten")
♥ Blasentraining bei funktioneller Blasenentleerungsstörung, regelmäßige Stuhlentleerung

<u>DD:</u>
- Allergische Urethritis und Zystitis
- Urogenitaltuberkulose, Blasentuberkulose
- Chronische interstitielle Zystitis: Infiltration der Blasenwand mit Mastzellen unklarer Genese, w > m (= 10:1), Klin: Harndrang, Nykturie, Pollakisurie (bis zu 100-mal/Tag), verminderte Blasenkapazität, urogenitale Schmerzen
- Malakoplakie (Syn: Malacoplacia vesicae urinariae): Schleimhautimmundefekt mit gestörten Makrophagen (Histo: enthalten MICHAELIS-GUTMANN-Körperchen), in der Harnblase finden sich granulomatöse gelbliche Plaques
- Bilharziose (Syn: Schistosomiasis, tropische Wurmerkrankung)
- **Urethralsyndrom** (Syn: Reizurethralsyndrom, **Reizblase**): Beschwerden wie bei einem Harnweginfekt jedoch <u>ohne</u> Erregernachweis, meist bei Frauen
- <u>Iatrogen:</u> mechanische (**Blasenkatheter**) od. chemische Reizung (Zytostatika) oder Strahlentherapie (radiogene Zystitis bei Tumoren im kleinen Becken) ⇨ Kompl: Blutungen

PENISFEHLBILDUNGEN

<u>Etlg:</u>
Penisaplasie (angeborener fehlender Penis, ICD-10: Q55.5), Penishypoplasie (rudimentäre Penisanlage, Mikropenis, ICD-10: Q55.6)
Penismissbildungen, Penisverkrümmung (Penisdeviation, Peniskurvatur), ICD-10: Q55.6

<u>Ät:</u>
- Aplasie/Hypoplasie: während der Embryonalentwicklung ausgebliebene oder nur rudimentäre Ausbildung des männlichen Gliedes
- Mikropenis: angeboren od. hormonell bedingt (hypogonadotroper Hypogonadismus, Androgenrezeptordefekt)
- Penisdeviation: Rudimentäre Bindegewebsstränge (Chordae) bedingen eine Abknickung des Penis, häufig vergesellschaftet mit einer Hypo-/Paraspadie (s.o.), auch durch unterschiedliches Längenwachstum der beiden Corpora cavernosa mögl.

<u>Klin:</u>
⇒ Penisaplasie: völlig fehlender Penis
⇒ **Mikropenis**: Penislänge beim Säugling <2 cm, beim Mann <4 cm
⇒ Floppy Penis: nur rudimentär angelegte Corpus spongiosum u. Corpora cavernosa
⇒ <u>Penisdeviation:</u> meist **ventrale** (nach unten) oder laterale Abweichung oder Torsion (Drehung entlang der Penisachse) des **erigierten Penis** (im erschlafften Zustand meist

unauffälliger Penis) ⇨ psychisches Problem od. auch bei ausgeprägtem Befund Erschwerung (erhebliche Kohabitationsschmerzen) oder nicht möglicher Geschlechtsverkehr (Impotentia coeundi)
Penoskrotale Schwimmhaut (Syn: Palmure): Ansatz der Skrotalhaut an den vorderen ventralen Abschnitten des Penis, Behinderung bei der Erektion

⇒ Penile Duplikatur (sehr selten): von duplizierter Glans bis kompletter Dopplung mögl.

⇒ Ektoper Penis: Lageanomalie des Penis, dieser entspringt nahe des Anus.

Diag: 1. Anamnese und klinische Untersuchung: typischer klinischer Aspekt
2. Sonographie: Ausschluss weiterer Missbildungen des Harntraktes
3. Chromosomenanalyse: Geschlechtsdiagnostik

Ther: • Operativ:
- Plastische Penisverlängerung, Korrektur einer Hypospadie
- Implantation einer Penisprothese
- Penisdeviation/Palmure: Durchtrennung d. Chordae/Schwimmhaut zur Penisaufrichtung
- Kosmetische Korrektur bei Schwellkörperlängendifferenz durch Raffung der Tunica albuginea auf der Gegenseite

Kompl: * Gleichzeitige Missbildung der penilen Urethra
Op: * Penisverkrümmung durch postoperative Narbenbildung

DD:
- Fehlmündungen der Urethra (Hypospadie u. Epispadie, s.o.)
- Partielle testikuläre Feminisierung (Syn: REIFENSTEIN-Syndrom, inkomplette Androgenrezeptorresistenz): intersexuelles Genitale mit Hypospadie, kleine atrophe Hoden, Gynäkomastie, spärliche Sekundärbehaarung
- Hermaphroditismus = echter Zwitter: die äußeren Genitale und sekundären Geschlechtsmerkmale können zwischen rein männlich, rein weiblich und gemischt (Ovotestis) ausgeprägt sein.
- Penisdoppelung mit Harnröhren- und Harnblasendoppelung (sehr selten)
- Priapismus: Dauererektion des Penis, im Kindesalter extrem selten (z.B. bei Sichelzellenanämie)
- Penisverkrümmung: Induratio penis plastica (Fibrosierungen und Verkalkungen der Tunica albuginea der Schwellkörper, bei älteren Männern vorkommend)

PHIMOSE

Syn: Verengung der Vorhaut, engl. phimosis, ICD-10: N47

Anatomie: Die Verengung der Vorhaut (**Preputium**) des Penis ist **bis zum 3. Lj.** durch Verklebung der Glans penis mit der Vorhaut **physiologisch**. Nach Abschluss des 1. Lj. ist eine Retraktion der Vorhaut hinter den Sulcus coronarius der Glans penis erst bei 50 % der Jungen möglich, nach Abschluss des 2. Lebensjahres bei 80 %. Bis zum Eintritt der Pubertät ist die Vorhaut normalerweise vollständig gelöst.

Etlg: # Vollständige Phimose: Vorhaut lässt sich bei erschlafftem Penis nicht über die Glans zurückziehen, meist längerstreckige Stenose. Zur verengten Vorhaut können zusätzlich Adhäsionen des inneren Vorhautblattes mit dem Epithel der Glans oder dem Frenulum oder ein Frenulum breve bestehen.
Unvollständige Phimose: bei Erektion Schwierigkeiten beim Zurückziehen der Vorhaut
Frenulum breve preputii : Verkürzung des Vorhautbändchens

Ät:
- **Angeborene Verengung** (primäre/kongenitale Phimose)
- Erworbene Verengung (sekundäre Phimose): **entzündlich** (Balanitis, Balanoposthitis), **Lichen sclerosus** et atrophicus (Syn: Craurosis penis ⇨ autoimmunologisch IgG-vermittelte

Verhärtung/Verengung der Vorhaut und weißliche Verfärbung der Glans (Balanitis xerotica obliterans) und des inneren Vorhautblatts, Verdickung/Schrumpfung des Frenulums sowie Meatusstenose mögl.), **Vernarbungen** der Vorhaut durch verfrühte/gewaltsame Retraktionsversuche im Kleinkindesalter

Epid: Prävalenz: 5-8 % bei den 6-7jährigen und noch ca. 1 % bei den 16- bis 18-jährigen Jungen

Klin:
- ⇒ Bei Kindern meist **asymptomatisch**
- ⇒ **Ballonierendes Preputium** bei der Miktion, im Extremfall Harnobstruktion und rezidivierende Harnweginfektion bei Abflussbehinderung, schmerzhaftes Wasserlassen
- ⇒ Rezidivierende **Balanitis/Balanoposthitis** (Entzündung von Glans penis und der inneren Vorhaut) ⇨ Verwachsungen zwischen Glans und innerem Vorhautblatt
- ⇒ Smegmaretention, Rötung, kleine Einrisse, verdicktes Preputium
- ⇒ Frenulum breve: behinderte Verschieblichkeit der Vorhaut durch ein verkürztes Vorhautbändchen ⇨ nur partielle Retrahierbarkeit des Preputiums, bei Erektion/Kohabitation schmerzhafte Einrisse und konsekutive Vernarbungen

Diag: Anamnese und klinische Untersuchung: Kann die Vorhaut nicht oder nur teilweise zurückgezogen werden od. zeigt sich beim Zurückstreifen über die Glans penis ein Schnürring (= Paraphimose) nach dem 2. Lj., so ist von einem korrekturbedürftigen Missverhältnis zwischen Vorhautweite und dem Durchmesser der Glans penis auszugehen. Weitere diagnostische Maßnahmen sind i.d.R. nicht erforderlich.

Ther:
- Bei unkomplizierter Phimose (keine Infekte, ungehinderter Urinabfluss) bis zum 3. Lj. **abwarten** (keine gewaltsamen Manipulationen oder Dehnungen).
- Med: Östrogen- (Estriol, Ovestin®) od. Cortison-haltige Salben (Clobetasol, Dermoxin® od. Mometason, Ecural®) 2 x tgl. für 4-6 Wo. unter die Vorhaut reiben, vorsichtiges Lösen und Aufdehnen nach Gewebeauflockerung durch die Salben, Erfolgsrate bis zu 80 %.
- Operativ: Ind: nach Abschluss des 2. Lj., bei Kompl. (rezidivierende Infekte, Harnobstruktion) unabhängig vom Alter des Jungen
  - Radikale **Zirkumzision** = zirkuläre Entfernung beider Vorhautblätter
    OP-Technik: bei Kindern stets in Vollnarkose, ggf. Lösung von Verwachsungen zwischen der Vorhaut und Glans penis, dorsale Inzision der Vorhaut und zirkuläre Umschneidung beider Vorhautblätter in Höhe des Sulcus coronarius (1), Ligatur der A.frenularis und Durchtrennung des Vorhautbändchens, Verbindung des inneren und äußeren Preputialblattes mit Einzelknopfnähten (2), s. Abb.

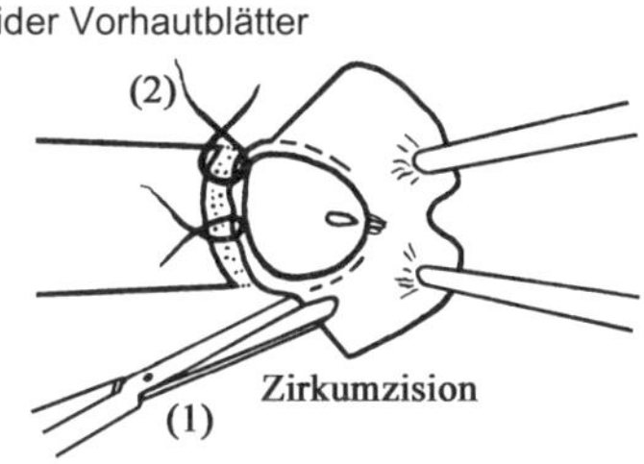

Zirkumzision

  - Plastische Zirkumzisionen: Lösen von Adhäsionen, dann wird etwa 1/3 der Vorhaut entfernt (= vorhauterhaltend) und wieder vernäht, bei gleichzeitig verdicktem/verkürztem Frenulum preputii Frenulotomie mit Ligatur der A.frenularis. Alternativ ist auch eine Erweiterungsplastik mögl. (Längsinzision der Vorhaut u. jeweils wieder quer vernähen ⇨ Erweiterung der Vorhautzirkumferenz ohne dass Vorhautgewebe entfernt wird)
  - Bei Frenulum breve: **Frenulotomie** ⇨ Ligatur d. A.frenularis u. Frenulumdurchtrennung
  - Bei Meatusstenose (Lichen sclerosus): zusätzlich Meatotomie
  - Postoperativ: Lidocain-Salbenverband (Instillagel®) für einige Tg. zur Schmerzlinderung

Prog: **Gut**, selten Op-Komplikationen, verbesserte Hygiene (keine Smegmaretention)
Anmerkung: Die sog. „Beschneidung“ wird häufig aus religiösen Gründen bei Juden (am 8. Lebenstag, Brit Mila) od. im Islam (meist mit 7-10 J., hitân) durchgeführt. Wird die Op (ohne medizinische Indikation) von einem Arzt durchgeführt, ist dies aus juristischer Sicht nicht unproblematisch (Körperverletzung n. § 223 StGB), gem. § 1631d BGB ist die Einwilligung in Deutschland jetzt aber zulässig (Gesetz v. 12/2012); dies wird von der Politik und der Ärzteschaft immer wieder diskutiert (u. kein Arzt ist verpflichtet den Eingriff durchzuführen).

Kompl:
- ∗ Zusätzliche urogenitale Missbildungen (keine Zirkumzision bei Hypospadie, da die Vorhaut zur plastischen Korrektur verwendet werden kann)
- ∗ Eine Phimose mit chronischer Balanitis und Retention von Smegma ist ein Risikofaktor

für das Entstehen eines Peniskarzinoms.

Op: * Nachblutung, Infektion, Wundrandnekrose, Rezidivphimose (insb. beim Belassen einer zu langen Restvorhaut), ungünstige Vernarbung, Meatusstenose ⇨ Korrektur-Op
* Traumatisierung des Kindes bei der rituellen Beschneidungen (ohne Narkose!)

Proph: ♥ Beschnittene Männer haben eine etwas geringere Inzidenz für ein Peniskarzinom (Phimose und Smegma sind Risikofaktoren für ein Peniskarzinom). Eine routinemäßige „prophylaktische" Zirkumzision (ohne Vorliegen einer Phimose) ist aber nicht indiziert.
♥ Beschnittene Männer haben ein geringeres HIV-Infektionsrisiko (Risikoreduktion um 50 %, da die dünne Vorhaut viele Zielzellen [$CD4^+$-T-Lymphozyten, LANGERHANS-Zellen] für das HI-Virus enthält).

DD: – **Paraphimose** (sog. Spanischer Kragen): Einklemmung der zu engen Vorhaut nach dem Zurückziehen hinter dem Eichelkranz (Corona glandis, Schnürring) ⇨ ödematöse Schwellung von Preputium und Glans penis mögl. (der proximale Penis ist unauffällig), Durchblutungsstörung bis zur Nekrose der Glans penis u. Vorhautgangrän (**urologischer Notfall!**) durch den gestauten venösen Abfluss, Spätfolge Narbenschrumpfung
Ther: in Vollnarkose od. Lokalanästhesie als Penisblock, Auspressen der Eichel, manuelle Reposition, bei Versagen der manuellen Reposition dorsale Längsinzision des Vorhautkragens, nach Abschwellung einige Tage später dann Zirkumzision
– Entzündung der Glans penis (Balanitis) + des Preputiums (= Balanoposthitis), Klin: Rötung, Schmerz, Schwellung der Glans, Verklebungen. Ther: lokale Maßnahmen (antiseptische Umschläge, Kamillenbäder, antibakterielle Salben), bei Rezidiven Zirkumzision im Intervall

HYMENALATRESIE

Syn: Hymen occlusivus, Hymen imperforatus, Atresia hymenalis, ICD-10: Q52.3

Path: Die Vulva und der untere Abschnitt der Vagina gehen aus dem Sinus urogenitalis der embryonalen Kloake (aus einem Teil der Allantois) hervor ⇨ **embryonale Hemmungsfehlbildung** führt zu fehlender Hymenalöffnung (persistierende Membran, die normalerweise um den normalen Geburtstermin eine zentrale Öffnung bekommt).

Epid: Häufigkeit einer Fehlbildung der Genitalien bei Mädchen insg. 20/10.000 Geburten

Klin: ⇒ Bei Neugeborenen fehlender vaginaler Fluor (wird oft aber nicht bemerkt)
⇒ Ab der ersten Menarche (= erste Menstruationsblutung) fließt das Blut nicht nach außen ab = **Kryptomenorrhoe** ⇨ abdominelle monatliche Schmerzen (= Molimina menstrualis), über Monate zunehmende abdominelle Raumforderung

Diag: 1. Anamnese und klinische Untersuchung: vorgewölbter Hymen, gelbliche oder dunkle Verfärbung (durchschimmerndes Sekret oder altes Blut)
2. Sonographie: blutgefüllte Vagina (**Hämatokolpos**), evtl. auch Blut im Uterus (**Hämatometra**) und in den Tuben (**Hämatosalpinx**)

Ther: • Frühgeborene haben eine noch physiologische Atresie, die sich meist spontan zurückbildet.
• Operativ: Teilexzision des Hymens, Entfernung des alten Blutes aus der Vagina

Kompl: * Akutes Abdomen bei extremer Blutansammlung mögl.
* Kombination mit Fehlbildungen der ableitenden Harnwege (z.B. Hypo-, Epispadie, Blasenekstrophie, Ureterdoppelfehlbildungen, Megaureter, Urethralklappen, Meatus-urethrae-externus-Stenose) od. Nieren (Nierenagenesie, Nierenverschmelzung, dystope Niere) od. des Uterus (Uterushypoplasie, Uterus septus, Uterus bicornis, Uterus duplex)

DD: – Verklebung der kleinen Schamlippen (**Labiensynechie**): ist keine angeborene Fehlbildung, sondern bedingt durch Östrogenmangel des Kleinkindes, Kompl: rezidiv. Vulvovaginitiden, Harnweginfekte, Ther: Östrogen-haltige Salbe einige Wochen auftragen (z.B. Ovestin®)

- Doppelte Hymenalöffnung (Hymen bifenstratus): Die 2 kleinen Öffnungen können zu gleichen Beschwerden wie bei der Atresie führen ⇨ Inzision der Verbindung.
- Vaginalaplasie (angelegte aber nicht entwickelte Vagina), ab der Menarche Amenorrhoe u. Kryptomenorrhoe (zurückgehaltenes Blut im Uterus), Ther: Ausbildung einer künstlichen Scheide
- Septierte Vagina (zweigeteilte Vagina), Ther: Resektion des Septums
- MAYER-V.ROKITANSKY-KÜSTER-HAUSER-Syndrom (kombinierte Aplasie von Uterus und Vagina), Epid: 2/10.000 Mädchen, Ther: Ausbildung einer künstlichen Scheide, Infertilität bleibt
- Testikuläre Feminisierung (blind endende Vagina, fehlende Scham- u. Axillabehaarung)
- Rituelle Genitalverstümmelungen (engl. female genital cutting): Hauptsächlich in **Afrika** (auch heute noch!) vorkommend. Bei Mädchen im Alter **von 4-8 J.** wird die Spitze der Klitoris (Sunna Circumcision) „beschnitten" od. vollständig die Klitoris (pharaonische Zirkumzision) und die kleinen/großen Schamlippen entfernt. Die verbleibende Haut/Gewebe werden dann „vernäht" (sog. Infibulation, z.B. mit Dornen aneinandergeheftet) od. mit „Klebstoff" aus Kautschuk und Eigelb verklebt und die Beine für 2-3 Wo zusammengebunden, sodass sich Narbengewebe bildet und nur noch eine kleine Öffnung für Urin u. Menstruationsblut verbleibt. In der Hochzeitsnacht wird die Vagina dann durch den Ehemann gewaltsam mit einem Dolch wieder „eröffnet". Kompl: Narben, Fisteln, Urethra-, Analstenosen, Retention von Menstruationsblut (Hämatokolpos), sexuelle Störungen, Fertilitätsstörung, Geburtskomplikationen, Keloidbildung, psychische Traumatisierung, Infektionsgefahr u.a. für HIV
  Ebenso wird in manchen Kulturen von Mädchen/jungen Frauen eine chirurgische Adaptation eines vermeintlich zerrissenen Hymen durchgeführt, damit dieses der „keuschen" Frau dann in der Hochzeitsnacht „entjungfert" werden kann.

LAGEANOMALIEN DES HODENS

Syn: Maldescensus testis, **Kryptorchismus**, Hodendystopie, Hodenhochstand, Hodenretention, engl. undescended testis, retained testicle, ICD-10: Q53.9

Anatomie: Entwicklungsgeschichtlich wandert die Hodenanlage ab der 5.-8. Embryonalwoche bis zum 10. Embryonalmonat geführt vom Gubernaculum testis (kaudaler Teil des Keimdrüsenbandes) von kranial retroperitoneal durch den Inguinalkanal in das Skrotum. Ursachen der Wanderung sind das schnellere Wachstum der unteren Körperhälfte und das Anti-MÜLLER-Hormon (abdominelle Wanderung) sowie die Androgene (Leistenkanal-Wanderung) ⇨ bei **termingerechter Geburt ist der Hoden im Skrotum** tastbar = ist gleichzeitig ein **Reifezeichen** für ein termingerechtes Neugeborenes.

Ät:
- Frühgeburt (<37. SSW)
- Mechanische Behinderung der Deszension in das Skrotum
- Chromosomenaberration: KLINEFELTER-Syndrom (47,XXY od. 48,XXXY)
- Testikuläre Feminisierung (46,XY): Hairless-woman-Syndrom durch Androgenrezeptordefekt (bei normaler Testosteronkonzentration)
- XY-Gonadendysgenesie-Syndrome (46,XY): Testosteronsynthesestörungen durch verschiedene Enzymdefekte (Fehlen/Verminderung der Desmolase, Hydroxylase, Dehydrogenase od. Hydroxysteroidoxidoreduktase) od. LEYDIG-Zell-Dysplasie ⇨ Testosteronmangel
- PRADER-WILLI-Syndrom (Deletion auf Chrom. 15 ⇨ Gonadotropinmangel)
- Pseudohermaphroditismus masculinus internus (46,XY): 5α-Reduktasemangel ⇨ gestörte Konversion von Testosteron zu 5-Dihydrotestosteron (5-DHT ist für die äußerliche Virilisierung und Entwicklung von Prostata, Penis und Skrotum erforderlich)
- Verminderte LH-Sekretion

Path: Bei dystoper Hodenlage kommt es zur Verminderung der Samenkanälchen und LEYDIG-Zellen durch die erhöhte Temperatur bei intraabdomineller Lage (3-4 °C mehr als im Skrotum) ⇨ Störung der Spermatogenese, Infertilität, erhöhtes Risiko für maligne Entartung. Hodenparenchymschäden lassen sich histologisch bereits nach dem 1. Lj. nachweisen.

Epid: ◊ Prävalenz: Ein **Maldescensus testis** kommt bei 3 % der männlichen, zeitgerecht geborenen Neugeborenen vor (damit häufigste genitale Fehlbildung bei Jungen).
Bei frühgeborenen Jungen (<37. SSW) in 30 % d.F. (bei <900 g zu 100 %)
◊ Durch spontane Deszension in das Skrotum verbleibt bis zum 6. Lebensmonat noch bei **1-2 %** aller Jungen ein Hodenhochstand ⇨ **dieser bedarf dann einer Therapie**.

Etlg: # Hodenretention:
- Bauchhoden: Hoden im Bauchraum = Retentio testis abdominalis
- **Leistenhoden** (Retentio testis inguinalis, häufigste Form, 2/3 d.F.) = Lage im Inguinalkanal
Präskrotale Lage (bereits aus dem äußeren Leistenring ausgetreten) des Hodens
Gleithoden (engl. sliding testicle): durch zu kurzen Funiculus spermaticus oder hypertrophe Fasern des M.cremaster liegt der Hoden nicht ganz im Skrotum, aber bereits außerhalb des äußeren Leistenrings. Manuell lässt sich der Hoden in das Skrotum verlagern, schnellt nach dem Loslassen aber wieder zurück.

Hodenektopie = Lage des Hodens außerhalb des normalen Wanderungsweges: epifaszial-inguinale (= subkutan in der Leiste, häufigste Form), femorale oder penodorsale Lage des Hodens

Klin: ⇒ Leistenhoden: im Leistenkanal palpabel, lässt sich manuell nicht ins Skrotum schieben

Diag:
1. Anamnese und klinische Untersuchung: Palpation des Skrotums u. der Leistenregion beim Neugeborenen im Liegen, beim Kind im Liegen oder Stehen
2. Sonographie: Ein Leistenhoden kann sonographisch gut nachgewiesen werden.
3. Labor: bei beidseits nicht tastbarem Hoden ⇨ diagnostische hCG-Stimulation zum Nachweis von Testosteron-produzierendem Hodengewebe (DD: Anorchie, dann nach hCG-Stimulation kein Testosteronanstieg nachweisbar)
4. MRT: zur intraabdominellen Lokalisation mögl. (aber tiefe Sedierung erforderlich), daher ggf. besser gleich eine diagnostisch-therapeutische **Laparoskopie** durchführen

Ther:
- Säugling: Ein Spontandeszensus kann beim Leistenhoden bis zum **6. Lebensmonat abgewartet** werden. Dann Behandlung beginnen, da es sonst zur irreversiblen Schädigung des Keimepithels kommen kann.
- Konservativ: Nach dem 6. Lebensmonat bei Hodenretention (nicht bei Hodenektopie wirksam) mit der **Hormontherapie** beginnen ⇨ humanes Choriongonadotropin (hCG, Predalon®) i.m. (500 I.E./Wo.) + GnRH als Nasenspray (Gonadorelin 3 x 400 µg/Tag, Kryptocur®) für 4 Wo. ⇨ führt in 20 % d.F. zum Deszensus u. verbessert die spätere Fertilität.
- Operativ: Ind: Hodenektopie, gleichzeitige Leistenhernie, vorhandener Kryptorchismus trotz Hormontherapie ⇨ Op vor Abschluss des **1. Lj.** durchführen!
  - Bei Leisten- und Gleithoden: über einen inguinalen Zugang **Orchidofunikulolyse** (= Freipräparieren des Hodens und der Vasa spermatica/Duct.deferens), **spannungsfrei** Verlagerung des Hodens in das Skrotum und **Orchidopexie** (Einbettung und Befestigung d. Hodens in einer präparierten subkutanen „Hodentasche“ im Skrotum), Begleitpathologien (Processus vaginalis od. Inguinalhernie) werden in gleicher Sitzung operiert
  - Bei Bauchhoden: Op n. FOWLER-STEPHENS (zweizeitige Op: laparoskopisch u. später offen-chirurgisch) 1. laparoskopische Suche des Hodens, Ligatur und Durchtrennung der Vasa spermatica (A./V.testicularis), die Gefäße von Duct.deferens und Nebenhoden werden dadurch stimuliert und versorgen dann den Hoden. 2. Im Alter von 18 Mon. konventionelle Verlagerung des Hodens in das Skrotum. Ist dies nicht mögl., mikrochirurgische Autotransplantation (= Entfernung des abdominellen Hodens und Implantation in das Skrotum, Anastomose der Hodengefäße mit den Vasa epigastrica)
  - Findet sich in der Laparoskopie nur eine rudimentäre Hodenanlage, so wird diese wegen der malignen Entartungstendenz entfernt.

Prog: Die Hoden können in den ersten Lebensmonaten noch spontan deszendieren.
Die Behandlung des Pat. sollte bis zum **ersten Geburtstag abgeschlossen sein**, damit kann in 90 % d.F. die Fertilität erhalten werden.

Kompl: * Bei beidseitigem (nicht behandeltem) Kryptorchismus in 80 % **Infertilität** (bei einseitigem Hodenhochstand Infertilität auch noch in 40 % d.F.)

* Erhöhtes Risiko der **malignen Entartung** ⇨ Hodenkarzinom (20fach bei einseitigem Kryptorchismus, 40fach bei beidseitigem; auch nach erfolgreicher Op bleibt das Risiko noch erhöht)
* Bei Hodendystopie in 50 % d.F. gleichzeitig Leistenhernie und weitere Anomalien, wie fehlender Anschluss der Nebenhoden od. Samenwege

Op: * Hodenatrophie, Infektionen, Rezidiv

DD: – **Pendelhoden** (Syn: Wanderhoden, engl. retractile testis): in Ruhe stehen die Hoden normal im Skrotum. Bei ausgelöstem Kremasterreflex (Kältereiz, Sex) kommt es durch Kontraktion des M.cremaster zur Retraktion der Hoden vor den äußeren Leistenring. ⇨ Normvariante, keine Ther. erforderlich, Kontrolle bis zur Pubertät wegen mögl. bleibendem Ascensus

– Prune-belly-Syndrom (Bauchdeckenaplasie-Syndrom): Missbildungssyndrom mit Trias aus beidseitigem Kryptorchismus, Bauchmuskelaplasie, dysplastischen ableitenden Harnwegen (s.o., Kap. Megaureter)

– Primäre **Anorchie** (= fehlende Hoden) od. Hodenhypoplasie bei normalem 46XY-Karyotyp und normalen äußeren Genitalien ⇨ persistierende primäre Infertilität, Ther: Testosterongabe zur Einleitung der Pubertät und dann dauerhaft (die Infertilität bleibt aber bestehen)

HODENTORSION

Syn: Hoden- u. Samenstrangdrehung, **akutes Skrotum**, engl. testicular torsion, ICD-10: N44.0

Path: Abnorme Mobilität des Hodens innerhalb der Tunica vaginalis testis (intravaginale Form, 90% d.F.) oder insuffiziente Fixierung des Hodens durch das Gubernaculum testis und nicht obliterierten Processus vaginalis (extravaginale Form mit Torquierung in Höhe des äußeren Leistenrings). Durch Rotation von Hoden und Samenstrang kommt es zur Kompression des venösen Plexus pampiniformis ⇨ **hämorrhagischer Hodeninfarkt** mit sekundärem Stopp der Perfusion durch die A.testicularis (oder bei ausgeprägter Torquierung sofortiger Verschluss der A.testicularis).

Ät: – Fehlendes Bändchen, das den Hoden im Hodensack fixiert

– Auslöser können starke Drehbewegungen (auch im Schlaf in der Traumphase), eine Hydrozele, Trauma od. auch der Zug des M.cremaster sein, der spiralige Muskelfaserzüge hat

Epid: ◊ Inzidenz: 25/100.000/Jahr

◊ Prädisp.alter: fast überwiegend im **Säuglings-** (meist extravaginale Form, sogar bereits pränatal/beim Neugeborenen mögl., dann meist starke Schädigung) und Jugendalter (15.-20. Lj., meist intravaginale Form)

Klin: ⇒ Plötzlich einsetzender, **heftigster Hodenschmerz** mit Ausstrahlung in die Inguinalregion und den Unterbauch („**akuter Hoden**", „**akutes Skrotum**"), Skrotalödem, Rötung

⇒ Vegetative Begleitsymptomatik, Übelkeit und Erbrechen, selten Schocksymptome

⇒ Evtl. peritoneale Reizung bei körperlicher Betätigung mit Drehbewegung

Diag:
1. Anamnese (vorangegangene Beschwerden, z.B. Leistenhernie, Skrotalschwellung?) und klinische Untersuchung: wegen Rotation des Samenstranges besteht i.d.R. ein einseitiger **Hodenhochstand** (BRUNZEL-Zeichen), Druckempfindlichkeit des verdrehten Hodens, fehlender Kremasterreflex, Skrotalschwellung und -rötung
   Negatives PREHN-Zeichen: Schmerzverstärkung oder -persistenz bei Hodenhochlagerung (unsicher im Säuglings- und Kleinkindesalter)
2. Sonographie (immer beide Seiten): Ausschluss einer Hydrozele od. Hydatidentorsion, farbkodierte Duplexsonographie zur Darstellung der Hodenperfusion über die A.testicularis (ist manchmal auch unsicher, da initial oder bei geringer Torsion die arterielle Perfusion noch besteht), fehlender venöser Rückstrom
3. MRT: zuverlässige Diagnose mögl. (wenn vorhanden, jedoch teuer)

Ther:
- Akut: **Urologischer Notfall!** Versuch der manuellen Retorquierung (li. Hoden im Uhrzeigersinn, re. Hoden gegen den Uhrzeigersinn = jeweils nach lateral), jedoch anschließend immer operative Revision und Orchidopexie (auch des kontralateralen Hodens)
- Operativ: Ind: Kann eine Torsion nicht sicher ausgeschlossen werden, dann immer Freilegung des Hodens. **OP innerhalb von 6 Std.**, sonst irreversible Nekrose!
  - Eröffnung des Skrotums, Detorsion des torquierten Hodens, **Orchidopexie** (= Befestigung mittels Naht am tiefsten Punkt des Skrotums) des betroffenen Hodens und auch des kontralateralen Hodens (als Prophylaxe)
  - Bei Nekrose: Orchiektomie des betroffenen Hodens und kontralaterale Orchidopexie

Prog: Bei Op innerhalb v. 6 Std. gut, nach 12 Std. irreversible Nekrose bereits in 80 % d.F.!

Kompl:
* Verschleppte Hodentorsion (>6 Std.) ⇨ irreversible Nekrose des Hodengewebes
* Erhöhtes Risiko für Hodentorsion d. kontralateralen Hodens zu einem späteren Zeitpunkt

DD: **Akutes Skrotum:**

- Torsion: **Hodentorsion**
  Hydatidentorsion (Syn: MORGAGNI-Hydatide, Appendix testis): Torsion des Rests des MÜLLER-Gangs = ein gestieltes mit Wasser gefülltes Bläschen am oberen Pol des Hodens, meist im Kindesalter, Klin: wie bei der Hodentorsion, Ther: Hydatidenentfernung
- Entzündung: **Epididymitis**, Orchitis, Hodenabszess
- Trauma: stumpfes Skrotal-/Hodentrauma, Hämatom, Hämatozele (traumatische Hodenruptur), Ther: Ausräumung des Hämatoms und Wiederverschluss der Tunica albuginea
- Akute Hydrozele ("Wasserbruch", prall gefülltes Skrotum)
- Insektenstich (allergische Reaktion)
- Idiopathisches angioneurotisches Ödem (idiopathisches Skrotalödem)
- Skrotalphlegmone (bakterielle Infektion), FOURNIER-Gangrän, Skrotalemphysem
- Hodeninfarkt (Verschluss der A.testicularis)
- Thrombose des Plexus pampiniformis, Varikozelenthrombose, hämatologische Erkrankungen (Purpura SCHÖNLEIN-HENOCH, Lymphome, Leukämie)
- **Leistenhernie**, insb. inkarzerierte Skrotalhernie
- Hodentumoren (i.d.R. schmerzlos, ggf. symptomatisch bei Einblutung)
- Schmerzausstrahlung vom Bauchraum: Appendizitis, Nabelkoliken, Nephrolithiasis

LEISTENHERNIE

Syn: Inguinalhernie, **Hernia inguinalis**, "Leistenbruch", ICD-10: K40.9

Anatomie: Verlauf des Leistenkanals:

Von dorsal lateral kranial nach ventral kaudal medial, Anfang: **innerer Leistenring** (Anulus inguinalis internus/profundus), ca. 1 cm oberhalb der Mitte des Leistenbandes,
Ende: äußerer Leistenring (Anulus inguinalis externus/superficialis): oberhalb des Tuberculum pubicum

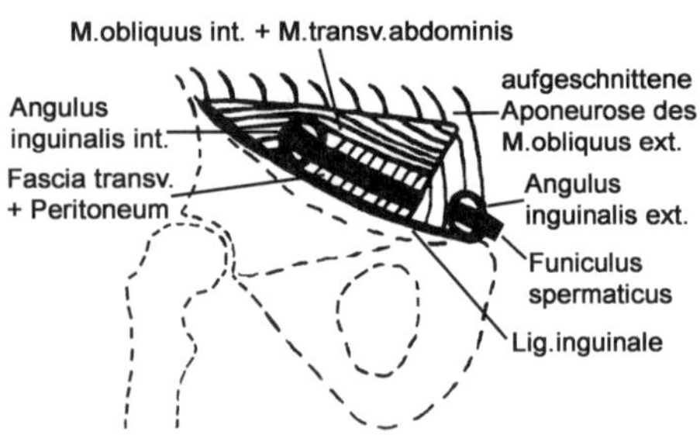

Wände des Leistenkanals:
Ventral: Aponeurose des M.obliquus externus
Dorsal: Fascia transv., Peritoneum parietale
Kranial: Unterrand des M.obliquus internus u. des M.transversus abdominis
Kaudal: Lig.inguinale (= POUPARTI-Band)

Inhalt: **Bei Jungen:**
- Ductus deferens
- A.testicularis, A.ductus deferentis, A.musculi cremasteris
- Plexus pampiniformis (venöses Abflussgeflecht)
- Fascia spermatica interna (= Ausstülpung der Fascia transversalis)
- M.cremaster (kaudale Internusfasern)
- Fascia spermatica externa (= Ausstülpung der Externusaponeurose)
- R. genitalis des N.genitofemoralis, Plexus testicularis (sympathisch)

Bei Mädchen: Lig.rotundum (Lig.teres uteri), IMLACH-Fettpfropf

Ät:
- Inkompletter fetaler Bauchwandschluss
- Erhöhter intraabdomineller Druck, z.B. durch Husten, Niesen, Pressen (chron. Obstipation), Aszites (Lebererkrankungen, portale Hypertension), intraabdominelle Tumoren
- Begünstigend sind: **Frühgeburtlichkeit**, Fehlbildungen der Harn- und Geschlechtsorgane, wie z.B. Hodenhochstand oder Blasenekstrophie, Bindegewebsschwäche, angeborene Hydrozele

Epid:
◊ **Häufigste Hernienform** (75 %) des Menschen. 65 % sind indirekte, 20 % direkte Hernien und in ca. 15 % d.F. liegt eine kombinierte Hernie vor. Beidseitige Hernien in 15 % d.F. re. > li. (verzögerter Deszensus des re. Hodens u. späterer Verschluss des Proc.vaginalis)
◊ Prävalenz: 1-2 %, bei **Frühgeborenen** bis 25 %, **m** >> w (bei Kindern 9:1, sonst 8:1) In Deutschland 20.000 Operationen/Jahr bei Kindern <14 J.
◊ Prädisp.alter: **1. Lj.**, insb. bei Frühgeborenen (u. 55.-75. Lj.)

Etlg:

Indirekte (laterale) Leistenhernie: Verläuft aus dem **inneren Leistenring** (Anulus inguinalis profundus, liegt lateral der Vasa epigastrica) durch den Leistenkanal zum äußeren Leistenring (Anulus inguinalis superficialis). Der Bruchsack ist von Kremasterfasern umgeben und kann bis zum Skrotum reichen. Entsteht durch ausbleibende Obliteration (Verklebung) des **Processus vaginalis** peritonei nach dem Descensus testis (= kongenital, **angeboren**) oder durch Erweiterung des inneren Leistenringes u. Vorstülpung von Peritoneum in den Leistenkanal (= **erworben**), eher **Kinder** und Frauen.

Direkte (mediale) Leistenhernie: Die Durchtrittsstelle liegt medial der Vasa epigastrica (Fossa inguinalis medialis, HESSELBACH-Dreieck), der Bruchsack durchsetzt **die Bauchdecke** (Fascia transversalis) **senkrecht auf direktem Weg** u. verläuft zum äußeren Leistenring (keine Beziehung zum Inneren des Samenstrangs), **erworben**, meist (ältere) Männer.

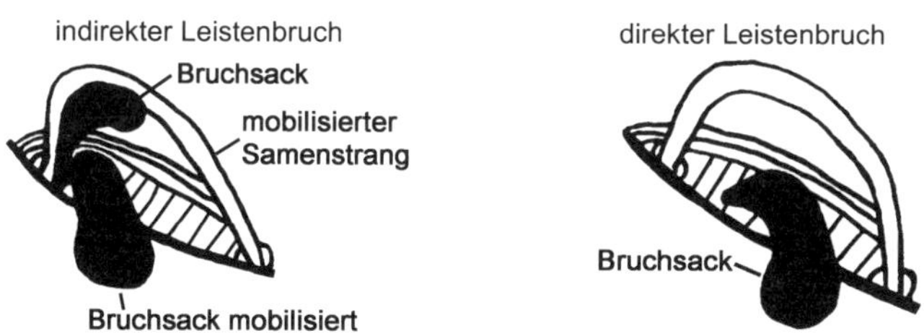

Klin:
⇒ Neugeborene/Säuglinge: meist schmerzlose Schwellung (sichtbar und tastbar) in der Leistengegend, oftmals **zufällige Entdeckung** beim Wickeln oder Baden, Schwellung der Leiste beim Schreien und Rückbildung in Ruhe
⇒ Ältere Kinder: **Schmerzen in der Leiste** (Ausmaß der Beschwerden korreliert aber nicht mit der Größe der Hernie), Schwellung bei körperlicher Belastung, Pressen od. Husten
⇒ Bei Einklemmung: starke Bauchschmerzen (Kind zieht die Beine an, schreit, weint), Erbrechen (schnell und reflektorisch bedingt od. im Intervall bei Darmverschluss)

Diag:
1. Anamnese und klinische Untersuchung: Inspektion: Vorwölbung in der Leistenregion
2. Palpation: digitale Austastung des Leistenkanals (Hustenanprall) nur bei größeren Knaben möglich, bei kleinen Kindern äußere Palpation von Asymmetrien

Tastbarer Austritt des Bruchsackes am äußeren Leistenring (= Hernia completa)
Bruchsack bis ins Skrotum tastbar (= Hernia scrotalis)

3. Sonographie: Darstellung der Bruchpforte bzw. des Bruchsacks, farbkodierte Duplexsonographie zur Lokalisation und Darstellung der epigastrischen Gefäße

Ther:
- Operativ: Ind: Ist mit der Diagnosestellung wegen Gefahr der Inkarzeration immer gegeben (**keine Spontanheilung**!). Bei kleiner asymptomatischer Hernie elektive Op innerhalb von 4 Wo., bei großer Hernie mit reponierbarem Bruchinhalt operativer Verschluss innerhalb von 24-48 Std. (Abschwellung des Ödems), bei akuter Inkarzeration Notfall-Op
  - Anästhesie: bei kleinen Kindern in **Vollnarkose**, bei älteren ggf. auch in Spinalanästhesie und als tageschirurgischer Eingriff mögl.
  - Op (ist deutlich verschieden zur Op des Erwachsenen, da i.d.R. keine Schwäche von Faszie oder Muskulatur vorliegt): kleiner Leistenschnitt, hohe **Abtragung des Bruchsacks und Verschluss am inneren Leistenring** (Op n. FERGUSON, ob der Leistenkanal dabei eröffnet wird od. nicht, ist weniger bedeutsam). Bei weitem inneren Leistenring Fixierung des Musculus obliquus internus an der Basis d. Leistenbandes (Naht n. GROB). Bei Mädchen: Bruchsack wird mit adhärentem Lig.rotundum präpariert u. nach Durchtrennung des Ligaments transmuskulär unter dem Musculus obliquus int. fixiert (Op n. FERGUSON/BASTIANELLI) ⇨ Ligament hat wieder guten Halt an der Bauchdecke.
  - Bei älteren Kindern Verstärkungsmethode n. SHOULDICE ("Canadian repair"): nach Abtragung und Verschluss des Bruchsacks Spaltung und **Doppelung** der Fascia transversalis mit fortlaufender Naht + Naht des M.obliquus int. u. des M.transversus an das Leistenband oder n. BASSINI: Naht des M.obliquus internus und des M.transversus abdominis unter dem Samenstrang durch an die Innenfläche des Leistenbandes, der Samenstrang wird dann mit der Externusaponeurose gedeckt.
  - Für Säuglinge/Kinder auch **laparoskopisches Verfahren** mögl., dabei wird der offene Proc.vaginalis von innen (= abdominell) mit einer nicht-resorbierbaren Z-Naht verschlossen (Vorteile der Methode sind umstritten u. bisher höhere Rezidivrate).
  - Verstärkungsmethoden der dorsalen Leistenkanalwand mit Implantation von Netzen werden bei Kindern nicht durchgeführt (die Netze wachsen nicht mit).
- Postoperativ: **Mobilisation noch am Op-Tag**, Fäden ex am 10. Tag (od. resorbierbare Fäden u. Wundkleber). Kein Sport, keine schweren Lasten für 10 Wochen.

Prog: mit Op **gut**, Rezidivrate 1-4 % bei Kindern

Kompl:
* Im Bruchsack können Darm, Netzanteile, bei Mädchen auch ein Ovar enthalten sein ⇨ **Inkarzerationsgefahr**, Koteinklemmung, Bruchentzündung (Inflammatio herniae) mögl.

Op:
* Postoperativer **Harnverhalt, Hämatom, Serom, Wundinfektion**
* Verletzung oder **Einengung** der Vasa spermatica (meist zu stark verengter innerer Leistenring) ⇨ Hodenschwellung durch Abflussbehinderung, im Extremfall ischämische Orchitis mit **Hodenatrophie** od. -nekrose ⇨ Ther: frühzeitige Revision
* Hodenhochstand
* Durchtrennung des Ductus deferens ⇨ Ther: Adaptation über Catgut-Schiene
* Darm-, Blasenläsion od. weibliche Adnexverletzung (insb. bei Gleithernie des Ovars bei Mädchen) mit Peritonitis
* Verletzung inguinaler Nerven ⇨ Sensibilitätsstörungen, inguinale Schmerzen
* Verletzung/Einengung der A./V.femoralis, V.iliaca ext. mit Thrombose oder Embolie
* **Rezidiv** und Rerezidiv nach einer Rezidiv-Op

DD:
- **Leistenlymphome**: neoplastisch, entzündlich ⇨ Suche nach Fokus, z.B. Fußmykose
- Funikulozele, Hydrozele, **Hodenhochstand**
- **Adduktorensehnen-Zerrung**: Druckschmerz am Ursprung der Adduktorensehnen am Os pubis, insb. bei Sportlern (z.B. Grätschbewegung beim **Fußball**!)
- Weichteiltumoren: Lipome, Malignome (Sarkom), Metastasen
- Schenkelhernie, Senkungsabszess (urogenitale Infektionen, Morbus CROHN)
- Varikosis der V.saphena magna, Aneurysma v. Becken-/Beinarterien
- Hernia scrotalis ⇨ DD: Hydrozele, Varikozele, Lipome, Hodentumoren

KINDERONKOLOGIE

TUMOREN IM KINDESALTER

Ät: – Idiopathisch = keine direkte Ursache zu finden
– Endogene Faktoren: chromosomale Erkrankungen, Immundefekte, Fehlbildungen
– Exogene Faktoren: chemische Kanzerogene, onkogene Viren, Medikamente, Strahlung

Path: ♦ 1/3 der Tumoren im Neugeborenen- und Kindesalter sind embryonalen Ursprungs
♦ *(Karzinome sind im Gegensatz zu Erwachsenen eine Rarität)*

Epid: ◊ Inzidenz: **selten**, alle malignen Erkrankungen im Kindesalter (bis zum 15. Lj.) zusammen 14/100.000 Kinder/Jahr (⇨ **1.800 Neuerkrankungen/Jahr** in Deutschland), die kumulative Inzidenz (von 0-15 J. zusammengefasst) beträgt **0,2 % aller Kinder**. Trotzdem auch heute noch **zweithäufigste Todesursache** bei Kindern nach der Neugeborenenperiode.
◊ Insg. etwas mehr Jungen als Mädchen betroffen (m > w = 1,2:1)
◊ Statistische Zentrale für Deutschland: Deutsches Kinderkrebsregister am IMBEI, Universitätsmedizin der Johannes-Gutenberg-Universität, Obere Zahlbacher Str. 69, 55131 Mainz, Tel.: 06131 17-3252, Internet: www.kinderkrebsregister.de

Etlg: Verteilung der Tumoren: (Daten des Deutschen Kinderkrebsregisters, 2009)
34 % **Leukämien** (insb. **akute** Formen = **ALL**, AML)
21 % **ZNS-Tumoren**, häufige Hirntumoren beim Kind: Medulloblastom (embryonal), Astrozytom, Ependymom, Kraniopharyngeom
12 % **maligne Lymphome** (HODGKIN-Lymphome und Non-HODGKIN-Lymphome)
8 % **Neuroblastom** (Tumoren des sympathischen Nervensystems)
6 % **Weichteiltumoren** (z.B. Rhabdomyosarkom, Fibrosarkom, Synovialsarkom usw.)
6 % **Nephroblastom** = WILMS-Tumor (Niere)
5 % **Knochentumoren** (insb. Osteosarkom u. EWING-Sarkom)
3 % Keimzelltumoren
2 % Retinoblastome (embryonal, spontan od. aut.-rez. erblich)
Rest (2 %): Histiozytosen, Hepatoblastom, Pankreatoblastom, epitheliale Tumoren (= Karzinome, 1 % ⇨ beim Erwachsenen ist dies die häufigste Tumorentität!)

Prog: Die **Heilungschancen** maligner Erkrankungen sind im Kindesalter heute **sehr gut** (je nach Tumor 30- bis 95%ige Heilungswahrscheinlichkeit). In der westlichen Welt gibt es durch Therapiefortschritte mittlerweile **75 %** Langzeitüberlebende (= mindestens 15 Jahre nach Erkrankung).

Die 5-JÜR aller Tumoren bei Kindern u. Jugendlichen bis 15 J. liegt bei 83 % (RKI, 2010). 80-90 % aller Kinder mit einer Tumorerkrankung sind bei uns in **Therapieoptimierungsstudien** eingeschlossen und werden in **kinderonkologischen Zentren** betreut.

Risiko: für spätere **Sekundärneoplasien** durch die Chemo- u./od. Radiotherapie und bei genetischer Disposition zu Mehrfachmalignomen liegt bei ca. 2-3 % (am höchsten bei der Ther. einer ALL, s.u.), nach 30 Jahren bis 5-30 %. Nach Chemotherapie sind dies insb. Leukämien (AML, myeodysplastische Syndrome), nach Radiatio solide Tumoren.

Weitere Spätfolgen: **Kardiomyopathie** (insb. Anthrazykline), Herzklappenfehler, Lungenfunktionsstörungen, **Hörminderung** (Platinpräparate), Nierenfunktionsstörungen, Schilddrüsenfunktionsstörungen (Tyrosinkinase-Inhibitoren), Sub-/**Infertilität** (s.u.), metabolisches Syndrom, Fatigue, Osteoporose und **neurokognitive Beeinträchtigungen**. Daher sollten die Kinder nach erfolgreich abgeschlossener, onkologischer Therapie eine Langzeitnachbeobachtung erhalten (derzeit sind dies ca. 30.000 Kinder/Erwachsene in Deutschland). Die 10-Jahresmortalität dieser Betroffenen ist durch die Spätfolgen ca. 3-fach erhöht gegenüber der Normalbevölkerung. 2/3 der Betroffenen haben oder entwickeln innerhalb von 30 Jahren Spätfolgen (CCS-Studie in den USA).

Herabgesetzte Fertilität (für Mann u. Frau) in 25-35 % d.F. (u. damit um ein Vielfaches höher als in der Allgemeinbevölkerung). Je nach Tumor u. geplanter Therapie können/ sollten vorab Spermien/Hodengewebe bzw. Eizellen/Ovarialgewebe kryokonserviert werden (weitere Informationen im Internet bei: www.fertiprotekt.de). Bei einer späteren Schwangerschaft wurde kein erhöhtes Risiko für Fehlbildungen bei den Nachkommen beobachtet.

Selbsthilfegruppen: Deutsche Kinderkrebsstiftung e.V., Adenauerallee 134, 53113 Bonn, Tel.: 0228 68846-0, Fax: -44, Internet: www.kinderkrebsstiftung.de

Studien-Portal bei Kinderkrebsinfo der Charité, Berlin, Internet: www.kinderkrebsinfo.de

Internetseiten für Kinder: Projekt KONI, Internet: www.projekt-koni.de u. www.onkokids.de

Weitere Informationen: www.nachsorge-ist-vorsorge.de, www.pancare.eu

Schmerztherapie

Ind:
- **Palliative** Schmerztherapie bei **finaler Tumorerkrankung**, Tumorrezidiv, **Knochenmetastasen**, pathologischer Fraktur, Tumornekrose an den Schleimhäuten (Ulzeration)
- Nervenkompression durch den Tumor
- Viszerale Tumorinfiltration/Metastasen (⇨ intestinale Obstruktion) oder Weichteilinfiltration
- Hirnödem, Leberkapselschmerz, Aszites, Lymphödem, venöse Ödeme
- Phantomschmerz nach Extremitätenamputation, SUDECK-Syndrom
- Iatrogen: vor/bei/nach diagnostischen od. therapeutischen Eingriffen, Op-Narben, Nervenläsionen, Postthorakotomiesyndrom, postoperative Kontrakturen, Strahlenfibrose (Plexusfibrose, Osteoradionekrose, Mukositis, Neuropathie), Tumorembolisation, Chemotherapie

Diag:
1. Anamnese (Grunderkrankung, Krankheitsstadium, Begleiterkrankungen), **Schmerztagebuch** führen lassen (Schmerzdauer, Intensität [KUSS-Skala von 1-10, s.o., Kap. Klinische Untersuchung], Lokalisation und Ausstrahlung, beeinflussende Faktoren, Begleitbeschwerden)
2. Klinische Untersuchung: neurologische Ausfälle, DMS
3. Je nach Form und Lokalisation der Schmerzen erforderliche spezifische Diagnostik durchführen (z.B. zur Klärung Tumorrezidiv, Metastasierung usw.)

Allgemein:
- Mit der Schmerztherapie **frühzeitig beginnen**! Chronische Schmerzen führen zur Ausbildung eines sog. „Schmerzgedächtnisses" und diese sind dann therapeutisch schwerer zu beeinflussen.
- Behandlung gem. dem Stufenschema (s.u., Tab.)
- Bei Dauerschmerzen **regelmäßige Medikation** (Einnahmeplan für das Kind erstellen), keine Einnahmepause oder Verordnung „nur bei Bedarf" (außer für Zusatzmedikation zum Abfangen von extremen Schmerzspitzen)
- **Langwirksame** Präparate (Retardpräparate) und orale, rektale od. transdermale Applikation bevorzugen
- Ausreichend **hohe Dosierung** (keine Scheu vor hohen Dosen, Maximaldosis ausschöpfen bevor eine Kombinationstherapie begonnen wird), keine Kombination von Medikamenten aus der selben Wirkstoffgruppe
- **Psychoonkologische Betreuung** des Kindes und der Eltern (Rooming-in mit den Eltern, menschliche Zuwendung, Krisenintervention, Gesprächstherapie)

Stufenschema gem. WHO zur Behandlung von chronischen Tumorschmerzen

Stufe 1	normale Analgetika			
Stufe 2	normale Analgetika	schwache Opioide		
Stufe 3	(±)		starke Opioide	
Stufe 4	(±)	(±)		invasive Schmerztherapie

Stufe:
1. **Normale Analgetika** (Nichtopioidanalgetika): rektal od. oral appliziert
2. Stufe 1 **+ schwache Opioide**: oral od. rektal appliziert
3. **Starke Opioide** ± Stufe 1: oral, rektal od. transdermal appliziert
4. Invasive Schmerztherapie: **intravenös, intramuskulär, subkutan, epidural, intrathekal** appliziert oder regionale Schmerzblockade

Präp.: • Normale Analgetika / NSAR (in Klammern Beispiele für Handelsnamen und übliche gewichtsadaptierte Dosierung/Tag [in eckiger Klammer max. Tagesdosis]):
- **Paracetamol** ist das Mittel der Wahl für alle Schmerzarten und zur Fiebersenkung bei Kindern (ben-u-ron®, 3-4 x 10-15 mg/kgKG [75 mg/kgKG]) als Suppositorium od. oral
- **Ibuprofen** (nicht <6 Monate geben, Nurofen®, 3 x 5-10 mg/kgKG [40 mg/kgKG]), gut bei Gelenk-, Hals-, Ohren-, Kopfschmerzen
- Metamizol (nicht <3 Mon. geben, Novaminsulfon®, Novalgin®, 4 x 8-16 mg/kgKG [75 mg/kgKG]), gut bei Bauchschmerzen, seltene NW: Agranulozytose, Anaphylaxie
- Diclofenac (Voltaren®, 3 x 12,5-50 mg, für Jugendliche ab 14 J. zugelassen)
- Anmerkung: Acetylsalicylsäure (ASS, Aspirin®) sollte bei Kindern eher nicht gegeben werden, wegen der potenziellen NW des REYE-Syndroms.

• Schwache Opioide: **Tramadol** (Tramal®, 3 x 1-2 mg/kgKG [8 mg/kgKG]), Nalbuphin (Nalpain®, i.v. od. i.m., 4 x 0,05-0,3 mg/kgKG [1,8 mg/kgKG])

• Starke Opioide (unterliegen der BtMVV, erfordern ein BtM-Rezept u. bei Kindern besondere Erfahrung im Umgang, z.B. Sauerstoffsättigung in den ersten 48 Std. überwachen):
- Morphin (oral, erst >12 J. einsetzen, MST®, 4 x 0,1-0,3 mg/kgKG [2 mg/kgKG])
- I.v., i.m. od. s.c. Opiatanalgesie: **Morphin** (MSI®-Ampullen, i.v. 10-30 µg/kgKG als Dauerinfusion/Std. od. als Boli, i.m. u. s.c. 50-200 µg/kgKG [wird titriert nach Wirkung, daher keine Maximaldosisangabe])
- **Piritramid** (Dipidolor®, i.v. 20-40 µg/kgKG [0,4 mg/kgKG]) zur Behandlung von Schmerzspitzen; längere Applikation auch mittels s.c. Katheter und Pumpe mögl.

• Zusätzliche Medikamente (Adjuvantien):
- **Antiemetika** (Metoclopramid, MCP® od. Dimenhydrinat, Vomex A®) bei Übelkeit/Erbrechen (bei Chemotherapie stark wirksame, wie Ondansetron [Zofran®, 0,1 mg/kgKG] ggf. + Dexamethason)
- Quellstoffe od. Laxanzien (osmotisch wirksames Macrogol, Movicol®Junior oder stimulierend wirksames Bisacodyl, Dulcolax®) bei Obstipation
- Spasmolytika (Butylscopolamin, Buscopan®; Metamizol wirkt auch spasmolytisch) bei kolikartigen Schmerzen
- Antikonvulsiva: Pregabalin (Lyrica®), Gabapentin (Neurontin®) od. Carbamazepin (Tegretal®) bei neuropathischen Schmerzen/Phantomschmerzen
- Glukokortikoide bei entzündlichem Prozess, Hirnödem, Rückenmarkkompression, Subileus
- Magenschutz: H_2-Blocker (Ranitidin od. Cimetidin) od. Sucralfat (Ulcogant®)

• Lokale Schmerztherapie bei Kindern: Aufkleben eines großflächigen Lidocain-/Prilocain-Hautpflasters (**„Zauberpflaster“**, EMLA®) über dem betroffenen Dermatom (z.B. 60 Min. vor Punktionen), alternativ auch zum Einreiben (EMLA®Creme)

• Neugeborene: orale Gabe von 2 ml einer **Glukose-20%ige**-Lösung ist analgetisch wirksam, z.B. vor diagnostischen Eingriffen od. Impfungen geben

• Für kurze Eingriffe (z.B. in der Traumatologie od. Verbrennungsmedizin): 50%iges **Lachgas**/Sauerstoffgemisch (N_2O + O_2, LIVOPAN®) über eine Maske (Kind atmet selbst)
Zur Sedierung kann Midazolam (Dormicum®) eingesetzt werden.

• Unterstützende Maßnahmen: Krankengymnastik, physikalische Therapie, Lymphdrainage, TENS (transkutane elektrische Nervenstimulation)

• Invasive Schmerztherapie (wird meist vom Anästhesist/**Schmerztherapeut** durchgeführt):
- Epidurale od. intrathekale Opiatanalgesie mit Morphin über einen Katheter
- Regionale Schmerzblockaden: Plexus coeliacus und Interkostalblockade als chemische Neurolyse (5%iges Phenol), Intrapleuralblockade mit Bupivacain (Carbostesin® 0,5%ig)

• Operativ: Ind: finale Erkrankung und Versagen aller anderen analgetischen Methoden
- DREZ-Läsion (dorsal root entry zone): Koagulation od. Chemoneurolyse (mit Phenol-Glyzerin) der afferenten Schmerzbahn im Bereich der Hinterwurzel am Rückenmark od. auch operative Durchtrennung der Hinterwurzelnerven (Rhizotomie) mögl.
- Chordotomie: offene operative Durchtrennung od. perkutane Thermoläsion/Radiofrequenzablation des Tractus spinothalamicus im Rückenmark in Höhe C1/C2

– Intrathekale Neurolysen, Thermokoagulation des Ganglion trigeminale GASSERI
- Radiatio: punktuelle Bestrahlung bei Knochenmetastasen
- Weitere Informationen für Ärzte u. Patienten: www.paediatrie-links.de/schmerz.htm, www.deutsches-kinderschmerzzentrum.de, www.kinderschmerz.org

Kompl: * Nichtopioidanalgetika: Magenschmerzen, Gastritis, Ulcus ventriculi, Ulkusperforation
* Opioide: Limitierend in der Dosissteigerung ist die **Obstipation**, daneben Miktionsstörungen mit Harnverhalt, Übelkeit, Erbrechen, Trinkschwäche, **Sedation**, Verminderung des Reaktionsvermögens, Schwindel, Miosis, **Atemdepression** (Antidot bei Intoxikation: Naloxon). Das Abhängigkeitspotential spielt bei der Behandlung chronischer Tumorschmerzen keine Rolle.

LEUKÄMIE

Syn: Leukämie „weißes Blut" n. Virchow (1845), alter Begriff auch Leukose, ICD-10: C95.90

Ät: – Letztlich **meist unklar**
– Genetische Disposition, die zu Mutationen in der lymphatischen Zellreihe führt: **Translokationen**, z.B. t(12;21) ist die Häufigste mit ca. 30 % d.F. (u. guter Prog.), t(9;22) = PHILADELPHIA-Chromosom od. t(1;19), mehrfache Translokationen (MLL-Gen, 11q23-Aberration, ungünstige Prog., insb. Kinder <1 Jahr), fehlende oder überzählige Chromosomen od. -abschnitte, z.B. DOWN-Syndrom (20fach höheres Risiko für eine Leukämie bei Trisomie 21!)

Risikofaktoren: Ionisierende Strahlung, chemische Mutagene (Benzol), Zytostatika ⇨ diese Risikofaktoren sind für Kinder eher selten anzunehmen, sodass meist eine **Spontanmutation** angenommen werden kann.
– **Hereditär**: bei FANCONI-Anämie (aut.-rez. od. X-chrom. erbliche Panzytopenie mit Defekt von DNA-Reparaturgenen), Ataxia teleangiectatica (aut.-rez. erblicher Defekt des DNA-Reparatursystems, bis 1.000fach höheres Risiko für eine Leukämie)
– Infektiös: HTLV-1-Virus ursächlich für T-Zell-Leukämie (Japan!, in Europa äußerst selten)

Path: Klonale ungehemmte **Proliferation** maligner transformierter Lymphoblasten (Lymphozyten) od. Myeloblasten (Granulozyten, Monozyten, Erythrozyten) u. funktionsuntüchtiger Vorstufen **im Knochenmark** und den lymphatischen Organen ⇨ **Verdrängung** normaler blutbildender Zellen (führt zu Anämie, Thrombozytopenie und Leukozytopenie), Ausschwemmung von **Blasten in Blutbahn** ⇨ Zellen reichern sich in lymphatischen Organen an, Infiltration und Vergrößerung der Lk, Milz, Leber, Hoden, Meningen u. Thymus

Epid: ◊ Leukämien sind die **häufigste Tumorentität** im Kindesalter, m > w (= 1,2:1)
◊ Inzidenz: 5/100.000/Jahr bis zum 15. Lj., damit ca. 600 Fälle/Jahr in Deutschland (zum Vergleich: es erkranken ca. 11.500 Erwachsene/Jahr in Deutschland, insb. CLL/AML)
◊ Kinder: überwiegend **akute Leukämien (ALL)**, Erwachsene meist chronische (od. AML)
◊ Prädisp.alter: Häufigkeitsgipfel bei der ALL ca. **2.-5. Lj.**

Etlg: # **ALL** (akute lymphatische Leukämie), **83 % aller Leukämien bei Kindern**, ICD-10: C91.0, 80 % sind B-Zell-Lymphome (B-ALL) oder kombiniert, 20 % T-Zell-Lymphome (T-ALL)
AML (akute myeloische Leukämie), 15 % d.F., ICD-10: C92.0
CLL (chronische lymphatische Leukämie, gehört zu den niedrigmalignen Non-HODGKIN-Lymphomen), sehr selten (<1 %), ICD-10: C91.1
CML (chronische myeloische Leukämie), selten (2 %), ICD-10: C92.1
CMML (chronische myelomonozytäre Leukämie), ICD-10: C93.1 und myelodysplastische Syndrome (mit Panzytopenie, ICD-10: D46.9) sind im Kindesalter extrem selten

Klin: ⇒ **Schleichender Beginn** (bei akuter Form über Tage, bei chronischer über Monate) mit **Abgeschlagenheit**, verminderter Belastbarkeit, **Blässe**, Appetitlosigkeit, Bauchschmerzen, Erbrechen, Gewichtsabnahme, Fieber, Nachtschweiß

⇒ Je nach Verdrängung der Zellreihen treten auf: **Anämie** mit reduziertem AZ u. Leistungsminderung, Thrombozytopenie mit Blutungsneigung (Petechien, **Nasenbluten**), relative Leukozytopenie (z.B. durch die Granulozytopenie bei der ALL) mit **Infektneigung**

⇒ Sonstige Symptome: **Knochenschmerzen** (oft Erstsymptom, „Kind will nicht mehr laufen"), Hepatomegalie, Splenomegalie, Lymphknotenschwellung (bei chronischen Verlaufsformen ausgeprägter), Hirndruckzeichen, Sehstörungen, Kopfschmerzen u. Krampfanfälle (bei Meningeosis leucaemica), Atemnot (bei Mediastinaltumor), Tränendrüsenschwellung mit Protrusio bulbi (MIKULICZ-Zeichen), Gingivahyperplasie, Hodenschwellung

Diag:
1. Anamnese u. klinische Untersuchung: Lk?, Organgrößen, Auskultation, neurologischer Status, Blutungszeichen
2. Labor: Diff-BB mit Beurteilung der Blastenmorphologie, im Blutausstrich: Blastennachweis, Harnsäure u. LDH meist erhöht. Cave: Ausschwemmung von Tumorzellen in das periphere Blut kann anfänglich noch nicht vorhanden sein (aleukämischer Verlauf) ⇨ ein normales BB schließt eine akute Leukämie (ALL, AML) nicht aus!
   Zusätzlich: Gerinnung, Nierenretentionswerte, Leberwerte, Blutgruppe bestimmen
3. **Knochenmarkpunktion** (bei Säuglingen am Tibiakopf, ab Kleinkindalter am Beckenkamm): bei ALL Nachweis von >25 % (AML >20 %) der pathologischen Blastenpopulation im KM (Morphologie, Zellgröße, Kernform, etc.). Bestimmung der verschiedenen Subtypen dann durch Immunphänotypisierung und molekulargenetische Differenzierung.
4. Lumbalpunktion: Beurteilung ZNS-Befall? (prognostisch u. therapeutisch wichtig)
5. Sonographie: Organgrößen, Ausschluss Nieren-, Hoden- oder Lk-Befall
6. Weitere Bildgebung: Röntgen-Thorax: Thymusschwellung?, mediastinale Verbreiterung durch Lk?, ggf. Thorax-/Abdomen-CT bei unklarem Befund, MRT-Schädel

Ther:
- Diag. u. Ther. in einem spezialisierten pädiatrisch-onkologischem Zentrum durchführen
- Akut/symptomatisch: viel Flüssigkeit, Allopurinol (10-20 mg/kg/Tag, Zyloric®) zur Verminderung der Bildung von Uraten/Harnsäurekristallen durch den erhöhten Zellverfall, bei Hb <7-8 g/dl Ery.-Konzentrate, bei Thrombozyten <10-20.000/µl Thrombozytenkonzentrat, ggf. Antibiose bei Fieber (nach Blutkultur-Abnahme), Schmerztherapie
- Chemotherapie: bei akuter Leukämie in 4 Phasen/Intervallen:
  - Remissionserzeugende **Induktionstherapie** (Abtöten von möglichst vielen Leukämiezellen, Dauer: ca. 4 Wo.) mit einer Kombinationschemotherapie + Glukokortikoid je nach Typ, nach der Induktion sollten im KM keine Blasten mehr nachweisbar sein.
  - Extrakompartimenttherapie = intrathekale und/oder hochdosierte Chemotherapie (z.B. Methotrexat) od. Schädelbestrahlung um **ZNS-Mitbeteiligung** zu unterbinden (2 Mon.)
  - Reinduktionstherapie zum Abtöten restlicher Leukämiezellen (2 Mon.)
  - **Erhaltungstherapie** zur Aufrechterhaltung der Remission (meist Methotrexat 20 mg/m²KOF 1x/Wo. + 6-Mercaptopurin 50 mg/m²KOF/Tag p.os)

  Dauer: alle 4 Phasen zusammen bis insg. 2 J. Therapie ab Diagnose
  Med: Für alle Gruppen u. Subgruppen von Leukämien gibt es mittlerweile spezielle Protokolle mit verschiedenen Zytostatikakombinationen u. Dosierungen abhängig vom Alter.
- KM-Transplantation: ist indiziert bei **Rezidiv** (insb. bei T-Zell-ALL) od. Non-Respondern
- Psychosoziale Betreuung von Kind u. Eltern
- Informationen: Kompetenznetz Leukämie, Med.Klinik II Uni Frankfurt, Tel.: 069 6301-6365, Fax: -7463, Internet: www.kompetenznetz-leukaemie.de sowie bei www.leukaemie-online.de
  Selbsthilfegruppen: bei Deutsche Leukämie- & Lymphom-Hilfe e.V., Thomas-Mann-Str. 40, 53111 Bonn, Tel.: 0228 33889-200, Fax: -222, www.leukaemie-hilfe.de
  Leitlinie u. Literatur bei www.awmf.org (ALL bzw. AML im Kindesalter)

Prog: Eine ALL ist heute in ca. **80 % d.F. heilbar**! (5-JÜR >90 %), bei AML in 40-50 % Heilung.
Prognostisch günstig sind: Alter (<5 J., je jünger, desto besser), initial geringe Leukozytenzahl im Blut (<25.000/µl), kein ZNS-Befall, schnelles Therapieansprechen (Prednison-Response n. 1 Wo., komplette Remission im KM n. 4 Wo.), kein Rezidiv (od. wenn spätes)

Kompl:
* Infektionen, Sepsis
* Große Lymphknotenschwellungen ⇨ Atembeschwerden, Ileus, Niereninsuffizienz

* Chronische Leukämien können in ein akutes Stadium übergehen (sog. **Blastenkrise**, Blastenschub)
* Zytostatika-NW: Pat. haben lange Aplasiephasen und sind hochgradig **infektionsgefährdet**, (⇨ BB, Leukozytenzahl 1x/Wo. kontrollieren, Hygiene!, bei Knochenmarkdepression Isolation erforderlich), allgemein **Haarausfall** (⇨ ggf. Perücke verschreiben), **Übelkeit** und Erbrechen (⇨ Antiemetika, z.B. Ondansetron [Zofran®] od. Granisetron [Kevatril®], + Glukokortikoide als Begleitmedikation), **Gewichtsabnahme**, Osteonekrosen, **Kardiomyopathie** (Peri-, Myokarditis, Rhythmusstörungen))

  Tumorlysesyndrom ⇨ Nierenversagen durch den Zellzerfall, Ther: Rasburicase, Dialyse

  Cave: Impfschutz geht verloren ⇨ **neu Impfen** 3-6 Mon. nach Abschluss der Therapie.
* Nach der Behandlung einer ALL liegt das Krebsrisiko für **Zweitmalignome** nach 15 J. bei 4 % und nach 30 J. bei 10 % und ist damit 13,5-fach **höher** als bei der Allgemeinbevölkerung. Eine **verminderte Fertilität** entwickelt sich bei ca. 25 % d. Pat.

DD:
- Infektionen (Zytomegalie, Mononukleose)
- Rheumatische Erkrankungen (bei Knochenschmerzen), Coxitis fugax, Osteomyelitis
- Hämatologische Erkrankung (aplastische Anämie, Alloimmunthrombozytopenie)
- Knochenmarkbefall (Knochenschmerzen) bei Lymphomen, Lymphosarkom, Neuroblastom oder soliden Malignomen, z.B. EWING-Sarkom, Rhabdomyosarkom

LYMPHOME

Etlg:
Non-HODGKIN-Lymphome (60 % d.F.), ICD-10: C85.9
HODGKIN-Lymphome (Syn: maligne Lymphogranulomatose, 40 % d.F.), ICD-10: C81.9

Ät:
- Letztlich **meist unklar**, familiäre Häufung mögl., **chromosomale Translokationen**
- Immundefekte: WISKOTT-ALDRICH-Syndrom, Ataxia teleangiectatica (LOUIS-BAR-Syndrom)
- Infektionen: HIV, EPSTEIN-BARR-Virus (insb. bei BURKITT-Lymphom), HHV-8, Hepatitis C
- Weiterer Risikofaktor: immunsuppressive Therapie

Path:
- ♦ Non-HODGKIN-Lymphome: Bei Kindern und Jugendlichen meist **hochmaligne** Proliferation von B- od. T-Lymphozyten ausgehend vom **Lymphsystem** (Lymphknoten od. Thymus), frühe Metastasierung mit Infiltration von ZNS, Organen und Knochenmark (der Übergang zu den Leukämien ist damit fließend); die wichtigsten Subtypen sind:

  BURKITT-Lymphom (insb. in Zentralafrika vorkommend): ausgereifte B-Zellen, Translokation Chrom. 8 (c-myc-Onkogen), bei >25 % Blasten im KM entspricht dies einer B-Zell-ALL

  Lymphoblastisches Lymphom: unreife T-Zellen, insb. mediastinaler Befall

  Anaplastische (großzellige) Lymphome: sind selten
- ♦ HODGKIN-Lymphome: meist ausgehend von einem Lk ⇨ Ausbreitung per continuitatem, große **Lymphknotenkonglomerate** (meist zervikal beginnend, sich dann nach mediastinal usw. ausbreitend), zytogenetisch sind klonale B-Zellen ursächlich.

Epid:
- ◊ Non-HODGKIN-Lymphome: bei Kindern bis 15 J. dritthäufigste bösartige Erkrankung, Inzidenz: selten, 0,8/100.000/Jahr, **m** > w (= 3:1)
- ◊ HODGKIN-Lymphome: Inzidenz: selten, 0,7/100.000/Jahr bis 15 J., m > w (= 3:2), Prädisp.alter: 15-30 J. u. später 45-60 J.

Klin:
- ⇒ Non-HODGKIN-Lymphome: meist zervikale (**schmerzlose**) **Lymphknotenschwellung**, Abgeschlagenheit, Gewichtsabnahme, Hepatosplenomegalie
- ⇒ Bei Mediastinalbefall (T-Zell-Lymphom): Notfall mit Dyspnoe u. Stridor mögl., Atelektasen, Pleuraerguss, Perikarderguss, V.-cava-superior-Kompression
- ⇒ Bei Befall des GI-Systems (meist B-Zell-Lymphom): Bild eines Akutes Abdomens, meist Ileozäkalregion betroffen (DD: Appendizitis), Ileus, Invagination mögl.
- ⇒ Bei ZNS-Befall: Parästhesien, Lähmungen, usw.

⇒ HODGKIN-Lymphome: Leitsymptom ist die nichtschmerzhafte (meist zervikale) **Lymphknotenschwellung** ohne Entzündungszeichen
⇒ Allgemeinsymptome (sog. **B-Symptome**): unklarer Gewichtsverlust (>10 % in 6 Mon.), unklares Fieber und/oder Nachtschweiß
⇒ Dyspnoe, Husten, Einflussstauung bei Mediastinalbefall od. Kompression v. Trachea od. Bronchien
⇒ Abdominelle Schmerzen bei seltenerem infradiaphragmalem Befall (Milz, Leber)
⇒ Paraneoplastische Syndrome: nephrotisches Syndrom oder Immunthrombozytopenie

Diag:
1. Anamnese (bei Non-HODGKIN-Lymphomen ist ein sich sehr schnell verschlechternder AZ des Kindes typisch, bei HODGKIN-Lymphomen schleichender Verlauf) und klinische Untersuchung: alle Lk-Gebiete untersuchen
2. Labor: Bei Non-HODGKIN-Lymphomen kann das Blutbild völlig normal sein! Harnsäure und LDH erhöht, evtl. Lymphoblasten im Ausstrich

   bei HODGKIN-Lymphom evtl. Leukozytose, Lymphopenie, oftmals normochrome, normozytäre Anämie, evtl. Eosinophilie, BSG erhöht, LDH erhöht
3. Sonographie: Abdomen, Hals, Axilla, Mediastinum ⇨ Raumforderungen, Lk-Stationen?

   Weitere Bildgebung: Röntgen-Thorax: Mediastinalverbreiterung?, **MRT**/CT von Hals, Nasennebenhöhlen, Thorax u. Abdomen

   Skelettszintigraphie od. PET-CT zur Metastasensuche
4. KM-Punktion: Ausschluss KM-Befall (>5 % Blasten) bzw. Abgrenzung zur ALL
5. Biopsie: Lk od. Primärtumor zur Histologie, Zytochemie, Immunologie u. molekulargenetische Untersuchung. Bei HODGKIN-Lymphomen Nachweis der charakteristischen Tumorzellen (einkernige HODGKIN- und mehrkernige STERNBERG-REED-Zellen)

Ther:
- Diag. u. Ther. in einem spezialisierten pädiatrisch-onkologischem **Zentrum** durchführen!
- Non-HODGKIN-Lymphome:
  - Chemotherapie: bei lymphoblastischen Lymphomen wie bei ALL (s.o.)
  - ZNS: (ohne Befall): systemische Hochdosis-Methotrexat-Therapie + intrathekale Applikation, bei ZNS-Befall: zusätzlich ZNS-Bestrahlung
  - Operativ: wenn mögl. vollständige Resektion von befallenen Lk (keine Teilresektionen)
  - Allgemeine Strahlentherapie: nur bei Rezidiven und palliativ indiziert
  - KM-Transplantation: bei Rezidiv od. schlechtem Ansprechen der Chemotherapie
- HODGKIN-Lymphome:
  - Chemotherapiekombinationen: 2 Zyklen OEPA: Oncovin (= Vincristin), Etoposid, Prednisolon u. Adriamycin. Bei fortgeschrittenem Stadium danach zusätzlich noch 2-4 Zyklen COPDAC: Cyclophosphamid, Oncovin, Prednisolon, Dacarbazin
  - Strahlentherapie: bei vollständigem Ansprechen von 2 Zyklen Chemotherapie keine Bestrahlung, sonst Bestrahlung der betroffenen Lymphknotenstationen mit 10-20 Gy (bei Mädchen u. notwendiger Bestrahlung eines iliakalen Befalls zuvor Ovariopexie = Höherhängen der Ovarien zum Fertilitätserhalt)
- Informationen u. Selbsthilfegruppen s.o., Kap. Leukämien, Leitlinie u. Literatur bei www.awmf.org (Stichwort: Non-HODGKIN-Lymphome, HODGKIN-Lymphom)

Prog: Non-HODGKIN-Lymphome: rezidivfreies Überleben in ca. 80 % d.F. = Heilung
HODGKIN-Lymphome: sehr gut; 5 JÜR ca. 95%, aber Rezidive auch noch nach >5 J. mögl.

Kompl:
* Kompressionen von Nachbarorganen, ossärer Befall, Infektionen (Herpes zoster!)
* Zytostatika-NW (s.o., Kap. Leukämie)
* NW der Strahlentherapie: Lungenfibrose, Keimzellenschädigung, Hypothyreose, später **sekundäre Tumoren** (im Bestrahlungsfeld, insb. Mammakarzinom ⇨ das Risiko liegt 30 Jahre nach der Bestrahlung bei 30%!), Pubertas praecox und vermindertes Längenwachstum durch vorzeitigen Epiphysenfugenschluss (bei Schädelbestrahlung)

DD:
- ALL, CLL (wenn KM-Befall beim Lymphom)
- **Lymphadenopathie** (Lk-Schwellung): lokale (im Zuflussgebiet der Lymphknoten) oder generalisierte (reaktive) **Entzündung/Infektion** wie bei **Mononukleose** (PFEIFFER-Drüsen-

fieber ⇨ Halslymphknotenschwellung), **Röteln** (⇨ nuchal/retroaurikuläre Lk), HIV, **Tuberkulose,** Toxoplasmose, Brucellose, Yersinien (⇨ mesenterial), Candida, Sarkoidose, syst. Lupus erythematodes, primärer benigner Lymphknotentumor (CASTLEMAN-Tumor), **Metastase** eines Tumors aus dem Zuflussgebiet der Lymphknoten (z.B. Neuroblastom ⇨ Mediastinum, Kopf-/HNO-Tumor ⇨ Hals-Lk, Extremität ⇨ inguinal/axillär usw.)

HIRNTUMOREN

Syn: Intrakranielle Tumoren, ZNS-Tumoren, engl. brain tumours, *bösartige Neubildung der Meningen und des Gehirns,* ICD-10: je nach Typ u. Lok. C70 - C72.9

Ät: Genaue Ätiologie letztlich unklar, diskutiert werden u.a.
- Spontane Neubildung, onkogene Viren, Karzinogene, ionisierende Strahlung
- Embryonale Fehlbildungen, familiäre, genetische (hereditär) und hormonale Faktoren

Epid: ◊ **Zweithäufigste Tumorentität** (nach den Leukämien) bei Kindern
◊ Inzidenz: 2-4/100.000/Jahr bei Kindern bis 15 J., ca. **400 Neuerkrankungen/Jahr** in Dtl.

Path: Histologisches Grading (Einteilung bezüglich der Malignität nach KERNOHAN u. WHO, 2007)

G1 - gut differenziert (I)	G3 - schlecht differenziert (III)
G2 - mäßig differenziert (II)	G4 - undifferenziert (IV)

Etlg: **Nach der entwicklungsgeschichtlichen Herkunft**

Neuroepitheliale Tumoren (ca. 80 % d.F., auch als **Gliome** zusammengefasst): **Astrozytome**, **Glioblastome**, Oligodendrogliome, **Medulloblastome**, Neurinome, Gangliozytome und -blastome, Spongioblastome, **Ependymome**, **Plexustumoren**, Pinealome

Mesodermale Tumoren (ca. 1 %): Meningeome, Sarkome, Angioblastome

Ektodermale Tumoren (ca. 10 %): **Kraniopharyngeome**, Hypophysentumoren

Keimzelltumoren (ca. 3-5 %, s.u. DD): Dysgerminome, Dermoide, Teratome, Hamartome

Intrazerebrale Metastasen: **Lymphome** u. **Leukämien**, alle anderen nur sehr selten bei Kindern vorkommend: Nierenzellkarzinom, malignes Melanom, Bronchialkarzinom, Mammakarzinom, Prostatakarzinom, Karzinome des Magen-Darm-Traktes

Anatomische Etlg. in Beziehung zur Lage zum Tentorium cerebelli (= bildet eine Trennlinie zwischen Großhirn und Hirnstamm mit Kleinhirn):

⋏ Supratentoriell (40 % d.F. bei Kindern) ⇨ Klin: häufig Herdsymptome

⋎ Infratentoriell (60 % d.F.) ⇨ Klin: häufig Störung der Liquorpassage, Kleinhirnfunktionsstörungen

Klin: **Frühsymptome einer intrakraniellen Raumforderung** ⇨ immer Diagnostik durchführen!

⇒ Neu aufgetretene, ungewohnte **Kopfschmerzen**, morgendliches Nüchternerbrechen (Übelkeit bessert sich oft im Tagesverlauf od. kann auch fehlen)

⇒ Neu aufgetretene **epileptische Anfälle** (besonders jenseits des Kindesalters)

⇒ **Wesensänderung, Verhaltensauffälligkeiten**, Ermüdbarkeit, Konzentrationsstörungen, Antriebslosigkeit, Dysphorie

⇒ Neurologische Herdsymptome: Hemiparesen, Sensibilitätsstörungen, Sehstörungen, Sprachstörungen, Geruchsstörungen, Apraxie

Alarmsymptome von Hirntumoren

- Störungen des Bewusstseins
- Doppelbilder (Hirnstamm-Affektion)
- Atem- und Kreislaufregulationsstörungen (Medulla oblongata)
- Stauungspapille (Hirndruck), abnormes Kopfwachstum
- Positives BABINSKI-Zeichen (Affektion der Meningen)

Allgemeine klinische Symptome der Hirntumoren in Abhängigkeit von der Lokalisation

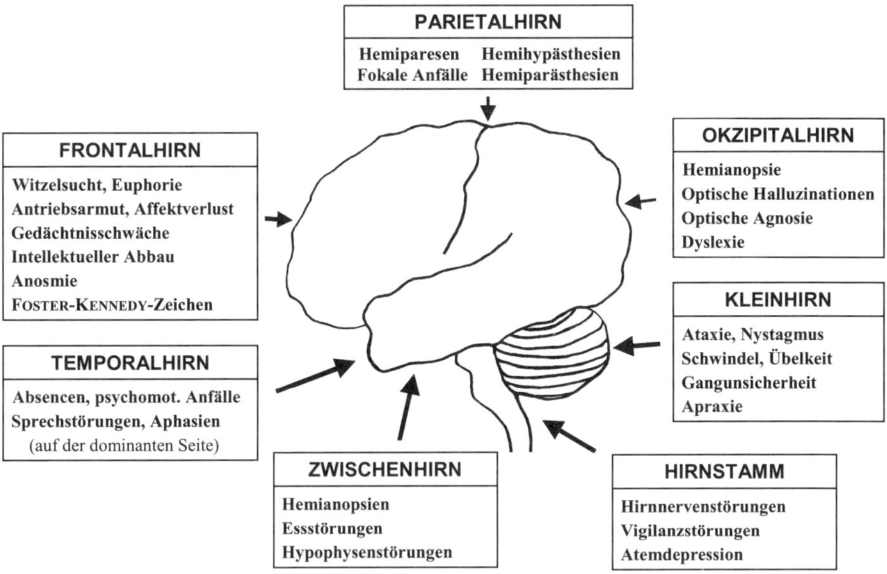

Die **"Klinische Malignität"** (= intrakranielle Komplikationen unabhängig von der Dignität des Hirntumors) wird bestimmt durch folgende Auswirkungen:

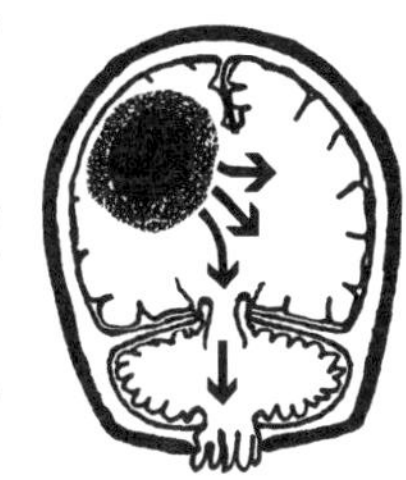

- Primäre Raumforderung + **weitere Raumforderung** (insb. durch das perifokale Ödem)
- **Massenverschiebungen** und Herniationen (s. Abb.) ⇨ **Einklemmungssymptome** bis hin zur Dezerebration
- Direkte oder indirekte Beeinträchtigung der **Durchblutung** ⇨ Apoplexie mögl., Hirnmassenblutung durch Gefäßarrosion im Tumorgebiet („apoplektisches Gliom")
- Beeinträchtigung der **Liquorzirkulation** (Hydrozephalus) ⇨ **Hirndruck ↑**
- Direkte oder indirekte Beeinträchtigung der **vitalen Zentren** im Hypothalamus und Hirnstamm (insb. bei den infratentoriellen Tumoren)
- Vorschädigungen (z.B. TIA, Infarkte)

Diag:
1. Anamnese (u. Fremdanamnese, z.B. Anfälle, Wesensänderung) und klinische Untersuchung: Reflexstatus, neurologische Defizite, Augenhintergrund spiegeln (Stauungspapille als Hirndruck-Zeichen?), Hörvermögen
2. Bildgebung: Sonographie bei noch offener Fontanelle mögl. (Säuglingsalter)
   MRT (u. ggf. CCT) T_1-, T_2-gewichtet u. FLAIR-Sequenz (fluid attenuated inversion recovery), ab 1. Lj. mit KM (Gadolinium) von Schädel u. Rückenmark ⇨ Raumforderung, perifokales Ödem, Verkalkungen (CCT), ggf. Angiographie bei Gefäßmissbildungen
3. Stereotaktische Biopsie (nach vorheriger exakter Ausmessung im CT od. PET-CT) mit Zielgerät über ein kleines Bohrloch ⇨ Histologie (bei sehr großen, primär inoperablen Tumoren indiziert, um die Diagnose zu sichern)

Ther:
- Operativ: wenn immer mögl. zumindest subtotale oder besser **totale Tumorexstirpation**: Kraniotomie und makro- oder **mikrochirurgische Op**, neuerdings auch endoskopisch (mit speziellen Miniendoskopen und Spezialinstrumenten/Laser, z.B. für Op am Ventrikelsystem bei Okklusivhydrozephalus) mögl. Perioperative Antibiotikaprophylaxe mit einem Cephalosporin.

- Bei nur subtotal resezierten Tumoren Grading III od. IV lokale Chemotherapie durch Einlage von BCNU (1,3-bis(chlorethyl)-1-nitrosourea, Carmustine) in das Tumorbett
- Postoperativ: Intensivtherapie für meist 1-2 Tage, MRT-Kontrolle 2 Tage postop.
- Liquordrainage bei Hydrozephalus und Gefahr der Einklemmung

• Konservativ/Nachbehandlung nach Op:
  - **Radiatio** (50-55 Gy) bei inoperablen Tumoren, postoperativ je nach Typ
  - Je nach Typ auch zusätzliche **Chemotherapie** (Die meisten Kinder werden heute im Rahmen von Studien an spezialisierten kinderonkologischen Zentren behandelt.)

• Symptomatische Ther:
  - Med: Glukokortikoide zur Behandlung des Hirnödems/Hirndruck (initial 1mg/kgKG/Tag für 3-5 Tg., dann reduzieren, Dexamethason, Fortecortin®) und Oberkörperhochlagerung
  - Wurden präoperativ Antiepileptika wegen zerebraler Anfälle gegeben, sollten diese postoperativ noch ein ½ Jahr weiter gegeben und dann ausgeschlichen werden.
  - Schmerztherapie bei Tumorschmerzen mit normalen Analgetika + Opiate (z.B. Morphinsulfat, MST®) nach einem festen Stufen- und Zeitplan (s.o., Kap. Schmerztherapie)

• Allgemeine Verhaltensregeln nach Hirntumoren-Op: längere Ruhephasen, ausreichend Schlaf, Cave: Zentral wirksame Medikamente haben meist einen verstärkten Effekt!

• Selbsthilfegruppen: Deutsche Hirntumorhilfe e.V., Karl-Heine-Str. 27, 04229 Leipzig, Tel.: 0341 59093-96, Fax: -97, Internet: www.hirntumorhilfe.de

Leitlinie u. Literatur bei www.awmf.org (Stichwort: Hirntumoren im Kindes- u. Jugendalter: Leitsymptome u. Diagnostik)

Kompl:
* Erhöhter Hirndruck ⇨ rasche klinische Verschlechterung des Patienten
* Einblutung in das Tumorgebiet ("apoplektisches Gliom") mit akuter klinischer Verschlechterung des Zustandes des Patienten
* NW der Ganzhirnbestrahlung: Wachstumsverzögerung durch vermindertes STH (Ther: Wachstumshormongabe mögl.), Pubertas praecox und vermindertes Längenwachstum durch vorzeitigen Epiphysenfugenschluss, Hypothyreose (vermindertes TSH), psychomentale Retardierung

DD:
- **Keimzelltumoren** (Missbildungstumoren): **Dysgerminome, Teratome, Dermoide** (typisch im Kindesalter, Lok: parapontin, parapituitär, Oberkiefer-Augen-Schlusslinie), **Hamartome** (fehlerhaftes embryonales Gewebe ohne Proliferationstendenz),
  Ther: Totalexstirpation ⇨ Prog. ist im Allgemeinen gut.
- Chordome und Chondrosarkome der Schädelbasis
- **Arachnoidalzysten,** enthalten Liquor-ähnliche Flüssigkeit.
  Lok: Zisternen, SYLVII-Furche (= Sulcus lat.), Großhirnkonvexität
  CCT: Raumforderung niedriger Dichte (oft Zufallsbefund)
  Ther: Nur bei Symptomatik erforderlich ⇨ Marsupialisation (Zysteneinnähung) oder Ableitung über einen Shunt in das Peritoneum
- **Kolloidzysten** (meist im III. Ventrikel ⇨ können das Foramen interventriculare MONROI verschließen ⇨ Verschlusshydrozephalus mit Dilatation der Seitenventrikel,
  Ther: bei Größe >2 cm Zugang auf der nicht-dominanten Hirnseite und Exstirpation)
- Septum-pellucidum-Zyste (Syn: Cavum septi pellucidi, sog. „V. Ventrikel"): Erweiterung des Septum pellucidum zwischen den Vorderhörnern, evtl. mit Fortsetzung nach okzipital als Cavum vergae, hat keine pathologische Bedeutung.
- Entzündlich: Enzephalitis, Hirnabszesse, Tuberkulome, Granulome (Sarkoidose), Gummata, parasitäre Zysten (z.B. Hydatidenzysten, Zystizerkose)
- Vaskulär: zerebrovaskuläre Insuffizienz, intrakranielle Blutungen, intrazerebrale Hämatome, chron. subdurales Hämatom, angeborene Gefäßmissbildungen, Angiome, Kavernome, Sinusvenenthrombose
- LI-FRAUMENI-Syndrom: familiäres Krebssyndrom mit TP53-Gendefekt (Tumorsuppressorgen, aut.-dom. erblich, Chrom. $17_{p13.1}$) ⇨ Risiko für Hirntumoren, Mammakarzinom, Sarkome, Leukämien

Astrozytome u. Glioblastom

Path:
- Tumoren ausgehend von den Neurogliazellen = **Gliome**. Astrozyten sind die größten Gliazellen und bilden das Stützwerk des Nervengewebes. ICD-10: C71.9
- Dignität: G I (pilozytisches Astrozytom) u. G II sind niedrig maligne Gliome = **Astrozytom** ⇨ langsames Wachstum, G II in der Randzone gelegentlich infiltrierend wachsend
  G III = malignes/anaplastisches Astrozytom ⇨ schnelles Wachstum, perifokales Ödem
  G IV = hochgradig malignes Gliom (Syn: **Glioblastoma multiforme,** entdifferenziertes Glioblastom) ⇨ rasches **infiltratives** Wachstum, Bildung von **neuen Gefäßen** und arterio-venösen Anastomosen, starke Neigung zu **perifokalem Hirnödem** ⇨ schnelle Entwicklung von Hirndruck und Massenverschiebungen
- Histo: Astrozytome haben Gliazellen mit bläschenförmigen Kernen, je nach Malignität buntes Bild aber mit weniger Zellen und Mitosen/Atypien als das Glioblastom
  Glioblastom: vielgestaltiges Bild mit Zellpolymorphie, mehrkernigen Riesenzellen, Nekrosen, Blutungen und zystischen Tumorzerfallshöhlen (**Leopardfellstruktur** der Schnitte)
- Lok: **Marklager** von Frontalhirn und Temporallappen bevorzugt, **Hirnstammgliom**, Ponsgliom, seltener Parietal- od. Okzipitallappen, **Optikusgliom** (Spongioblastome), Kleinhirnastrozytom
- In ca. 10 % d.F. Phakomatose (insb. tuberöse Sklerose, Neurofibromatose) als Primärerkrankung (aut.-dom. erblich od. Neumutation)

Epid:
◊ Prädisp.alter: im Kindesalter 5.-10. Lj. (insg. Gipfel um 40. Lj.), m > w (= 1,2:1)
◊ Astrozytome machen 50 % der Hirntumoren bei Kindern aus

Klin:
⇒ Bei den niedrig malignen Astrozytomen Beschwerdeentwicklung über **langen Zeitraum** (Monate) mögl., z.B. Kopfschmerzen, Nüchternerbrechen, psychische Alterationen, Entwicklungsverzögerung
⇒ **Krampfanfälle**, insb. fokale Epilepsie, z.B. JACKSON-Anfälle
⇒ Später: neurologische **Herdsymptome**, z.B. Hemiparese, Hemianopsie, Hirnnervenparesen, Sprachstörungen (Aphasie), Ataxie, Nystagmus mögl.

Diag:
1. Anamnese und klinische, neurologische Untersuchung (s.o.)
2. Bildgebung: Im **MRT** (mit KM Gadolinium) oft Zone verminderter Dichte, mit dem Grad der Entdifferenzierung nimmt die Kontrastmittelanreicherung zu, zystische Strukturen mögl., Kalzifizierungen kommen gelegentlich vor (im CCT sichtbar).
   In der ^{1}H-MR-Spektroskopie ist eine Differenzierung der Dignität mögl.
   Bei unklarem Befund kann in Zentren eine FET-PET durchgeführt werden (weist den Aminosäurestoffwechsel nach, der im Tumorgewebe im Vergleich zum Gehirn erhöht ist).
   Im frühen Stadium niedrig maligner Astrozytome kann der radiologische Nachweis noch negativ sein!
3. Bei sehr kleinen Raumforderungen ohne Kontrastmittel-Enhancement in der Bildgebung ggf. Biopsie und Verlaufskontrollen

Ther:
- Operativ: Ind: grundsätzlich indiziert, oft aber wegen der intrazerebralen Lokalisation an wichtigen Stellen (neurofunktionell relevante Verbindungen) nicht mögl.
  - Versuch der **Resektion im Gesunden**, wenn dies neuroanatomisch ohne großen Funktionsverlust möglich ist (sonst max. mögl. Tumorenukleation)
  - Liquordrainage bei Liquorzirkulationsstörungen
  - Radiatio postoperativ (54 Gy in 1,8 Gy-Fraktionen) bei nicht kompletter Tumorresektion
- Konservativ: Wenn keine Op mögl. ist, Chemotherapie (z.B. Carboplatin + Vincristin) bei Kindern <8 J. (um den Beginn der Bestrahlung hinauszuzögern), bei >8 J. primär Bestrahlung. Glukokortikoide (Dexamethason, Fortecortin®) bei Hirndruck u. perioperativ, Antikonvulsiva bei Krampfanfällen.
- Leitlinie u. Literatur bei www.awmf.org (Stichwort: Gliome niedrigen Malignitätsgrades im Kindes- u. Jugendalter u. Hochgradig maligne Gliome und Ponsgliome)

Prog: Astrozytome: 5-JÜR bei G I **85-100 %**, G II ca. 50 %, G III ca. 20 %, bei den niedrigmalignen Astrozytomen auch Dauerheilung mögl., Kinder insg. günstiger als Erwachsene. Glioblastome: **extrem schlechte** Prognose (insb. auch bei ungünstiger Lage, wie die Hirnstamm- u. Ponsgliome, Überlebenszeit mit Ther ca. 1 J.), 5-JÜR **0-3 %**

Kompl: * Astrozytom: Übergang (maligne Entartung) in ein Glioblastom mögl.
* Gliomatosis cerebri: diffuses anaplastisches Astrozytom/Gliom im gesamten Gehirn ausgebreitet = plurifokale Herde unterschiedlicher Malignität
* Glioblastom: rasche Entwicklung einer Hirndrucksymptomatik mögl., Einblutung ins Gliom ("Apoplektisches Gliom") mit zusätzlicher akuter Verschlechterung der Symptomatik
* **Rezidiv** noch nach Jahrzehnten mögl. und Phänomen der **malignen Progression** = Rezidive haben häufig eine höhere Malignität als der Primärtumor.

Op: * Bleibende neurologische Defizite, je nach Resektion wichtiger Strukturen
* Selbst bei radikal entfernten Glioblastomen kommt es fast ausnahmslos zum **Rezidiv**.

DD: – Oligodendrogliome stellen sich im Röntgenbild gleich dar
– Andere intrakranielle Tumoren, Hirnmetastasen anderer Tumoren, Lymphome, Leukämie
– Hirnabszess

Medulloblastom

Path: ♦ **Embryonale Geschwulst** (entdifferenziertes Gliom), gehört zu den PNET = primitive neuroektodermale Tumoren des ZNS. ICD-10: C71.6
♦ Dignität: **hoch maligne** (G IV), infiltrierend wachsend, frühe Metastasierung über den Liquor cerebrospinalis (⇨ Abtropfmetastasen in den Spinalkanal), 1/3 d.F. haben bei Diagnose bereits Metastasen
♦ Histo: kleine runde u. ovale Zellen mit sehr schmalem Zytoplasmasaum, zell- und **mitosenreiche** Pseudorosetten ohne Blutgefäß in der Mitte
♦ Lok: **infratentorieller** Tumor der **hinteren Schädelgrube**, vom unteren Teil des Vermis cerebelli = **Kleinhirnwurm** ausgehend (90 % d.F.) ⇨ früh Okklusivhydrozephalus

Epid: ◊ Prädisp.alter: **Kindesalter** 1.-9. Lj., **m** > w (= 1,6-:1)
◊ Macht bei Kindern und Jugendlichen ca. 20 % aller Hirntumoren aus (80 Fälle/J. in Dtl.)

Klin: ⇒ Kurze Anamnese mit **schneller Symptomentwicklung** aufgrund früher Liquorstauung ⇨ Übelkeit, (Nüchtern-)**Erbrechen**, **Kopfschmerzen**
⇒ **Ataxie** durch zerebellare Funktionseinschränkung, Nystagmus, Dysmetrie
⇒ Nackensteifigkeit als Zeichen einer beginnenden Einklemmung, Rückenschmerzen
⇒ Hirnnervenausfälle, z.B. Doppelbilder
⇒ Vergrößerter kindlicher Schädel (Makrozephalus), Schiefhals

Diag: 1. Anamnese (kurz: Wochen - Monate) und klinische Untersuchung: **Stauungspapille**?
2. Bildgebung: Schädelübersicht zeigt Vergrößerung mit klaffenden Nähten.
MRT ⇨ in der Mittellinie des Kleinhirnes gelegene, leicht hyperintense Raumforderung, deutliches Kontrastmittelenhancement hinter dem IV. Ventrikel, Hydrocephalus internus, evtl. Tumorabsiedlungen in den Liquorräumen (MRT des Spinalkanals)
ggf. präop. Angiographie über die A.vertebralis
3. Neurologisches Konsil mit Liquorpunktion: Nachweis von Tumorzellen?

Ther: • Operativ: Ind: grundsätzlich gegeben, insb. bei akutem Verschlusshydrozephalus
- Versuch der radikalen Tumorexstirpation (über suboccipitale Kraniotomie)
- Bei Hydrozephalus: Entlastung durch Liquordrainage
• Zusätzlich: fraktionierte Radiatio für alle Kinder >4 J. (gesamter Liquorraum inkl. spinal mit 26-36 Gy, hintere Schädelgrube bis 55 Gy) u. systemische Polychemotherapie (Cisplatin, CCNU u. Vincristin), bei Kindern <3 J. nur Chemotherapie (ggf. auch intraventrikulär mit Methotrexat) da die Radiatio das unreife Gehirn sonst schädigt
• Leitlinie u. Literatur bei www.awmf.org (Medulloblastom im Kindes- u. Jugendalter)

Prog: Mit maximaler Therapie heute ca. 65%ige 5-JÜR

Kompl: * Vom Kleinhirnwurm ausgehend in Kleinhirnhemisphären, Hirnstamm und Medulla oblongata infiltrierend wachsend

* **Hydrocephalus** internus occlusus ⇨ Einklemmungsgefahr der Medulla oblongata
* Metastasierung über den Liquor cerebrospinalis (Abtropfmetastasen) ⇨ Seitenventrikel oder Spinalkanal (⇨ Rückenmarks-/Kaudasymptome mögl.)

Op: * Vorübergehende und bleibende neurologische Defizite, Hörstörungen, Konzentrationsstörungen, Posterior-Fossa-Syndrom: Ataxie, Hemiparese, Mutismus

DD: – Kleinhirnastrozytome (Spongioblastom des Kleinhirnes, pilozytisches Astrozytom)
– Allgemeine DD eines Hydrozephalus occlusus, z.B. DANDY-WALKER-Syndrom

Ependymom

Path: ♦ Tumor vom Ependym (einschichtiges Epithel) d. Ventrikelraumes od. Spinalkanales ausgehend. ICD-10: D43.2 (benigne, Subependymom) u. C71.9 (maligne), spinal C72.0
♦ Dignität: von G I-IV mögl., **Abtropfmetastasen** über den Liquorweg häufig
♦ Histo: girlandenförmige Tumorzellanordnung, perivaskuläre Pseudorosetten, typische tumorzellfreie Bezirke, makroskopisch: blumenkohlartige Oberfläche
♦ Lok: im Ventrikelsystem wachsend ⇨ bevorzugt im Seiten-, III.- od. **IV. Ventrikel**, selten auch im Spinalkanal (insb. Filum terminale), selten auch außerhalb der Ventrikel mögl.
♦ ¼ d. Pat. haben Chromosomenaberrationen (Chrom. 22, 1, 11q, 6q) od. eine Neurofibromatose, eine Mitverursachung durch das SV40-Virus wird ebenfalls diskutiert.

Epid: ◊ Prädisp.alter: **Kindesalter** 5.-15. Lj., m > w (1,2:1), Inzidenz 0,3/100.00/Jahr
◊ Macht bei Kindern und Jugendlichen ca. 10 % aller Hirntumoren aus

Klin: ⇒ Liquorzirkulationsstörung früh ⇨ **Hirndrucksymptomatik**, Kopfschmerzen, Übelkeit u. (Nüchtern-)Erbrechen
⇒ Zwangshaltung des Kopfes, Nackensteifigkeit, Schiefhals, Ataxie, Muskelhypotonien

Diag: 1. Anamnese und klinische Untersuchung
2. **MRT** zeigt leicht hyperintensen Tumor von der Ventrikelwand ausgehend mit Zysten und (im CCT) Verkalkungen
3. Neurologisches Konsil mit Liquorpunktion: Tumorzellen im Liquor?

Ther: • Operativ: **radikale Exstirpation** und ab G II postoperative Radiatio (mit 54-60 Gy), bei Kindern <3 J. Chemotherapie (um den Beginn der Bestrahlung hinauszuzögern)
• Bei Hydrozephalus Anlage eines Shunts
• Leitlinie u. Literatur bei www.awmf.org (Stichwort: Ependymome)

Prog: Frühe Metastasierung über den Liquorweg ⇨ häufig Rezidive, 5-JÜR 25-75 %

Kompl: Hydrozephalus occlusus

DD: – Ependymkolloidzysten (embryonale Fehlbildung im Bereich des III. Ventrikels, insb. in der Nähe des Foramen interventriculare MONROI, daher auch MONRO-Zyste genannt)
– Subependymale Blutung (insb. intrauterin) ohne od. mit Ventrikeleinbruch
– Plexuspapillome

Plexuspapillom

Syn: Choroidepitheliom, ICD-10: D33.0 (I.-III.), D33.1 (IV. Ventrikel)

Path: ♦ Dignität: **gutartiger**, langsam wachsender Tumor ausgehend von Zellen des Plexus choroidei (produzieren den Liquor), makroskopisch: blumenkohlartige Oberfläche
♦ Lok: Papillom im IV., Seiten- od. III. Ventrikel
♦ Liquorzirkulationsstörung ⇨ **intermittierender Hydrocephalus occlusus** durch Verlegung der Liquorabflusswege (Aperturae MAGENDII u. LUSCHKAE u. Zisternen) bei bestimmten Kopfhaltungen) od. Liquor-Überproduktion (Hypersekretion) ⇨ Hirndrucksymptomatik

Epid: Prädisp.alter: fast ausschließlich im **Kindesalter**, sehr seltener Tumor

Klin: ⇒ Anfallsweise Kopfschmerzen mit Übelkeit und Erbrechen
⇒ Atem- und Kreislaufstörungen, Urinabgang, Ataxie, Myoklonien, Paresen der kaudalen Hirnnerven

Diag: 1. Anamnese und klinische Untersuchung
2. Röntgen: **MRT/CCT** ⇨ hyperintense Raumforderung im Ventrikelsystem, Verkalkungen mögl., Erweiterung der Ventrikelräume
3. Neurologisches Konsil mit Liquorpunktion: starke Eiweißvermehrung

Ther: Operativ: Exstirpation über einen okzipitalen Zugang

Prog: **gut** bei kompletter Entfernung

DD: – Ependymkolloidzysten (embryonale Fehlbildung im Bereich des III. Ventrikels, insb. in der Nähe des Foramen interventriculare MONROI, daher auch MONRO-Zyste genannt)
– Ependymome

Kraniopharyngeom

Syn: ERDHEIM-Tumor, SCHMINKE-Tumor, RATHKE-Taschen-Tumor, ICD-10: D44.4

Ät: – Missbildungstumor
– Virusgenese mit EPSTEIN-BARR-Virus-Infektion

Path: ♦ Dignität: G I (**benigne**), Kalkeinlagerungen und Zysten (cholesterinreiche Flüssigkeit) häufig, feste Kapsel, langsames Wachstum, gehört zu den Missbildungstumoren (**embryonales Gewebe** = dysontogenetischer Tumor von Resten des **Duct.craniopharyngeus** = RATHKE-Tasche mit epithelartigen Zellen)
♦ Histo: zystische Schnittfläche mit Mikroverkalkungen
♦ Lok: geht vom **Rachendach** aus und liegt intra- oder supraselIär (s. Abb.), oder selten in beiden Gebieten = sanduhrförmiger Sellatumor

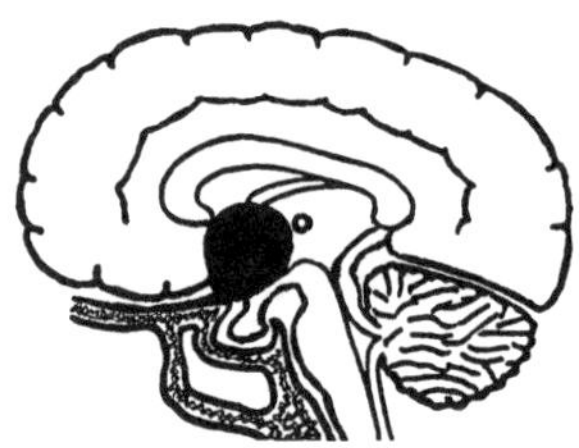

Epid: Prädisp.alter: 5.-25. Lj. (u. 60.-70. Lj.), m > w (= 3:2), Inzidenz: 0,2/100.000/Jahr

Klin: ⇒ **Kopfschmerzen**, insb. in der Stirnregion, Übelkeit
⇒ **Gesichtsfeldausfälle:** Skotome, Quadrantenanopsie, Chiasmasyndrom ⇨ bitemporale Hemianopsie bis zur beidseitigen Optikusatrophie
⇒ Hypophysenkompression ⇨ Vorderlappeninsuffizienz: **verzögertes Wachstum** (STH-Mangel), Mädchen: Amenorrhoe (FSH-/LH-Mangel), Hypothyreose (TSH-Mangel)
Neurohypophyse ⇨ **Diabetes insipidus** (ADH-Mangel)
⇒ Hypothalamuskompression (BABINSKI-FRÖHLICH-Syndrom ⇨ Adipositas, Hypogenitalismus, Pubertas tarda, Minderwuchs, Sehstörungen)
⇒ Verschlusshydrozephalus (internus) bei Kompression des Foramen MONROI (Übelkeit, Stauungspapille), ggf. vergrößerter Schädel mit klaffenden Schädelnähten

Diag: 1. Anamnese und klinische Untersuchung: Stauungspapille, Gesichtsfeldausfälle?
2. Bildgebung: Rö-Schädel zeigt **aufgeweitete Sella** mit fleckigen intra-/suprasellären Kalkeinlagerungen
MRT/CCT: solider/zystischer Tumor mit **Verkalkungen** (im CT) und KM-Enhancement
3. Labor: AFP- u. β-HCG-Bestimmung im Liquor/Serum (DD:Ausschluss Keimzelltumor)
4. Augen-Konsil: Perimetrie

Ther: • Operativ: transkranieller frontotemporaler od. transsphenoidaler Zugang, Totalexstirpation
– Bei nicht vollständiger Entfernung ggf. Nachbestrahlung (Gesamtdosis 53 Gy)
• Bei hormonellen Ausfällen (vorübergehende od. ggf. lebenslange) Substitution

- Selbsthilfegruppen: Kraniopharyngeom-Gruppe Deutsche Kinderkrebsstiftung, Adenauerallee 134, 53113 Bonn, Tel.: 0228 68846-0, Internet: www.kraniopharyngeom.de

Prog: gut bei Totalexstirpation, 5-JÜR bei Kindern heute 90-95 %

Kompl: Op: hypothalamische Essstörung ⇨ **Adipositas** (½ d.F.), je nach Resektionsausmaß weitere ophthalmologische, neuropsychiatrische od. endokrine Störungen mögl.

DD:
- Keimzelltumoren: Dysgerminome, Teratome, Dermoide, Hamartome, Ther: ebenfalls Totalexstirpation, Prog. ist im Allgemeinen gut.
- Hypophysentumoren, Meningeome ⇨ im Kindesalter extrem selten

RETINOBLASTOM

Syn: Glioma retinae, Neuroblastoma retinae, ICD-10: C69.2

Ät: Sporadisch (90 % d.F.) od. hereditär (aut.-dom. erblich, Gendefekt des Retinoblastom-1-(RB1)-Tumorsuppressorgens, Chrom. 13q, dann meist beidseitiger Befall)

Path:
- ♦ **Maligner Tumor der Netzhaut** (ähnlich einem Medulloblastom od. Neuroblastom), neuroektodermal-**embryonalen** Ursprungs
- ♦ Lok: Die Retina kann uni- od. multifokal in einem Auge betroffen sein, Tumor einseitig (70 % d.F.) od. in beiden Augen mögl., Wachstum endophytisch in den Glaskörper od. exophytisch in die Aderhaut od. selten auch darüber hinaus bis in die Augenhöhle mögl.
- ♦ Metastasierung direkt in Nervus opticus, Meningen, subarachnoidalen Liquorraum oder hämatogen in Knochenmark, Knochen od. Leber sowie Lymphknoten mögl.

Epid:
- ◊ Häufigkeit: **sehr selten**, insg. 0,5/10.000 Neugeboren/Säuglinge betroffen, macht 2 % der malignen Tumoren im Kindes- und Jugendalter aus, ca. 60 Fälle/Jahr in Deutschland
- ◊ Prädisp.alter: **0-3. Lj.**, bis max. Kleinkindalter (danach kaum mehr vorkommend), bei familiärem Vorkommen meist bereits im 1. Lebensjahr

Klin:
- ⇒ **Leukokorie** („Katzenauge", graugelblicher statt roter Reflex in der Pupille bei Fotoaufnahme mit Blitz!)
- ⇒ Neu aufgetretenes **Schielen** (Strabismus), schmerzhafte, entzündliche Rötung
- ⇒ Visuseinschränkung bis Erblindung (Amaurose)

Diag:
1. Anamnese und klinische/augenärztliche Untersuchung: indirekte Ophthalmoskopie (beweisend), bei Neugeborenen/Säuglingen in Narkose, immer beide Augen untersuchen Ausmaß des Befundes wird nach dem REES-ELLSWORTH-Staging (Grad I-V) klassifiziert.
2. Bildgebung: Sonographie des Auges u. **MRT** des Schädels: Ausdehnung des Tumors (Nervus opticus befallen?, Ausschluss eines Befalls der Glandula pinealis), Metastasensuche in Liquor, Knochenmark, Knochen
3. Histologie: rundliche, kleine basophile Zellen mit Rosettenbildung
4. Molekulargenetische Untersuchung bei hereditärer Form mögl. (Familienangehörige)

Ther:
- Operativ: Ind: einseitiges Retinoblastom, Einbruch in den Nervus opticus
  - **Enukleation**: Entfernung des Auges + mind. 1 cm des Sehnervs
  - Bei bilateralem Befall wird das Visus-schlechtere od. stärker betroffene Auge entfernt, dann Chemotherapie
  - Einlage eine Platzhalters, 2 Wo. postoperativ: Anpassung eines Glasauges
- Im Frühstadium **Laserkoagulation** od. Kryokoagulation der betroffenen Anteile
- Chemotherapie: bei beidseitigem Befall od. Metastasierung, meist mit Vincristin, Aktinomycin B u. Cyclophosphamid
- Strahlentherapie: ggf. bei beidseitigem Befall als lokale Brachytherapie (^{106}Ruthenium)

Prog: Ohne Ther. schlecht, mit Ther. **sehr gut**, 5-JÜR heute 95-97 %, im Frühstadium 100 % Heilungschance, beidseitige Tumoren haben eine ca. 50 %ige 5-JÜR.

Kompl: * Bei Einwachsen in vordere Augenabschnitte Sekundärglaukom, Pseudohypopyon mögl.
* Bei Vorliegen einer Keimbahnmutation hohes Risiko für spätere Zweitmalignome (bis 50 % mit entsprechender Letalität): insb. Osteosarkom, EWING-Sarkom, Weichteilsarkome

DD:
- Retinom (spontan rückgebildetes Retinoblastom, Zufallsbefund), Retinozytom, Pseudogliom, Hamartom, Hämangioblastom, chorioretinale Kolobome
- USHER-Syndrom: aut.-rez. erbliche Retinopathia pigmentosa + Innenohrschwerhörigkeit
- Leukokorie: Retrolentale Fibroplasie, Katarakt (Linsentrübung), Netzhautablösung (Ablatio retinae), COATS-Krankheit (angeborene Anomalie der Netzhautgefäße), markhaltige Nervenfasern, hohe Myopie, organisierte Glaskörperblutung, Endophthalmitis durch Nematoden (Toxocara)

NEUROBLASTOM

Syn: Sympathoblastom, Sympathikoblastom, engl. neuroblastoma, ICD-10: C47.9

Path:
- **Maligner Tumor** embryonalen Ursprungs ausgehend von Sympathikusganglienzellen (**Grenzstrang** od. Paraganglien) oder sympathischen Neuroblasten des **Nebennierenmarkes**. Die Paraganglien kommen embryonal im gesamten Bauch- u. Beckenraum vor und bilden sich physiologisch ab dem 2. Lj. zurück. Die Tumoren sezernieren oft Katecholamine.
- Lok: **Nebennieren**, Halsbereich, Brustkorb, **abdominal-paravertebral** (60 % d.F.) vom **Retroperitonealraum** ausgehend, Becken
- Metastasierung: **frühzeitig** in Leber (Typ PEPPER), Knochenmark u. Knochen (Typ HUTCHINSON), Lymphknoten od. Haut (Typ SMITH)
  Bei Diagnosestellung haben bereits 50 % der Betroffenen Metastasen (= Stadium IV)!
- 20 % aller Neuroblastome entstehen aus einer **Keimbahnmutation** mit aut.-dom. Vererbung (Chrom. 1p36) u. Assoziationen mit anderen Erkrankungen beschrieben (V.RECKLINGHAUSEN-Krankheit, BECKWITH-WIEDEMANN-Syndrom)

Epid:
◊ Vierthäufigste Tumorentität im Kindesalter
◊ Prädisp.alter: **1.-4. Lj.** (90 % d.F. bis zum 6. Lj.), m = w
◊ Inzidenz: 1,6/100.000 Kinder/Jahr bis zum 15. Lj., 130-180 Fälle pro Jahr in Deutschland

Etlg: # Internationale Stadieneinteilung des Neuroblastoms (INSS, 1993, modifiziert nach der ursprünglichen Einteilung von EVANS, 1971): Ausbreitung des Tumorbefalles

Stad. I:	Tumor auf Struktur des Ursprungs beschränkt, komplette Entfernung
Stad. IIa:	Unilateraler Tumor, keine Lk-Metastasen, inkomplette Entfernung
Stad. IIb:	Unilateraler Tumor, ipsilaterale Lk-Metastasen, inkomplette Entfernung
Stad. III:	Tumor überschreitet Mittellinie mit oder ohne kontra- od. bilaterale Lk-Metastasen, nicht resektabel
Stad. IV:	Fernmetastasen (entfernte Lk, Knochen, Knochenmark, Leber usw.)
Stad. IV-S:	Tumor Stad. I od. II im 1. Lj., aber Metastasen in Haut, Leber (Pepper-Syndrom) und/oder Knochenmark, aber nicht im Knochen (S = sine Knochen)

Histologische Klassifizierung (des International Neuroblastoma Pathology Committee, 1999, basierend auf der SHIMADA-Klassifikation, 1984)
- Neuroblastome: wenig SCHWANN-Zellen, differenzierte (⇨ gute Prog. wenn Kind <5 J.) od. undifferenzierte (⇨ schlechte Prog.) Ganglienzellen
- Ganglioneuroblastome: viele SCHWANN-Zellen (>50 %) ⇨ gute Prog.
- Ganglioneurome: überwiegend Schwann-Zellen, gut differenziert ⇨ gute Prog.
- noduläres Ganglioneuroblastom (selten) ⇨ eher schlechte Prog.

Klin: ⇒ Allgemein: Schwächegefühl, Inappetenz, Gewichtsverlust, Erbrechen, Durchfall oder Obstipation

⇒ Bei abdominalem Tumor: tastbarer, höckeriger, derber **Bauchtumor**

⇒ Weichteilschwellungen, Knochenschwellungen, Fieber, Anämie, **Knochenschmerzen**, Hepatomegalie, Harnabflussbehinderung ⇨ Zeichen einer Metastasierung
Haut: multiple subkutane bläuliche Knoten

⇒ Evtl. Blutdruckkrisen (Hormonproduktion), Flush-Symptomatik

⇒ Bei zervikalem Tumor: HORNER-Syndrom (Ptosis, Miosis, Enophthalmus) od. Rekurrensparese mögl.

⇒ Bei thorakalem/zervikalem Tumor: Tracheal- oder Bronchuskompression, respiratorische Symptome wie Dyspnoe oder Dysphagie oder obere Einflussstauung mögl.

⇒ Bei paravertebralen Tumoren vom Grenzstrang ausgehend: selten Querschnittsymptomatik (bei Einwachsen in den Wirbelkanal über die Foramina intervertebralia = sog. Sanduhrtumor), Rückenschmerzen, Stuhl- u. Harnretention

⇒ Bei retroorbitaler Metastasierung: Exophthalmus, periorbitale Hämatome ("Brillenhämatom", Ekchymosen), Lidödem

⇒ Opsomyoklonisches Syndrom (Syn: „dancing eye syndrome", KINSBOURNE-Syndrom, paraneoplastisch bedingt) mit kurzen, schnellen u. unregelmäßigen Augenbewegungen, zerebellarer Ataxie, Myoklonien, psychomotorischer Entwicklungsverzögerung

Diag:
1. Anamnese und klinische Untersuchung: anfangs nur unspezifische Symptomatik, manchmal auch nur Zufallsbefund (z.B. bei Sono-Abdomen aus anderem Grund)
2. Labor: evtl. Anämie, im 24-Std.-**Urin** erhöhte Metabolitenwerte der **Katecholamine** (Vanillinmandelsäure und Homovanillinsäure)
   Als Tumormarker zur Verlaufsbestimmung: **NSE** (neuronspezifische Enolase) im Serum, LDH-Erhöhung, Ferritinerhöhung, Katecholamine im Serum
3. Bildgebung: **Sonographie** von Abdomen und Hals, Rö-Thorax (charakteristische feine schollige Verkalkungen in Höhe der 10./11. Rippe)
   MRT der betroffenen Region u. bei Tumornachweis auch MRT-Schädel
   ^{123}**I-MIBG-SPECT** zur Metastasensuche (Anreicherung im betroffenen Gebiet), bei Knochenbefall auch ^{99m}Tc-Skelettszintigraphie
4. **Knochenmarkpunktion** (an mehreren Stellen ⇨ Metastasen, Tumorzellnester?)
5. Tumorbiopsie u. Histologie (Differenzierungsgrad des Tumorgewebes, Mitosis-Karyorrhexis-Index, typische rosettenartige Tumorzellnester im Knochenmarkausstrich) u. Molekulargenetik (eine **N-myc-Protoonkogen**-Amplifikation zeigt schlechte Prog. an)

Ther:
- Diag. u. Ther. in einem spezialisierten pädiatrisch-onkologischem **Zentrum** durchführen
- Operativ: Ind: Versuch der Resektion des Haupttumors ist in allen Stadien indiziert.
  - Stad. I: Tumorexstirpation
  - Stad. II: Tumorexstirpation bzw. -biopsie (wenn nicht risikolos zu entfernen) + Chemotherapie (z.B. Kombinationen mit Doxorubicin, Vincristin, Cyclophosphamid)
  - Stad. III und IV: präoperative Chemotherapie + Radiatio (40 Gy), dann Tumorexstirpation/-biopsie + Chemotherapie über 1½ Jahre (meist 4 Blöcke)
  - Stad. IV (jenseits des 1. Lj.) evtl. auch supraletale Radiochemotherapie und anschließende Knochenmarktransplantation (autologe Stammzellen)
    In Studien wird auch eine Differenzierungstherapie bei Hochrisikopat. nach Abschluss der konventionellen Ther. eingesetzt: Gabe von 13-cis-Retinolsäure führt zur Ausdifferenzierung verbliebener Tumorzellen (und somit zum Verlust der Malignität).
- Leitlinie u. Literatur bei www.awmf.org (Stichwort: Neuroblastom)

Prog: Insg. **schlecht**, da Diagnosestellung meist erst spät (50 % sind bereits im Stad. IV bei Diagnosestellung), im Säuglingsalter (Stad. IV-S) insg. günstiger als im Kleinkindesalter. Im Stadium IV-S werden darüber hinaus **spontane Remissionen** beobachtet (daher ist in diesem Stadium eine abwartende Haltung mit Kontrollen möglich).
5-JÜR aller Neuroblastome **79 %** (bei N-myc-Amplifikation nur halb so gut), Stad. I-II u. IV-S ca. 90%ige Heilungsrate, Stad. IV nur 10-20%ige Heilungsrate (5-JÜR 30-40 %)

Kompl:
∗ Mediastinale Tumoren ⇨ respiratorische Insuffizienz
∗ Querschnittsymptomatik bei Einwachsen in den Wirbelkanal

* Zerebellare Enzephalopathie
* Nierenarterienverletzung bei Op

Proph: Das in Studien getestete Neuroblastom-Screening mit einem Filterpapierteststreifen für Harn auf Katecholamine (wurde mit der U6 im 10.-14. Lebensmonat von den Kinderärzten ausgegeben und dann auf Vanillinmandel- und Homovanillinsäure untersucht) hat keinen bzw. einen negativen Früherkennungserfolg (zu häufig "Überdiagnosen" und Todesfälle durch die dann begonnene (unnötige) Therapie) gebracht und wird daher seit 2002 nicht mehr durchgeführt.

DD:
- WILMS-Tumor (Nephroblastom), Hepatoblastom, Lymphome
- Benignes Ganglioneurom
- Nebennierenadenom, Nebennierenblutung
- Rhabdomyosarkom, Leiomyom, Schwannom, malignes Schwannom
- Tuberkulose, rheumatisches Fieber

WILMS-TUMOR

Syn: **Nephroblastom**, embryonales Adenomyosarkom der Niere, ICD-10: C64

Path:
- Embryonales Adenosarkom (**maligner Mischtumor**) mit rhabdomyoblastischen und heteroblastischen und auch verschieden differenzierten Anteilen von **Nierengewebe**
- Dignität: je nach Differenzierung von niedrig, intermediär bis hoch maligne
- Histologie: Tumor zeigt blastemale, epitheliale und stromale Anteile, ist aus myxoidem Stroma aufgebaut; Blastemen zeigen rosettenartige Zellanordnung.
- Lok: meist **einseitig**, beidseitiger Befall in 5-10 % d.F.
- Metastasen: hämatogen in **Lunge** (früh), Leber, Gehirn, Knochen
- Spontane od. erbliche Mutation (Mutation im WILMS-Tumor-Gen (WT-1), aut.-dom., Chrom. 11_{p13} od. $11_{p15.5}$), auch **Kombination mit angeborenen Missbildungen** mögl. (**Aniridie**, Hemihypertrophie, Viszeromegalie, EMG-Syndrom [= Exomphalos-Makroglossie-Gigantismus-Syndrom = WIEDEMANN-BECKWITH-Syndrom], Neurofibromatose, Anomalien der Geschlechtsorgane und Harnwege (WAGR-Syndrom: Wilms-Tumor, Aniridie, Gonadoblastom, urogenitale Fehlbildung, psychomotorische Retardierung)

Epid:
- ◊ Inzidenz: insg. **selten**, 1/100.000 Kinder/Jahr bis zum 15. Lj., ca. 100 Erkrankungsfälle/Jahr in Deutschland
- ◊ Häufigster Nierentumor im Kindesalter, 6-8 % aller Tumoren im Kindesalter
- ◊ Prädisp.alter: **2.-5. Lj.** (nach dem 10. Lj. sehr selten), m = w

Etlg: SIOP-Klassifikation (International Society of Paediatric Oncology, 2001) in Anlehnung an die NWTS-Studie (National Wilms Tumor Study der USA)

Stad. I	Tumor auf eine Niere beschränkt, intakte Kapsel
Stad. II	Tumor überschreitet die Nierenkapsel, infiltriert in Fettgewebe oder Blutgefäße, Tumor ist aber chirurgisch vollständig entfernbar (Pseudokapsel)
Stad. III	Peritoneale Metastasierung, Tumor ist wegen Befall lebenswichtiger Organe nicht mehr komplett resektabel
Stad. IV	Hämatogene Fernmetastasen (Lunge, Leber, Knochen, Gehirn usw.)
Stad. V	Beidseitiger Nierenbefall (simultan od. metachron)

Klin:
- ⇒ **Sichtbare abdominelle Schwellung** (meist ohne Beschwerden)
- ⇒ Evtl. abdominale Schmerzen, Hämaturie (**Makrohämaturie**), Obstipation, Durchfall, Erbrechen, Hypertonie, Harnweginfekte, Gewichtsabnahme, Fieber, Blässe, Paraplegie

Diag: 1. Anamnese und klinische Untersuchung: halbseitig lokalisierter Bauchtumor, sehr schnelles Wachstum (innerhalb von Wochen), die Mittellinie meist nicht überschreitend
Cave: Vorsichtige Palpation wegen **Rupturgefahr!**, keine Biopsie!

2. Labor: Mikrohämaturie (20 % d.F.)
3. Sonographie: solider Tumor oder Zysten?, Abgrenzung von den Nachbarorganen, Kontrolle der Gegenseite inkl. farbkodierte Duplexsonographie der Nierengefäße
4. Bildgebung: **MRT**-Abdomen (Tumorausdehnung, Metastasensuche), evtl. auch Kavographie, Rö-/CT-Thorax bei V.a. Lungenmetastasen
   Ggf. Skelettszintigraphie bei V.a. Skelettmetastasen

Ther:
- Diag. u. Ther. in einem spezialisierten pädiatrisch-onkologischem Zentrum durchführen
- Heute kombinierte konservativ-operative Ther.:
  - ➢ Stad. I: präoperative (sog. neoadjuvante, tumorreduzierende) Chemotherapie (Vincristin + Actinomycin D), dann Nephrektomie + postoperative (adjuvante) Chemotherapie für 4 Wo. (postop. Chemo erst ab intermediärer Malignität)
  - ➢ Stad. II: präop. Chemotherapie, dann Nephrektomie + Radiatio + Chemotherapie
  - ➢ Stad. III-V: präoperative tumorreduzierende Chemotherapie (Vincristin + Actinomycin D + Adriamycin)+ Radiatio (zur Erreichung der Operabilität, sog. Down-Staging), dann Nephrektomie + postoperative Radiatio + Chemotherapie für 40 Wo. (ggf. zusätzlich mit Carboplatin, Etoposid, Ifosfamid)
  - – Op-Prinzip: transabdomineller Zugang (Mittelschnitt), **Nephrektomie**, intraabdominelle Metastasenentfernung, Entfernung paraaortaler und parakavaler Lymphknoten
    Bei bilateralem Nephroblastom (Stad. V) wird der größere Nierentumor durch Nephrektomie entfernt, die andere Niere wird organerhaltend operiert (Tumorenukleierung).

Prog: Over-all-Prognose **gut**, **75 % Heilungsrate** (Stad. I 100 %!, Stad. II 80-90 %, Stad. III-IV 50-60 %), 5-JÜR aller Nephroblastome **85 %**

Kompl:
- ∗ V.cava-Tumorthrombus (über die Nierenvene in 5 % d.F.)
- ∗ Rezidiv (meist innerhalb der ersten 2 J.)
- ∗ DENYS-DRASH-Syndrom (spontane Neumutation ebenfalls am WT1-Gen): diffuse Mesangiosklerose mit nephrotischem Syndrom, Genitalfehlbildungen und WILMS-Tumor
- ∗ NW Chemotherapie: Übelkeit, Erbrechen, Enteritiden, Haarausfall, Schleimhautulzera, Infektanfälligkeit durch Knochenmarkdepression
- ∗ NW Radiatio: Beckendeformitäten, WS-Skoliose, Lungenfibrose, Myokardschäden

Op: ∗ Cave: Tumorruptur (u. abdominelle Aussaat bei der Op)

DD:
- – Gutartige Nierentumoren: Fibrome, Angiomyolipom, mesoblastisches Nephrom
- – Maligne Raumforderungen: hellzelliges Nierenkarzinom, **Neuroblastom**, Lymphome, **embryonales Rhabdomyosarkom**, **Klarzellsarkom**, **Rhabdoidtumor**, Hepatoblastom, Gonadentumoren, Teratom, Metastasen anderer Tumoren
- – Andere Nierenerkrankungen: **Hydronephrose**, polyzystische Nierendysplasie, Zyste, Nierenabszess, Nierenvenenthrombose, Hämatom, Nebennierenblutung, tuberöse Sklerose

HEPATOBLASTOM

Syn: Embryonaler Mischtumor der Leber, ICD-10: C22.2

Ät:
- – Meist unklar
- – Erhöhte Inzidenz bei Familien mit adenomatöser Polyposis coli (Keimbahnmutation im APC-Gen), Trisomie 2, 8, 20
- – Assoziation mit anderen Erkrankungen: WIEDEMANN-BECKWITH-Syndrom, Nephroblastom
- – Erhöhtes Risiko: unreife/frühe Frühgeborene, niedriges Geburtsgewicht, assistierte Reproduktion

Path:
- ♦ Histo: **embryonaler** Tumor aus epithelialen und mesenchymalen Zellen
- ♦ Lok: vor allem im rechten Leberlappen, gelegentlich auch multifokal vorkommend

- Metastasen: regionale Lymphknoten, hämatogene Metastasen erst sehr spät (Lunge, Knochen, Gehirn)

Epid: ◊ Inzidenz: insg. **sehr selten**, 1,6/1.000.000 Kinder/Jahr (mit zunehmender Tendenz in den letzten Jahren), ca. 20 Fälle pro Jahr in Deutschland
◊ Prädisp.alter: **1. Lj.** (nach dem 4. Lj. kaum noch vorkommend), m > w (ca. 2:1)
◊ Häufigster primärer Tumor der Leber im Kindesalter

Etlg: Stadieneinteilung (postoperatives Ergebnis):

Stad. I	Komplette Resektion (**R**0)
Stad. II	Mikroskopisch nachweisbarer Resttumor (**R**1)
Stad. III	Großer Resttumor (**R**2), Lk befallen
Stad. IV	Fernmetastasen

Klin: ⇒ Schwellung des Abdomens
⇒ Gewichtsverlust, Abgeschlagenheit
⇒ Diarrhoe, Erbrechen
⇒ Ikterus

Diag:
1. Anamnese und klinische Untersuchung: palpabler Tumor im rechten Oberbauch
2. Sonographie/MRT: Ausbreitung des Tumors, Metastasensuche, pathologische Gefäße
3. Labor: Tumormarker: **α_1-Fetoprotein** (in 80-90 % d.F. erhöht, wichtig für Verlauf und Rezidivdiagnostik) und erhöhtes ß-HCG (20 % d.F.), Transaminasen, Bilirubin, LDH, Ferritin, Thrombozytenzahl (Thrombozytose)
4. **Biopsie** (offen) ⇨ zur histologische Sicherung
5. Staging: CT/MRT der Lungen, FDG-PET, Skelettszintigraphie

Ther:
- Behandlung in einem kinderonkologischen Zentrum durchführen.
- Präoperativ: zur Tumorverkleinerung Chemotherapie mit 4 Zyklen Cisplatin alle 2 Wo., bei ausgedehntem Tumor/Metastasen mit Cisplatin + Doxorubicin (alle 3 Wo.)
- Operativ: Ind: Ziel ist die komplette Tumorresektion (**R**0)
  - Je nach Befall: atypische Resektion, Lebersegmentresektion od. Hemihepatektomie
  - Bei ausgedehntem Tumor ohne Metastasen ist auch eine Lebertransplantation mögl.
- Postoperative Chemotherapie

Prog: Bei nahezu vollständiger Resektion gut (Stadium I-II), Gesamtheilungsrate 90-70 %; in den Horchrisikostadien (III-IV) 5-JUR: 52-38 %

Kompl: * Selten eine Pubertas praecox (durch Störung der Hormonhomöostase)
* Rezidiv ⇨ Tumornachsorge mit α-Fetoprotein-Bestimmung und Sono Abdomen

DD:
- **Benigne Lebertumoren:** Hämangiom, Leberhämangiomatose, Leberzelladenom, FNH = fokal noduläre Hyperplasie, kongenitale Leberzysten
- Hepatozelluläres Karzinom: von den Leberzellen ausgehend, bei Kindern extrem selten (im Erwachsenenalter mit chron. Hepatitis-Infektion assoziiert), Prog. ungünstiger als beim Hepatoblastom
- Rhabdomyosarkom der Gallengänge
- Lymphome, Metastasen anderer Primärtumoren in der Leber
- Echinokokkus-Infektion

TUBERÖSE SKLEROSE

Syn: Tuberöse Sklerose Komplex (TSC), Epiloia, BOURNEVILLE-PRINGLE-Syndrom, ICD-10: Q85.1, D30.9

Ät: – **Aut.-dom.** erblich (bekannte Mutationen im Gen TSC1 auf Chrom. 9q34 u. TSC2 auf Chrom. 16p13.3, dies sind Tumorsuppressorgene)
– Sporadisches Auftreten und Neumutationen (häufigste Ursache, 50-80 % d.F.)

Path: ♦ Gehört zu den Phakomatosen ⇨ **Multiorganerkrankung**, bei d. unterschiedliche Organe betroffen sein können. Bei ca. 60% der Betroffenen ist das Nierenparenchym mitbeteiligt.
♦ Allgemein: **multiple Hamartome** (**gutartige** Mischtumoren mit verstärkter Zellteilungstendenz und gestörter Differenzierung)
♦ Niere: zystische Nierenveränderungen, Angiomyolipome (nur histologisch von malignen Nierentumoren zu unterscheiden)
♦ ZNS: Sklerosen in der Hirnrinde, periventrikuläre Tumoren, Netzhauttumoren

Epid: ◊ Häufigkeit: 1,5/10.000 Neugeborenen, für Deutschland ca. 12.000 Betroffene geschätzt

Klin: ⇒ Hautveränderungen: multiple Angiofibrome, Adenoma sebaceum = schmetterlingsförmig im Mittelgesicht und subungual (= KOENEN-Tumoren), Hypopigmentierungen (white spots)
⇒ Niere: ggf. Flankenschmerzen
⇒ Herz: Rhabdomyome ⇨ Rhythmusstörungen mögl.
⇒ ZNS: **Krampfanfälle** (BNS-Krämpfe = Blitz-Nick-Salaam-Anfälle, s.u.), Astrozytome (insb. paraventrikulär/subependymal und verkalkend), Hamartome der Retina, kortikale Dysplasien ⇨ **mentale Retardierung**
⇒ Lungenzysten, Knochenzysten

Diag: 1. Anamnese und klinische Untersuchung: white-spots an der Haut
2. Sonographie: bei Nierenbeteiligung stark echogene Raumforderung der Nieren, ggf. MRT
3. EKG, Echokardiographie bei Herzbeschwerden
4. EEG, MRT-Schädel, Augenhintergrunduntersuchung bei ZNS-Symptomen
5. Labor: molekulargenetischer Nachweis einer TSC-Gen-Mutation mögl.

Ther: • Nur **symptomatische** Behandlung mögl.
– Antikonvulsiva (Vigabatrin) u. Glukokortikoide bei Krampfanfällen (s.u., Kap. Anfallskrankheiten)
– Bei subependymatösen Riesenzellastrozytomen des ZNS od. renalen Angiomyolipomen mTOR-Inhibitor Everolimus (Votubia®)
• Operativ: Ind: bei unklarem Tumorwachstum >4 cm Größe in der Niere
– Interventionell: selektive Embolisierung mögl.; Op: Nierenteilresektion
– Bei ZNS-Tumoren mit neurologischen Defekten: Teil-/Resektion soweit mögl.
• Selbsthilfegruppen: Tuberöse Sklerose Deutschland e.V., Im Brückfeld 15, 65207 Wiesbaden, Tel.: 0611 469-2707, Fax: -2708, Internet: www.tsdev.org

Prog: Wichtiger Prognosefaktor für das Langzeitüberleben ist die Nierenbeteiligung.

Kompl: * Platzen v. abnormen arteriellen Gefäßen (WUNDERLICH-Syndrom ⇨ akutes Abdomen), Risiko meist ab 2. Lebensjahrzehnt bei Befall der Nieren
* Maligne Entartung mögl.

DD: – Andere Nierentumoren, Zystenniere
– **Andere Phakomatosen:**
· **Neurofibromatose v.RECKLINGHAUSEN**, (aut.-dom. erblich, Chrom. $17_{q11.2}$, 22_{q12} od. Neumutation, Häufigkeit: 3/10.000): multiple Neurinome (Schwannome, insb. Akustikusneurinom), multiple Café-au-lait-Flecken an der Haut, kleine Hautflecken (Freckling) inguinal od. axillär, Hirntumoren (insb. Astrozytome), Optikusgliom, Irishamartome (LISCH-Knötchen), Tibiadysplasie, Skoliose, mentale Retardierung, maligne Entartung mögl.
· **v.HIPPEL-LINDAU-Syndrom** (aut.-dom., Chrom. 3_{p26}): zerebellare und retinale Hämangioblastome ⇨ Ataxie, Nystagmus, später Hirndruckentwicklung, Glaukom, Erblindung mögl., Nieren-, Leber- und Pankreaszysten, Phäochromozytom, Nierenzellkarzinom
· **STURGE-WEBER-KRABBE-Syndrom**: Enzephalofaziale Angiomatose mit Naevus flammeus im Gesicht (meist V_1 u./od. V_2-Gebiet) und ipsilateral Hämangiome der Meningen

und reaktive Hirnatrophie mit intrakraniellen Verkalkungen, fokale Epilepsie, mentale Retardierung, Glaukom

- Multiple Glomustumoren (aut.-dom. erblich, Chrom. 1) an Haut und inneren Organen
- Basalzell-Naevus-Syndrom (GORLIN-GOLTZ-Syndrom, aut.-dom., Chrom. 9q22): multiple Basaliome, Keratosen an Hand und Füßen, Gehirnveränderungen, Skelettanomalien
- Neurokutane Melanose: multiple Nävuszellnävi (od. Riesennaevus) an Haut, Meningen und Gehirn, Hydrocephalus occlusus mögl.
- Pseudoxanthoma elasticum (GRÖNBLAD-STRANDBERG-Syndrom): wenig elastische Papeln an Gelenken und Hals sowie Altersdegeneration an der Aderhaut des Auges und arteriellen Gefäßen
- PEUTZ-JEGHERS-Syndrom (aut.-dom.): intestinale Polyposis, periorale Pigmentnävi
- KASABACH-MERRITT-Syndrom: Riesenhämangiome an Haut und inneren Organen, Thrombozytopenie
- Ataxia teleangiectatica (LOUIS-BAR-Syndrom aut.-rez. erblich, Chrom. 11q23): Kleinhirnatrophie, kutane und retinale Teleangiektasien
- LEOPARD-Syndrom (aut.-dom.): Lentigines, Erregungsleitungsstörungen am Herz, okulärer Hypertelorismus (vergrößerter Augenabstand), Pulmonalstenose, abnorme Genitalien (z.B. Hypospadie), Retardierung des Wachstums, deafness = Taubheit
- Incontinentia pigmenti (BLOCH-SULZBERGER-Krankheit, X-chrom.-dom.): Pigmentierungen der Haut, Optikusatrophie, psychomotorische Retardierung, Epilepsie
- OSLER-RENDU-WEBER-Krankheit (aut.-dom.): Teleangiektasien an Schleimhäuten, Gesicht und inneren Organen ⇨ rezidivierende Blutungen

WEICHTEILTUMOREN

Syn: Weichgewebetumoren, ICD-10: maligne C49.9

Ät: Maligne Weichteiltumoren: I.d.R. keine Ursache feststellbar, mögl. Ursachen können ionisierende Strahlung, chemische Noxen (Dioxin), chronische Entzündungen, Mutationen von Tumorsuppressorgenen (p53, RB, INK4A/B, Cyclin D1) od. Chromosomentranslokation sein.

Etlg: # Maligne Weichteiltumoren (**Weichteilsarkome**, engl. soft tissue sarcoma):

- **Rhabdomyosarkom**: embryonales, alveoläres (am Körperstamm od. Extremitäten mit schlechterer Prog.) u. pleomorphes
- Extraossäres EWING-Sarkom (immer G4)
- Neuroblastom (s.o.), primitiver neuroektodermaler Tumor (PNET, immer G4), malignes Schwannom (= maligner peripherer Nervenscheidentumor), malignes Paragangliom (z.B. Glomus-caroticum-Tumor)
- Malignes Synovialom (Synovialsarkom)
- Fibrosarkom, fibromyxoides Sarkom
- Pleomorphes Sarkom (Syn: malignes fibröses Histiozytom, Tumor ohne Zellliniendifferenzierung)
- Leiomyosarkom
- Liposarkom (atypisch lipomatöser Tumor), Spindelzell-Liposarkom, Lipoblastom
- Malignes Hämangioperizytom, Angiosarkom
- Malignes Mesenchymom
- Mesotheliom

Histologisches Grading: Maligne Weichteiltumoren werden nur noch in niedrig- (low-grade = **G**1-2) u. hochmaligne (high-grade = **G**3-4) Tumoren eingeteilt.

Path:
- ♦ Häufigster Weichteiltumor im Kindesalter ist das **hochmaligne Rhabdomyosarkom** (in über der ½ d.F.), neigt zu Lokalrezidiven und früher hämatogener Metastasierung
- ♦ Lok: Unterschieden werden periphere Weichteiltumoren (**Extremitäten** u. Hüfte, Rumpf, Hals und Kopf) u. zentrale Weichteiltumoren (**Retroperitoneum**, Mediastinum, Abdomen).

Rhabdomyosarkom: tritt ubiquitär auf, häufig Kopf, Hals, Blase, Prostata od. paratestikuläres Bindegewebe befallen, 1/3 hat bei Diag. bereits Metastasen

- TNM-Klassifikation: T_1 = Tumor <5 cm (T_{1a} = oberflächlich, T_{1b} = tief = unterhalb der oberflächlichen Faszie od. im Becken, retroperitoneal od. mediastinal gelegen)
  T_2 = Tumor **>5 cm** in größter Ausdehnung (T_{2a} = oberflächlich, T_{2b} = tief)
  N_1 = regionäre Lk-Metastasen, M_1 = Fernmetastasen

  Stadiengruppierung: I: $T_{1\text{-}2b}N_0M_0$ niedriggradig (G_1-G_2) II: $T_{1\text{-}2a}N_0M_0$ hochgradig (G_3-G_4)
  III: $T_{2b}N_0M_0$ hochgradig, alle N_1M_0 IV: alle M_1
- Metastasierung: lokal in Haut, Knochen und (eher selten) in regionäre Lymphknoten
  Fernmetastasen insb. in die **Lungen**, seltener in Leber, Skelett, Gehirn

Epid: ◊ Häufigkeit: insg. **selten**, 1/100.000 Kinder/Jahr bis zum 15. Lj., ca. 100 Erkrankungsfälle/Jahr in Deutschland (Erwachsene ca. 2.500 Fälle/Jahr)

◊ Prädisp.alter: Das **Rhabdomyosarkom** hat zwei Altersgipfel: 1.-5. Lj. (insb. Kopf, Hals) u. 15.-19. Lj. (insb. im Urogenitaltrakt), m > w (1,2:1).

Klin: ⇒ Allgemein: Müdigkeit, subfebrile Temperaturen, Leistungsverlust, Gewichtsabnahme

⇒ Sicht- od. tastbare **Schwellung**, evtl. lokale Schmerzen (ca. 1/3 d.F.), schmerzhafte Bewegungseinschränkung

⇒ Rhabdomyosarkom: bei Befall in der Orbita: Exophthalmus, neu aufgetretenes Schielen (Strabismus), Lidschwellung
Bei Befall der Nase: verstopfte Nase, langandauernder Schnupfen, Nasenbluten
Bei Befall von Blase/Prostata: Dysurie, Hämaturie, Harnverhalt, Zystitis

Diag:
1. Anamnese und klinische Untersuchung (tastbarer Tumor?)
2. **Sonographie** (solider Tumor, DD: zystische Veränderungen)
3. Röntgen: ossäre Destruktionen, Knochentumor?, evtl. lokale Weichteilaufnahme in Mammographietechnik zum Nachweis von Verkalkungen
4. **MRT** mit KM (genaue Beurteilung der Tumorausdehnung/Infiltration, maligne Tumoren zeigen meist eine Kontrastmittelaufnahme), ggf. Angio-MRT, ggf. auch CT bei knöchernem Prozess/Verkalkungen
5. Spiral-CT des Thorax zum Staging (Metastasierung?), ggf. PET-CT u./od. Skelettszintigramm zur Metastasensuche, ggf. auch Knochenmarkbiopsie
6. **Inzisionsbiopsie** (meist offen) und **histologische Untersuchung** (mit immunhistologischen u. molekular-genetischen Methoden zur genauen Differenzierung des Tumortyps ⇨ Zuordnung des Tumors zu einer Zelllinie u. Malignitätsgraduierung)
   Oberflächliche (subkutane, epifasziale) Tumoren <5 cm werden primär direkt entfernt als sog. Exzisionsbiopsie (mit einem knappen Sicherheitsabstand) u. histologische Untersuchung ⇨ bei malignem Befund muss dann ausgedehnt nachreseziert werden.

Ther:
- Diag. u. Ther. in einem spezialisierten pädiatrisch-onkologischem **Zentrum** durchführen.
- Chemotherapie: Bei Histiozytom, Lipo-, Leio-, Rhabdomyosarkom, EWING-Sarkom und undifferenzierten Weichteilsarkomen präop. (= **neoadjuvant**, zur Verkleinerung des Tumorvolumens = **Down-Staging**) u. adjuvant (= postop.) einsetzbar (z.B. Kombination v. Vincristin + Actinomycin D + Ifosfamid, bei Hochrisiko zusätzlich Adriamycin).
- Strahlentherapie: Palliativ bei Inoperabilität (75 Gy) oder als präop. (neoadjuvant zur Tumorverkleinerung) od. postop. Radiatio (50-60 Gy, wenn keine R_0-Kompartimentresektion mögl. war).
- Operativ: Ind: stets gegeben (K-Ind: Fernmetastasen ⇨ dann Chemotherapie)
  - **Radikale Tumorentfernung** (weit im Gesunden = 2-3 cm Sicherheitsabstand rundum, sog. „**no touch**“-Exzision [= „der Operateur soll den Tumor bei der Op nicht sehen“])
  - Bei ausgedehntem Befund **Kompartimentresektion** (= En-bloc-Entnahme von Muskelgruppe + Faszie der betroffenen Region) mit anschließender plastischer Weichteilrekonstruktion (z.B. Verschiebeplastiken, Muskelhautverpflanzungen [myokutane Lappenplastiken], funktionelle Sehnenverpflanzungen, Spalthauttransplantation usw.)
    Wurde zuvor eine Biopsie durchgeführt, muss der Bereich um den Biopsiekanal komplett mitentfernt werden.

- Eine Lymphknotendissektion ist nur bei gesicherter Lk-Metastasierung indiziert.
- Eine Amputation ist heute nur noch Ultima ratio (Amputationen können durch Down-Staging der Tumoren mittels neoadjuvanter [= präoperativer] Chemotherapie und/oder Radiatio meist vermieden werden).

Prog: Maligne Weichteiltumoren: In 95 % d.F. ist heute ein Extremitätenerhalt möglich.
5-JÜR: 85 % bei Low-grade-, 60 % bei High-grade-Tumoren
Insg. hohe Rezidivrate (lokale Exzision 20-30 %, Kompartimentresektion 5-20 %)
Weichteilsarkome am Stamm haben insg. eine schlechtere Prog.

Kompl: * **Tumorrezidiv** bei den malignen Weichteiltumoren häufig ⇨ Nachsorge wichtig (in den ersten 2 Jahren alle 3 Mon., dann 5 J. alle 6 Mon. Kontrolluntersuchungen durchführen)

Op: * Wundheilungsstörungen, Hämatom, Serom
* Lappennekrose nach Rekonstruktion

DD: Cave: "Schwellungen", die länger als 4 Wo. bestehen, sollten immer einer Diagnostik zugeführt werden (auch wenn z.B. ein vorhergehendes Trauma angegeben wird).

- **Benigne Weichteiltumoren** (ca. 97 % aller Weichteiltumoren): **Lipom, Fibrom**, Leiomyom, Rhabdomyom, Hämangiom, Lymphangiom, Neurofibrom, Schwannom, Mesenchymom ⇨ eine maligne Entartung gutartiger Weichteiltumoren ist extrem selten mögl.
- "Tumorartige" nicht-neoplastische Läsionen: Atherome, Lipomatosen, Fibromatosen, noduläre Fasziitis, proliferative Myositis, ossifizierende Pseudotumoren, Myositis ossificans, tumoröse Kalzinose (TEUTSCHLÄNDER-Krankheit), Ganglion, Sehnenscheidenhygrom
- Abszess, Fremdkörpergranulom, Bartonella-Granulom (Katzenkratzkrankheit)
- Keloid, Xanthom, Desmoid, Hamartom
- Serom, Hämatom, Zysten
- Neurofibromatose v.RECKLINGHAUSEN (multiple Neurofibrome mit typischem klinischem Bild, aut.-dom. erblich, Chrom. 17_{q11}, 22_{q12} od. Neumutation) ⇨ vermehrt Nervenscheidentumoren
- Andere maligne Tumoren: Leukämie, Lymphome, WILMS-Tumor, Knochentumoren, Metastasen solider Tumoren im Weichteilgewebe
- **Keimzelltumoren:** gonadal od. extragonadal (versprengtes embryonales Gewebe) mögl., sind sehr selten (Inzidenz: 0,3/100.000/Jahr), machen 3 % der Tumoren im Kindesalter aus
  - Embryonales Karzinom
  - Dottersacktumoren (hochmaligne, insb. in Testis od. Ovar, Tumormarker: α-Fetoprotein)
  - Chorionkarzinom (hochmaligne, insb. im Ovar u. Mediastinum, Tumormarker: ß-HCG)
  - Seminom (insb. Hoden), Dysgerminome (insb. Ovar u. ZNS, meist im Jugendlichenalter)
  - **Teratome** (Lok: bei Neugeborenen insb. am Steißbein, sonst auch Retroperitoneum, Mediastinum, ZNS, Gonaden; meist **benigne**, können maligne entarten), Teratokarzinom (Hoden)
  - **Dermoide** (typisch im Kindesalter, **benigne**, Lok: parapontin, parapituitär, Oberkiefer-Augen-Schlusslinie, meist als Dermoidzyste mit differenziertem Gewebe, z.B. Haare, Zähne, Knochen), Epidermoidzyste (enthält Hornlamellen)
  - Hamartome (fehlerhaftes embryonales Gewebe ohne Proliferationstendenz)

KNOCHENTUMOREN

Path: ♦ Primäre Knochentumoren (Skeletttumoren): Ausgangsgewebe können der Knorpel, Knochen, Knochenmark, Periost oder Bindegewebe sein.

♦ TNM-Klassifikation: T_1 Tumor <8 cm
T_2 Tumor >8 cm
T_3 diskontinuierliche Ausbreitung im primär befallenen Knochen
N_1 regionäre Lk-Metastasen (entsprechend der Lage des Primärtumors)
M_1 Fernmetastasen (M_{1a} Lunge, M_{1b} andere Fernmetastasen)

Stadiengruppierung: I: $T_{1-2}N_0M_0$ niedriggradig (G_1-G_2) II: $T_{1-2}N_0M_0$ hochgradig (G_3-G_4)
III: $T_3N_0M_0$ IV: alle N_1, alle M_1

- Etlg. der Knochentumoren/Knochenveränderungen nach ihrer bevorzugten Lokalisation: (Epiphyse = gelenknah; Metaphyse = Übergang; Diaphyse = langer Knochenschaft)

Epiphyse	Chondroblastom, Riesenzelltumor (nach Schluss der Epiphysenfuge)
Metaphyse	Osteosarkom, Chondrosarkom, Fibrosarkom, nichtossifizierendes Fibrom, Riesenzelltumor (vor Schluss der Epiphysenfuge), Knochenzysten
Diaphyse	Plasmozytom, EWING-Sarkom, Retikulosarkom

- Metastasierung von malignen Knochentumoren:
  Osteosarkome metastasieren früh, insb. in die Lunge.
  EWING-Sarkom: Lunge, Lk, übriges Skelett

Epid: ◊ 20 % der Knochentumoren im Kindesalter sind maligne
◊ Inzidenz: Maligne primäre Knochentumoren sind **sehr selten**, 1/100.000/Jahr.
◊ Prädisp.alter: Benigne Knochentumoren u. tumorähnliche Knochenveränderungen sowie das Osteosarkom und das EWING-Sarkom kommen insb. zw. 10. u. 30. Lj. vor.

Etlg: # **Benigne Knochentumoren** (Einzelheiten s.u., Kap. Kinderorthopädie):
- **Osteochondrom** (Syn: kartilaginäre Exostose, Lok: Metaphyse v. Femur u. Humerus)
- **Osteoidosteom** (Femur, Tibia, relativ klein, in der Kortikalis gelegen), benignes Osteoblastom (Wirbelkörper, untere Extremität)
- Enchondrom (durch versprengte Knorpelzellen, Lok: Phalangen)
- Chondroblastom (Syn: CODMAN-Tumor, Lok: Epiphyse von Femur u. Humerus)
- Osteom (insb. Nasennebenhöhlen), Chordom (Schädelbasis od. Wirbelsäule)
- Hämangiom (Schädel, Wirbelkörper)
- Chondromyxoidfibrom (Tibia u. Femur)

Tumorähnliche Knochenveränderungen (meist benigne, s.u., Kap. Kinderorthopädie):
- **Nicht-ossifizierendes Knochenfibrom** (Metaphyse der unteren Extremität, exzentrisch, weintraubenartige Formation)
- **Solitäre / juvenile Knochenzyste** (proximaler Humerus, Femur u. proximale Tibia)
- Aneurysmatische Knochenzyste (lange Röhrenknochen, Wirbelkörper)
- Langerhans-Zellhistiozytose (früher Histiocytosis X genannt): eosinophiles Granulom (5.-10. Lj., osteolytische Herde insb. in der Schädelkalotte), HAND-SCHÜLLER-CHRISTIAN-Krankheit (Zellhistiozytose u. zusätzlich Exophthalmus u. Diabetes insipidus)
- Fibröse Dysplasie (Femur, Tibia)
- Hyperparathyreoidismus (sog. "Brauner Tumor", Wirbelkörper, Rippen u. Becken)

Maligne Knochentumoren, ICD-10: C40.- [Extremitäten] - C41.- [sonstige Knochen]
- **Osteosarkom** (Metaphyse langer Röhrenknochen, häufigster maligner Knochentumor im Kindesalter)
- **EWING-Sarkom** (untere Extremität, Becken, insb. bei Kindern und Jugendlichen, histologisch immer G_4 = hochmaligne, chromosomale Translokation 11/22 od. 21/22)
- Chondrosarkom (proximaler Humerus, Femur, Tibia sowie Rippen, Becken u. Scapula)
- Fibrosarkom (Femur u. Tibia)
- Plasmozytom (Wirbelkörper, Rippen, Schädel u. Becken)
- Riesenzelltumor (Syn: Osteoklastom, semimaligne, Epiphyse langer Röhrenknochen, Lungenmetastasen mögl.)
- Malignes fibröses Histiozytom des Knochens
- Malignes Non-HODGKIN-Lymphom, Retikulumzellsarkom (alle Knochen mögl.)

Knochenmetastasen anderer Primärtumoren (= sekundäre maligne Knochentumoren, diese können osteolytisch = mit Knochenabbau od. osteoplastisch = mit -neubildung sein): Insb. bei **Leukämien** u. **Lymphomen** (Knochenmark), WILMS-Tumor, Neuroblastom u. den Karzinomen (eher bei Erwachsenen), in 3-10 % d.F. findet sich kein Primärtumor.

Klin: ⇒ Benigne Knochentumoren sind meist asymptomatisch (Zufallsbefund im Röntgen).
⇒ Leitsymptom maligner Knochentumoren: **Knochenschmerzen**
⇒ **Tastbarer Tumor**, Schwellung, evtl. **pathologische Fraktur** (= Fraktur nach Bagatelltrauma, in 10-25 % d.F. der malignen Knochentumoren, meist Femur od. Humerus)
⇒ Bei Lok. in Schädel od. Wirbeln ⇨ evtl. neurologische Ausfälle
⇒ Bei gelenknaher Lok. Gelenkerguss mögl.
⇒ Evtl. schubartiges Fieber (EWING-Sarkom)
⇒ Osteom: rhinologische oder ophthalmologische Beschwerden

Diag: 1. Anamnese (anderer Primärtumor bekannt = Knochenmetastase?) und klinische Untersuchung (Lokalbefund, Schwellung, Bewegungseinschränkung, DMS)
2. Bildgebung: **Konventionelle Röntgenaufnahme** der betroffene Region in mindestens 2 Ebenen, evtl. zusätzlich konventionelle Tomographie ⇨ Zeichen für maligne Tumoren sind (s. Abb.): umschriebene Transparenzerhöhung (Osteolyse), Sklerosierungssaum, Spiculae (feine Knochenzacken), Kortikalisunterbrechung, zwiebelschalenartige Struktur mit CODMAN-Dreieck (dreieckiger Periostsporn am Rand), beim Plasmozytom: Mottenfraßbild in der Schädelübersicht.

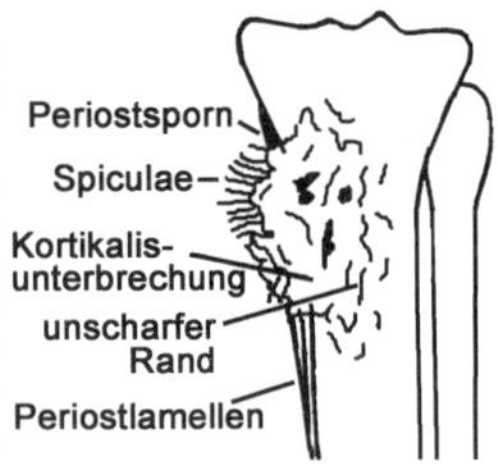

Bei V.a. malignen Tumor dann **CT** (Knochendestruktion?) u. **MRT** (Weichteilinfiltration, intramedulläre Ausbreitung im Knochenmark, Tumorbefall des Spinalkanales?), ggf. auch Angiographie (pathologische Gefäße, Möglichkeit der präoperativen Embolisation bei stark vaskularisierten Tumoren)
3. Szintigraphie: Vermehrte oder verminderte Anreicherung ⇨ immer mit dem entsprechenden Röntgenbefund vergleichen. Zur Knochenmetastasensuche ist heute alternativ auch Ganzkörper-MRT mit KM (guter Einblick in das Knochenmark) od. PET-CT mögl.
4. Labor: evtl. Erhöhung der alkalischen Phosphatase und der BSG, evtl. Anämie BENCE-JONES-Protein im Urin beim Plasmozytom
5. **Biopsie:** Als **offene Inzisionsbiopsie** (direkter Zugang im Bereich der mögl. späteren Op, da die Biopsie zu einer potenziellen Verschleppung von Krebszellen führt!) und **histologische Untersuchung** (für die malignen Knochentumoren erfolgt das Grading nur noch zweistufig in niedrig- [low-grade, G_1-G_2] oder hochmaligne [high-grade, G_3-G_4]).

Ther:
- Diag. (insb. auch die Biopsie) und Therapieplanung sollten in einem **spezialisierten Zentrum** interdisziplinär (Tumorkonferenz) erfolgen.
- Radiatio: EWING-Sarkom, Plasmozytom gut strahlensensibel, palliativ bei Osteosarkom, palliativ schmerzlindernd und rekalzifizierend bei Knochenmetastasen (insg. 20-40 Gy, 2 Gy/Tag), Radiofrequenzablation über eine im Tumor platzierte Sonde bei Osteoidosteom, Ossifikationsförderung bei aneurysmatischer Knochenzyste
- Chemotherapie: Präoperativ (**neoadjuvant**) zur Tumorverkleinerung (**Down-Staging**) beim High-grade-Osteosarkom und EWING-Sarkom und postoperativ. Verschiedene Kombinationen u. Studienprotokolle mögl., gängige Med. sind Cisplatin, Methotrexat, Adriamycin, Bleomycin, Cyclophosphamid, Dactinomycin, Citrovorum Faktur, Vincristin. Eine Chemotherapie ist auch beim Plasmozytom gut einsetzbar.
- Operativ: Ind: Jeder unklare Befund sollte abgeklärt werden ⇨ operative Biopsie.
  - Benigne Knochentumoren ⇨ lokale Ausräumung (Kürettage)
  - Maligne Knochentumoren ⇨ **Resektion im Gesunden** (prox. u. distal 3-5 cm Sicherheitsabstand) und Osteosynthese/Einlage einer Spongiosaplastik oder **Rekonstruktion**
  - Ultima ratio: Extremitätenamputation od. Exartikulation (durch das Down-Staging muss dies heute insg. seltener durchgeführt werden).

Prog: Benigne Knochentumoren und tumorähnliche Knochenveränderungen haben eine sehr gute Prognose (100%ige 5-JÜR).
Maligne Knochentumoren: Mit Chemotherapie und Operation haben diese heute bei Kindern eine 50- bis 70%ige Heilungsrate. 5-JÜR aller malignen Knochentumoren ca. **60 %**.

Kompl: * **Pathologische Fraktur** (in 10-25 % d.F. der malignen Knochentumoren)
* Sehr selten maligne Entartung benigner Knochentumoren mögl.
* Plasmozytom: Paraproteinämie, Nierenfunktionsstörung, Amyloidose

Op: * Ggf. aufwändige **Defektrekonstruktionen** nach Tumorresektion erforderlich (z.B. Beckenteilersatz, „Fibula pro Humero", Tumorprothesenimplantation z.B. Kniegelenk-Endoprothesen, Umstellungsoperation, z.B. gedrehter Unterschenkel als Oberschenkel ⇨ das Fußgelenk wird zum "Kniegelenk" und damit gute Gelenk-Prothese mögl.)

DD: - **Osteomyelitis** (kurze Anamnese <2 Wo., metaphysäre Lage, ggf. Focus (z.B. Tonsillitis), CRP erhöht), Osteitis, Knochenabszess, Knochentuberkulose, Myositis ossificans
- Osteochondrosis dissecans (mechanische Ursache mit subchondralen Knochendefekten)
- Knochenmetastasen anderer Primärtumoren: meist erstes Zeichen einer diffusen Organmetastasierung; Lok: insb. **Wirbelkörper** (2/3 d.F., insb. BWS + LWS, pathologische Frakturen jedoch selten), Os sacrum, Beckenknochen, Rippen, Sternum, Femur, Humerus, Tibia, Schädel, häufig auch multipel vorkommend
  Ther: Bei pathologischen Frakturen Metastasenresektion (wenn möglich) + stabilisierende langstreckige Osteosyntheseverfahren oder Tumorprothesenimplantation und postoperative Radiatio. Bei multiplen Metastasen ist eine Lokaltherapie meist nicht mehr mögl. ⇨ Radiatio zur Schmerzreduktion und ggf. Chemotherapie je nach zugrundeliegendem Primärtumor.
  Med: Bisphosphonate (Zoledronat, Zometa® od. Clodronat, Ostac®) hemmen die Knochenresorption und wirken auch schmerzlindernd.
  Prog: sehr schlecht, im Durchschnitt nur 3- bis 20-monatige Überlebenszeit

Osteosarkom

Ät: Meist unklar, selten auch bei hereditären Keimbahnmutationen (z.B. Retinoblastom, LI-FRAUMENI-Syndrom) od. chronischen Skeletterkrankungen (z.B. Osteodystrophia deformans)

Path: Meist anaplastischer, schnell wachsender Tumor hoher Malignität (**high-grade**, auch gut differenziert = low-grade mit geringem Metastasierungspotential vorkommend), bildet sog. Tumorosteoid (unreifes Knochengewebe ohne Kalkeinlagerung), das aggressiv umliegendes, gesundes Knochengewebe zerstört u. aus dem Knochen ausbricht (Periostabhebungen = sog. CODMAN-Dreieck).
Lok: meist **Metaphysen langer Röhrenknochen** (gelenknah, in 50 % d.F. am dist. Femur, prox. Tibia, Humerus), Becken
Metastasierung: **frühzeitig** (10-20 % haben bei Diag. bereits Metastasen), hämatogen (v.a. **Lunge** 2/3 d.F., Skelett)

Etlg: Zentrales (medulläres) Osteosarkom: klassisch osteoblastisch (80 %), chondroblastisch, fibroblastisch, teleangiektatisch, kleinzellig u. (selten) Low-grade-Osteosarkom
Oberflächliches (peripheres) Osteosarkom: parossal, periostal und high-grade

Epid: Häufigster primärer, hochmaligner Knochentumor im Kindesalter, ICD-10: C40
Inzidenz 0,3/100.000/Jahr (40 Kinder/J. in Dtl.), Altersgipfel: 12.-20. Lj., **m** > w (= 1,4:1)

Klin: **Lokale Schmerzen**, anfangs wenig, dann zunehmend, auch belastungsunabhängig, lokale Schwellung und Bewegungseinschränkung im benachbarten Gelenk (oft **Knie**!), pathologische Fraktur mögl., Allgemeinsymptome meist erst bei Metastasierung

Diag: Bildgebung: im Nativröntgenbild unscharf begrenzte **Osteolyse**, Periostabhebung, ausstrahlende Verkalkungen (Spiculae), MRT/CT: Ausdehnung gut beurteilbar
Biopsie (offene Inzisionsbiopsie) zur histologischen Typisierung
Staging-Untersuchungen: CT-Thorax u. -Abdomen (Metastasensuche), 3-Phasen-Knochenszintigraphie, ggf. SPECT od. PET-CT ⇨ intensive Mehranreicherung

Ther: Heute multimodale Therapie aus präoperativer (neoadjuvanter) Chemotherapie mit Cisplatin, Adriamycin und Methotrexat, dann vollständige Entfernung des Primärtumors mit weiten Resektionsgrenzen (3 cm Sicherheitsabstand und evtl. bestehende Metastasen, Rekonstruktionen je nach Resektion) und anschließend adjuvante Chemotherapie (Kombinationschemotherapie je nach Ansprechen der präop. Chemo, ggf. zusätzlich Ifosfamid, Etoposid od. Mifamurtid, Mepact®)
Bei inoperablen Herden Bestrahlung (insg. aber schlechte Strahlensensibilität)

Prog: 5-JÜR aller Osteosarkome 70 %, bei Chemotherapieresistenz <50 %, bei Lungenmetastasen schlechte Prog., 30%ige Rezidivrate od. Metastasierung, insb. in den ersten 2 J., **Nachsorge** für mind. 10 J. nötig (mit regelmäßiger Rö-Thorax-Kontrolle)

Kompl: Chemotherapie: hohe Toxizität (Blutbild-, Elektrolyt- u. Nierenwerte kontrollieren, Audiogramm wegen Hörverlust, Herz-Echo) u. erhöhtes Risiko für spätere Zweitmalignome

DD: Insb. Osteomyelitis, andere benigne od. maligne Knochentumoren, Knochenzyste

Ewing-Sarkom

Syn: EWING-Tumor, ASKIN-Tumor, engl: Ewing´s sarcoma, ICD-10: C40

Ät: Meist unklar, selten auch bei Skelettanomalien (familiär bedingte) od. hereditärer Keimbahnmutation (z.B. Retinoblastom), Tumorzellen der Ewing-Sarkome tragen in 95 % d.F. eine Veränderung auf Chrom. 22 (chromosomale Translokation 11/22, 21/22 od. 7/22).

Path: **Hoch maligner** Knochentumor (sog. Rundzellsarkom), histologisch immer G4 = high-grade
Primär Ausbreitung im Markraum ohne Einbruch in die Kortikalis, infiltriert HAVERS-Kanäle, hebt dann Periost ab, reaktive mehrschichtige Periostverkalkungen, später Ausbildung einer ausgeprägten Weichteilkomponente.

Lok: v.a. **Becken**, **Thoraxskelett**, **Femur**, Wirbelkörper, Tibia, Humerus u. als extraossäres EWING-Sarkom im Weichteilgewebe (auch immer G4)

Metastasierung: **frühzeitig** hämatogen (insb. **Lunge**), Weichteilgewebe

Etlg: Sog. EWING-Sarkom-Familie: unterschieden werden klassisches EWING-Sarkom, primitiver neuroektodermaler Tumor (pPNET, makroskopisch nicht unterscheidbar, mikroskopisch neurogene Differenzierung), ASKIN-Tumor der Brustwand, Weichteil-EWING-Tumor

Epid: Inzidenz: 0,2-0,3/100.000/Jahr (ca. 40 Kinder u. Jugendliche/J. in Dtl.)
Prädisp.alter: 10.-15. Lj., m > w (= 1,5:1)

Klin: **Lokale Schmerzen**, lokale **Schwellung**, lokale Entzündungszeichen
Bewegungseinschränkung (häufigste DD: Sportverletzung), Funktionseinschränkungen bis zur Lähmung mögl., pathologische Fraktur (ohne Unfallereignis)
Fortgeschritten: Fieber, Abgeschlagenheit, Gewichtsverlust, Blässe, Nachtschweiß

Diag: Bildgebung: im Nativröntgenbild initial unscharf begrenzte Osteolyse im Markraum, im späteren Stadium „Zwiebelschalenmuster" (verkalkte Periostlamellen), CODMAN-Dreiecke (Periostabhebungen) im Weichteilbereich
MRT: Verfahren der Wahl zur lokalen Diagnostik, Beurteilung von Tumorausdehnung, Weichteilkomponente, Nachbarstrukturen, lokalen Lk-Metastasen
Labor: BSG, CRP u. LDH oft erhöht, Eisen u. Gesamteiweiß erniedrigt
Biopsie (offene Inzisionsbiopsie) zur histologischen Typisierung, Nachweis des typischen p30/32-MIC2-Antigens mit monoklonalen Antikörpern, ggf. NSE, S-100, Synaptophysin
Staging-Untersuchungen: CT-Thorax u. -Abdomen, 3-Phasen-Skelettszintigraphie

Ther: Heute multimodale Therapie aus präoperativer (neoadjuvanter) Chemotherapie mit Doxorubicin, Ifosfamid, Vincristin u. Etoposid, ggf. + präoperative Bestrahlung, dann vollständige Entfernung des Primärtumors mit **weiten Resektionsgrenzen** (5 cm Sicherheitsabstand, Rekonstruktionen je nach Resektion) und anschließend adjuvante Chemotherapie, ggf. + postoperative Bestrahlung (EWING-Sarkome sind gut strahlensensibel).
Bei Rezidiv wird in Studien auch eine Hochdosischemotherapie u. Stammzelltransplantation versucht.

Prog: 5-JÜR aller EWING-Sarkome 70 % (ohne Chemotherapie 10 %), bei Metastasierung 25 %
Rezidivwahrscheinlichkeit 30-40 %, insb. in den ersten 2 J. ⇨ engmaschige Nachsorge

Kompl: Chemotherapie: hohe Toxizität und erhöhtes Risiko für spätere Zweitmalignome

DD: Insb. Osteomyelitis, andere benigne od. maligne Knochentumoren, Knochenzyste

KINDERTRAUMATOLOGIE

Faustregeln zum Abschätzen des **Alters** (wichtig auch für Medikamentendosierungen usw.):

Säugling ohne Zähne	<6-8 Monate
Verschluss große Fontanelle	>16-18 Monate
Kind mit Windeln	bis 3 Jahre
Milchgebiss vollständig	>2-3 Jahre
Kindergartenkind	4-6 Jahre
Radfahren	>5-6 Jahre
Beginnende Zahnlücken	6-8 Jahre
2. Gebiss vollständig	>12 Jahre

Faustformel für das **Gewicht** anhand des Alters:
bis 9 Jahre: (Alter in Jahren x 2) + 9 = Gewicht [kg]
über 9 Jahre: Alter x 3 = Gewicht [kg]

POLYTRAUMA

Syn: Mehrfachverletzung, ICD-10: T06.8

Def: Gleichzeitige Verletzung von mindestens 2 Körperregionen oder Organsystemen, wobei wenigstens eine Verletzung oder die Kombination mehrerer lebensbedrohlich ist.

Ät:
- Säuglinge/Kleinkinder: Unfälle im **häuslichen Bereich**
- Sturz aus großer Höhe (bei Säuglingen genügt dafür schon der "Wickeltisch" od. Hochstuhl)
- Kinder/Jugendliche: insb. **Verkehrsunfälle** als **Fußgänger**, **Fahrradunfall**, **Insasse** im PKW (seat belt injuries), Unfälle beim Sport, ab dem Jugendlichenalter auch Suizidversuche

Path:
- ♦ Schwere der Verletzung wird bestimmt durch: **Schädel-Hirn-Verletzung**, **Thoraxtrauma,** stumpfes Bauchtrauma, innere Blutungen.
- ♦ Besonderheiten im Kindesalter:

  Schädel-Hirn-Trauma (SHT): schnelle **Hirnödembildung**, diffuse Hirnschwellung

  Thoraxtrauma: meist keine Rippenfrakturen (knorpeliger Thorax, hohe Elastizität des kindlichen Thorax), aber besonders schwere **Lungenkontusionen**,

  seltener Wirbelfrakturen (aber häufiger **neurologische Schädigung** am Rückenmark, dies liegt am relativ großen Kopf und Überbiegbarkeit der Wirbelsäule, fehlenden Abstützreflexen, schwacher Hals-/Nackenmuskulatur), seltener Beckenfrakturen,

  Abdominaltrauma: **Oberbauch-Organschäden** durch überproportional große Organe und relativ dünne Bauchdecke, meist Niere u. Milz betroffen

  Großer Blutverlust bei Abscherverletzungen der Haut mögl.

  Blutverluste: werden bis 25 % besser toleriert als bei Erwachsenen, dann aber plötzliche Dekompensation mit **hypovolämischem Schock** (das Gesamtblutvolumen ist viel geringer als bei Erwachsenen, ca. 70-80 ml/kgKG) ⇨ beim Säugling ist ein Blutverlust von 150 ml, beim Kleinkind 250 ml und beim Kind sind 500 ml schon extrem kritisch mit Gefahr einer **plötzlichen Dekompensation!**
- ♦ Verletzungskrankheit: systemische Reaktion auf das Polytrauma (ähnlich dem Postaggressionssyndrom), Oxygenierungsstörung, hämodynamische Störungen (insb. der Mikrozirkulation und Gerinnung), endokrinologische Reaktionen (insb. Katecholamin-Anstieg) ⇨ Schock, Multiorganversagen, Immundefektsyndrom, Verbrauchskoagulopathie, Blutungen, Hypovolämie, Kompartment-, Crush-Syndrom

Epid: ◊ Traumatologische Notfälle sind die **Todesursache Nr. 1 für Kinder >1. Lj.**, der häufigste Grund ist das SHT. Die Letalität bei PKW-Unfällen ist 3fach höher als bei Erwachsenen.

◊ Prädisp.alter: Die Häufigkeit nimmt mit dem Alter stetig zu, Gipfel insb. **7.-15. Lj.**, mehr Knaben betroffen, **m** > w (= 2-3:1)

Diag: 1. Anamnese (Unfallhergang) und klinische Untersuchung: Prellmarken, sichtbare Hämatome, Blutungen? ⇨ akut am Unfallort u. Schockraum: schnelle Entscheidung, welche Notfallmaßnahmen durchgeführt werden müssen, weitere Diagnostik erst nach Stabilisierung (Kreislaufsituation, Gerinnung) des Kindes

2. Labor: **Blutgruppe und Kreuzprobe!** (Blutkonserven anfordern), Blutbild (Hb, Hkt), Blutgasanalyse, Elektrolyte, Gerinnungsstatus, Nierenretentionswerte
3. Sono-Abdomen: intraabdominelle Blutungen (freie Flüssigkeit?), Organrupturen
4. Röntgen: Einzelaufnahmen von HWS, BWS/LWS, Becken, Schädel, Thorax, Abdomenübersicht, Extremitäten od. retrograde Urethrographie je nach klinischem Befund. Bei bewusstlosem/intubiertem Kind od. neurologisch eingeschränkter Beurteilbarkeit wird heute direkt ein **Spiral-CT** durchgehend v. Schädel bis Becken durchgeführt.

Ther:
- Akut (Unfallort): Verhaltensregeln gegenüber Kindern: "KASPERLE"-Konzept n. KARUTZ

  K ontakt aufnehmen, auch Körperkontakt (Hand halten, auf den Arm nehmen)
  A blenkung (Verletzungen abdecken, Geschichten erzählen)
  S ituation erklären (**nicht lügen!**)
  P ersonen einbeziehen (Eltern, Geschwister usw. herbeiholen)
  E ntscheidungsfreiheit lassen (soweit mögl. bei Hilfeleistung keinen Zwang ausüben)
  R uhe bewahren
  L ieblingstier (Teddybär)
  E rnst nehmen (nicht bagatellisieren, normal sprechen)

  Sicherstellung der Vitalfunktionen, bei Kreislaufstillstand **Reanimation** beginnen (5 x Vorbeatmung, dann Herzdruck/Beatmung bei Kindern 15:2, Laienhelfer 30:2), Sauerstoffgabe (100 % FiO_2), Vermeidung von Auskühlung, **Frühintubation** und kontrollierte Beatmung (Tubusgröße nach der „Kleinfingerregel", bzw. gem. Tabelle, s. auch Kap. Neugeborenenreanimation). **Schockbehandlung**: Großer venöser Zugang, Vollelektrolytlösung initial 20 ml/kgKG. Gelingt der I.v.-Zugang nicht innerhalb von 1-3 Min., dann **intraossärer Zugang** (prox. Tibia)! Adrenalin zur Reanimation 0,01 mg/kgKG in 1:10 NaCl. Eine gute Übersicht/Hilfe zu Med., Tuben, Normwerten bezogen auf die Größe des Kindes (zum Anlegen an das Kind) gibt das Notfalllineal PädNFL (www.notfalllineal.de).

Altersklasse	Gewicht	Tubusgröße ID (mm)
Baby	5-10 kg	3,5-4,0
Kleinkind	10-20 kg	4,0-5,5
Schulkind	20-40 kg	5,5-7,0

  Entlastung eines Spannungspneumothorax, Kompression starker äußerer Blutungen, Ruhigstellung von Frakturen, Schmerzbehandlung, Ankündigung und **schneller Transport** (Rettungshubschrauber) in eine **spezialisierte Klinik** (mit Kinderchirurgie), bei vitaler Bedrohung ggf. auch zuerst in die nächste verfügbare Klinik

- Intensivtherapie (in der Klinik/Schockraum): rechtzeitige Substitution von Blut (ausreichend viele Konserven von der Blutbank anfordern und kreuzen lassen!, bei vitalbedrohlicher Blutung ggf. auch ungekreuzte, blutgruppengleiche Konserven od. "0-negativ" infundieren), Flüssigkeitssubstitution (Grundbedarf 40-70 ml/Std.), Azidoseausgleich mit Natriumbicarbonat (BE x 1/3 x kgKG, davon die Hälfte), Bilanzierung der Ein- und Ausfuhr, Überwachung der Gerinnung (ggf. Substitution von AT III u. FFP = fresh-frozen-plasma, später Antikoagulation wenn keine K-Ind. durch die Verletzungen gegeben sind), Tetanusimpfung (Tdap)

- Operativ: Stufenplan modifiziert nach SCHWEIBERER et al. (1987)
  - **1. Phase:** unaufschiebliche **Notoperationen** (vitale Indikation = Sofort-Op), z.B.: Thoraxdrainage, Entlastungspunktion bei Herzbeuteltamponade, Laparotomie bei intraabdomineller Organruptur od. Massenblutung, Kraniotomie bei epiduraler (arterieller) Blutung, Rückenmarkentlastung bei drohendem Querschnitt, Beckenzwinge oder Fixateur ext. bei instabiler Beckenringfraktur (Gefahr großen Blutverlustes), Fixateur ex-

terne bei vital gefährdeten Extremitäten (III.- bis IV.-gradig offene Frakturen)
- **2. Phase:** primär definitive chirurgische Versorgung schwerer Verletzungen (noch am 1. Tag = Früh-Op), z.B.: Schädelimpressionsfrakturen, anhaltende thorakale Blutung, Verletzungen der ableitenden Harnwege, Magen- oder Darmverletzung, Augenverletzungen, offene Extremitätenfrakturen (II.- bis III.-gradig offene Frakturen)
- **3. Phase:** primär definitive chirurgische Versorgung leichterer Verletzungen (nach intensivmedizinischer Stabilisierung des Kindes = Spät-Op), z.B. Osteosynthese von einfachen Becken- und Extremitätenfrakturen, Gesichtsschädelfrakturen, plastische Operationen

• Bei absehbarer Langzeitbeatmung frühzeitige Tracheotomie
• Frühzeitige intensive krankengymnastische Betreuung

Prog: Letalität zwischen 5 und 40 % (prognostisch entscheidend ist die Schwere des SHT)

Kompl: * Schocklunge, Ateminsuffizienz, Schockniere, Herz-Kreislauf-Versagen, **Multiorganversagen**
* Infektionen (Pneumonie, Pleuritis, Peritonitis), Sepsis mit hoher Letalität
* Thrombosen, Lungenembolie durch die meist längere Immobilisation und wegen der häufigen Kontraindikationen für eine prophylaktische Antikoagulation, z.B. SHT
* Zerebrale und/oder spinale Funktionsstörungen
* Massentransfusion: Infektionsrisiko (HIV, Hepatitis, bakterielle Kontamination), hämolytische Reaktionen, posttransfusionelle Purpura, transfusionsassoziiertes Lungenversagen, Graft-versus-Host-Reaktion

SCHÄDEL-HIRN-TRAUMA

Syn: **SHT**, SHV = Schädel-Hirn-Verletzung, engl. head injury, traumatic brain injury, intrakranielle Verletzung, ICD-10: S06.-

Ät: - **Stumpfe Gewalt** (Sturz, Schlag, Anprall) ⇨ geschlossenes SHT: **Verkehrsunfälle**, **Stürze** (häuslicher Unfall, Sturz aus größerer Höhe, z.B. Wickeltisch, vom Arm eines Erwachsenen, Treppe, Hochbett!) und Sportunfälle (z.B. Fahrradunfall ohne Helm), Kindesmisshandlung (Schütteltrauma, s.u.)
- **Perforierende Verletzung** (Pfählungs-, Schussverletzung, extremer Aufprall) = offenes SHT

Etlg: # Allgemein: **Geschlossenes SHT** (keine Eröffnung des Schädels, Dura intakt)
Offenes SHT ⇨ Mitverletzung der **Dura** mater (= Verbindung zw. Gehirn u. Außenwelt) - **Jede offene Gehirnverletzung ist a priori als infiziert anzusehen!**

Hirntrauma:
- Schädelprellung: Trauma ohne Gehirnfunktionsstörung
- **Commotio** cerebri: **Gehirnerschütterung** (ohne bzw. mit nur minimalen pathoanatomischen Veränderungen ⇨ evtl. geringgradige Gliaproliferationen), ICD-10: S06.0
- **Contusio** cerebri: Hirnprellung (immer mit pathoanatomisch fassbaren Gewebeschädigungen = sog. *Rindenprellungsherden*), ICD-10: S06.3-
- **Compressio** cerebri: Hirnquetschung, Hirnkompression durch Hämatome oder umschriebene Ödeme, ICD-10: S06.2-

Frakturen des Schädels: **Schädelkalottenfraktur, Schädelbasisfraktur** (insb. der Frontobasis), Frakturformen: lineare (Berstfraktur), sternförmige und **Impressionsfrakturen**

Path: ♦ Contusio cerebri: Beschleunigungs-, Rotations- od. Verzögerungstrauma führt zu **Rindenprellungsherden** (meist frontal, temporal und occipital) ⇨ Parenchymnekrosen, **Glianarbe**. Daneben kommt es zu Rupturen kleiner Gefäße ⇨ kleine Einblutungen (sog. Rhexisblutungen) u. traumatische Ödeme ⇨ Zirkulationsstörungen, Hypoxie mit **sekundären** Gewebsschäden.
Frakturen: Berstfrakturen der Schädelkalotte (Gewalteinwirkung von der Seite), Impressions- (lokale, spitze Gewalteinwirkung, Schussverletzung), Gesichtsschädelfrakturen

- Schädelbasisfrakturen (engl. basal skull fracture): ICD-10: S02.1
  - Frontobasale Frakturen ⇨ Eröffnung v. Sinus frontalis, ethmoidalis, sphenoidalis mögl.
  - Laterobasale Frakturen ⇨ Fraktur im Bereich des Felsenbeins (quer, schräg od. längs)

Epid: ◊ Inzidenz: **Sehr hoch**, geschätzt 580/100.000/Jahr bei Kindern u. Jugendlichen bis 15 J., kumuliert ca. 70.000 Fälle/Jahr in Deutschland, >90 % davon sind leichte SHT, **m** > w

◊ Bei Kindern u. bis zum Erwachsenenalter von 45 J. häufigste Todesursache in Dtl.

◊ 25-30 % der Pat. mit einem schweren SHT haben ein **Polytrauma** (z.B. mit Lungenkontusion, intraabdomineller Blutung und Organverletzungen, Frakturen).

Klin: ⇒ **Cave:** In bis zu der ½ d.F. sind äußerlich keine Verletzungen zu erkennen!

⇒ Schädelprellung: Kopfschmerzen, evtl. Schwindel od. Übelkeit, keine Bewusstseinsstörung, keine neurologischen Symptome

⇒ Commotio cerebri: **Bewusstlosigkeit** (für Sekunden bis max. 1 Std.) und posttraumatische = **anterograde Amnesie** (Zeit während und nach dem Unfall, die Erinnerungslücke kann mehrere Stunden umfassen, evtl. auch eine Zeit kurz vor dem Unfall = kurze retrograde Amnesie), Übelkeit, **Erbrechen**, Kopfschmerzen, Schwindel, Nystagmus, Doppelbilder, Hörstörung

⇒ Contusio cerebri: **Bewusstlosigkeit** >1 Std. (bis zu Tagen), amnestischer Dämmerzustand (>24 Std.), **neurologische Ausfälle** je nach Lokalisation der Anprallherde (epileptische Anfälle, Atem- und Kreislaufstörungen, traumatische Anosmie, Paresen, Augenmotilitätsstörungen, Hypophyseninsuffizienz) bis hin zum Koma

⇒ Schädelkalottenfrakturen: evtl. tastbarer Frakturspalt, Impression

⇒ Schädelbasisfrakturen: Brillen- od. Monokelhämatom, retroaurikuläre Blutungen, **Liquorrhoe** aus Nase (frontobasale Frakturen) od. Ohr (laterobasale Frakturen), Hämatotympanon, Ausfall v. Hirnnerven (z.B. Anosmie, Augenmotilitätsstörungen)

⇒ Tentorielle Einklemmung: Bewusstseinstrübung bis Koma, Pupillenerweiterung, fehlende Lichtreaktion, Pyramidenbahnzeichen, Strecksynergismen, CHEYNE-STOKES-Atmung

⇒ Zur Einschätzung des Schweregrades eines SHT gibt es die **GLASGOW Coma Scale** für Kinder (**PGCS** = pediatric GCS, modifiziert nach VERNET, 2004)

Pkt.	<1 Jahr	>1 Jahr	>5 Jahre
	Augenöffnen		
4	spontan	spontan	spontan
3	auf Schreien	auf Anruf	auf Anruf
2	auf Schmerzreiz	auf Schmerzreiz	auf Schmerzreiz
1	fehlend	fehlend	fehlend
	Beste motorische Antwort		
6	Spontanbewegungen	führt Befehle aus	befolgt Aufforderungen
5	gezielte Abwehr	gezielte Abwehr	gezielte Abwehr
4	Zurückziehen auf Schmerz	Zurückziehen auf Schmerz	Zurückziehen auf Schmerz
3	Flexion auf Schmerz	Flexion auf Schmerz	Flexion auf Schmerz
2	Extension auf Schmerz	Extension auf Schmerz	Extension auf Schmerz
1	fehlend	fehlend	fehlend
	Beste verbale Antwort		
5	Plappern, Brabbeln	verständliche Worte	orientiert
4	Schreien, kann beruhigt werden	unverständliche Worte	verwirrt
3	Schreien, kann nicht beruhigt werden	andauerndes Weinen, kann nicht beruhigt werden	unzusammenhängende Worte
2	Stöhnen	Stöhnen	unverständlich
1	keine	keine	keine

Gesamtpunktzahl der 3 Gruppen = höchster Score („normal“) 15, tiefster Score 3 Punkte

- **Leichtes SHT (I. Grades, als Anhalt: Bewusstlosigkeit bis 15 Min.): 13-15 Punkte**
- **Mittelschweres SHT (II. Grades, Bewusstlosigkeit bis 1 Std.): 9-12 Punkte**
- **Schweres SHT (III. Grades, Bewusstlosigkeit >1 Std.): 3-8 Punkte**

<u>Diag:</u> 1. Anamnese (Unfallhergang, Absturzhöhe usw.), Eigenanamnese soweit möglich und Fremdanamnese (Eltern, Unfallbeteiligte), Dauer der Amnesie, Vorerkrankungen?
Klinische Untersuchung: sichtbare äußere Verletzungen, "BAP" = **Bewusstsein, Atmung, Puls**, Neurostatus mit Pupillenreaktion (beidseitige Mydriasis ohne Lichtreaktion zeigt ernste Prog. an), Reflexe, neurologische Ausfälle, Reaktion auf Schmerzreiz
2. Bildgebung: CT-Schädel ersetzt heute die Rö-Schädelübersicht (bessere Aussagekraft). Bei Säuglingen/Kleinkindern ist auch eine Schädelsonographie mögl. in 2 Ebenen
CCT: bei **Bewusstlosigkeit** od. V.a. intrakranielle Raumforderung CCT (nativ) durchführen ⇨ Nachweis von Kontusionsherden (hypodense Läsionen), intrakraniellen Blutungen, Hämatomen, Hirnödem, intrakranieller Luft (⇨ Duraverletzung = offenes SHT!), bei V.a. Schädelbasisfraktur koronares Dünnschicht-CCT in Knochenfenstertechnik; zur Verlaufsbeobachtung bei Bewusstlosigkeit ggf. später auch MRT (je mehr Kontusionsherde, umso schlechter die Prog., insb. bei Hirnstammläsion)
3. Liquorpunktion (Cave: bei Hirndruck ⇨ Gefahr der Einklemmung): bei Kontusion evtl. blutiger od. xanthochromer Liquor
Liquornachweis durch ß-Transferrin-Bestimmung (z.B. bei Sekretion aus der Nase)
MRT od. Liquorszintigraphie zum Nachweis und Lokalisation einer Liquorfistel
4. ggf. Hirndruckmessung mittels Ventrikelkatheter od. epiduraler Drucksonde bei Hirndruck
5. EEG: Allgemeinveränderung, ggf. Herdbefund, insg. aber sehr unspezifisch
6. SEP (sensibel evozierte Potentiale): als „Prognoseuntersuchung“ ⇨ ein bds. Ausfall der kortikalen Medianus-SEP zeigt mit hoher Wahrscheinlichkeit einen tödlichen Verlauf an.

<u>Ther:</u>
- **Akut:** Sicherung der vitalen Funktionen an der Unfallstelle, **frühzeitige Intubation** (Merksatz: GCS kleiner acht – der Tubus lacht ...), kontrollierte **Beatmung** und Schockbehandlung (großen Zugang legen und Volumengabe, Sauerstoffsättigung überwachen)
  Minimierung zerebraler Sekundärschäden durch:
  - **Oberkörperhochlagerung** (bis 30°), nicht bei protrahiertem Schock
  - Anlage einer **Halskrawatte** (Stiff-neck-Orthese, z.B. Tricodur®Vertebrace) bei jedem bewusstlosen Kind
  - Blutdruck sollte Normalwerte nicht unterschreiten
  - Analgosedierung (z.B. mit Benzodiazepin, Midazolam [Dormicum®] + Fentanyl)
  - Anlage eines sterilen Verbandes bei offenen blutenden Schädel-Hirn-Verletzungen
  - Fremdkörper präklinisch in situ in der Wunde belassen

  Primärtransport in die nächste geeignete Klinik mit Intensivstation, CCT u. Neurochirurgie (bei polytraumatisiertem Pat. ggf. zuerst in ein Akutkrankenhaus zur Stabilisierung)
- **Konservativ:**
  - Commotio cerebri: **Stationäre Überwachung des Kindes für 24-48 Std.**, Bettruhe für wenige Tage, symptomatisch bei Kopfschmerzen (Paracetamol, ben-u-ron® od. Metamizol, Novalgin®, kein ASS), bei Übelkeit od. Erbrechen (Metoclopramid, MCP®)
  - Bewusstlose Pat.: Kontrollierte Beatmung (ggf. milde Hyperventilation zur Hirndruckprophylaxe, Zielwert: 30-35 mmHg pCO_2), bei Hirndruck Osmotherapie mit Mannitolinfusion, parenterale Ernährung, Elektrolyte- und Flüssigkeitssubstitution, gute Blutdruckverhältnisse, Krankengymnastik zur Verhinderung von Gelenkkontrakturen
  - Frakturen: Lineare Frakturen und Schädelbasisfrakturen ohne Dislokation bedürfen meist keiner Therapie (lediglich stationäre Beobachtung wegen mögl. meningealer Hämatombildung), otogene Liquorrhoe bei Felsenbeinlängsfraktur konservativ (Antibiotikaschutz).
- **Operativ:** Ind: **Nach Stabilisierung der vitalen Funktionen** bei offener Fraktur od. intrakranieller Blutung/Hämatom mit Verdrängung
  - Kopfschwartenverletzung: primärer Wundverschluss
  - Großes intrakranielles Hämatom: Notfallkraniotomie zur Entlastung über eine temporoparietale, möglichst große Trepanation innerhalb von **2 Std.** (hierzu werden mehrerer Löcher gebohrt und dazwischen der Knochen durchgefräßt, der Knochendeckel wird entnommen und der knöcherne Defekt bleibt bestehen = osteoklastische Trepanation)

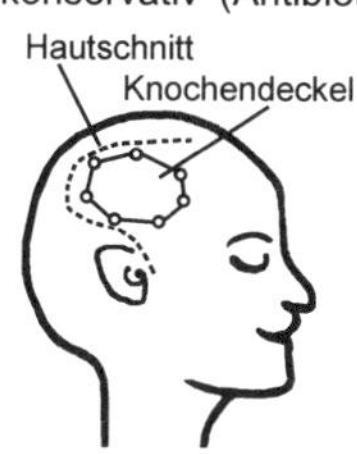

Notfalltrepanation

- Offene Impressionsfrakturen ⇨ Entfernung stark verschmutzter Fragmente, Deckung des Defektes, systemische Antibiose
- Impressionsfrakturen (geschlossen) ⇨ Hebung der Impression
- Schädelbasisfrakturen: Op-Ind. bei Beteiligung v. Hirnnerven od. frontobasaler Liquorfistel ⇨ Duraverschluss der Liquorfistel, ggf. Débridement der Nasennebenhöhlen u. systemischer Antibiotikaschutz

- **Rehabilitationsbehandlung** über Wochen bis Monate, möglichst **früh** beginnen mit mobilisierender Krankengymnastik, physikalischer Therapie, Ergotherapie (Wiedererlangung posttraumatisch gestörten Fähigkeiten), logopädischer Behandlung (Sprachtherapie)
- Selbsthilfegruppen: Schädel-Hirn-Patienten in Not e.V., Bayreuther Str. 33, 92224 Amberg, Tel.: 09621 64800, Internet: www.schaedel-hirnpatienten.de
  Selbst-Hilfe-Verband für neurologisch Erkrankte und Unfallopfer e.V., Bahnhofsplatz 6, 89518 Heidenheim, Tel.: 07321 3550509, Internet: www.brainweek.de
  ZNS – Hannelore Kohl Stiftung, Rochusstr. 24, 53123 Bonn, Tel.: 0228 97845-0, Fax: -55, Internet: www.hannelore-kohl-stiftung.de

Prog: Leichtes SHT: Hat eine sehr gute Prog., es bleiben meist keine Schäden.
Schweres SHT: Kinder u. Jugendliche haben insg. eine bessere Prognose als Erwachsene. Die Letalität beim schweren SHT im Kindesalter bis 15 J. beträgt 14 % und es bleiben später ca. 20 % der Betroffenen behindert/arbeitsunfähig.
Je länger die Bewusstlosigkeit, umso schlechter die Überlebensprognose, weiterer pathoanatomisch ungünstiger Prognoseparameter ist die Verletzung des Hirnstammes.

Kompl:

* Postkommotionelle Beschwerden: oft noch über Wochen (bis Jahre) mit Kopfschmerzen, Schwindel, Konzentrationsstörungen, Gedächtnisstörungen, Reizbarkeit, Ermüdbarkeit (neurasthenisch-depressives Syndrom), Lichtempfindlichkeit, Alkoholintoleranz
* Postkontusionelle Beschwerden: wie bei den postkommotionellen Beschwerden, jedoch intensiver und länger anhaltend, zusätzlich oft neurologische Defizite (z.B. aphasische Störungen, Paresen, Seh-, insb. Fusionsstörungen, Riechstörungen, epileptische Anfälle, Dystonien), posttraumatische Enzephalopathie mit hirnorganischem Psychosyndrom (HOPS, traumatische Psychose), Delir
* Bei Verletzung meningealer Gefäße (Kalottenfraktur) ⇨ **epidurales Hämatom**
* Hirnkontusion oder abgerissene Hirnvenen ⇨ akutes **Subduralhämatom**, als Spätkomplikation auch das **chronische subdurale Hämatom** (nach einem längeren symptomfreien Intervall), Sinusvenenthrombose
* Sekundäre Entwicklung eines **Hirnödems** (ab ca. 12 Std. bis zum 3. Tag)
* **Dissektion** der A.carotis int. oder A.vertebralis durch das Trauma mit der Gefahr einer späteren Thrombusembolisation und ischämischem Insult
* Impressionsfraktur, Rindenprellungsherde ⇨ epileptogener Fokus (traumatische Frühanfälle mit erhöhtem Risiko für eine **posttraumatische Spätepilepsie**)
* Okzipitale Impressionsfrakturen ⇨ Verletzung des Sinus sagittalis sup.
* Blow-out-Fraktur: Sprengung des Orbitabodens ⇨ Einklemmung von Augenmuskeln
* Zahnluxation, Frontzahntrauma (Ther: Replantation innerhalb von 5-10 Min.!, alternativ Aufbewahren der Zähne in einer Zahnrettungsbox, zur Not auch in H-Milch ⇨ Zahnarzt)
* Schädelbasisfrakturen: Karotis-Kavernosus-Fistel (⇨ arteriovenöse Verbindung zwischen A.carotis int. und Sinus cavernosus) mit pulssynchronem Ohrgeräusch, Chemosis (= Ödem) der Konjunktiven, Exophthalmus, Affektion der HN III-VI
* Posttraumatischer Hydrozephalus, Hygrome
* Entwicklung einer **Hypophyseninsuffizienz** (auch verzögert noch nach Jahren mögl.)
* Liquorfistel: frontobasale (Verbindung zum Nasen-Rachen-Raum) oder laterobasale (Verbindung zum Mittelohr) Liquorfistel ⇨ Gefahr der aufsteigenden Infektion mit Meningitis, Meningoenzephalitis, Hirnabszess
* Offenes SHT:
  - **Pneumenzephalon** = Eintritt von Luft + Keimen bei offenem SHT
  - Eitrige **Meningitis**, subdurales Empyem, Pyocephalus internus (Eiter im Ventrikelsystem ⇨ Okklusivhydrozephalus), Enzephalitis, Hirnabszess (Frühabszess in unmittelbarer Folge des SHT), Mark-/Hirnphlegmone
  - Spätabszesse und Meningitis (noch nach mehr als 10 Jahren) durch Eitererreger in der Nähe von z.B. Knochensplittern, Geschossfragmenten etc.

- Duranarbe ⇨ **posttraumatische Epilepsie** (Manifestation in den ersten 2 Jahren nach Trauma), lokaler Hydrocephalus e vacuo und Durchblutungsstörungen

* Dezerebrationssyndrom (Syn: **apallisches Syndrom**, Syndrom reaktionsloser Wachheit, engl. persistent vegetative state) = neurofunktionelle Entkoppelung des geschädigten Großhirns vom intakten Hirnstamm, geht meist aus einem längeren Koma hervor.
  Ät: **SHT** (Unfall), **akute Hypoxie**, Reanimation, ausgedehnte Hirnblutung, Hirnkompression bei Hirndruck, Verschlusshydrozephalus od. tentorieller Herniation
  Klin: Apallisches Syndrom = **Koma** mit **„offenen Augen"** aber ohne Blickkontakt, keine Fixierung von Objekten (Coma vigile, Wachkoma), Beuge- oder Streckhaltung der Arme, Streckstellung der Beine, evtl. orale Automatismen, pathologische/frühkindliche (primitive) Reflexe, Störung von Atmung, Temperatur- und Kreislaufregulation, Infektanfälligkeit. Dieser Zustand kann jahrelang andauern.
  Ther: Intensivtherapie, dann spezialisierte Langzeitpflegeeinrichtungen
  Prog: insg. schlecht (Rückbildung innerhalb von 12 Mon. mit meist erheblichen Defekten mögl., danach eher unwahrscheinlich), durchschnittliche Überlebenszeit 2-5 J., Tod durch Komplikationen wie Thrombosen od. pulmonale Infekte

* Locked-in-Syndrom (durch Hirnstammkontusion, Ponsblutung): Tetraparese, Hirnnervenlähmung, nur noch **vertikale Augenbewegung** und Blinzeln/Lidschluss bei voll erhaltenem! Bewusstsein mögl. (Großhirn ist intakt), sehr schlechte Prog.

* Koma: Einteilung der World Federation of Neurosurgical Societies
  BRÜSSELER-Klassifizierung

Koma I	**Bewusstloser Patient, normale Reaktion auf Schmerz**, Pupillenmotorik o.B., Augenmotorik erhalten, evtl. Anisokorie, Atmung intakt
Koma II	Bewusstloser Patient mit Paresen od. verlangsamter unkoordinierter Reaktion auf Schmerz, Pupillenmotorik intakt od. Anisokorie, Augenmotorik erhalten, Atmung intakt
Koma III	**Bewusstloser Patient mit Streckkrämpfen**, Pupillenmotorik intakt od. Anisokorie, evtl. mit Störungen der Augenmotorik, Atmung intakt
Koma IV	Bewusstloser Patient mit **initial beidseitig weiten Pupillen**, noch erhaltene Spontanatmung, Hypotonie u. **Reaktionslosigkeit auf Schmerzreize** aller Extremitäten, keine Augenmotorik
Hirntod	Keine Hirnstammreflexe (keine Spontanatmung, etc.), weite / lichtstarre Pupillen bds., keine Augenmotorik, spinale Reflexe können erhalten sein

DD: Für ein komatöses Kind, das ohne sicheren Anhalt für ein SHT gefunden wird:
- Vigilanzstörung durch internistische Erkrankungen: vasovagale (orthostatische) **Synkope**, Herz-Kreislauf-Insuffizienz, **Hypoglykämie**, Coma diabeticum (Ketoazidose)
- **Intoxikationen** (Alkohol, Medikamente, Chemikalien), **Hitzekollaps**, Hypothermie
- Spontane intrakranielle Blutung, Epilepsie, Meningitis
- Akinetischer Mutismus durch Schädigung des Frontalhirns
- Schütteltrauma (s.u., Kap. Kindesmisshandlung)

KINDLICHE FRAKTUREN

Epid: ◊ Häufigkeit: Bis Abschluss des Wachstumsalters haben **30-45 % aller Kinder** eine Fraktur.
◊ Lok: meist **obere Extremität** betroffen (75 % d.F.), am häufigsten dist. Unterarm, dist. Oberarm mit Ellenbogengelenk, Unterarmschaft
◊ Prädisp.alter: 4.-12. Lj., **Jungen** doppelt so häufig wie Mädchen!

Etlg: # **Ätiologische Fraktureinteilung:**
- Traumatische Fraktur (ICD-10: T14.2): **Sturz** (**Treppe**, **Trendsportarten**, wie Skateboards, Inliners, Snowboards, Trampoline usw.), Aufprall, Stoß, Schlag, Geschoss
- Ermüdungsfraktur: schleichende Fraktur durch Überbelastung = sog. Stressfraktur, Marschfraktur, meist ohne Fragmentdislokation, Ther: konservativ mit Entlastung

– Pathologische Fraktur (= Fraktur ohne adäquates Trauma): bei Knochenzyste, primären Knochentumoren, Tumormetastasen (meist osteolytisch), hochgradiger Osteoporose

Formen von Frakturen:

– **Komplette Frakturen**: vollständige Durchtrennung des Knochens

– **Inkomplette Frakturen** (ohne komplette Kontinuitätsdurchtrennung) typisch bei Kindern
- Fissuren (Haarriss)
- Subperiostale Infraktion (Stauchungsbruch, Wulstfraktur, „buckle-fracture"): Knochenkompression, Periost bleibt erhalten.
- **Grünholzfraktur**: Kortikalis bricht einseitig auf der Zugseite komplett, auf der Kompressionsseite nicht od. partiell ⇨ Achsenknick (die „unvollendete Fraktur").
- **Biegefraktur** („bowing-fracture", fixierte Biegung mit plastischer Verformung des Knochens, Kortikalis u. Periost sind aber rundum intakt)
- Epiphysenfugenverletzung (s.u.)

– **Geschlossene Frakturen**: ohne offenen Weichteildefekt bis zur Fraktur
Einteilung des Weichteilschadens n. TSCHERNE u. OESTERN (1982):

G 0	Unbedeutende Weichteilverletzung
G 1	Oberflächliche Schürfung oder Kontusion durch Fragmentdruck von innen
G 2	Tiefe kontaminierte Schürfung, Muskelkontusion, drohendes Kompartmentsyndrom
G 3	Ausgedehnte Hautkontusion, Zerstörung der Muskulatur, subkutanes Décollement, Hauptgefäßverletzung oder dekompensiertes Kompartmentsyndrom

– **Offene Frakturen** n. TSCHERNE u. OESTERN (1982), im engl. Sprachraum wird eine ähnliche Etlg. nach GUSTILO u. ANDERSON (1976, 1984, Stad. I-IIIA-C) verwendet:

O 1	Durchspießung eines spitzen Knochenfragments durch die Haut **von innen** (⇨ punktförmige Verletzung)
O 2	Ausgedehnte Weichteilverletzung u. Gewebekontusion über dem Frakturgebiet
O 3	Ausgedehnte Weichteilzerstörung (tiefere Strukturen, wie Muskel, Gefäß, Nerven) mit **freiliegender** Fraktur
O 4	**Subtotale Amputation** (Extremität hängt nur noch an einer Weichteilbrücke)

– Nicht dislozierte und dislozierte Frakturen, Trümmerfraktur (>6 Fragmente), Defektfraktur

Dislocatio:

♦ ad axim: mit Achsenknick 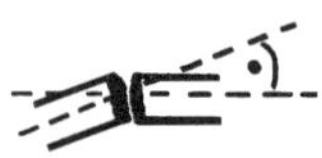

♦ ad latus: seitliche Fragmentverschiebung 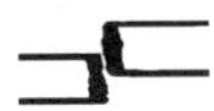

♦ ad peripheriam: Drehfehler durch Rotation der Fragmente 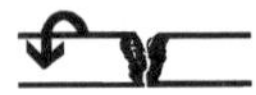

♦ ad longitudinem: cum contractione = Verkürzung 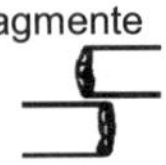

cum distractione = Verlängerung 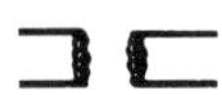

Einteilung der Frakturen nach der Lokalisation: Epiphysenfraktur (s.u.)

– Schaftfraktur 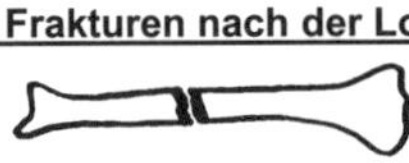

– Gelenkfraktur (mit Beteiligung der Gelenkfläche) 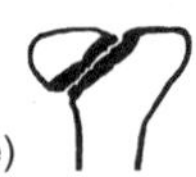

– Etagenfraktur (mehrere Frakturen eines Knochens) 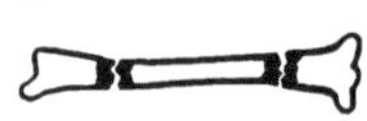

Diag:
1. Anamnese (Unfallhergang: Anprall, Sturz aus großer Höhe, Hochgeschwindigkeitsverletzung?) und körperliche Untersuchung (Begleitverletzungen, Weichteilschäden), immer **DMS**-Kontrolle (**D**urchblutung, **M**otorik, **S**ensibilität) der entsprechenden Region
2. Röntgen: in **2 Ebenen** (Rö. der Gegenseite ist heute obsolet), selten ggf. auch CT
3. Sonographie: in der Kindertraumatologie zur Frakturdiagnostik zunehmend eingesetzt

Klin: **SICHERE FRAKTURZEICHEN**

⇒ Abnorme Beweglichkeit
⇒ Groteske Fehlstellung, sichtbare freie Knochenenden (offene Fraktur)
⇒ Krepitation (Knochenknirschen bei Bewegung, meist schmerzhaft), **Prüfung obsolet!**
⇒ Röntgenologischer Nachweis

UNSICHERE FRAKTURZEICHEN
- Schmerz, Kompressionsschmerz, Schwellung, Hämatom
- Gelegentlich Sensibilitäts- und Durchblutungsstörungen
- Functio laesa (gestörte Funktionsfähigkeit der betroffenen Extremität durch Schonhaltung)

Ther:
- Prinzip: **Anatomische Reposition + Fixation + Ruhigstellung**
  Allgemein: Frakturen im Kindesalter heilen deutlich **schneller** als bei Erwachsenen. Je jünger, umso kürzer die Heilungszeit. Fehlstellungen ad axim, ad latus und ad longitudinem werden in Abhängigkeit von der Frakturlokalisation und dem Alter größtenteils **ausgeglichen**, Rotationsfehler bleiben hingegen meist bestehen (daher keine Rotationsfehlstellungen bei Reposition belassen). Ist eine Narkose notwendig, sollte immer ein definitives Ergebnis erzielt werden, ggf. mit halbgeschlossenen Osteosyntheseverfahren wie KIRSCHNER-Draht-Spickung od. Fixateur externe.
- **Konservativ** (Gips-Ruhigstellung, Schienung, Schlinge, stützende Verbände):
  - Immer sofortige Versorgung anstreben, suffiziente **Analgesie!**
  - Manuelle Reposition u. Gipsverbände erreichen bei Kindern häufig ein gutes Ergebnis, bei stabilen u. achsengerecht stehenden Frakturen Methode der Wahl (je nach Region u. Alter Toleranz von 10-20° Fehlstellung, da hohes Wachstumskorrekturpotential).
  - Gips/Kunststoff/Schienung: Adäquate Fixation u. Ruhigstellung der Fraktur in Funktionsstellung der benachbarten Gelenke. Bei frischem Trauma **immer gespaltener** Gips! oder Gipsschiene für ca. 7 Tage wegen mögl. Schwellungen, Polsterung vorstehender Knochenteile, Hochlagerung, danach dann zirkulärer Gips.
    Cave: Bei Beschwerden im Gips ⇨ **immer sofortige Kontrolle**! Regelmäßige **DMS**-Kontrolle (Durchblutung, Motorik, Sensibilität an der Extremität)! Cave: Druck-, Kompressionsschäden, Stauung, Ödembildung mögl.
- **Operativ:** Ind: Frakturdislokation, Instabilität. Op möglichst innerhalb von 6-8 Std.
  Reposition + Adaptation (ggf. mit Kompression des Frakturspaltes) **+ Fixation**
  Erreichbare Stabilität: lagerungsstabil < **übungsstabil < belastungsstabil**; angestrebt wird heute immer zumindest die Übungsstabilität.
  Fixationsmöglichkeiten: **Intra-** (Marknägel) oder **extramedulläre Kraftträger** (Spickdrähte, Schrauben, Zuggurtung, Fixateur ext. od. Platten (diese im Kindesalter eher selten))
  Perioperative Antibiotikaprophylaxe: bei offenen (infizierten) Frakturen od. ausgedehntem Weichteilschaden (z.B. Cefuroxim od. Flucloxacillin, Staphylex®)
  - Spickdraht-Fixation: (Syn: KIRSCHNER-Draht-Spickung) Der **Bohrdraht** wird direkt in den Knochen eingebohrt zur Fixation der Fragmente gegeneinander. Ind: insb. bei Epiphysenfugenverletzungen, abgekippte Radius- u. Mittelhandfrakturen, Ellenbogenfrakturen. Durchführung: Darstellung d. Fraktur, Reposition u. Spickung, als
    - offene Spickung (offene Op., offene Darstellung der Frakturzone u. Reposition) od.
    - perkutane Spickung (geschlossenes Verfahren, Einbringen der Bohrdrähte durch die Haut unter Bildwandlerkontrolle)

    ⇨ erreichbare Stabilität: bis Übungsstabilität, Gips/Schiene zur Ruhigstellung
  - Schrauben: als Kortikalis- oder Spongiosaschraube (je nach Lokalisation und Knochenbeschaffenheit) als Zugschraube (solitär) zur Fixation und **Kompression** zweier Fragmente aneinander (mit Gewindebohrung nur im dist. Fragment) od. bei Platten
  - Zuggurtung: an Spickdrähten und/oder Schrauben unter Spannung angebrachte Drahtschlinge = Zerklage (zur Kompensation von Zugkräften durch Muskelsehnenansätze an dem Fragment, wandelt Zug- in Druckkräfte), Ind: dislozierte Patellafraktur
  - Nägel: Elastisch-stabile **intramedulläre Nagelung** (ESIN, Vorteil: meist **belastungsstabile** Osteosynthese), meist werden dazu 2(-3) sog. PREVOT-Marknägel über eine

kleine frakturferne Inzision in den Markraum vorgeschoben/eingeschlagen (Vorteil: kein zusätzliches (Op-)Trauma an der Frakturstelle, s. Abb.), ggf. mit Endkappen fixiert. Die Mikrobewegungen bei (elastischen) Nägeln sind vorteilhaft für die Frakturheilung.

- Fixateur externe (s. Abb.): insb. bei **offenen Frakturen** mit Weichteildefekten, septischer Patient

  Vorteil: keine zusätzliche Traumatisierung an der Frakturstelle durch Fixierung fernab proximal und distal der Frakturstelle, jederzeit Möglichkeit der Frakturkorrektur

  Nachteil: Einschränkung der Muskelbeweglichkeit an den Schrauben/Pins (insb. bei den bilateralen Fixateuren), Kompl: Bohrlochosteitis (pin-tract infection)

  Fixateur interne: Prinzip wie beim Fixateur ext., Fixateur liegt aber **im** Körper. Ind: Wirbelsäulenfrakturen, zur Korrektur extremer Skoliose
- Plattenosteosynthese (winkelstabile Platten) bei Kindern nur selten (und nur bei schon fast abgeschlossenem Wachstum, z.B. gelenknahe Frakturen bei Adoleszenten)

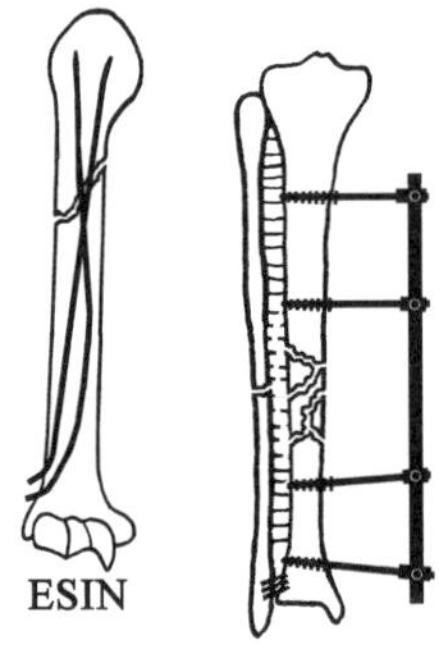

- Knochentransplantation: Autologe (aus dem Beckenkamm) oder homologe "Auffütterung" (Spongiosaplastik) im Bereich der Fraktur möglich, z.B. bei Defektfrakturen. Nach ausgedehnter Resektion (z.B. bei Knochentumoren) ist ggf. auch eine Transplantation ganzer autologer Knochen (z.B. Fibula od. Klavikula) als Ersatz erforderlich.
- Knochensegmenttransport = Kallusdistraktion n. ILIZAROV, Ind: große Defektfrakturen od. Beinlängendifferenz an OS od. US (>3 cm); ein vitales (abgetrenntes) Knochensegment wird über einen Verriegelungsnagel mit einem Transport-Fixateur-externe um 1 mm/Tag weitertransportiert, dahinter bildet sich Kallus, der sich im weiteren Verlauf in einen neuen tragfähigen Ersatzknochen umwandelt, bis zu 20 cm können damit überbrückt werden.

- **Nachbehandlung:** Spontanmobilisation bei Schmerzfreiheit, Röntgen-Kontrolle am 1. Tag und nach 3-4 Wo., bei Kindern u. Jugendlichen immer **Metallentfernung** nach radiologisch dokumentierter Durchbauung (3 Monate, Spickdrähte meist bereits nach 2-3 Wo.)

Prog: Bei Kindern in aller Regel **sehr gut**. Komplikationen wie Gelenkversteifung, Pseudarthrose od. SUDECK-Dystrophie sind im Kindesalter alle sehr selten.

Wachstumsstörungen nach Frakturen: bis zum 10. Lj. vermehrt Verlängerungen, >10. Lj. eher Verkürzungen der betroffenen Extremität möglich.

Kompl:
* **Wundinfektion** (geschlossene Frakturen 1-3 %, offene 5-10 %), **Osteomyelitis** (s.u.)
* **Weichteilschaden** bei offenen und geschlossenen Frakturen: Haut- u. Weichteilverletzung bis -nekrose, Muskel- u. Sehnenverletzungen, **neurovaskuläre Verletzungen**
* Crush-Syndrom (bei großen Weichteilverletzungen Rhabdomyolyse ⇨ Crush-Niere)
* Frakturkrankheit: durch Ruhigstellung und Gefäß-/Band-/Muskelschäden bedingte Schwellungsneigung, Gelenkversteifung, Schmerzen, Muskelatrophien u. Kontrakturen
* Kompartmentsyndrom, SUDECK-Syndrom (im Kindesalter selten)
* Fehlwachstum (bis zum 10. Lj. vermehrt Verlängerungen, nach dem 10. Lj. eher Verkürzungen), Fehlstellung, insb. bei **Verletzung der Epiphysenfuge** Wachstumsschub oder Fusion mit resultierender Fehlstellung mögl. (s.u.)
* **Überschießende Kallusbildung**
* **Verzögerte Bruchheilung** (engl. delayed union, wenn nach mehr als 4 Monaten der Bruch noch nicht verheilt ist), z.B. durch Infektion, großen Weichteilschaden, instabile Osteosynthese, mangelnde Ruhigstellung
* Refraktur (Fraktur im vorherigen Bruchbereich) bei nicht vollständiger Konsolidierung
* Pseudarthrosenbildung (wenn nach >6 Monaten der Bruch noch nicht verheilt ist), Lok: bevorzugt untere Extremität. Ther: operative Revision, Knochentransplantation (autologe Spongiosa) od. Kallusdistraktion
* **Sekundäre posttraumatische Arthrose**: insb. bei Frakturen mit Gelenkbeteiligung (Stufe im Gelenk) oder starker Fehlstellung
* Metallimplantatbruch durch Ermüdung, Frühbelastung und/oder Fehlbelastung (z.B. Nichtbeachtung biomechanischer Prinzipien)
* Zusätzliche Verletzung innerer Organe, Polytrauma

EPIPHYSENFUGENVERLETZUNG

Syn: Epiphysenfugenlösung, Epiphyseolyse, Epiphysenfraktur, ICD-10: M93.9

Ät: Direkte oder indirekte Gewalteinwirkung, aseptische Knochennekrose, Osteomyelitis

Anatomie: Die **Wachstumsfuge** aller Röhrenknochen ist zwischen Epiphyse und Metaphyse lokalisiert. In ihr findet bis zur Adoleszenz das Längenwachstum durch proliferierenden Knorpel und schließlich die Verknöcherung (**enchondrale Ossifikation**) statt. Sie ist eine Schwachstelle gegenüber Scherkräften. Die Apophysen liegen peripher und sind die Ansatzstellen für die Muskelsehnen.

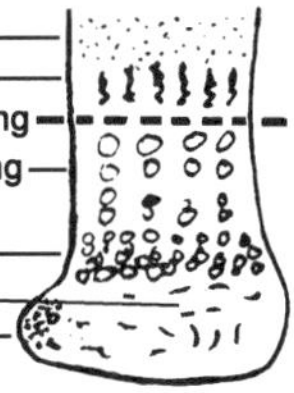

Etlg: # Verlauf der die Epiphysenfugenlösung begleitenden Fraktur in Bezug auf die Epi- u. Metaphyse (AITKEN, 1935; SALTER und HARRIS, 1963)

AITKEN 0 = SALTER I:	Epiphyseolyse ohne Begleitfraktur
AITKEN I = SALTER II:	Partielle Epiphyseolyse mit Begleitfraktur gegen d. Metaphyse = Aussprengung eines metaphysären Fragments
AITKEN II = SALTER III:	Partielle Epiphyseolyse mit Begleitfraktur gegen die Epiphyse = Epiphysenfugenfraktur
AITKEN III = SALTER IV:	Fraktur durch Epi- und Metaphyse
AITKEN IV = SALTER V:	Axiale Stauchung der Epiphysenfuge = Crush-Verletzung

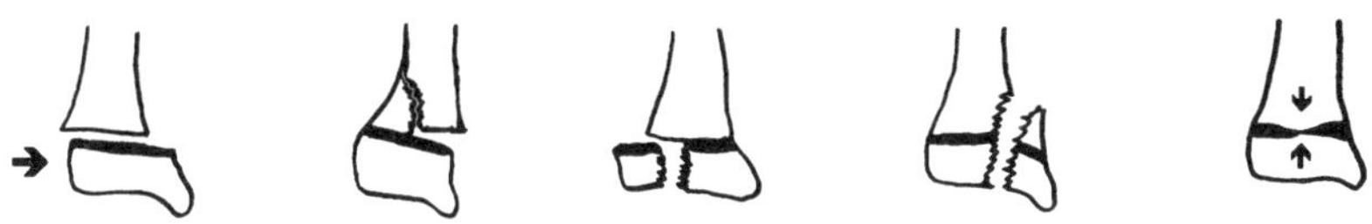

Apophysenverletzungen: meist als Ausrissfraktur (z.B. Epikondylenausriss, Abriss der Tuberositas tibiae, Trochanter major od. minor)

Sonderform: Übergangsfraktur beim Heranwachsenden (meist dist. Tibia), wenn die Epiphysenfuge bereits teilweise verknöchert ist ⇨ Fraktur in Richtung auf die Gelenkfläche

Path:
- Epiphysenfugenlösung durch Schermechanismus (AITKEN 0) ⇨ keine Zerstörung der Wachstumszone (Stratum germinativum), Prog: gut
- AITKEN I durch Schermechanismus und zusätzliche Biegung/Torsion, Prog: gut
- AITKEN II u. III durch Scher- und Stauchungsmechanismus ⇨ abgesprengtes Fragment: Wachstumszone mitbetroffen + Gelenkbeteiligung ⇨ operative Revision unumgänglich
- AITKEN IV durch Stauchungsmechanismus ⇨ Quetschung der Wachstumszone mit irreversibler Zerstörung ⇨ Prog: Wachstumsstörungen, Fehlstellungen
- Apophysenausriss durch Zugtrauma ⇨ meist knöcherner Muskelsehnenausriss, die Apophyse ist nicht am Längenwachstum beteiligt ⇨ Prog: gut

Klin: ⇒ Oft wenig klinische Symptome ⇨ Gefahr einer falschen Diagnosestellung!
⇒ Evtl. Ruhe- und Bewegungsschmerz, Schwellung, Hämatom

Diag:
1. Anamnese und klinische Untersuchung
2. Röntgen: Wegen der noch unvollständigen Ossifikation ist die Beurteilung schwierig. Epiphysenstauchungen (AITKEN IV) sind kaum zu erkennen. Die radiologische Beurteilung kann auch durch die Knochenreifung erschwert sein (Auftreten bestimmter Knochenkerne im jeweiligen Alter; zu Ossifikationszentren s.o., Kap. Wachstumsstörungen).
3. Ggf. **MRT** nach 2 Wochen bei unklarem V.a. Crush-Verletzung

Ther:
- Konservativ: AITKEN 0 und I ohne wesentliche Dislokation: Gipsruhigstellung
- Operativ: Ind: AITKEN 0 und I bei starker Dislokation oder Weichteilinterposition, AITKEN-II- und AITKEN-III-Frakturen und Apophysenausriss
  - Reposition, Spickdrahtosteosynthese und Ruhigstellung im Gips
  - Bei Apophysenausriss ggf. auch kleine Zugschraube
- AITKEN IV: keine kausale Therapie möglich, Ruhigstellung und Entlastung für 6 Wochen ⇨ insg. schlechte Prognose, häufig später Wachstumsverzögerung

Kompl:
- **Wachstumsstörung** (insb. AITKEN II, III) ⇨ Fehlwachstum durch halbseitig intakte Epiphysenfuge u. halbseitig defekte Wachstumsfuge, Früh-Arthrose durch Fehlstellung
- Wachstumshemmung (insb. AITKEN IV), aber auch überschießendes Wachstum mögl.
- Epiphyseolyse: Bei starker Dislokation (gefährdet sind insb. Femurkopf und Radiusköpfchen) ⇨ Zerstörung der Gefäßversorgung ⇨ aseptische Knochennekrose (z.B. Osteochondrose, Epiphyseolysis capitis femoris usw., s.u., Kap. Kinderorthopädie)

VERBRENNUNGEN

Syn: **Combustio**, Brandverletzungen, ICD-10: allgemein T30.0 (je nach betroffener Region: T20.- Kopf/Hals, T21.- Rumpf, T22.- Schulter/Arm, T23.- Hand, T24.- Hüfte/Bein, T25.- Fuß, T26.- Auge, T27.- Kehlkopf/Trachea/Lunge, T28.- Mund/Ösophagus/innere Organe, T29.- mehrere Körperregionen), zusätzlich Fläche kodieren T31.0-! bis T31.9-! (Angabe von .0 = <10 % bis .9 = >90 % Körperoberfläche)
Inhalationstrauma, Rauchvergiftung, Rauchintoxikation, ICD-10: T59.9

Ät:
- **Heiße Flüssigkeiten** (Verbrühung, 2/3 d.F. im Kindesalter, m > w), Dämpfe od. Gase
- Feste heiße Körper (Herdplatte, Grill, Bügeleisen usw.)
- **Brände**: Flammeneinwirkung, brennende Kleidung, Explosionen
- Mechanische Reibung ⇨ Hitzeentwicklung, Strahlen (**Sonne!**, Solarium, Röntgenstrahlen)
- **Strom**einwirkung, Hochspannungstrauma (Starkstromverletzung, Blitzschlag)
- Chemische „Verbrennung“: Säure- od. Laugenverätzung (z.B. Löschkalk)

Path:
- Die Verbrennungen werden in 4 Schädigungsgrade eingeteilt:

Schädigungsgrad	Symptomatik	Intensität der Schädigung
1. Grades (= Combustio erythematosa)	**Rötung**, Schmerz Schwellung	Oberste Epidermis, z.B. Sonnenbrand, Restitutio ad integrum
2. Grades (= Combustio bullosa)	Rötung, Schmerz **Blasen** (subepidermal)	Epidermis und Teile des Coriums (s.u.)
3. Grades: (= Combustio escharotica)	**Nekrosen** graue, weiße oder schwarze lederartige Haut, Analgesie	Epidermis, Corium u. Subcutis vollkommen zerstört, keine Spontanheilung
4. Grades:	Verkohlung	Weitere tiefere Schichten betroffen (Muskulatur, Knochen)

Die Verbrennungen **2. Grades** werden noch unterschieden in:

2 a = oberflächlich 2. Grades (Epidermis und obere Anteile des Coriums betroffen), typische Brandblase, Schmerz vorhanden ⇨ konservative Ther., Restitutio ad integrum

2 b = tief 2. Grades (hier sind die tiefen Schichten des Coriums mitbetroffen), Hypalgesie im Nadelstichtest ⇨ operative Abtragung erforderlich, Abheilung mit Narbenbildung

- Einschätzung des Ausmaßes der Verbrennung: Für Erwachsene gibt es die **NEUNERREGEL** (n. WALLACE, s. Abb., die %-Angaben für die Körperoberfläche (**KOF**) gelten jeweils für Vorder- und Rückseite zusammen). Säuglinge u. Kinder haben abweichend dazu einen **überproportional großen Kopf**. (s. Abb.).
  Zusammengefasst werden die Verbrennungsflächen 3./4. Grades, Verbrennungen 2. Grades zählen zur Berechnung der Gesamtverbrennungsfläche nur zur Hälfte.

Als Anhalt zur Abschätzung der Verbrennungsfläche kann auch die Handfläche des Pat. dienen, pro Handfläche ist 1 % KOF zu berechnen.

Körperteil	**0 - 1 Jahr**	**Kleinkind**	**Schulkind**	Erwachsene
Kopf	**21 %**	**18 %**	**15 %**	9 %
Rumpf	30 %	32 %	32 %	36 %
Arme	18 %	18 %	18 %	18 % (2x9)
Hand	1 %	1 %	1 %	(2 x 1 %)
Genitalregion	0-1 %	0-1 %	1 %	1 %
OS	14 %	15 %	16 %	18 % (2x9)
US + Fuß	14 %	15 %	16 %	18 % (2x9)

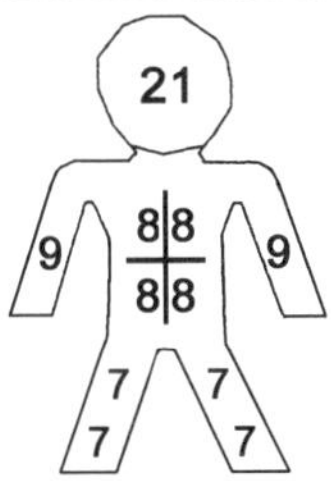

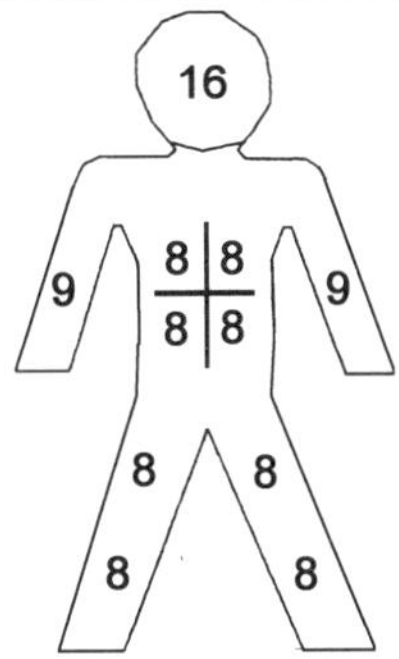

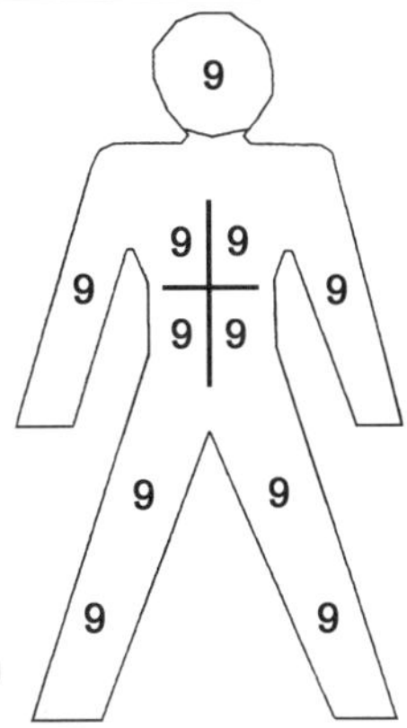

- Neben dem Primärdefekt sind die **Sekundärläsionen** wichtig (sog. Nachbrand): In der Umgebung des irreversiblen Schadens kommt es zu reversiblen Störungen der Mikrozirkulation. Die Ausbreitung eines irreversiblen Schadens in diesem Bereich hängt von der frühzeitigen Flüssigkeitstherapie ab.
- <u>**Verbrennungskrankheit**</u> = verschiedene Regulationsstörungen von Organen und Organsystemen neben der lokalen Schädigung durch die Wärmeeinwirkung.

  Schockgefahr und Gefahr der Verbrennungskrankheit besteht bei einer verbrannten KOF von: **>8 % beim Kleinkind**, **>10 % beim Kind** und >15 % beim Erwachsenen.

  <u>Primäre Phase:</u> **Schock** (1.-3. Tag) durch **direkte Schädigung der Kapillaren** (Verbrennung im Bereich des Interstitiums) ⇨ **erhöhte Permeabilität** (kapilläres Leck) ⇨ **Volumenverlust** und Entstehung eines Ödems ⇨ Mikrozirkulationsstörungen, Erniedrigung des HMV, metabolische Azidose, Eiweißverlust, generalisiertes Ödem ⇨ Circulus vitiosus ⇨ Volumenmangelschock, daher ist der primäre Wasser- u. Eiweißersatz am ersten Tag so extrem wichtig! Das Kapillarleck bildet sich innerhalb von 24 Std. spontan zurück.

  Zusätzlich: Beeinträchtigung der Abwehrlage (Gefahr der Sepsis), Toxinanfall infolge der Hitzekoagulation des Gewebes u. Belastung innerer Organe, katabole Stoffwechsellage

  <u>Sekundäre Phase:</u> Rückresorption des Ödems (2-3 Wochen)

<u>**Epid:**</u>
◊ <u>Unfallursache:</u> bei Kindern fast immer im **häuslichen Bereich**
◊ Prädisp.alter: Kinder zwischen 2. u. 4. Lj. („**Entdeckungsalter**")
◊ In Deutschland ca. 2.600 Kinder/Jahr betroffen, es gibt ca. 174 Verbrennungsbetten an 36 Kliniken, davon 46 spezielle Verbrennungsbetten für Kinder (Vermittlungsstelle s.u.).

<u>**Klin:**</u> Abhängig vom Stadium der Verbrennung:
⇒ 1. Grades: **Erythem**, schmerzhaft
⇒ 2. Grades, *oberflächlich*: Erythem + **Blasenbildung**, stark schmerzhaft, starke Blutungsneigung auf Berührung, Hautanhangsgebilde intakt
⇒ 2. Grd., *tief*: Erythem + Blasenbildung, teilw. zerrissen, **Schmerzempfindung nimmt ab!**
⇒ 3. Grades: Verkohlte Haut, **Schmerzlosigkeit**
⇒ 4. Grades: Verkohlte Muskulatur, Faszien, Fettgewebe, Knochen

<u>**Diag:**</u> 1. Anamnese (Unfallhergang) und klinische Untersuchung (Pat. immer komplett entkleiden und untersuchen). **Nadelstichprobe:** Ab Verbrennungen Grad 2 b besteht Analgesie.

Die Überprüfung sollte regelmäßig wiederholt werden, da die Klinik der Verbrennung zu Beginn täuschen kann.
2. Labor: Hb, Hkt, Gesamteiweiß, KOD
3. Laryngobronchoskopie und Trachealsekretgewinnung (Bakteriologie) zur Sicherung der Diagnose eines Inhalationstraumas
4. Probeentnahme aus der verbrannten Haut zur exakten Bestimmung der Verbrennungstiefe (wichtig auch für die Op-Planung), regelmäßige Wundabstriche und bakteriologische Untersuchung in der Intensivphase

Ther:
- **Akut:** Retten aus der Gefahrenzone (Abschalten des Stroms bei Hochspannungstrauma!), lokal kühlen, Sicherung der vitalen Funktionen, Abschätzung der Schädigungsausdehnung (Transport in eine Spezialklinik notwendig?, s.u.), mindestens ein großvolumiger, peripher-venöser Zugang (od. intraossärer Zugang, prox. Tibia), im Einzelnen:
  - **Lokaltherapie:** Bei kleiner Verbrennungsfläche **sofortiges Kühlen mit kaltem Wasser** (15-20 °C) zur Schmerzbekämpfung und Prophylaxe/Reduktion des Ödems direkt nach dem Ereignis (ggf. erst mit Wasser kühlen, dann verbrannte/heiße Kleidung entfernen) für 10-20 Min. Cave: Bei großer Verbrennungsfläche bei Kindern nicht kühlen, da die Gefahr einer Auskühlung dann zu groß ist! Bei Verätzungen an Haut od. Auge Chelatkomplexbildner Diphoterine®-Spüllösung. Zum Transport sterile **Abdeckung der Brandwunden** mit Metalline-Folien, Cave: Akut keine Anwendung von Salben!
  - **Volumensubstitution**: obligat bei Verbrennungen >8 % KOF bei Kindern, initial mit Ringer-Laktat i.v. beginnen (s.u. gewichtsadaptierte Formel)
  - **Schmerzbehandlung**: z.B. Ketamin S, Ketanest® 0,125-0,5 mg/kgKG i.v. + evtl. Sedierung mit Diazepam (Valium®)
  - Bei V.a. **Inhalationstrauma** (Verbrennungen im Gesicht, Rauchspuren im Mund- oder Rachenraum, Schwelbrand von Kunststoffen, Reiz- od. Giftgasintoxikation): Sauerstoffgabe, bei respiratorischer Insuffizienz **frühzeitige Intubation** (nasal) u. Beatmung
  - **Transport** in eine auf Verbrennungen spezialisierte Klinik sollte erfolgen bei:
    1. Säuglingen u. Kindern <10. Lj. mit dermalen (= 2. Grades) Verbrennungen >10 % od. >5 % subdermalen (= 3. Grades) Verbrennungen
    2. Jugendlichen bei Verbrennungen >20 % 2. Grades oder >10 % 3. Grades
    3. Verbrennungen mit Beteiligung von Gesicht/Hals, Hand, Fuß, Gelenken od. Ano-/Genitalregion (Merke die 3 "G": Gesicht, Gelenk, Genital)
    4. Patienten mit einem Inhalationstrauma
    5. Verletzungen durch Hochspannung, Blitzschlag

    Zentrale Vermittlungsstelle von Betten für Schwerbrandverletzte in Deutschland:
    20097 Hamburg, Beim Strohhause 31, Tel.: **040 42851-3998**, Fax: -4269

- **Erstversorgung in der Klinik:**
  Anlage eines großen venösen Zuganges / **ZVK**, Urinkatheter, Analgesie (Morphin i.v.) od. Analgosedierung (Fentanyl, Fentanyl® + Midazolam, Dormicum®), evtl. Intubation und Beatmung, falls nicht schon primär erfolgt (insb. beim Inhalationstrauma, evtl. nasale Umintubation), Bronchiallavage bei inhaliertem Fremdkörper, Reinigung des Pat. im Duschbad, Enthaarung der Verbrennungsareale, **Tetanusprophylaxe** (aktiv und passiv) nicht vergessen! Steriles Bett, aseptische personelle Betreuung, semi-sterile isolierte Intensivbox, Raumtemperatur 30-32 °C und 60-95 % Luftfeuchtigkeit

  Flüssigkeitsersatz entsprechend dem Ausmaß der verbrannten Körperoberfläche über ZVK nach einer abgewandelten PARKLAND-Formel nach BAXTER für Kinder

  Grundbedarf: Säuglinge 150 ml/kgKG/Tag, Kleinkinder 100, Schulkinder 80 ml/kgKG/Tag

  Zusatzbedarf:

  4-5 ml Ringer-Laktat-Lösung x % verbrannte KOF x kgKG

  Die berechnete Menge gilt für 24 Std., ab 2. Tag dann bereits reduzieren.

  Urinausscheidung sollte **1-2 ml/kgKG/Std.** betragen (Ausfuhrkontrolle! über suprapubischen od. transurethralen Katheter).

  Evtl. zickzackförmige Entlastungsschnitte der Haut = **Escharotomie** (evtl. auch der Oberflächenfaszie) bei zirkulären Verbrennungen (dies ist wegen der Gefahr von Zirkulationsstörung, Nervenschädigung und Kompartmentsyndroms im Haut-/Faszienkompartiment od. der Atembehinderung am Thorax erforderlich).

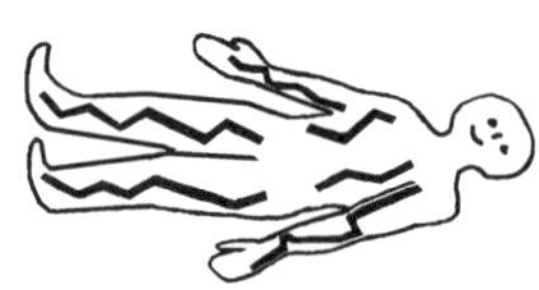

Im weiteren Verlauf: Substitution nach Bedarf von Humanalbumin (bei Gesamteiweiß <2,5 g/dl bei großen Verbrennungsflächen, Humanalbumin 5%ig), Flüssigkeit u. Elektrolyte, Kalorien, ggf. Blutkonserven, ZVD-Monitoring, Ausgleich des Säure-Basen-Haushaltes nach individuellem Bedarf, Thromboseprophylaxe. Möglichst frühzeitig wieder mit der enteralen Ernährung beginnen (ggf. per Duodenalsonde), Prophylaxe von Stressulzera im Magen/Duodenum durch H_2-Blocker (z.B. Ranitidin od. Cimetidin). Bei passagerer Niereninsuffizienz: Hämodialyse

Ist eine Langzeitbeatmung erforderlich, sollte ein Tracheostoma angelegt werden.

- **Oberflächenbehandlung der Brandwunden:**
  - Verbrennungen 1. Grades und oberflächlich 2. Grades heilen meist ohne Probleme aus und bedürfen keiner besonders aufwändigen Therapie. Frühzeitig werden die **Blasen eröffnet**. Zur Lokalbehandlung gibt es dann 2 Methoden: w
    - Offene Behandlung (z.B. bei kleiner Brandblase): **trockene Wundverhältnisse** werden angestrebt und/oder zusätzliche Verschorfung durch die **Gerbungsmethode** (Aufbringen von 5%iger Tannin-Lösung) od. Tupfungen mit Povidon-Iod [Betaisodona®, Mercuchrom®]
    - Geschlossene Behandlung (bei größerer Fläche od. an den Gelenken): Applikation v. antimikrobieller Salbe (z.B. Sulfadiazin-Silber-Creme, Flammazine®) auf die Wundfläche und Gazeverband (täglicher Verbandswechsel erforderlich) od. Silber-Folie auflegen (kann für 3-7 Tage verbleiben, Acticoat®)
- **Operativ:** Ind: ab 2.gradig tiefen Brandwunden nach Stabilisierung des Verletzten
  - Grundsätzlich ist eine möglichst **frühzeitige** (1.-2. Tag) **Nekrosektomie** und **Eigenhauttransplantation** anzustreben ⇨ bei tief 2.-gradig: tangentiale Abtragung,

    Bei 3.-gradigen Verbrennungen: komplette **Abtragung aller Nekrosen** (ggf. bis zur Muskelfaszie = epifaszial und ggf. auch tiefer je nach Ausdehnung).
  - Transplantation: Deckung mit Eigenhaut als **Spalthauttransplantat** (sog. THIERSCH-Transplantat, insb. im Gesicht, Händen und an den Gelenken zur Prophylaxe späterer Kontrakturen). Die Spalthaut wird an nicht verbrannten, in etwa entsprechenden Körperstellen mit dem Reese-Dermatom entnommen.

    Bei unklaren od. sehr großen Wundverhältnissen temporäre Deckung mit synthetischen, Xeno- oder Allo-Hautersatzprodukten (z.B. Transcyte®, Integra®, Schweinehaut od. Spenderhaut von Verstorbenen) bis sich ggf. ein gesunder Wundgrund gebildet hat.

    Große Flächen (Rumpf, Extremitäten) werden mit Spalthaut gedeckt, die zu einem **Gittertransplantat** (= **Mesh graft**, ca. 3- bis 9fach größere Flächendeckung mögl.) verarbeitet wird (nicht im Gesicht und an den Händen, dort nur Vollhauttransplantat).

    Zuchthaut: Wird bei extrem großen Verbrennungen benötigt und aus eigener Haut innerhalb von 3 Wo. im Labor angezüchtet (bis 7.500 cm² können so gewonnen werden). Die sog. Sheets werden dann als Epidermisersatz transplantiert.

    Bei tiefer Verkohlung od. Stromverletzung ist (wegen der tiefen Gewebeschädigung periossärer Muskeln) ggf. gestielte od. freie Lappenplastik erforderlich.
- Frühzeitige Krankengymnastik zur Verhinderung von Narben-/Gelenkkontrakturen, insb. an den Händen, ggf. mit Analgesie
- **Psychologische Betreuung** des brandverletzten Kindes und der Eltern (Verarbeitung des Unfallschocks, des Schmerzerlebnisses, der entstellenden Narben, Selbstwertkrisen)
- Selbsthilfegruppen: Elterninitiative brandverletzter Kinder - Paulinchen e.V., Segeberger Chaussee 35, 22850 Norderstedt, Tel.: 0800 0112123, Internet: www.paulinchen.de

Prog: Verbrennungen 1. Grades u. 2. Grades (oberflächliche) heilen meist ohne Narbe innerhalb von ca. 14 Tagen ab, evtl. können Hypo- od. Hyperpigmentationen verbleiben.

Die kritische / letale Verbrennungsfläche liegt heute bei Kindern bei ca. 60-80 % der Körperoberfläche (bei Erwachsenen je nach Alter bei 30-70 %), bei Kindern heilen die Verbrennungen besser als bei Erwachsenen, sie sind in der akuten Phase der Verbrennungskrankheit durch die Flüssigkeitsverschiebungen aber vital stärker gefährdet.

Inhalationstraumen haben eine sehr hohe Letalität (bis 60 %).

Kompl: * **Verbrennungskrankheit:** Schock, akutes Nierenversagen/passagere Niereninsuffizienz, Verbrennungslunge, DIC, Multiorganversagen, Pneumonie, Stressblutungen aus Magen-/Duodenalulzera während der Intensivphase, reflektorischer Ileus, Cholezystitis, Perikarditis, Pankreatitis, immunologische Störungen

* **Inhalationstrauma:** CO-Intoxikation, alveoläres Lungenödem, nekrotisierende Bronchitis, Atelektasen, Blutungen, steigender Lungenarteriendruck
* **Hochspannungstrauma/Blitzschlag:** Herzrhythmusstörungen (VES, Kammerflimmern), Nierenversagen (Crush-Niere wg. Myoglobinurie durch tiefe Muskelnekrosen ⇨ nicht von einer kleinen Stromeintrittsmarke täuschen lassen! ⇨ frühzeitige Escharotomie u. Nekrosektomien durchführen) ⇨ hohe Diurese, osmotische Diuretika, Dopamin
* **Wundinfektion:** 75 % der Todesfälle resultieren aus Infektionen durch protrahierte **Sepsis**. Nach Ablauf von 3 Tagen sind Verbrennungswunden als infiziert anzusehen (wiederholt Abstriche machen). Sepsis typischerweise 5-7 Tage nach dem Verbrennungstrauma. Ther: bei Entzündungszeichen sofortige Antibiose nach Antibiogramm
* Katabolie durch Reparationsvorgänge, Einschwemmung der Pyrotoxine aus der Haut bei Wiedereinsetzen der Zirkulation im Verbrennungsgebiet (ab ca. 3. Tag)
* Kinder und Verbrühungen: Neigung zur **Keloid-Bildung** bei entsprechender genetischer Disposition, Ther: Kompressionsbehandlung
* Spätkomplikation (Intervall von ca. 30 J.): Entwicklung eines Narbenkarzinoms

Op: * Hypertrophe Narben, Wulstnarben mit Spannungsgefühl, Bewegungseinbußen, Licht- und Hitzeempfindlichkeit, Juckreiz
Ther: Druckbehandlung nach JOBST durch spez. angefertigte **Trikotagen** od. Silikonauflagen, die einen Druck auf die vernarbende Region ausüben (für ca. 1 Jahr), Einreibung 2 x tgl. mit fettenden Salben, keine Lichtexposition, keine mechanische Beanspruchung.
Korrekturoperationen: Ind. sehr zurückhaltend stellen, da neue Narben entstehen können, frühestens 1 J. nach dem Trauma ⇨ Dermabrasion (z.B. bei Mesh-Gitter-Narben), Laserung bei Pigmentstörungen, Verschiebeplastiken bei Kontrakturen

Proph: Vorsichtsmaßnahmen im Kleinkindesalter:
- ♥ Tassen od. Geschirr mit heißen Speisen od. Getränken in Tischmitte abstellen, keine herunterhängenden Tischdecken
- ♥ Nichts Heißes essen oder trinken während das Kind auf dem Schoß sitzt
- ♥ Topf- u. Pfannengriffe nach hinten drehen, besser noch Herd mit einem Gitter sichern
- ♥ Erwärmte Nahrungsmittel aus Mikrowelle umrühren, evtl. erst selbst probieren
- ♥ Kind nie allein mit/bei offenem Feuer lassen, Streichhölzer/Feuerzeuge wegschließen
- ♥ Kinder beim Baden beaufsichtigen (Warmwasserhahn!), Wasser nicht wärmer als 37° C
- ♥ In Wärmflaschen keine Flüssigkeiten über 50° C einfüllen
- ♥ Elektrische Geräte komplett abschalten, Bügeleisen, Kabel und Steckdosen sichern.
- ♥ Rauchwarnmelder in allen Schlafzimmern, Feuerlöscher, Löschdecke

DD: Verbrennungsähnliche Symptome an der Haut durch: **Säuren**, **Laugen**, toxische Genese (LYELL-Syndrom, Streptokokkentoxine), chemische Kampfstoffe (Lost)

HITZENOTFÄLLE

Syn: Hitzeschäden, engl. heat injuries, heat illness, ICD-10: T67.9

Ät:
- **Insolation** (Sonnenbestrahlung) od. hohe Temperaturen (z.B. **Sauna**) + falsches Verhalten (z.B. ungeeignete Kleidung mit **Wärmestau**, kein Sonnenschutz)
- Prädisp.: Herz-Kreislauf-Belastung (**anstrengende Tätigkeit**, **Dehydratation**, Adipositas), Hautveränderungen (keltischer Hauttyp, zystische Fibrose, Lupus erythematodes), Medikamente (Diuretika [dehydrierend], Betablocker [neg. inotrop], Sympathomimetika [verhindern kutane Vasodilatation], Anticholinergika [unterdrücken das Schwitzen]), Koffein, Alkohol

Path: Kutane Vasodilatation + Schwitzen zur Kühlung ⇨ Dehydratation, Elektrolytverlust, Belastung von Herz u. Kreislauf (Herzminutenvolumen ↑), zerebrale Minderperfusion

Etlg:
Sonnenbrand (Syn: Dermatitis solaris): entspricht einer Verbrennung der Haut 1. Grades (Rötung, makulo-papulöses Exanthem, evtl. auch mit Blasenbildung = 2. Grades)
Hitzeerschöpfung (Syn: Hitzestauung, Hitzekollaps, Hitzesynkope): Variante der orthostatischen Synkope durch Flüssigkeits- und Elektrolytverlust mit Verwirrtheit, Schwindel, Übelkeit u. Erbrechen, Myalgien, Bewusstseinsverlust bis zum hypovolämischen Schock

Sonnenstich (Syn: Insolation, Ictus solis): Hirnhautirritation durch Hitzeeinwirkung am Kopf (Körpertemperatur normal) mit starken Kopfschmerzen, Übelkeit und Erbrechen, auch Nackensteifigkeit, zerebrale Krampfanfälle bis Koma mögl.
Hitzekrämpfe: unwillkürliche muskuläre Spasmen (v.a. Waden, Oberschenkel u. Schultermuskulatur) durch Flüssigkeits- und Elektrolytmangel
Hitzschlag: ist die schwerste Form des Hitzenotfalls mit Versagen der Thermoregulation. Temperatur zentral >41°C (Hyperthermiesyndrom), stark verminderte bzw. aufgehobene Schweißbildung, starke Beeinträchtigung der ZNS-Funktionen, Krampfanfälle, Koma, direkte irreversible Zellschädigung, multiples Organversagen

<u>Diag:</u> 1. Anamnese (Dauer des Aufenthaltes?) und klinische Untersuchung: rektale Temperaturmessung (Körperkerntemperatur?)
2. Labor: BZ messen (Ausschluss Hypoglykämie)

<u>Ther:</u>
- <u>Konservativ:</u> Kühlen (Schatten aufsuchen, Kleidung öffnen, evtl. feuchte Tücher auf Stirn, Nacken, Achselhöhle, Leiste), zu trinken geben
  - Stabilisierung/Wiederherstellung der Vitalfunktionen, Schocklage bei Kreislaufversagen sonst eher Kopf erhöht, ggf. Sauerstoffgabe 4-6 l/Min.
  - **Rehydratation** initial mit NaCl-0,9%-Infusion (20 ml/kgKG)
  - Bei Krampfanfällen Benzodiazepin (z.B. Desitin® rectal tube 5 oder 10 mg)

<u>Prog:</u> bei rechtzeitig eingeleiteten Maßnahmen gut

<u>Proph:</u>
- ♥ Ausreichend trinken, Kopfbedeckung, angemessene Kleidung (hellfarben, weiß), direkte Sonneneinstrahlung meiden, Sonnenschutzcreme benutzen
- ♥ Kleinkinder sollten keine Sauna besuchen, ältere Kinder nur mit Aufsicht.

<u>DD:</u>
- Hypo- oder Hyperglykämie, Meningitis, Subarachnoidalblutung
- Sonnenallergie
- Drug fever (medikamenteninduzierte Hyperthermie, z.B. Antikonvulsiva), Drogen (Ecstasy)

FREMDKÖRPERINGESTION UND VERGIFTUNGEN

<u>Syn:</u> Fremdkörperingestion, ICD-10: T18.9, Verätzungen, ICD-10: T28.6
Vergiftung: Intoxikation, ICD-10: T65.9 (T36-65, je nach Stoff)

<u>Anatomie:</u> Anatomische Engen für Fremdkörper sind der obere Ösophagussphinkter (Übergang vom Hypopharynx), der untere Ösophagussphinkter/Kardia und die Ileozäkalklappe.

<u>Ät:</u>
- <u>Fremdkörper:</u> Typisch ist das Verschlucken von Münzen, LEGO®-Steinen, Knopfzellenbatterien od. Zigarettenstummeln (Aschenbecher!), bei Älteren: Fischgräten, Hühnchenknochen
- <u>Vergiftung:</u> Meist **orale Aufnahme** (90 % d.F.), Inhalation (insb. CO, Rauchgase), seltener Aufnahme über Haut od. Schleimhäute, typische Stoffe im Kleinkindesalter sind:
  - **Haushaltsstoffe** (40 % d.F.): Lampenöl, Essigreiniger (Säure), WC-/Abfluss-Reiniger (Lauge), Spülmittel u. Waschmittel (Tenside), Kosmetika, Parfüm
  - **Medikamente** (30 %), Pflanzen/Pflanzenteile (z.B. Eisenhut, Kirschlorbeer), Pilze (10 %)
  - Genussmittel (insb. Alkohol), Drogen (10 %)
  - Pflanzenschutzmittel, Chemikalien (10 %)
- <u>Jugendliche:</u> Alkoholintoxikation (**„Komasaufen"!**), Drogenkonsum, Suizidversuch
- Schlangenbisse, giftige Spinnen, Insektenstiche, Skorpione usw.

<u>Epid:</u>
- ◊ <u>Prädisp.alter:</u> insb. im **Kleinkindesalter** (ab ca. 9. Mon. beginnt die *"Hand-Augen-Mund-Exploration"* von Gegenständen, orale Phase), Altersgipfel: **1.-5. Lj.** (max. 1.-2. Lj.)
- ◊ <u>Häufigkeit:</u> in Deutschland bei den Giftinformationszentralen ca. 230.000 Anfragen/Jahr, ca. 20.000 stationäre Aufnahmen/J. (85 % davon <4 J.), davon 2.000 schwere Vergiftungen und ca. 10 Todesfälle/Jahr
- ◊ <u>Giftpilze in Europa:</u> grüner Knollenblätterpilz, Fliegenpilz, Lorchel, Helvella, Pantherpilz

Klin: ⇒ Bei Verschlucken kleiner Fremdkörper od. einer Zigarettenkippe meist keine Beschwerden
⇒ Erbrechen, Bauchschmerzen, Durchfall mögl.
⇒ Vergiftungen: Tachy- od. Bradykardie, Arrhythmie, Hypotonie, Kopfschmerzen, Schwindel, Sehstörungen (Miosis, Mydriasis), Krampfanfälle, Halluzinationen
⇒ Verätzung (Säuren od. Laugen): bei Ösophagus-/Magenverletzungen: Schleimhautirritation, Hypersalivation, Flüssigkeits-/Blutverlust, starke Schmerzen
bei Atemwegverätzung: Ödembildung, Schwellungen, Stridor, Schocklunge, Atemlähmung, Schock mögl.
bei Hautverätzung: Rötung u. Blasenbildung, Auge: Hornhauttrübung bis zur Erblindung

Diag:
1. Anamnese bzw. Fremdanamnese (Noxe bekannt?, Art der Inkorporation?, Welche Menge?, Wann eingenommen?, Erbrechen?) und klinische Untersuchung (Kontamination von Haut od. Augen?), Inspektion von Mund-Rachen-Raum, RR, Puls, Pupillenreaktion, Bewusstseinslage, SaO_2, Asservierung des eingenommenen Stoffes (wenn vorhanden)
2. Notfall-Labor: Blutbild, BZ, Elektrolyte, ggf. BGA
3. Bildgebung: Röntgen-Abdomen/Sonographie bei V.a. Fremdkörperingestion, Thorax: Aspirationszeichen?, Abdomen: Perforationszeichen?
4. Bei einer Vergiftung Material asservieren (z.B. Pflanzenteile, Medikamentenpackung)
5. Bronchoskopie: bei V.a. auf Fremdkörperaspiration

Ther:
- Grundsätzlich gilt: **Rettung aus Gefahrenstelle** (z.B. bei Kohlenmonoxid, Rauchgase)
  Bei Inokulationen **kein Erbrechen auslösen!**, bei Verätzung Wasser trinken (Verdünnungseffekt), bei äußerlicher Kontamination Abspülen der Substanz mit Wasser, bei unklarer Gefährdungslage Anruf beim Giftnotruf (s.u.).
  - Bei unauffälligem Kind: Tee, Wasser, Saft trinken lassen, ggf. Gabe v. **Aktivkohle** 0,5-1 g/kgKG (Universalantidot durch Adsorption von Giftstoffen und damit Verhinderung der Resorption; Cave: Erbrechen, Aspiration), im Zweifel immer Kinderambulanz aufsuchen
  - Bei bewusstseinsgestörtem Kind: Notarzt verständigen, Vitalfunktionen sichern u. stabilisieren, Antidot-Gabe od. weitere spezifische Maßnahmen in Absprache mit Giftnotrufzentrum, Transport in die nächste Kinderklinik, Mitnahme des eingenommenen Stoffes.
- Giftnotruf: Informationen bei akuter Vergiftung über die **bundeseinheitliche Rufnummer: 19240**, als Tel.-Vorwahl die Stadt mit der nächsten zuständigen Zentrale, Berlin [030], Bonn [0228], Erfurt [0361], Freiburg [0761], Göttingen [0551], Homburg/Saar [06841], Mainz [06131], München [089], Nürnberg [0911] u. als App des BfR (Bundesinstitut für Risikobewertung, Berlin): „Vergiftungsunfälle bei Kindern"
  Informationen im Internet: www.gizbonn.de (z.B. mit Bildern zu Pilzen, Schlangen, usw.)
  Österreich: Vergiftungsinformationszentrale, Wien, Tel.: +43 1 4064343
  Schweiz: Toxikologisches Informationszentrum, Zürich, Tel.: 145 od. +41 44 2515151
- Klinik: **Intensivüberwachung**, weitere Maßnahmen wie Magenspülung, forcierte Diurese, Plasmaadsorption, Dialyse od. Antidotgabe nur nach genauer Indikationsstellung
  - Fremdkörper: Notfall-Ösophagogastroduodenoskopie bei kompletter Ösophagusverlegung, spitzen Gegenständen, Batterien, mehreren Magnete ⇨ Bergung d. Fremdkörper
  - Bei Ingestion von Säuren oder Laugen: Analgesie, Glukokortikoide (z.B. Prednison 1-3 mg/kgKG/Tag i.v., Decortin®), ggf. Antibiose, H_2-Blocker (z.B. Ranitidin), Ernährung parenteral oder via PEG/Magensonde u. ggf. Ösophagogastroskopie nach ca. 24 Std.
  - Bei Verätzungen an Haut od. Auge: Chelatkomplexbildner Diphoterine®-Spüllösung
  - Spezifische Antidote:

Toxin	**Antidot**
Paracetamol	N-Acetylcystein (Fluimucil®)
Morphine, Opiat-Drogen	Naloxon (Narcanti®)
Benzodiazepine	Flumazenil (Anexate®)
Organophosphate (E605, Sarin) grüner Knollenblätterpilz	Atropin + Obidoxim Atropin + Silibinin
Atropin (Tollkirsche, Pantherpilz)	Physostigmin
Tenside (Spülmittel)	Simeticon (Lefax®Pump-Liquid)
Schwermetalle	Chelatbildner (D-Penicillamin)
Methanol, Glykol	Fomepizol + Dialyse
Schlangen-/Insektengifte	spezifische Antiseren

Prog: Die meisten Vergiftungen verlaufen blande, schwere od. letale Verläufe nur in <1 % d.F.

Proph:
- ♥ Säuglinge/Kleinkinder nicht unbeaufsichtigt lassen.
- ♥ Im Haushalt Reinigungsmittel, Medikamente, Aschenbecher usw. **wegschließen!**

DD:
- Fremdkörperaspiration (s.u.)
- Stoffwechselentgleisung, ZNS-Infektion, Trauma, Kindesmisshandlung
- Pica: Essen von Gegenständen (bei psychiatrischer Störung od. geistiger Behinderung vorkommend), Trichophagie (Essen von Haaren), Koprophagie (Essen von Stuhl)

FREMDKÖRPERASPIRATION

Syn: Fremdkörper-Inhalation, engl.: foreign body aspiration, ICD-10: T17.9

Path:
- ♦ Versehentliche Inhalation eines Fremdkörpers aus dem Mund in das Atemwegsystem durch plötzliche **tiefe Inspiration** vor/nach Schreien, Lachen, Husten
- ♦ In 2/3 d.F. findet sich der Fremdkörper im **rechten Hauptbronchus**.

Epid:
- ◊ Prädisp.alter: am häufigsten **1.-5. Lj.** (Säuglinge/Kleinkinder untersuchen Dinge gerne mit dem Mund), Kinder beim Trampolinspringen, Mekoniumaspiration b. Neugeborenen (s.o.)
- ◊ Meist **Nahrungsmittel** (80 % d.F., z.B. Erdnuss, Pistazie, Apfelstückchen, Karotten, Wurststück, Kaugummi) od. Kleinteile (z.B. LEGO®-Stein, Cent-Münze, Stiftkappen, Nägel), Babypuder, Zahn (nach Frontzahntrauma)
- ◊ Prädisp.: **Jungen** (2:1), türkische Kinder, Kinder mit neurologischen Grunderkrankungen

Klin:
- ⇒ Plötzliches Würgen, Keuchen und/oder Husten, **Hustenattacken**, Erbrechen
- ⇒ Kleinkinder umgreifen evtl. den Hals mit den Händen, Unruhe, können nicht sprechen.
- ⇒ **Stridor** (ziehendes inspiratorisches Nebengeräusch) bei laryngealer Lage
- ⇒ Giemen, Brummen, Pfeifen, exspiratorischer Stridor bei tracheobronchialer Lage
- ⇒ Evtl. Ventilmechanismus mit Überblähung der Lunge, zunehmende Dyspnoe, Zyanose
- ⇒ Sich verschlechternder Bewusstseinszustand

Diag:
1. Anamnese (insb. **Fremdanamnese** durch die Eltern od. Begleitperson, Unfallhergang?) u. klinische Untersuchung: in der Auskultation abgeschwächtes seitendifferentes Atemgeräusch od. kaum hörbarer Lufteintritt i.d. Lunge u. biphasischer Stridor bei zentralem Sitz des FK, Giemen, Brummen, Stridor je nach Lage
2. Röntgen-Thorax: röntgendichtes Material (z.B. Münze) direkt sichtbar, sonst indirekte Zeichen wie Überblähung, evtl. Mediastinalverlagerung, ggf. Atelektase
3. **Bronchoskopie:** Untersuchung und gleichzeitige Ther.

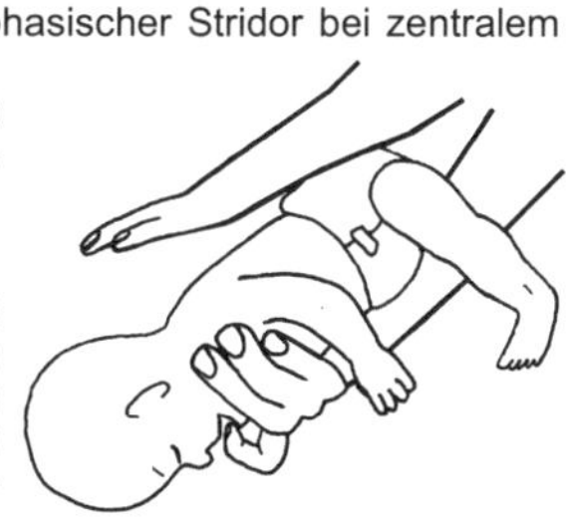

Ther:
- Akut: Kind bei adäquatem Hustenreiz Husten lassen. Bei asphyktischem/bewusstlosem Kind Durchführung von Bergungsmanövern: bei Säuglingen 5 Schläge zwischen die Schulterblätter in Kopftieflage (s. Abb.), bei älteren Kindern 5 Schläge auf den Rücken, dann HEIMLICH-Manöver (abdomineller Druck in Richtung Zwerchfell).
  Bei verschließendem Fremdkörper im Larynx od. Laryngospasmus ggf. Notfallkoniotomie, bei verschließender trachealer Lage Vorschieben des Fremdkörpers durch Intubation in einen Hauptbronchus (dadurch wird der andere frei), dann Beatmung und später bronchoskopische Bergung.
- In der Klinik: Bergung des Fremdkörpers mittels Zange unter Sicht (Larynx) od. **endoskopische Bergung** (mit einer Fasszange über das starre Bronchoskop in Narkose und Intensivüberwachung. Wenn mögl. abwarten bis das Kind nüchtern ist.), bei Puderaspiration Absaugung der sichtbaren gequollenen Puderbestandteile

Kompl:
- * Bewusstlosigkeit, **Erstickungstod** (Bolustod)
- * Kleine Fremdkörper (initial unbemerkt) ⇨ rezidivierende Infektionen, Pneumonie
- * Cave: Laryngospasmus, vagotone Reaktion bei Manipulation mögl. ⇨ Herzstillstand!

Prog: Letalität liegt bei ca. 1 %, höchstes Risiko bei Kindern <1 J.

Proph:
- ♥ Kindern <3 J. sollten keine Nüsse angeboten werden und keine verschluckbaren Spielzeuge benutzen (diese sind heute gekennzeichnet mit: ∅ <3 J.).
- ♥ Beim Trampolinspringen nichts essen od. Kaugummi kauen.

DD:
- Verschlucken eines Fremdkörpers (**Ingestion**) ⇨ Steckenbleiben am Epiglottis-Ösophagus-Übergang (oberer Ösophagussphinkter) od. evtl. auch im terminalen Ileum
- Magensaftaspiration ⇨ Bronchospasmus, Dyspnoe, Pneumonie
- Akuter Asthmaanfall, Epiglottitis, allergisches Larynxödem, Krupphusten, Pertussis

ERTRINKUNGSUNFALL

Syn: Ertrinken, engl: drowning accident, ICD-10: T75.1

Path:
- ♦ Primäres Ertrinken: Untertauchen, Aspiration des Wassers mit resultierender Hypoxie, Hyperkapnie und Azidose ⇨ Koma, Tod
- ♦ Sekundäres Ertrinken: verzögert eintretender Tod nach **Beinaheertrinken** durch Hyponatriämie und Hypervolämie (im Süßwasser ⇨ Kammerflimmern mögl.) od. Hypovolämie (im Salzwasser ⇨ Entstehung eines Lungenödems nach 24-36 Std. mögl.) ⇨ Kind nach Ertrinkungsunfall immer in eine Klinik einweisen und überwachen!
- ♦ Zusätzliche mögl. Kompl: Aspirationspneumonie, Wasserintoxikation, zerebrale Hypoxie, **Hypothermie** (Unterkühlung bei Kindern sehr viel schneller als bei Erwachsenen, die Hypothermie hat aber auch positive Effekte, wie längere Toleranzzeit für Sauerstoffmangel, geringere Flimmerneigung des Herzens, bradykarde Kreislaufzentralisation, sog. frühkindlicher „Tauchreflex"), reflektorischer **Laryngospasmus** und Atemlähmung ("trockenes Ertrinken", kein Wasser in den Lungen)

Epid:
- ◊ Häufigkeit: Zweithäufigste Todesursache im Kindesalter in Deutschland (nach den Verkehrsunfällen), insb. Kleinkinder und Jugendliche sind gefährdet (ca. 60 Tote/Jahr).
- ◊ Am häufigsten in Swimmingpools, Baggerseen, Meer, Teichen und Badewanne!
- ◊ Prädisp.: unbeaufsichtigte Momente!, **m** > w

Diag:
1. Anamnese u. klinische Untersuchung: rektale Temperaturmessung
2. Röntgen: charakteristische Verschattungen bei Aspirationspneumonie
3. Entnahme einer Wasserprobe zur mikrobiolog. Untersuchung bei stehenden Gewässern

Ther:
- **Rettung** aus dem Wasser, Absaugen, kardio-pulmonale **Reanimation** sofort beginnen, Intubation und Beatmung bei fortdauernder Atemnot
  - Vermeiden eines hypoxischen Hirnödems durch Normoventilation, ausgeglichene Flüssigkeitsbilanz, Verhinderung von Hyperglykämie, Senkung des zerebralen Energiebedarfs durch Sedierung, Intensivtherapie, ggf. Surfactant-Substitution, Hochfrequenzoszillationsbeatmung, extrakorporale Membranoxygenierung (ECMO)
  - Bei V.a. Aspirationspneumonie Antibiose (z.B. Cefotaxim 100 mg/kgKG/Tag, Claforan®)
  - Auch bei sofortiger Rettung und unkompliziertem Verlauf Kind immer für mind. 24 Std. stationär überwachen!
- Bei zusätzlicher Hypothermie:
  - Immer Reanimation beginnen (Kälteeinwirkung kann „sichere" Todeszeichen vortäuschen = Scheintod, *"No one is dead, until warm and dead"*), Kind mit Metallfolie abdecken, warme Decken, vorgewärmte Infusionslösungen
  - Wiedererwärmung aus schwerer Hypothermie (<28°C) an einer Herz-Lungen-Maschine

Prog: Schwer vorhersagbar, entscheidend ist v.a. Dauer und Intensität der Hypoxämie.

Kompl:
- * Mykotische Hirnabszesse (z.B. Pseudoallescheria boydii aus stehenden Gewässern)
- * Sprung in seichtes Wasser ⇨ Verletzung des Rückenmarks (Querschnittlähmung)
- * Wiedererwärmungsschock: körpereigene Thermoregulation setzt ab ca. 30°C wieder ein ⇨ periphere Gefäßweitstellung, Schocksymptomatik (Ther: Volumenzufuhr!), Kammerflimmern (Intensivüberwachung)

<u>Proph:</u> ♥ Kleinkinder in der Nähe von Planschbecken, Badegewässern, Badewanne, Brunnen usw. **immer beaufsichtigen**, **Absperrung** von Gartenteichen, Schwimmbecken usw.!
♥ Frühzeitiger Schwimmunterricht im Kindesalter, Schwimmhilfen

<u>DD:</u> – Auch an andere Auslösung des Ertrinkens denken (Krampfanfall, Synkope, Hypoglykämie).

KINDESMISSHANDLUNG

<u>Syn:</u> Störung durch Kindesmisshandlung, engl. battered child syndrome, child maltreatment, non-accidential injury, ICD-10: T74.1, (Untersuchung Z04.5)

<u>Ät:</u>
- **Schütteltrauma** (engl. shaken baby/infant syndrome) ⇨ der relativ schwere kindliche Kopf (ohne/ geringe Stabilisierung durch die Halsmuskulatur) schlägt hin und her.
- Kindesmisshandlung: **multiple** Schlagverletzungen, Hämatome, untypische Frakturen, Würgemale, punktförmige (Zigarette ausdrücken) od. umschriebene Verbrennungen (Bügeleisen), Verbrühungen (handschuhförmig durch Eintauchen = Immersionsspiegel), Ersticken
- Körperliche u./od. seelische **Vernachlässigung** („passive" Kindesmisshandlung) durch die Eltern / die Pflegeperson
- Sexueller Missbrauch (häufiger bei **w** > m)

<u>Epid:</u> ◊ <u>Inzidenz:</u> Offiziell ca. 4.400 Anzeigen/Jahr in Deutschland wegen Kindesmisshandlung (die **Dunkelziffer** ist vermutlich um ein Vielfaches höher), gem. einer Umfrage aus 2010 (HÄUSER W. et al.) beträgt die Häufigkeit für schwere Misshandlung in Kindheit/Jugend 2,7 %, für sexuellen Missbrauch 1,9 % u. für Vernachlässigung 10,8 % in Deutschland.
◊ <u>Prädisp.alter:</u> Schütteltrauma im Säuglingsalter (2-6 Mon.), Misshandlung u. Vernachlässigung insb. in den **ersten 3 Lj.**, sexueller Missbrauch im Schulkindesalter.

<u>Klin:</u> ⇒ Schütteltrauma: schwere intrakranielle Verletzungen durch diffuse **ZNS-Einblutungen**, **Netzhautblutungen** u. Glaskörpereinblutungen im Auge
⇒ Kindesmisshandlung: **neue u. ältere Hämatome** und Verletzungen gleichzeitig, für Kinder **untypische Verteilung** von Hämatomen (z.B. multipel an Armen, am Gesäß, Rücken, auf dem Kopf, Ohren, Augen, Mund), Doppelstriemen (bei Stockschlägen), **Griffspuren** am Oberarm od. dorsolaterale Rippenfrakturen, Würge- od. Strangulationsmale
⇒ Cave: schwere Verletzungen (z.B. SHT od. Subduralblutung durch Schütteltrauma, stumpfes Bauchtrauma) sind auch <u>ohne</u> äußere, sichtbare Zeichen mögl.!
⇒ Psychomotorische Retardierung, apathisches od. ängstliches Kind, Gedeihstörung

<u>Diag:</u>
1. Anamnese (Schilderung eines „unwahrscheinlichen" Unfallhergangs, Bagatellisierung, **verzögerte** Vorstellung) und klinische Untersuchung: alle Verletzungen dokumentieren
2. <u>Bildgebung:</u> neben **frischer Fraktur auch ältere** verheilte Frakturen sichtbar, überkreuzende Frakturlinien, im MRT Subduralblutungen (ggf. unterschiedlichen Alters!)

<u>Ther:</u>
- Bei V.a. Kindesmisshandlung Kind immer erst einmal **stationär aufnehmen**
  - Konsiliarische Beteiligung eines erfahrenen Rechtsmediziners, Kinderschutzgruppe
  - Eine **Meldung** an Jugendamt/Polizei ist bei V.a. Kindesmisshandlung/Missbrauch zulässig (gem. § 34 StGB, rechtfertigender Notstand nach entsprechender Rechtsgüterabwägung: Schweigepflichtverletzung versus vitale Gefährdung des Kindes und gem. Bundeskinderschutzgesetz v. 2012 (BKiSchG) ist eine Meldebefugnis gegeben.)
  - Jugendamt/Familiengericht entscheidet dann über Unterbringung außerhalb der Familie
- Hilfeportal: Tel. 0800 2255530, Internet: www.hilfeportal-missbrauch.de, www.trau-dich.de

<u>Kompl:</u> ∗ Schütteltrauma: Kontusionen, Subduralhämatom, zentrale Apnoe durch Hyperextension der Medulla oblongata mit schlechter Prognose (Letalität 25 %, bei 80 % der überlebenden Kinder bleiben teils schwere neurologische Schäden)
∗ Im Erwachsenenalter vermehrt seelische Störungen, niedrigere Bildung, Arbeitslosigkeit

<u>DD:</u>
- Normales Trauma (= akzidentelle Verletzung)
- Plötzlicher Kindstod (SIDS, s.o. Kap. Neonatologie) ⇨ Obduktion schließt Misshandlung aus

KINDERORTHOPÄDIE

Bewegungsmaße im Kindesalter

Die klinische Bestimmung der Bewegungsmaße erfolgt nach der **NEUTRAL-NULL-METHODE** (engl. neutral position method). 0° entspricht dabei einer normalen Ausgangslage im Gelenk.

Pathologische Veränderungen der Bewegungsmaße:
Ist z.B. wegen Kontrakturen ein physiologisches Bewegungsmaß nicht möglich, so steht 0° am Anfang, bzw. am Ende der Zahlenreihe, Beispiele: Streckhemmung im Ellenbogengelenk bei 20° ⇨ 0-20-150°, unbewegliche Kontraktur im Ellenbogengelenk bei 40° ⇨ 0-40-40°.

Bei Kindern sind **erhebliche Abweichungen** (vermehrte Beweglichkeit) ohne Krankheitswert mögl. ⇨ Wichtig: Bewegungsmaße immer im **Seitenvergleich** bestimmen, **Verlaufskontrolle**!

HWS	Inklination (Flexion): Kinn erreicht das Sternum (KSA: 0cm) Reklination (Extension): Gesicht erreicht in etwa die Horizontale Rotation (links-rechts): 80-0-80° Seitwärtsneigung: 45-0-45°
BWS + LWS (im Sitzen)	Ante-/Retroflexion: 90-0-30° Rotation (links-rechts): 40-0-40° Seitwärtsneigung: 40-0-40°
Schultergelenk	Abduktion mit fixiertem Schulterblatt: 90° Ab-(= Elevation)/Adduktion: 190-0-45° Ante-/Retroversion: 180-0-40° Innen-/Außenrotation: 70-0-90°
Ellenbogengelenk	Extension/Flexion: 10 bis 20(= Überstreckung)-0-150° Unterarm Pro-/Supination: >90-0->90°
Handgelenk	Dorsalextension/Palmarflexion: 90-0-90° Radial-/Ulnarabduktion: 25-0-40°
Daumengelenke	Im Sattelgelenk Ab-/Adduktion: 40-0-30° Ext./Flexion im Grundgelenk: 0-0-50° Ext./Flexion d. Interphal.gelenks: 30-0-90°
Fingergelenke	im MCP,PIP,DIP Ext./Flex. jeweils: 0-0-90°, im MCP Hyperextension bis 45° MCP Ab-/Adduktion je: 30-0-0°
Hüftgelenk	Hyperextension/Flexion in Rücken- oder Seitenlage: 30-0-150° bei maximaler Beugung erreicht der Oberschenkel das Abdomen Ab-/Adduktion: 60-0-30° (Abduktion bei Neugeborenen bis 90°) Innen-/Außenrotation: 60-0-90° (bei Kleinkindern)
Kniegelenk	Hyperextension(Überstreckbarkeit)/Flexion: 10-0-140° bei maximaler Flexion erreicht die Ferse das Gesäß Innen-/Außenrotation: 10-0-40° (bei gebeugtem Knie)
Sprunggelenk (OSG + USG)	Dorsalextension/Plantarflexion: 30-0-70° Pronation/Supination: 40-0-40°
Großzehengelenke	Metatarso-phal.gelenk-Extension/Flexion: 45-0-70° Ab-/Adduktion: 0-0-15° Interphalangealgelenk: 10-0-90°
Zehengelenke	Extension/Flexion gesamt: 20-0-80°

KNOCHENENTWICKLUNGSSTÖRUNGEN

Syn: Ossifikationsstörungen, engl. ossification disorders

Anatomie: Die Knochenbildung (Osteogenese) erfolgt beim Fetus durch:

Desmale Ossifikation = direkte Umwandlung des embryonalen Mesenchyms (Bindegewebe) in Knochen, typisch für die Schädelknochen u. Clavicula

Perichondrale Ossifikation = Knochenbildung um die Knorpelbälkchen der künftigen Röhrenknochen

Enchondrale Ossifikation = Längenwachstum vom Fetus **bis zur Adoleszenz** ausgehend vom epiphysären Knochenkern durch proliferierenden Knorpel, der dann zur Metaphyse hin verknöchert (sog. Wachstumsfuge), typisch für alle Röhrenknochen, Hand- und Fußskelett

Das maximale Knochenwachstum erfolgt von Geburt **bis zum 5. Lj.** u. in der **Pubertät**. Deformitäten können sich in den schnellen Wachstumsphasen verschlechtern, aber auch spontan korrigieren.

Ät:
- Endogene Faktoren: **angeborene Fehlbildungen** (Dysostosen, Dysmelien), **familiäre Disposition**, angeborene Skelettdysplasien (**genetische Störungen** der Knorpel-/Knochenentwicklung = Osteochondrodysplasien, z.B. Osteogenesis imperfecta, Achondroplasie, Osteopetrose), Störungen des **Hormonhaushaltes** (z.B. Kleinwüchsigkeit bei Hypophyseninsuffizienz, Akromegalie), **Durchblutungsstörungen** (aseptische Knochennekrose), neuromuskuläre Störungen, gestörter Vitaminmetabolismus (Rachitis), Niereninsuffizienz (renale Osteopathie, Ostitis fibrosa)
- Exogene Faktoren: **Trauma** der Wachstumsfuge, **Infektionen** (Infektionskrankheiten in der Schwangerschaft, Osteomyelitis), Röntgenstrahlen, radioaktive Strahlung, fehlbildungsfördernde Medikamente od. Chemikalien, Mangel- od. Fehlernährung der Mutter, ungünstige intrauterine Lage des Embryo/Fetus, negative Auswirkungen durch Körpergewicht (Adipositas, aber auch Fehl- od. Unterernährung), einseitige körperliche Aktivität

Path:
- ♦ Anlagestörungen können generalisierte Skelettanomalien sein od. einzelne Extremitäten betreffen (z.B. Reduktionsdefekte od. Polydaktylien, Verwachsungen oder ossäre Verbindungen).
- ♦ Wachstumsstörungen können generalisiert (Minder-, Hochwuchs) od. lokalisiert (Hypoplasie, Hyperplasie, Fehlwachstum einzelner Knochen) vorkommen.

Diag:
1. Anamnese u. klinische Untersuchung: äußerer Aspekt, Bewegungsmaße prüfen
2. Sonographie: Größere Fehlbildungen werden heute meist bereits bei der **pränatalen Sonographie** entdeckt (insb. bei der Ultraschallfeindiagnostik in der 20.-22. SSW).
3. Röntgen: li. Hand mit dist. Radius a.p. zur Knochenalterbestimmung; betroffene Knochen

DYSMELIEN

Syn: Reduktionsdefekte ICD-10: Q73.8, Polydaktylie ICD-10: Q69.9, Syndaktylie ICD-10: Q70.9

Ät:
- Meist angeborene, **spontane Fehlbildung**
- Infektionskrankheiten der Mutter, Röntgenstrahlen, radioaktive Strahlung, fehlbildungsfördernde Medikamente (am bekanntesten die **Thalidomid**-Embryopathie [Contergan®-Syndrom, ICD-10: Q86.80], ein nicht mehr erhältliches Schlafmittel, das in den Jahren 1958-63 eingesetzt wurde; wird heute wieder bei multiplem Myelom und in der 3. Welt als Lepra-Mittel eingesetzt.) und Chemikalien, Mangel- und Fehlernährung der Mutter
- Ungünstige Lage des Embryo/Fetus im Uterus
- Genetisch (ROBERTS-Syndrom, aut.-rez. erblich, Chrom. 8)
- Familiäre Disposition

Path: ♦ Dysmelien sind **angeborene** lokale, ossäre Entwicklungsstörungen (Dysostosen) der Extremitäten. Besondere Empfindlichkeit in der **4.-7. Embryonalwoche**.

♦ Mögliche Fehlbildungen: Anlagestörungen (Reduktionsdefekte, Hypoplasie), Differenzierungsstörungen (Störung bei der Trennung von Geweben ⇨ Verwachsung = Syndaktylie oder ossäre Verbindung = Synostose), Duplikationen (Polydaktylie), Hypertrophien (Makrodaktylie einzelner Extremitätenanteile od. generalisiert als PROTEUS-Syndrom), generalisierte Skelettanomalien

Epid: Häufigkeit: 2-10/10.000 Geburten

Etlg: # Reduktionsdefekte (s. Abb.): Fehlen eines vollständigen Gliedes (transversaler Defekt, z.B. ganzer Arm, **Amelie**), Hände oder Füße sitzen direkt an der Schulter bzw. Hüfte (**Phokomelie**), nur (ein) Extremitätenstumpf vorhanden (**Peromelie**), verkürzte oder fehlende einzelne Knochen verursachen Fehlstellung der Gliedmaßen (**Ektromelie**), Fehlen von Fingern oder Zehen bzw. weiteren Teilen der Hände u. Füße.

Spalthand bzw. -fuß (Ektrodaktylie, longitudinaler Defekt) mit oder ohne Fehlen eines/mehrerer Finger

Polydaktylie (Überschussfehlbildung): vermehrte Anzahl von Fingern oder Zehen (z.B. zusätzlicher Zeh = 6 Zehen an einem od. beiden Füßen)

Syndaktylie (Verwachsungen): zusammengewachsene Finger oder Zehen

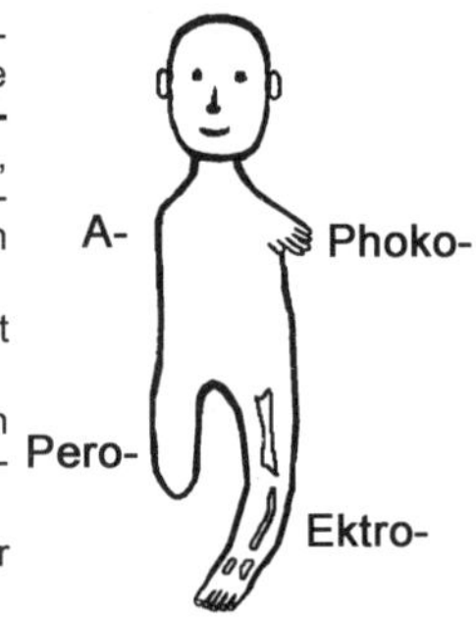

Klin: Es gibt unzählige Fehlbildungen u. Fehlbildungssyndrome, typische Beispiele sind:

⇒ Kompletter Verlust einer od. meist beider distalen Extremitäten ab einer bestimmten Höhe (Finger bis Oberarm), ggf. mit Erhalt der Hand direkt an der Schulter (Phokomelie, typisch beim Thalidomid-Syndrom) od. nur Erhalt von Fingerkuppenresten (Symbrachydaktylie)

⇒ Fehlen eines Röhrenknochens an der Extremität (Ektromelie): führt zur Achsenfehlstellung, Bewegungseinschränkung, z.B. ulnare/radiale Klumphand

⇒ Zentraler Defekt: Verlust 2.-4. Finger ⇨ Spalthand (lobster-claw-hand)

⇒ Polydaktylie, Ulnar- und Radialduplikation

⇒ Syndaktylie (in 50 % d.F. Mittel- und Ringfinger verwachsen), radio-ulnare Synostose

⇒ Daumenhypoplasie (gering bis Aplasie), Deviation eines Fingers (Klinodaktylie)

⇒ Flexionskontraktur im PIP-Gelenk (Kamptodaktylie)

Diag: 1. Anamnese und klinische Untersuchung: Die Fehlbildungen werden meist bei der U1 od. U2 diagnostiziert od. bereits in der **pränatalen Sonographie** entdeckt.

2. Röntgen: betroffene Region in 2 Ebenen (Vergleich mit speziellen Dysplasieatlanten)

3. weitere Diagnostik je nach V.a. auf weitere Fehlbildungen, z.B. Echokardiographie

Ther: • Allgemein: Auf eine Operation kann oftmals verzichtet werden, nötig jedoch bei Auftreten von Beschwerden (ungünstige Belastung, Verschleißerscheinungen, Stand-/Gangprobleme, schmerzhafte Druckstellen) oder auch aus ästhetischen Gründen.

- Bei Reduktionsdefekten Versorgung mit Prothesen (z.B. myoelektrische UA-Hand-Prothese mit Greiffunktion)

• Operativ: Ind: ab 12. Lebensmonat

- Bei fixierten Synostosen: Trennung, ggf. Osteotomie und Derotation
- Bei fehlenden einzelnen Röhrenknochen ggf. Umstellungsosteotomien zur Korrektur (z.B. Fibula-pro-Tibia-Op)
- Resektion überschüssiger Finger aus funktionellen od. ästhetischen Gründen

Kompl: * **Kombination** mit weiteren Fehlbildungen mögl. (z.B. Herzfehler) ⇨ Diagnostik

* Schnürringkomplexe: bindegewebige einengende Bänder, z.B. am Unterschenkel ⇨ Durchblutungsstörungen, Ther: operative Durchtrennung

* Fehlhaltungen durch einseitige statische Belastung, z.B. Skoliose

DD: – Dysostosen mit Schädel- und Gesichtsbeteiligung (z.B. Akrozephalosyndaktylie, APERT-Syndrom), Dysostosen mit hauptsächlich axialem Befall (z.B. KLIPPEL-FEIL-Syndrom, s.u.)
- Generalisierte Skelettanomalien: Osteogenesis imperfecta, Achondroplasie, Arthrogryposis
- Rhizomelia chondrodysplastica: aut.-rez. erbliche Störung der zellulären Peroxisomen, Klin: verkürzte Extremitäten, Gedeihstörung, psychomotorische Retardierung
- Kongenitale Tumoren: Hämangiome, benigne u. maligne Knochentumoren

OSTEOGENESIS IMPERFECTA

Syn: **Glasknochenkrankheit**, Fragilitas osseum hereditaria, engl. brittle bone disease, ICD-10: Q78.0

Ät: Spontanmutation od. aut.-dom. erblich (aut.-rez. Erbgang ist auch beschrieben) ⇨ Punktmutation in der Erbinformation (Chrom. 7 OD. 17) für **Kollagen Typ I**

Path: Angeborene Skelettdysplasie mit **generalisierter** Entwicklungsstörung des Knorpel-/Knochengewebes (Osteochondrodysplasie): **Kollagenbildungsstörung** (90% der Knochenmatrix besteht aus Kollagen Typ I) und Osteoblasteninsuffizienz ⇨ **verminderte Knochendichte** mit deutlich erhöhter Knochenbrüchigkeit.

Epid: Häufigkeit: selten, 0,5/10.000 in Deutschland

Etlg: Einteilung nach Erbgang und Schweregrad, modifiziert n. SILLENCE (1979):
- # Typ 1: aut.-dom. erblich, mildeste Form, Beginn 1.-10. Lj., geringe Knochenbrüchigkeit (ehemals Typ LOBSTEIN od. tarda genannt), nahezu normale Form der Röhrenknochen, bläuliche Skleren, Hörstörungen, Typ 1A: normale Zähne, Typ 1B: zusätzlich mit Zahnbildungsstörung (Dentinogenesis imperfecta, CAPDEPONT-Syndrom)
- # Typ 2: Spontanmutation od. aut.-rez. od. aut.-dom. erblich, schwerste meist schon früh letale Form (od. schon bei Geburt aufgrund unterentwickelter Lungenfunktion, Rippen u. Röhrenknochen ohne Kortikalis), hohe Frakturanfälligkeit (z.B. Schädelfraktur mit intrakraniellen Blutungen bei Geburt, bereits intrauterin multiple Frakturen) u. Deformierungen
- # Typ 3: Meist Spontanmutation od. aut.-dom./aut.-rez. erblich, schwere Verlaufsform (ehemals VROLIK-Syndrom), höchste Neigung zu Frakturen u. Deformierungen, anfangs blaue, später weiße Skleren, Kleinwuchs, evtl. Dentitionsstörungen, Hörstörungen, Erwachsenenalter wird erreicht.
- # Typ 4: aut.-dom. erblich, leichte Verlaufsform, weiße Skleren, erhöhte Knochenbrüchigkeit aber nur geringe Deformitäten, Typ 4A: normale Zähne, Typ 4B: mit Zahnbildungsstörung
- # Heute noch Typ 5 (aut.-dom., Chrom. 11) u. Typ 6 bis Typ 11 (aut.-rez.) bekannt.

Klin: ⇒ Deutlich **erhöhte Knochenbrüchigkeit**, multiple (pathologische = ohne adäquates Trauma) Frakturen ⇨ **skelettale Deformierungen** (Verbiegungen u. Verkürzung der Röhrenknochen, Fischwirbeldeformität, Skoliose und Kyphose der Wirbelsäule, hypermobile Gelenke, Kautschuk-Kopf (weicher Schädel, weite Fontanellen u. Nähte, basiläre Impression), dreiecksförmiges Gesicht mit prominenter Stirn, kleeblattförmiges Becken aufgrund einer Protrusio acetabuli, Knick-Senk-Füße), insg. **Kleinwuchs**
⇒ **Blaue Skleren**, dünne Haut, **Schwerhörigkeit** (Otosklerose)
⇒ Schwache Muskulatur, Herzklappenfehlbildungen und -insuffizienz, starkes Schwitzen, Neigung zu Leistenbrüchen, Kurzsichtigkeit

Diag:
1. Anamnese (Familienanamnese, vorhergehende Frakturen) u. klinische Untersuchung
2. Sonographie: pränatale Untersuchung (Skelettscoring, Frakturen, Deformitäten)
3. Röntgen: **milchglasartige Kortikalis**, insg. dünner Knochen, ggf. auch CT/MRT, beim Zahnfilm: transparentes Dentin
4. Knochendichtemessung mittels DEXA oder auch nuklearmedizinische Untersuchung

Ther: • Keine kausale Behandlung möglich.

- Konservativ: symptomatisch mit Physiotherapie und **Bisphosphonaten** (z.B. Pamidronat, Dosierung nach Alter u. KG), ggf. Orthesen, Knochenbrüche möglichst vermeiden
- Operativ: Ind: Frakturversorgung
  - Bailey-Nagelung (Teleskop-Marknagel, passt sich weiterem Wachstum an)
  - PREVOT-Nagelung (einfachere Implantation, wächst jedoch nicht mit dem Knochen mit)
- Selbsthilfegruppen: Dt. Gesellschaft für Osteogenesis imperfecta Betroffene e.V., Pf. 111908, 20419 Hamburg, Tel.: 040 69087-200, Internet: www.oi-gesellschaft.de

Prog: Je später die Frakturneigung beginnt, umso günstigere Prog. Mit der Pubertät sistieren die Knochenbrüche meist od. treten seltener auf. Kinder, die mit 10 Mon. selbstständig das Sitzen erlernen, werden wahrscheinlich auch gehen können.

DD: – Spondyloepiphysäre Dysplasie: sehr seltene aut.-dom. erbliche Typ-II-Kollagenbildungsstörung mit Kleinwüchsigkeit, kurzem Hals, fassförmigem Thorax, Klumpfüßen

ACHONDROPLASIE

Syn: Chondrodysplasie, Chondrodystrophie, Chondrodystrophia fetalis, ICD-10: Q77 .4

Ät:
- Meist **Neumutation** (Wahrscheinlichkeit insb. mit dem Alter des Vaters korreliert) des Fibroblastenwachstumsfaktor-Rezeptor-Gens 3
- Aut.-dom. erblich (ca. 20 % d.F., Chrom. 4)

Path: Angeborene Skelettdysplasie mit Störung der Knorpelproliferation der Wachstumsfuge (Osteochondrodysplasie) insb. der Röhrenknochen ⇨ **enchondrale Ossifikation** gestört.

Epid: Häufigkeit: selten, ca. 0,5/10.000 Geburten, weltweit etwa 250.000 Pat.

Klin:
⇒ **Dysproportionierter Minderwuchs** (kurze plumpe Extremitäten = Mikromelie, bei relativ normalem Rumpf) ⇨ Kleinwuchs mit Endgröße im Erwachsenenalter von ca. 125-135 cm

⇒ Großer Schädel mit vorspringender Stirn (**Makrozephalie**, „Balkonstirn"), **Sattelnase** u. insg. kleinem Mittelgesicht

⇒ Achsenfehlstellung der Beine (Wachstum der Fibula > Tibia ⇨ Crura vara = **"O"-Stellung**), verstärkte lumbo-sakrale **Lordose**, kurzer Hals, Wirbelkanalstenose durch verkürzte Pedikel od. verkleinertes Foramen magnum mögl., verengtes Becken, plumpe Anatomie von Hand und Fuß

⇒ Intelligenz normal

Diag:
1. Anamnese (Familienanamnese?) u. klinische Untersuchung
2. Röntgen: dichte Kortikalis, Metaphysen verbreitert, Horizontalstellung der Hüftpfanne, Wirbelkörper engen den Spinalkanal ein.
3. Labor: DNA-Analyse zum Nachweis des Gendefekts

Ther:
- Keine kausale Behandlung möglich, orthopädische u. physiotherapeutische Maßnahmen
- Konservativ: Eine Wachstumshormontherapie wird in Studien untersucht.
- Operativ: Ind: Tibia vara, kurze Extremitäten, Spinalkanalstenose
  - Bei Beinfehlstellungen: Tibiakopfosteotomie
  - Beinverlängerung durch Verlängerungsosteotomie (max. 8cm/Op) od. Kallusdistraktion (bis zu 20 cm Verlängerung mögl., s.o., Kap. kindliche Frakturen)
  - Laminektomie bei Wirbelkanalstenose

Prog: Normale Lebenserwartung

Kompl:
* Spinalkanalstenose ⇨ neurologische Defizite
* Schmaler Thorax ⇨ Atemstörungen

OSTEOPETROSE

Syn: **Marmorknochenkrankheit**, Hyperostosis diffusa generalisata congenita, ICD-10: Q78.2

Ät: – Aut.-rez. erbliche Formen (infantil maligne Osteopetrose - Chrom. 11, 16, Osteopetrose mit renal tubulärer Azidose - Chrom. 8)
– Aut.-dom. erbliche Formen (Typ 1, Typ 2 = ALBERS-SCHÖNBERG-Krankheit), Chrom. 16

Path: ♦ Angeborene Skelettdysplasie mit Unterfunktion der Osteo**klasten** (sind für den Knochenabbau zuständig) ⇨ **vermehrte Knochendichte**, aber Störung der Mikroarchitektur und dadurch Verminderung der mechanischen Stabilität trotz deutlicher Vermehrung der Knochenmasse, daher schwer heilende Frakturen mögl.
♦ Verdrängung des Knochenmarks durch die metaphysäre Ausdehnung (**Osteosklerose**)

Epid: ◊ Häufigkeit: sehr selten, maligne Form 0,05/10.000 Geburten

Klin: ⇒ Aut.-rez., schwere Form: Beginn bereits im Säuglingsalter, **Panzytopenie** durch Knochenmarkverdrängung, vermehrte Knochenbrüchigkeit, Minderwuchs durch verkürzte Röhrenknochen, Hirnnervenschädigung, Tetanie durch Hypokalzämie
⇒ Aut.-dom. Form: milderer Verlauf, meist erst in der Adoleszenz symptomatisch, Vergrößerung des Unterkiefers, Sandwich-Wirbel, Skoliose, Knochenschmerzen, spontane Frakturen, Hirnnervenschädigung mögl.

Diag: 1. Anamnese (Familienanamnese?) u. klinische Untersuchung
2. Röntgen: **hohe Knochendichte** mit diaphysären transparenten Streifen ("Marmorknochen"), eingeengter od. fehlender Markraum, Sandwich-Wirbel
3. Labor: **Hypokalzämie**

Ther: • Keine kausale Therapie mögl., symptomatisch ggf. Glukokortikoide
• Frühzeitige Stammzelltransplantation bei aut.-rez. Form (Differenzierung neuer Osteoklasten aus hämatopoetischen Stammzellen mögl.), Zentrum in Deutschland ist Ulm.

Kompl: * Infantile Form: **Hepatosplenomegalie** (durch die kompensatorische extramedulläre Blutbildung), verminderte Immunabwehr, Kompression von Hirnnerven durch Schädelbasisvergröberung (Fazialisparese, Erblindung, Schwerhörigkeit), Krampfanfälle

Prog: Bei frühkindlicher Manifestation (aut.-rez. Form) eingeschränkte Lebenserwartung, bei der späten Manifestationsform gut, Krankheitszeichen können völlig fehlen.

DD: – CAFFEY-SILVERMAN-Syndrom (Hyperostosis corticalis infantilis): aut.-dom. erbliche (Chrom. 17) subperiostale Knochenverdickungen an Röhrenknochen, Mandibula u. Rippen möglich
– CAMURATI-ENGELMANN-Syndrom: aut.-dom. erbliche (Chrom. 19) progrediente diaphysäre Osteosklerose u. Hyperostosen mit Muskelschwäche, Gangstörung, Hirnnervenschädigung

DYSOSTOSIS CLEIDOCRANIALIS

Syn: Dysplasia cleidocranialis, osteodentale Dysplasie, kleidokraniale Dysplasie, SCHEUTHAUER-MARIE-SAINTON-Syndrom, ICD-10: Q74.0

Ät: **Aut.-dom. erblich** (Chrom. 6 u. 8), selten auch aut.-rez.

Path: Systemische Skeletterkrankung mit Störung der **desmalen Ossifikation**, daher insb. **Schädel** u. **Klavikula** betroffen.

Klin: ⇒ Partielle oder komplette Aplasie der Schlüsselbeine mit abnormer Beweglichkeit des Schultergürtels (Kinder können Schultern vor der Brust zusammenführen, "**Schulteropposition**"), kleine Schulterblätter

⇒ Verminderte Kalzifikation der Schädeldecke, **offene Fontanellen** u. **Schädelnähte**, großer Gehirnschädel, prominente Stirn, vergrößerter Augenabstand (Hypertelorismus), kleines Mittelgesicht, dentale Anomalien (überzählige Zähne), Entwicklungsstörungen an Kiefern, Extremitäten, Wirbelkörpern, Thorax (Trichterbrust) u. Becken mögl.

Diag: 1. Anamnese (Familienanamnese?) u. klinische sowie zahnärztliche Untersuchung
2. Sonographie: pränatal Hypoplasie/Aplasie der Klavikula erkennbar
3. Röntgen: Schädelübersicht (verzögerte Verknöcherung der Schädelnähte, Hyperdontie), Schultergürtel (Fehlen der Klavikula)

Ther: Symptomatisch, z.B. kieferorthopädische Korrektur

Prog: Sehr gut, normale Intelligenz

KRANIOSYNOSTOSEN

Syn: Stenozephalie, Kraniostenose, Schädeldysostose, Dyszephalie, ICD-10: Q75.0

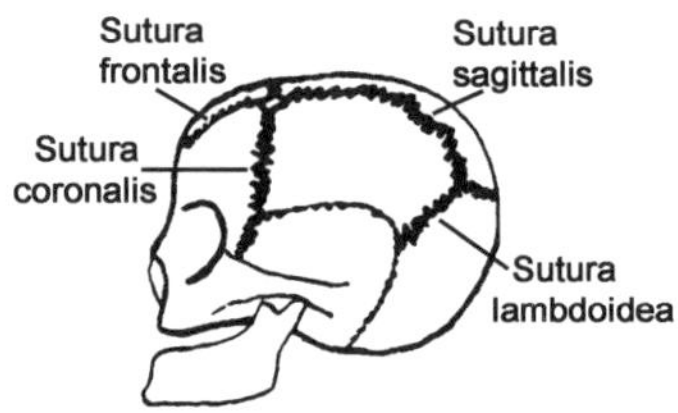

Anatomie: Schädelnähte (s. Abb.): (Zwei) **Os frontale** getrennt durch Sutura frontalis, verknöchert bereits im 2. Lj. = ein Os frontale. Zwischen Os frontale u. **Os parietale** die Sutura coronalis.
Zwei **Ossa parietalia** getrennt durch Sutura sagittalis. **Os occipitale** abgegrenzt durch die Sutura lambdoidea.
Fontanellen: große anteriore (Fonticulus ant., Stirnfontanelle, verknöchert im **10.-18. Lebensmonat**) und kleine posteriore (Fonticulus post., Hinterhauptsfontanelle, verknöchert bereits in den ersten 3 Monaten postpartal)

Ät: Unbekannt, in 20 % d.F. mit unterschiedlichen genetischen Syndromen assoziiert (s.u. DD)

Path:
- **Vorzeitige pathologische Verknöcherung** von Schädelnähten ⇨ **kompensatorisches Wachstum** noch offener Nähte ⇨ **Deformität** d. Schädels (**Dyskranie**)
- Physiologischer Schluss der Schädelnähte vom 2. (Sutura frontalis) bis zum 40. Lj. (zuletzt die Sutura lambdoidea)

Epid: ◊ Häufigkeit: 6/10.000 Lebendgeburten
◊ Lok: am häufigsten die **Sutura sagittalis** (1/2 d.F.) u. coronalis (1/4 d.F.) betroffen, meist schon bei Geburt vorhanden

Etlg: Bei **vorzeitiger Verknöcherung** können unterschieden werden:
- # Sutura sagittalis (Pfeilnaht) synostosiert ⇨ langer schmaler **Kahnschädel** (Langschädel, **Skaphozephalus**), häufigste Form
- # Sutura coronalis (Kranznaht) beidseitig synostosiert ⇨ kurzer **Breitschädel** (Brachyzephalus) od. beide Suturae lambdoideae ⇨ Breitschädel (Pachyzephalus)
  Einseitig synostosierte Sutura coronalis ⇨ asymmetr. **Schiefschädel** (Plagiozephalus)
- # Sutura frontalis (Stirnnaht) synostosiert ⇨ **Kiel-/Dreiecksschädel** (Sphenozephalus, Trigonozephalus)
- # Sutura sagittalis, coronalis u. lambdoidea synostosiert ⇨ **Turmschädel**, Spitzschädel (Akrozephalus, Turrizephalus, Pyrgozephalus, Oxyzephalus, s. Abb.)
- # Synostosierung aller Nähte (Pansynostosis) ⇨ **Kleeblattschädel**, abnorm kleiner Schädel, erhöhter intrakranieller Druck, meist auch Gesichtsdeformitäten (s.u. DD)
- # Synostosierung der drei Schädelbasisknochen ⇨ Tribasilarsynostose, mangelnde Gehirnentwicklung

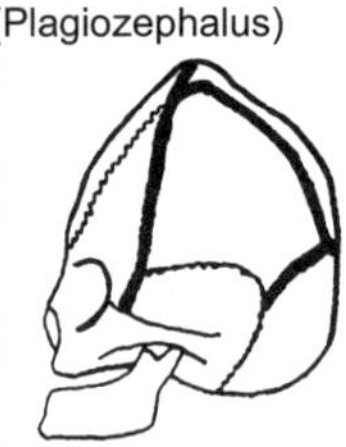
Turmschädel

<u>Diag:</u> 1. Anamnese und klinische Untersuchung: Schädelform als Hinweis auf die betroffene Naht, Knochenleiste über der verknöcherten Naht tastbar
2. <u>Röntgen:</u> Schädelübersicht

<u>Ther:</u>
- Diag. u. Ther. sollten in einem spezialisierten kinderneurochirurgischen Zentrum erfolgen.
- <u>Operativ:</u> **Wiedereröffnung** der vorzeitig verknöcherten Schädelnähte im 4.-7. Lebensmonat, heute meist als volumenvermehrender Eingriff durch zusätzliche Osteotomie, sog. **fronto-orbitales Advancement**. Dazu wird eine große Knochenschuppe entnommen und mehrfach geteilt, die Knochenteile werden dann replatziert und mit resorbierbaren Platten u. Schrauben fixiert. Die entstehenden Lücken dazwischen verschließen sich von alleine durch Reossifikation von der Dura mater aus.

<u>Prog:</u> Bei rechtzeitiger operativer Therapie gut

<u>Kompl:</u>
∗ **Hirndruckentwicklung**, Liquorzirkulationsstörung, Verminderung der zerebralen Durchblutung, Schädigung des N.opticus, epileptische Anfälle
∗ **Teilleistungsschwächen** bis zur geistigen Retardierung mögl.

<u>DD:</u>
- Dysostosis craniofacialis (CROUZON-Syndrom, aut.-dom. erblich, Chrom. 10 od. Spontanmutation): Kleeblatt-/Turmschädel durch Synostosierung von Sutura sagittalis u. coronalis sowie zusätzlich Gesichtsdeformitäten: veränderte Mandibula, Oberkieferdysplasie, Exophthalmus, verbreiterter Augenabstand, Nasenverkrümmung, im Röntgen Wolken- od. Wabenschädel, Kompl: erhöhter Hirndruck, Hydrozephalus, Optikusatrophie, Epilepsie
- Kraniosynostosen + Polydaktylien od. Syndaktylien = zusätzliche Verwachsungen von Fingern od. Zehen (APERT-Syndrom, CHOTZEN-, NOACK-, PFEIFFER- und CARPENTER-Syndrom = erbliche Akrozephalopolysyndaktylie-Syndrome)
- Dolichozephalus (hoher schmaler Langschädel, hoher Gaumen) bei kongenitaler Myopathie
- Dysostosis cleidocranialis (s.o.) = lange offene Schädelnähte ⇨ großer Gehirnschädel
- **Makrozephalie** (idiopathisch, familiär, subdurale Hygrome, Marmorknochenkrankheit, Neurofibromatose) u. **Megalenzephalie** (frühkindlicher Hirnschaden mit Gehirnvergrößerung bei Thesaurismosen [= Stoffwechselerkrankungen mit Ablagerungen], z.B. Mukopolysaccharidosen, ZELLWEGER-Syndrom = aut.-rez. erbliches zerebro-hepato-renales Syndrom)
- Lagebedingter Plagiozephalus od. Brachyzephalus (insb. occipital bei Säuglingen durch ständiges Liegen auf dem Rücken), Ther: wechselseitige Lagerung, Lagerungskissen

KLIPPEL-FEIL-SYNDROM

<u>Syn:</u> Kongenitale Halswirbelsynostose, Kurzhalssyndrom, FEIL-Krankheit, ICD-10: Q76.1

<u>Ät:</u>
- Unklar, kann familiär auftreten
- Kombination mit Entwicklungsstörungen des ZNS mögl., z.B. Syringomyelie

<u>Path:</u> Dysostose mit vorwiegend axialem Befall (Störung der Segmentierung der zervikalen Somiten während der Embryonalentwicklung in der 3. bis 8. SSW) ⇨ **Wirbelkörperverschmelzungen** in der Hals- u. oberen Brustwirbelsäule

<u>Epid:</u> Häufigkeit: 0,2/10.000 Geburten, w > m

<u>Klin:</u>
⇒ Abnorm **kurzer Hals** (tiefer Haaransatz im Nacken), **Bewegungseinschränkung** der Halswirbelsäule, zervikale (knöcherne) Skoliose mit Schiefhals möglich
⇒ Migräneartige Kopfschmerzen, radikuläre Parästhesien/Schmerzen, Sensibilitätsausfälle der oberen Extremitäten, Schwindel/Synkopen

<u>Diag:</u> 1. Anamnese (Familienanamnese?) u. klinische Untersuchung: Beweglichkeit der HWS (normal: Inklination: Kinn erreicht das Sternum (KSA: 0 cm), Reklination: Gesicht erreicht in etwa die Horizontale, Rotation (links-rechts): 80-0-80°, Seitwärtsneigung: 45-0-45°)
2. <u>Bildgebung:</u> Röntgen-HWS in 2 Ebenen: **Blockwirbel**, CT: Kompression von Nervenwurzeln oder Rückenmark
3. Sonographie: Untersuchung v. Herz u. Harnorganen (Ausschluss v. Begleitfehlbildungen)

Ther:
- Bei keinen/geringen Symptomen keine Therapie erforderlich
- Konservativ: bei Skoliose Wachstumslenkung durch Orthesen
  analgetische Behandlung der Nacken-/Kopfschmerzen
- Operativ: Ind: bei ausgeprägter Bewegungseinschränkung u. neurologischen Ausfällen
  - Palliative Maßnahme: doppelseitige, partielle Resektion der obersten Rippen zur Verbesserung der Halsbeweglichkeit
  - Bei Myelonkompression: Laminektomie im Bereich des Blockwirbels, Erweiterung des Foramen occipitale magnum durch Teilresektion der Squama occipitalis

Prog: gut, ggf. Komplikationen durch nicht erkannte Begleitfehlbildungen

Kompl:
- Weitere knöcherne Fehlbildungen (Skoliose, Torticollis, Kyphose, Atlasassimilation od. basiläre Impression, Rippenanomalien, Syndaktylien) in 60 % d.F.
- Zusätzlich dysrhaphische Störung mögl. = fehlender Wirbelkörper-Bogenschluss (1/3 d.F.) ⇨ Spina bifida cervicalis mögl.
- Schulterblatthochstand (sog. SPRENGEL-Deformität)
- Organische Fehlbildungen (30 % d.F.): Schwerhörigkeit/Taubheit, Zahnanlagestörungen, Gaumenspalte, angeborene Herzfehler, Fehlbildungen der Nieren u. Harntraktes
- Hypermobilität der angrenzenden WS-Segmente kann zu Instabilität, Spondylolyse und Spondylarthrose führen (keine Kontaktsportarten, wie Boxen usw. betreiben).
- neurologisch: Reizung von Nervenwurzeln, Kompression des Rückenmarks, inkomplette Querschnittlähmung, Hirnstammsymptomatik, Hydrozephalus

DD:
- Muskulärer Schiefhals (Caput obstipum), s.u.
- Torticollis spasmodicus / spasticus (zervikale Dystonie, spastischer Schiefhals)
- Skoliose

ARTHROGRYPOSIS MULTIPLEX CONGENITA

Syn: Angeborene Arthromyodysplasie, GUÉRIN-STERN-Syndrom, ICD-10: Q74.3

Ät:
- **Aut.-dom.** erblich (Chrom. 9, 11, Arthrogryposis distalis Typ 1-3)
- Pränatale Infektionen, Drogen- od. Medikamentenabusus (empfindliche Phase: 8.-11. Schwangerschaftswoche)
- Fetale Myasthenia gravis (entsteht, wenn eine Schwangere mit Myasthenia auch Ak gegen fetale ACh-Rezeptoren hat, meist intrauteriner Fruchttod), bei Überleben Arthrogryposis multiplex congenita mit kraniofazialen Fehlbildungen, Muskelhypotonie u. resp. Insuffizienz
- Maligne kongenitale Muskeldystrophie (aut.-rez. erblich)
- Spinale Muskelatrophie mit Arthrogryposis multiplex congenita (X-chrom. erblich)
- Eingeschränkter intrauteriner Bewegungsraum (z.B. fehlendes Fruchtwasser)

Path:
- Beschreibendes Fehlbildungssyndrom mit **angeborener Gelenksteife** mit od. durch Störung der **Skelettmuskulatur** (myogen od. neurogen) und der **Gelenkweichteile** (Sehnen, Bindegewebe, Gelenkkapseln), keine sensiblen Störungen
- Lok: betrifft einzelne Gelenke, bei ausgedehnter Form auch mehrere/alle Gelenke (Bild einer „hölzernen Puppe"), ggf. auch Kombination mit Organ- und Gehirnbeteiligung

Epid: Häufigkeit: 3/10.000 Geburten

Etlg:
Arthrogryposis distalis Typ 1: nur Extremitäten betroffen (insb. Hand- u. Fußgelenke, seltener auch Ellenbogen- u. Kniegelenke), keine weiteren Fehlbildungen, normale geistige Entwicklung
Typ 2: wie Typ 1 + Fehlbildungen verschiedener Organe (z.B. Urogenitaltrakt, Wirbelsäule, Gesicht, Flügelfelle), normale geistige Entwicklung

Typ 3 (z.B. GORDON-Syndrom): wie Typ 1 + ausgeprägte Fehlbildungen der Wirbelsäule und des ZNS mit z.T. schwersten Fehlbildungen, Gaumenspalte, Klumpfuß, Kleinwüchsigkeit, geistige Behinderung. Es sind fast 50 verschiedene Syndrome beschrieben.

Klin:
- ⇒ **Gelenkkontrakturen** schon bei Geburt, Unterentwicklung betroffener Muskeln und Sehnen, bei fixierter Extension verstrichene Gelenkkontur
- ⇒ Häufigste Fehlbildungen: Schultergelenk mit reduzierter Beweglichkeit, Ellenbogengelenk steif in Beuge- oder Streckstellung, Handgelenk mit ulnarer Deviation, Finger verbogen und/oder versteift, Daumen häufig in fixierter Oppositionsstellung
  Deformitäten u. Luxation des Hüftgelenks, Beugekontrakturen des Kniegelenkes
- ⇒ Oftmals **Klumpfüße** (stiff-stiff, s.u.) od. andere Deformitäten (Spitzfuß, Talus verticalis)
- ⇒ Wirbelsäule: Skoliose od. Kyphose mögl.
- ⇒ Frakturen unter der Geburt mögl. (durch die fixierte Extremitätenstellung)

Diag:
1. Anamnese (Familienanamnese) u. klinische Untersuchung: Bewegungsmaße, Muskelstatus, weitere Fehlbildungen?
2. Sonographie: pränatal bereits Fehlstellungen erkennbar, mangelnde Kindsbewegungen
3. Röntgen: betroffenes Gelenk in 2 Ebenen

Ther:
- Konservativ: frühzeitig Physio- u. Ergotherapie, passives Durchbewegen, Anregung der Muskelaktivität (n. VOJTA, BOBATH)
  - Vorübergehend redressierende Verbände od. Gipsversorgung
  - Orthopädische Hilfsmittel: stabilisierende Schienen und Schuhe
- Operativ: Ind: starke Behinderung (fixierte ungünstige Kontrakturen)
  - Korrektur der Fehlstellungen soweit mögl. und für eine günstige Funktion nötig (z.B. um Gehfähigkeit zu erreichen), Verbesserung der Gelenkfunktion
- Selbsthilfegruppen: Interessengemeinschaft Arthrogryposis (IGA) e.V., In der Lohe 14, 52399 Merzenich, Tel.: 02421 2024-24, Fax: -25, Internet: www.arthrogryposis.de

OSTEOMYELITIS

Syn: Knochenmarkentzündung, Osteitis, Knocheninfektion, ICD-10: M86.-

Ät:
- Endogene/hämatogene Osteomyelitis (primäre): **hämatogene septische Streuung** bakt. Herde (Staphylokokken, Pseudomonas, Proteus und andere Hospitalkeime), z.B. bei Furunkeln, Phlegmonen, Abszessen, Tonsillitis, Otitis, Panaritien, Pyodermien, Akne fulminans
  Bei Neugeborenen/Säuglingen durch Nabelschnurinfektion, Impetigo, Pneumonie
- Exogene Osteomyelitis: **posttraumatische** Osteomyelitis (offene Frakturen, direkte Penetration, per continuitatem, Cave: avitale Fragmente, schlechte Durchblutung, ausgedehnte Weichteilkontusion, Fremdkörper), **iatrogen** (post operationem nach Osteosynthese)

Path:
- ♦ Verlauf: akute Entzündung und/oder chronische Form (>6 Wochen)
- ♦ Prädisp.: schlechte Abwehrlage (Neoplasma, Zytostase, Immunsuppression), Systemerkrankungen (Diabetes mellitus, Arteriosklerose), Nikotin, Alkohol
- ♦ Keimspektrum: **Staphylococcus aureus** und epidermidis in 90 % d.F.
- ♦ Lok: altersabhängige Art der **Ausbreitung**: Bei Säuglingen Prädilektion der Epiphyse mit häufiger Gelenkbeteiligung (durch die perforierenden Gefäßäste), bei Kleinkindern gefäßlose Epiphysenfuge, diese wirkt als Barriere gegen eine Osteomyelitis-Ausbreitung, im Adoleszentenalter kann die Infektion ins Gelenk wieder durchbrechen (Epiphysenfuge geschlossen, daher keine Barriere mehr).
- ♦ Knochennekrosen im Bereich der Kortikalis durch die Entzündung und Verlegung der Aa.nutriciae können zur Absprengung von Knochenteilen führen = Sequester ⇨ dieser wird vom Organismus mit neugebildetem Knochen umgeben = 'Totenlade'.

Epid: ◊ Prädisp.alter: endogene Osteomyelitis häufig bei Kindern und Jugendlichen (1.-16. Lj.), im Erwachsenenalter sehr selten (dort überwiegend posttraumatisch bedingt)

◊ Häufigkeit: ca. 2/10.000 Kindern <13 Jahren

Klin: ⇒ Akute Osteomyelitis: hohes Fieber, Schüttelfrost, Leukozytose und Linksverschiebung
⇒ Lokaler Schmerz und Druckschmerzhaftigkeit, Rötung, begleitende teigige Weichteilschwellung der betroffenen Extremität, regionale Lk-Schwellung
⇒ Lokale Fistelung und relativ wenige Allgemeinbeschwerden bei chronischer Osteomyelitis

Diag:
1. Anamnese (Unfall?) und klinische Untersuchung
2. Labor: BSG und CRP erhöht, Leukozytose und Linksverschiebung
   Blutkulturen im Fieberschub abnehmen (aerob und anaerob)
3. Röntgen: im akuten Stadium unauffällig oder Aufhellung im Bereich der Spongiosa, später Destruktionen, auch der Kortikalis und periostale Reaktion (Verdickung, periostale Auflagerungen), Sequesterbildung (⇨ evtl. konventionelle Tomographie, CT)
4. **MRT** (frühe Diag. mögl.), Skelettszintigraphie in Drei-Phasen-Technik (= Radionukleidangiographie sofort, Frühaufnahme und Spätaufnahmen ⇨ Radionukleidanreicherung im Entzündungsherd), Leukozytenszintigraphie
5. Intraoperativer Abstrich bzw. lokale Knochenpunktion zur Keim- u. Resistenzbestimmung

Ther:
- Konservativ: bei Verdacht **sofortiger Therapiebeginn**, Ruhigstellung der Extremität, Bettruhe, hochdosierte Breitbandantibiose (meist i.v., primär z.B. mit Staphylokokken-wirksamem Flucloxacillin [Staphylex®] beginnen, nach Erreger- u. Resistenzbestimmung dann gezielte Antibiose über mehrere Wochen)
  Sanierung des septischen Streuherdes bei endogener Osteomyelitis
- Operativ: Ind: Abszess, Sequester, Osteomyelitis bei offener Fraktur
  - Op-Prinzip: Abszessausräumung, Sequesterektomie, Débridement der Weichteilwunde, Abstrichentnahme (⇨ Antibiogramm + Histologie), dann Einlage einer **Drainage** und **Spülung**, bei Hohlräumen **Einlage von Antibiotika** (Gentamicin-haltige PMMA-Knochenzementkugeln als Antibiotikakette, Septopal®, Palacos-Ketten oder Kollagenschwämme, Sulmycin®-Implant E), **systemische Antibiose**
  - Bei offenen Frakturen: Stabilisierung der Fraktur mit einem frakturfernen Fixateur
    Osteomyelitis bei liegendem Osteosynthesematerial: bei Instabilität der Fraktur Entfernung des Osteosynthesematerials (stabiles kann primär belassen werden), radikale Nekrosektomie u. Fixation mittels eines anderen Osteosyntheseverfahrens (meist mit einem Fixateur externe), Spülung, Einlage von PMMA-Ketten, systemische Antibiose
  - Nach Sanierung des Infektes: Defektauffüllung mit Spongiosaplastik (vom Beckenkamm) und/oder Knochenspanverpflanzung

Prog: Günstig bei früher Diagnose und konsequenter Behandlung

Kompl:
* Markphlegmone, osteolytische Destruktionen, Spontanfrakturen, Weichteilabszess
* Übergang der akuten Form in eine **chronische Osteomyelitis** (>6 Wo.) mit chronischer Eiterung und Fistelung in 10-30 % d.F., evtl. Ausbildung einer Amyloidose
* Bei Säuglingen und Kindern Gefahr des Übergriffs der metaphysären Entzündung auf die Epiphyse und auf benachbarte Gelenke ⇨ Gelenkempyem, Gelenkdestruktion, Gelenkfehlstellung, Fehlwachstum
* Bei Frakturen ⇨ **Defektheilungen** und Infektpseudarthrosenbildung mögl.

DD: Die Differentialdiagnose ist insb. schwierig bei V.a. eine chronische endogene Osteomyelitis:
- **Weichteilinfektion**, **Frakturen** (insb. inkomplette Frakturen, z.B. Fissuren, subperiostale Infraktion, Grünholzfraktur, s.o., Kap. Kindliche Frakturen)
- **Arthritis** (z.B. bakteriell, reaktiv bei viralen Infekten od. rheumatisch), Säuglingskoxitis
- Knochenzysten (z.B. juvenile Knochenzyste, s.u.)
- **Knochentumoren** (Osteoidosteom, eosinophiles Granulom, Osteosarkom, EWING-Sarkom, Metastasen, usw.)
- **Aseptische Knochennekrosen** (z.B. PERTHES-Krankheit des Hüftkopfes, OSGOOD-SCHLATTER-Krankheit der Tibiaapophyse, traumatische Osteochondrosis dissecans)
- BRODIE-Abszess: bei wenig virulenten Keimen und guter Abwehrlage des Organismus Abkapselung des septischen Herdes, Kinder bevorzugt, Ther: operative Sanierung

- Osteomyelitis sicca (GARRÉ-Krankheit): sklerosierender, entzündlicher Prozess meist im Kieferbereich od. den langen Röhrenknochen durch wenig virulente Keime, vermehrte reaktive Knochenneubildung (aufgetriebener, radiologisch sehr dichter Knochen)
- Chronisch rezidivierende multifokale Osteomyelitis/Plasmazellenosteomyelitis: Kinder und Jugendliche, w > m (2:1) betroffen, ohne Erregernachweis (familiäres Auftreten mögl.), Ther: NSAR, ggf. + Glukokortikoide, Prog: gut (80 % heilen spontan bis Ende der Pubertät)
- Osteomyelitis tuberculosa (insb. Wirbelkörper, Femur), Spina ventosa (Syn: Winddorn = Auftreibung der Finger oder Zehendiaphyse), Ther: Tuberkulostatika
- Osteomyelitis luetica/syphilitica (bei Neugeborenenlues, insb. an der Medialseite der Tibia) Ther: Behandlung der Lues mit Penicillin
- Osteodystrophia fibrosa cystica generalisata bei Hyperparathyreoidismus mit Ausbildung multipler Knochenzysten in den langen Röhrenknochen
- Fibröse Dysplasie (JAFFÉ-LICHTENSTEIN-Syndrom): Ersatz des Knochenmarks durch Bindegewebe im 5.-15. Lj. in Schüben mit Kompakta-Atrophie und Pseudozysten

WIRBELSÄULENERKRANKUNGEN

<u>Anatomie:</u> Die Wirbelsäule ist bei Geburt einbogig kyphotisch (C-Form).
Ab dem Krabbelalter beginnende Halswirbelsäulenlordose durch das ständige Kopfheben.
Im 2. Lj. zusätzlich Lendenlordose durch den aufrechten Gang, damit hat die Wirbelsäule dann ihre physiologischen Krümmungen erreicht: Lendenlordose, Brustkyphose (bis 40° physiologisch) u. Halslordose.

<u>Etlg:</u>
<u>Haltungsfehler (Haltungsschwäche)</u>: beruhen auf **muskulärer Insuffizienz**
<u>Haltungsschäden:</u> beruhen auf strukturellen Veränderungen des Skeletts
  - **Skoliose** (Seitkrümmung): Schiefhaltung der LWS od. BWS, z.B. infolge von Beinlängendifferenz u. Beckenschiefstand, **Schiefhals**
  - **Rundrücken** (pathologische **Kyphose**): vermehrte Rundung d. gesamten Wirbelsäule, insb. im thorakalen Abschnitt
  - Hohlkreuz: lumbale Hyperlordose
  - Hohlrunder Rücken: vermehrte Brustkyphose und vermehrte Lendenlordose
  - Flachrücken (ist selten): verminderte Krümmung der LWS, BWS und HWS
<u>Wirbelkörperdefekte</u>
  - Wirbelgleiten (Spondylolyse u. **Spondylolisthesis**)
  - **Morbus SCHEUERMANN**

<u>Diag:</u>
1. Anamnese: familiäre Fehlstellungen bekannt?
2. Klinische, orthopädische Untersuchung:
   - Äußerer Aspekt im Stehen, Beinlänge, Beckenschiefstand?
   - **Vorbeugetest** (ADAMS-Test): skoliotische Wirbelsäulenfehlbildungen sind am besten am vornüber geneigten Kind zu erkennen ⇨ Skoliose führt beim Vorbeugen zur Torsion
   - **Armvorhaltetest** (Haltungstest n. MATTHIAS): Kind hält Arme in aufrechter Stellung waagrecht vor den Rumpf, kann diese Position >30 s gehalten werden, ist das Kind „haltungsgesund". Wenn innerhalb von 30 s die Schultern nach hinten fallen und der Rücken ins Hohlkreuz geht und das Becken vorkippt, liegt eine Haltungsschwäche vor.
   - **Vorschiebeversuch**: Abgrenzung einer noch ausgleichbaren Wirbelsäulenfehlhaltung von Wirbelsäulenfehlform: Das Kind setzt sich auf die Fersen, die Hände werden flach auf den Boden gelegt und damit die Wirbelsäule durchgedrückt. Bleibt die Rundung bestehen, wird diese als fixiert und als erster Hinweis auf eine Fehlform gedeutet.
3. Bildgebung: knöchern Röntgen Wirbelsäule in 2 Ebenen, bei neurologischer Fragestellung MRT

SKOLIOSE

Syn: ICD-10: M41.99, angeboren Q67.5

Ät:
- **Idiopathisch** (85% der Fälle), selten genetisch (aut.-dom. erblich)
- Statisch: Beinlängendifferenz mit **Beckenschiefstand**
- Neuropathisch: infantile Zerebralparese, FRIEDREICH-Ataxie, Myelomeningozele, entzündlich (z.B. Poliomyelitis), Torsionsdystonie, neuromuskuläre Erkrankungen, bei Neurofibromatose
- Myopathisch: muskuläre Dysbalancen bei frühem pubertären Wachstumsschub, Bindegewebsveränderungen (z.B. bei EHLERS-DANLOS-Syndrom, sog. „Schlangenmenschen")
- Osteopathisch: Fehlbildung der Wirbelkörperanlage (z.B. Osteogenesis imperfecta), asymmetrisches knöchernes Wachstum (z.B. Morbus SCHEUERMANN, s.u.), verminderte Knochendichte, Stoffwechselstörungen (z.B. Rachitis)
- Traumatisch, metastatisch (pathologische WK-Fraktur), entzündlich (Spondylitis)

Path:
- ♦ **Seitliche** Verbiegung der Wirbelsäule **>10°** COBB-Winkel (s.u.) mit Wirbelrotation im Krümmungsbereich (Torsion), die nicht mehr durch die Muskulatur begradigt werden kann ⇨ **fixierte strukturelle Wachstumsdeformität**
- ♦ Beinlängendifferenzen bis 1 cm führen i.d.R. nicht zu einer Skoliose.

Epid:
- ◊ Prävalenz: 0,5 %, **w**>>m (= 3-4:1, für schwere Skoliosen sogar 7:1)
- ◊ Prädisp.alter: Die meisten Skoliosen bilden bzw. verschlechtern sich in der Pubertät.

Klin:
- ⇒ Entwicklung eines Rippenbuckels und Lendenwulstes
- ⇒ Meist keine od. nur geringe Schmerzsymptomatik (und es besteht keine Korrelation zwischen Schwere der Skoliose u. Schmerzen)

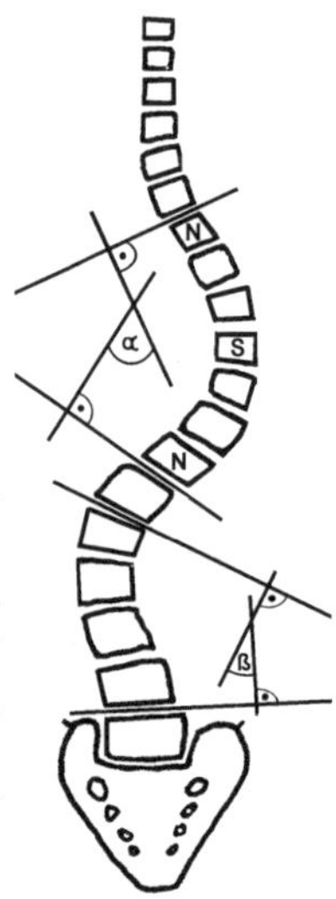

Diag:
1. Anamnese: Alter bei Erstdiagnose, Rückenschmerzen, Wachstumsgeschwindigkeit, Wachstumsabschluss, familiäre Belastung?
   Klinische, orthopädische Untersuchung: Inspektion, Schulterstand, Lot (C7 – Rima ani), Beckenschiefstand, Beinlängendifferenz, als Funktionsuntersuchung der **Vorbeugetest** (ADAMS-Test: bei Skoliose kommt es zur Wirbelsäulentorsion, diese führt zu sichtbarem Rippenbuckel od. Lendenwulst auf der Außenseite (Konvexität) der Krümmung)
2. Röntgen: In der frontalen Wirbelsäulenganzaufnahme Ausmessung der Krümmung (**COBB-Winkel**, s. Abb.), dazu obere u. untere Endwirbel der Krümmung (N = neutral) u. Apexwirbel (S = Scheitelwirbel) bestimmen, Haupt- und Nebenkrümmungen u. Krümmungsmuster festlegen. In der seitlichen Aufnahme Rotationswinkel des Apexwirbels bestimmen.
   Abb.-Bsp.: mittelschwere BWS-Skoliose mit 55° (α) u. LWS-Skoliose mit 30° (ß), Stadium: KING II, COBB 2
3. MRT: bei V.a. intraspinale Pathologie (Syringomyelie, Tethered-cord-Syndrom, Spina bifida, Spinalwurzelirritation usw.)
4. Lungenfunktionstest: bei sehr schwerer Form eingeschränkt

Etlg:
- # Nach dem Alter: infantile Skoliose (Early-Onset-Skoliose): Entstehung bis zum 3. Lj., fast immer thorakal lokalisiert, ungünstige Prognose
  Juvenile Skoliose: Entstehung zwischen 4. bis 10. Lj.
  Adoleszentenskoliose: Entstehung >10. Lj., meist thorakal
- # Morphologische Klassifikation nach KING (1983):
  - KING I: S-förmig-thorakolumbale Krümmung (Hauptkrümmung lumbal, Nebenkr. thorakal)
  - KING II: S-förmig-thorakolumbale Krümmung (thorakal > lumbal)
  - KING III: Thorakale Krümmung, minimale lumbale Nebenkrümmung
  - KING IV: Langstreckig thorakale Krümmung (C-förmig)
  - KING V: Doppelte thorakale Krümmung

Schweregrad bestimmt nach dem Skoliosewinkel n. COBB im Röntgenbild
Grad 1: <40° COBB-Skoliosewinkel = leichte Skoliose
Grad 2: 40-60° COBB-Skoliosewinkel = mittelschwere Skoliose
Grad 3: 60-80° COBB-Skoliosewinkel = schwere Skoliose
Grad 4: >80° COBB-Skoliosewinkel = sehr schwere Skoliose

Rotationswinkel nach NASH u. MOE (Rotation des apikalen Wirbelkörpers):
Grad 1: ca. 5° Rotation
Grad 2: ca. 15° Rotation
Grad 3: ca. 30° Rotation
Grad 4: ca. 40° Rotation

Ther:
- Konservativ: COBB-Winkel 20°-40° u. mind. 1 Jahr verbleibendes Wachstum (Wachstumsreserve): Physiotherapie (nach SCHROTH od. VOJTA) u. **Korsett-Therapie** (z.B. CHÊNEAU-, BOSTON-, MILWAUKEE-Korsett, wichtig: optimale Passform, gute Compliance = Tragezeit **>22 Std./Tag**). Es gibt daneben unzählige „alternativ"-medizinische Ansätze ohne Wirksamkeitsnachweis.
- Operativ: Ind: ausgeschöpfte konservative Möglichkeiten, COBB-Winkel >40°
  ⇨ Ziel: weitmöglichste Aufrichtung der Verkrümmung und **Halten der Korrektur** bis zum Wachstumsabschluss (zumindest ein COBB-Winkel <40° sollte gehalten werden), postoperativ engmaschige klinische u. radiologische Kontrollen
  - Derotations-**Spondylodese** n. ZIELKE: von ventral werden elastische Stäbe eingebracht
  - Dorsale Skolioseaufrichtung: Stabsysteme werden von Pedikelschrauben gehalten (Distraktionsspondylodese nach COTREL-DUBOUSSET) od. segmentale Drahtanschlingungen nach LUQUE
  - Dorso-ventrale Fusion: bei schweren Fällen (>90° n. COBB) Kombination von ventralen und dorsalen Stabsystemen (= Fixateur interne)
- Selbsthilfegruppen: Bundesverband Skoliose-Selbsthilfe e.V., Siegburger Str. 1a, 51491 Overath, Internet: www.bundesverband-skoliose.de u. bei www.skoliose-info-forum.de

Prog: Je früher das Auftreten, umso ungünstiger die Prognose (wegen der großen Wachstumsreserve), kritische Zeit für eine **Progression ist die Pubertät** mit dem Wachstumsschub.
Mit den operativen Verfahren ist in 50-60 % der Fälle eine gute Korrektur möglich.

Kompl:
* Sehr schwere Skoliose (>80°): **Lungenfunktionseinschränkung** mögl. (Vitalkapazität↓) ⇨ kardiopulmonale Belastung, Cor pulmonale, insg. höhere Invalidität u. Mortalität
* Nicht korrigierte Skoliosen (od. Restskoliose >40°) können sich im Laufe des Lebens um 0,5-1°/Jahr (durch Wirbelkörperumbau, Bandscheibendegeneration) verschlechtern
* Konservativ: Druckstellen u. Hautaffektionen bei Korsett-Therapie

Op:
* Übliche operative Risiken (Materialbruch, Infekt, Pseudarthrosen), bei COBB-Winkel >60° steigendes Operationsrisiko, abnehmende Korrekturerfolge
* Neurologisches Risiko (insb. Querschnittlähmung): <100° COBB-Winkel ca. 0,6%, >100° Cobb-Winkel bis 10 %

Proph: ♥ Frühzeitiges Erkennen bei den U-Kinderfrüherkennungsuntersuchungen

DD: Säuglingsskoliose: dauernde gleiche Rückenschräglage ⇨ C-förmige, großbogige Skoliose, Ther: Eltern über wechselnde Lage aufklären, ggf. Physiotherapie, i.d.R. spontane Remission

SCHIEFHALS

Syn: **Torticollis**, Caput obstipum

Ät:
- Muskulär: einseitige **Verkürzung des M.sternocleidomastoideus** (ICD-10: Q68.0), insb. bei **Geburtsverletzung** (Hämatom im M.sternocleidomastoideus, insb. bei Beckenendlagekindern, ICD-10: P15.2)
- Knöchern (= Skoliose der HWS): **Wirbelsäulenfehlbildungen**, wie z.B. Halbwirbel, Wirbelverschmelzungen, Atlasassimilation (ICD-10: M43.6), ggf. Kombinationsfehlbildung mit Klumpfüßen od. Hüftdysplasie, KLIPPEL-FEIL-Syndrom (s.o.), basiläre Impression, Frakturen

- Neurologisch: Torticollis spasmodicus (zervikale Dystonie, ICD-10: Q24.3), nach Schädel-Hirn-Trauma, Syringomyelie, vaskuläre Erkrankungen, intrakranielle Raumforderung, Enzephalitis
- Funktionell: Blockierung der kleinen Wirbelgelenke (z.B. Sportverletzung)
- Infektiös: GRISEL-Syndrom = lymphogen fortgeleitete Rachenentzündung mit seitlicher Dislokation des Atlas
- Narbig: nach Verbrennungen od. Verbrühungen
- Okulär: Schiefhalten des Kopfes bei N.trochlearis-Lähmung zum Ausgleich v. Doppelbildern
- Med.-NW: Neuroleptika (tardive Dyskinesien)

Epid: Muskulärer Schiefhals ist die häufigste Form des Torticollis im Säuglingsalter, bereits nach 3 Monaten kommt es zu bleibenden strukturellen Muskelveränderungen ⇨ frühe Ther.

Etlg: Formen: **rotatorischer Torticollis** (Verdrehung + Seitkrümmung der HWS, führt im fortgeschrittenen Stadium zur Verziehung der Gesichtsachse, sog. Gesichtsskoliose)
Laterocollis (seitlich zur Schulter hin abkippend)
Anterocollis (gegen den Thorax gebeugt = Inklination)
Retrocollis (nach hinten überstreckt = Reklination)

Klin: ⇒ Verdrehung und Seitkrümmung der HWS: Kopf zur kranken Seite des Muskels geneigt und zur Gegenseite rotiert, z.T. „Kopfnickerhämatom" durch Muskeleinriss
⇒ M.sternocleidomastoideus strangartig verhärtet und hypertrophiert

Diag: 1. Anamnese (Geburtsmodus) u. klinische Untersuchung: Tastbefund, Bewegungsmaße
2. Röntgen: Ausschluss einer knöchernen Wirbelsäulenfehlbildung

Ther:
- Konservativ: bei angeborenem muskulärem Schiefhals **Physiotherapie** (n. VOJTA)
  Schiefhals durch knöcherne HWS-Skoliose: weiche Halsorthese
  Bei zervikaler Dystonie Injektion von Botulinumtoxin in Muskulatur/umliegendes Gewebe (z.B. Botox® od. Neurobloc®, Wirkung hält ca. 3-5 Monate an u. kann wiederholt werden)
- Operativ: Ind: bei erfolgloser konservativer Therapie bis zum Ende des 1. Lj.
  - Tenotomie des M. sternocleidomastoideus, danach Kopfruhigstellung für 4-6 Wochen in Halsorthese (Cave: richtige Kopfstellung, bei Überkorrektur Schädigung des Plexus cervicalis mögl.)
- Selbsthilfegruppen: Bundesverband Torticollis e.V., Eckernkamp 39, 59077 Hamm, Tel.: 02389 5369-88, Fax: -89, Internet: www.bvts.de

DD:
- Familiäres Myoklonus-Dystonie-Syndrom (aut.-dom. vererbt, Chrom. 7): Kombination von tonischen Muskelkontraktionen und Zuckungen
- Sekundäre Dystonien (Begleitsymptom anderer neurologischer Erkrankungen): Morbus WILSON, Gangliosidosen und andere Stoffwechsel-/Speicherkrankheiten
- Tic-Störungen
- Psychogener Schiefhals, psychogene Dystonie

KYPHOSE

Syn: **Rundrücken** (gr. kyphos = krumm), Hyperkyphose, ICD-10: M40.24

Ät:
- Zu frühe Belastung der Wirbelknochen in der Kindheit (z.B. zu frühes Sitzen), schwache aufrichtende Muskulatur
- Meist als Folge eines **Morbus SCHEUERMANN** auftretend (s.u.) = **juvenile Kyphose**
- Fehlbildungen: Blockwirbel, Halbwirbel, Spondylolisthesis, Osteogenesis imperfecta
- Osteopathisch: verminderte Knochendichte (= osteoporotische Degeneration, sog. "Witwenbuckel" im Senium), Stoffwechselstörungen (z.B. **Rachitis**)

- Traumatisch (Wirbelkörperfraktur, „Bruchbuckel"), metastatisch (pathologische WK-Fraktur)
- Entzündlich (Spondylitis), tuberkulöse Spondylitis (POTT-Buckel)

Etlg: # Physiologische Brustkyphose: bis 40°
Arkuäre Kyphose: bogenförmig, viele Wirbelsegmente betreffend, bei Kindern i.d.R. haltungsbedingt od. osteoporotisch beim alten Menschen
Anguläre Kyphose: winkelförmig (sog. **Gibbus**), betrifft nur 1-2 Segmente, meist traumatisch, entzündlich oder tumorbedingt (Plasmozytom, Knochenmetastasen)

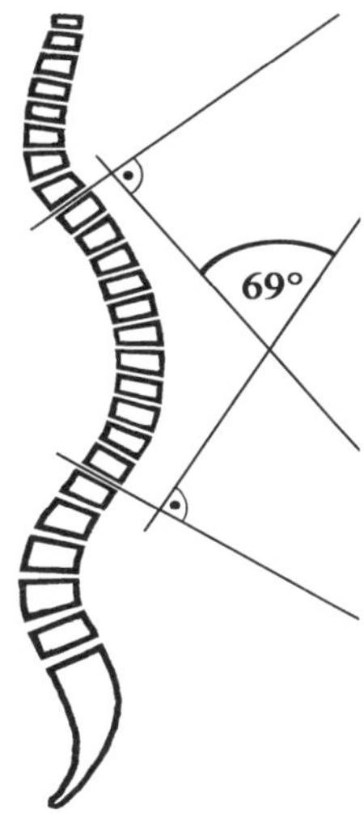

Klin: ⇒ Starke **Rundung der BWS**, ggf. ausgleichende fixierte Hyperlordose der LWS
⇒ Bewegungseinschränkung und Schmerzen

Diag: 1. Anamnese u. klinische Untersuchung
2. Röntgen: Wirbelsäule in 2 Ebenen (Ausschluss Blockwirbel, Frakturen, M. Scheuermann), Messung des Kyphosewinkels (n. COBB wie bei der Skoliose) in der Seitaufnahme
Abb.-Bsp.: schwere arkuäre Kyphose, 69°

Ther: Behandlung ab Krümmungswinkel >40° indiziert
- Konservativ: nur während der Wachstumsphase sinnvoll, mit Physiotherapie, Orthesenversorgung zur Aufrichtung und Wachstumslenkung
- Operativ: Ind: konservative Therapie nicht ausreichend
  - Dorsale/ventrale Aufrichtungsverfahren
  - Intensive Nachbehandlung u. Kontrollen

Prog: Gut, leichte Bewegungseinschränkung bleibt aber meist bestehen.

MORBUS SCHEUERMANN

Syn: SCHEUERMANN-Krankheit, **Adoleszentenkyphose**, juvenile Osteochondrose, Osteochondrosis deformans juvenilis dorsi, Kyphosis juvenilis deformans, ICD-10: M42.09

Ät:
- Letztlich **unklar**, ggf. aut.-dom. erbliche Störung der enchondralen Ossifikation
- Missverhältnis zwischen Belastung und Belastbarkeit, schwache Rückenmuskulatur
- Endokrine Faktoren, Fehlernährung

Path:
- ♦ **Wachstumsstörung** der knorpeligen Grund- und Deckplatten der Wirbelkörper (Osteochondrodysplasie) u. der ventralen Vorderkante ⇨ Verknöcherungsstörung mit **Keilwirbelbildung**, entstehende Defekte (sog. **SCHMORL-Knötchen**) werden von Bandscheibenmaterial ausgefüllt ⇨ Verschmälerung des Bandscheibenraumes, zunehmende **Kyphosierung** (= Rundrücken bei Befall der BWS, beim selteneren Befall nur der LWS entsteht ein Flachrücken), eingeschränkte Beweglichkeit
- ♦ Lok: Etlg. n. VAN TULDER (1997), Typ I: klassische **thorakale** Form
  Typ II: atypische lumbale Form (selten, hat eine schlechtere Prog.)

Epid:
◊ Häufigkeit: 1-8 % der Bevölkerung betroffen, häufigste Wirbelsäulenerkrankung bei Jugendlichen
◊ Prädisp.alter: Beginn 8.-12. Lj., Progredienz zwischen 12. u. 16. Lj., **m**>>w (= 5:1)

Klin: ⇒ Meist **hyperkyphotische** Deformität der BWS (adoleszenter Rundrücken) u. ggf. kompensatorische Hyperlordose der LWS, auch eine zusätzliche Skoliose ist mögl.
⇒ Rückenschmerzen im Frühstadium selten, im Verlauf dann zunehmend (florides Stadium) u. belastungsabhängig (Es besteht aber keine direkte Korrelation zwischen Schwere der Kyphose u. Ausmaß der Schmerzen.)

⇒ Muskuläre Dysbalancen mit **eingeschränkter Beweglichkeit**

<u>Diag:</u> 1. Anamnese u. klinische Untersuchung: Vermessung der Flexion n. SCHOBER (LWS) u. OTT (BWS ⇨ vermindert), Vorschiebeversuch, Lot (von C7 zur Rima ani), Rotationsfähigkeit der Wirbelsäule
2. <u>Röntgen:</u> Ganzwirbelsäulenaufnahme in 2 Ebenen ⇨ Verschmälerung der Zwischenwirbelräume, Unruhe in Grund- u. Deckplatten, **SCHMORL-Knötchen**, Ossifikationsstörungen der ventralen Wirbelkörperkante, **keilförmige** Deformierung d. Wirbelkörper (Keilung >5°), **Kyphose** >50° u. Skoliose (Winkel-Ausmessung nach COBB)
3. MRT: Beurteilung von Frühformen, gute Darstellbarkeit der SCHMORL-Knötchen

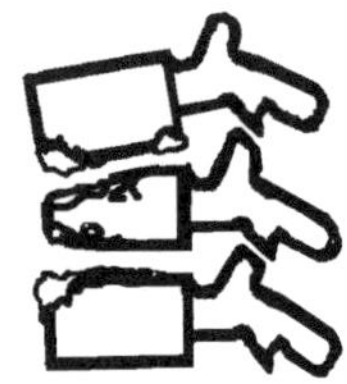

<u>Ther:</u> • <u>Konservativ:</u> Allgemein: aufrecht sitzen, günstige Sportarten: Schwimmen
- **Physiotherapie** (Kräftigung der Rücken- und Bauchmuskulatur)
- Korsett-Behandlung (ab Kyphose >50° indiziert, für mehrere Jahre bis zum Wachstumsabschluss zur ventralen Entlastung der Wirbelkörper)
- Med: Bei Schmerzen NSAR (z.B. Diclofenac 3 x 12,5-25 mg)

• <u>Operativ:</u> Ind: nach Wachstumsabschluss, Kyphose >75°, therapieresistente Schmerzen
- Dorsale Spondylodese mit Pedikelschrauben, hochthorakal ggf. mit Haken
- Bei ausgeprägtem Befund zusätzlich ventrale Lösung zur Aufhebung der Kyphose

<u>Prog:</u> Gut, nach Wachstumsabschluss keine weitere Progression. Bei Kyphosewinkel >75° kann es im Erwachsenenalter zu sekundärer Verschlechterung der Wirbelsäulenstatik kommen.

<u>Kompl:</u> * Thorakale Bandscheibenvorfälle mit neurologischen Ausfällen, Beeinträchtigungen der kardiopulmonalen Leistungsfähigkeit bei Kyphose >100° ⇨ Op. indiziert
* Osteochondrose (= Degenerationen) im Erwachsenenalter durch die Fehlstatik
* Konservativ: Druckstellen u. Hautaffektionen bei Korsett-Therapie

<u>Op:</u> * Zugangsbedingte, implantatassoziierte und korrekturbedingte Komplikationen

<u>DD:</u> – Haltungsschwäche, kongenitale Kyphose (Wirbelkörperfehlbildungen), Osteochondrodystrophien (z.B. Osteogenesis imperfecta), Rachitis, Morbus BECHTEREW (Erwachsene)
– Traumatisch: multiple Kompressionsfrakturen

SPONDYLOLYSE U. SPONDYLOLISTHESIS

<u>Syn:</u> Spondylolyse = **Spaltbildung** des Wirbelbogens, ICD-10: M43.09
Spondylolisthesis = Spaltbildung + **Wirbelgleiten**, ICD-10: M43.1

<u>Ät:</u> – Genetische Faktoren (häufiger bei den dysplastischen Formen)
– Rezidivierende **Mikrotraumen** (Stress- od. Ermüdungsfraktur v.a. beim **Sport**, z.B. Kunstturner, Schmetterlingsschwimmen, Speerwerfern)
– Verstärkte lumbale Lordose (z.B. kompensatorisch beim Morbus Scheuermann)
– Neuromuskuläre Erkrankungen (infantile Zerebralparese, Spina bifida)

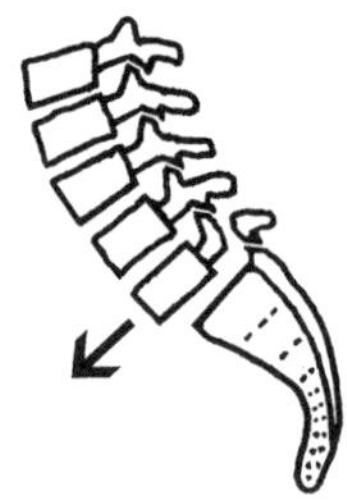

<u>Path:</u> ♦ Gefügestörung od. **knöcherner Defekt** der Pars interarticularis (Spondylolyse) der Wirbelgelenke ⇨ bei beidseitigem Defekt kann der kraniale Wirbelkörper auf dem kaudal gelegenen nach ventral gleiten (Spondylolisthesis, s. Abb.)
♦ <u>Lok:</u> lumbosakraler Übergang, in 80-90 % d.F. bei **L5**, gefolgt von L4

<u>Epid:</u> ◊ <u>Prävalenz:</u> Spondylolyse **sehr häufig**, **4-6 %** aller Kinder, **m** > w (2:1)
◊ Prädisp.alter: 7.-10. Lj.

Etlg: Unterteilung in isthmische u. dysplastische Spondylolyse:
Isthmisch: Defekt der Pars interarticularis (meist traumatisch), 80 % d.F.
Dysplastisch: Gefügestörung des lumbosakralen Übergangs (z.B. durch verlängerten Wirbelbogen LWK5, Trapezform des LWK5), 20 % d.F.

Klin: ⇒ Häufig **keine Beschwerden** (Zufallsbefund)
⇒ Tieflumbale ausstrahlende Schmerzen, ggf. Bewegungseinschränkung
⇒ Hyperlordose der LWS, Sakrum steht steil
⇒ Bei einseitigem Defekt auch Skoliose mögl.

Diag: 1. Anamnese (sportliche Belastung?) u. klinische Untersuchung: Hyperlordose der LWS?, Skoliose? Stufen-/Dellenbildung in der Dornfortsatzreihe? Sprungschanzenphänomen?, neurologische Defizite, Druck- u. Rüttelschmerz am betroffenen Segment

2. **Röntgen:** a.p., seitl. und 45°-Schrägaufnahmen machen: Spondylolyse in **Schrägaufnahme** ("Hündchenfigur") sichtbar, Spondylolisthesis in der **Seitaufnahme** zu erkennen (gedachte Linie an den Wirbelköperhinterkanten macht einen Sprung), der Schweregrad der Spondylolisthesis wird modifiziert n. MEYERDING (1932) eingeteilt:

Grad I:	Gleitstrecke 0-25% des Wirbelkörpers
Grad II:	Gleitstrecke bis zu 50% des Wirbelkörpers
Grad III:	Gleitstrecke bis zu 75% des Wirbelkörpers
Grad IV:	Gleitstrecke bis zu 100% des Wirbelkörpers
Grad V:	Spondyloptose = völliges Abrutschen

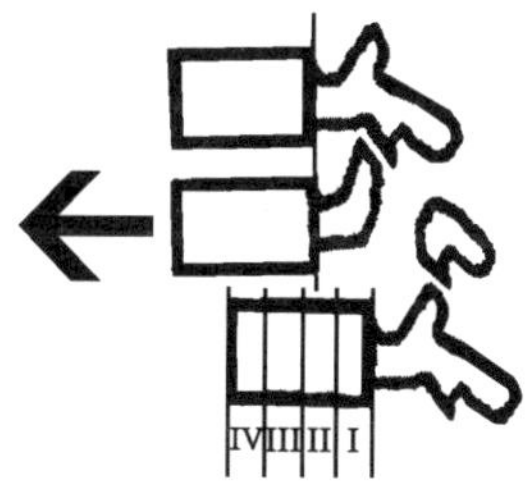

Abb.-Bsp.: Spondylolisthesis L4-L5, Gleitstrecke 40 %, Winkel 3°, MEYERDING Grad II

Im CT Defekt der Pars interarticularis darstellbar (inkomplettes Ringzeichen)

3. MRT bei neurologischen Defiziten (Beurteilung von Spinalkanal u. Nervenkompression)
4. Knochenszintigrafie: zeigt ggf. Mehranreicherung bei akuten Beschwerden

Ther:
- Bei Spondylolyse primär keine Behandlung erforderlich.
- Konservativ: prinzipiell Therapiebeginn konservativ (fast alle Pat. sind <18 J.)
  - Sportpause, Krankengymnastik zur Entlordosierung und Stabilisation der Rumpfmuskulatur (auch Bauchmuskulatur trainieren), Detonisierung der Muskulatur mit Wärmeanwendung, Massagen, Rückenschule
  - Med: NSAR (z.B. Ibuprofen 3 x 7-10 mg/kgKG, Nurofen® od. bei Jugendlichen Diclofenac 3 x 12,5-25 mg)
  - Bei ausgeprägter akuter Symptomatik: Ruhigstellung mit einem Korsett für 6-12 Wo.
- Operativ: Ind: trotz kons. Ther persistierende Schmerzen, neurologisches Defizit
  - Verschiedene Methoden mögl.: Verschraubung des Defekts in der Pars interarticularis, Zuggurtungsosteosynthese, Hakenschraube n. MORSCHER
  - Ab MEYERDING Grad III Reposition u. intersegmentale Fusion (= Spondylodese)
  - Bei Spondyloptose: Reposition u. kombinierte ventrodorsale Operation (Fixateur int.)

Prog: Erhöhtes Risiko für weiteres Abgleiten im Kindesalter: bereits höhergradiger Abrutsch, Abrutschwinkel >10°, abgerundete Deckplatte des Sakrums/kaudalen Wirbels

Kompl: * Die Spondyloptose kann ein Geburtshindernis bei schwangeren Frauen sein.
Op: * Bei Reposition Nervenverletzung mögl.

DD:
- **Spondylose** (Spondylosis deformans) = degenerative Erkrankung des Wirbelkörpers mit Osteosklerose, Verschmälerung des Zwischenwirbelraums, Osteophyten
- **Spondylarthrose** = degenerative Erkrankung der kleinen Wirbelgelenke
- **Spondylarthritis** = Entzündung der Wirbelsäule (oft rheumatisch od. reaktiv)

TRICHTERBRUST

Syn: Pectus excavatum, engl. funnel chest, ICD-10: Q67.6

Ät: – Letztlich **unklar**, in 1/3 d.F. familiäres Auftreten (aut.-dom. erblich)
- Bei MARFAN-Syndrom, EHLERS-DANLOS-Syndrom, Dysostosis cleidocranialis, fetalem Alkoholsyndrom
- Iatrogen: nach Op einer angeborenen Zwerchfellhernie

Path: ♦ Angeborene fehlerhafte Entwicklung des Brustkorbes u. Rippenknorpels ⇨ trichterförmige Einsenkung des Brustbeins und der benachbarten Rippenanteile
♦ Lok: Maximum des Einsinkens meist **im unteren Drittel** des Sternums

Epid: ◊ Häufigkeit: ca. 25/10.000, **m** > w (= 3-5:1)
◊ Prädisp.alter: einige bereits bei Geburt vorhanden od. innerhalb der ersten Lebensjahre entstehend, meist Verstärkung beim Wachstum **während der Pubertät**

Klin: ⇒ Allgemein: **keine Schmerzen** und **keine Beeinträchtigung** der Leistungsfähigkeit
⇒ Meist Brustdeformität + Kyphose der BWS, nach vorne stehende Schultern, schlaffe Bauchdecke, leptosomer Habitus
⇒ Seltener: nur isolierte lokale Brustbeinfehlbildung bei sonst normalem Habitus
⇒ Bei extremer Trichterbrust: Einschränkungen v. Herz-/Lungenfunktion, Refluxösophagitis
⇒ Hoher **psychologischer Leidensdruck**

Diag: 1. Anamnese (Familienanamnese?) und klinische Untersuchung: typischer Lokalbefund (symmetrisch eingesunken od. asymmetrisch = gesamter Thorax verzogen)
2. Röntgen: Wirbelsäule in 2 Ebenen (Ausschluss anderer Krankheitsbilder), ggf. MRT/CT
3. Ggf. EKG u. Lungenfunktionstest bei extremer Trichterbrust

Ther: • Primär ist **keine Ther.** erforderlich, meist gewünscht wegen psychischen Leidensdrucks.
• Konservativ: Physiotherapie zur Verbesserung der Körperhaltung, in Studien wird eine Saugglocke getestet (wird über mehrere Jahre täglich für 1 Std. angelegt).
• Operativ: Ind: psychische und körperliche Beeinträchtigung, kosmetische Gründe
  - Op. ab 10. Lj. mögl. bzw. gegen Ende des Wachstumsschubs, heute meist als **minimalinvasive Op.** n. Nuss (MIRPE = minimal invasive repair of pectus excavatum), dazu wird ein großer **U-förmiger Bügel** unter thorakoskopischer Sicht in den Thorax unter dem Sternum hindurch eingeschoben und dieser hebt den Thorax an. Der Bügel wird dann für 2-3 Jahre belassen.

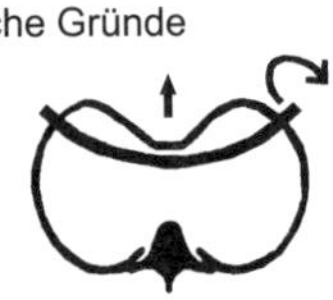

  - Das offene Verfahren ist eine sehr große Op mit offener Osteotomie des Sternums, Teilresektion der Rippenknorpel ⇨ indirekte Anhebung der Brustwand.
• Informationen im Internet bei www.trichterbrustinfo.de (private Internetseite)

Prog: Gut, nach Op in 5 % d.F. Rezidiv der Fehlbildung mögl.

DD: – Skoliose ⇨ asymmetrische Rotation der Thoraxwand u. des Brustbeins
- POLAND-Syndrom: Aplasie v. M.pectoralis, Rippen, Sternumanteilen, Syndaktylien
- Kielbrust (Syn: Pectus carinatum, Hühnerbrust ⇨ Vorwölbung des Sternums nach außen)

JUVENILE OSTEOCHONDROSEN OBERE EXTREMITÄT

Syn: **Aseptische Knochennekrose**, Osteochondronekrose an der oberen Extremität

Ät: – Letztlich unklar, konstitutionelle Faktoren, lokale Durchblutungsstörung
- Traumatisierung (akute Kompression oder repetitive Mikrotraumen)

– Prädisp.: Glukokortikoide, Kollagenosen

Path: ♦ Lok: **umschriebene Osteonekrose**, insb. an den **Epiphysen** od. Apophysen der langen Röhrenknochen vorkommend
♦ PANNER-Krankheit (ICD-10: M92.0): Osteochondrose am Capitulum humeri
♦ HEGEMANN-Syndrom (ICD-10: M92.1): Osteochondrose am Caput radii
♦ BURNS-Krankheit (ICD-10: M92.1): Osteochondrose der distalen Ulna-Epiphyse
♦ KIENBÖCK-Krankheit (ICD-10: M92.2): Osteochondrose des Os lunatum (Lunatummalazie)
♦ DIETRICH-Krankheit (ICD-10: M92.2): Osteochondrose der Ossa metacarpalia

Epid: ◊ Altersgipfel: 5.-10. Lj.
◊ Osteochondrosen an der oberen Extremität sind insg. sehr selten (meist untere Extr., s.u.)

Etlg: # Stadium I: Subchondral betonte Sklerose des Knochens
Stadium II: Fragmentation der gelenkflächennahen Binnenstrukturen
Stadium III: Ossäre Destruktion mit Osteolyse der Epiphyse
Stadium IV: Regeneration der Epiphyse

Klin: ⇒ Meist nur **geringe Symptome**, evtl. Bewegungseinschränkung (v.a. Streckdefizit), lokaler Druckschmerz über dem betroffenen Knochen
⇒ Bei Gelenkbeteiligung (= Osteochondrosis dissecans): Schwellung mit Ergussbildung, rezidivierende **Einklemmungserscheinungen im Ellenbogengelenk** bei freiem Gelenkkörper (sog. „Gelenkmaus") mögl.

Diag: 1. Anamnese (Trauma?) u. klinische Untersuchung: Bewegungsmaße, DMS
2. Röntgen: subchondrale Verdichtung bis zur Fragmentation und Nekrose, Aufweitung des jeweiligen Gelenkspaltes, ggf. freier Gelenkkörper sichtbar, ggf. CT od. MRT

Ther: • Konservativ: allgemein Belastungsreduktion
– Ggf. mehrwöchige Orthesenbehandlung zur Entlastung
– Physiotherapie: aktive Bewegungsübungen
• Operativ: Ind: größere Nekroseareale
– Retrograde Anbohrung zur ossären Ausheilung bei intakter Knorpeloberfläche
– Bei größerem Nekroseareal Spongiosatransplantation
– Bei Beteiligung der Gelenkfläche autologe Knochen-Knorpel-Transplantate (OATS)
– Bei freiem Gelenkkörper: arthroskopische Entfernung

Prog: gut

DD: – Epiphysenfugenverletzung (s.o., Kap. Kindertraumatologie)
– Akute Knochenfraktur
– Knochentumor (benigne od. maligne)

HÜFTERKRANKUNGEN

Anatomie: Bei Kleinkindern **Antetorsion des Schenkelhalses** bis 30° typisch (Neugeborene bis 50°) ⇨ „einwärts schauende" Kniegelenke, zueinander gewandte Patellae und Großzehen (sog. „kneeing in" und „toeing in"), Rückgang der Antetorsion physiologischerweise um das 6. Lj. auf 10-15°. Bei bleibender Antetorsion spricht man von einer sog. Coxa antetorta, diese kann zu einer sekundären Koxarthrose im Erwachsenenalter führen.

Der **Collum-Caput-Diaphysen-Winkel** (CCD, s. Abb.) ist bei Neugeborenen u. Säuglingen steil bis 143° und verringert sich im Verlauf des Wachstums bis zum Erwachsenenalter auf 125-130°.

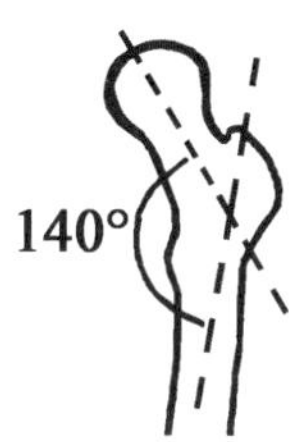

Etlg: # Hüftdysplasie: angeborene od. seltener erworbene **Entwicklungsstörung** der Hüftpfanne
Epiphyseolysis capitis femoris: **Epiphysenlösung** des Hüftkopfes
PERTHES-CALVÉ-LEGG-Krankheit: **aseptische Knochennekrose** des kindlichen Hüftkopfes
Säuglingskoxitis (bakterielle **Infektion** des Hüftgelenkes durch hämatogene Streuung)
Coxitis fugax: reaktive **Arthritis** des Hüftgelenkes

HÜFTDYSPLASIE

Syn: Dysplasia coxae congenita, engl. congenital dysplasia of the hip, ICD-10: Q65.8

Ät:
- Meist unbekannt, familiär gehäuftes Auftreten, allgemeine Gelenkhypermobilität durch hormonelle od. konstitutionelle Faktoren, bei Arthrogryposis multiplex congenita
- Risikofaktoren: Erstgeborene, Mädchen, Oligohydramnion, Beckenendlage, Zwillinge, Metatarsus varus, Klumpfuß, Schiefhals, Chromosomenaberrationen (z.B. Trisomie 21) Pucken od. eng. swaddling = Wickeltechnik, bei der der gesamte Säugling in Streckstellung fest eingebunden wird (insb. in Japan, Australien u. bei Indianern verbreitet).

Path: ♦ **Angeborene** oder selten erworbene **Entwicklungsstörung der Hüftpfanne** (zu **steiles** und zu **kurzes Acetabulum**, das den Hüftkopf ungenügend überdacht, s. Abb.), oft zusätzlich Dysplasie des Schenkelhalses (Coxa valga et antetorta = X-Stellung und nach vorne rotiert). In der Folge der Dysplasie kann es zur Dislokation (Subluxation oder völlige Luxation) des Hüftkopfes aus der Pfanne kommen.

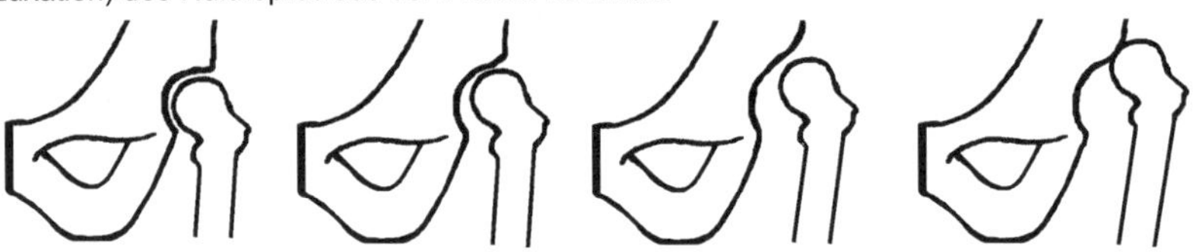

Epid: ◊ Häufigkeit: Hüftdysplasie **sehr häufig**, 1-5 % aller Neugeborenen, **w** >> m (= 6:1)
◊ Komplette Hüftluxation bereits bei Geburt 10/10.000, li. > re., in 40 % bds.

Klin: ⇒ 20-30% aller Neugeborenen haben noch unreife Hüftgelenke (Typ IIa) bei Geburt, diese reifen i.d.R. aber ohne Behandlung in den ersten 3 Lebensmonaten aus.
⇒ Beinlängendifferenz, Asymmetrie der Beinhaltung, Bewegungseinschränkung, Faltenasymmetrie (Oberschenkel/Glutealregion), Kontraktur, Dislokation

Diag: 1. Anamnese (familiäre Disposition, Geschwisterkinder betroffen?)
Klinische Untersuchung: beide Hüft- u. Kniegelenk jeweils in 90° Flexion halten, bei leicht adduzierter Hüfte und leichtem Druck nach dorsal ⇨ Sub-/Luxation des Hüftkopfes über den hinteren Pfannenrand (BARLOW-Zeichen, s. Abb.); dann Abduktion unter leichtem Zug (Druck) nach ventral ⇨ Reposition und „Klicken" (ORTOLANI-Einrenkungsphänomen), wenn luxierbar und reponierbar sind beide Zeichen positiv (= pathologisch).

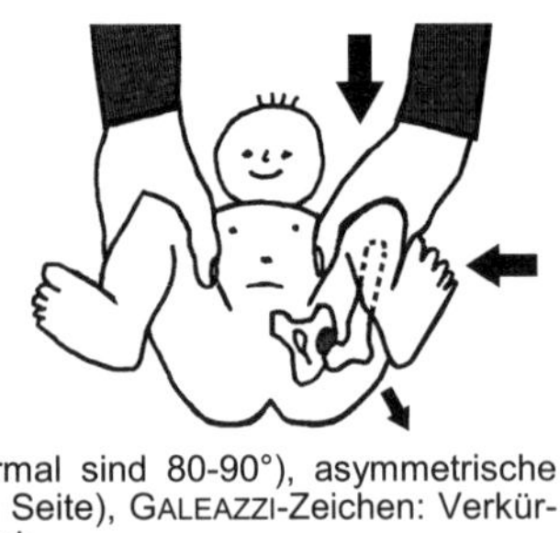

Weitere klinische Zeichen: Abduktionshemmung (normal sind 80-90°), asymmetrische Oberschenkelhautfalten (mehr Falten auf der luxierten Seite), GALEAZZI-Zeichen: Verkürzung des Femurs bei 90° gebeugtem Hüft- u. Kniegelenk

2. **Sonographie der Hüfte:** wird heute oft schon bei der U2 vorgenommen, verpflichtend in der **U3** (3-8. Lebenswoche), **Einteilung n. GRAF** (Typ I-IV, s.u.)

Vermessen wird der sog. **Pfannendachwinkel** [= α-**Winkel** zwischen Verlängerung des Os ilium und der Tangente am knöchernen Pfannendach, pathologisch ist ein Winkel **<50°**] und der Knorpeldachwinkel [= ß-Winkel zwischen Verlängerung des Os ilium und der Tangente am knorpeligen Labrum acetabulare]

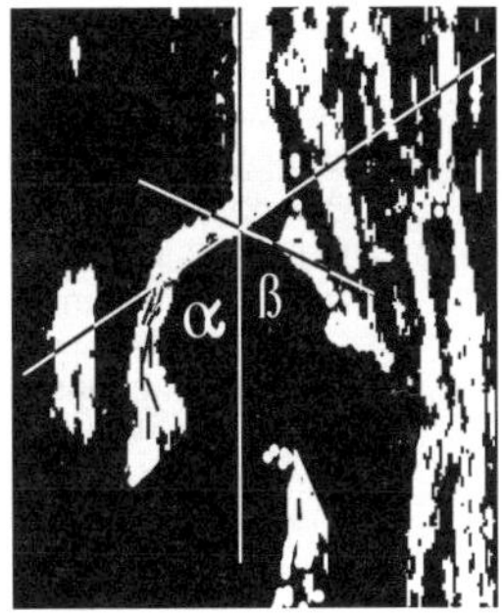

Abb.-Bsp.: Sono li. Hüfte, α-Winkel 61°, ß-Winkel 68°, Normalbefund, Typ Ib

3. Weitere Bildgebung: Im Röntgen sind ab dem 3. Lebensmonat verschiedene Hilfslinien, Parallelogramme u. Winkel als Dysplasienachweis bestimmbar (Pfannendachwinkel nach HILGENREINER, MÉNARD-SHENTON-Linie, Parallelogramm n. KOPITZ, u.a.)

   Ggf. Arthrographie: damit sind auch die knorpeligen Grenzen des Hüftkopfes im Gelenk sichtbar

   MRT: selten erforderlich (dann in Narkose), ggf. zur Kontrolle der Reposition im Gips

<u>**Hüftsonographie**-Einteilung, modifiziert n. GRAF (1986)</u>

Typ u. Häufigkeit	**Beschreibung**	**Bedeutung**	**Therapie**
Typ I (70-80 %) Typ Ia / Typ Ib	normal entwickelte Hüfte, α-Winkel >60°, β-Winkel <55° / >55°	Normalbefund, ungestörtes Wachstum ist zu erwarten	keine
Typ IIa (20-30 %) Typ IIb	bis 3. Lebensmonat physiologische Verzögerung, α-Winkel 50-59°, β-Winkel >55° α-Winkel <60° nach 3.LM	Verknöcherungsverzögerung des Pfannendaches, normales Wachstum möglich, jedoch nicht sicher	sonographische Kontrollen in 6-wöchigem Intervall, breites Wickeln ist förderlich, ggf. Spreizhose
Typ IIg (1-1,5 %) (g = gefährdet)	<u>g</u>efährdete Hüfte, stabil od. instabil, α-Winkel 43-49°, β-Winkel 70-77°	erheblicher Ossifikationsrückstand, häufig instabile Hüftkopfzentrierung, großes Risiko für Verschlechterung od. Luxation	sofortige Behandlung in konsequenter Sitz-Hock-Stellung (100° Flex., 50° Abduktion), stabile Retention notwendig
Typ D (<1 %) (D = dezentriert)	Hüfte beginnt zu <u>d</u>ezentrieren, α-Winkel 43-49°, β-Winkel >77°	Hüftkopf in spontaner Stellung dezentriert	sofortige Reposition und stabile Spreizbehandlung
Typ III (ca. 0,5 %)	nach oben verlagerter knorpeliger Erker, α-Winkel <43°, β-Winkel >77°	Hüftkopf in spontaner Stellung nach kranial luxiert (IIIa), Schädigung des Pfannendaches mögl. (IIIb)	sofortige schonende Reposition kurz nach der Geburt, dann FETTWEIS-Gips
Typ IV (sehr selten)	vollständige Luxation, α-Winkel <43°, β-Winkel >77°	Hüftkopf in spontaner Stellung nach kaudal luxiert (knorpeliger Erker nach kaudal verdrängt)	stationäre Behandlung, oftmals operative Reposition notwendig

<u>**Ther:**</u>
- <u>Konservativ:</u> Ziel: Zentrierung des Hüftkopfes in der Pfanne ⇨ Pfanne reift dann nach.
  - **Ausreifungsbehandlung** in **Abduktionsstellung** ⇨ frühzeitige und angepasste Therapie führt meist zur Ausheilung (**breite Wickelung**, Hocken im Tragetuch od. ggf. Spreizhose) beim Typ IIa
  - Ab Typ IIg stabile Retention (= Fixierung) mit Spreizschienen (z.B. TÜBINGER-Schiene, s. Abb.), Kondylenspreizschiene od. Bandagen (PAVLIK-Bandage, Hüftbeugeabduktionsbandage in 30-60° Abduktion u. 100° Flexion = **Sitzhockorthese**) , Mindesttherapiedauer 3 Mon. (24 Std./Tag), i.d.R. bis zum 12. Lebensmonat, bei Instabilität FETTWEIS-Gips (= Sitzhockgips)

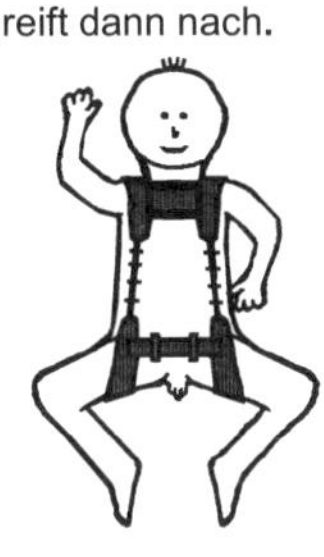

  - Ist bereits eine Dezentrierung (Subluxation, Typ D) od. Luxation (Typ III) eingetreten, wird zuvor **schonend!** (Cave: Hüftkopfnekrose) reponiert, dann FETTWEIS-Gips für 4 Wo., dann Schiene

- Operativ: Ind: abhängig von Alter und Schwere der Dysplasie
  - Offene Reposition (im 1. Lj., wenn die geschlossene Reposition fehlgeschlagen ist, z.B. durch Impingement am Labrum) ⇨ tiefe Zentrierung des Kopfes in der Pfanne, post-op. FETTWEIS-Gips für 4-6 Wo., dann Kondylenspreizschiene
  - Acetabulumplastik/Osteotomie nach PEMBERTON: 2.-12. Lj., bei entrundeter und flacher Pfanne, Herunterbiegen des Pfannendaches mit Keileinbringung (Knochenspan)
  - SALTER-Osteotomie: 3.-8. Lj., Os ilium wird durchtrennt und Acetabulum nach ventral/ lateral geschwenkt und mit K-Drähten fixiert ⇨ bessere Überdachung des Kopfes

    Dreifachosteotomie nach TÖNNIS: ab 8. Lj., bei Fehlstellung des Pfannendaches ⇨ Schwenkung nach Durchtrennung von Os ischii, Os pubis und ilium, Fixierung mit Schrauben/K-Drähten ⇨ bessere Überdachung des Kopfes

    Periacetabuläre Osteotomie nach GANZ: ab 15. Lj., Osteotomie durch Os ilium u. ischii und Osteosynthese ⇨ bessere Überdachung des Kopfes
  - CHIARI-Osteotomie: nur in Ausnahmefällen (sog. „Salvage"-OP), Vergrößerung des Pfannenvolumens durch Acetabulumverschiebung nach medial
- Selbsthilfegruppen u. Infos im Internet: www.hueftdysplasie-tipps.de (private Seite)

Prog: Gut, in 80 % d.F. Ausheilung mit konservativer Ther. mögl.

Kompl:
- * **Hüftkopfnekrose** (je größer die Abduktion u. Flexion bei der Ther., umso höher das Risiko): PAVLIK-Bandage >15 %, FETTWEIS-Gips 5 %, Tübinger-Schiene <5 %
- * Schienen/Bandage/Gips: zu ausgeprägte Flexion der Hüfte kann inferiore Luxation od. eine Femoralisparese hervorrufen (120° Flexion max. für 1-2 Wo. nicht überschreiten)
- * Sekundärdysplasie, Rezidiv im pubertären Wachstumsschub (Pubertätsdysplasie)
- * Ohne Ther. **Sekundärkoxarthrosen** bereits im jungen Erwachsenenalter mögl.

Op: * Verletzung des N. ischiadicus, Pseudarthrosen, „Anti-CHIARI-Effekt": Verletzung der Wachstumsfuge des Pfannenkerns ⇨ Pfannenkern-Minderwuchs

Proph:
- ♥ Tragen des Kindes vor dem Bauch, auf dem Rücken/Seite mit **abgespreizten Beinen**
- ♥ **Screening** für alle Kinder in der U3 (4.-6. Wo., je früher, umso besser)

EPIPHYSEOLYSIS CAPITIS FEMORIS

Syn: Jugendliche Hüftkopflösung, **Hüftkopfabrutsch**, engl. adolescent coxa vara, ICD-10: M93.0

Ät:
- Idiopathisch, familiäre Prädisposition, traumatische Überlastung (Sprungsportarten)
- Hormonstörung während der präpubertären Wachstumsphase mit Überwiegen von Somatropin (STH) gegenüber Sexualhormonen (Androgenmangel, z.B. FRÖHLICH-Syndrom = Dystrophia adiposogenitalis od. eunuchoider Hochwuchs, Hypogonadismus, Therapie mit Wachstumshormonen) ⇨ durch vermehrtes Wachstum kann es zu einer Lockerung der aktiven Epiphysenfuge kommen.
- Betroffene Kinder haben oft **Übergewicht**, eine aseptische Knochennekrose od. Morbus SCHEUERMANN, vielfach sind auch X-Beine assoziiert, afroamerikanische Kinder häufiger

Path:
- ♦ Epiphysenlösung des Hüftkopfes mit Dislokation des Schenkelhalses nach kranial, lateral und ventral (der Femurkopf ist durch das Lig.capitis femoris in der Pfanne relativ gut fixiert)
- ♦ Lok: in 20 % d.F. bereits initial beidseitig, im Verlauf bei bis zu 50 % beidseitig

Epid:
- ◊ Inzidenz: 3/100.000/Jahr, **m** > w (= 2-3:1)
- ◊ Prädisp.alter: 10.-16. Lj. (präpubertäre Wachstumsphase u. **Pubertät**)

Etlg: # Verlauf: drohend (imminens/incipiens), **akute** Epiphyseolyse (acuta, Cave: orthopädischer Notfall!, 10-15 % d.F.), **chronisch**/schleichend (lenta, 75 % d.F.)

<u>Schweregrad (Ausmaß des Abrutschens der Epiphyse, Abrutschwinkel)</u>
Grad I: geringgradiges Abrutschen bis 30°
Grad II: mäßiggradiges Abrutschen von 30-60°
Grad III: hochgradiges Abrutschen >60°

Klin: ⇒ Akut: Kurze Anamnesedauer (wenige Tage), nach Belastung bei Sport/Trauma oder auch schon bei alltäglichen Belastungen, z.B. beim Herunterspringen einer Treppe, plötzlich **intensive Schmerzen**, zunehmendes **Hinken bis nicht gehfähig**, Scherensymptom (Oberschenkel steht in Außenrotation, so dass bei Kniebeugung als Entlastung die Unterschenkel gekreuzt werden), Innenrotation der Hüfte nicht mögl., **Beinverkürzung** (= hochgradiges bis völliges Abrutschen)

⇒ Chronisch: Schleichender Beginn mit leichten ziehenden, über Wochen bis Monate bestehenden Beschwerden in der Hüfte, den Oberschenkeln u. in die Knie ausstrahlend, Kind ist aber stets gehfähig, kann sich akut verschlechtern (acute on chronic slip).

Diag: 1. Anamnese u. klinische Untersuchung: schmerzhaft **eingeschränkte Innenrotation**, Adduktionskontraktur, positives DREHMANN-Zeichen (bei passiver Hüftbeugung in Rückenlage ⇨ Ausweichen der Hüfte in Außenrotations- und Abduktionsstellung)
2. Röntgen: in der Beckenübersicht a.p. **KLEIN-Linie**: Linie entlang dem Schenkelhals lateral schneidet nicht mehr den Hüftkopf (s. Abb.), BLOOMBERG-Zeichen: Pseudo-Sklerosierung der Epiphysenfuge durch Abrutschen der Kalotte, breiter Spalt
+ axiale Aufnahme in LAUENSTEIN-Technik (in Flexion und Abduktion): Darstellung des relativ nach dorsal u. kaudal dislozierten Hüftkopfes (Bestimmung des Abrutschwinkels n. SOUTHWICK)
3. Ggf. CT/MRT zur Diagnosesicherung, Sonographie bei Erguss

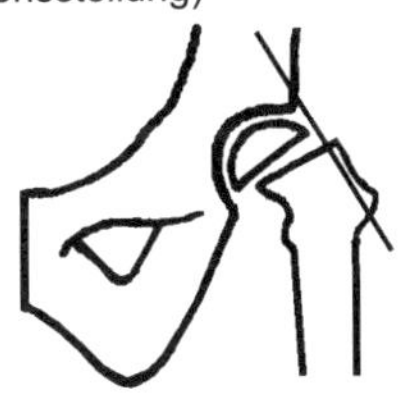

Ther: • Akut: sofortige **Entlastung** des Gelenkes und sofortige Diagnostik
• Operativ: Ind: **jede** Epiphysenlösung (ggf. auch gesunde Gegenseite sichern)
– Akut: sofortige, schonende Reposition und Hüftkopfverschraubung (heute minimalinvasiv mit kanülierten Gleitschrauben, s. Abb.) oder perkutane KIRSCHNER-Draht-Spickung (bei sehr jungen Pat.)
– Chronisch: keine Reposition sondern direkt In-situ-Verschraubung (= Abrutsch wird fixiert). Falls nach 1-2 J. noch eine Abrutschung (>50°, Grad II) oder eingeschränkte Hüftbeugung und Außenrotationskontraktur besteht ⇨ Korrekturosteotomie (IMHÄUSER-Op = intertrochantäre Flexions-, Rotations- und Valgisierungsosteotomie)

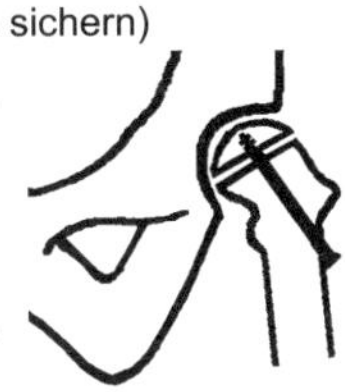

Prog: Gut, entscheidend ist die rechtzeitige Diagnosestellung und Therapie einer Dislokation. Meist wird die nichtbetroffene Gegenseite gleich auch verschraubt (1/4 der Kinder entwickeln ohne Ther. im Verlauf ebenfalls einen Abrutsch der Gegenseite).

Kompl: * Avaskuläre **Hüftkopfnekrose** (6-8 % d.F.), Chondrolyse des Gelenkknorpels
* Beinlängendifferenz (betroffene Seite ggf. 2-4 cm kürzer)
* Entwicklung von **Sekundärkoxarthrosen** bereits im jungen Erwachsenenalter mögl.

Op: * Materialbruch, Herauswandern der KIRSCHNER-Drähte beim weiteren Wachstum

DD: – **PERTHES-Krankheit** (aseptische Hüftkopfnekrose, s.u.)
– Hüftgelenkdysplasie und sekundäre Veränderungen (Arthrose)
– Coxitis, rheumatoide Arthritis, Knochentumoren
– Koxarthrose (im Kindesalter noch extrem selten) ⇨ Gelenkspalt verkleinert!
– Hüftgelenkinstabilität bei Kindern mit Trisomie 21 (DOWN-Syndrom)
– Kniepathologien (bei Schmerzen in den Knien aber immer auch an die Hüfte denken!)

COXITIS FUGAX

Syn: „**Hüftschnupfen**“, Coxalgia fugax, Koxitis simplex/serosa, transiente Koxitis, transitorische Synovitis des Hüftgelenks, engl. observation hip, ICD-10: M12.85

Ät: **Reaktive Arthritis** auf virale Infektionen, z.B. Atemweginfekt, Gastroenteritis

Epid: ◊ Prädisp.alter: 4.-10. Lj., **m** > w (= 4:1), meist im Frühjahr od. Herbst auftretend
◊ Inzidenz: 80/100.000/Jahr, **häufigste Hüfterkrankung im Kindesalter**

Klin: ⇒ Plötzlich auftretendes, meist **hinkendes** Gangbild, starke **Hüft-** od. **Leistenschmerzen** und oft ausstrahlende Schmerzen in das Kniegelenk, sehr selten beidseitig (5 % d.F.)
⇒ Kein Fieber od. subfebrile Temp., insg. wenig eingeschränktes Allgemeinbefinden

Diag: 1. Anamnese (vorausgegangener Infekt?) u. klinische Untersuchung: Schonungshinken, Schonhaltung in Außenrotation u. leichter Abduktion, Kind sperrt sich gegen die Innenrotation, positives Viererzeichen (Beine bilden eine 4 - beim Überschlagen des Beines im Liegen über dem Knie verminderte Abduktion des betroffenen Beines, normal: Kinder erreichen mit dem Knie des übergeschlagenen Beines fast die Unterlage)
2. Labor: BB (Leukozyten meist normal, allenfalls gering erhöht), CRP/BSG normal
3. Sonographie: **Gelenkerguss** und abgehobene Kapsel mögl.
4. Röntgen-Beckenübersicht: zum Ausschluss der wichtigsten DD PERTHES-Krankheit u. Epiphyseolysis nur erforderlich, wenn die Beschwerden >1-2 Wo. persistieren.
5. Punktion: bei V.a. bakterielle (eitrige) Coxitis Hüftpunktion ⇨ Erreger u. Resistenz

Ther: • Konservativ/ambulant: körperliche Schonung für 3-5 Tage (ggf. Bettruhe, ältere Kinder: Entlastung mit Gehstützen), Verlaufskontrolle nach 3 Wo. mit Sonographie
- Med: niedrig dosierte **NSAR** (z.B. 3 x 5 mg/kgKG Ibuprofen, Nurofen®)
- Bei ausgeprägtem Erguss Gelenkpunktion zur Entlastung u. Diagnostik

Prog: **Sehr gut**, spontane Heilung innerhalb von 1-2 Wo. und keine bleibenden Schäden

DD: - Infektiöse bakterielle Koxitis/Säuglingskoxitis: Entzündung des Hüftgelenks, bakteriell-**septisches Geschehen** mit **hämatogener Aussaat** (typisch bei Säuglingen) od. auch iatrogen nach Punktion od. postoperativ mögl. Die bakterielle Koxitis ist ein orthopädischer Notfall!, meist hohes Fieber (Leukozytose, CRP ↑) und eingeschränktes Allgemeinbefinden. Ther: sofort Punktion u. Spülung (arthroskopisch od. offen mit Débridement und Drainage), initial Breitspektrumantibiose i.v. (dann gezielt n. Antibiogramm), Ruhigstellung d. Gelenkes
- **PERTHES-Krankheit** (s.u.), Epiphyseolysis capitis femoris (s.o.)
- Juvenile rheumatoide Arthritis (s.u., Kap. Rheumatologie), Lyme-Arthritis (Borreliose)

UNTERE EXTREMITÄT

Path: ♦ Kniegelenk: vorwiegend Beinachsenfehler u. Verletzungen der Wachstumszonen
Säuglinge und junge Kleinkinder zeigen oftmals eine Flexionshaltung im Kniegelenk. Im 1. Lj. lassen sich die Kniegelenke meist nicht vollständig strecken, die volle Streckung bzw. auch geringe Überstreckbarkeit (Genu recurvatum, v.a. bei älteren Kleinkindern und jungen Schulkindern) stellt sich im Verlauf spontan ein. Bei Geburt u. im Säuglingsalter Genu varum (O-Beine), im Verlauf des Kleinkindesalters dann Genu valgum (X-Beine), spontaner Ausgleich dann im Verlauf bis zum Adoleszentenalter.
♦ Oberes Sprunggelenk (OSG): Eine vermehrte Valgusstellung bis 10° kann bis zum Schulalter physiologisch sein.
♦ Fuß: Angeborene oder erworbene Deformitäten, sind idiopathisch od. Folge von Lähmungen od. Systemerkrankungen. 50 % der endgültigen Fußlänge ist normalerweise schon mit 1½ J. erreicht ⇨ Notwendigkeit der Frühbehandlung bei angeborener Fehlstellung.

Etlg: # Beinachsenfehlstellung, Beinlängendifferenz
Kniegelenkserkrankungen, patellare Instabilität (habituelle od. traumatische Patellaluxat.)
Aseptische Knochennekrosen (Osteochondrosen)
Fußdeformitäten wie Klumpfuß, Plattfuß, Sichelfuß usw.

BEINACHSENFEHLSTELLUNG

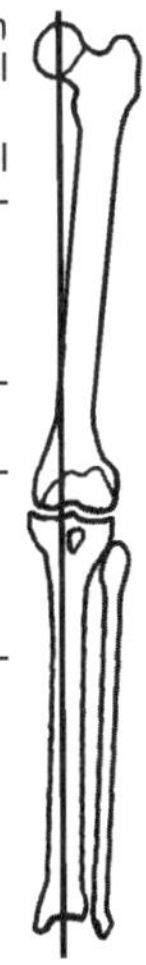

Anatomie: MIKULICZ-Linie ist die Belastungsachse, die von der Mitte des Hüftkopfes zum Zentrum des Sprunggelenks geht (Norm: schneidet beim Kind 3-10 mm medial der Mitte des Kniegelenkes, s. Abb., li. Bein von vorne).

Entwicklung: bei **Geburt Genu varum** (O-Bein-Stellung, seitlicher Kniewinkel 5-25°, intrauterin lagebedingt), bis zur Einschulung **Genu valgum** (X-Bein-Stellung, -5 bis -10°), im jugendlichen Alter dann normale Beinachse

Ät:
- **Idiopathisch**
- **Posttraumatisch** (Frakturen, Epiphysenfugenverletzungen), Epiphyseolysis, Kniegelenkluxation, aseptische Knochennekrose, Bandlockerung, Osteomyelitis
- **Beinlängendifferenz** (meist einseitige Beinverkürzung ⇨ Beckenschiefstand, Verschiebung der Beinachsen), Hüftdysplasie, Coxa valga antetorta
- **Femur**- od. **Tibiadeformität**, Hypo-/Aplasie eines Knochens (z.B. fehlende Tibia)
- Kompensatorisch bei Fußdeformitäten (z.B. Klumpfuß)
- Neurologische Erkrankungen (z.B. N.femoralis-Lähmung, Zerebralparese), Kontrakturen

Etlg:
Genu varum (**O-Bein**-Stellung)
Genu valgum (**X-Bein**-Stellung)
Genu recurvatum (Überstreckbarkeit = Hyperextension, normal ist bis 10°)

Klin: Zunehmende Achsabweichung u. Deformität, sonst meist keine Beschwerden

Diag:
1. Anamnese u. klinische Untersuchung: Gangbild, Bewegungsmaße, Funktionseinschränkung?, Kniegelenkstabilität
2. Bildgebung: Röntgen im Stand zur Achsbestimmung, ggf. Rotations-MRT

Ther:
- Konservativ: nächtliche Lagerung in einer Schale (zur Wachstumslenkung)
- Operativ: Ind: Läsionen der Wachstumsfugen, erheblicher Beinachsenfehler
  - Epiphyseodese, Verkürzungs- od. Verlängerungsosteotomie oder Kallusdistraktion bei einseitiger Beinverkürzung (Fixateur od. Marknagel, s. Orthopädiebuch)
  - Einseitige Epiphyseodese od. Korrekturosteotomie zum Winkelausgleich (zu- od. aufklappend, s. Orthopädiebuch)

Kompl: * Später Entwicklung von **Sekundärarthrosen** durch Fehlbelastung mögl.

KONGENITALE KNIEGELENKLUXATION

Syn: Subluxatio genu congenita, engl. congenital dislocation of the knee, ICD-10: Q68.2

Ät:
- Unklar (sporadisches Auftreten), z.T. familiäre Häufung
- Oft **weitere Fehlbildungen**/Syndrome (dann meist auch beidseitiger Befund): Hüftdysplasie, Klumpfüße, LARSEN-JOHANSSON-Krankheit (Ossifikationsstörung der distalen Apophyse der Patella), Arthrogryposis multiplex congenita, spondyloepiphysäre Dysplasie, MARFAN-Syndrom, EHLERS-DANLOS-Syndrom, Trisomie 21, Myelomeningozele, infantile Zerebralparese od. 49,XXXXY-Variante des KLINEFELTER-Syndroms

Path: Vermutlich intrauterine Fibrose des M.quadriceps ⇨ Quadriceps-Kontraktur bei Geburt ⇨ Verschiebung der Tibia zum Femur nach ventral mit Hyperextension des Kniegelenks

Epid: Häufigkeit: 0,2/10.000 Lebendgeburten, w > m

Etlg: Stadieneinteilung modifiziert n. LEVEUF u. PAIS (1946):

Grad I: hyperextendiertes Knie (15-20°), Beugehemmung des Knies zw. 45° u. 90°
Grad II: subluxiertes Knie, instabil, >20° hyperextendierbar
Grad III: luxiertes Knie, kein Kontakt zw. Femurkondylen u. Tibiaplateau, häufigster Typ

Klin: ⇒ Überstrecktes Kniegelenk
⇒ Verkürzung des M.quadriceps, häufig auch Patella lateralisiert

Diag: 1. Anamnese u. klinische Untersuchung: bei Geburt hyperextendiertes Knie, deutlich eingeschränkte aktive und passive Flexion, Femurkondylen in der Fossa poplitea tastbar
2. Sonographie: Fehlstellung ggf. bereits pränatal nachweisbar, postpartal: Kreuzbänder vorhanden?, Ausmaß der Dislokation
3. Röntgen a.p. und seitlich in Extension u. Flexion: Tibia gegen Femur nach ventral subluxiert od. disloziert, Inklination des Tibiaplateaus nach hinten

Ther:
- Konservativ: bei Typ III direkt nach Geburt Extensionsbehandlung zur Reposition des Kniegelenkes, später **redressierende Gipsverbände** zur Quadriceps-Dehnung und zunehmenden Flexion des Kniegelenkes (Cave: Epiphysenlösung bei zu schneller Flexion!)
- Operativ: Ind: erfolglose konservative Behandlung, hochgradige Pathologie
  - Perkutane Quadricepssehnenverlängerung zw. 1. und 2. Lebensmonat od. Mini-open-Tenotomie des M.quadriceps zw. 1. u. 6. Lebensmonat, V-Y-Quadricepssehnen-Plastik
  - Falls es mit den Weichteiltechniken nicht möglich ist das Knie zu reponieren und eine Flexion von 90° zu erreichen, kann eine Femurverkürzungsosteotomie erfolgen od. mit einem gelenkübergreifenden verstellbaren Fixateur externe korrigiert werden.

Prog: Sehr gut, in 90 % d.F. reicht die konservative Ther. aus.

DD:
- Genu recurvatum (überstrecktes Knie, im Rö. aber normale Stellung der Gelenkflächen, keine od. nur geringe Beugehemmung, z.B. 15-0-100°)
- Kongenitale Kreuzbandaplasie, hypoplastische Patella

PATELLARE INSTABILITÄT

Syn: Habituelle Patella(sub)luxation ICD-10: M22.9, traumatische Patellaluxation ICD-10: S83.0

Ät:
- Anatomische Fehlbildungen: **Genu valgum** (X-Stellung), Genu recurvatum, Patella alta (= Patellahochstand), **angeborene patellare Dysplasie**/Hypoplasie (meist beidseitig), abgeflachter lateraler Femurkondylus, vermehrte femorale Innenrotation oder Antetorsion, vermehrte tibiale Außenrotation
- Erworben: traumatische Fehlstellung, Wachstumsstörungen durch Trauma, Osteomyelitis, Tumor od. echtes extremes Trauma (grobe Gewalt, dann meist kombiniert mit Knochen-, Knorpel-, Muskel- und/oder Bandverletzungen, z.B. Riss des med. Retinaculums)
- Funktionell: **Bandlaxität**, Insuffizienz des Bandapparates, konstitutionelle Bindegewebsschwäche, Hypotrophie des M.vastus medialis, Lähmungen

Path:
- ♦ Lok: Typisch ist die mediale Instabilität mit (Sub-)Luxation der Patella nach lateral.
- ♦ **Habituell** = Luxation spontan od. durch Bagatelltrauma bei **angeborener Fehlbildung** (Eine traumatische Luxation ohne Prädisposition ist bei Kindern sehr selten.)

Epid:
◊ Häufigkeit: 3/10.000 im Kindes-/Jugendalter
◊ Chronisch-habituell bei Kindern wesentlich häufiger, **w** >> m (= 4:1)
◊ Erstluxation meist ab 10 Lj. (je früher, umso häufiger rezidivierende Luxationen)

Klin: ⇒ Diffuse, peripatellare Schmerzen (v.a. beim Treppensteigen, langen Sitzen)
⇒ Plötzliches Wegknicken („giving way") im betroffenen Kniegelenk
⇒ Blockaden, Unsicherheit v.a. beim Sport, Ergussbildung mögl.

<u>Diag:</u> 1. Anamnese (positive Familienanamnese?) und klinische Untersuchung: tastbare, nach **lateral** luxierte Kniescheibe (mediale Instabilität), Rotationsfehler, Q-Winkel (Maß der X-Stellung im Kniegelenk, gemessen v. d. Spina iliaca sup. ant. zur Mitte Patella und von der Tuberositas tibiae zur Mitte Patella, patholog. >20°)

2. <u>Bildgebung:</u> Rö.-Knie a.p. u. seitl. zum Ausschluss knöcherner Begleitverletzungen
Nach Reposition: Rö.-Patella axial zum Ausschluss von Knorpel-/Knochenschäden
CT: Torsionsfehlstellungen, Bestimmung der Tuberositas-Gleitrinnen-Distanz
MRT: Beurteilung von Weichteilen (v.a. der seitlichen Retinacula) und Gelenkknorpel

<u>Ther:</u>
- <u>Konservativ:</u> bei Subluxation Kühlung, Hochlagerung, Kompression, ggf. Ruhigstellung (Schiene in Streckstellung)
  - Bei Luxation Reposition in Überstreckung des Kniegelenkes ⇨ funktionelle Behandlung mit Patellaluxationsbandage, Schiene in Streckstellung, Taping (Zügelung nach medial)
  - Bei allen Formen <u>Physiotherapie</u> mit **Muskelaufbautraining** insb. des M.vastus med. des M.quadriceps, der Glutealmuskulatur u. der Hüftaußenrotatoren, Aufdehnen verkürzter Muskelgruppen (z.B. Tractus iliotibialis, M.quadriceps), propriozeptives Training
- <u>Operativ:</u> Ind: rezidivierende Luxationen, viele verschiedene Op-Methoden mögl.
  - Laterales Release: Z-förmige Verlängerung des lateralen Retinaculum (heute meist arthroskopisch), Raffnähte des medialen Retinaculum und proximale Rekonstruktion
  - Op nach ALI KROGIUS: Annähen eines gestielten Streifens des Lig.patellae von med. nach lateral ⇨ der laterale Wulst verhindert die Luxation
  - Op nach LANZ: Verpflanzung der Sehnenansatzes des M.gracilis an die mediale Seite der Patella ⇨ Zug nach medial
  - Op nach GOLDTHWAIT: Verlagerung und Fixation der lat. Patellasehnenhälfte nach med.
  - Op nach MAYO-VIERNSTEIN: med. Raffung und Umsetzung der med. Muskelansätze
  - Nach Wachstumsabschluss (Adoleszenz) Op n. ELMSLIE-TRILLAT mögl.: Verlagerung der Tuberositas tibiae nach medial
  - Bei starkem Genu valgum: femorale Korrekturosteotomie
  - Bei echtem Trauma: Naht gerissener Bänder, mediale Raffung, Osteosynthese usw.

<u>Prog:</u> Gute konservative u. operative Ergebnisse mit Reluxationsraten von <10 %

<u>Kompl:</u> * Retropatellarer **Knorpelschaden** und später Arthrose im femoropatellaren Gleitlager bei rezidivierenden Luxationen

<u>DD:</u>
- Hypermobile Patella, Ther: KG, Muskelaufbautraining
- Angeborene Patella bipartita od. tripartita
- Kniegelenkluxation
- Trauma: Patellafraktur, Quadrizepssehnenruptur, Abrissfraktur der Tuberositas tibiae (= Streckapparatverletzung), Kniegelenkbandruptur (Kreuzbänder, Seitenbänder)

JUVENILE OSTEOCHONDROSEN UNTERE EXTREMITÄT

<u>Syn:</u> **Aseptische Knochennekrose**, Osteochondronekrose an der unteren Extremität

<u>Ät:</u>
- **Unklar**, genetische/konstitutionelle Faktoren (familiäre Häufung)
- Lokale intraossäre **Durchblutungsstörung**
- **Traumatisierung** (akute Kompression oder repetitive Mikrotraumen)
- Prädisp.: längerdauernde Glukokortikoid-Medikation, Kollagenosen

<u>Path:</u> <u>Lok:</u> **umschriebene Osteonekrose**, insb. an den **Epiphysen** od. **Apophysen** der langen Röhrenknochen u. enchondral verknöchernden Hand-/Fußwurzelknochen vorkommend

<u>Etlg:</u> # PERTHES-CALVÉ-LEGG-Krankheit des Hüftkopfes
Osteochondrosis dissecans der Femurkondyle

SCHLATTER-OSGOOD-Krankheit der Tuberositas tibiae
BLOUNT-Krankheit der mediale Tibiaepiphyse
KÖHLER-I-Krankheit des Os naviculare pedis
KÖHLER-II-Krankheit der Metatarsalköpfchen II-IV

Epid: ◊ Prädisp.alter: **5.-10. Lj.**, deutlich mehr **Jungen** betroffen
◊ Osteochondrosen an der oberen Extremität sind insg. sehr selten (meist untere Extrem.)

Perthes-Calvé-Legg-Krankheit

Syn: Morbus PERTHES, juvenile/idiopathische **Hüftkopfnekrose**, Osteochondropathia deformans coxae juvenilis, Malum coxae juvenilis, engl. LEGG-CALVÉ-PERTHES' disease, ICD-10: M91.1

Ät:
- Letztlich unklar, ggf. **Durchblutungsstörung** des Femurkopfes, evtl. vorliegende Gefäßfehlbildung (A. circumflexa media), gestörter venöser Abfluss, Gerinnungsstörung
- Repetitive **Mikrotraumen** des Hüftkopfes (Frakturen des fragilen Spongiosagerüstes), Druckerhöhung im Gelenkspalt und Femurkopf bei max. Innen- und Außenrotation
- Genetische Faktoren (multifaktorielle Vererbung) ⇨ familiäre Häufung (bis 35faches Risiko)
- Einfluss durch Ernährung (vermehrt in sozial schwachen Schichten)?, Med.: Glukokortikoide

Path: ♦ **Aseptische Knochennekrose** des kindlichen Hüftkopfes im Bereich der Epiphyse mit Störung der enchondralen Ossifikation
♦ Typischer Verlauf in Stadien (n. WALDENSTRÖM, s. Abb.):
Initialstadium: Reizzustand mit Lateralisierung des Hüftkopfes, Retardierung der Kopfentwicklung, Knorpelödem, radiologisch „Gelenkspalt-Verbreiterung", (1-3 Wo.)
Kondensationsstadium: reparative Vorgänge, Umbau osteonekrotischer Areale, typische subchondrale Frakturen, Hüftkopfkern verdichtet sich, (6-12 Mon.)
Fragmentationsstadium: Defekte im Gerüst des Hüftkopfkernes, Deformierungen, erste neue Blutgefäße wachsen wieder ein (18-24 Mon.)
Reparations- u. **Ausheilungsstadium**: Ersatz nekrotischer Areale durch vitalen Knochen

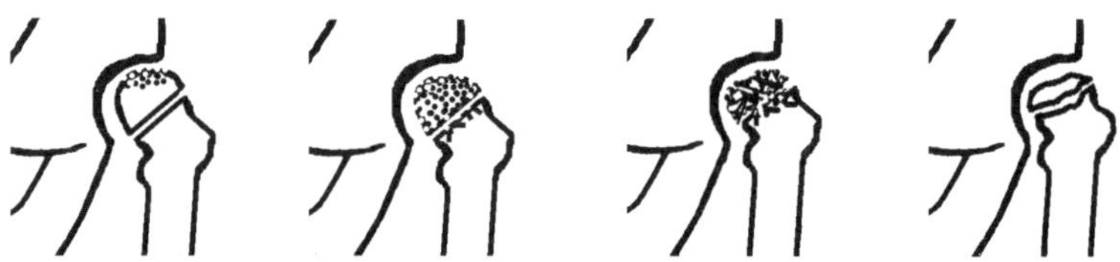

Epid: ◊ Häufigkeit: Prävalenz ca. 7/10.000 in Deutschland, häufigste aseptische Knochennekrose
◊ Prädisp.alter: 4.-8. Lj., **m** > w (= **4**:1), in 10-15 % d.F. beidseitig

Klin: ⇒ Kleine Kinder: initial meist unspezifisch mit schmerzfreiem **Hinken**, Lauffaulheit
⇒ **Schmerzen** in der Leiste od. projiziert im Oberschenkel od. auch Knie mögl.

Diag:
1. Anamnese (familiäres Vorkommen, Hüftdysplasie, DD: Infekt?) und klinische Untersuchung: **eingeschränkte Beweglichkeit** im Hüftgelenk in allen Ebenen, positives Viererzeichen (Abduktionshemmung, s.o., Kap. Coxitis), Beinlängendifferenz möglich (Adduktionskontraktur oder bei Epiphysenkollaps)
2. Bildgebung: Rö.-Hüfte in 2 Ebenen ⇨ Zeichen („head at risk") sind Kopfentrundung und -abflachung, laterale Verkalkungen am Hüftkopf, Zystenbildung, Osteopenie, subchondrale Sklerose, Verbreiterung des Gelenkspaltes (durch Knorpelödem), Kopffragmentation und -arthrose, Subluxation nach lateral. MRT gut insb. im Frühstadium (STIR-Sequenz), ggf. auch Knochenszintigraphie bei unklarem Befund
Sonographie: Ergussnachweis im Hüftgelenk, Hüftkopfform, Stellung Hüftkopf zum Pfannenrand, zur Verlaufskontrolle
3. Labor zur Differentialdiagnostik: BSG, CRP u. Blutbild meist völlig unauffällig

<u>Radiologische Klassifikation modifiziert n. CATTERALL (1971), Ausdehnung des Befalls:</u>

Gruppe 1:	Nur anterolateraler Quadrant (25 % des Kopfes) betroffen
Gruppe 2:	Vorderes Drittel bis 50 % des Femurkopfes betroffen, Segment kollabiert
Gruppe 3:	75 % des Femurkopfes betroffen, nur dorsaler Anteil intakt, Metaphyse mitbetroffen
Gruppe 4:	Gesamter Femurkopf mit Epiphyse betroffen, ausgedehnte Metaphysenbeteiligung, pilzförmige Verbreiterung des Kopfes

Ther:
- Eine kausale Ther. ist nicht möglich und der zeitliche Ablauf ist **nicht** beeinflussbar!
- Konservativ: Ziel ist die **Entlastung** des geschwächten Hüftkopfes.
  - Funktionelle **Physiotherapie** (krankengymnastische Mobilisation), ggf. zeitweise Gehstützen, Laufrad oder Rollstuhl zur Entlastung, regelmäßige Röntgenkontrollen
  - Nur **gelenkschonender Sport** (Schwimmen, Fahrradfahren), kein Springen/Hüpfen, keine Kontaktsportarten und insg. körperliche Belastung reduzieren („Schritte sparen“).
  - Med: in der Akutphase Schmerzmedikation (NSAR, z.B. Ibuprofen) u. Muskelrelaxanzien, ein vasodilatatives Prostacyclin-Analogon (Iloprost 2 ng/kgKG/Min. für 6 Std. i.v. an 3 aufeinenderfolgenden Tagen, Ilomedin®) in der Frühphase wird erprobt.
  - Entlastungsorthesen (früher für Jahre verordnet, z.B. THOMAS-Schiene, PETRY Cast, Mainzer-Schiene usw.) werden nicht mehr empfohlen, da die Entlastung des Hüftgelenks letztlich nur gering ist und die Anwendung zu muskulären Atrophien führt.
- Operativ: Ind: ab Gruppe 3 ⇨ Vorbeugung von Deformitäten durch Zentrierung d. Kopfes
  - Femurseitige Op: intertrochantere Varisations-**Umstellungsosteotomie** ⇨ Verringerung des CCD-Winkels führt zur **Zentrierung** u. besseren Überdachung (sog. **Containment**therapie) des Hüftkopfes in der Pfanne
  - Beckenseitige Op: Beckenosteotomie (n. SALTER), Pfannenschwenkosteotomie
  - Postoperativ: Immobilisierung im Beckengips für 6 Wo. erforderlich
- Selbsthilfegruppen: Deutsche Morbus Perthes Initiative, Hubertusstr. 39, 41836 Hückelhoven Millich, Tel.: 02433 4474646, Internet: www.morbus-perthes.de

Prog: Primär gut, günstig: junges Kind (<6. Lj.) u. gute Stellung des Kopfes in der Pfanne
Ungünstig: >8. Lj., Übergewicht, höhergradige Bewegungseinschränkung, weibliches Geschlecht, Lateralisation des Hüftkopfes, ausgedehnte Kopfnekrose (CATTERALL 3-4), Subluxation, Beteiligung der Metaphyse, Horizontalstellung der Epiphyse

Kompl: * Bei verbleibender Deformität ⇨ später **Koxarthrose** des Hüftgelenks, über einen Zeitraum von 50 J. benötigen ca. 50 % der Betroffenen später einen Hüftgelenkersatz.
Op: * Knochenheilungsprobleme, Beinlängenverkürzung, Bewegungseinschränkung (Abduktionshemmung, Hinge-Abduktions-Phänomen), Unter- od. Überkorrektur, Arthrose

DD:
- **Coxitis fugax** („Hüftschnupfen“, heilt spontan innerhalb von 1-2 Wo. ohne Schäden aus)
- Septische Hüftkopfnekrose, Osteomyelitis: direkte oder indirekte (hämatogene) Infektion
- Epiphyseolysis capitis femoris (= Hüftkopfabrutsch)
- Dysplasie des Femurkopfes (MEYER-Dysplasie) mit verzögerter epiphysärer Ossifikation
- Nekrose nach/bei angeborener od. traumatischer Hüftgelenkluxation
- Juvenile idiopathische Arthritis (rheumatoide Arthritis)
- Knochentumoren (z.B. Chondroblastom, EWING-Sarkom, Metastasen)
- Koxarthrose (im Kindesalter extrem selten) ⇨ Gelenkspalt verkleinert!

Osteochondrosis dissecans der Femurkondyle

Syn: Subchondrale Osteonekrose, ICD-10: M93.2

Ät:
- Letztlich unklar, ggf. **Durchblutungsstörung** der Femurkondylen
- **Wiederholte Mikrotraumatisierung** d. lasttragenden Kondylenbereichs
- Genetische Faktoren

Path:
- Subchondrale **aseptische Knochennekrose** eines umschriebenen Gelenkflächenbereiches ⇨ Osteolyse, Demarkierung u. Sklerosierung, das geschädigte Knorpel-Knochenareal kann sich ggf. als Dissekat aus der Gelenkoberfläche lösen ⇨ Defektstelle („Mausbett“) u. freier Gelenkkörper („Gelenkmaus“, Corpus liberum).

- Lok: ¾ d.F. am **medialen Femurkondylus**, 16% lateraler Femurkondylus, 6% Patella, 1% laterale Tibia, 1/10 d.F. beidseitig. Abb.-Bsp.: li. Knie (Patella entfernt), Stad. II der med. Femurkondyle.

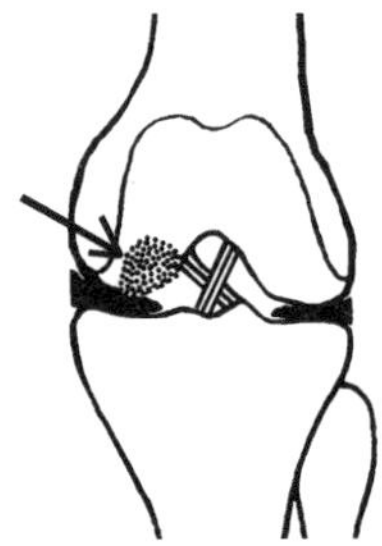

Epid: ◊ Inzidenz: 30-60/100.000/Jahr, **m** > w (= 2:1)
◊ Prädisp.alter: **10-20.** Lj.

Klin: ⇒ Oft asymptomatisch (z.B. Zufallsbefund beim Röntgen nach einem Trauma) od. nur unspezifische Symptome
⇒ **Belastungsabhängige Schmerzen**, v.a. bei sportlicher Aktivität
⇒ Blockaden im Gelenk mögl., einschießende Schmerzen, Gelenkerguss (⇨ klinische Zeichen für einen freien Gelenkkörper)

Diag: 1. Anamnese (Familienanamnese?) und klinische Untersuchung: Schwellung (Gelenkerguss?), Gangbild (Schonhinken?), Bewegungsmaße (Blockierung?)
2. Bildgebung: Rö.-Knie in 2 Ebenen (Läsion als Aufhellung od. Defekt ab Stad. II sichtbar)
Stadieneinteilung modifiziert n. BRUNS (1997):

I.	Schlummerstadium: beginnende subchondrale Osteonekrose, intakter Knorpel
II.	Deutliche Demarkation u. Sklerosierung des Defektes
III.	Dissekat in situ
IV.	Freier Gelenkkörper, leere Defektstelle (Krater)

MRT: genaue Größe der Läsion, stabil/instabil (unterbrochene Knorpelschicht?), besonders sensitiv bereits im Stadium I
3. Ggf. Arthroskopie: Beurteilung des Knorpels, freier Gelenkkörper (wird dann entfernt)

Ther: • Konservativ: Stadium I-II bei noch offener Wachstumsfuge: Sportverbot, **Entlastung** (Gehstützen, selten auch Oberschenkelgipstutor für 6 Wochen) und Physiotherapie
• Operativ: Ind: Läsion >1,5 cm², instabile Läsion, nach Verschluss der Wachstumsfuge
– Stadium II: **Anbohrung** n. PRIDIE des Defektes mit einem 1,8 mm K-Draht (retro- oder anterograd) ⇨ Knochen- und Gefäßeinsprossung durch Bohrkanal (= **Revitalisierung**)
– Bei Dissekat in situ: **Schraubenfixierung** (meist resorbierbare) od. Klebung eines ausreichend großen Knochen-Knorpelstücks, ggf. mit autologer Spongiosaunterfütterung
– Bei Knorpeldefekt (Stadium IV): offene Op, Mikrofrakturierung des Bereiches, Knorpeltransplantation (autologe Chondrozyten-Implantation) od. Mosaikplastik (Transplantation eines aus weniger belasteten Arealen entnommenen **Knorpel-Knochenzylinders**)

Prog: Gut, insb. bei noch offener Wachstumsfuge (junger Pat.), Größe <1,5 cm², stabile Läsion im MRT, geringe sportliche Aktivität vor Auftreten der Krankheit
In d. Adoleszenz (geschlossene Wachstumsfuge) langsamere Heilung, eher Op erforderlich.

Kompl: * Verbleibende Deformität in der Gelenkfläche ⇨ später **Gonarthrose** mögl.

DD: – Lokalisierte Ossifikationsstörungen können im Kindesalter an den Epiphysen als Normvarianten vorkommen, osteochondrale Fraktur, Knochentumoren.
– Meniskusschaden
– „Wachstumsschmerz", rheumatoide Arthritis

Blount-Krankheit

Syn: Morbus BLOUNT, Tibia vara infantum, Osteochondrosis deformans tibiae, BLOUNT-BARBER-Syndrom, ERLACHER-BLOUNT-Syndrom, ICD-10: M92.5

Ät: – Letztlich unklar, lokale Vaskularisationsstörungen werden diskutiert
– Überlastung, Adipositas, genetische Faktoren

Path: ♦ Osteochondrose der proximalen, **medialen Wachstumsfuge** der **Tibia** ⇨ Varusfehlstellung (O-Bein-Stellung) und Innenrotation, ggf. vorzeitiger Wachstumsfugenverschluss
♦ Jedes Genu varum (**O-Bein-Stellung**) nach dem 2. Lj. ist pathologisch.

Epid: ◊ Prädisp.alter: bis zum 3 Lj. (infantile Form, in 80 % d.F. beidseitig), 4.-10. Lj. (juvenile Form, 50 % beidseitig), seltener adoleszente Form (>10. Lj.)

Klin: ⇒ Verbiegung der Tibia mit O-Bein-Fehlstellung
⇒ Bei einseitigem Befall deutliche Beinverkürzung der betroffenen Seite

Diag: 1. Anamnese (Familienanamnese?) u. klinische Untersuchung: Gangbild
2. Röntgen: Knie a.p. bds. im Stehen: medialer Defekt ⇨ varische Tibiaachse, ggf. CT/MRT
6-stufige Klassifikation n. LANGENSKIÖLD (1952, Abb.-Bsp.: li. Tibia)

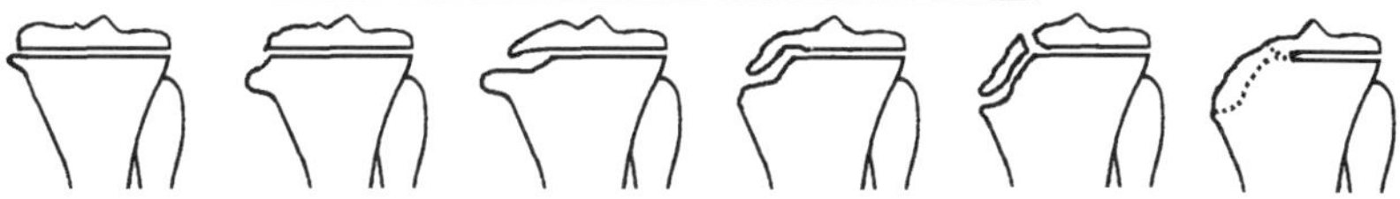

Ther:
- Konservativ: in milderen Stadien I u. II und infantiler Form (bis 3. Lj.) abwartende Haltung mit korrigierenden Schienen
- Operativ: Ind: Stadium III-VI
  - Valgisierende Tibiaosteotomie (mit Überkorrektur um ca. 5°) um 4. Lj.
  - Bei späteren Formen evtl. mehrdimensionale Korrektur und Kallusdistraktion zur Verlängerung

Kompl: * Op: Rezidiv der Varusfehlstellung od. persistierende Störungen der Wachstumsfuge
* Später Entwicklung von **Sekundärarthrosen** durch die intraartikuläre Deformität mögl.

DD: – Posttraumatische Veränderungen, Vitamin-D-Mangel (Rachitis)
– Osteomyelitis, gelenknahe Knorpel- od. Knochentumoren

Schlatter-Osgood-Krankheit

Syn: Morbus OSGOOD-SCHLATTER, Osteochondrosis deformans juvenilis der Tuberositas tibiae, Apophysitis tibialis adolescentium, engl. rugby knee, ICD-10: M92.5

Ät: – **Überlastung** oder trainingsbedingte Mikroverletzungen (Leistungssport), **Übergewicht**, veränderte Hebelarme im Wachstumsalter mit verstärktem Zug an der Tibiaapophyse, Patella alta (= hochsitzende Patella ⇨ vermehrter Zug durch veränderte Hebelwirkung)
– Lokale Durchblutungsstörungen

Epid: ◊ Prädisp.alter: **10.-15. Lj.** (präpubertärer u. pubertärer Wachstumsschub)
◊ **m** >> w (= 10:1), in 25 % d.F. beidseitig

Path: **Aseptische Knochennekrose** der Apophyse der Tibia (Tuberositas tibiae = Insertion der Patellasehne an der Tibiakante) ⇨ Herauslösen u. Absterben von Knochenfragmenten

Klin: ⇒ Vorderer belastungsabhängiger Knieschmerz, lokale Druckdolenz der prox. Tibia
⇒ Ggf. Schwellung u. Überwärmung der Tuberositas
⇒ Verminderte Dehnfähigkeit der M.quadriceps-Muskelgruppe

Diag: 1. Anamnese u. klinische Untersuchung: Druckschmerz über der Tuberositas tibiae, Schmerzverstärkung bei Kniestreckung gegen Widerstand
2. Röntgen: Auflockerung, Fragmentation od. Verdichtung der Tibiaapophyse mögl.
3. Sonographie: fokale echoarme Verdichtung distal, Abhebung des Apophysenkerns, mobile Ossikel (ansatznahe Verkalkungen)

Ther:
- Konservativ: **Schonung**, Sportverbot für einige Zeit (u. Trainingsfehler beheben), Physiotherapie (Dehnung, Kräftigung), Stoßwellentherapie
- Akut: Kühlung, NSAR (z.B. Ibuprofen), ggf. Schienung für einige Tage

Prog: Gut, ggf. verbleibende Prominenz prätibial (falls diese funktionell störend ist, kann diese nach Wachstumsabschluss entfernt werden)

DD:
- LARSEN-JOHANSSON-Krankheit (Ossifikationsstörung der distalen Apophyse der Patella, Klin: schmerzhafte Entzündungsreaktion am Patellasehnenansatz, meist durch sportliche Überlastung, ebenfalls insb. bei männlichen Jugendlichen)
- BÜDINGER-LUDLOFF-LÄWEN-Syndrom (aseptische Knochennekrose am unteren Patellapol)

Köhler-I-Krankheit

Syn: Morbus KÖHLER-ALBAU, ICD-10: M92.6

Ät:
- Rezidivierende Druckbelastung mit Minderdurchblutung des Knochenkerns
- Fußfehlstellungen (Knicksenkfuß, Medialisierung des Os naviculare pedis), Bandlaxität
- Genetische Faktoren, hormonelle Einflüsse (hypophysär, thyroidal, thymal)

Path: Juvenile **aseptische Knochennekrose** des **Os naviculare pedis** (Kahnbein)

Epid: Prädisp.alter: 3.-8. Lj., **m** > w (= 4:1), in 20-30 % d.F. beidseitiges Auftreten

Klin:
⇒ **Belastungsschmerz** mit typischer Schonhaltung u. Abrollen über den lateralen Fußrand
⇒ Druckdolenz im **Mittelfußbereich** u. ggf. Schwellung über dem Os naviculare

Diag:
1. Anamnese u. klinische Untersuchung
2. Röntgen: Verdichtung (Sklerose) und Abnahme der Knochendicke (Demineralisierung), abgeflachte Form, Fragmentierung und Wiederaufbau des Knochens
3. MRT: Ergussbildung in den benachbarten Gelenken

Ther:
- Konservativ: meist selbstlimitierender Verlauf, daher gute Prog.
  - Bei starken Beschwerden ggf. mehrwöchige Ruhigstellung, Sportkarenz, NSAR
  - Dann fußgewölbestützende Einlagen mit Supinationskeil, hartes Schuhwerk
- Operativ: Ind: bei Inkongruenz der Gelenkflächen mit Ausbildung einer Arthrose
  - Arthrodese der beteiligten Gelenkflächen

DD:
- Fraktur od. Stressfraktur (Überlastung) des Os naviculare, Knochentumor, Osteomyelitis
- Fußwurzelknochensynostose (Coalitio talonaviculare)
- SEVER-Krankheit: aseptische Knochennekrose des Calcaneus

Köhler-II-Krankheit

Syn: FREIBERG-KÖHLER-Krankheit, Morbus FREIBERG-KÖHLER, ICD-10: M92.7

Ät:
- Genetische Disposition (familiäre Häufung)
- Rezidivierende Druckbelastung, Spreizfuß-Fehlstellung

Epid: Prädisp.alter: 10.-18. Lj., **w** > m (= 3:1), beidseitiges Auftreten

Path: Vorübergehende **aseptische Knochennekrose** der dist. **Metatarsaleköpfchen II** (III, IV)

Klin:
⇒ Allmählich zunehmender, meist belastungsabhängiger Vorfußschmerz, Druckdolenz des betroffenen Zehengelenkes mit Bewegungseinschränkung, diffuse Schwellung
⇒ Ausweichbewegungen zur Vermeidung des Bodenkontaktes beim Abrollen
⇒ Spätstadium: Zehenkontrakturen

Diag:
1. Anamnese (Familienanamnese?) u. klinische Untersuchung
2. Röntgen: Verlauf in 4 Stadien: Initialstadium (ohne radiologische Zeichen), Kondensationsstadium (Verdichtung der Knochensubstanz am Köpfchen), Fragmentationsstadium (Zerfall des Köpfchens), Reparationsstadium (Verplumpung des Köpfchens und Sekundärarthrose)

Ther: • Konservativ: Druckentlastung mittels **Einlagen** (retrokapitale Pelotte, Weichbettung des Köpfchens), Schonung u. NSAR bei Schmerzen
• Operativ: Ind: gelenknahe ossäre Verplumpung, Osteophyten nach Reparationsstadium
– Resektion der überschüssigen Knochenanteile (Cheilotomie / Debasierung)
– Dorsalextendierende Osteotomie des Köpfchens um den nichtbetroffenen plantaren Kopfanteil in die Belastungszone zu drehen.

Prog: Bewegungseinschränkungen können verbleiben.

FUßERKRANKUNGEN

Ät: – Angeborene Fußdeformitäten, ICD-10: Q66.9
– Erworbene Fußdeformitäten (= nach der Geburt entstehend, z.B. bei neurologischen Erkrankungen, traumatisch usw.), ICD-10: M21.97

Etlg: # Syndaktylien, Polydaktylien (s.o., Kap. Dysmelien)
Klumpfuß (angeboren od. später entstehend, s.u.)
Fußfehlstellungen (s.u.): Knicksenkfuß, Knickfuß, Plattfuß, Spreizfuß, Hohlfuß, Sichelfuß, Talus verticalis (Tintenlöscherfuß)
Coalitio (= Verwachsungen) von Fußwurzel- od. Metatarsalknochen
Hammerzehen (krallenförmige Deformation einer od. mehrerer Zehen): angeboren od. bei neuromuskulären Erkrankungen
Hallux valgus: Abspreizung des Os metatarsale I nach med. (sieht aus wie eine Exostose, ist aber keine) und Abknickung der Großzehe im Großzehengrundgelenk, meist Frauen im Erwachsenenalter bei statischer Fehlbelastung (spitzes Schuhwerk u. hohe Absätze)

KLUMPFUß

Syn: **Pes equinovarus** (et supinatus adductus congenitus/excavatus), engl. clubfoot, ICD-10: angeboren Q66.0, später erworbener Klumpfuß M21.57

Ät: – Angeboren: **idiopathisch**, multifaktorielle Vererbung (familiäre Häufung)
– Lähmung der Unterschenkelmuskulatur (paralytisch, z.B. durch Neuralrohrfehlbildungen), Folsäure-Antagonisten (z.B. Aminopterin od. Methotrexat in der 4.-12. SSW)
– Ungünstige intrauterine Lage des Fetus (Zwangshaltung), Fruchtwassermangel (POTTER-Sequenz durch fetale Nierenfunktionsstörung)
– Häufig vergesellschaftet mit kongenitaler Hüftdysplasie
– Arthrogryposis multiplex congenita (s.o.)
– Exogene Faktoren: Rauchen, Umweltfaktoren, Amniozentese
– Sekundär, postnatal erworben: bei **neuromuskulären Erkrankungen**, wie Spina bifida, infantile Zerebralparese, neurogene Muskelatrophie (CHARCOT-MARIE-TOOTH), Poliomyelitis Verletzungen/posttraumatisch: periphere Nervenlähmung (z.B. N.peroneus-Läsion), Talus-Kalkaneus-Fraktur, Kompartmentsyndrom, Narbenkontrakturen

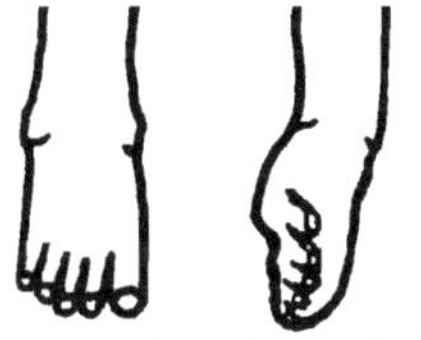
normal Klumpfuß

Path: Angeborene Kombination verschiedener Deformitäten am Fuß:
♦ Ossär: Spitzfuß (Pes **equinus**), Rückfuß**varus** mit **Supinations**stellung und **Adduktion** des Vorfußes (Pes adductus, Sichelfuß, s. Abb.), Hohlfuß (Pes excavatus), Fehlrotation des Talus, varische Kalkaneusorientierung
♦ Muskulär: Wadenatrophie kombiniert mit Verkürzung und Fibrose des M. triceps surae (mit Achillessehnenverkürzung) und M.tibialis post. („key muscle“) bewirkt Spitzfußstellung, Supination und Innenrotation mit Luxationsstellung im Talonavikulargelenk; die Peroneal-

muskulatur ist elongiert und funktionell abgeschwächt, außerdem Verkürzung des medialen Bandapparates (Lig.deltoideum) des Sprunggelenkes.

Epid: ◊ Häufigkeit: 7-10/10.000 Geburten, damit häufigste angeborene Fehlbildung der Extremitäten, **m** > w (= 2-2,5:1)
◊ In 50 % d.F. beidseitiges Auftreten

Klin: ⇒ Spitzfuß (Plantarflexion im OSG), Rückfußsupination ⇨ Vorfußsupination u. Adduktion
⇒ dorsale Hautfalte über der Ferse, medioplantare Hautfalte (Hohlfuß)
⇒ Schwächung d. Wadenmuskulatur und Verkürzung insb. des M. tibialis posterior

Diag: 1. Anamnese (Familienanamnese?) u. klinische Untersuchung: Fußform, schmale Wade, leeres Fersenkissen (Kalkaneus-Hochstand), Beurteilung der **Rigidität** (soft/stiff), Beurteilung des Nervenstatus (spontane Bewegungen?)
2. Röntgen-Fuß in 2 Ebenen: knöcherne Defekte?, Talocalcanearwinkel a.p. <20°, seitl. <35° (bis Parallelstellung möglich); Talus-Metatarsale-I-Winkel >20°
3. Sonographie: zur Verlaufskontrolle

Etlg: Klassifikation in Abhängigkeit d. Redressionsfähigkeit v. Vor- u. Rückfuß n. DIMÉGLIO (1995)
Typ 1 soft-soft – passiv gut korrigierbar (ca. 20 % d.F.)
Typ 2 soft-stiff – Spitzfußstellung, gut korrigierbar (1/3)
Typ 3 stiff-soft – Vorfußdeformität, nur zum Teil korrigierbar (1/3)
Typ 4 stiff-stiff – rigide Kontraktur in allen Gelenken, ausgeprägte Spitzfußstellung, schwer korrigierbar (10 %)

Ther:
- Konservativ: So **früh wie möglich** beginnen, konsequente Durchführung notwendig!
  - **Seriengipse**: Redressierende Unter-/Oberschenkelgipse in maximal möglicher und steigernder Pronation und Abduktion für 6-12 Wo. (anfangs Gipswechsel alle 1-3 Tage, dann alle 1-2 Wo., bei der Technik nach PONSETI wird diese frühzeitig kombiniert mit einer perkutanen Achillessehnendurchtrennung, diese wächst dann von alleine verlängert wieder zusammen).
    Anschließend **Schienenbehandlung** zur Rezidivprophylaxe (z.B. beidseitige DENIS-BROWNE-Schiene od. einseitige Schiene in den ersten 3 Mon. 23 Std./Tag, dann nur noch in der Nacht bis zum 4. Lj.), korrigierende Einlagen
  - Physiotherapie: manuelle Technik und Dehnungsübungen, Taping
  - Botulinumtoxin-Injektionen in die Muskulatur (bislang wenig Erfahrungen), Ziel: vorübergehende Schwächung d. Plantarflexoren u. Supinatoren zur Unterstützung der Redressionsbehandlung und Vermeidung einer Op
- Operativ: Ind: konservativ nicht korrigierbarer Klumpfuß ⇨ Op im 3. Lebensmonat
  - Bei Spitzfuß: offene Z-förmige Achillessehnenverlängerung (= **Achillotenotomie**)
  - Bei Rückfußvarus: Kapsulotomie des USG u. OSG, Reposition des Talus
  - Postoperativ Gips für 6 Wo. u. Oberschenkelschiene für 6 Mon.
  - Ggf. später notwendige Korrekturen, z.B. bei Rezidiv: subtalare Osteotomie, Kuboidosteotomie od. Tripleosteotomie, Sehnentransfers, Korrekturarthrodese
- Für Eltern und Betroffene gibt es zahllose Infoseiten und Foren usw. im Internet, z.B. www.klumpfuesse.de, www.klumpfüsse.de, www.klumpfuss.at, www.klumpfuss.ch

Prog: Gut, bei frühzeitiger Ther. können heute **90 % d.F. konservativ** therapiert werden. Günstig sind weiche Deformitäten (z.B. durch intrauterine Zwangshaltung) ⇨ gute konservative Redression mögl. Je rigider, umso eher ist eine Op erforderlich.
Op: 75 % der Füße können mit einer einmaligen Operation ausreichend korrigiert werden, beim Rest sind diverse Folgeoperationen nötig (Osteotomien, Sehnentransfers, Arthrodese).
Wiederholungsrisiko: Bei erneuter Schwangerschaft ist das Risiko 20- bis 30-fach höher.

Kompl: * Bleibende Restfehlstellung ⇨ verzögertes Laufenlernen, pathologisches Gangbild, Rezidivfehlstellung im Kindes-/Jugendalter
* Später Arthrose der betroffenen Fußgelenke (aber auch Hüft- u. Kniegelenk durch kompensatorischen Ausgleich der Fehlstellung ⇨ Fehlbelastungen)

KNICKSENKFUß

Syn: Knickplattfuß, Pes planovalgus, Plattfuß, Pes valgus, X-Fuß, ICD-10: M21.4

Ät: Bandlaxität, Muskelschwäche, Übergewicht, Genua valga oder vara

Path:
- ♦ Erst im 5.-7. Lj. bildet sich die normale Fußform aus. Der Knicksenkfuß ist eine meistens harmlose (im Kleinkindes- und Kindesalter teilweise physiologische) Fußfehlstellung mit verstärktem **Rückfußvalgus** (= Knickfuß) und **abgeflachtem medialem Längs-Fußgewölbe** (= Senk-/Plattfuß, Abb.-Bsp.: li. Fuß von medial gesehen), oft auch Vorfußabduktion.
- ♦ Fehlrotation zwischen Rück- und Vorfuß durch erhöhte Bandlaxität

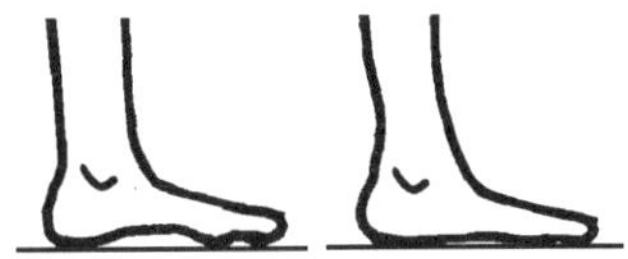

Etlg:
- # Flexibler Knicksenkfuß
- # Rigider Knicksenkfuß (sehr selten): angeborener Talus verticalis (s. DD), Fußwurzelknochensynostose (Coalitio talonaviculare ⇨ dann auch eingeschränkte Pro-/Supination)

Klin:
- ⇒ Meist **keine Beschwerden**
- ⇒ Ggf. belastungsabhängige Schmerzen im Fußgewölbe

Diag:
1. Anamnese u. **klinische Untersuchung:** Fußbeurteilung im Gehen, Stehen u. Liegen
   Zehenspitzenstand: möglich oder fehlende Valguskorrektur (X-Stellung) u. fehlende Korrektur der Abflachung des medialen Fußgewölbes beim rigiden Knicksenkfuß
   Pathologischer Fersenvalguswinkel (X-Stellung n. medial): normal ist Kleinkind bis 20°, im Schulalter bis 10°, beim Erwachsenen max. 5°.
   Abb.-Bsp.: li. Fuß v. hinten, Fersenvalguswinkel 16°
   Trittspur: **abgeflachtes Längsgewölbe** (s. Abb.)
2. Röntgen: nur selten notwendig, Talocalcanearwinkel (hat große Schwankungsbreite)

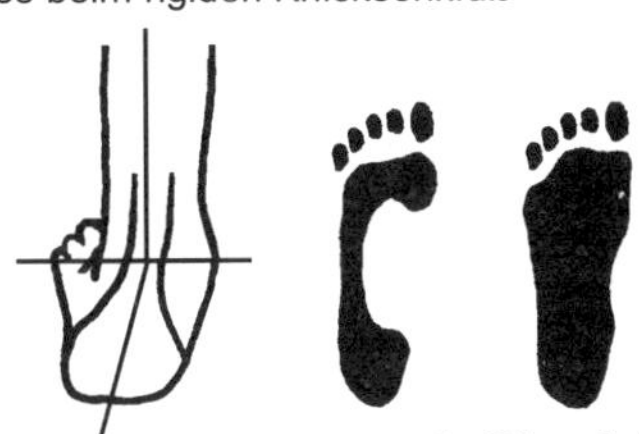

Ther:
- • Konservativ: **barfuß laufen** (Stärkung der Fußmuskulatur), Spitzfußgang üben (⇨ M.tibialis), Dehnung der Wadenmuskulatur, Physiotherapie
  - Einlagen (ganzsohlig Fersen fassend, Rückfuß varisierend) sind nur selten sinnvoll: indiziert bei zunehmender Instabilität im Talonaviculargelenk, einseitiger Zehenspitzenstand nicht möglich od. anhaltenden Beschwerden
- • Operativ: Ind: Schweregrad, bisheriger Verlauf, Schmerzen, Alter, Talus verticalis
  - Rückverlagerung des M. tibialis ant. (Op n. NIEDERECKER), Reposition des Talus und Fixierung des Talonaviculargelenkes (TACHDJIAN), Talus-Reposition und Verblockung mit Calcaneus (GRICE-GREEN), Calcaneus-Verlängerungsosteotomie, T-Arthrodese

Prog: **Sehr gut**, weiterführende Therapie erst bei Persistenz und Beschwerden, oftmals überbehandelt! Eltern aufklären und beruhigen.

Kompl: * Zusätzlich Spreizfuß (= Abflachung und Verbreiterung des Quergewölbes im Bereich des Vorfußes, Pes transversoplanus) mögl.

Proph: ♥ Kräftigung der Fußmuskulatur durch **Barfußlaufen** und auf Naturboden

DD:
- Physiologischer Knicksenkfuß im Kleinkindesalter, ausgeprägtes Sohlenfettpolster
- Achillessehnenverkürzung
- Talus verticalis: sehr seltene angeborene Steilstellung des Talus mit Fersenhochstand und Luxation im Talonaviculargelenk ⇨ angeborener Plattfuß, konvex nach unten gebogene

Fußsohle (sog. Tintenlöscherfuß), Ther: meist Op erforderlich, Reposition im Talonavikulargelenk, Achillessehnenverlängerung, muskuläre Umstellungen, lange Nachbehandlung
– Coalitio (= Verschmelzung von Knochenkernen) talonaviculare oder der Tarsalknochen

SICHELFUß

Syn: Pes adductus, Metatarsus varus, ICD-10: angeboren Q66.2, erworben M21.17

Ät:
– Verstärkte Aktivität des M.abductor hallucis oder M. tibialis ant.
– Ungünstige intrauterine Lage des Fetus (Zwangshaltung)
– Neugeborene/Säuglinge: Bauchlagerung mit in Vorfußadduktion liegenden Füßen
– Selten aut.-rez. erblich

Path:
♦ Fehlstellung des Fußes mit **Adduktionsstellung** des Mittelfußes und der Zehen, bei normaler Fersenstellung (DD: beim Klumpfuß auch Ferse betroffen)
♦ Flexibel od. rigide mögl., meist beidseitig, m > w

Etlg: Maß der Vorfußadduktion anhand einer Linie an die entlastete mediale Ferse gelegt, n. MUBARAK (normal: Linie verläuft medial des 1. Strahls)
Grad 1: Linie kreuzt die 1. Phalanx (Abb.-Bsp. li. Fuß, Grad 1)
Grad 2: Linie kreuzt die 2. Phalanx
Grad 3: Linie kreuzt die 3. Phalanx

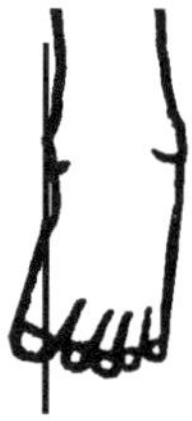

Klin:
⇒ Einwärts gedrehte Fußspitze ab dem Mittelfuß und eine oder mehrere nach innen verlagerte Zehen, oftmals auch Hallux varus (angeborene Form)
⇒ Sonstige Beweglichkeit meist uneingeschränkt, kaum schmerzhaft

Diag:
1. Anamnese und klinische Untersuchung: typische Fußstellung
2. Röntgen: (selten erforderlich) Talocalcanearwinkel a.p. >25°

Ther:
• Konservativ: **meist keine** Therapie nötig (milde flexible Form)
  – Bei lockerem Sichelfuß: Dehnungsmassage, Bandagen oder spezielle Antivarusschuhe
  – Falls fixierte Rigidität (über den 3. Lebensmonat hinaus) ⇨ Redressionsgipse
• Operativ: Ind: frühestens ab dem 12. Monat (meist im Schulalter)
  – Release der M.abductor-hallucis-Sehne
  – Ggf. Osteotomie Metatarsale I-V (laterale Säule verkürzen, mediale verlängern)

Prog: Spontane Korrektur d. meisten Sichelfüße bis zum Schulalter, nur 5 % bedürfen einer Ther.

Kompl: * Entwicklung eines juvenilen Hallux valgus (Os metatarsale I nach med. verschoben und Abknickung der Großzehe im Großzehengrundgelenk zur Kleinzehenseite hin)

BENIGNE KNOCHENTUMOREN

Epid:
◊ Bei Kindern insg. häufigeres Auftreten im Vergleich zu Erwachsenen
◊ Verteilung: **80 %** aller Knochentumoren im Kindesalter sind benigne, es sind mehr als 100 verschiedene Entitäten bekannt (Klassifikation nach WHO, 2002).
◊ Prädisp.alter: Benigne Knochentumoren u. tumorähnliche Knochenveränderungen kommen insb. zw. **10. u. 30. Lj.** vor, die häufigsten kindlichen sind fett markiert (s. Etlg.).
◊ Insg. sind mehr **Jungen** betroffen (1,4-2:1).
◊ Lok: Die häufigsten Lok. sind die untere Extremität (**lange Röhrenknochen**).

<u>**Etlg:**</u> # <u>**Benigne Knochentumoren**</u> (in Klammern bevorzugte Lok., nach Häufigkeit geordnet):

- **Osteochondrom** (Syn: kartilaginäre Exostose, Lok: Metaphyse v. Femur u. Humerus), auch multipel vorkommend (aut.-dom. erblich): verknöchernde Knorpelwucherungen
- **Osteoidosteom** (Femur, Tibia, relativ klein, in der Kortikalis gelegen), benignes Osteoblastom (Wirbelkörper, untere Extremität)
- Enchondrom (Syn: Chondrom, durch versprengte Knorpelzellen, Lok: Phalangen, Prädisp.alter: 20.-40. Lj.; selten aut.-rez. erblich, dann im Säuglingsalter beginnend als generalisierte Enchondromatose)
- **Chondroblastom** (Syn: CODMAN-Tumor, Lok: Epiphyse von Femur u. Humerus)
- Osteom (insb. Nasennebenhöhlen), Chordom (Schädelbasis od. Wirbelsäule)
- Hämangiom (Schädel, Wirbelkörper)
- Chondromyxoidfibrom (Tibia u. Femur)

<u>**Tumorähnliche Knochenveränderungen**</u> (tumorlike lesions, meist benigne):

- **Nicht-ossifizierendes Knochenfibrom** (Metaphyse der unteren Extremität, exzentrisch, weintraubenartige Formation) ⇨ nach Abschluss des Wachstums meist Spontanheilung
- **Solitäre / juvenile Knochenzyste** (proximaler Humerus, Femur od. proximale Tibia) ⇨ pathologische Fraktur mögl., spontane Ausheilung meist bis zum 20. Lj.
- **Aneurysmatische Knochenzyste** (lange Röhrenknochen, Wirbelkörper)
- Fibröse Dysplasie (Femur, Tibia)
- Langerhans-Zellhistiozytose (früher Histiocytosis X genannt): eosinophiles Granulom (5.-10. Lj., osteolytische Herde insb. in der Schädelkalotte), HAND-SCHÜLLER-CHRISTIAN-Krankheit (Zellhistiozytose u. zusätzlich Exophthalmus u. Diabetes insipidus)

Hyperparathyreoidismus (sog. "Brauner Tumor", Wirbelkörper, Rippen u. Becken)

<u>**Klin:**</u> ⇒ Meist asymptomatisch (Zufallsbefund, z.B. bei Röntgen nach Trauma)
⇒ Bei allen **Knochenschmerzen** ⇨ immer auch an Knochentumor denken
⇒ Lokale Schwellung, bei Gelenkbeteiligung auch Gelenkerguss mögl.
⇒ Pathologische Fraktur (bei benignen Tumoren eher selten)

<u>**Diag:**</u>
1. Anamnese (Art u. Dauer der Beschwerden, Familienanamnese?) und klinische Untersuchung: Lokalbefund, Lk-Stationen?
2. Röntgen: betroffene Extremität in 2 Ebenen ⇨ bei auffälligem Befund CT / MRT, typische radiologische Zeichen und typische Lage im Verhältnis zur Wachstumszone (Epiphyse/Metaphyse, Abb.-Bsp.: li. prox. Tibia)

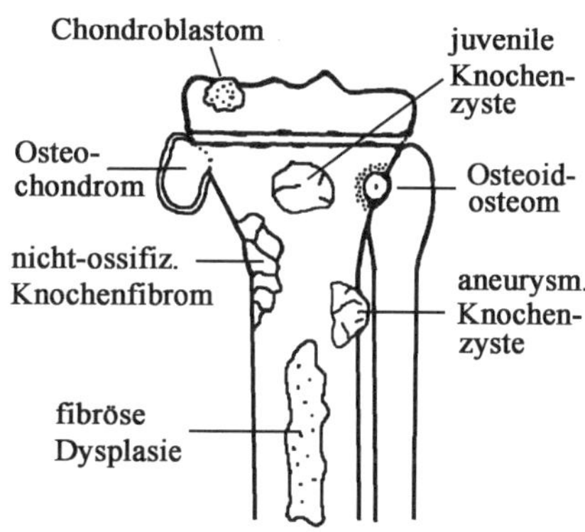

<u>**DD:**</u>
- Maligne Knochentumoren (s.o., Kap. Kinderonkologie) od. Knochenmetastasen anderer Primärtumoren
- Osteomyelitis (insb. chronische), Osteitis, Knochenabszess, Knochentuberkulose, Myositis ossificans
- Wachstumsschmerzen, muskuläre Schmerzen (Sportverletzungen, Überlastung)

<u>Osteochondrom</u>

<u>Syn:</u> **Kartilaginäre Exostose**, Ekchondrom, ICD-10: D16.9, angeboren Q78.6

<u>Ät:</u> Spontan od. familiär vorkommend (aut.-dom. erblich, Chrom. 8q23-q24.1, dann multipel)

<u>Path:</u> **Benigne** Störung der enchondralen Ossifikation an den Enden **langer Röhrenknochen** ⇨ **blumenkohlartiger** Auswuchs an der Knochenoberfläche mit oberflächlicher **Knorpelkappe** (von der Wachstumsfuge ausgehend), ossärer Anteil gestielt (pedikulär) oder breitbasig (sessil), wandert mit dem Knochenwachstum diaphysenwärts.

Lok: insb. **kniegelenksnah**, distaler Femur, proximale Tibia, proximaler Humerus, distaler Radius, distale Tibia, Fibula, selten auch Ossa metacarpalia od. metatarsalia, flache Knochen (Scapula, Sternum, Os ilium, Schädel)

Histo: proliferierende, säulenartig angeordnete Chondrozyten, darunter Matrixverknöcherung, teilweise persistierender verkalkter Knorpel

Epid: **Häufigster gutartiger Knochentumor** (40 % d.F.), Häufigkeit 0,2/10.000, **m** > w (1,8:1)

Prädisp.alter: ab 5. Lj. vorkommend, Altersgipfel **10.-20. Lj.**

Klin: Meist asymptomatisch (Zufallsbefund), ggf. tastbare Schwellung

Evtl. Schmerz od. Funktionsbeeinträchtigung bei Irritation von Sehnen (Bursitis), Muskeln, Nerven (z.B. Fallfuß) od. Gefäßen (Thrombose, arterieller Verschluss)

Kann das Knochenwachstum hemmen ⇨ Verkürzung od. Verkrümmung mögl.

Diag: Röntgen: pilzartige Exostose mit breitbasigem Stiel, gut abgrenzbar, nahe der Wachstumsfuge lokalisiert (Abb. s.o.), im CT/MRT auch Darstellung der Knorpelkappe mögl. (0,5-1 cm dick, DD: beim Chondrosarkom Knorpelkappe >2 cm)

Knochenszintigraphie: in der Wachstumsphase intensive ^{99m}Tc-Anreicherung

Ther: Meist keine Therapie erforderlich ⇨ regelmäßige Kontrolle bis Ende Pubertät

Operativ: Ind: neurologische Symptome, Deformität, Bewegungseinschränkung

⇨ Exzision mit Periost bei V.a. Malignität od. Symptomen, sonst Op erst **nach der Pubertät** (wegen hoher Rezidivrate) zur Prophylaxe einer späteren malignen Entartung

Informationen u. Selbsthilfegruppen im Internet: www.exostosen.de (private Seite)

Prog: Gut, eine maligne Entartung ist in 0,25-1 % d.F. mögl. (familiäre Form häufiger).

DD: Malignes Chondrosarkom (schnelles Wachstum, Symptome, dicke Knorpelkappe)

Osteoidosteom

Syn: Kortikalisosteoid, BERGSTRAND-Syndrom, ICD-10: D16.9

Path: **Benigner osteoblastischer** Tumor (bildet auch Prostaglandine)

Lok: Metaphyse der **langen Röhrenknochen** (Femur, Tibia), Wirbelkörper

Histo: gut vaskularisierter, typischerweise **intrakortikal** gelegener „Kern" (Nidus), umgeben von einer rundlichen od. spindelförmigen Zone sklerotischen Knochengewebes (Osteoid bzw. Perifokalsklerose)

Epid: Prädisp.alter: Altersgipfel **10.-30. Lj.**, **m** > w (= 2-3:1)

Häufigkeit: ca. 10 % aller Knochentumoren sind Osteoidosteome.

Klin: Umschriebene Schmerzen, v.a. **Nachtschmerz**, ggf. lokale Schwellung od. Reizerguss bei gelenknahem Herd, Skoliose bei Befall eines Wirbelkörpers mögl.

Diag: Klinische Untersuchung: druckschmerzhafte, tastbare kleine Knochenanhebung

Röntgen/**CT**: ovale, zentral gelegene Aufhellung (**Nidus**), ggf. mit zentraler Verdichtung, mit Randsklerosierung (ossäre Verdichtung), lokale Auftreibung der Kortikalis (Abb. s.o.), Durchmesser i.d.R. max. 1,5 cm, ggf. MRT mit KM (Nachweis der guten Vaskularisierung)

Knochenszintigraphie: fokale Anreicherung v. ^{99m}Tc, gelegentlich typ. „double-density-sign"

CT-gesteuerte Punktion zur Gewinnung einer Histologie

Ther: Konservativ: Typisch ist ein gutes Ansprechen der Schmerzen auf ASS („Aspirin-Test"). Da spontane Heilung mögl. ist, kann abgewartet werden.

Minimalinvasive Entfernung: **CT-gesteuerte Radiofrequenzablation** od. MRT-gesteuerte Laser-Ablation der Läsion über einen Bohrkanal in Narkose (offene Op heute nicht mehr Standard, da höhere Rezidivrate).

Prog: Gut (keine maligne Entartung, keine Metastasierung), spontane Heilung innerhalb von 2-7 J. mögl., Rezidivrate nach Ablation <10 %

DD: Osteoblastom (eher Wirbelkörper, mit Nidus >1,5 cm, spricht nicht auf ASS an)

Enchondrom, Osteochondrom, benigne kortikale Defekte, EWING-Sarkom

Chronische Osteomyelitis, BRODIE-Abszess

Wachstumsschmerzen

Chondroblastom

Syn: CODMAN-Tumor, kalzifizierende Riesenzellgeschwulst, ICD-10: D16.9

Path: **Benigne** Sonderform eines Chondroms ausgehend von den Apo-/**Epiphysen**, langsames **osteolytisches** Wachstum (Auflösung der Kortikalis), Durchbruch der Wachstumsfugen in umgebendes Gewebe od. Gelenk mögl.
Lok: **lange Röhrenknochen** (Femurkondylus, prox. Tibia, prox. Humerus)
Histo: scharf begrenzte, polygonale Chondroblasten und **osteoklastäre Riesenzellen**, Verkalkungen, Zysten

Epid: Prädisp.alter: 10.-15. Lj. (vor dem Epiphysenfugenschluss), m > w
Häufigkeit: **selten**, ca. 1-5 % aller Knochentumoren

Klin: Schmerzen, uncharakteristische **Gelenkbeschwerden**
Gelenkerguss, pathologische Fraktur mögl.

Diag: Röntgen: scharf begrenzte exzentrische Osteolyse, feine Randsklerose, meist klein (2-4 cm), zystische punktförmige Verkalkungen (salz- und pfefferartige Flecken), Kortikalisausdünnung (Abb. s.o.), bei aggressiv-expansiver Form auch Kortikalisdurchbruch
CT: gute Darstellung bei Wachstumsfugendurchbruch od. Gelenkeinbruch
Szintigraphie: Mehranreicherung, aber schwer abgrenzbar von der Wachstumsfuge

Ther: Operativ: **Kürettage** (Histologie zur Abgrenzung eines malignen Tumors!) und Auffüllung mit Spongiosa, ggf. zusätzlich Phenolverödung und temporäre Zementplombe

Prog: Gut, Lokalrezidivrate 5-10 % (bei aggressiven Chondroblastomen aber bis 50 % u. maligne Entartung mit Lungenmetastasen (in 2 % d.F.) bei aggressiven Chondroblastomen mögl.)

DD: Riesenzelltumoren (Syn: Osteoklastom, semimaligne, Epiphyse langer Röhrenknochen, Lungenmetastasen mögl.), Klarzellchondrosarkom od. Osteosarkom (maligne), Chondromyxoidfibrom, nicht-ossifizierendes Knochenfibrom, aneurysmatische Knochenzyste

Nicht-ossifizierendes Knochenfibrom

Syn: Gutartiges histiozytäres Fibrom, fibröser Kortikalisdefekt, ICD-10: D16.9

Ät: Vermutlich kein Tumor, sondern gutartige Wachstumsstörung des Knochens

Path: **Benigner**, exzentrisch gelegener, metaphysärer Kortikalisdefekt
Lok: distaler Femur, distale u. proximale Tibia, auch multipel mögl.
Histo: faserreiches Bindegewebe, spindelförmige Zellkerne, eingestreute mehrkernige Riesenzellen

Epid: Häufigkeit: Bei ca. 20 % aller Kinder zu einem Zeitpunkt des Wachstums vorhanden, ist die **häufigste gutartige Knochenveränderung** überhaupt.
Prädisp.alter: 5.-10. Lj., m = w

Klin: Meist asymptomatisch (z.B. **Zufallsbefund** beim Röntgen nach einem Trauma)
Selten Schmerzen od. pathologische Fraktur (nur wenn >50 % der Metaphyse betroffen)

Diag: Röntgen: multiple ovale, traubenartige **Osteolysen**, feiner reaktiver Randsaum, Kortikalisauftreibung möglich, Abb. s.o. (als DD: kein Kortikalisdurchbruch, keine Periostreaktion)
Szintigraphie: Aktive Läsionen zeigen eine Mehranreicherung.

Ther: **Keine** („leave me alone lesions"), bei pathologischer Fraktur Ruhigstellung (heilt i.d.R. ohne Operation aus)
Operativ: Ind. >50 % des Knochendurchmessers betroffen ⇨ Kürettage und Spongiosaplastik zur Stabilisierung

Prog: Sehr gut, **selbstlimitierend**, im Wachstumsalter Größenzunahme möglich, nach Wachstumsabschluss schrittweise Ausheilung

DD: MCCUNE-ALBRIGHT-Syndrom: Kombination von Knochenfibromen (Fibröse Dysplasie, s.u.), Pubertas praecox und Café-au-lait-Flecken, Spontanmutation im GNAS1-Gen (Chrom. 20q13.2)
Chondromyxoidfibrom, fibröse Dysplasie (im Markraum über lange Strecke gelegen)

Solitäre / juvenile Knochenzyste

Syn: Einfache Knochenzyste, Osteodystrophia fibrosa localisata, MIKULICZ-Krankheit-II, ICD-10: M85.49

Ät: Letztlich unklar, diskutiert werden vaskuläre Genese u. lokale Wachstumsstörungen.

Path: **Benigne**, primär einkammerige, flüssigkeitsgefüllte Höhle, meist in der **Metaphyse**
Lok: in 80 % d.F. **proximaler** Anteil **langer Röhrenknochen**, insb. Femur, Humerus, Tibia

Epid: Häufigkeit: 3 % aller Knochentumoren, ca. 1/10.000
Prädisp.alter: 5.-12. Lj., **m** > w (= 3:1)

Klin: Meist keine Beschwerden od. Schmerzen (z.B. **Zufallsbefund** beim Röntgen nach Trauma)
Pathologische Fraktur (in 40 % d.F. Erstdiagnose)

Diag: Röntgen: scharf begrenzte **Osteolyse**, ein- oder mehrkammerige Aufhellung (Abb. s.o.), kolbige Auftreibung, „fallen-fragment-sign" (in der Zyste sichtbares Knochenfragment nach patholog. Fraktur), (DD: die Epiphysenfuge wird nie durchbrochen)
MRT: dünne Zystenwand, flüssiger oder solider Inhalt, genaue Zystenausdehnung
Szintigraphie: bei aktiver Zyste Mehranreicherung, verringert sich mit abnehmender Aktivität

Ther: Konservativ: Beobachten, auch nach pathologischer Fraktur kann die konservative Therapie mit Ruhigstellung ausreichen (v.a. obere Extremität).
Operativ: Ind: rezidivierende Frakturen, persistierende Frakturgefahr
Steroid- (Methylprednisolonazetat) oder Knochenmark-Infiltration (aus dem Beckenkamm) in die Zyste ⇨ Heilungsrate ca. 50 % bei aktiven, 75 % bei latenten Zysten
Perkutane Kürettage und Spongiosaauffüllung (wenn möglich erst in der latenten Phase)
Notwendige Stabilisierung bei patholog. Fraktur: intramedulläre Osteosynthese (PREVOT-Marknägel zur Frakturstabilisierung, ist gleichzeitig Reiz zur Ausheilung der Zyste)

Prog: Gut, spontane Rückbildung mögl., bei Op in d. aktiven Zystenphase bis 50 % Rezidivgefahr

DD: Aneurysmatische Knochenzyste, Chondromyxoidfibrom, fibröse Dysplasie
Osteodystrophia fibrosa cystica generalisata (V.RECKLINGHAUSEN): multiple Knochenzysten in den langen Röhrenknochen durch Hyperparathyreoidismus

Aneurysmatische Knochenzyste

Syn: ICD-10: M85.59

Ät: Primär: unklar, chromosomale Translokation (t[16;17][q22;p13])
Sekundär: vermutlich reaktiv (Reparaturvorgänge)

Path: **Benigne**, exzentrisch liegende, blasig aufgetriebene, mehrkammerige Zyste mit umgebender fibrovaskulärer Membran ⇨ wächst lokal verdrängend und **destruktiv** (Verdünnung der Kortikalis), Ausbreitung in die Weichteile mögl.
Lok: **Metaphyse** der **langen Röhrenknochen**, Wirbelkörper, Becken
Histo: blutgefüllte Höhlen, spindelförmige Fibroblasten, osteoklastische Riesenzellen mit Hämosiderineinlagerungen, Osteoidbälkchen, aber keine Zellatypien (= benigne)

Epid: Prädisp.alter: **10.-20. Lj.**, m = w
Häufigkeit: selten, 3-4 % aller Knochentumoren, kommt in 30 % d.F. als sekundäre Zyste zusammen mit anderen Läsionen vor (Osteoblastom, Chondroblastom, Osteosarkom, usw.)

Klin: Derbe tastbare, z.T. schmerzhafte Schwellung
Pathologische Fraktur (in 1/3 d.F. Erstdiagnose)

Diag: Röntgen: größere bis sehr große, scharf begrenzte, exzentrische **Osteolyse** („blow out", Abb. s.o.), ggf. intraläsionale Septen, eierschalenartiger Sklerosesaum
CT/MRT: typische **Flüssigkeitsspiegel**, nur geringer solider Anteil (DD maligner Tumor)

Ther: Konservativ: Sklerosierung und Ausheilung durch direkte Injektion von Steroiden oder Okklusionsemulsion (Ethibloc®) in die Zyste mögl.
Operativ: Offene Biopsie (Histologie!, da DD Osteosarkom), Kürettage und Spongiosaauffüllung, bei sehr großem Defekt ggf. zuvor Embolisation (da starke Blutungsneigung) und Auffüllung mit Knochenzement u. subchondrale Unterfütterung mit autologer Spongio-

sa, nach 2 J. dann Zemententfernung und Spongiosaauffüllung

Prog: Gut, bei sehr langsam fortschreitenden Läsionen ist eine schrittweise Ossifizierung und Rückbildung mögl. (bei schnell wachsenden Zysten keine spontane Rückbildung ⇨ immer Op, Rezidivbildung in 20-30 % d.F.).

DD: Riesenzelltumor (geht eher von der Epiphyse aus, selten Unterbrechung des Sklerosesaums, semimaligne), juvenile Knochenzyste, Chondroblastom, fibröse Dysplasie
Maligne: teleangiektatisches Osteosarkom

Fibröse Dysplasie

Syn: JAFFÉ-LICHTENSTEIN-Syndrom (polyostotische Form), Osteofibrosis deformans juvenilis, ICD-10: Q78.1

Ät: Spontanmutation im GNAS1-Gen, Chrom. 20q13.2 mit genetischer Prädisposition (je früher die Mutation im Fetal- od. Embryonalalter, umso ausgeprägter die Symptome)

Etlg: **Polyostotische** (= mehrere Knochen betroffen) und monostotische Form

Path: Fibröse Dysplasie des spongiösen Knochens = Ersatz des **Knochenmarks** durch **Bindegewebe**, verläuft in Schüben mit Kompaktaatrophie und Pseudozysten.
Lok: Schädel, Kiefer, prox. Femur, Tibia, Rippen
Histo: proliferierende Fibroblasten und Kollagenablagerungen, isolierte Hyalininseln, Trabekel und Osteoid im fibrösen Stroma („Buchstabensuppe")

Epid: Häufigkeit: 1/10.000
Prädisp.alter: **5.-15. Lj.** (polyostotische Form, monostotische später), w > m = 1,2:1)

Klin: Meist asymptomatisch (Zufallsbefund), z.T. Knochenschmerz
Knochendeformitäten bei größerer Läsion: Hirtenstabdeformität (prox. Femur), Säbeldeformität (Tibia), bei polyostotischem Befall groteske Deformitäten mögl.
Gesichtsschädeldeformitäten, Nasennebenhöhlenverlegung, Hirnnervenkompression
Pathologische Frakturen v.a. an der unteren Extremität mögl.
MCCUNE-ALBRIGHT-Syndrom: Kombination v. fibröser Dysplasie, Pubertas praecox u. Café-au-lait-Flecken

Diag: Röntgen/CT: milchglasartige Osteolysen im Bereich der Spongiosa mit Randsklerose, Knochenauftreibung und fleckförmigen Verkalkungen
Szintigraphie: massive Mehranreicherung
Labor: Ca- u. Phosphatspiegel normal, alkal. Phosphatase oftmals erhöht

Ther: Konservativ: Symptomatische Therapie (Analgetika, Bisphosphonate), pathologische Frakturen heilen schnell, Kallus jedoch von fibrösem „Ersatzknochen" durchsetzt.
Operativ: Ind: Frakturprophylaxe, chron. Stressfraktur, Deformitätenkorrektur (nach Wachstumsabschluss) ⇨ Biopsie für Histologie, Kürettage und Spongiosaplastik (mit Fremdknochen)
Selbsthilfegruppen: www.fibroese-dysplasie.info (private Internetseite)

Prog: Gut, maligne Entartung in 0,5 % d.F. mögl. (Osteosarkom, Fibrosarkom)

DD: Enchondrom, aneurysmatische Knochenzyste, Chondromyxoidfibrom, Ameloblastom (Syn: Adamantinom, Läsion der Mandibula)

Langerhans-Zellhistiozytose

Syn: Histiocytosis X, ICD-10: unifokal C96.6, multifokal C96.5, multisystemisch C96.0

Ät: Letztlich unklar, virale Genese?, Hypersensitivitätsreaktion?, Autoimmunerkrankung?
Allgemein eher reaktiv/hyperplastisch u. granulomatös als neoplastisch

Etlg: Nach der Schwere der Krankheit (von oben nach unten zunehmender systemischer Befall)
Eosinophiles Granulom: v.a. **Schädelkalotte**, Femur, Wirbelsäule, Rippen, Becken, Haut, meist monosystemisch (nur in 20 % d.F. multiple Läsionen in parenchymatösen Organen)
HAND-SCHÜLLER-CHRISTIAN-Krankheit: Chronisch disseminierte Form, betroffen können Knochen ("Landkartenschädel"), Haut, Milz, Leber, Niere u. Hypophyse sein.

ABT-LETTERER-SIWE-Syndrom: Akut disseminierende schwerste Verlaufsform, macht ca. 10 % der LANGERHANS-Zell-Histiozytosen aus, Lok: Haut, Milz, Leber, Niere, selten Knochen.

Path: **Granulomatöse Entzündungsreaktion** mit intensiver Proliferation von Histiozyten (dendritischen LANGERHANS-Zellen) ⇨ Granulome entstehen, lokal destruierend, nekrotisierend ⇨ Narbenbildung.

Histo: LANGERHANS-Zellen (pathognomonisch), eosinophile Granulozyten-Nester, wenig Lymphozyten u. Plasmazellen, immunhistochemischer CD1-Antigen-Nachweis auf der Zelloberfläche, elektronenoptischer Nachweis von Bierbeck-Granula in den LANGERHANS-Zellen

Epid: Prädisp.alter: eosinophiles Granulom: 5.-20. Lj., HAND-SCHÜLLER-CHRISTIAN-Krankheit: 2.-5. Lj. u. Jugendliche, ABT-LETTERER-SIWE-Krankheit: 1.-2. Lj.

Häufigkeit: **selten**, Inzidenz: ca. 0,5/100.000 (40-50 Kinder/Jahr in Dtl.), m > w

Klin: Eosinophiles Granulom: in 30 % d.F. Zufallsbefund (asymptomatisch), Schmerzen bei rascher Größenzunahme, tastbare Schwellung, pathologische Fraktur, Hauterscheinungen

HAND-SCHÜLLER-CHRISTIAN-Krankheit: Polyurie (Diabetes insipidus), Wachstumsstörung, Exophthalmus/Strabismus/Sehverlust, Hepatosplenomegalie, erythematöser Hautausschlag

ABT-LETTERER-SIWE-Syndrom: kachektisches, chronisch krankes Kind, ekzematoide und seborrhoische Hautinfiltrate, Juckreiz, Organomegalie, Fieber, Anämie, Gewichtsverlust, Lk-Schwellung, Nachtschweiß (B-Symptomatik)

Diag: Röntgen/CT: „Chamäleon" = kann viele Erkrankungen imitieren. Schädel: ausgestanzte Osteolysen, dünne Randsklerose; Röhrenknochen: Osteolysen in zentraler Lage, umgeben von dicker Randsklerose, Wirbelsäule: Wirbelkörper-Kompression, Vertebra plana

Szintigraphie: lokale Mehranreicherung, aber: bei ca. 30 % keine Mehranreicherung

Labor: Blutbild, Leberfunktion (GOT, GPT, alk. Phosphatase, Albumin, etc.), Gerinnung

Etlg: **Monosystemisch** („single system disease"): Manifestation nur an einem Organ od. Organsystem (dort uni- oder multifokaler Befall mögl.)

Multisystemisch („multisystem disease"): Befall zweier od. mehrerer Organe u. Systeme mit/ohne Beteiligung von "Risikoorganen" (hämatopoetisches System, Lunge, Leber, Milz)

Ther: Konservativ: Beim eosinophilen Granulom spontane Ausheilung möglich, Instillation von Glukokortikoiden intraläsional (40-200 mg Depot-Methylprednisolon) bei isolierten Herden

Bei systemischer Verlaufsform: Glukokortikoide als Monotherapie oder kombiniert mit Vinblastin, Erhaltungstherapiedauer: 12 Mon.

Bei Risikoorganbefall: Initialtherapie mit Dreimittelkombination (Prednisolon + Vinblastin + Etoposid) + Trimethoprim/Sulfamethoxazol-Prophylaxe, 5 mg/kgKG an 3 Tagen/Woche

Strahlentherapie: Selten bei manchen Lokalisationen indiziert, wenn chirurgisches Komplikationsrisiko höher eingeschätzt wird, Dosis sollte kumulativ 6-10 Gy nicht überschreiten.

Operativ: Ind: Frakturgefahr ⇨ Kürettage und Spongiosaplastik

Selbsthilfegruppen: Histiozytosenhilfe e.V., Sophie-Scholl-Str. 10, 64823 Groß-Umstadt, Tel.: 0214 504117, Internet: www.histiozytose.org

Prog: Eosinophiles Granulom: **sehr gut**, Ausheilung nach Monaten/Jahren möglich

HAND-SCHÜLLER-CHRISTIAN-Krankheit: kann sich auch noch selbstständig zurückbilden, gutes Ansprechen auf Chemotherapie

ABT-LETTERER-SIWE-Syndrom: schlecht, unbehandelt rasch letal, mit Chemotherapie/ Stammzelltransplantation gute Überlebensrate, aber Tod in früher Kindheit aufgrund Leberversagens mögl.

Kompl: Störung der Hämatopoese ⇨ Panzytopenie (Anämie, Leukozytopenie, Thrombozytopenie)

Befall der Hypophyse ⇨ Diabetes insipidus, Wachstumsretardierung

Gastrointestinale Symptome ⇨ Gingivostomatitis, Magen-Darm-Ulzera, Hepatosplenomegalie, Leberinsuffizienz

Pulmonaler Befall ⇨ multiple Zysten, Pneumothorax, nicht rauchen!

DD: Lymphome, Plasmozytom, EWING-Sarkom, Osteomyelitis

Hämophagozytische Lymphohistiozytose: aut.-rez. erblich, bereits im Säuglingsalter multisystemischer Befall mit Panzytopenie, Ther: Knochenmarktransplantation, Prog: schlecht

PÄDIATRISCHE RHEUMATOLOGIE

Etlg: # **Rheumatoide Arthritis** (juvenile idiopathische Arthritis) mit ihren vielen Unterformen
Reaktive Arthritis (z.B. nach gastrointestinalen Infekten)
Rheumatisches Fieber (autoimmunologische Spätfolge einer Streptokokkeninfektion)

Path: ♦ Autoimmunologisch bedingte Entzündungen von Gelenken und Weichteilgeweben
♦ Molekulare Mimikry: Strukturen von Erregern sind körpereigenen Strukturen sehr ähnlich ⇨ durch eine Störung der Toleranz des Körpers gegen eigene Antigene (Kreuzreaktion) kommt es zu einer Autoimmunreaktion (Aktivierung von **autoreaktiven T-Helferzellen**), z.B. Wochen/Monate nach einer Infektion

RHEUMATOIDE ARTHRITIS

Syn: **Juvenile idiopathische Arthritis**, juvenile chronische Polyarthritis, ICD-10: M08.99

Ät: – Letztlich unbekannt
– Genetische Disposition (polygene Vererbung), familiäre Häufung (⇨ 10faches Risiko), klimatische (v.a. Nordeuropa) u. psychosoziale Faktoren

Path: ♦ Chronisch-entzündliche, **autoimmunologische Gelenkerkrankung** (Arthritis) im Kindesalter (juvenil) ⇨ Synovia, Gelenkknorpel usw. betroffen ⇨ Erosion am Gelenk mögl.
♦ In der Synovialflüssigkeit können T-Zellen nachgewiesen werden, die TNF-α, Interleukine u. Zytokine (= Entzündungsmediatoren) ausschütten.

Epid: ◊ Prävalenz: 1/1.000 Kindern, für Deutschland ca. 15.000 betroffene Kinder und Jugendliche geschätzt (jährliche Neuerkrankungen ca. 1.200 Kinder), Geschlechterverteilung je nach Form unterschiedlich
◊ Prädisp.alter: per definitionem juvenile Form bei **Kindern <16 J.**, höchste allgemeine Prävalenz ist im Alter 55-75 J. (ca. 2 % der Bevölkerung in diesem Alter betroffen)

Etlg: ILAR-Klassifikation aufgrund v. klinischen Symptomen u. Laborbefunden (gem. International League of Associations for Rheumatology, 1997):

Systemische juvenile Arthritis (STILL-Syndrom)
Juvenile **Polyarthritis** (Rheumafaktoren: **RF positiv** od. **RF negativ**), symmetrisch
Oligoarthritis, asymmetrisch (ca. 50 % d.F. mit Abstand häufigste Form)
Juvenile (Oligo-)Arthritis **mit Enthesitis** (= Entzündung der Ansätze von Sehnen od. Bändern), mit oligoartikulärem Beginn
Juvenile **Psoriasis**-Arthritis
Andere Arthritiden: Übergangsformen, nicht klassifizierbare Formen

Klin: ⇒ An einem od. mehreren Gelenken auftretend: Schmerzen (typische „**Morgensteife**"), Überwärmung, ggf. Rötung, **weiche Schwellung** und Erguss, Myalgien, **Schonhinken**
⇒ Allgemeine Müdigkeit, Schwitzen, ggf. subfebrile Temperaturen mögl.
⇒ **Bewegungseinschränkung** über **6 Wo.** anhaltend ohne andere erkennbare Ursache
⇒ Rheumaknoten (gelenknahe subkutane Knötchen), Polyserositis (Entzdg. innerer Organe)

Diag: 1. Anamnese: Dauer der Beschwerden (>6 Wo.), Infektanamnese?, Familienanamnese (Rheuma in der Familie?), andere Autoimmunerkrankungen
Klinische Untersuchung: Inspektion aller Gelenke (Bewegungsmaße, auch Hände u. Füße), Gangbild, Hautstatus

2. Bildgebung: Röntgen: periartikuläre Osteoporose, konzentrische Gelenkspaltverschmälerung, Zystenbildung, Destruktionen, Subluxationen, Fehlstellungen
   Sonographie: Nachweis Gelenkerguss, periartikuläre Schwellung der Weichteile
   MRT (mit Gadolinium): zeigt Gelenkdestruktion, Entzündung, gut zur Verlaufskontrolle
3. Labor: Entzündungsaktivität (BSG, CRP), Diff-BB, Leber- und Nierenwerte, Rheumafaktoren (RF) bzw. heute Ak gegen cyclische citrullinierte Peptid-/Protein-Antigene (ACPA od. **anti-CCP-Test** genannt, viel spezifischer als die Rheumafaktoren und früher positiv) verwendet, antinukleäre Antikörper (ANA), HLA-B27, Ferritin zur Verlaufskontrolle
4. Ultraschall: im Powerdoppler vermehrte Durchblutung der betroffenen Gelenksynovia
5. Ophthalmologische Untersuchung: Iridozyklitis (= anteriore Uveitis)?
6. Kardiologische Untersuchung: Perikarderguss?
7. Gelenkpunktion: Ausschluss eines Empyems, histologische Begutachtung der Synovia

Ther:
- Ziel: Unterdrückung von Entzündung und Schmerz, **Vermeidung von Gelenkschäden**, normale Entwicklung des Kindes ermöglichen ⇨ multidisziplinäre Betreuung erforderlich.
  - Konservativ: **Physiotherapie** (Dehnung, Gelenkbeweglichkeit, Muskelkraft), Thermotherapie (Kälte im akuten Stadium), Elektro- und Ultraschalltherapie, Massagen, Lymphdrainage, TENS
  - **Sport** (im schmerzfreien Bereich) wird empfohlen (nicht im akuten arthritischen Stadium), insb. Schwimmen, Radfahren, Nordic Walking, Wandern, Gymnastik
  - Sozialpädagogische Betreuung, Eltern-/Patientenschulung, Ergotherapie
  - Ggf. Orthesen, z.B. bei Achsabweichungen oder zur Gelenkstabilisierung
- Medikamentöse Therapie (Tagesdosis u. Zulassungsalter in Klammern):
  Früh und konsequent! Ziel ist die sofortige Remission. Begonnen wird immer mit einem NSAR, reicht dies nicht aus, werden Glukokortikoide ergänzt; reicht dies nicht aus, dann DMARDs (sog. Basistherapeutika, Disease Modifying Anti-Rheumatic-Drugs inkl. Immunsuppressiva), letzte Eskalation sind zusätzlich sog. Biologika (es gibt viele weitere Med., die aber nicht für Kinder zugelassen sind).
  - **NSAR:** Ibuprofen (20-40 mg/kgKG/Tag in 3-4 Dosen, Nurofen®, ab ½ J.), Indometacin (1-3 mg/kgKG/Tag in 2-3 Dosen, Indo-paed®, ab 2 J.), Diclofenac (2-3 mg/kgKG/Tag in 2-3 Dosen, Voltaren®, ab 14 J.)
  - **Glukokortikoide**: p.os 0,1-2 mg/kgKG/Tag Prednisolon-Äquivalent (als Pulstherapie für 1-3 Tage auch sehr hoch dosiert, z.B. 30 mg/kgKG i.v.) od. auch intraartikulär gegeben (insb. bei Oligoarthritis, Triamcinolonhexacetonid, 2-20 mg je nach Gelenkgröße, max. alle 3 Mon., Lederlon®, ab ½ J.)
  - **Basistherapeutika** (DMARDs): Sulfasalazin (30-50 mg/kgKG/Tag in 2-3 Dosen, Azulfidine®, ab 6 J.) od. Hydroxychloroquin (5-6,5 mg/kgKG/Tag, Quensyl®, ab 6 J.)
    Immunsuppressiva: Methotrexat (**MTX**, p.os od. s.c. 10-15(-30) mg/m^{2}KOF/Woche, Lantarel®, ab 3 J.), ggf. prophylaktisch Folsäure dazu (1 mg/Tag)
  - **Biologika** (sind neue Medikamentengruppen): TNF-α-Inhibitoren, z.B. Etanercept (0,4 mg/kgKG 2x pro Woche s.c., Enbrel®, ab 2 J. zugelassen, wenn MTX unverträglich od. nicht wirksam ist) od. Adalimumab (24 mg/m²KOF s.c. alle 2 Wo., Humira®, ab 2 J.)
    IL-6-Rezeptorantikörper: Tocilizumab (8 mg/kgKG als Infusion über 1 Std. alle 2 Wo., RoActrema®, ab 2 J. zugelassen, wenn NSAR + Glukokortikoide nicht ansprechen.)
    IL-1-Antikörper: Canakinumab (4 mg/kgKG s.c. alle 4 Wo., Ilaris®, ab 2 J.)
    Kostimulationsantagonisten (T-Zell-Blockade): Abatacept (10 mg/kgKG als Infusion alle 4 Wo., ORENCIA®, ab 6 J. zugelassen in Kombination mit MTX, wenn kein ausreichendes Ansprechen auf andere Med.)
- Operativ: Ind: Palliative Maßnahmen bei Versagen der konservativen Therapie
  - Offene od. arthroskopische **Synovektomie**
  - Arthrodese, Endoprothesen (nach Abschluss des Wachstums)
- Selbsthilfegruppen und weitere Informationen im Internet: Deutsche Rheuma-Liga Bundesverband e.V., www.rheuma-liga.de, mit weiteren Verbänden in vielen Bundesländern
  Deutsche Gesellschaft für Rheumatologie e.V., Internet: www.dgrh.de
  Speziell für Kinder: Gesellschaft für Kinder- u. Jugendrheumatologie e.V., Internet: www.agkjr.de und www.kinder-rheumastiftung.de, www.rheumakids.de
  Österreich: www.rheumaliga.at u. www.rheumalis.org, Schweiz: www.rheumaliga.ch

Prog: Allgemein gut, in 50-60 % d.F. bildet sich die Erkrankung ohne langfristige Auswirkungen zurück. Selten auch schwerwiegende Verläufe mit Übergang in die Adoleszenz mögl. (diese müssen dann von Erwachsenenrheumatologen weiterbetreut werden, sog. Transition)

Kompl:
* Beteiligung innerer Organe: **Polyserositis** ⇨ Perikarditis, Pleuritis, Peritonitis
* **Uveitis** (kann bei allen Formen auftreten) mit Entzündung insb. der Iris (**Iridozyklitis**) ⇨ bei allen Rheumakindern ophthalmologische Kontrollen durchführen
* Bei hoher Aktivität progrediente **Gelenkdeformitäten**
* Chronische Entzündung ⇨ **vermindertes Wachstum**
* **Osteoporose**

DD: Viele Krankheiten zeigen ebenfalls arthritische Symptome und sind Ausschlussdiagnosen:
- **Rheumatisches Fieber** (s.u.)
- **Reaktive Arthritis** (s.u.): Folge einer viralen od. bakt. Infektion
- **Coxitis fugax** (s.o., Kap. Kinderorthopädie), Wachstumsschmerzen
- Infektiös: bakterielle **Gelenkinfektion** (direkte Infektion od. septische Arthritis), **Osteomyelitis**, Lyme-Arthritis (Borreliose), Bursitis (= Schleimbeutelentzündung der Gelenke), Akne-assoziierte Arthritis u. Sakroiliitis (bei Acne fulminans), Ringelröteln (Parvovirus B19)
- Kollagenosen: Systemischer Lupus erythematodes, Sklerodermie, Dermato-/Polymyositis
- Vaskulitiden: Purpura SCHÖNLEIN-HENOCH, KAWASAKI-Syndrom, WEGNER-Granulomatose (granulomatöse Polyangiitis), Panarteriitis nodosa, BEHÇET-Krankheit
- Orthopädisch (s.o.): Perthes-Krankheit, Epiphyseolysis capitis femoris, Beinlängendifferenz
- Spondylarthritiden: juvenile Spondylitis ankylosans (Morbus BECHTEREW), Sakroiliitis
- Arthritis bei chronisch-entzündlicher Darmerkrankung (**Morbus CROHN**, Colitis ulcerosa)
- Familiäres Mittelmeerfieber: aut.-rez. erblich (Chrom. 16), Klin: rez. Fieberschübe, Oligoarthritis großer Gelenke, Erythemen, Polyserositis, Perikarditis, Ther: lebenslang Colchicin
- **Arthrose**, Periarthropathien, Tendopathien, Tendinitis, Myositis, Fibromyalgiesyndrom
- Kristallarthropathie: Gicht (Hyperurikämie), Chondrokalzinose
- Polyarthrose der Fingergelenke (HEBERDEN, BOUCHARD), am Daumengrundgelenk (RHIZ)
- Als paraneoplastisches Phänomen bei Krebserkrankungen (insb. Leukämie)

Systemische juvenile Arthritis

Syn: STILL-Syndrom, Morbus STILL, Subsepsis allergica, ICD-10: M08.29

Epid: Prädisp.alter: **früh**, 2.-8. Lj.
5-10 % aller juvenilen Arthritiden

Klin: Rezidivierendes intermittierendes **Fieber**, Allgemeinzustand verschlechtert
Polyartikuläre Arthritis (kann initial aber fehlen), Gelenkergüsse
Kurzfristiges **Exanthem** der Haut an Rumpf u. Extremitäten (sog. Rash, makulopapulös)
Hepatosplenomegalie, Leberfunktionsstörungen, LK-Vergrößerung
Polyserositis: Perikarditis (aber keine Endokarditis als DD zum rheumatischen Fieber), Perikarderguss, Pleuritis, Peritonitis (abdominelle Schmerzen)

Diag: Labor: BSG-/CRP-Erhöhung, **Anämie**, Leukozytose, Thrombozytose
RF, ANA, ANCA alle negativ, S100-Proteine erhöht
Röntgen: Gelenkspaltverschmälerung, Zystenbildung, Gelenkdestruktionen, Epiphysenfugenschluss schon erfolgt?
MRT: Lokalisation von Entzündungen, sehr gut für die Verlaufskontrolle

Ther: Med: **NSAR**, **Glukokortikoide** (**systemisch**: Pulstherapie, danach hohe orale Dosis), bei Resistenz zusätzlich **DMARDs**/Immunsuppression mit **Methotrexat**, bei weiterer Ther.-Resistenz TNF-α-Inhibitoren (Ansprechen ist aber nicht so gut) od. IL-6- od. -1-Antikörper
Physiotherapie (tägliche Anwendung)

Prog: **Schlechte** Prognose, ca. 50 % der Kinder brauchen eine langfristige Medikation.

Kompl: Makrophagenaktivierungssyndrom ⇨ Phagozytose aller Zellreihen ⇨ Panzytopenie
Schwere **Gelenkdestruktionen**, Deformitäten, Kontrakturen mögl.
Amyloidose (bei fehlender Ther.), insb. mit Nierenbeteiligung (Proteinurie)
Wachstumsverzögerung (sekundärer Kleinwuchs), interstitielle Lungenfibrose
Multiorganversagen mögl., Arteriosklerose im Langzeitverlauf

DD: Rheumatisches Fieber
Vaskulitiden u. systemische Kollagenosen

Seropositive Polyarthritis

Syn: Rheumafaktorpositive juvenile Polyarthritis, ICD-10: M08.99

Ät: Hohe Assoziation mit HLA-DR4

Epid: Prädisp.alter: **Schulkindalter**, 5.-14. Lj., **w** >> m (= 9:1)
2-5 % aller juvenilen Arthritiden

Klin: Meist symmetrische Arthritis (große u. kleine Gelenke), **≥5 Gelenke** betroffen
Gewichtsverlust, Vaskulitis mögl.

Diag: Labor: **RF** in mind. 2 Testungen positiv, ANA in 30 % d.F. positiv
Röntgen: schnelle Destruktionen der betroffenen Gelenke

Ther: Therapie **so schnell wie möglich beginnen** wegen rascher Progredienz
Med: **NSAR** u. **Glukokortikoide** (**intraartikulär** od. systemisch niedrig dosiert), bei hoher Aktivität zusätzlich **DMARDs**/ Immunsuppression mit **Methotrexat**, bei weiterer Ther.-Resistenz zusätzlich TNF-α-Inhibitoren
Physiotherapie (tägliche Anwendung)

Prog: RF-positive Polyarthritis eher ungünstig wegen schnellen progredienten Verlaufs

Kompl: Schnelle Progredienz mit Gelenkdefekten und zuletzt Ankylosebildung
RF-positive Arthritis geht meist in eine **chronische Polyarthritis des Erwachsenen** über.
Erhöhtes Risiko für spätere kardiovaskuläre Erkrankungen

Seronegative Polyarthritis

Syn: Rheumafaktor-negative Polyarthritis, ICD-10: M08.39

Ät: Assoziation mit HLA-DR1/-DPw3

Epid: 15 % aller juvenilen Arthritiden, **w** > m (= 3:1)

Klin: Meist symmetrische Arthritis (große Gelenke u. auch Finger), **≥5 Gelenke** betroffen
Arthritis (Schwellung, Rötung, Bewegungseinschränkung)

Diag: Labor: RF negativ; ANA in 40 % d.F. positiv

Ther: Therapie **so schnell wie möglich beginnen** wegen rascher Progredienz
Med: **NSAR** u. **Glukokortikoide** (**intraartikulär** od. systemisch niedrig dosiert), bei hoher Aktivität zusätzlich **DMARDs**/ Immunsuppression mit **Methotrexat**, bei weiterer Ther.-Resistenz zusätzlich TNF-α-Inhibitoren
Physiotherapie (tägliche Anwendung)

Prog: Meist guter Verlauf

Oligoarthritis

Syn: Juvenile idiopathische Oligoarthritis, frühkindliche Oligoarthritis, ICD-10: M08.49
Oligoarthritis mit Enthesitis/Sakroiliitis, M08.19

Etlg: Typ I: Mono-/Oligoarthritis, **w** > m (= 2:1), Altersgipfel sehr früh, **2.-6. Lj.**
Typ II: Oligoarthritis mit Enthesitis, **m** > w (= 3:1), Altersgipfel 6.-16. Lj., Assoziation mit Morbus BECHTEREW (**HLA-B27** assoziierte Verlaufsform)
Nach dem Verlauf: persistent (nicht fortschreitend, max. 4 Gelenke im Verlauf über 6 Monate betroffen) und extended (zunehmende Schwere u. Anzahl an Gelenken, >4 Gelenke im Verlauf über 6 Mon. betroffen)

Epid: **Häufigste Form**, insg. 50-60 % aller juvenilen Arthritiden (überwiegend Typ I)

Klin: Initial **asymmetrische Arthritis, 1-4 Gelenke** betroffen (meist Knie- u. Sprunggelenke, Anmerkung: gesamtes Handgelenk, Sprunggelenk, HWS werden je als 1 Gelenk gewertet)
Typ I: Arthritis u. akute **Iridozyklitis** (in 1/3 d.F.) od. chronische Iridozyklitis (bis 50 %)
Typ II: Arthritis und **Enthesitis** (= Entzündung/Schmerzen an den Ansätzen von Sehnen und Bändern, z.B. Achillodynie mit Fersenschmerzen), Bursitis, **Sakroiliitis** bei juveniler Spondylarthritis mit Rückenschmerzen, Iridozyklitis (in 20 % d.F.)

Diag: Labor: Typ I: RF negativ, **ANA** meist positiv, HLA-B27 negativ
Typ II: RF negativ, ANA meist negativ, **HLA-B27** in 70-90 % d.F. positiv
Immer **ophthalmologische Untersuchung**: Iridozyklitis (= anteriore Uveitis)?

Ther: Med: **NSAR**, bei hoher Aktivität zusätzlich **Glukokortikoide** (**intraartikulär**), bei weiterer Ther.-Resistenz zusätzlich **DMARDs**/Immunsuppression mit **Methotrexat**
Physiotherapie (tägliche Anwendung)
Bei V.a. Iridozyklitis: sofort syst. Ther. beginnen und Glukokortikoide + Mydriatika lokal

Prog: Meist gute Verläufe, aber Iridozyklitis kann bleibende Schäden anrichten.

Kompl: **Iridozyklitis** (Syn: Entzündung der vorderen Uvea, **Uveitis** anterior, ICD-10: H20.9)
Epid: Am häufigsten bei der **Oligoarthritis** vorkommend, aber auch bei allen anderen Rheumaformen mögl. (insg. bei ca. 10 % aller juvenilen idiop. Arthritisfällen), **w** > m
Path: Immunreaktion mit Störung der Blut-Kammerwasser-Schranke, **ANA** meist pos.
Klin: Rötung der Bindehaut, Photophobie (Lichtscheue), vermehrter Tränenfluss, lokale Schmerzen, Abnahme der Sehschärfe, Anisokorie (seitendifferente Pupillenweite), Entrundung der Pupille, Kopfschmerzen
Cave: **Stumme Verläufe** häufig, sodass die Kinder erst spät mit Komplikationen auffallen ⇨ **alle von Rheuma betroffenen Kinder immer augenärztlich vorstellen!**
Diag: Ophthalmologische Untersuchung mit der Spaltlampe: verwaschene Irisstrukturen, Synechien (= Verklebungen zwischen Regenbogenhaut und Hornhaut (= vordere) bzw. Regenbogenhaut und Linse (= hintere)), Vorderkammerreiz (Zellen, Fibrinausschwitzungen), Beschläge auf der Hornhautrückfläche, Hypopyon (Eiter-/Sekretansammlung unten im Auge); Labor: ANA positiv
Ther: Bei V.a. Iridozyklitis sofort mit Ther. beginnen ⇨ Glukokortikoidsalbe zur Nacht u. -tropfen am Tag u. Mydriatika-Tropfen lokal
Systemisch: NSAR, ggf. Glukokortikoide u. Immunsuppressiva/Biologika
Weitere Informationen im Internet: www.duag.org
Prog: bei sofortigem Therapiebeginn (daran denken!) gut
Kompl: Katarakt, Sekundärglaukom, Kleeblattpupille durch **hintere Synechien**, ggf. Pupillarblock, bandförmige Keratopathie (trübende Einlagerungen in der Kornea), Makulaödem, Phthisis bulbi (schrumpfender Augapfel), **Visusverlust**
DD: Infektiöse Uveitis (bakteriell od. viral), bei Verdacht erregerspezifische Diagnostik

Spondylitis ankylosans (Morbus BECHTEREW): entwickelt sich in ca. 10 % d.F. mit Oligoarthritis Typ II im späteren Leben (eine primär juvenile Form ist extrem selten)

Arthritis psoriatica

Syn: Juvenile Psoriasis-Arthritis, psoriatische Arthritis, ICD-10: M09.09

Ät: Angeborene Schuppenflechte (polygene Vererbung, familiäre Häufung, spontan)

Epid: Häufigkeit: 1/10.000 Kindern (macht 5-10 % aller juvenilen Arthritiden aus)
Prädisp.alter: 6.-14. Lj., w > m

Klin: **Psoriasis** vulgaris **+ Oligoarthritis** (für die Diag. reichen aber auch Psoriasis bei Verwandten 1. Grades, Daktylitis ("Wurstfinger" durch Sehnenscheidenentzündung), typische Nageldeformitäten (Tüpfelnägel, Ölflecken) od. psoriasiforme Hautstörungen und Arthritis aus)
Arthritis: Alle Gelenke können betroffen sein, insb. DIP, MCP der Hände und Füße mit sog. **Befall im Strahl** (= alle Gelenke z.B. entlang eines Fingers), Hüft- und Kniegelenke

Diag: Familienanamnese?, Klinisch: Die Hauterscheinungen d. Psoriasis sind eine Blickdiagnose.
Labor: CRP erhöht, Leukozytose, RF negativ, HLA-B27 vereinzelt positiv

Ther: Med: **NSAR**, bei hoher Aktivität zusätzlich **Glukokortikoide** (**intraartikulär**), bei weiterer Ther.-Resistenz zusätzlich **DMARDs**/Immunsuppression mit **Methotrexat**
Physiotherapie (tägliche Anwendung)
Lokaltherapie der Psoriasis: s.u., Kap. Hauterkrankungen

Prog: Häufig chronische Verläufe

Kompl: Iridozyklitis (s.o.)

REAKTIVE ARTHRITIS

Syn: Postinfektiöse Arthritis, ICD-10: M02.99

Ät: - **Vorangegangener**, meist gastrointestinaler **Infekt** (insb. mit Yersinien, Salmonellen, Shigellen, Campylobacter, Chlamydien, verschiedenen darmpathogenen Viren), nach Meningokokkeninfektion
- Postvaccinal (bei verschiedenen Impfungen als NW beschrieben)
- Assoziation mit HLA-B27 (Spondylarthritiden) ⇨ genetische Prädisp.

Path: Autoimmunreaktion auf bakterielle, virale od. Impfantigene (molekulare Mimikry)

Epid: ◊ Häufigkeit: 0,3/10.000; **m** >> w (= 20:1)
◊ Prädisp.alter: 10.-16. Lj.

Klin: ⇒ Mono- oder asymmetrische **Oligoarthritis** (Tage oder Wochen nach einem vorangegangenen Infekt), häufig Hüft-, Knie-, oberes Sprunggelenk, auch ISG-Arthritis/Wirbelsäulenbefall mögl.
⇒ Daktylitis ("Wurstfinger" durch Sehnenscheidenentzündung), Enthesitis (= Entzündung von Sehnen- und Bandansätzen) mögl.

Sonderformen:
⇒ **REITER-Krankheit** (urethro-okulo-synoviales Syndrom): Trias aus Arthritis + Konjunktivitis + Urethritis (od. Zervizitis, Prostatitis, Zystitis, Balanitis), weiter Fieber, Exantheme (insb. Hand- u. Fußsohle, Keratoma blennorrhagicum) mögl.
⇒ Coxitis fugax (s.o., Kap. Kinderorthopädie): reaktive Arthritis des Hüftgelenkes

Diag: 1. Anamnese (vorangegangener Infekt/Impfungen?) und klinische Untersuchung
2. Labor: hohe BSG + CRP, Leukozytose, RF neg., **HLA-B27** in ca. 80 % positiv, ANCA evtl. positiv, ggf. serologischer Ak-Nachweis der vorangegangenen Infektionserkrankung
3. Gelenkpunktion: **steril** ⇨ Ausschluss einer bakteriellen (septischen) Arthritis

Ther: • Konservativ: lokale Kühlung, ggf. kurzfristige Schonung/Ruhigstellung
- Med: vorwiegend **NSAR**, ggf. zusätzlich Glukokortikoide (intraartikulär), sollte dies nicht ausreichen, weitere Therapieeskalation wie bei Oligoarthritis (s.o.).
- **Physiotherapie**

Prog: Meist günstig, selten chronische Verläufe (ANCA-assoziiert; wenn HLA-B27 pos., später Entwicklung einer Spondylitis ankylosans mögl.)

Kompl: * Herzbeteiligung: Karditis

DD: - **Parainfektiöse Arthritis** bei vielen viralen Erkrankungen mögl.: Rubeola, Adenoviren, Influenza, Mononukleose, Hepatitis, Mumps, Varizellen, Ringelröteln, ECHO, Zytomegalie
- Juvenile Oligoarthritis, Arthritis psoriatica, juvenile Spondylitis ankylosans
- Septische/eitrige Arthritis (Ausschluss durch Gelenkpunktion), Lyme-Arthritis (Borreliose)
- Arthritis bei chronisch-entzündlicher Darmerkrankung (Morbus CROHN, Colitis ulcerosa)
- Akne-assoziierte Arthritis (insb. der Kniegelenke) u. Sakroiliitis bei Akne fulminans mögl.

RHEUMATISCHES FIEBER

Syn: Febris rheumatica, ICD-10: I00

Ät: - Autoimmunprozess meist nach Angina tonsillaris mit ß-hämolysierenden Streptokokken der Gruppe A (**Scharlach, Tonsillitis, Erysipel**) als Auslöser
- Genetische Disposition

Path: ♦ **Infektinduzierte Zweiterkrankung** (Kreuzreaktion) von Haut, Gelenken, Herz u. ZNS nach einer Infektion mit **ß-hämolysierenden Streptokokken** der Gruppe A

♦ Ein direkt toxischer Effekt der Streptokokken insb. auf das Herz wird diskutiert.

Epid: ◊ Häufigkeit: bei <3 % der (unbehandelten) Infektionen mit ß-hämolysierenden Streptokokken vorkommend, insg. bei uns nur noch sehr selten (Dritte Welt!)

◊ Prädisp.alter: 6.-13. Lj.

Klin: ⇒ Allgemein: akut **Fieber**, reduzierter AZ, abdominelle Schmerzen mögl.

⇒ **Polyarthritis** der großen Gelenke (asymmetrisch, „wandernd“ = abwechselnd verschiedene Gelenke schmerzhaft u. überwärmt, keine Erosionen an den Gelenken)

⇒ Haut: **subkutane Knötchen**, **Erythema anulare** (ringförmig, insb. am Rumpf)

Diag: 1. Anamnese (vorangegangene Tonsillitis) u. klinische Untersuchung

2. Labor:, BSG u. CRP erhöht, Leukozytose, ASL erhöht (Antistreptolysintiter, ist unspezifisch), Anti-DNase erhöht
3. Rachenabstrich: Streptokokkennachweis, Streptokokken-Schnelltest
4. Echokardiographie: Ausschluss Klappenvitien

Diagnosekriterien modifiziert n. JONES (1992): Diag. gesichert – positiver Abstrich od. pos. Schnelltest und 2 Major- oder 1 Major- u. 2 Minor-Kriterien

Major-Kriterien	**Minor-Kriterien**
Polyarthritis	Fieber
Karditis	Arthralgien
Chorea minor	BSG-, CRP-Erhöhung
Erythema marginatum / anulare	verlängerte QT-Zeit im EKG
Rheumaknötchen	durchgemachtes rheumatisches Fieber

Ther: • Konservativ: Bettruhe für einige Tage, Physiotherapie, Med.:

- **Antibiose:** akut **Penicillin V** 100.000 I.E./kgKG/Tag über mind. 10 Tage, dann Rezidivprophylaxe mit 0,6-1,2 Mio. I.E./Monat i.m. für mind. 10 Jahre, bei Rezidiv lebenslang
  Makrolide (Erythromycin) bei Penicillin-Allergie
- Bei Karditis: zusätzlich **Glukokortikoide** (Prednisolon 2 mg/kgKG/Tag für 1-2 Wo., dann ausschleichen) u. **Acetylsalicylsäure** (Aspirin®) 50-100 mg/kgKG/Tag für 4-6 Wo.
- Bei Chorea: zusätzlich Glukokortikoide, sedierend Diazepam (Valium®) od. Haloperidol (0,025-0,05 mg/kgKG/Tag, Haldol®)

Prog: gut, bei raschem Therapiebeginn

Kompl: * Karditis: Pankarditis, Myokarditis, **Endokarditis** (verrucosa) ⇨ **Klappenvitien** (insb. **Mitral**- u. Aortenklappe, auch nach Jahren noch mögl.): Tachykardie, Arrhythmie, akute Herzinsuffizienz mögl., Letalität: 1%, ohne Penicillinprophylaxe Rezidivrate >50 %

* **Poststreptokokkenglomerulonephritis**: Hämaturie
* **Chorea minor** (SYDENHAM) Klin: oft nur einseitige Hyperkinesen (= Hemichorea) im Bereich der Kopfmuskeln (grimassieren) u. der distalen oberen Extremitätenmuskulatur (kurze, arrhythmische Zuckungen, „Veitstanz“), Ungeschicklichkeit, Affektlabilität, Ängstlichkeit, Prog: gut, Erkrankungsdauer 1-6 Mon., Ausheilung ohne Residuen, aber späteres Rezidiv in 30 % d.F. mögl. (z.B. in der Schwangerschaft), psychogene Fixierung

DD: – Reaktive Arthritis, septische/eitrige Arthritis

- Juvenile rheumatoide Arthritis
- Endokarditis anderer Genese (z.B. angeborene Herzklappenfehler oder direkte bakterielle Endokarditis)
- Benigne familiäre Chorea (aut.-dom., im frühen Kindesalter beginnend), Chorea major HUNTINGTON (aut.-dom., erst im Erwachsenenalter beginnend)

ALLERGOLOGIE

Allergische Reaktionen

Syn: Überempfindlichkeit, Allergie, atopische Erkrankungen, ICD-10: T78.4

Ät: - **Genetische Prädisposition** (sog. Atopie): erhöhtes Risiko, wenn ein oder beide **Elternteile** Allergiker sind, vermutlich prädisponierende Gene ADAM33, IL1RN, GPRA
- Hygiene: Unterforderung des Immunsystems im Kindes- u. Jugendalter durch übertriebene Hygienemaßnahmen, städtische Wohnverhältnisse, Rückgang parasitärer Erkrankungen, Geburt durch Sektio (anderes Mikrobiom (= Gesamtheit aller immunologisch wirksamen Keime eines Menschen), da bei der Geburt kein Kontakt mit den Keimen der Mutter)
- Erhöhte Allergenexposition: z.B. durch Anheftung von Allergenen an Feinstaub, Nahrungsveränderung (exotische Früchte, etc.), veränderte Lebensgewohnheiten, Medikamente

Epid: ◊ Häufigkeit: in Industriestaaten deutliche **Zunahme** in den letzten Jahrzehnten
◊ Prävalenz: Geschätzt **10-20 %** d. Kinder sind von einer Allergie betroffen. Die Lebenszeitprävalenz für die Bevölkerung in Dtld. beträgt 30 % (w: 36 %, m: 24 %, DEGS1 v. 2013). Allergiker haben in 86 % d.F. eine Pollen-, 40 % Tierhaar-, 38 % Hausstaub-, 14 % eine Schimmelpilzallergie (Mehrfachnennungen waren mögl.).
◊ Allgemeine Beobachtungen: Je mehr Geschwister, umso weniger Allergien (wegen häufigerer Infektionen?), „Stadtkinder" haben häufiger Allergien als Bauernkinder (höhere mikrobielle Belastung der Bauernkinder?), bei höherem sozialen Status mehr Allergien.

Etlg: Immunologische Reaktionstypen nach COOMBS und GELL (1963):

Humorale Allergie

Typ I: „Klassische" Allergie vom **Soforttyp** (Reaktion innerhalb von Minuten), **IgE**-vermittelt, Klin: von mild (Bsp.: Konjunktivitis, Pollinosis, allergisches Asthma, Urtikaria) bis lebensbedrohlich (Insektengiftallergie, Larynxödem, anaphylaktischer Schock) mögl.

Typ II: Zellgebundene Antigene, Antikörper-vermittelter, **zytotoxischer Typ** (Reaktion innerhalb von Minuten bis 12 Std.)
- IIa: Bildung von IgG- od. IgM-Antikörpern gegen körperzellgebundene Antigene ⇨ Zytolyse durch Komplement, Makrophagen od. Killer-Zellen; Bsp.: hämolytische Anämie, GOODPASTURE-Syndrom
- IIb (manchmal auch als Typ V angegeben): Statt Zytolyse Aktivierung spezifischer Zellfunktionen über Rezeptorbindung mögl. (stimulatorische Immunreaktion durch zirkulierende Antikörper); Bsp.: Morbus BASEDOW, Myasthenia gravis

Typ III: Antikörper-abhängiger **Immunkomplextyp**, Arthus-Typ (Reaktion innerhalb von 6-12 Stunden) ⇨ Immunkomplexbildung aus **Antigenen und Ak** (IgG, IgM) ⇨ Ablagerung an Organgewebe; Bsp.: allergische Alveolitis, Serumkrankheit, Vaskulitis, Glomerulonephritis, Lupus erythematodes, Purpura SCHÖNLEIN-HENOCH

Zellvermittelte Allergie

Typ IV: Verzögerter Typ, **Spättyp**, zellvermittelter Typ, Tuberkulintyp, ausgelöst durch Aktivierung **spezifischer T-Lymphozyten**, Zytokinfreisetzung ⇨ Gewebeschaden manifestiert sich verzögert (Reaktion innerhalb von 12-72 Std.); Bsp.: Kontaktekzem, virale Exantheme, allergisches Asthma, Transplantatabstoßung

Klin: ⇒ Meist Symptome im Bereich von Schleimhäuten (**Konjunktivitis**, Larynxödem), Atemwegen (**Rhinitis**, **Asthma**), Haut (**Urtikaria**), GI-Trakt (**Nahrungsmittelallergie**)
⇒ Symptomatik von mild bis schwerwiegend, z.T. sogar akut lebensbedrohlich mögl.

Diag: 1. Anamnese (Familienanamnese, Besonderheiten der Umgebungsbedingungen, jahreszeitliche Abhängigkeit der Beschwerden) und klinische Untersuchung
2. Labor: BB (Eosinophilie), **Gesamt-IgE** (RIST), spezifische IgE-Ak (RAST), evtl. IgG-Subklassenbestimmung (Immundefekt?), Tryptase-Spiegel erhöht (wird ausgeschüttet

von aktivierten Mastzellen)

3. **Hauttests:**
   - **Reibetest**: Vermuteter Allergieauslöser wird an der Unterarminnenseite gerieben ⇨ pos. Befund = großflächige Rötungen, Quaddeln
   - **Scratch-Test**: Anritzen der Haut auf der Unterarminnenseite mit einer Lanzette, dann Allergentropfen darauf geben ⇨ Sofortreaktion der Haut nach ca. 15 Min. beurteilbar (pos. Befund = Rötung, Quaddel)
   - **Prick-Test**: Allergentropfen werden mittels Prick-Nadel ca. 1 mm tief in die Epidermis eingebracht ⇨ Sofortreaktion n. 15 Min. beurteilbar (pos. Befund = Rötung, Quaddel)
   - **Intrakutantest**: Intrakutane Injektion von ca. 20 µl wässrigem Allergenextrakt (Test ist empfindlicher, meist für Insektengift-Diagnostik verwendet)
   - **Epikutantest** (Patch-Test, Pflastertest, Läppchentest): Allergen-Vaseline-Mischungen unter Pflaster, nach 2-3 Tagen (Spät-Typ-Reaktion) Ablesen des Ergebnisses
4. Weitere Provokationstests: inhalative Provokation, Nahrungsmitteltests (engl. double blind placebo controlled food challenge, Suchdiät)

Ther:
- Allgemein: **Allergenkarenz** = Verminderung/Vermeidung der Allergenexposition (soweit mögl.), Klimatherapie (z.B. allergenfreies Hochgebirge, Seeklima)
- Med: **Antiallergika** (symptomatische Therapie)
  - **Antihistaminika**: systemisch (oral), z.B. Cetirizin (Zyrtec®), Loratadin (Lisino®), Levocetirizin (Xusal®), Desloratadin (Aerius®) oder topisch auf der Haut Dimetinden (Fenistil®Gel) oder als Augentropfen (Antazolin)
  - **Glukokortikoide**, z.B. topisch als Nasenspray od. Inhalator, Budesonid (Pulmicort®) systemisch (oral, i.m. od. im Notfall i.v.) bei starken Beschwerden: z.B. Betamethason oral (0,1 mg/kgKG/Tag Celestamine®N Tbl.), Triamcinolonacetonid (i.m., Volon®A 40 mg), Prednisolon (10 mg/kgKG i.v., Solu-Decortin®H)
  - **Mastzellstabilisatoren**, Cromoglicinsäure (z.B. Vividrin®, Allergo-Comod®)
  - Leukotrienrezeptor-Antagonisten bei Asthma, z.B. Montelukast (Singulair®)
- Hyposensibilisierung (Syn: **spezifische Immuntherapie**, Desensibilisierung, „Allergenimpfung", ab ca. 3. Lj. mögl.) mit dem allergieauslösenden Antigen (max. 3). Dazu wird über einen längeren Zeitraum (**3** (-5) **Jahre**) monatlich eine individuell angefertigte Antigenlösung in ansteigender Dosierung s.c. injiziert (dadurch Bildung von IgG, die die Allergene in vivo abfangen und somit zumindest partiell vor dem Kontakt mit IgE schützen). Erfolg (= weniger Symptome und weniger Medikamentengebrauch) in ca. 50 % d.F.
  Auch als tägliche sublinguale Immuntherapie mit individuell hergestellten Tropfen od. für Gräserpollen als Tab. mögl., Erfolgsrate mit nur ca. 25 % d.F. aber geringer.
- Informationen: Gesellschaft für Pädiatrische Allergologie und Umweltmedizin e.V., Rathausstr. 10, 52072 Aachen, Tel.: 0241 9800-486, Fax: -259, Internet: www.gpau.de
  Deutscher Allergie- u. Asthmabund e.V., Fliethstr. 114, 41061 Mönchengladbach, Tel.: 02161 81494-0, Fax: -30, Internet: www.daab.de und Arbeitsgemeinschaft allergiekrankes Kind e.V., Augustastr. 20, 35745 Herbon, Tel.: 02772 9287-0, Internet: www.aak.de

Kompl:
- * **Anaphylaktischer Schock** (Maximalform der allergischen Reaktion, s.u.)
- * Med.-NW: bei den Antihistaminika insb. **Müdigkeit**
- * Hyposensibilisierung: Lokalreaktionen (Schwellung, Überwärmung, Schmerz, Juckreiz), Cave! **anaphylaktischer Schock** mögl. (daher ist jeder Pat. nach der Injektion zumindest für 30 Min. noch zu überwachen). Empfehlungen: Keine körperlichen Anstrengungen am Tag der Injektion, zeitlicher Abstand zu Impfungen mind. 1 Wo.

Proph:
- ♥ Optimale Ernährung für Neugeborene: **ausschließliches Stillen** während der ersten **4 Lebensmonate** reduziert das Risiko für eine spätere Allergieentwicklung.
  Wenn Stillen nicht möglich ist, wird hypoallergene Babynahrung (hydrolisiert) empfohlen.
- ♥ Mutter/Vater (passiv): **nicht rauchen!** (auch nicht in der Schwangerschaft)
- ♥ Schimmelbelastung vermeiden
- ♥ Haustiere erhöhen das Allergierisiko eher nicht
- ♥ Impfungen: Standardimpfungen reduzieren eher das Allergierisiko.
- ♥ Bei bereits sensibilisierten Kindern Allergene meiden.

DD:
- Autoimmunerkrankungen mit Symptomen an Haut, Schleimhäuten, GI-Trakt usw.
- Infektiös: Erysipel, Rhinitis, Sinusitis, Bronchopneumonie usw.
- Toxische Medikamentenwirkungen

URTIKARIA

Syn: **Nesselsucht**, Quaddelsucht, (lat. urtica = Brennnessel), ICD-10: L50.9

Ät:
- Allergisch: Reaktion vom Soforttyp, Immunkomplextyp od. Spättyp mögl. ⇨ **Nahrungsmittelallergie** (z.B. Nüsse, Milch, Ei, Fisch, Krustentiere, Konservierungsstoffe), Gräserpollen, Tierhaare, **Kontaktekzem** (ICD-10: L23.9, z.B. durch Nickelallergie, Duftstoffe in Kosmetika, Haarfärbemittel, Peru-Balsam usw.), Latexallergie
- Bei Infektionen, insb. **virale**
- Idiopathisch: **chronisch-spontane Urtikaria**, Stress als Verstärker
- Physikalisch:
  - Urtikaria factitia: **mechanisch** (Druck, Reibung, Vibration ⇨ Dermographismus)
  - Cholinerge Urtikaria: Wärme (erhöhte Körperkerntemperatur, Anstrengung)
  - Kälte-Urtikaria: durch lokalen oder generalisierten Kältereiz
  - Licht-Urtikaria: Licht unterschiedlicher Wellenlänge (meist UV-Licht, Sonnenexposition)
  - Aquagene Urtikaria: durch Wasserkontakt (unabhängig von der Temp.)
- Medikamente (Arzneimittelexanthem): ASS, ASS-Additiva-Intoleranz, Antiepileptika, Antibiotika ⇨ Maximalform ist die toxische epidermale Nekrolyse (LYELL-Syndrom, s.u. DD) Histaminfreisetzung durch Plasmaexpander od. Röntgenkontrastmittel
- Autoimmunologisch: Autoantikörper gegen IgE od. IgE-Rezeptoren
- Paraneoplastisches Symptom bei Tumoren
- Gehäuft bei Kindern mit atopischem Ekzem

Path:
- ♦ Gefäßwände werden durch Histaminausschüttung aus Mastzellen durchlässig ⇨ Extravasation, Vasodilatation, Ödem des Coriums
- ♦ Allergische Urtikaria: teilweise IgE vermittelt (Typ I n. COOMBS und GELL), teilweise Immunkomplexreaktion (Typ III), teilweise Spättypreaktion (Typ IV)

Epid: Lebenszeitprävalenz: 20 % der Bevölkerung haben mind. einmal im Leben eine Urtikaria.

Etlg:
- # **Akute Urtikaria** (Dauer <6 Wochen, typisch im Kindesalter): meist infektiös od. allergisch bedingt
- # Chronische Urtikaria (Dauer >6 Wochen, eher im Erwachsenenalter): meist nicht-immunologisch bedingt

Klin:
- ⇒ Erhabene, hellrote, scharf begrenzte Effloreszenzen, mit **Quaddelbildung** auf der Haut
- ⇒ **Pruritus** ⇨ Kratzspuren, Konzentrationsstörungen, Schlafstörungen
- ⇒ Glottisödem, Schluck-/Atemstörungen, Schock

Diag:
1. Anamnese (auslösender Faktor, Familienanamnese, Infektionserkrankung?) u. klinische Untersuchung: Blickdiagnose, Dermographismus prüfen (z.B. mit dem Fingernagel über die Haut streifen)
2. Expositions-/Kutantestungen (Reibe-, Prick-, Intrakutan-, Epikutantest), bei Nahrungsmittelallergie Suchdiät

Ther:
- Auslösende **Noxe meiden**, oft sonst keine weitere Behandlung notwendig
  - Antihistaminika: **Cetirizin** (ab 2. Lj. 2 x 2,5-5 mg/Tag, Zyrtec®) od. Rupatadin (ab 25 kgKG, 1 x 5 mg/Tag, Urtimed®Lösung), bei fehlendem Ansprechen kann versucht werden die Dosis bis 3fach zu erhöhen. Bei akuter Form für 3-10 Tage geben, bei chronischer ½ J., dann Auslassversuch machen.
  - Juckreiz stillende Salben (z.B. Polidocanol, Optiderm® od. Dimetinden, Fenistil®Gel)
  - Glukokortikoide lokal od. kurzfristig systemisch (für 3-7 Tage, Supp.)
  - In Erprobung: Omalizumab (= anti-IgE, Xolair®) mit guter Wirksamkeit in Studien
- Selbsthilfegruppen: UNEV - urticaria network e.V., Luisenstr. 2-5, 10117 Berlin, Internet: www.urtikaria.net

<u>Kompl:</u> * QUINCKE-Ödem (Angioödem): starke Schwellung v. Lippen, Augenlidern, Glottis-/Larynxödem ⇨ Atemnot, Ther: erste Maßnahme dann Adrenalin 0,01 mg/kgKG i.m.
* Anaphylaktischer Schock (s.u.)

<u>Prog:</u> **Gut** und meist selbstlimitierend (bei akut allergischer Form Rückbildung **innerhalb von Stunden**, auch chronische Formen bessern sich meist nach einiger Zeit).

<u>DD:</u> – **<u>Exanthematöse Infektionserkrankungen</u>** (s.o., Kap. Infektionskrankheiten): Masern, Röteln, Ringelröteln, Exanthema subitum, Mononukleose (Cave: Exanthem bei Gabe von Ampicillin), Scharlach, Varizellen, Herpes zoster
– **Postvakzinales** Exanthem (einige Tage nach einer Impfung auftretend)
– <u>Toxisches Kontaktekzem:</u> Ekzem durch **chemische Irritation** (z.B. Lösungsmittel, Zement), **Windeldermatitis** (Mazeration der Haut durch Urin, Stuhl, Feuchtigkeit)
– <u>Autoimmunkrankheiten:</u> juvenile rheumatoide Arthritis, systemischer Lupus erythematodes
– Lichtdermatosen, erbliche Protoporphyrie (Häm-Synthesestörung, Lichtdermatose)
– KAWASAKI-Syndrom (mukokutanes Lymphknotensyndrom, s.o., Kap. Hämatologie): systemische Vaskulitis unklarer Ursache, hauptsächlich bei Kleinkindern (1.-5. Lj.) vorkommend
– **Hereditäres Angioödem** (angeborener C1-Esterase-Inhibitor-Mangel od. -Dysfunktion, Chrom. 11, häufigster Komplementdefekt) ⇨ rezidivierende spontane Schwellungen insb. an den Extremitäten, selten auch Glottisödem, Ther: akut C1-INH-Konzentrat
– STEVENS-JOHNSON-Syndrom: sehr selten, infektallergisch od. arzneimittelallergisch bedingt, Klin: hohes Fieber, Erythema exsudativum multiforme mit Blasen an Haut u. Schleimhäuten, erosive Konjunktivitis, Maximalform: toxische epidermale Nekrolyse (LYELL-Syndrom) mit hoher Letalität. Risikomedikamente sind Cotrimoxazol, Carbamazepin, Phenytoin, Phenobarbital, Lamotrigin, Oxicame, Allopurinol, Sulfasalazin.

POLLINOSIS

<u>Syn:</u> Umgangssprachlich **Heuschnupfen**, Heufieber, engl. hay fever,ICD-10: J30.1

<u>Ät:</u> – <u>Saisonal:</u> Inhalation von **Pflanzenpollen** (neu in Deutschland: sehr allergene und aggressive Pollen des Unkrauts Ambrosia artemisiifolia, Syn: Traubenkraut, engl. Ragweed)
– <u>Ganzjährige Beschwerden (= perennial):</u> **Hausstaubmilben**, **Tierhaare** (insb. Katze)

<u>Path:</u> ♦ Die **Pflanzenpollen** haben auf ihrer Oberfläche **Proteine** (diese sind das eigentliche Allergen und stehen heute auch isoliert zur Diag. u. Ther. zur Verfügung) ⇨ IgE vermittelte allergische Reaktion vom **Soforttyp** (Typ I n. COOMBS und GELL)
♦ Jede Pollenart hat ein od. mehrere (typische) **Hauptallergene** (z.B. bei Birke: Bet v 1, bei Gräser Phl p 1 u. 5). Daneben gibt es auch Allergene, die noch in weiteren anderen Pflanzenpollen od. Nahrungsmitteln vorkommen und eine sog. **Kreuzimmunität** verursachen können (z.B. Birke mit Apfel, Erdnuss, Karotte, Soja).
♦ **Jahreszeitliche Abhängigkeit** der Beschwerden je nach Pollenart

<u>Epid:</u> ◊ <u>Prävalenz:</u> bei 6jährigen 1-7 %, bei 10jährigen 10 %, bei Jugendlichen >14 J. bis 20 % gem. RKI - KiGGS-Studie (2003-2006): **9 % aller Kinder** betroffen, m > w, häufigstes Allergen sind die **Birkenpollen**.
◊ Prädisp.alter: ab 3. Lj. beginnend mit einem Gipfel im **Jugendlichenalter**
◊ Die Pollinosis hat in den letzten Jahrzehnten von allen Allergiearten am stärksten zugenommen.

<u>Etlg:</u> <u>ARIA-Klassifikation (WHO):</u> **Rhinitis allergica** <4 Wo. (= intermittierend) od. >4 Wo. (u. >4 Tage/Wo. = persistent), mild od. schwer (= Alltagsleben/Schlaf beeinträchtigt) ausgeprägt.

<u>Klin:</u> ⇒ **Konjunktivitis**: Reizung der Bindehäute, Juckreiz, Rötung
⇒ **Rhinitis allergica**: Niesattacken, Juckreiz, wässriger Ausfluss, Nasenschleimhautödem ⇨ behinderte Nasenatmung

⇒ **Urtikaria** (generalisiert od. lokal bei direktem Pflanzenkontakt), Juckreiz
⇒ **Asthma bronchiale** (exogen-allergisches, s.u.)
⇒ Auch **Fieber** als systemische Reaktion mögl. (sog. „Heufieber")

Diag: 1. Anamnese (jahreszeitliche Abhängigkeit der Beschwerden oder ganzjährig) und klinische Untersuchung
2. Labor: Gesamt-IgE und spezifische IgE bestimmbar
3. Testung: Scratch- od. Prick-Test, ggf. auch nasaler Provokationstest

Ther:
- Allgemein: **Allergenkarenz** = Exposition zur Hauptblütezeit vermeiden (s. Pollenflugkalender) od. Haustier (insb. Katze) abgeben, Fenster geschlossen halten, Pollenfilter im Auto, Fließ für Fenster, abendliches Haarewaschen, Kleider nach Aufenthalt draußen wechseln, bei Hausstaubmilbenallergie Encasing-Maßnahmen (⇨ milbendichte Bezüge).
- Medikamente zur symptomatischen Behandlung:
  - Antiallergische Augentropfen (z.B. Antazolin/Tetryzolin, Allergopos®N)
  - **Antihistaminika** oral, z.B. Cetirizin (ab 2. Lj. 2 x 2,5-5 mg/Tag, Zyrtec®)
  - Intranasale **lokale Glukokortikoide** (z.B. Budesonid, Pulmicort®Topinasal®), ggf. systemische Glukokortikoide bei stärksten Beschwerden
  - Mastzellstabilisatoren: **Cromoglicinsäure** als Nasentropfen u./od. Augentropfen (Vividrin®) oder auch inhalativ (Intal®N Aerosol)
- Spezifische Immuntherapie = s.c. od. sublinguale **Hyposensibilisierung** mit individuell hergestellter Lösung mit den Hauptallergenen nach dem Ergebnis der Testung
- Informationen: Stiftung Deutscher Polleninformationsdienst, Charitéplatz 1, 10117 Berlin, Tel.: 030 450518-006, Fax: -988, Internet: www.pollenstiftung.de

Pollenflugkalender

	Jan.	Feb.	März	April	Mai	Juni	Juli	Aug.	Sept.	Okt.	Nov.	Dez.
Haselnuss	▒	■	■	▒								
Erle	▒	▒■	■	▒	▒							
Weide		▒	▒■	■	▒	▒						
Pappel			▒	■	▒							
Esche			▒	■	▒	▒						
Birke		▒	▒	■	■▒	▒	▒					
Buche			▒	▒■	■▒	▒						
Eiche			▒	▒	■	▒						
Kiefer				▒	■	■	▒					
Gräser				▒	■	■	■	■	▒	▒	▒	
Spitzwegerich				▒	▒■	■	■	■	▒	▒		
Roggen					▒	■	▒					
Weizen, Hafer					▒	■	▒					
Linde					▒	■	■	▒				
Brennnessel					▒	■	■	■	▒	▒	▒	
Mais						▒	■	▒				
Beifuß						▒	▒■	■	▒	▒		
Ambrosia							▒	▒■	■▒	▒		

■ Hauptblüte ▒ Vor-/Nachblüte (⇨ geringer Pollenbelastung)

Prog: Insg. gut, mit der Hyposensibilisierung in 50 % d.F. deutliche Besserung (und Verhinderung des Etagenwechsels zum Asthma bronchiale). Die Restbeschwerden können mit den Med. gut behandelt werden. Nach Abschluss der Pubertät bessern sich die Symptome meist mit dem Älterwerden.

Kompl: * Ausbreitung der Beschwerden auf das Bronchialsystem (sog. Etagenwechsel) ⇨ Entwicklung eines Asthma bronchiale (s.u.), Kreuzallergie mit Nahrungsmitteln

ASTHMA BRONCHIALE

Ät:
- Extrinsisch (ICD-10: J45.0): exogen-**allergisch** (Blütenpollen, Hausstaubmilben, Tierhaare, Schimmelpilze) bei genetischer Prädisposition, häufigste Ursache für Asthma im Kindesalter
- Intrinsisch (endogenes, nicht-allergisches, ICD-10: J45.1): **idiopathisch**, getriggert von **Infektionen**, Medikamentenunverträglichkeit (Analgetika-Asthma, meist auf NSAR, ASS), **körperliche Anstrengung**, kalte Luft, gastroösophagealer Reflux, toxische Stoffe (Lösungsmittel, Weichmacher), multifaktorielle genetische Ursachen
- Risikofaktoren: **familiäre Atopie**, vorhergehende allergische Erkrankung, Jungen (Mädchen haben höheres Risiko für die Persistenz ins Erwachsenenalter), häufige Atemwegsinfekte im 1. Lj. (z.B. RSV-Bronchiolitis als Säugling), eigener **Nikotinkonsum** bzw. **rauchende Eltern** (= Passivrauchen, erhöht das Risiko insb. für kleine Kinder!), starke Luftverschmutzung (Feinstaubbelastung), Babyschwimmen (durch Trichloramin), Übergewicht

Path:
- ♦ Extrinsisches (allergisches) Asthma: IgE-vermittelte allergische Sofortreaktion (Typ I n. COOMBS und GELL) und Spätreaktion (6-12 Std.) mögl., meist **Mischform** („dual reaction")
- ♦ **Chronische Entzündung** der Atemwege mit **bronchialer Hyperreagibilität** ⇨ Bronchialobstruktion durch Ödem der Schleimhäute, vermehrte Sekretproduktion, Spasmen der glatten Muskulatur. Bei längerer Dauer Proliferation von extrazellulären Matrixproteinen und vaskuläre Hyperplasie ⇨ irreversible strukturelle Veränderungen mit bleibender Einschränkung der Lungenfunktion mögl.
- ♦ Die sich entwickelnde bronchiale Hyperreagibilität bedingt die Empfindlichkeit gegenüber körperlicher Anstrengung, Kälte, Infektionen, Staub, Rauch usw.

Epid:
- ◊ Häufigkeit: **7-10 % aller Kinder** in Deutschland betroffen, häufigste chronische Erkrankung überhaupt im Kindesalter (weltweite Prävalenz 5-20 %, zunehmende Tendenz)
- ◊ Erkrankungsbeginn: 4.-10. Lj., **m** > w (= 1,5-2:1)
- ◊ Am häufigsten findet sich eine **Mischform**, z.B. allergisches Asthma und zusätzlich intrinsische Faktoren, wie Infektion der Atemwege od. Anstrengung ⇨ akute Atemnot
- ◊ Letalität: in Deutschland nur sehr selten tödliche Verläufe (Risiko Status asthmaticus)

Etlg: # Schweregrade bei Kindern/Jugendlichen (modifiziert nach. Dt. Atemwegsliga, 2005)

Grad	Häufigkeit der Symptome	FEV_1 (in % vom Soll)
1. Intermittierend	symptomfreies Intervall >2 Mon.	≥80 %
2. Persistierend, leicht	Intervall zw. Episoden <2 Monate	≥80 %, <80 % im Anfall
3. Persistierend, mittel	mehrmals pro Woche u. nächtlich	<80 %
4. Persistierend, schwer	tags ständig, auch häufig nachts	<60 %

Klin:
- ⇒ Anfallsartiger Husten (oft erstes Symptom), akute Luftnot (Dyspnoe), Kind sitzt aufrecht und ringt nach Luft, das Ausatmen ist erschwert mit **exspiratorischem Stridor** (pfeifendes Atemgeräusch bei der Ausatmung, sog. wheezing)
- ⇒ Tachypnoe, Einziehungen, Nasenflügeln, Einsatz der Atemhilfsmuskulatur
- ⇒ Schlafstörungen, nächtliche Asthmaanfälle (Spätreaktion!)
- ⇒ Verminderte kardiopulmonale Leistungsfähigkeit
- ⇒ Status asthmaticus (absoluter Notfall!): Kind kann kaum sprechen, Atemfrequenz >30/Min., Puls >120/Min., **pCO_2 >45 mmHg** (trotz der hohen Atemfrequenz), SaO_2 <85 %, PEF (Peak Expiratory Flow) <50 %, Zyanose, arterielle Hypotonie, keine od. nur schwache Reaktion auf inhalative Med.

Diag:
1. Anamnese (familiäre Atopie bei Mutter/Vater od. Geschwistern?, Auslöser für Asthmaanfälle?, Haustiere?, Tabakrauch in der Umgebung des Kindes?, sonstige Allergien?) und klinische Untersuchung: in der Auskultation trockene Nebengeräusche (pfeifendes Atemgeräusch, Giemen, Brummen), Atemgeräusch abgeschwächt, verlängerte Exspiration
2. **Lungenfunktion** (zuverlässig erst ab 6. Lj. mögl.): Bestimmung von Vitalkapazität (**VK**) u. forciertem exspir. Einsekundenvolumen (**FEV_1**), relativer Sekundenkapazität (FEV_1 in % der VK ⇨ Ausmaß der Obstruktion, pathologisch bei <75 % der Norm)

Body-Plethysmographie: Untersuchung der Resistance der Lunge, z.B. sehr empfindlich bei Lungenemphysem, kann schon vor dem ersten Asthmaanfall pathologisch sein (typisches Fluss-Volumen-Diagramm s. Abb.)

„Peak-Flow-Meter“: PEF-Wert (Peak Expiratory Flow = Maximalwert des Luftflussvolumens bei der Ausatmung), gibt es als handliche Kleingeräte für zu Hause.

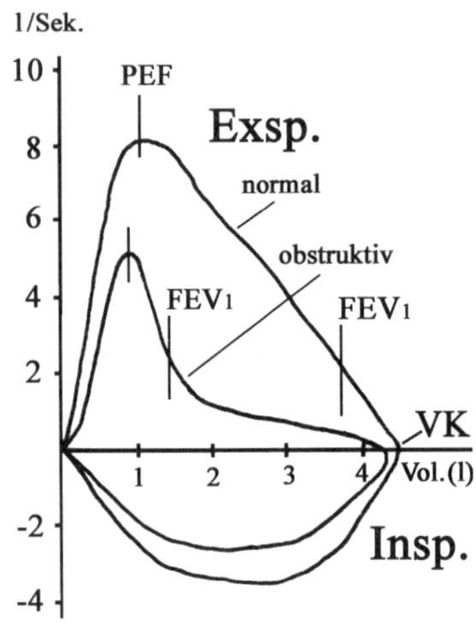

3. Allergietestung: spezifische IgE, Prick-Hauttestung, inhalativer Provokationstest
4. Labor: typisch ist eine Blut-Eosinophilie ≥5 %
5. Röntgen-Thorax: zum Ausschluss anderer Erkrankungen, fortgeschritten überblähte Lungen

Ther:
- Akut (symptomatische Ther., „reliever“):
  - Aufrecht-sitzende Lagerung, beruhigen
  - Inhalative **ß₂-Sympathikomimetika** (sind bronchodilatativ): z.B. Salbutamol (Sultanol® Dosier-Aerosol) oder Fenoterol (Berotec®N Dosier-Aerosol) 2-4 Hübe alle 10 Min.
  - Inhalative Anticholinergika: Ipratropiumbromid (Atrovent®), bzw. in Kombination mit Fenoterol (Berodual®N Dosier-Aerosol)
  - Systemisch **Theophyllin** (ist ein Phosphodiesterasehemmer, bronchodilatativ u. atemantriebssteigernd, 4-5 mg/kgKG langsam i.v., Euphylong®)
- Status asthmaticus: Notarzt verständigen, da vitale Bedrohung ⇨ Klinikeinweisung
  - Inhalat. ß₂-Sympathikomimetika + i.v. Therapie mit ß₂-Sympathikomimetika/Theophyllin
  - Glukokortikoid hochdosiert i.v. (Prednisolon 2 mg/kgKG alle 6 Std.)
  - Sauerstoff-Gabe über Nasensonde od. Maske; reicht dies nicht aus (pCO_2 >65 mmHg), dann Intubation und Beatmung, Intensivtherapie, Flüssigkeitssubstitution
- Stufentherapie als Dauertherapie („controller“) ab Schweregrad 2 indiziert:
  - **Inhalative Glukokortikoide**: Budesonid 2 x 1-2 Hub/Tag (Pulmicort®Turbohaler® od. Budes®N Druckgasinhalation) od. Fluticason (Flutide®), immer mit Spacer (= Inhalationshilfe) inhalieren; reicht die initiale Dosis nicht aus, dann verdoppeln.
  - Kombination mit einem inhalativen längerwirksamen **ß₂-Sympathikomimetikum** (Reproterol, AARANE®N Dosieraerosol), ggf. inhalative Cromoglicinsäure (Intal®N Aerosol)
  - Reichen inhalative Med. alleine nicht aus, dann zusätzlich orale Med:
    Retardiertes Theophyllin od. ß₂-Sympathikomimetikum
    Orale Glukokortikoide in niedrigster effektiver Dosis, z.B. Methylprednisolon 0,5-2 mg/kgKG 1 x tgl. (Urbason®)
    Leukotrien-Rezeptorantagonist: Montelukast p.os 4-10 mg 1 x abends/Tag (Singulair®)
  - Neu ist der Anti-IgE-Antikörper Omalizumab (s.c. alle 2-4 Wo., Xolair®) für die schwere, therapieresistente Form des Asthmas (für Kinder ab 6 J. zugelassen).
- Allgemein: wie bei der Pollinosis auslösende **Allergene meiden**, ggf. **Hyposensibilisierung**, ausführliche Aufklärung über die Erkrankung, **Asthmaschulung**, Physiotherapie, Sport (Kinder sollten am normalen Schulsport teilnehmen), Klimatherapie (Höhenluft)
- Weitere Informationen: z.B. über die richtige Anwendung der Pulver- od. Aerosolinhalatoren bei Deutsche Atemwegsliga e.V., Internet: www.atemwegsliga.de

Prog: Gut, in 50 % d.F. verliert sich das Asthma bis zum Erwachsenenalter. Medikamentöse Behandelbarkeit heute gut, sodass bleibende Schäden meist vermieden werden können.

Proph: ♥ **Rauchfreie Umgebung** (auch Vater sollte nicht rauchen!), bei Sensibilisierung keine Haustiere halten, kein Beruf mit Belastung (z.B. Bäckerasthma durch Mehlstaub) wählen

DD: – Akute Pathologie/Verlegung der Luftwege durch Entzündungen: Epiglottitis, Pseudokrupp, Pertussis, Pneumonie, Bronchiolitis

- Allergische Alveolitis („Farmerlunge", „Taubenzüchterlunge", ist eine Typ-III-Allergie auf organische Staubpartikel)
- Laryngomalazie, Trachealstenose, Fremdkörper
- Bronchiektasien, bronchopulmonale Dysplasie, Bronchialstenose, chronische Aspiration, ziliäre Dyskinesie, toxische Inhalation, Lungenfibrose, Spontanpneumothorax, Tumoren
- Tracheoösophageale Fistel, gastroösophagealer Reflux, Aspirationspneumonie
- Mukoviszidose
- Neuromuskuläre Erkrankungen, Hyperventilationssyndrom
- Rheumatische Erkrankungen mit Lungenbeteiligung (z.B. WEGENER-Granulomatose)

NAHRUNGSMITTELALLERGIE

Syn: Lebensmittelallergie, ICD-10: T78.1, K52.2

Ät:
- Primär: In Lebensmitteln vorhandene Allergene: insb. **Erdnüsse**, Haselnüsse und andere Baumnüsse, Steinobst, Vollmilch (insb. **Kuhmilchprotein**), **Hühnereiweiß**, Fische, Schalentiere (Garnelen, Muscheln usw.), Getreide, Sellerie, Karotten, Soja, Kräuter, Äpfel
- Sekundär (Kreuzallergie): bei Pollenallergie (insb. auf **Birkenpollen**) häufig zusätzlich Nahrungsmittelallergie auf **Äpfel**, Birnen, Pfirsiche, Kirschen, Erdbeeren, Karotten

Path:
- ♦ Meist Reaktion vom **Soforttyp** (in 90 % d.F., **IgE-vermittelte** Reaktion Typ I n. COOMBS und GELL, meist innerhalb von 30-120 Min. nach Aufnahme des Lebensmittels)
- ♦ Spätreaktion: Immunkomplex-Typ (IgG/IgM-vermittelt mit Komplementaktivierung, nach 3-8 Std.) od. zellulär vermittelt (T-Zell-Reaktion, 24-48 Std.)

Epid:
- ◊ Häufigkeit: ca. 5 % aller Säuglinge und **3 % aller Kinder** betroffen
- ◊ Prädisp.alter: **früh**, 1.-5. Lj.; Säuglinge: Milch, Hühnerei; Kleinkinder: Erdnüsse, Baumnüsse; Jugendliche/Erwachsene: meist Kreuzallergie

Klin:
- ⇒ Juckreiz, Unruhe, Bauchschmerzen, Übelkeit, Erbrechen, Durchfall, Nahrungsverweigerung, auch Obstipation mögl.
- ⇒ Schleimhautschwellungen im gesamten Mund- und Rachenraum, periorale Rötung
- ⇒ Allergische Rhinitis, allergisches Asthma, Ekzeme, Urtikaria, Anaphylaxie

Diag:
1. Anamnese u. klinische Untersuchung, ein **Ernährungstagebuch** führen.
2. Labor: Gesamt-IgE und allergenspezifische IgE-Antikörper im Serum (RAST)
3. Hauttests mit unterschiedlichen Nahrungsmittelextrakten (Prick-Test/Epikutantest)
4. Ausschlussdiät (Kartoffel-Reis-Diät) = Weglassen sämtlicher auslösender Nahrungsgruppen (Milch, Fisch, Getreide, etc.) über mehrere Wochen, anschließend Provokationsdiät (mit Methylhistamin-Bestimmung im 24-Std.-Urin)

Ther:
- Bei (seltener) allergischer Reaktion bei vollgestillten Säuglingen gegen Fremdeiweiße aus der Muttermilch ⇨ Versuch der kontrollierten Eliminationsdiät bei der Mutter
- Neugeborene/Säuglinge: wird nicht gestillt und die Eltern od. ein Geschwisterkind haben eine Allergie, dann hypoallergene Formula-Nahrung (sog. HA-Nahrung) bestehend aus stark **hydrolysierten** Molke- oder Vollmilchproteinen (diese liegen nur noch in äußerst kleinen Fragmenten vor und werden von IgE-Antikörpern nicht mehr erkannt) verwenden.
- **Ernährungsberatung**: Meiden der entsprechenden Nahrung/-bestandteile (Eliminationsdiät), Aufklärung über Allergene, die in Spuren in Nahrungsmitteln enthalten sind.
- Eine orale Immuntherapie bei Erdnuss u. Kuhmilch ist in der Erprobung.

Prog: Gut, Kuhmilch- u. Eiweißallergie der Säuglinge sistieren meist von selbst. Andere Allergien, wie gegen Erdnuss, Fisch, Schalentiere u. Weizen bleiben meist lebenslang bestehen.

Kompl:
- ∗ Gedeihstörung
- ∗ Anaphylaktischer Schock, QUINCKE-Ödem (Cave: auch beim Provokationstest!)
- ∗ Häufig auch Neurodermitis (atopische Dermatitis)
- ∗ Übergang / Entwicklung einer Pollenallergie („allergic march")

Proph:
- ♥ **Stillen** - gestillte Kinder haben seltener Nahrungsmittelallergien. Optimal für Neugeborene: ausschließliches Stillen für mind. die ersten 4 Lebensmonate!
- ♥ Hygienehypothese: übertriebene Hygiene ⇨ unterfordertes Immunsystem kann bei jungen Kindern die Entstehung einer Allergie fördern
- ♥ Nahrungsmittel, die praktisch nie allergische Reaktionen auslösen: Kartoffeln, Reis, Artischocken, Blattsalate. Allgemein: abwechslungsreiche Kost
- ♥ In d. EU müssen allergene Nahrungsbestandteile auf Nahrungsmitteln deklariert werden

DD:
- Laktoseintoleranz (durch Laktasemangel, dies ist keine Allergie), Fruktosemalabsorption
- Zöliakie (Gluteninduzierte Enteropathie = Überempfindlichkeit gegen Gliadin (Proteinbestandteil des Glutens, das in vielen Getreidearten vorkommt)
- Mukoviszidose (zyst. Fibrose, intestinale Sympt. durch verminderte Verdauungsenzyme)

INSEKTENGIFTALLERGIE

Syn: **Hymenopterenallergie** (gr. Hymenoptera = Hautflügler), ICD-10: T63.4 + T78.2

Path:
- ♦ IgE vermittelte allergische Reaktion vom **Soforttyp** (Typ I n. COOMBS und GELL) gegen Insektengiftproteine
- ♦ Erhöhtes Risiko für Anaphylaxie: häufige Exposition (Imker und dessen Kinder), vorbestehendes Asthma bronchiale, bereits vorherige Stichanaphylaxie, Mastozytose

Epid:
- ◊ Prävalenz: **häufig**, systemische Reaktionen bei 0,8-3,5 % der Bevölkerung (bei bis zu 50 % der Kinder lässt sich im Labor eine IgE-vermittelte Sensibilisierung finden, dies ist aber unspezifisch und zeigt noch kein Anaphylaxierisiko an)
- ◊ Letalität: in Deutschland ca. 20 Todesfälle/Jahr (meist Erwachsene, m > w)

Etlg:
- # **Wespengift** (engl. wasp venom, lat. Vespula vulgaris, Hauptallergen: Ves v 5)
- # **Bienengift** (engl. bee venom, lat. Apis mellifera, Hauptallergen: Api m 1)
- # Andere: Hornissengift, Hummelgift, Ameisengift, Bremsenspeichel, Stechmückenspeichel, Raubwanzen (in USA), giftige Haare des Eichenprozessionsspinners

Klin:
- ⇒ schwere Lokalreaktion: schmerzhafte Rötung, Schwellung >10 cm im Durchmesser, nichtinfektiöse Lymphangitis, Symptome über mehrere Tage persistierend
- ⇒ Anaphylaxie: generalisierte Urtikaria, Atemwegsobstruktion (Bronchospasmus, Larynxödem), anaphylaktischer Schock mit Atem- od. Kreislaufstillstand bis zum Tod

Diag:
1. Anamnese (frühere Insektenstiche, Symptome nach Stich) und klinische Untersuchung: typischer Lokalbefund
2. Labor: spezifische IgE bestimmen, erhöhte Serumtryptase-Werte
3. Hauttestung (Prick-Test, ist dieser negativ, dann noch der empfindlichere Intrakutantest mit 1,0 µg/ml Giftkonzentration)

⇨ Diagnostik muss entscheiden, ob ein Anaphylaxierisiko besteht (od. nur normale Stichreaktionen vorliegen). Nur dann ist die aufwändige Hyposensibilisierung indiziert.

Ther:
- Bienenstachel entfernen (mit dem Fingernagel wegkratzen, nicht ausdrücken)
- Bei schwerer Lokalreaktion: kühlender Umschlag, kortisonhaltige Salbe auftragen, orales Antihistaminikum + orales Glukokortikoid geben
- Akuttherapie einer Anaphylaxie s.u., Kap. Anaphylaktischer Schock
- **Spezifische Immuntherapie** (Hyposensibilisierung, ab 2. Lj.) bei Anaphylaxierisiko. Dauer: 3-5 Jahre (ggf. auch lebenslang, z.B. bei besonderem Risiko mit Mastozytose). Die Dosis wird zu Beginn gesteigert und dann über Jahre beibehalten (Erhaltungsphase, meist 100-200 µg). Der Erfolg wird dann mit einer „Stichprobe" mit einer lebenden Biene/Wespe unter klinischen Bedingungen überprüft.

- Notfallset verordnen und in der **Anwendung schulen**:
  - **Antihistaminikum:** Dimetinden-Flasche (Fenistil®Tropfen, 20-40 Trpf.)
  - **Glukokortikoid:** Betamethason-Flasche (Celestamine®N liquidum), bei >15 kgKG 0,5 mg/kgKG, bei 15-30 kgKG insg. 7,5 mg, bei >30 kgKG insg. 15 mg
  - Bei beginnenden systemischen Beschwerden (Halsschwellung, Atemnot, Blutdruckabfall usw.) **Adrenalin-Autoinjektor** (Injektor mit 150 µg bei 7,5-30 kgKG, bei >30 kgKG 300 µg, Anapen®, Fastjekt®, Jext®, Österreich/Schweiz: EpiPen®) **i.m.** ⇨ Wichtig: Anwendung muss unbedingt gut geschult werden!
  - Bei Pat. mit Asthma zusätzlich noch ein inhalatives β_2-Sympathikomimetikum
- Hilfe bei der Schulung: AGATE (Arbeitsgem. Anaphylaxie – Training u. Edukation e.V.), Internet: www.anaphylaxieschulung.de mit Adressen von Schulungszentren

Prog: Gut, die spezifische Immuntherapie hat eine Wirksamkeit von 80-95 % (wegen des Restrisikos sollte aber auch nach erfolgreicher Ther. das Notfallset immer mitgeführt werden).

Kompl: * **Anaphylaktischer Schock** (Cave: auch bei der Hyposensibilisierung!)
* Vorbestehende Mastozytose erhöht das Risiko stark für schwere allergische Reaktionen

Proph: ♥ Bei bekanntem Anaphylaxierisiko immer **Notfallset** mitführen u. **Exposition meiden**!

DD:
- Normale lokale Stichreaktion: Schwellung <10 cm, Schmerz, Juckreiz, Rötung, Besserung der Symptome innerhalb v. 24 Std., kein systemischer Effekt!
- **Toxische** Wirkung des Wespen-/Bienengifts: Es sind aber ca. 50 Stiche bei Kindern (u. 100 bei Erwachsenen) erforderlich, um eine lebensbedrohliche Reaktion hervorzurufen (Hämolyse, Rhabdomyolyse, Leber-, Nierenschäden).

ANAPHYLAKTISCHER SCHOCK

Syn: Allergischer Schock, Anaphylaxie, ICD-10: T78.2

Ät:
- Bei jedem allergischen Geschehen (Typ I n. COOMBS und GELL) als Maximalform mögl.
- Besonderes Risiko bei: **Insektengiftallergie** (insb. Wespenstiche), **Nahrungsmittel**allergie, Einnahme u. insb. Infusion von **Medikamenten**, Röntgenkontrastmittelallergie, inkompatible Bluttransfusion, **Hyposensibilisierung**sbehandlung, Provokationstests
- Prädisposition: bestehendes Asthma bronchiale, atopische Dermatitis, Mastozytose

Path:
- Anaphylaxie: Ag-Ak-Reaktion (IgE-vermittelt), Mediatorenfreisetzung, Histaminausschüttung aus Mastzellen ⇨ Dilatation der Arteriolen, Konstriktion der Venolen ⇨ Blut versackt im Kapillarbett ⇨ Plasmaabfluss ins Interstitium ⇨ **Hypovolämie**, starker Blutdruckabfall, verminderte Organdurchblutung, Schock
- Der anaphylaktischen Reaktion geht i.d.R. eine **Sensibilisierungsphase** voraus = vorhergehender, ggf. mehrfacher Kontakt des Körpers mit dem Allergen. Diese Sensibilisierung kann unbemerkt und ohne Symptome verlaufen.

Etlg: Anaphylaktische Reaktion: Schweregrade modifiziert n. RING u. MEßMER (1977)

I:	Allgemeinsymptome (Schwindel, Kopfschmerz) + Hautreaktion (Juckreiz, Urtikaria)
II:	Zusätzlich: Übelkeit, Dyspnoe, Blutdruckabfall, Tachykardie, Arrhythmie
III:	Zusätzlich: Erbrechen, Larynxödem, Bronchospasmus, Bewusstseinseintrübung, Zyanose, Schock
IV:	Kreislaufversagen, Atemstillstand, Organversagen

Klin: ⇒ Erste Symptome sehr unspezifisch: Juckreiz an Händen u. Füßen, Übelkeit, Erbrechen, Bauchschmerzen, Schwindel, Kreislaufbeschwerden, trockener Mund, Sehstörungen, Urtikaria (Quaddelbildung), blasses Hautkolorit, Kaltschweißigkeit, Angstgefühl

⇒ Dann: **akute Atemnot** durch Bronchokonstriktion (Histaminwirkung), evtl. Lungenödem, QUINCKE-Ödem (Augenlider, Glottis + Larynx ⇨ inspiratorischer Stridor)

⇒ In der Folge **Tachykardie, Blutdruckabfall** (Cave: der für Erwachsene angewendete sog. Schockindex ist für Kinder nicht anwendbar) ⇨ Herz-Kreislauf-Versagen

<u>Diag:</u> 1. Anamnese, bzw. Fremdanamnese (Eltern, Begleitperson ⇨ Allergien bekannt?) und klinische Untersuchung: Bewusstseinslage, Atemwege frei?, Puls, Blutdruck
akut keine weiteren Untersuchungen ⇨ **sofort Ther. beginnen**
2. Nach Ther. der akuten Situation spezifische allergologische Diagnostik erforderlich (spez. IgE, Testung)

<u>Ther:</u> • **Allergenexposition sofort stoppen**, umgehend Notarzt verständigen
- <u>Allgemeinmaßnahmen:</u> Flachlagerung mit 15° angehobenen Beinen bei Hypovolämie, wenn ausschließlich Atembeschwerden Oberkörperhochlagerung, bei Herz-/Kreislaufversagen sofort mit Reanimation beginnen
- <u>Med:</u> akut 1. **Adrenalin** (Epinephrin 0,01 mg/kgKG mit NaCl 0,9%ig 1:10 verdünnt i.v. oder alternativ 0,01 mg/kgKG i.m. in den Oberschenkel, Suprarenin®)
  2. **Antihistaminikum** (Dimetinden 0,1 mg/kgKG langsam i.v., Fenistil®)
  3. Glukokortikoid (Prednisolon 1-10 mg/kgKG i.v., Solu-Decortin®H)
  4. Inhalatives β_2-Sympathomimetikum bei Bronchoobstruktion (z.B. Salbutamol 2 Hübe alle 5 Min., Sultanol®-Dosier-Aerosol)
- **Volumenersatz** initial mit isotonischer Vollelektrolytlösung 20 ml/kgKG i.v. (wenn kein I.v.-Zugang zu bekommen ist, dann als intraossäre Infusion über Tibiapunktion)
- **O_2-Zufuhr** über Nasensonde (5-12 l/min.) oder falls erforderlich (Atemwegsobstruktion) Intubation und Beatmung (100%ige O_2-Gabe, ggf. mit PEEP)
- Nach der Akutsituation: Klinikeinweisung, Intensivstation! (mind. 10-stündige Überwachung, da Risiko für Anaphylaxierezidiv)

• Nach Ther. der akuten Situation spezifische allergologische Diagnostik durchführen und je nach Befund z.B. Hyposensibilisierungsbehandlung beginnen. Ein **Notfallset** verordnen (s.o. Insektenstichallergie) und einen **Anaphylaxiepass** ausstellen!

• <u>Selbsthilfegruppen u. weitere Informationen:</u> Präventions- u. Informationsnetzwerk Allergie/Asthma – pina e.V., Ratzeburger Allee 160 (Haus 40), 23538 Lübeck, Tel.: 0451 500-2550, Fax: -2590, Internet: www.pina-infoline.de, von dort kann auch der Anaphylaxie-Pass kostenlos bezogen od. heruntergeladen werden.

<u>Prog:</u> Jeder Patient, der das Stadium des manifesten Schocks erreicht, hat eine sehr ernste Prog. mit hoher Letalität ⇨ **Frühdiagnose** u. **sofortige Ther.** ist entscheidend!

<u>Kompl:</u> * Akutes **Nierenversagen**, Ther: Diurese ⇨ Furosemid, Dobutamin-Perfusor, Bilanzierung von Ein- und Ausfuhr, evtl. Hämofiltration oder Hämodialyse
* Akute respiratorische Insuffizienz, ARDS (Schocklunge) ⇨ Beatmung
* DIC (**Verbrauchskoagulopathie**, Ther: FFP (fresh-frozen-plasma = Frischplasma), AT-III-Substitution (in der Frühphase: Heparin), Thrombozytenkonzentrat (bei Thrombozytensturz), Fibrinogensubstitution
* Weichgewebenekrosen, Myositis, nekrotisierende Fasziitis, Gangrän
* **Multiorganversagen**, Kreislaufversagen ⇨ Tod

<u>Proph:</u> ♥ Bei bekannter Sensibilisierung immer Notfallset mitführen, Allergene meiden!

<u>DD:</u> - **Intoxikation**
- Vasovagale Synkope, Hyperventilation
- Septischer Schock bei Infektion
- Volumenmangelschock bei Trauma, Blutung, Verbrennungen, H_2O- und Elektrolytverlust (schwere Diarrhoe, Erbrechen)
- Kardialer Schock (akute Herzinsuffizienz, Kammerflimmern, Myokarditis, Perikardtamponade, Lungenembolie)
- Neurogener Schock: Dysregulation der Gefäßtonisierung durch extremen Schmerz, SHT, Hirnblutung

HAUTKRANKHEITEN

Ät: – **Angeborene** Erkrankungen (Genodermatosen): Epidermolysen, Ichthyosen, EHLERS-DANLOS-Syndrom (Cutis hyperelastica), Neurofibromatose, Xeroderma pigmentosum, ektodermale Dysplasie (Schweißdrüsenhypo/-aplasie), fokale dermale Hypoplasie
- Erkrankungen mit **genetischer Disposition**: Psoriasis, seborrhoische Dermatitis
- **Infektiöse** Erkrankungen: Erysipel, Impetigo contagiosa, Dermatitis exfoliativa neonatorum, Verrucae vulgares, Molluscum contagiosum, Borreliose, Mykosen (Tinea, Pityriasis versicolor, Candida)
- **Parasitäre** Erkrankungen: Läuse, Scabies, Flöhe, Wanzen, Maden, Milben
- **Irritative** Erkrankungen: Windeldermatitis, Insektenstiche, Photodermatosen
- **Allergische** Erkrankungen: Urtikaria, Kontaktekzem, Neurodermitis
- **Hauttumoren**: Naevuszellnaevus, Tierfellnaevus, Pilomatrixom
  Maligne (sehr selten im Kindesalter): Melanom, Basalzellkarzinom, Stachelzellkarzinom
- Krankheiten der **Hautanhangsgebilde**: Akne, Naevus sebaceus, Alopezie, Nagelerkrankungen
- Gefäßkrankheiten: Hämangiome, Naevus flammeus
- Zu einer **Mitreaktion** der Haut kommt es bei vielen systemischen Erkrankungen: Infektionen/**Kinderkrankheiten** (Masern, Varizellen, Röteln, Ringelröteln, Exanthema subitum, Herpes usw.), maligne Tumoren, internistische Erkrankungen, usw. (s. auch unten bei DD)

Path:
- ♦ Besonderheiten der Haut von Säuglingen und Kindern: erhöhte **Resorptionsfähigkeit** für Externa ⇨ systemische NW mögl. (z.B. bei topischen Glukokortikoiden)
- ♦ Epidermale Zellen haben eine verminderte Kohärenz ⇨ leichtere **Blasenbildung**
- ♦ Massive **Keimbesiedlung** nach der Geburt, die Säuglingshaut ist noch wenig verhornt und daher noch für Infektionen und irritative Stoffe sehr empfindlich
- ♦ **UV-Schäden** (nicht nur durch wiederholte Sonnenbrände) im Kindesalter können erhebliche Spätfolgen verursachen (insb. bei hellen Hauttypen)

Etlg: # Hauttypen (in absteigender Lichtempfindlichkeit, modifiziert n. FITZPATRICK, 1975):
- **Keltischer Typ**: rothaarig, sehr helle Haut, hellgrüne/hellgraue Augen, keine Bräunung nur Sommersprossen, extreme Lichtempfindlichkeit (Eigenschutzzeit <10 Min.), extrem schnell Sonnenbrand, sehr hohe Hautkrebsgefährdung
- **Nordischer Typ**: blonde Haare, helle Haut, blaue Augen, geringe Bräunung, starke Lichtempfindlichkeit (Eigenschutzzeit 10-20 Min.), sehr schnell Sonnenbrand, hohe Hautkrebsgefährdung
- **Mischtyp**: häufigster Typ in Deutschland, braune Haare, mittlere Hautfarbe, braune Augen, fortschreitende Bräunung, geringere Lichtempfindlichkeit (Eigenschutzzeit 20-30 Min.), seltener Sonnenbrand, geringere Hautkrebsgefährdung
- **Mediterraner Typ**: dunkelbraune bis schwarze Haare, braune Hautfarbe, braune Augen, schnelle Bräunung, geringe Lichtempfindlichkeit (Eigenschutzzeit >30 Min.), selten Sonnenbrand, geringe Hautkrebsgefährdung
- **Dunkler bis schwarzer Typ**: schwarze Haare, dunkelbraune Hautfarbe, schwarze Augen, praktisch keine Lichtempfindlichkeit (Eigenschutzzeit >90 Min.) und praktisch kein Sonnenbrandrisiko, kaum Hautkrebsgefährdung

Klin: ⇒ Primäreffloreszenzen in der Dermatologie:
- Macula: Farbveränderung der Haut ohne Konsistenz- oder Niveauveränderung
- Urtikaria: umschriebene Rötung und Ödem der Dermis, Quaddel
- Papula: Knötchen, leicht erhabene Verhärtung der Haut bis 5 mm Größe
- Nodulus: Knoten, umschriebene Verhärtung der Haut >5 mm Größe
- Vesicula: erbsengroße Blasenbildung über Hautniveau, intraepithelial
- Bulla: große Blase, intraepithelial u./od. subepithelial
- Pustula: Eiterblase

⇒ Sekundäreffloreszenzen:
- Squama: Hornhautauflage (Schuppe)
- Erosio: Defekt des Epithels bis zur Basalmembran (⇨ keine Narbenbildung), Rhagade: spaltförmiger Einriss der Epidermis, Cicatrix: Narbe
- Ulcus: Defekt bis über die Cutis in tiefe Schichten reichend (⇨ narbige Ausheilung)
- Atrophie: Zurückbildung von Hautarealen

Diag: 1. Anamnese (Familienanamnese, Allergien, Pruritus, Kontaktpersonen, Tiere, Erkältung, Stress, Grundkrankheiten, Medikamente) u. klinische Untersuchung: häufig typische **Blickdiagnostik der Effloreszenzen** mögl., Lk-Status, neurologisch (Sensibilität)
   - Dermatographismus: Weißfärbung der Haut nach Reizung ⇨ Atopie-Zeichen
   - Diaskopie (Glasspatel): zur Unterscheidung zwischen Einblutung (ist nicht wegdrückbar) od. Gefäßerweiterung od. Erythem (sind wegdrückbar)
   - Auflichtmikroskopie: zur Ansicht von pigmentierten Hauttumoren, ggf. + Fotografie
2. Abstrich: Erregernachweis auf der Haut
3. Biopsie und histologische Untersuchung: Ausschluss Malignität, Regenerationsfähigkeit, Verhornung, Entzündungszellen?
4. Bei V.a. Atopie: Allergie-Testung u. Provokationstests (s.o., Kap. Allergologie)
5. Trichogramm: mikroskopische Untersuchung der Haarwurzeln

DD:
- Postvakzinales Exanthem (einige Tage nach einer Impfung auftretend)
- Autoimmunkrankheiten: rheumatoide Arthritis, Lupus erythematodes, Vaskulitiden
- WATERHOUSE-FRIDERICHSEN-Syndrom: multiple petechiale Hautblutungen, durch Meningokokkensepsis (selten auch bei Haemophilus) bei Kleinkindern
- STEVENS-JOHNSON-Syndrom: infektallergische od. arzneimittelallergisch bedingte Erkrankung mit hohem Fieber, Erythema exsudativum multiforme an Haut u. Schleimhäuten, erosiver Konjunktivitis, Maximalform: toxische epidermale Nekrolyse mit hoher Letalität
- KAWASAKI-Syndrom (mukokutanes Lymphknotensyndrom) mit Exanthem am Stamm, Erythem von Hand- u. Fußfläche, Himbeerzunge u. gerötetem Rachen, Konjunktivitis, Fieber zervikaler Lymphknotenschwellung, typischer Schuppung der Finger- u. Zehenkuppen nach 1-2 Wo., Kompl: Aneurysmen der Koronararterien, Mikroangiopathie ⇨ Absterben von Extremitätenteilen (Finger), Ther: i.v. Immunglobuline + ASS

PARASITEN

Syn: Parasitenbefall der Haut, ICD-10: B88.9

Epid: Im Kindesalter überwiegend und häufig **Kopfläuse**, alle anderen Parasiten sind bei uns selten.

Etlg:
Läuse: Pediculosis, Phthiriasis
Scabies (Krätzmilbe)
Flöhe (Pulikose): Menschenfloh (Pulex irritans), Hunde-/Katzenfloh, Sandfloh, Rattenfloh
Wanzen: Bettwanze (Cimex lectularius), Raubwanzen (in USA)
Maden: Myiasis
Milben: Trombidiose (Heukrätze), Akarinose

Path: ♦ Die Parasiten sind meist **blutsaugend** ⇨ Lokalreaktion mit punktförmiger Hämorrhagie, (Biss-/Einstichstelle), kleine Papel od. Quaddel, **Juckreiz** ⇨ Kratzspuren.

Kompl:
* Sehr selten auch allergische od. anaphylaktische Reaktionen auf Parasitenstiche mögl.
* Bakterielle Superinfektion (Impetiginisierung)

Proph: ♥ Bei Parasitenbefall immer auch Familienmitglieder u. Freunde untersuchen und Kindergarten/Schule informieren

Pediculosis capitis

Syn: **Kopfläuse**, Pediculose, Läuse, engl. lice, ICD-10: B85.0

Ät: Kopflaus (Pediculus humanus capitis), Übertragung erfolgt von **„Kopf zu Kopf“** (Kontakt)

Path: Adulte Läuse (1-3 mm groß, 3 Beinpaare) kleben ihre Eier (= **Nissen**) unmittelbar über der Kopfhaut am Haaransatz an die Haare. Die Larven schlüpfen nach ca. 8 Tagen, Lebenszyklus ca. 3 Wo. Zur Ernährung stechen die Läuse in die Haut u. saugen alle 3-4 Std. Blut.

Epid: Prävalenz: **häufig**, 1-3 % aller Kinder im Kindergarten-/Schulalter

Klin: **Pruritus** der Kopfhaut, Ekzembildung durch Bisse, „Maculae caeruleae" = kleine bläuliche Flecken (Einstichstellen)
Sekundärinfektion durch Kratzen, LK-Schwellung mögl.

Diag: Mikroskopie/Lupe: Identifizierung der Läuse/Nissen (ausbürsten mit dem Nissenkamm)

Ther: **Lokaltherapie** mit einem der antiparasitären Mittel und Durchkämmen der feuchten Haare mit einem **Nissenkamm** (ist ein sehr feiner Kamm), folgende Stoffe sind wirksam:
- Permethrin 0,5%ig (InfectoPedicul®Lösung in die Haare einreiben und ½-1 Std. einwirken lassen, dann ohne Shampoo auswaschen und durchkämmen mit einem Nissenkamm, ggf. Wiederholung nach 8-10 Tagen)
- Pyrethrumextrakt (Goldgeist®forte Lösung ca. ½-1 Std. einwirken lassen, dann auswaschen, ggf. Wiederholung nach 8-10 Tagen)
- Dimeticon (NYDA® als Spray über Nacht einwirken lassen, dann auswaschen, nach 10 Tagen wiederholen)
- Malathion (InfectoPedicul®Malathion-Shampoo 5 Min. einwirken lassen, dann auswaschen, nach 1 Wo. wiederholen)

Prog: Gut, Wiederzulassung zum Kindergarten/Schule bei Laus-/Nissenfreiheit (mit den antiparasitären Mitteln bei korrekter Anwendung am nächsten Tag)

Kompl: Übertragung von Rückfallfieber od. Fleckfieber (in tropischen Regionen mögl.)

DD: Filzlaus (Phthirus pubis, Schamlaus): Kann auch Kopfhaar befallen, Prädilektionsstellen sind Schambehaarung, am Kopf Augenbrauen u. Wimpern. Ther: wie bei der Kopflaus
Kleiderläuse (Pediculus humanus corporis): selten an Körperhaaren zu finden

Scabies

Syn: Skabies, Krätze, ICD-10: B86

Ät: **Krätzemilbe** (Acarus siro var. hominis), Übertragung durch Kontaktpersonen, (Bett-)Wäsche, schlechte Hygiene

Path: Die Weibchen (0,3 mm groß) bohren sich in die Epidermis (Gänge ca. 1 cm lang) und legen dort am Ende des Kanals Kot und Eier ab ⇨ Bildung von Knötchen od. Ekzemen mögl.
Prädilektionsstellen: **Hände interdigital**, Mamillen, Achselhöhle, Nabel, Genitale, perianal

Klin: Juckreiz an den Händen, Beginn der Symptomatik nach 8-20 Tagen
Starke **juckende** Quaddeln (klein) mit Krustenbildung, verstärkt nachts bei Bettwärme

Diag: Milbengänge erst nach 20 Tagen sichtbar (Lupenuntersuchung), direkter Nachweis mittels Auflichtmikroskopie

Ther: Milbenentfernung durch Kanülenpunktion am Ende des Ganges mögl. (zur Diagnostik)
Lokal: 5%ige **Permethrin**-Salbe (z.B. Infectoscab®5%Creme, 8 Std. einwirken lassen) oder **Benzylbenzoat** (z.B. Antiscabiosum®10% für Kinder, an 3 aufeinanderfolgenden Tagen eincremen, dann erst abwaschen)
Täglicher Wechsel der Wäsche (und waschen bei mind. 60°C)

Prog: Gut, bei Diagnose Verbot des Besuches von Gemeinschaftseinrichtungen, Wiederzulassung zum Schulbesuch nach Behandlung/Abheilung.

Kompl: Superinfektion der Gänge (Impetigo)

STROPHULUS INFANTUM

Syn: Prurigo simplex acuta infantum, akute Prurigo, Urticaria papulosa infantum, Juckpöckchen, ICD-10: L28.2

Ät:
- Häufig unklar
- Parasiten (Stich oder Biss von Flöhen, Milben od. Mücken verursacht eine kombinierte **allergische** Typ-I- u. -IV-Reaktion nach COOMBS u. GELL)
- Triggerfaktoren: Heu oder Pollen, intestinale Parasiten, Infektionen

Epid:
◊ Prädisp.alter: **1.-3. Lj.**
◊ Saisonale Häufung im Sommer u. Herbst

Klin:
⇒ Stark juckende, entzündlich gerötete urtikarielle Papeln mit einem zentralen Bläschen (**Seropapeln**), im Verlauf Krustenbildung, Kratzspuren, nach Abheilung de- oder hyperpigmentierter Fleck
⇒ Prädilektionsstellen: Streckseiten der Extremitäten, Stamm mit Mamillen, Genitale
⇒ Keine Allgemeinsymptomatik, Sekundärinfektion (Impetiginisierung) mögl.

Diag:
1. Anamnese (Haustiere?) und klinische Untersuchung
2. Histologie: intraepidermale Seropapel mit unspezifischem lymphozytärem Infiltrat, später reaktive Epidermishyperplasie mit Parakeratose

Ther:
- Symptomatisch: orale Antihistaminika gegen Juckreiz (Dimetinden), Glukokortikoidcreme
  - Bei nachgewiesenem Parasitenbefall: entsprechende äußerliche Med., Kontaktpersonen kontrollieren, Haustiere kontrollieren und behandeln!
  - Täglicher Wechsel der Wäsche

Prog: Gut, kann auch rezidivierend od. chronisch verlaufen.

DD:
- Varizellen, Molluscum contagiosum
- Parasiten: Scabies, Trombidiose (Milben)
- Urtikaria

WINDELDERMATITIS

Syn: Windelausschlag des Säuglings, Windelekzem, ICD-10: L22

Ät:
- **Mazeration** der Haut durch (bakteriell) zersetzten alkalischen Harn und Stuhl, vermehrt bei dyspeptischen/sauren Stühlen
- Zu seltener Windelwechsel, ungenügende Reinigung, reizende Stoffe in Fertigwindeln oder Waschmittelrückstände in Stoffwindeln, Luftabschluss durch Plastik- oder Gummibündchen („feuchte, warme Kammer")

Path:
♦ Nicht allergische sondern kumulativ-toxische entzündliche Hautreaktion im Windelbereich durch **irritierende** körpereigene (Ammoniak im Urin, Enzyme im Stuhl) oder körperfremde Substanzen (z.B. übertriebener Gebrauch von Reinigungsmitteln)
♦ Lok: beginnt intertriginös (Falten anal, inguinal)

Epid: **Sehr häufig** vorkommend, fast jeder **Säugling** hat einmal eine Windeldermatitis

Klin:
⇒ Flächenhafte Rötung mit Entwicklung von Papulovesikeln, konfluierend
⇒ Herde im Verlauf rötlich-schuppend, nässend, später krustig

⇒ Bei längerer Dauer derbe gerötete Papeln od. Knötchen
⇒ Ausbreitung psoriasiformer Streuherde über d. ganzen Körper ("napkin dermatitis") mögl.

Diag: 1. Anamnese u. klinische Untersuchung: meist typisches, gut abgegrenztes klinisches Bild im Windelbereich
2. Labor: Abstrich für mikrobiologische Untersuchung

Ther: • Symptomatisch: **häufiger Windelwechsel** (tags alle 2-3 Std., kein Nassliegen des Kindes), sooft wie mögl. Kind windelfrei lassen
- Nicht bei jedem Windelwechsel das Kind waschen, keine Hilfsmittel wie chemische Reinigungstücher oder Seife verwenden
- Ggf. hautschützende Paste (z.B. weiche Zinkoxid-Pasten) od. Zink-Öl in dünner Schicht auftragen
- Ggf. Antibiotika bei Keimnachweis, kurzfristig cortisonhaltige Salben

Prog: Gut

Kompl: * Bakterielle Superinfektion durch Staphylokokken (**Impetiginisierung**), Ther: Flucloxacillin 40-50 mg/kgKG/Tag in 3 Dosen oral (Staphylex®)
* Sekundäre **Candida**-Infektion (in ca. 80 % d.F., sog. Windelsoor), Ther: topisches Antimykotikum (z.B. Clotrimazol, Imazol®Paste)

DD: - Seborrhoische Dermatitis od. andere Ekzeme, Psoriasis (Schuppenflechte), Mastozytose
- Scabies, Herpesviren

SEBORRHOISCHE DERMATITIS

Syn: Dermatitis seborrhoides infantum, seborrhoisches Ekzem, Morbus UNNA, ICD-10: L21

Ät: Letztlich unklar, genetische Prädisposition

Path: ♦ Vermehrte Androgenbildung bei Säuglingen ⇨ erhöhte Talgdrüsenaktivität
♦ Lok: behaarte **Kopfhaut** und **Gesicht** (Nase), Windelbereich

Epid: ◊ Prädisp.alter: von Geburt bis **maximal zum 6. Lebensmonat**, m > w

Klin: ⇒ Begrenzte leicht rötliche Herde mit **Schuppung** auf der Kopfhaut (Gneis), **kein** Juckreiz
⇒ Keine sonstigen Symptome, kein Fieber, kein Krankheitsgefühl, keine Schlafstörungen

Diag: 1. Anamnese (Familienanamnese) und klinische Untersuchung
2. Abstrich: Erregernachweis (häufig Candida albicans od. Malassezia furfur zu finden)

Ther: • Meist keine erforderlich
- Symptomatisch: Glukokortikoid-Creme, Trockenpinselung, z.B. mit 1%igem Vioform in Lotio alba; UV-Strahlung hilft (regelmäßige milde Sonnenlichtexposition, häufiges Haarewaschen, kurzer Haarschnitt)
- Stiefmütterchenkraut (Viola tricolor): als Teeaufguss oder Hautöl
- Antimykotika bei Pilznachweis, z.B. Ketoconazol topisch angewendet

Prog: Gut, meist **selbstlimitierend** innerhalb der ersten drei Lebensmonate. Erhöhtes Risiko später eine Neurodermitis (s.u.) zu entwickeln

Kompl: * Bakterielle Superinfektionen (Impetiginisierung)
* Erythrodermia desquamativa LEINER: Ausbreitung des Ekzems mit Fieber, Diarrhoe und Erbrechen

DD: – Milchschorf, Neurodermitis, Psoriasis
– Neonataler Lupus erythematodes (mütterliche Ak ⇨ Hautsymptome bei Geburt)

NEURODERMITIS

Syn: **Endogenes Ekzem**, atopisches Ekzem, **atopische Dermatitis**, ICD-10: L20

Ät:
- Letztlich unklar
- **Erbliche Disposition** (Mutationen im Filaggrin-Gen, Atopie, Nahrungsmittelallergie), Krankheitsrisiko bei betroffenen Eltern 60-80 %
- Triggerfaktoren (Verstärkung von Symptomen): Textilien, bestimmte Nahrungsmittel, Übergewicht Schweiß, irritierende Seifen, Infektionen, Inhalationsallergene, Hausstaubmilben, Katzen, Klima, UV-Licht, Hormone, psychosomatische Verstärker (Stress), Autoimmunerkrankungen, Tabakrauchen von Mutter (auch in der Schwangerschaft) od. Vater

Path: Vermehrter Wasserverlust über die Haut (**Barrieredefekt**) ⇨ trockene Haut, Juckreiz

Epid:
◊ Häufigkeit: 10-15% aller Kleinkinder in Deutschland sind zumindest zeitweise betroffen (Prävalenz im Erwachsenenalter: 1,5-3 %), damit ist das atopische Ekzem die häufigste **chronische Hauterkrankung** im Kindesalter.
◊ Prädisp.alter: beginnend ab 4.-6. Lebensmonat bis 10. Lj. und junges Erwachsenenalter

Etlg: Nach dem Manifestationsalter:
Very early infant phase (4.-6. Lebensmonat): meist an Wangen u. Kopf (Milchschorf), später Streckseiten der Extremitäten, Dauer: ca. 2 J.
Late infant phase (ab 8. Lebensmonat): typische Ekzeme u. Lok., Sebostase
Adult phase (nach dem 20. Lj.): trockene Ekzeme, insb. an Händen u. Beugeseiten der Extremitäten

Klin:
⇒ **Milchschorf** an der **Wange** des Säuglings als früheste Manifestation
⇒ Später Ekzem (rot, schuppend, trocken bis nässend mögl.), insb. an den Innenseiten der Ellenbogengelenke (sog. **Beugeekzem**) u./od. Kniegelenke, selten der gesamten Haut
⇒ **Starker Juckreiz** (Pruritus) ⇨ Kratzspuren, Schlafstörungen
⇒ Weitere Zeichen: **Lichenifikation** (= Vergröberungen der Oberhautfelderung), auch an Händen, periorbital (Infraorbitalfalte), **Ohrläppchenrhagaden**, Ausdünnung der lateralen Augenbrauen (HERTOGHE-Zeichen), insg. trockene (Sebostase) und empfindliche Haut
⇒ Oft in Schüben auftretend

Diag:
1. **Anamnese** (Familienanamnese, Milchschorf als Baby, Allergien?) und klinische Untersuchung: typischer Befund an den Ellenbeugen, weißer Dermatographismus (weiße Streifen auf der Haut nach Kratzen), Quantifizierung mit SCORAD (Scoring Atopic Dermatitis)
2. Labor: Serum-IgE in 80 % d.F. erhöht, Höhe korreliert mit Schwere der Erkrankung, spezifische IgE (gegen Nahrungsmittel, Aeroallergene, Hausstaubmilben, Tierhaare)
3. Hauttestung (ab 4. Lj.): Pricktest, Epikutantest (Patch-Test) zur Allergiediagnostik
4. Bei vermuteten Nahrungsmitteln als Trigger ggf. Provokationstest

Ther:
- Lokalbehandlung: (Ziel: Barrierefunktion der Haut unterstützen)
  - **Basispflege** mit Hydratation der Haut, Hautfettung, Pinselungen, Schüttelmixturen, Ölen, feuchten Umschlägen
  - Bei akuter Entzündung: Antiseptika (z.B. Octenidin od. Triclosan), **topische Glukokortikoide** (1 x tgl. Prednicarbat, Prednicarbat acis® od. Methylprednisolonaceponat, Advantan®) für einige Wochen, als lokale längerfristige Ther. dann **topische Calcineurinhemmer** (am Stamm Tacrolimus, Protopic® od. im Gesicht Pimecrolimus, Elidel®)
- Med: H_1-Antihistaminika oral (z.B. Loratadin, lindert den Juckreiz)
  Bei sehr schwerer Ausprägung kurzzeitig systemische Glukokortikoide, ggf. systemische Ther. mit Ciclosporin A, in Erprobung ist der Interleukin-4-Rezeptorantagonist Dupilumab

- Elternschulung, Triggerfaktoren meiden, z.B. hautreizende Stoffe (Konservierungsmittel, Duftstoffe), Diät bei Nahrungsmittelallergie
- Ergänzend möglich: UV-B-/-A1-Bestrahlung, Klimatherapie (z.B. im Hochgebirge), Neurodermitisschulung, psychologische Betreuung

Prog: Gut, nach der Pubertät sind 70-80 % der Kinder beschwerdefrei, beim Rest meist chronischer Verlauf u./od. Übergang/Entwicklung einer Pollenallergie, Asthma („allergic march").

Kompl:
* **Superinfektion**: Staphylokokken (Impetiginisierung, Ther: lokal antiseptisch und oral Cefuroxim für 1 Wo.), Mykosen (z.B. Pityriasis versicolor), Herpesviren (Ekzema herpeticatum), Dellwarzen (Molluscum contagiosum), Coxsacki-Virus, Verrucae vulgares
* Weiter atopische Erkrankungen: Nahrungsmittelallergie, Pollinosis, Asthma bronchiale
* Stigmatisierung der Pat., Depression

DD:
- **Windeldermatitis** (toxisches Kontaktekzem, s.o.): Ekzem insb. an Gesäß u. Genitalien
- **Seborrhoische Dermatitis** bei Säuglingen (s.o.), Strophulus infantum (s.o.), Psoriasis
- Allergisches Kontaktekzem, Arzneimittelexanthem
- Infektiös: Tinea (Mykose)

PSORIASIS VULGARIS

Syn: **Schuppenflechte**, ICD-10: L40

Ät:
- **Genetische Prädisposition** (Familienanamnese, HLA-Cw6)
- Trigger: mechanische Reizung (KÖBNER-Phänomen), thermische od. chemische Reizung, psychischer Stress, Medikamente (z.B. Betablocker, ACE-Hemmer), Passivrauchen

Path:
- ♦ Systemische Erkrankung mit entzündlichen Plaques (starke **Schuppung** und Rötung = erythrosquamöse Erkrankung) der Haut
- ♦ Verhornungsstörung (**Hyperkeratose** = beschleunigte Verhornung)
- ♦ Lok: Haaransatz am Kopf, Ellenbogenaußenseite, über der Kniescheibe, Achselhöhle, Abdomen/Genialregion, After (rima ani), bei Kindern gerne auch Hand- u. Fußflächen (Psoriasis inversa) od. gesamter behaarter Kopf und auch Gesicht mögl.

Epid:
- ◊ Prävalenz: ca. 2 % der Bevölkerung in Deutschland betroffen, bei Kindern 0,7 % (mit dem Alter zunehmend, 0,1 % bei Säuglingen, 1,2 % bei Jugendlichen)
- ◊ Bei ca. 30 % der Pat. ist der Beginn um die **Pubertät**.

Etlg:
- # Typ I (ca. 70 % d.F.): Altersgipfel bei Erstmanifestation 10.-20. Lj., eher schwerer Verlauf, meist positive Familienanamnese
- # Typ II (ca. 30 % d.F.): Spätmanifestation, Alter >40. Lj., leichterer Verlauf

Klin:
- ⇒ Runde, scharf begrenzte, rötlich verdickte, schuppende Effloreszenzen, geringer Pruritus
- ⇒ Nagelveränderungen: Tüpfelnägel (pits), gelbe Verfärbung (Ölnägel), Längsstreifung, Onychodystrophie
- ⇒ Schmerzhaft geschwollene Gelenke (Arthritis psoriatica großer Gelenke), kann bei Kindern Erstsymptom sein
- ⇒ KÖBNER-Phänomen (= psoriatische Herde nach einem Trauma, z.B. Schürfwunde oder Scheuern zu enger Kleidung)
- ⇒ Alopecia psoriatica

Diag:
1. Anamnese (Familienanamnese) und klinische Untersuchung: typische Effloreszenzen u. Lok., Kerzenwachsphänomen (beim Kratzen blättert die Haut wie Kerzenwachs ab), Phänomen des letzten Häutchens (nach dem Abkratzen der Schuppen bleibt eine glänzende Fläche übrig, in die es punktförmig einbluten kann, sog. Auspitz-Phänomen)
2. Schweregradbestimmung z.B. mit dem PASI-Score (Psoriasis Area and Severity Index)

<u>**Ther:**</u>
- Bei leichter Form: **topische** Therapie
  - Salbe mit **Vitamin D3**: Calcipotriol (Psorcutan®Salbe) u. ggf. Kombination mit Phototherapie (mit UV-B-Licht, bei Kindern nicht, bei Jugendlichen vorsichtig einsetzen, da Haut noch sehr lichtempfindlich)
  - **Dithranol** (Micanol®) als Monotherapie mögl. (1-2x/Tag auftragen)
  - Zusätzlich lokale Glukokortikoide, z.B. Betamethasondipropionat (2x/Tag auftragen), möglichst nur kurzfristig einsetzen
  - Topisches Retinoid: Tazaroten (Zorac®) in Kombination mit lokalen Glukokortikoiden, abendliches Auftragen
  - Topische Calcineurinhemmer (Tacrolimus, Protopic® od. Pimecrolimus, Elidel®, wirken über Hemmung der Aktivität der T-Zellen, allerdings Off-label-Anwendung) an Hautfalten od. Genitalien, Monotherapie möglich, Auftragen 1-2x/Tag
- Bei schwerer Form topische Ther. **+ systemische** Ther.:
  - Biologika: TNF-α-Inhibitor (Etanercept 0,8 mg/kgKG s.c. 1 x/Wo., Enbrel®, ab 6. Lj. zugelassen): zur Induktionstherapie bei schweren Verläufen für ca. ½ Jahr
  - Ciclosporin A (Sandimmun®): nur zur Induktion (keine Dauerther.)
  - Methotrexat (Lantarel®Tbl.): wird in der Langzeittherapie bei schweren Fällen eingesetzt (gut wirksam, allerdings hier off-label bei Kindern)
  - Fumarsäureester (Fumaderm® Tbl.) immunmodulierend wirksam, allerdings off-label bei Kindern
  - Acitretin (ein Retinoid, Neotigason®) wirkt differenzierungsfördernd (Cave: Teratogen)
  - In der Erprobung sind verschiedene weitere Biologika (z.B. Infliximab, Adalimumab)
- Allgemein: Kombinationen mit Klimatherapie (insb. am Meer) und psychologischer Mitbetreuung
- <u>Selbsthilfegruppen:</u> Deutscher Psoriasis Bund e.V., Seewartenstraße 10, 20459 Hamburg, Tel.: 040 223399-0, Fax: -22, Internet: www.psoriasis-bund.de

  Psoriasis Selbsthilfe Arbeitsgemeinschaft e.V., Schmitzweg 64 - 66, 13437 Berlin, Tel./Fax: 030 61283090, Internet: www.psoriasis-kids.de

<u>**Prog:**</u> Insg. gut, chronische (= lebenslange) Verläufe sind aber sehr häufig. Je jünger das Kind bei Krankheitsbeginn, desto ausgeprägter der Langzeitverlauf.

<u>**Kompl:**</u>
* Psoriasis pustulosa generalisata: Maximalform mit Organbeteiligung, sehr schwere Verläufe, sogar mit tödlichem Ausgang mögl.
* Arthritis psoriatica: Gelenkerosionen, Enthesitis (s.o., Kap. Rheumatologie, Psoriasis-Arthritis)
* Herz: erhöhte Gefahr eines akuten Koronarsyndroms
* Augen: Uveitis (Iridozyklitis) mögl.
* Komorbidität: Morbus CROHN, Adipositas, Hyperlipidämie, Diabetes mellitus
* Symptomverstärkung: bei Streptokokkeninfekten (z.B. Angina tonsillaris)

<u>**DD:**</u>
- Erythema anulare (ringförmige Erytheme, z.B. arzneimittelallergisch, autoimmunologisch od. paraneoplastisch bedingt)
- Kontaktdermatitis, Windeldermatitis, Neurodermitis
- Infektiös: Tinea (Mykose)
- Kutane Lymphome
- Reaktive Arthritis (Morbus REITER)

AKNE VULGARIS

<u>**Syn:**</u> ICD-10: L70.0

<u>**Ät:**</u>
- Letztlich unklar
- Familiäre Disposition, multifaktorielle Verstärker (Rauchen, Stress, Leistungssport)
- Hormonelle Umstellung in der Pubertät (Androgene ↑, DHEA-S ↑)

<u>**Path:**</u>
- ♦ Talgdrüsenstimulation durch Androgene ⇨ Seborrhoe
- ♦ Störung der Sekretion und Verhornung der Talgdrüsenfollikel ⇨ entzündliche Effloreszenzen wie **Komedone** (sog. Mitesser = mit Talg gefüllte Follikel), Pusteln u. Papeln

<u>**Epid:**</u>
- ◊ <u>Häufigkeit:</u> 70-100 % aller Jugendlichen haben Akne-Symptome, bei ca. 20 % ausgeprägt
- ◊ <u>Prädisp.alter:</u> Maximum im **14.-18. Lj.**

<u>**Etlg:**</u>
- # <u>Akne neonatorum:</u> Akne der ersten Lebenswochen, Lok: im Gesicht auftretende geschlossene Komedone (Verhornung des Follikelepithels), meist Spontanheilung
- # <u>Akne vulgaris:</u> Prädilektionsstellen: **Gesicht**, Schultern, Rücken, Brust
  - Akne comedonica: leichte Form, Komedone offen und geschlossen, Seborrhoe
  - Akne papulopustulosa: entzündete Papeln und Komedone, Seborrhoe
  - Akne conglobata: ausgedehnte Form der Akne papulopustulosa, Abszesse, Fisteln, Bildung von Narben, m > w
  - Akne fulminans: akute Infektion mit Ulzerationen, meist Jungen betroffen

<u>**Diag:**</u>
1. Anamnese (Familienanamnese) und klinische Untersuchung: typische Komedone und Lok. (= Blickdiagnose)
2. Labor: bei schwerer Verlaufsform Leukozytose u. BSG/CRP erhöht

<u>**Ther:**</u>
- Hautreinigung mit sauren Syndets (z.B. Dermowas®, Sebamed®, Solutio Cordes® für die Kopfhaut), Salicylsäure als Peeling (Aknefug®Liquid 1%)
- <u>Lokale Med.</u> (zur Schälung der Haut):
  - **Benzoylperoxid** 2,5 od. 5 od. 10%ig (z.B. Aknefug®Oxid): ist ein Bleichmittel, wirkt antibakteriell und keratolytisch, hoher Wasserverlust der Haut
  - **Azelainsäure** (Sknoren®Gel od. Creme), wirkt antibakteriell und keratolytisch
  - **Retinoide** (Vit.-A-Säure): äußerlich anwendbar, komedolytisch (Isotretinoin, Isotrex®Gel od. Creme oder Adapalen, Differin®Gel od. Creme), K-Ind.: Schwangerschaft
- <u>Systemische Med.:</u>
  - Bei Sekundärinfektion orale Antibiose: **Tetracyclin** 25-35 mg/kgKG/Tag in 3-4 Dosen (>8. Lj., Tefilin®) od. **Erythromycin** 30-50 mg/kg/Tag in 2-3 Dosen (bei Kindern 1-12 J. od. bei Schwangeren) für max. 3 Mon.
  - Bei Mädchen verbessern orale Kontrazeptiva meist den Schweregrad (insb. mit dem antiandrogenen Gestagen Cyproteronacetat, z.B. in Diane®-35, Anmerkung: ist für die Akne und nicht zur Kontrazeption zugelassen, jedoch auch kontrazeptiv wirksam)
  - Zink oral (Zinkglukonat, Cefazink®): wirkt antiinflammatorisch
  - **Isotretinoin** 0,3-0,5 mg/kgKG/Tag p.os (Aknefug®Iso) in sehr schweren Fällen, reduziert Talgproduktion, Cave: teratogene Wirkung! ⇨ sichere Kontrazeption erforderlich!

<u>**Prog:**</u> Gut, nach der Adoleszenz meist Abklingen der Symptome; in 10 % d.F. persistiert die Erkrankung über das 25. Lj. hinaus und bei ca. 5 % verbleiben teils erhebliche **Narben**.

<u>**Kompl:**</u>
- ∗ Sekundärinfektionen, Narbenbildung, Hyperpigmentierung
- ∗ Bei Akne fulminans: Fieber, Leukozytose u. akneassoziierte **Arthritis** (insb. der Kniegelenke) u. Sakroiliitis mögl.

<u>**DD:**</u>
- <u>Medikamentenakne:</u> Glukokortikoide (sog. **Steroidakne**), Androgene u. Anabolika (**Doping-Akne**), Neuroleptika ⇨ Ther: Med. absetzen
- „Mallorca-Akne“: Verstopfung der Follikel durch Sonnencremes ⇨ kleine follikuläre, entzündliche Papeln
- Berufsakne: bei Umgang mit Ölen, Pech, Teer (heute bei uns kaum mehr vorkommend)

DERMATOMYKOSEN

<u>**Syn:**</u> **Hautpilz**erkrankungen, ICD-10: Tinea B35.9

Etlg: # **Tinea pedis** durch die Dermatophyten Trichophyton rubrum u. mentagrophytes
Tinea unguium (Onychomykose) = Nagelmykose (meist an den Füßen), ICD-10: B35.1
Tinea corporis, Tinea inguinalis durch die Dermatophyten Trichophyton rubrum u. interdigitale (mentagrophytes)
Tinea capitis durch die Dermatophyten Microsporum audouinii, Trichophyton tonsuraris u. schoenleinii
Pityriasis versicolor durch den Sprosspilz Malassezia furfur (Syn: Pityrosporum ovale), ICD-10: B36.0
Kandidose (Syn: Soor) durch den Sprosspilz Candida albicans, ICD-10: B37.9

Ät: - Übertragung der Dermatophyten v. Mensch zu Mensch oder über **Kontaktflächen** (Schwimmbad, Sauna) od. engen Kontakt mit Haustieren (Tier zu Mensch)
Prädisp.: kleine Einrisse od. Verletzungen der Haut als Eintrittspforte, Diabetes mellitus
- Kandidose insb. bei Säuglingen mit Windeldermatitis (Windelsoor)

Epid: Häufigkeit: am häufigsten ist die Tinea pedis (beginnt meist 3. u. 4. Zehenzwischenraum)

Klin: ⇒ Tinea pedis: typischer Befall beginnt **interdigital** mit Rötung u. **Juckreiz**, feuchte Schuppung, Rhagaden, auch als Tinea manum an der Hand mögl.
⇒ Tinea unguis: weißlich verfärbte u. verdickte, brüchige Nägel, ggf. zusätzlich Tinea pedis
⇒ Tinea corporis, faciei u. capitis: scharf begrenzte, **runde schuppende Rötung**, Juckreiz, Abheilung beginnt von zentral
⇒ Tinea capitis u. Tinea barbae (Bartregion): runde schuppende Stellen im Haar, Abbrechen der Haare bis zur Alopezie mögl.
⇒ Pityriasis versicolor: typischer Befall an der **Brust** (an den Stellen mit vermehrtem Schwitzen) mit scharf abgegrenzter, flächiger Rötung u. später Aufhellung, Juckreiz, nach Kratzen Schuppung (Hobelspan-Phänomen)
⇒ Kandidose: im Mund weißliche, schwer entfernbare Auflagerungen auf der Schleimhaut, bei Windelsoor starke Rötung, nässende Bläschen und Juckreiz, bei Darmbefall Durchfall

Diag: 1. Anamnese und klinische Untersuchung: Blickdiagnose, Inspektion mit der WOOD-Lampe (UV-Licht mit 365 nm) ⇨ Dermatophyten leuchten fluoreszierend auf.
2. Abstrich ⇨ Nativpräparat mikroskopieren und kulturelle Anzüchtung

Ther: • Allgemein: **Feuchtigkeit reduzieren**, z.B. barfuß laufen, offenes Schuhwerk, lockere Kleidung, in Schwimmbädern/Duschen Badeschlappen tragen (ist zugleich Proph.)
- Tinea pedis: **Clotrimazol-Creme** (Canesten®) für mind. 4 Wo. auftragen, trocken halten, Desinfektion der Schuhe mit einem pilzwirksamem Desinfizienz
Tinea unguis: wirkstoffhaltiger Nagellack (längerfrisitge Behandlung erforderlich), bei gleichzeitiger Tinea pedis Creme für die umgebende Haut
- Tinea corporis u. capitis: Clotrimazol-Creme
falls therapieresistent systemische Ther. mit dem für Kinder zugelassenen **Griseofulvin** (oral 10 mg/kg/Tag, Griseo-CT®) für 6-8 Wochen
- Pityriasis versicolor: topisch **Ketoconazol** (Terzolin®2% Lösung) und auch an der behaarten Kopfhaut über mehrere Wochen anwenden
- Windelsoor: häufiger Windelwechsel, sooft wie mögl. Kind windelfrei lassen, topisches Antimykotikum (z.B. Clotrimazol, Imazol®Paste)
- Bei oraler Kandidose od. Darmbefall: **Nystatin** oral 3-6 x tgl. (Moronal®Suspension)

Prog: Gut, konsequent (mehrmals täglich) behandeln und ca. 3-4 Wo. über die sichtbare Symptomatik hinaus therapieren, um auch ruhende Sporen zu erfassen.

Kompl: * Erysipel am Unterschenkel bei Tinea pedis mögl.
* Kandidasepsis bei Immunsuppression (HIV, Transplantationen, Lymphome) mögl.

DD: - Atopisches Ekzem, Kontaktekzem
- Psoriasis plantaris, hereditäre Palmarplantarkeratose
- Erythrasma (Corynebacterium minutissimum ⇨ produziert Pigmente): inguinal od. in der Axilla auftretende hellbraune Flecken

MOLLUSCUM CONTAGIOSUM

Syn: **Dellwarzen**, Epithelioma contagiosum, Molluske, ICD-10: B08.1

Ät: – Molluscum-contagiosum-Virus (Poxvirus, behüllte u. doppelsträngige DNA (dsDNA), gehört zur Pockengruppe und befällt ausschließlich die Epidermis)
– Prädisp.: Immundefekt, HIV, Leukämie, oftmals auftretend bei Neurodermitis (s.o., Ekzema molluscatum)

Path: ♦ Übertragung: Schmierinfektion od. Kontaktinfektion, Inkubationszeit: 2 Wo. bis 3 Mon.
♦ Histo: benigne infektiöse Epitheliome mit spezifischen Molluscumkörperchen

Epid: ◊ Prävalenz: sehr häufig im Kindesalter, m > w
◊ Prädisp.alter: erster Erkrankungsgipfel in der Kindheit, zweiter im frühen Erwachsenenalter (auch sexuelle Übertragung mögl.)

Klin: ⇒ Multiple 2-4 mm große, erhabene weiße bis rötliche Knötchen (= breitbasige Papeln) mit einer Eindellung in der Mitte (daher „Dellwarze" genannt)
⇒ Auf Druck kann sich eine weiße teigig-krümelige Masse entleeren (Cave: ist infektiös)
⇒ Kann beim Kind über den ganzen Körper verteilt sein (meist mehrere in einer Gruppe beieinanderstehend), bei Erwachsenen meist Genitalregion

Diag: Anamnese und klinische Untersuchung: Blickdiagnose

Ther: • Einzelne Dellwarzen (und immunkompetentes Kind) keine Ther., Prog: **Spontanheilung** meist innerhalb von 6-9 Mon.
• Operativ: Ind: störende Lok., große Anzahl (führen zur Auto-Reinfektion)
  – In Lokalanästhesie Abtragung mit dem scharfem Löffel, Desinfektion u. Povidon-Iod-Pinselung (Mercuchrom®)
  – Alternativ auch Kryotherapie (Vereisung) od. gepulster Farbstofflaser

DD: – Verrucae vulgares (durch HPV = humanes Papillomavirus, normale Warzen, haben keine Eindellung, Lok: insb. Hände u. Füße)
– Verrucae planae juvenilis (= flache Warzen, auch HPV, Lok: insb. Stirn, Handrücken)
– Condylomata acuminata (sog. Feigwarzen, auch HPV, Lok: Genitalregion)
– Herpes simplex (s.o., Kap. Infektionskrankheiten)

EPIDERMOLYSEN

Syn: Epidermolysis bullosa hereditaria, „Schmetterlingskrankheit", ICD-10: Q81.9

Ät: Gruppe genetisch bedingter Hauterkrankungen (sog. Genodermatosen) mit lokaler od. generalisierter **Blasenbildung**: aut.-dom., -rez. od. X-chrom. erblich

Path: ♦ Mutation in Keratin-, Laminin-, Integrin- oder Kollagen-VII-Genen
♦ Je tiefer die Blasenbildung in der Haut, umso schwerer die Symptomatik

Epid: ◊ Häufigkeit: **sehr selten**, 0,2/10.000 Geburten
◊ (ist natürlich nicht ansteckend! ⇨ Eltern, Angehörige, Kindergarten usw. beruhigen)

Etlg: # **Epidermolysis simplex** (90 % d.F.): mildeste Formen, 9 verschiedene Mutationen bekannt, Spaltbildung oberhalb der Basalmembran, bessert sich meist mit dem Alter
Epidermolysis junctionalis: schwerste Formen, 6 Mutationen bekannt (alle aut.-rez. erblich), Spaltbildung innerhalb der Basalmembran, bei Typ HERLITZ Tod innerhalb von 2 J.

Epidermolysis dystrophica: häufig schwere Verläufe, 5 Mutationen bekannt, Spaltbildung unterhalb der Basalmembran

KINDLER-Syndrom: Blasenbildung u. zusätzlich Pigmentierungsstörungen

Klin: ⇒ **Blasen** der Haut meist bereits bei Geburt vorhanden, jedes (harmloses) Hauttrauma führt zur Blasenbildung (Pemphigus traumaticus) und **Schmerzen**, die Blasen können dabei große Hautareale befallen, Einblutungen und Ruptur der Blasen mögl.

⇒ Nach Ruptur kann es je nach Typ zu Ulzerationen u. dystropher **Narbenbildung** kommen

⇒ Die Haut ist ubiquitär **extrem fragil** („wie bei einem Schmetterling"), Ausfall der Nägel mögl., Pigmentstörungen, Blasenbildung auch an den Schleimhäuten mögl.

Diag:
1. Anamnese (Familienanamnese) und klinische Untersuchung: Blickdiagnose, vom äußeren Aspekt kann aber noch nicht auf den Typ u. somit auf die Prog. geschlossen werden. NIKOLSKI-Phänomen: Seitliches Schieben auf normaler Haut führt zur Blasenbildung. Heute werden die Blasen manchmal bereits in der pränatalen Sonographie gefunden.
2. Biopsie und Histologie: Hautschichtuntersuchung, Immunfluoreszenz-Mapping
3. Labor: molekulargenetischer Mutationsnachweis mögl.

Ther:
- Allgemein: **Meiden von Traumata**, Diag. u. Ther. in einem Zentrum durchführen (Adressen beim Netzwerk Epidermolysis bullosa, Freiburg, Internet: www.netzwerk-eb.de)
- Symptomatisch: minimales **sanftes Handling** des Neugeborenen
  - Gute Hautpflege, enge Kleidung, Hitzestau u. Aufweichen der Haut vermeiden
  - Blasen nur eröffnen (Punktieren), Blasendach als Schutz belassen, lokale Antiseptika (z.B. Octenidin-2HCl, Octenisept® od. Triclosan-haltige Cremes), nur nichtklebende Verbände verwenden
  - Bei Superinfektion orale Gabe eines Cephalosporins
  - Glukokortikoide: lokal und/oder systemisch bei schweren Verläufen
- An Gentherapie od. Knochenmarktransplantation wird geforscht.

Kompl:
* Narben ⇨ Beugekontrakturen (beim Typ HALLOPEAU-SIEMENS), Syndaktylien mögl.
* Alopezie, Ösophagusstrikturen, Zahnbildungsstörungen
* Erhöhtes Risiko für Hautkrebs (Plattenepithelkarzinom)

DD:
- Erythrodermia congenitalis ichthyosiformis bullosa BROCQ: Blasenbildung und Ichthyose-Symptomatik (extrem selten, 0,05/10.000, aut.-dom. erblich od. Spontanmutation)
- Bullöses Pemphigoid u. Pemphigus vulgaris: autoimmunologisch bedingte Blasenbildung (meist erst bei älteren Erwachsenen vorkommend, bei Kindern lineare IgA-Dermatose)
- Dermatitis herpetiformis (DUHRING-BROCQ): Entzündung der Haut mit Bläschenbildung durch gluteninduzierte Ig-A-Komplexe; Ther: Dapson anfänglich, glutenfreie Diät lebenslang
- LYELL-Syndrom (Epidermolysis acuta toxica): schwerste Form des STEVENS-JOHNSON-Syndrom (infektallergische od. arzneimittelallergische Reaktion, Syndrom der „verbrühten Haut") mit hoher Letalität

ICHTHYOSEN

Syn: Ichthyosis congenita, **Fischschuppenkrankheit**, Reptilienhaut, ICD-10: Q80.9

Ät: Gruppe **genetisch bedingter** Hauterkrankungen (Genodermatosen) mit generalisierter Verhornungsstörung der Haut: aut.-dom., rez. od. X-chrom. erblich

Path: Diffuse Verhornungsstörung der Haut (**Hyperkeratose**) ⇨ verstärkte Bildung größerer Hautschuppen („Fischschuppen")

Etlg: # **Ichthyosis vulgaris:** häufigste Form, aut.-dom. erblich (Chrom. 1q21), Schweregrad und

Beginn (1.-4. Lj.) variabel - leichte Rauigkeit bis Reptilienhaut mögl., Gelenkbeugen nicht befallen, vertiefte Palmar- u. Plantarfurchen (sog. Ichthyosishand)

X-chrom.-rez. Ichthyosis vulgaris (nur Jungen erkranken): sehr selten, meist auch Gelenkbeugen betroffen, Fehlen von Steroidsulfatase (Diagnosesicherung im Labor mögl., Geburtsstillstand mögl.), Kryptorchismus, Hornhauttrübung

Ichthyosis congenita gravis (**lamelläre Ichthyose**): aut.-rez., sehr seltene und schwere Form, Symptome ab Geburt (bzw. pränatal), panzerartige grobe, bräunliche Schuppung, Kindstod in schweren Fällen mögl. (Harlekin-Fetus)

<u>Epid:</u> ◊ Prävalenz: 10-40/10.000 (die schweren rezessiven Formen sind 100 x seltener)

◊ (Ist natürlich <u>nicht</u> ansteckend! ⇨ Eltern, Angehörige, Kindergarten usw. beruhigen)

<u>Klin:</u> ⇒ Verstärkte Hornschicht und **Schuppung**, vorwiegend am Stamm u. Streckseiten der Extremitäten, Juckreiz, insg. sehr **trockene Haut**

⇒ Schwitzfähigkeit eingeschränkt (vermehrte Kühlung bei Anstrengung nötig)

<u>Diag:</u>
1. Anamnese (Familienanamnese) und klinische Untersuchung: Blickdiagnose
2. Labor: molekulargenetische Untersuchung und genetische Beratung mögl.

<u>Ther:</u>
- Konservativ: aufwändige, **tägliche** Hautpflege erforderlich!, keine alkal. Seifen/Syndets
  - Salben und Hautcremes mit **Harnstoff** (z.B. Basodexan®) zur Aufweichung der Schuppen, bei Entzündung auch kurzfristig Glukokortikoidsalben
  - **NaCl-Bäder** (3%ig, Kur am Toten Meer) und **Ölbäder**
- Bei schweren Formen: lokal od. **systemisch Retinoide** (0,1-0,2 mg/kgKG/Tag Acitretin oral, Neotigason®, Cave: teratogen! ⇨ sichere Kontrazeption erforderlich)
- Selbsthilfegruppen: Ichthyose e.V., Straße der Einheit 5d, 15749 Mittenwalde, Tel.: 033764 204-57, Fax: -59, Internet: www.ichthyose.de

<u>Prog:</u> lebenslange Persistenz

<u>DD:</u>
- Erythrodermia ichthyosiformis congenitalis bullosa BROCQ: ichthyose Symptomatik und Blasenbildung (extrem selten, aut.-dom. erblich od. Spontanmutation)
- Ichthyosis bullosa SIEMENS: ichthyose Symptomatik und Blasenbildung (aut.-dom. erblich)
- REFSUM-Syndrom (Phytansäurestoffwechselstörung): milde Ichthyose, Polyneuropathie
- SJÖGREN-LARSSON-Syndrom (aut.-rez. erbl., Chrom. 17, Aldehyddehydrogenasemangel): ichthyose Erythrodermie, Tetraplegie, Netzhautdegeneration, geistige Behinderung
- COMÈL-NETHERTON-Syndrom (aut.-rez. erbl.): ichthyose Erythrodermie, brüchige Haare („Bambushaare"), Immundefekt, Atopie
- Erworbene Ichthyose: bei Tumoren vorkommend

ALOPEZIE

<u>Syn:</u> Haarausfall, Alopecia areata / circumscripta, ICD-10: L63.9

<u>Ät:</u>
- Meist **unklar**, familiäres Auftreten, Autoimmunprozess, Atopie, Vitiligo, stressgetriggert
- Erblich (Alopecia hereditaria): aut.-dom. od. -rez. erblich

<u>Path:</u>
- Autoimmunprozess mit T-Zell-Infiltration der Haut ⇨ Zytotoxizität, Haarfollikelschädigung
- Fehlerhaftes Keratin ⇨ frühes Abbrechen der Haare

<u>Etlg:</u>

Alopecia areata diffusa: diffuser Haarverlust an der Kopfhaut

Alopecia areata circumscripta: kreisrunder, lokalisierter Haarverlust an der Kopfhaut

Alopecia areata totalis: Verlust aller Haare des Kopfes

Alopecia universalis congenita: Verlust jeglicher Körperbehaarung (Atrichie)

Epid: Zeitraum des Haarverlustes sehr variabel (Häufigkeitsgipfel: 3.-12. Lj.)

Klin:
⇒ Fleckweise Auflockerung (Effluvium) bis Totalverlust der Haare am Kopf, Stummelhaare (exclamation mark hairs) ohne Keratin, nicht schmerzhaft, Verlauf in Schüben mögl.
⇒ Areale am ganzen Körper mögl., auch Augenbrauen- u. Wimpernausfall mögl.
⇒ Wachstumsstörungen der Nägel mögl., **psychische Belastung** für die Kinder

Diag:
1. Anamnese (Familienanamnese?) und klinische Untersuchung: Blickdiagnose
2. Trichogramm od. Kopfhautbiopsie u. histologische Untersuchung

Ther:
- Keine kausale Ther. mögl. und Behandelbarkeit insg. **eher gering**
  - Versucht werden topische Glukokortikoide (z.B. Dexamethason-Schaum) od. lokale Glukokortikoidinjektionen
  - Lokale Reiztherapie mit Dithranol (z.B. Micanol®Creme)
  - Kontaktallergie-Immuntherapie (wiederholtes Anwenden von Diphencyclopropenon führt zur Immunantwort der Haut ⇨ regt Haarwachstum an), nur in Zentren, >12.-14. Lj.
- Perückenversorgung, psychotherapeutische Unterstützung (auch der Eltern!)
- Selbsthilfegruppen: Alopecia Areata Deutschland e.V., Pf. 10 01 45, 47701 Krefeld, Tel.: 02151 786006, Internet: www.kreisrunderhaarausfall.de

Prog: selbstlimitierend = Spontanremission in ca. 50 % d.F. innerhalb von 6 Mon., Rezidive häufig

DD:
- Alopecia mechanica: bei Säuglingen, die immer auf der gleichen Stelle liegen
- Alopecia androgenetica (männlicher Typ, Ausfall bereits im Jugendlichenalter mögl.)
- Alopecia medicamentosa: NW bei Zytostatika, Retinoiden ⇨ reversibel bei Absetzen
- Tinea capitis (Pilzinfektion)
- Ektodermale-Dysplasie-Syndrome: erbliche Krankheiten mit Haarausfall, Schweißsekretionsstörungen (Anhidrose) u. Dentitionsstörungen
- Psychiatrisch: Trichotillomanie = Ausreißen der Haare

HAUTTUMOREN

Syn: Neubildungen der Haut, ICD-10: gutartig D23.9, malignes Melanom C43.9

Path: Dignität: Maligne Hauttumoren im Kindesalter sind **sehr selten** (von den entfernten Tumoren sind in der Histologie 98-99 % benigne)

Etlg:
Naevus (s.u.): melanozytäre Naevi (Pigmentnaevi), organoide Naevi
Hämangiome (Gefäßmissbildungen), Naevus flammeus (Kapillarenfehlbildung, s.u.)
Juveniles Xanthogranulom (fettspeichernde Makrophagen, gelbliche Knötchen)
Pilomatrixom (benigne Vermehrung der Haarfollikelzellen, derber Knoten)
Mastozytose (Mastzellvermehrung in der Haut, hellrote Plaques)
Maligne Hauttumoren: malignes Melanom, Basalzellkarzinom, Stachelzellkarzinom, kutanes T-Zell-Lymphom, Angiosarkom u. Ausbreitung/Absiedlungen anderer maligner Tumoren in der Haut

Epid:
◊ Hämangiome: häufig (3 % aller Säuglinge, bei Frühgeborenen 10fach höher), w > m (= 3:1)
◊ Juveniles Xanthogranulom: häufig (5 % aller Neugeborenen u. Säuglinge)

Diag:
1. Anamnese (Familienanamnese, Hauttumor bereits bei Geburt od. neu aufgetreten?) und klinische Untersuchung: Blickdiagnose
   Warnzeichen für Malignität: **Größenzunahme**, Größe >3 cm, derbe Konsistenz, **Ulzeration**, Blutung, Farbwechsel, Tumor mit der darunterliegenden **Faszie verwachsen**, Tumor bereits beim Neugeborenen

2. Bei unklarem Hauttumor Biopsie bzw. Exzisionsbiopsie (gesamter Tumor wird entfernt) und histologische Untersuchung

Ther:
- Kleine Hämangiome bilden sich meist spontan über Jahre zurück ⇨ nur **Beobachtung**
  - Große od. proliferierende Hämangiome können konservativ mit **Propranolol** (3 mg/kgKG/Tag verteilt auf 2 Dosen für 6 Monate, einschleichend beginnen u. ausschleichen, Hemangiol®) behandelt werden, auch Glukokortikoide mögl. (aber mehr NW).
  - Bei Progredienz Kryotherapie (-32° C), Laserther. od. operative Entfernung
- Juveniles Xanthogranulom: bildet sich meist spontan im Kindesalter zurück
- Pilomatrixom: operative Entfernung indiziert (keine spontane Rückbildungstendenz)
- Mastozytose: ¾ bilden sich bis zur Pubertät spontan zurück, meiden von histaminfreisetzenden Med. (Ibuprofen, Codein) u. Insektenstichen (Sensibilisierungsgefahr)

Prog: Die überwiegende Anzahl der Hauttumoren im Kindesalter hat keinen Krankheitswert.

Kompl: * **Maligne Entartung** eines benignen Tumors, dies ist im Kindesalter aber **selten**.

Proph: ♥ Allgemein: dermatologische Vorsorgeuntersuchung 1x/Jahr empfohlen
♥ Vermeiden von Sonnenbrand!, **Sonnenschutz** (Kleidung, Schutzcreme)

DD:
- Keloid, hypertrophe Narben
- Hauttumoren bei Fehlbildungssyndromen (z.B. Phakomatosen)
- Xeroderma pigmentosum: angeborene DNA-Reparaturgendefekte (aut.-rez. erblich) ⇨ UV-Licht führt früh zu Hautschäden (Altershaut u. maligne Hauttumoren), Ther: absoluter Lichtschutz („Mondscheinkinder")

Naevus

Syn: Umgangssprachlich **Muttermal**, Mal, Melanozytennävus ICD-10: D22.9

Ät: Benigne angeborene (= kongenital) oder später spontan entstehende Fehlbildungen der Haut

Nävusdysplasie-Syndrom (Syn: BK-mole-Syndrom, aut.-dom. erblich, Chrom. 1, 9, 12 mit hunderten von Naevi mit erhöhtem Risiko der malignen Entartung)

Etlg: Melanozytäre Naevi (Pigmentnaevi): typische **braune Naevuszellnaevi**, wie sie bei nahezu jedem Menschen vorkommen, auch mit Haaren mögl. (Tierfellnävus), Halo-Naevus (mit einer umgebenden Aufhellung), Naevus coeruleus (blauer Fleck, Melanozytennaevus tief in der Dermis liegend), SPITZ-Naevus (Spindelzellnaevus, roter Naevus, meist im Gesicht, schnelles Wachstum, dann aber Persistenz, ist benigne - aber auch histologisch schwierig vom Melanom zu differenzieren)

Organoide Nävi: Naevus sebaceus (Talg- u. Schweißdrüsennaevus, meist am Kopf)

Maligner Naevus: Vorstufe ist der dysplastische Naevuszellnaevus; maligne: malignes Melanom melanoisch (= dunkel) od. amelanoisch (= hell), familiäre Disposition mögl.

Epid: Maligne Melanome sind im Kindesalter insg. **sehr selten**

Klin: **ABCDE-Regel**: Charakteristika für ein malignes Melanom

A = Asymmetrie	Bei gedachter Linie ist Naevus asymmetrisch
B = Begrenzung	Unregelmäßiger Rand
C = Colorit	Unregelmäßige Farbe (helle/dunkle Areale)
D = Durchmesser	Größe >5 mm
E = Entwicklung	Wachstum, Größenzunahme

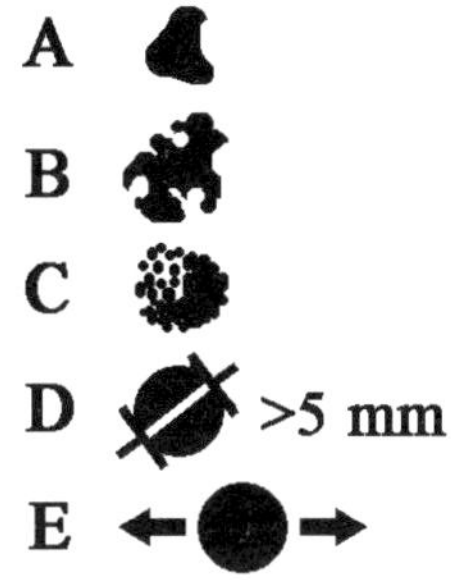

Diag: Anamnese und klinische Untersuchung: Malignitätsabschätzung nach der ABCDE-Regel

Auflichtmikroskopie: genauere Beurteilbarkeit der Naevi, ggf. Foto machen zum späteren Vergleich bei Kontrolluntersuchung

Größenprognose für kongenitale melanozytäre Naevi: Durchmesser-Zunahme vom Neugeborenen zum Erwachsenenalter am Kopf um Faktor 1,7, an Rumpf u. Armen um 2,8, an den Beinen um 3,3. Eingeteilt werden diese dann nach der voraussichtlichen Größe im Erwachsenenalter als klein (<1,5 cm, Häufigkeit 1/100 Kinder), mittelgroß (1,5-20 cm), groß (>20 cm, sog. **Riesennaevus,** Häufigkeit: 0,5/10.000 Kinder)

Ther: Gutartige Tumoren werden nur **beobachtet** (z.B. jährliche Kontrolle).

Operativ: bei Malignitätsverdacht Entfernung und histologische Untersuchung
Naevi mit Erwachsenenprognose >20 cm sollten gegen Ende des 1. Lj. wegen des Risikos der malignen Entartung entfernt werden und bedürfen besonderer operativer Techniken (z.B. Serienexzision, Gewebeexpansion, gestielte od. freie Lappenplastiken usw.)

Bestätigt sich ein malignes Melanom, dann Nachresektion und bei Tumordicke >1 mm zusätzlich Sentinel-Lymphknotenbiopsie (sog. Wächterlymphknoten) u. Histologie

Prog: Malignes Melanom im Kindesalter: 75-80%ige 5-JÜR

Bereits zwei Sonnenbrände im Kindesalter erhöhen das Risiko für ein malignes Melanom!

Kompl: **Melanomentwicklung** aus einem benignen Naevus, dies ist bei Kindern aber **eher selten** (erhöhtes Risiko bei Hellhäutigkeit, häufigen Sonnenbränden, hoher Zahl an Naevi, kongenitaler **Riesennaevus**, Melanom in der Familie)

Neurokutane Melanose: Aussaat von Nävuszellen in den Meningen bei Riesennaevus an Kopf od. Wirbelsäule mögl. (frühzeitig Hirndruckentwicklung mit schlechter Prognose)

Proph: Immer ausreichender **Sonnenschutz** (Kleidung, Sonnenschutzcreme), Tageszeit mit hoher UV-Strahlung meiden, dermatologische Vorsorgeuntersuchung 1x/Jahr

DD: Mongolenfleck (dermal vorkommende Melanozyten, benigne, Lok: flächig lumbosakral, v.a. Asiaten betroffen, spontane Rückbildung bis zur Pubertät)

Neurofibromatose v.RECKLINGHAUSEN (aut.-dom. erblich od. Neumutation): multiple hellbraune Café-au-lait-Flecken, kleine Hautflecken (Freckling) inguinal od. axillär, multiple Neurinome, Hirntumoren, Hamartome an der Iris (LISCH-Knötchen), mentale Retardierung

Naevus flammeus

Syn: Feuermal, Weinfleck, Naevus vinosus, engl.: port-wine stain, ICD-10: Q82.5

Ät: Angeborene, **benigne Fehlbildung der Kapillaren** mit flächiger Rotfärbung der Haut

Path: Isoliert vorkommend oder im Rahmen von komplexen Fehlbildungssyndromen

Etlg: Medialer: Stirn, Nasenrücken, Nacken (Naevus UNNA-POLITZER, sog. Storchenbiss), lumbaler Wirbelsäulenbereich

Lateraler: seitliche Stirn od. Wange, einseitige Extremität ⇨ kann Hinweis auf Fehlbildungssyndrom sein (s.u.)

Epid: **Sehr häufig**, 20-50 % aller Kinder zeigen bei Geburt ein Feuermal (insb. „**Storchenbiss**“)

Klin: Scharf begrenzte, hellrote Verfärbung **im Niveau der Haut**, glatte Oberfläche

Diag: Anamnese und klinische Untersuchung: mit Spatel wegdrückbar

Bei lateralen Abklärung/Ausschluss von Fehlbildungssyndromen

Ther: Bei medialen primär abwarten, da **Spontanremission** häufig bis zum 2. Lj.

Bei Persistenz Entfernung mit dem Argon-Laser mögl.

Kompl: Assoziierte **Fehlbildungssyndrome**: STURGE-WEBER-KRABBE-Syndrom (enzephalofaziale Angiomatose mit Naevus flammeus im Gesicht u. ipsilateralen Hämangiomen der Meningen ⇨ fokale Epilepsie, mentale Retardierung),

HIPPEL-LINDAU-Syndrom (zerebellare und retinale Hämangioblastome ⇨ Ataxie, Nystagmus, später Hirndruckentwicklung, Glaukom, Erblindung mögl.),

KLIPPEL-TRÉNAUNAY-Syndrom (Feuermal mit Varikosis, AV-Fisteln mit Schmerzsyndrom, lokale Osteohypertrophien),

Tuberöse Sklerose (Phakomatose ⇨ multiple Angiofibrome, mentale Retardierung),

Spina bifida occulta (Dysrhaphiesyndrom)

DD: Hämangiom, AV-Fistel ⇨ ragen aus dem Hautniveau heraus

HNO-ERKRANKUNGEN

Epid: Die häufigsten Erkrankungen des HNO-Fachgebietes bei Kindern sind die **Infektionen der Atemwege** (Erkältungsschnupfen, Rhinopharyngitis, Sinusitis, Angina tonsillaris/Scharlach, s.o. im Kap. Infektionskrankheiten) sowie die entzündlichen Erkrankungen des **Ohres** und **Hörstörungen**. Weiterführende Informationen gibt es beim Dt. Bundesverband der Hals-Nasen-Ohrenärzte e.V., Internet: www.hno-aerzte-im-netz.de

OTITIS MEDIA

Syn: Mittelohrentzündung, ICD-10: H66.9

Anatomie: Äußeres Ohr: Ohrmuschel (Auricula), äußerer Gehörgang (**Meatus acusticus ext.**) u. das **Trommelfell** (Membrana tympanica)
Mittelohr: Ab dem Trommelfell beginnt die **Paukenhöhle** (Cavitas tympani). Sie enthält Hammer, Amboss u. Steigbügel, der dem ovalen Fenster (Scala vestibuli) anliegt. Über die Ohrtrompete (**Tuba auditiva** EUSTACHII) ist die Paukenhöhle mit dem Rachen verbunden.
Innenohr: Schnecke (Cochlea) und Gleichgewichtsorgan

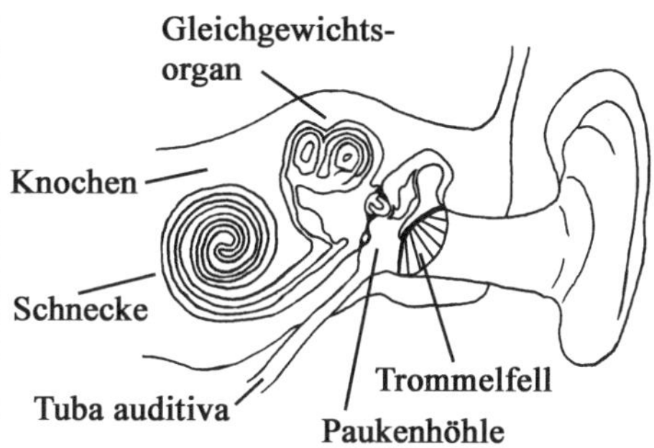

Ät: - **Virale** akute Mittelohrentzündungen (hämatogene Ausbreitung), insb. **RSV** = respiratory syncytial virus bei Kindern unter 3 J., Grippeviren, Herpesviren, Masern-Otitis (heute selten)
- **Aszendierende** Infektion aus dem Nasopharynxraum über die Tuba auditiva = **bakterieller Infekt**, insb. Haemophilus influenzae, Pneumokokken, Streptococcus pyogenes, Staphylokokken, Moraxella catarrhalis (Syn: Branhamella od. Neisseria catarrhalis)

Path: Bei fortgeleiteter Entzündung aus dem Nasen-Rachen-Raum Beginn zuerst als **Tubenkatarrh** (Otitis media catarrhalis), dann Übergang in eitrige Form (**Otitis media purulenta**)

Epid: ◊ Häufigkeit: 50 % aller Kinder im 1. Lj. und bis zum 7. Lj. ist statistisch **jedes Kind** mind. einmal an einer Mittelohrentzündung erkrankt (40 % mehrfach).
◊ Prädisp.alter: insb. **Säuglingsalter** (Erkrankungsgipfel 6.-18. Lebensmonat)

Etlg: # Otitis media acuta
Otitis media chronica

Klin: ⇒ Allgemeinsymptome: Fieber, Unruhe, Schreien, Schlafstörungen, Übelkeit, Erbrechen, Bauchschmerzen, Durchfall, Säugling greift sich ständig an das Ohr.
⇒ Lokale pulsierende **Ohrschmerzen**, Druckgefühl
⇒ Pochende Ohrgeräusche, **Hörminderung**, Schwindel, meningeale Reizsymptome
⇒ Bei Trommelfell-Perforation: Flüssigkeits- oder Blutabgang aus dem Gehörgang (**Otorrhoe**) und sofortige Besserung der Schmerzen durch die "Druckentlastung"

Diag: 1. Anamnese und klinische Untersuchung: in der **Otoskopie** (Ohrspiegelung) Rötung u. Vorwölbung des Trommelfells, **Mukotympanon** (Syn: Paukenhöhlenerguss = flüssiges Sekret hinter dem Trommelfell sichtbar), ggf. Trommelfelleinriss u. Sekretabgang sichtbar
2. Audiometrie, bzw. bei Säuglingen/Kleinkindern OAE (= otoakustische Emissionen)

3. Eine weitergehende Diag. ist meist nicht erforderlich, bei chron. Otitis mit Cholesteatom ggf. CT od. MRT der Felsenbeinregion zur Op-Planung

<u>Ther:</u> • **Symptomatisch**/abwartend: 90 % d.F. heilen auch ohne Behandlung aus, daher ist nur Beobachtung u. Kontrolle für 1-3 Tage gut zu vertreten (wenn dann keine Besserung od. Progredienz ⇨ Antibiose), kein Wasser in die Ohren (kein Schwimmbad!)
- Abschwellende Nasentropfen (**Xylometazolin**, Nasic®für Kinder) tief einsprühen, damit gute Wirkung am Tubenostium am Rachendach
- Analgetika/Antipyretika (Ibuprofen od. Paracetamol)
- Schmerzstillende Ohrentropfen (Phenazon + Procain, Otalgan®), eher geringer Effekt

• **Antibiose** (insb. bei Kindern <2 J.): Amoxicillin (oral 50 mg/kgKG/Tag in 3 Einzeldosen), ein Cephalosporin (z.B. Cefuroxim oral od. Ceftriaxon i.v.) od. ein Makrolid bei Penicillinallergie (z.B. Erythromycin) für 7-10 Tage bei Otitis media purulenta (= bakterieller Infekt)

• Operativ: Parazentese (= Trommelfelleröffnung) bei sehr schmerzhafter Otitis media purulenta mit Vorwölbung des Trommelfells (meist kommt es aber schon von selbst zur Spontanperforation)

<u>Prog:</u> Gut, heilt meist folgenlos aus. Spontane Trommelfell-Perforationen schließen sich meist innerhalb von wenigen Tagen bis 2 Wo. wieder.

<u>Kompl:</u> * <u>Mastoiditis</u> (ICD-10: H70.0): akute Entzündung im Processus mastoideus des Schläfenbeines mit **Knocheneinschmelzung** u. Abszesshöhlenbildung
Klin: Erneutes Auftreten von Schmerzen bzw. verzögerter Krankheitsverlauf und sehr schmerzhafte Schwellung u. Rötung hinter der Ohrmuschel am Warzenfortsatz. Eine Mastoiditis + Abduzensparese + Trigeminusreizung wird GRADENIGO-Syndrom genannt.
Diag: CT-Schädel, Ther: Stationäre Aufnahme, I.v.-Antibiose, bessern sich die Symptome nicht, Durchführung einer Mastoidektomie.

* Otogene **Meningitis** purulenta bzw. otogener Hirnabszess (sehr selten), Ther: sofortige operative Behandlung, Kompl: **Sinusvenenthrombose**, Augenmuskellähmung, Sepsis
* **Fazialisparese**, Labyrinthitis
* Übergang in eine **chronische Otitis media**: bei rezidivierenden akuten Mittelohrentzündungen und/oder chronischer Tubenfunktionsstörung ⇨ Ausbleiben der spontanen Ausheilung ⇨ chronische Schleimhauteiterung (kann jahrelang bestehen) und/oder Knocheneiterung (Cholesteatom), Tympanosklerose, meist mit Trommelfelldefekt.
Ther: wenn nicht schon eine Trommelperforation besteht, operative Trommelfelleröffnung (Parazentese) u. Paukenröhrcheneinlage, ggf. Adenotomie

<u>Proph:</u> ♥ Standardimpfung gegen Haemophilus influenzae u. Pneumokokken (häufige Erreger bei der bakteriellen Otitis media)

<u>DD:</u>
- Otitis externa (s.u.), Mumps (Parotitis), Tonsillitis, Pharyngitis
- **Serotympanon** (Seromukotympanon, Paukenerguss) = Flüssigkeit hinter dem Trommelfell sichtbar, Path: chron. Tubenmittelohrkatarrh durch Tubenfunktionsstörung mit Sekretstau
Klin: meist nicht schmerzhaft, Hörminderung. Epid: sehr häufig! (bei Säuglingen u. Kleinkindern bei ca. 20 % zu finden). Ther: liegt eine Rachenmandelhyperplasie (sog. adenoide Vegetationen, ICD-10: J35.2) als Ursache vor, dann in Vollnarkose operative Adenotomie + Parazentese + Paukenröhrchen
- <u>Cholesteatom:</u> kann aus einer chronischen Otitis media resultieren od. kongenital sein, Path: versprengte Plattenepithelzellen führen im Mittelohr zur Osteolyse u. chronischen Knocheneiterung, Ther: operative Resektion u. je nach Befund Rekonstruktion der Gehörknöchelchenkette und Tympanoplastik

OTITIS EXTERNA

<u>Syn:</u> Entzündung des äußeren Gehörganges, ggf. auch der Ohrmuschel, ICD-10: H60.9

<u>Ät:</u> - Bakterielle Infektion von außen, Badesaison! (**Schwimmbadotitis**)

- Reizung/Superinfektion durch einen **Fremdkörper** (z.B. Murmel) od. Zeruminalpfropf, angeborene Verengung des äußeren Gehörganges
- Ausbreitung einer Otitis media (z.B. nach Trommelfellperforation)
- Mykose (Aspergillus, Candida, Tinea faciei/capitis)
- Manifestation einer Hauterkrankung (endogenes Ekzem, seborrhoische Dermatitis, Autoimmunerkrankungen, Psoriasis), Herpes zoster (Zoster oticus)

Path: ♦ Mazerationen der Gehörgangshaut durch Flüssigkeiten (Schwimmbad) od. kleinere Verletzungen (Wattestäbchen! od. Fremdkörper) ⇨ nachfolgende **lokale Infektion**
♦ Keime: insb. Pseudomonas aeruginosa, Staphylokokken, Proteus mirabilis

Epid: Prädisp.alter: 7.-12. Lj.

Etlg: # Gehörgangsfurunkel (Otitis externa circumscripta)
Phlegmone des Gehörganges (Otitis externa diffusa)
Progredient nekrotisierende Otitis (Otitis externa maligna, schwere Verlaufsform)

Klin: ⇒ **Schmerzen** (insb. Tragus-Berührungsempfindlichkeit, Schmerzen beim Kauen), Druckgefühl, Juckreiz
⇒ Lokal gerötete Haut, Schwellung, ggf. äußerliche Effloreszenzen, Fieber, LK-Schwellung
⇒ Seröse od. eitrige **Sekretion** aus dem Gehörgang mögl., Hörminderung

Diag: 1. Anamnese (Schwimmen?) und klinische Untersuchung: **Tragus-Druckschmerz** (Tragus ist der Hautlappen vor dem äußeren Gehörgangeingang), Schmerz bei Zug an der Ohrmuschel, Otoskopie: Rötung, Schwellung des Gehörgangs, Trommelfell intakt
2. Labor: ggf. Keimabstrich (Erreger u. Antibiogramm)

Ther: • Lokal: Gründliche Reinigung des Gehörgangs (**Ohrspülung**, Absaugung), Einlegen eines mit Alkohol od. Ohrentropfen (Desinfektion/Austrocknung) getränkten Mullstreifens, täglicher Wechsel bis zum Abschwellen. Bei einem Furunkel mit Eiteransammlung Inzision.
- Analgetika/Antipyretika (Paracetamol, Ibuprofen), schmerzstillende (Phenazon + Procain, Otalgan®) u. ggf. lokale antibiotische Ohrentropfen (Ciprofloxacin, Panotile®Cipro)
- In schweren Fällen (Infektausbreitung): orale Antibiose nach Abstrich
- Bei allergischen oder immunbedingten Otitiden: Glukokortikoide

Prog: Gut, heilt meist folgenlos aus.

Kompl: * Infektionsausbreitung ⇨ Otitis media, Mastoiditis, Perichondritis (Ohrknorpel), Parotitis

Proph: ♥ Keine Ohrreinigungsstäbchen benutzen, das Cerumen schützt das Ohr und wird physiologischerweise von alleine nach außen befördert (**Selbstreinigungsfunktion**)

DD: - Zeruminalpfropf (Cerumen obturans), Gehörgangsexostose
- Otitis media

HÖRSTÖRUNGEN

Syn: Schwerhörigkeit, Hypakusis, Gehörlosigkeit, Taubheit, ICD-10: H91.9

Ät: - **Angeborene** Hörminderung (Cochleahypoplasie, dysplastische Gehörknöchelchen, Otosklerose, Cholesteatom, Gehörgangsverengung, Gehörgangsatresie, fehlende Ohren, N.vestibulocochlearis-Aplasie, aut.-rez. Ionentransportstörung der Haarzellen, in 50 % d.F. bleibt die Ursache unklar), angeborene **Syndrome**:
PENDRED-Syndrom: aut.-rez. erbliche (SLC26A4-Genmutation auf Chrom. 7q31) Kombination von Innenohrschwerhörigkeit und Hypothyreose
USHER-Syndrom: aut.-rez. erbliche Innenohrschwerhörigkeit + Netzhautdegeneration

ALPORT-Syndrom: X-chrom.-dom. od. aut.-rez. erbliche (COL-Genmutation) Kombination von Innenohrschwerhörigkeit, Glomerulopathie, Augenfehlbildungen

COGAN-Syndrom: autoimmune Kombination v. Innenohrschwerhörigkeit, Vaskulitis, Keratitis

- **Pränatale Infektion**: Rötelnembryopathie, Zytomegalie, Toxoplasmose
- **Frühgeburtlichkeit** (mehrfach erhöhtes Risiko), Asphyxie, Kernikterus, Hirnblutung, Alkoholembryopathie
- Infektiös: **Meningitis**, Enzephalitis, Labyrinthitis, Parotitis (Mumps), Masern, Herpes
  Otitis media u. Otitis externa (i.d.R. nur vorübergehende Hörstörung), Tympanosklerose
- Mechanisch: **Zeruminalpfropf**, Fremdkörper, Serotympanon, angeborene Gaumenspalte
- Traumatisch: Schädel-Hirn-Trauma, Schädelbasisfraktur, Felsenbeinfraktur
- Lärm: **exzessive Lärmbelastung** (Disko, Konzerte!), berufliche Exposition, Knalltrauma
- Hörsturz (ist im Kindesalter extrem selten), Tinnitus (Ohrgeräusche)
- Toxisch: Aminoglykosid-Antibiotika, Zytostatika, Thalidomid, Chinin, Kokain, Alkohol

Path: Die ersten 2-3 Lj. sind entscheidend für die Ausbildung des Hörvermögens auf zerebraler Ebene ⇨ Frühdiagnose und -therapie wichtig!

Epid: Häufigkeit: geschätzt insg. 80.000 betroffene Kinder in Deutschland mit stark eingeschränktem Hörvermögen, bei Geburt 10-30/10.000 Kinder betroffen

Etlg: # Schallleitungsschwerhörigkeit = Mittelohrstörungen od. äußerer Gehörgang
Schallempfindungsschwerhörigkeit = Innenohrstörung od. Hörnervenschädigung
Zentrale Schwerhörigkeit = Reizweiterleitungs- u. -verarbeitungsstörung (Hörrinde)

Klin: ⇒ Hörstörungen im Säuglings- u. Kindesalter behindern stark d. **Sprachentwicklungsfähigkeit**, kritische Grenze sind 25-35 dB Hörverlust im Sprachfrequenzbereich (250-4.000 Hz)

Diag:
1. Anamnese (Familienanamnese?, Reagiert der Säugling auf Geräusche?, Kopfdrehung zur Schallquelle?, usw.) u. klinische Untersuchung: äußeres Ohr, Ohrspiegelung
2. Audiometrie (ab ca. 3 J. mögl.), bzw. bei Säuglingen/Kleinkindern OAE (= otoakustische Emissionen) und akustisch evozierte Potentiale (ggf. in Narkose)
3. Gleichgewichtssinnprüfung: Spontannystagmus?, thermische Prüfung
4. Bildgebung: HR-CT + MRT

Ther:
- Konservativ: Meningitis, Otitis med., ext. usw. stets gut behandeln und kontrollieren
- **Hörgeräteversorgung** bei irreversibler Taubheit (bereits bei Neugeborenen mögl.)
  - Externes normales Hörgerät, Knochenleitungshörgerät
  - **Cochleaimplantat** (elektronische Innenohrprothese): die Übertragungselektrode liegt in der Cochlea, der Empfänger unter der Haut, der Sender mit dem Mikrophon außerhalb. Implantation ab ½ J. mögl., wird heute meist beidseitig implantiert
- **Hör-Sprach-Frühförderung** („hören lernen") über **mehrere Jahre** erforderlich!
- Informationen u. Selbsthilfegruppen: bei www.schnecke-online.de, zu Studienzwecken gibt es das Dt. Zentralregister für kindliche Hörstörungen an der Charité, Berlin

Prog: Heute gute Versorgungs- und Fördermöglichkeiten (möglichst in einem Zentrum)

Proph:
- ♥ Bei der U2 (3.-10. Tag, meist noch in der Klinik vor der Entlassung von Mutter und Kind) **Neugeborenen-Hörscreening**: Inspektion der Gehörgänge, Reaktion auf Geräusche, objektive Hörtestung mit der Methode **TEOAE** (= automatisch ausgewertete transitorisch evozierte otoakustische Emissionen, dabei werden durch einen akustischen Reiz die äußeren Haarzellen angeregt, die wiederum selbst Schallwellen retrograd aussenden, die dann gemessen werden können). Bei pathologischem Befund (bzw. bei Risikogeburten immer) zusätzlich AABR (= automated auditory brainstem response, also akustisch evozierte Potentiale) zur Kontrolle.
- ♥ Arbeitsschutz (aber auch an Diskobesuche od. MP3-Player von Jugendlichen denken): sog. äquivalente Schallpegel-Zeitexposition (oberer Auslösewert = im Arbeitsschutz muss bei Erreichen dieser Werte Gehörschutz getragen werden) für mögl. Hörschädigung bei **85 dB über 8 Std.** Einwirkung/Tag, analog bei 90 dB – 2 Std., 94 dB – 1 Std., 97 dB – 30 Min., 100 dB (Diskotheken!) – 15 Min., 103 dB – 8 Min., 109 dB – 2 Min.

DD: Sprachliche u. psychomotorische Entwicklungsstörungen (s.u. Kinder- u. Jugendpsychiatrie)

KINDEROPHTHALMOLOGIE

Visusentwicklung

Die sensitive Phase = Zeitraum der Lernfähigkeit von Sehbahn, visuellem Kortex und übergeordneten Zentren reicht von Geburt bis zum ca. 2. Lj. (morphologisch) und funktionell bis zum 8 Lj.

Meilensteine der visuellen Entwicklung (n. KÄSMANN-KELLNER):

Lebensalter	Visusäquivalent	Visuelle Funktionen
1.-4. Woche	0,05-0,1	**Fixationsreflex**, Fixation wird nur kurz gehalten, sakkadierte und dysmetrische Folgebewegungen
bis 6. Woche	0,2	Fixation stabiler, **Gesichtererkennung** und reaktives Lächeln
bis 8. Woche	0,3	Gezielte **Akkommodation** (Nah-Fern-Einstellung), Entwicklung des beidäugigen Sehens, glatte Folgebewegungen, Parallelstand der Augen
bis 12. Woche	0,4	Stereosehen, Farbsehen, Kontrastsehen
6. Monat	0,6	Gesichtsfeldgrenzen frei, lang anhaltende Fixation, **Auge-Hand-Koordination** unter Führung der Augen
9. Monat	0,8-1,0	„Krümelvisus" – kleinste Teile werden bemerkt
1.-2. Lebensjahr	1,0 (= **voller Visus**)	Visuelle Funktionen morphologisch ausgereift

Die häufigsten Ursachen einer gestörten Sehentwicklung sind **Schielen**, starke Brechungsfehler insb. **Hyperopie** (über +6 dpt), **Astigmatismus** (>2 dpt) od. einseitige Refraktionsanomalien (mehr als 2 dpt **Seitendifferenz**), Trübungen der brechenden Medien (**Katarakt**) u. Ptosis.

AMBLYOPIE UND FEHLSICHTIGKEIT

Syn: Schwachsichtigkeit, ICD-10: H53.0

Ät:
- Am häufigsten **Schielamblyopie**, frühkindlicher Strabismus, Mikrostrabismus
- **Refraktionsamblyopie** (durch **unterschiedliche Brechkraft** der Augen = Anisometropie), insb. bei höherer Hyperopie (Weitsichtigkeit) u./od. Astigmatismus (Hornhautverkrümmung)
- Deprivationsamblyopie, z.B. durch einseitige Ptosis (hängendes Lid), großes Hämangiom eines Lides, einseitige congenitale Katarakt (Linsentrübung, kindlicher grauer Star), frühkindlicher Nystagmus ⇨ fehlende visuelle Eindrücke des betroffenen Auges

Path:
- ♦ Die Amblyopie ist eine (meist einseitige) **Schwachsichtigkeit** ohne Pathologie der Retina ⇨ entwicklungsbedingte zerebrale Differenzierungsstörung durch Reizdeprivation u./od. Störung des beidäugigen Sehens. Beim Schielen od. stark unterschiedlicher Brechkraft der Augen kommt es zur **Suppressionsamblyopie** (= Unterdrücken des Seheindruckes des schlechteren Auges zur Vermeidung von Doppelbildern).
- ♦ Wegen der Entwicklung der visuellen Funktion bis zum 2.-3. Lj. ist eine **frühzeitige** Diagnose u. Ther. essentiell für die visuelle und allgemeine psycho-motorische Entwicklung.

Epid: ◊ Prävalenz: Eine Amblyopie liegt bei bis zu 13 % der Bevölkerung vor, eine behandlungsbedürftige Fehlsichtigkeit (Refraktionsanomalie) bei ca. 6 % aller Kinder.

Klin:
⇒ Eine Amblyopie macht für das Kind subjektiv **keine** Symptome!
⇒ Ggf. sichtbares Schielen (ständig od. bei bestimmten Augenbewegungen)
⇒ Ggf. Ungeschicklichkeiten beim Greifen von Gegenständen

⇒ „Anamnese des Fotoalbums": Suche nach Fotos mit einseitigem/asymmetrischem Rotreflex der Pupillen bzw. Leukokorie (weißes Aufleuchten der Pupille)

Diag: Bei Auffälligkeiten im Bereich der Augen unbedingt zeitnah augenärztliche Untersuchung!
1. Anamnese (Brechungsanomalien od. Schielen in der Familie?) und klinische Untersuchung: Inspektion der Lider und des äußeren Auges, Sehschärfenbestimmung (z.B. mit standardisierten LEA-Symbolen), Test des räumlichen Sehens, Nystagmus?
2. Augenarzt: beide Augen nacheinander monokular mit einem Okklusionspflaster prüfen (zur Aufdeckung verborgenen oder kleinwinkligen Schielens, sog. Mikrostrabismus) u. Brechkraftbestimmung bei erweiterter Pupille (Skiaskopie in Zykloplegie)

Ther:
- Je früher, umso besser! (Nach dem 6. Lj. ist der Effekt nur noch gering!)
  - Beseitigung von amblyogenen Faktoren: Korrektur von Refraktionsfehlern durch **Brille**
  - **Okklusionstherapie** (Abkleben des gesunden, dominanten Auges durch ein Okklusionspflaster od. Mattfolie auf dem Brillenglas) nach festgelegtem Rhythmus ⇨ Aufklärung der Eltern ist wichtig zur Förderung der Compliance.
- Operativ: Ind: bei Katarakt (s.u.), Hämangiomen (⇨ Resektion od. Laser), Ptosis (s.u.)

Prog: Bei frühzeitigem Erkennen und konsequenter Ther. **sehr gut**.

Kompl:
- Unerkannt Einschränkungen bei der Berufswahl (kein LKW-Führerschein, keine Pilotenlizenz wegen fehlendem räumlichen Sehens)
- Später bei Schädigung des besseren Auges (z.B. Unfall) erhebliche Beeinträchtigung

Proph:
- Screening auf morphologische Pathologie od. visuelle Auffälligkeiten bei den **U-Vorsorgeuntersuchungen** (U7a, s.o., Kap. Kinder-Früherkennungsuntersuchungen).
- Gem. Berufsverband der Augenärzte Deutschlands wird eine augenärztliche Untersuchung bis zum 2. Lj. und eine weitere im 3.-6. Lj. empfohlen (ist aber bisher keine Routineuntersuchung und damit ohne Auffälligkeiten in Deutschland keine Kassenleistung).

DD:
- Optikushypoplasie, Papillenanomalien, Retinoblastom (s.o., Kap. Kinderonkologie)
- Mikrophthalmie, Anisokorie, Katarakt, Aphakie (fehlende Linse)
- V.HIPPEL-LINDAU-Syndrom (aut.-dom.) retinale Hämangioblastome ⇨ Visusverlust
- USHER-Syndrom: aut.-rez. erbliche Netzhautdegeneration + Innenohrschwerhörigkeit
- Vit.-A-Mangel: Nachtblindheit, Xerophthalmie, Dritte-Welt-Problem, bei veganer Ernährung

STRABISMUS

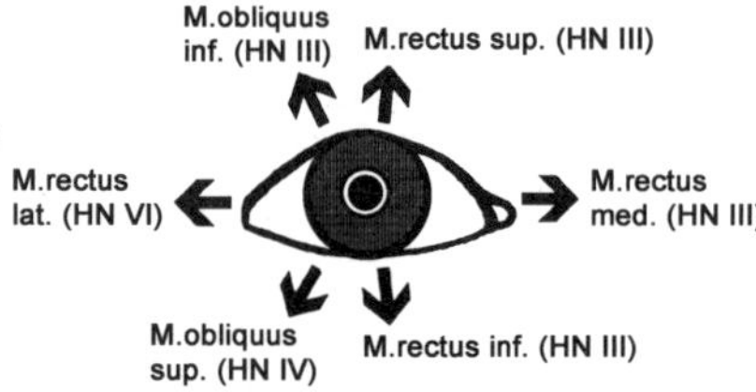

Syn: **Schielen**, engl. squint, ICD-10: H49.0 - H50.9

Anatomie: Für die Bulbusbewegungen sind die 6 äußeren Augenmuskeln, innerviert durch die Hirnnerven III (N.oculomotorius), IV (N.trochlearis) und VI (N.abducens), zuständig (s. Abb., re. Auge).

Ät:
- Angeborenes u. **frühkindliches Schielsyndrom**: häufig unklar, erbliche Disposition
- Unterschiedliche Sehschärfe beider Augen durch Brechkraftunterschiede (Anisometropie, Astigmatismus) od. Visusminderung (z.B. durch ein Retinoblastom) und nachfolgend Suppression eines Auges ⇨ fehlende Fixation (= sekundäres Schielen)
- Akkommodativer Strabismus convergens (bei Akkommodation überschießende Konvergenzreaktion), insb. bei starker Hyperopie
- Neuromuskuläre Dysbalance
- Strabismus paralyticus (= Lähmungsschielen, paretisches Schielen, Ophthalmoplegie) bei Läsion od. Parese eines Hirnnerven: intrakranielle Raumforderung, Gefäßprozess, traumatisch, infektiös (z.B. GRADENIGO-Syndrom bei Mastoiditis), neurodegenerativ
- Strabismus bei Systemerkrankungen: Myasthenia gravis, endokrine Orbitopathie

<u>Epid:</u> ◊ <u>Häufigkeit:</u> 3-7% aller Kinder betroffen
◊ Prädisp.alter: frühkindliches Schielsyndrom beginnt im 1. Lj.

<u>Etlg:</u> # Manifestes Schielen = **Tropie** (Strabismus concomitans, Begleitschielen)
latentes Schielen = **Phorie** (wird durch Fusionsmechanismen unter Kontrolle gehalten)
<u>Richtung der Schielstellung:</u> Präfix Eso- für Innenschielen (Syn.: Strabismus convergens), Exo- für Außenschielen (Syn.: Strabismus divergens), Hyper- und Hypo- für vertikale Abweichungen der Augenstellung nach oben od. unten, In-/Exzyklo- für Verrollungsschielen
Seitenbefall: einseitig (= nur ein Auge betroffen) od. alternierendes Schielen
Mikrostrabismus (Kleinwinkelschielen = <5° Schielwinkel, daher häufig unbemerkt!)
Normosensorisches Spätschielen (>3. Lj.): **Doppelbilder**, Zukneifen eines Auges, Kopfschmerzen ⇨ sofortige Ther. erforderlich, sonst Verlust des Stereosehens

<u>Klin:</u> Abweichung vom Parallelstand beider Augen beim Geradeausblick in die Ferne

<u>Diag:</u> 1. Anamnese (familiäres Vorkommen von Schielstellungen od. Brechungsfehlern?) und klinische Untersuchung: Folgebewegung beobachten, HIRSCHBERG-Test (Orientierung über die Symmetrie der Hornhautreflexe mit einer Taschenlampe)
2. <u>Augenarzt:</u> Bestimmung der zentralen Sehschärfe, Augenstellung u. -beweglichkeit, Abdecktest (Covertest) u. Quantifizierung von Abweichungen, Konvergenzreaktion, räumliches Sehen, Brechkraftbestimmung mit medikamentös erweiterter Pupille unter Ausschaltung der Akkommodation

<u>Ther:</u> • <u>Konservativ:</u> frühzeitig Ther. beginnen (im 6. Lebensmonat), regelmäßige Kontrolle in der Sehschule
- **Brillenanpassung** bei Brechungsfehlern (Ausgleich von Hyperopie u. Astigmatismus)
- **Okklusionstherapie**: Abkleben des dominanten („gesunden“) Auges mit einem Hautpflaster, bzw. mit Mattfolie auf dem Brillenglas bei Brillenträgern, beginnend ab dem **6. Lebensmonat** (ab 6. Mon 1/2 Std./Tag, ab 1 J. 1 Std., ab 2 J. 2 Std. usw.), Aufklärung der Eltern! ist wichtig zur Förderung der Compliance.

• <u>Operativ:</u> Ind: Kopfzwangshaltung, großer Schielwinkel, normosensorisches Spätschielen
- OP-Zeitpunkt: vor der Einschulung, ggf. früher bei großem Schielwinkel, Ziel: Reduktion des Schielwinkels (zumindest auf Werte <5° = Mikrostrabismus)
- Verlagerung, Teilresektion od. Verkürzung eines oder mehrerer äußerer Augenmuskeln

<u>Prog:</u> Bei frühzeitigem Erkennen und konsequenter Ther. **sehr gut** (stabiles räumliches Sehen, volle seitengleiche Sehschärfe und möglichst parallele Augenstellung)

<u>Kompl:</u> * Schielen (ohne Korrektur) führt zur **Amblyopie** und zu reduziertem bzw. fehlendem räumlichen Sehen
<u>Op:</u> * Bindehautunterblutung, Perforation des Bulbus, Infektion, Über- od. Unterkorrektur

<u>Proph:</u> ♥ s.o., Kap. Amblyopie

<u>DD:</u> – Pseudostrabismus: „Babyschielen“ (noch nicht ausgereifte Augenbewegungskoordination, bis ca. zum 3. Monat), ausgeprägter Epikanthus, prominenter Nasenrücken, Gesichtsasymmetrie od. bei angeborener Makulaektopie erscheint der subjektive Eindruck eines Schielens für den Beobachter (tatsächlich sind die Blickachsen aber korrekt)
– Schielen nach einer Liquorpunktion (meist reversibel)

KONGENITALE KATARAKT

<u>Syn:</u> Angeborene **Linsentrübung**, kindlicher grauer Star, Cataracta congenita, ICD-10: Q12.0

<u>Ät:</u> – Einseitige Linsentrübung: Störung während der Embryogenese
– Beidseitige Linsentrübungen: **genetisch** bedingt (aut.-dom., selten aut.-rez., sehr selten X-

chrom. erblich), intrauterine Infektion (Röteln, Toxoplasmose, Zytomegalie, Herpes, Lues)
Bei syndromalen Erkrankungen (LOWE-Syndrom, Trisomie 13, 18, 21, TURNER-Syndrom)

Epid: Häufigkeit: selten, ca. 0,05 % aller Geburten

Klin: ⇒ Reduzierter / seitendifferenter Fundusrotreflex bis zur **Leukokorie**
⇒ **Schielen** (sekundärer Strabismus), **Nystagmus**

Diag: 1. Anamnese (familiäres Vorkommen?) und klinische/augenärztliche Untersuchung: Rotreflex, Prüfung der Fixation, Visusbestimmung
2. Sonographie: ggf. bereits pränatale sonographische Diagnostik mögl.

Ther: • Konservativ: bei geringen partiellen Linsentrübungen engmaschige Kontrollen, falls erforderlich (bei Schielen) Amblyopiebehandlung mit Okklusionspflastern
• Operativ: Ind: kurzfristig bei beidseitiger Katarakt od. visusrelevantem einseitigem Befund
– Entfernung der Linse (Phakoemulsifikation, mit Erhalt des Kapselsackes)
– Postoperativ Versorgung mit Kontaktlinsen bzw. Starbrille mit Nahteil, regelmäßige Anpassung der Stärke von Brille/Kontaktlinse und konsequente Amblyopiebehandlung, ggf. später dann Versorgung mit einer Intraokularlinse als Ersatz

Prog: Relativ gut bei frühzeitiger Op. einer einseitigen Katarakt möglichst noch im ersten Lebensmonat, schlecht bei bereits bestehendem Nystagmus u. beidseitiger Katarakt.

Kompl: * Amblyopie, Sekundärglaukom
Op: * Akkommodationsfähigkeit geht verloren (natürlich auch bei einer Kunstlinse)
* Nachstar

DD: – Spätere Katarakt: okuläre Auswirkung einer Systemerkrankung (z.B. Diabetes mellitus, Galaktosämie), posttraumatisch (Contusio bulbi, Augapfelperforation)
– Persistierender hyperplastischer Glaskörper
– Organisierte Glaskörpereinblutungen (bei SHT od. Kindesmisshandlung, sog. shaken baby syndrome)

KONGENITALES GLAUKOM

Syn: Angeborener „grüner Star“, Buphthalmus = Ochsenauge, ICD-10: Q15.0

Ät: – Okuläre Anomalien: Aniridie, PETER-Anomalie, Kammerwinkeldysgenesie, AXENFELD-RIEGER-Anomalie (Glaukom + Irisatrophie u. Irisbrücken), aut.-rez. erblich
– Bei Systemerkrankungen, wie Phakomatosen (STURGE-WEBER-Syndrom, Neurofibromatose)

Path: Entwicklungsstörung des Kammerwinkels ⇨ Abflussbehinderung führt zu **erhöhtem Augeninnendruck**, kann ein- od. beidseitig (2/3 d.F.) auftreten.

Epid: ◊ Häufigkeit: selten, bei 0,5-1/10.000 aller Geburten vorhanden
◊ Prädisp.alter: kann schon bei Geburt auffallen, sonst innerhalb des 1. Lj.

Klin: ⇒ **Vergrößertes Auge** (= Buphthalmus, fällt besonders bei einseitigem Befund auf)
⇒ **Tränenträufeln** (Epiphora), **Lichtempfindlichkeit** (Photophobie), Lidkrampf

Diag: 1. Anamnese („Kind hat so schöne große Augen“) und klinische Untersuchung: vergrößerter Hornhautdurchmesser?, Hornhauteinrisse (HAAB-Striae) u. **Hornhauttrübungen**
2. Augenarzt: Untersuchung in **Narkose** mit Bestimmung des Hornhautdurchmessers (patholog.: >11,5 mm) Augeninnendruckmessung (Tonometrie), Fundusuntersuchung (Papillenexkavation?), Kammerwinkelspiegelung (Gonioskopie) u. Ultraschallvermessung (Augapfellänge)

<u>Ther:</u> • Konservativ: lokale drucksenkende Augentropfengabe (bei Frühgeborenen)
• <u>Operativ:</u> Ind: bei Buphthalmus **stets gegeben**, um das Sehvermögen zu erhalten
  – Diverse operative Verfahren (z.B. **Goniotomie**, **Trabekulotomie**, usw.), bei Misslingen der Kammerwinkelchirurgie auch Glaukomdrainageimplantat mögl.
  – **Nachkontrollen**!, ggf. Amblyopiebehandlung

<u>Prog:</u> Nur gut bei **sofortiger** Ther. (Problem bei beidseitigem Befall, der nicht sofort auffällt) und lebenslange Kontrollbedürftigkeit.

<u>Kompl:</u> * **Erblindungsgefahr** durch druckbedingte Neuropathie des Nervus opticus
* Brechungsfehler, Amblyopie, Hornhautnarben

<u>DD:</u> – Megalocornea (Hornhautvergrößerung >12 mm, hat isoliert keinen Krankheitswert)
– Tränenwegsstenose als DD beim Tränenträufeln (Epiphora)
– Hornhauttrübungen durch Stoffwechselerkrankungen (s.o., Kap. Mukopolysaccharidosen)

NEUGEBORENENKONJUNKTIVITIS

<u>Syn:</u> Bindehautentzündung des Neugeborenen, Ophthalmia neonatorum, ICD-10: P39.1

<u>Ät:</u> – **Bakterielle Infektion** (50 % d.F.): Neisseria gonorrhoeae (**Gonoblennorrhoe**), **Chlamydia trachomatis**, Haemophilus influenzae, Staphylococcus aureus, Streptococcus pneumoniae
– Virale Infektion (20 % d.F.): **Herpes-Viren**, Adeno-Viren, Papilloma-Viren
– Toxisch: nach lokaler Antibiotikagabe, früher durch die Silbernitratapplikation (CREDÉ-Prophylaxe, wird heute wegen NW seltener durchgeführt)
– In 1/3 d.F. keine Ursache zu finden

<u>Epid:</u> ◊ Häufigkeit: bei bis zu 10 % der Neugeborenen (bei uns insg. rückläufige Tendenz, wegen des Rückgangs der maternalen Infektionen, z.B. durch Zervix-Abstrich in der Schwangerschaft u. Ther. bei Nachweis von Chlamydia-trachomatis-Antigen)
◊ Prädisp.alter: Gonokokken-Konjunktivitis entwickelt sich meist 2-5 Tage p.p., Chlamydien-Konjunktivitis u. virale Konjunktivitis durch Herpes-Viren meist erst nach 5-14 Tg. p.p.

<u>Klin:</u> ⇒ Eitriges Sekret im Bindehautsack und in den Wimpern, Lidödem
⇒ Hyperämie der Konjunktiva, Chemosis (wässrige Schwellung) der Konjunktiva
⇒ Ggf. Schwellung der präaurikulären Lymphknoten

<u>Diag:</u> 1. Anamnese und klinische Untersuchung: rote Konjunktiva, Pus (Cave: Pus-Spritzer beim Öffnen der Lider)
2. Abstrich und Antibiogramm (Erreger und Resistenzbestimmung)

<u>Ther:</u> • <u>Konservativ:</u> regelmäßiges Auswaschen der Augen
  – Lokale Antibiotikagabe (Moxifloxacin Augentropfen, Vigamox®), ggf. systemische Antibiose bei Gonokokken (Ceftriaxon) od. Chlamydien (Erythromycin)
  – Antivirale Therapie (Aciclovir, s.o. Kap. Herpes simplex)
  – Mitbehandlung d. Eltern (z.B. Gonorrhoe der Mutter, Herpes-Infektion eines Elternteils)

<u>Prog:</u> Sehr gut, fast immer folgenlose Ausheilung.

<u>Kompl:</u> * Hornhauteinschmelzung mit intraokularer Eiteransammlung (Hypopyon = Eiterspiegel), insb. bei Gonokokkeninfektion
* Bindehautnarben (insb. bei Chlamydieninfektion)
* Entwicklung einer Meningitis (insb. bei Haemophilus influenzae)

LIDPHLEGMONE U. ORBITALPHLEGMONE

Syn: Präseptale Cellulitis, Lidabszess ICD-10: H00.0; orbitale Cellulitis, ICD-10: H05.0

Anatomie: Die mediale Wand der Orbita ist nur eine hauchdünne Knochenlamelle (Lamina papyracea) ⇨ Infektionen aus dem **Nasen-Rachenraum** können über das Siebbeinlabyrinth (Sinus ethmoidalis) leicht auf die Orbita übergreifen.

Ät:
- Meist Infektion durch **Staphylokokken** (Staph. aureus) od. Streptokokken (S. pyogenes, S. pneumoniae) od. Haemophilus influenzae, durch fortgeleitete HNO-Infektion (**Sinusitis**, Ethmoiditis), Zahnabszess, Superinfektion bei Insektenstich, fortgeleitete Lidrandentzündung (Gerstenkorn), Erysipel am Augenlid (Streptokokken)
- Traumatisch: Fremdkörper, postoperativ nach Eingriffen an Nasennebenhöhlen od. Auge

Etlg:
\# Lidphlegmone: Infektion bleibt auf das **Lid begrenzt** (durch das Septum orbitale = bindegewebige Verbindung zwischen Augenhöhlenrand und Lidtarsus)
\# Orbitalphlegmone: Ausbreitung der Infektion hinter dem Septum orbitale = innerhalb der Augenhöhle u. retrobulbär

Klin:
⇒ Lidphlegmone: diffuse Rötung, Schwellung und Überwärmung des Lides, Bewegungseinschränkung des Lides (meist des Oberlides) ⇨ Augenöffnung ggf. nicht mehr mögl.
⇒ Orbitalphlegmone: Lidschwellung und -rötung, Bindehautschwellung (**Chemosis**) u. -rötung, **eingeschränkte Beweglichkeit** des Auges (wichtiges diagnostisches Kriterium), **Schmerzen**, ggf. **Exophthalmus** (Hervortreten des Auges), Diplopie, Fieber

Diag:
1. Anamnese (Insektenstich?, Lid-/Orbita-Fremdkörper?, Sinusitis?) und klinische Untersuchung: Inspektion, Visusbestimmung, Motilität = Augenbeweglichkeit prüfen, Abstrich
2. Röntgen: ggf. CT der Orbita u. Nasennebenhöhlen (Abszess-Suche)
3. HNO-ärztliche Untersuchung u. Nasenabstrich bei Sinusitis (Erreger- u. Resistenz)

Ther:
- Konservativ: bei Lidphlegmone lokale Antibiotikasalbe u. systemische Antibiose, z.B. Cefaclor p.os 30 mg/kgKG/Tag in 3 Dosen (Infectocef®-Saft)
- Operativ: bei Orbitalphlegmone stationäre Aufnahme, **Abszessspaltung** u. **-drainage** erforderlich + **systemische Antibiose** (initial z.B. Ceftriaxon 50 mg/kgKG i.v. [Rocephin®], nach Erreger- u. Resistenzbestimmung dann gezielte Antibiose)

Prog: Bei Lidphlegmone sehr gut, bei Orbitalphlegmone schnelle Ther. wichtig

Kompl:
* Meningitis, Thrombose des Sinus cavernosus, Hirnabszess, Sepsis
* Affektion des Nervus opticus

DD:
- Hordeolum (sog. „Gerstenkorn") = Entzündung der Talgdrüsen
- Dakryozystitis = Entzündung des Tränensacks (⇨ Schwellung medial im Unterlidbereich)
- Allergische Reaktion (z.B. auf Insektengift) mit Schwellung der Augenlider

PTOSIS

Syn: Lidheberschwäche, engl. drooping eyelid, ICD-10: kongenital Q10.0, erworben H02.4

Anatomie: Lidheber: **M.levator palpebrae sup.**, Innervation durch N.oculomotorius (III. Hirnnerv) und der sympathisch innervierte (= nicht willkürlich) **M.tarsalis sup.**

Ät:
- Angeboren: **idiopathisch**, familiär (aut.-dom. erblich), Fehlentwicklung d. M.levator palpebrae, Fehlinnervation (MARCUS-GUNN-Phänomen = Trigeminus-Okulomotorius-Synkinesie), Hämangiom des Oberlids
- Erworben: **Geburtstrauma** (untere Plexus-brachialis-Läsion), Läsion des N.oculomotorius, **HORNER-Syndrom** (Sympathikusbahn betroffen, z.B. bei Hirnstamminfarkt, zervikale Raumforderung, Lungenspitzentumor), Myasthenia gravis (Autoimmunkrankheit mit ACh-Rezep-

tor-Ak an der motorischen Endplatte), progressive externe Ophthalmoplegie (KEARNS-SAYRE-Syndrom = mitochondriale Myopathie), Muskeldystrophien (aut.-dom.), Myositis

Epid: Häufigkeit: in ca. 0,5 % kongenitale Lidanomalien mit Verlegung der optischen Achse

Klin: ⇒ Lähmung des N.oculomotorius: **hängendes Oberlid** kombiniert mit Pupillenstörung und Motilitätsstörung des Auges und Lähmungsschielen (Exo- und Hypotropie)
⇒ HORNER-Syndrom: Ptosis (M.tarsalis-sup.-Parese), Miosis (M.dilatator-pupillae-Parese), scheinbarer Enophthalmus (M.orbitalis-Parese, verengt stehende Lidspalten), Irisheterochromie (betroffenes Auge wird mit der Zeit heller), Anhidrose u. Hautrötung der ipsilateralen Gesichtshälfte
⇒ Myasthenia gravis: Schwankungen in der Ausprägung im Tagesverlauf

Diag: 1. Anamnese (Familienanamnese?, Differenzierung kongenital / erworben, z.B. Geburtstrauma?) und klinische Untersuchung: Sehachse frei?, unterschiedliche Irisfarbe?
2. Augenarzt: Augenbeweglichkeit, Pupillenreaktion, Levatorfunktion, Hornhautsensibilität, Astigmatismus (Hornhautverkrümmung, entsteht durch den Druck des Lids auf das Auge)
3. Neurologische Diagnostik je nach Verdacht bei erworbener Form

Ther:
- Konservativ: Bei freier Pupille ggf. Brillenkorrektur eines induzierten Astigmatismus
- Operativ: Ind: Teilweise verdeckte Pupille ⇨ **Behinderung der optischen Achse**, Kopfzwangshaltung (Kopfneigung nach hinten od. Schiefhals)
  - Teilresektion od. Faltung des M.levator sup.
  - Bei geringem Befund reicht es ggf. aus, an der Innenseite des Oberlids einen horizontalen Streifen zu resezieren u. das Lid wiederzuvernähen (Op. n. FASANELLA-SEREVAT)

Kompl: * Bei Einschränkung d. Sehachse beim Neugeborenen droht schnell eine **Deprivationsamblyopie** (s.o., Kap. Amblyopie) ⇨ rasche Korrektur erforderlich, dann gute Prog.
Op: * Über- (Auge kann nicht mehr geschlossen werden, sichtbares BELL-Phänomen) od. Unterkorrektur

TRÄNENWEGSSTENOSE

Syn: Dakryostenose, ICD-10: kongenital Q10.5, erworben H04.5

Ät:
- Angeboren: Verlegung des Ausgangs des **Ductus nasolacrimalis** durch eine Schleimhautfalte im unteren Nasengang (HASNER-Falte/Membran)
- Erworben: **Dakryozystitis** = Entzündung des Tränensacks (⇨ Schwellung medial im Unterlidbereich), Dakryolith bei chron. Entzündung

Epid: Häufigkeit: ca. 5-6 % aller Neugeborenen

Klin: Tränenträufeln (Epiphora, Dakryorrhoe), Lichtscheu, rezidivierende bakt. Konjunktivitiden

Diag: Klinische Untersuchung: erhöhter Tränenmeniskus (Tränensee am Unterlidrand), sonstige Fehlbildungen an Nase od. Auge?

Ther:
- Konservativ: Verklebungen abwaschen, antibiotische Augentropfen, abschwellende Nasentropfen, Massage mit Druck auf den Tränensack (mehrmals täglich durch Eltern)
- Operativ: Ind: Persistenz über 6.-12. Lebensmonat hinaus bzw. nach Dakryozystitis
  - Überdruckspülung / Sondierung (in Narkose/Sedierung), Einlage eines Schläuchleins
  - Nachbehandlung mit antibiotischen Augentropfen u. abschwellenden Nasentropfen

Prog: Gut, die HASNER-Membran öffnet sich häufig spontan in den ersten 6 Lebensmonaten.

Kompl: * Rezidivierende bakterielle Konjunktivitiden, Dakryozystitis

DD:
- Neugeborenenkonjunktivitis
- Angeborenes Glaukom (verursacht auch vermehrten Tränenfluss)

NEUROPÄDIATRIE

KOPFSCHMERZEN

Syn: Zephalgie, Cephalgia, engl. headache, ICD-10: G44.-

Ät: Die International Headache Society (2013, Version 3) unterscheidet drei große Gruppen:
- **Idiopathische (primäre) Kopfschmerzen** (>90 % d.F., ICHD-3-Code 1-4)
  Prädisposition: **familiäre Disposition** (3- bis 6-fach erhöhtes Risiko für Kinder betroffener Eltern), psychische Belastung, **Stress**, Klimaeinflüsse (Wetterumschwung, Föhn), Genussmittel (Alkohol, Schokolade, Käse), Schlafmangel, Menstruation bei Mädchen (Kopfschmerzen meist prämenstruell), ungünstige Haltung der HWS, Muskelverspannungen
- **Symptomatische (sekundäre) Kopfschmerzen** (ICHD-3-Code 5-12): durch Trauma, neurologische od. Systemerkrankungen oder Infektionen bedingt sowie als Nebenwirkungen medizinischer Therapien (z.B. Medikamente, nach einer Liquorpunktion)
- **Kraniale Neuralgien** (ICHD-3-Code 13): Trigeminusneuralgie, Gesichtsneuralgien

Path: Das Gehirn selbst ist nicht schmerzempfindlich. Schmerz kann von den intrakraniellen Gefäßen, den Meningen (diese werden vom N.trigeminus sensibel innerviert) und den das Gehirn umgebenden Knochen und Weichteilen ausgehen.

Etlg: # Primäre Kopfschmerzen:
- **Migräne** (ICD-10: G43.-), familiäre hemiplegische Migräne (aut.-dom. erblich, Gendefekt auf Chrom. 1, 2 od. 19, Beginn meist schon im Kindesalter, Prävalenz: 0,01 %)
- Episodischer **Spannungskopfschmerz**, engl. tension headache (ICD-10: G44.2) und vasomotorischer Kopfschmerz (ICD-10: G44.1)
- Trigeminoautonome Kopfschmerzen: Cluster-Kopfschmerz (ICD-10: G44.0), SUNCT-Syndrom, paroxysmale Hemikranie, Hemicrania continua

Symptomatische (= sekundäre) Kopfschmerzen:
- Entzündlich: am häufigsten durch (**harmlose**) virale **Erkältungskrankheiten** bedingt, **Rhinosinusitis**, **Otitis media**, Mastoiditis, **Meningitis**, Enzephalitis, Hirnabszess
- Säuglinge/Kleinkinder: **Exsikkose** (z.B. bei **Durchfallerkrankung**)
- **Schädel-Hirn-Trauma** (chronisch posttraumatischer Kopfschmerz), HWS-Distorsion
- Intrakraniellen Raumforderungen: **Hirntumoren**
- Hirndruck: **Hydrozephalus**, spontanes Liquorunterdrucksyndrom, benigne intrakranielle Hypertension ("Pseudotumor cerebri", w >> m)
- Gefäßbedingt: TIA, Apoplexie, **Hirnblutung**, Riesenzellarteriitis (Arteriitis temporalis), arterielle Hypertonie, hypertensive Krise (Phäochromozytom), **Aneurysma**, Subarachnoidalblutung („Vernichtungskopfschmerz"), Sinusvenenthrombose, Gefäßschlingen an der Hirnbasis (⇨ Trigeminusneuralgie)
- **Anstrengungskopfschmerz**, Hustenkopfschmerz, Kopfschmerz bei sexueller Aktivität, hypnic Headache (Kopfschmerzen aus dem Schlaf heraus)
- **Dentalgie** (Zahnschmerz, Bruxismus = Zähneknirschen, Okklusionsstörungen, COSTEN-Syndrom des Kiefergelenkes) mit Ausstrahlung der Schmerzen in Ohr od. Kopf
- Hypoglykämie, CO-Vergiftung, Methanol-Vergiftung
- Plasmozytom (am Schädelknochen)
- Psychiatrische Erkrankung (psychosomatische Kopfschmerzen (Psychosomatose), im Rahmen einer Depression, bei Angststörung usw.)
- **Drogenabusus** (insb. bei Amphetaminen und anderen Psychostimulanzien), Entzug

- Akuter Glaukomanfall
- Iatrogen: postpunktioneller Kopfschmerz (nach LP durch Liquorunterdrucksyndrom)
- Med-NW: Arzneimittelinduzierter Kopfschmerz, insb. durch **Analgetika-Übergebrauch** (w >> m, Schmerzmittelgebrauch >15 Tage/Monat), **Stimulanzien** (z.B. bei Ther. des ADHS), **hormonelle Kontrazeptiva** (Östrogene), Kalziumantagonisten, Nitrate, Mutterkornalkaloide (Ergotamin)

Epid: ◊ Prävalenz: Kinder (bis zum 12. Lj.) haben schon zu **90 % Kopfschmerzerfahrungen**. **Spannungskopfschmerz**, **Migräne** oder eine Kombination von beiden ist am häufigsten. Sekundär kommen Kopfschmerzen meist als harmlose Begleiterscheinung bei **grippalen Infekten** vor.

◊ Bei 10-30 % der Kinder kommt es zu wiederkehrenden Kopfschmerzen (Trigger ist u.a. Stress durch schulische Belastung, zu wenig Freizeit, Streit in der Familie und pos. od. neg. Verstärkung durch die Eltern). Eine Migräne haben ca. 7 % der Kinder/Jugendlichen im Schulalter.

◊ Nur bei 0,375 % der Kinder mit Kopfschmerzen liegt eine ernsthafte Erkrankung vor.

Klin: ⇒ **Spannungskopfschmerz:** durch Muskelkontraktion **von Nacken** u. Schulter **ausstrahlender, beidseitiger, diffuser**, drückender od. beengender Kopfschmerz („Band um den Kopf"), von 30 Min. bis einen Tag (oder bis zu einer Woche) dauernd, Häufigkeit: 1-15 x /Monat (bei >15 x /Monat liegt ein chronischer Spannungskopfschmerz vor)

⇒ **Migräne: halbseitiger** (bei Kindern aber gerne auch beidseitig) dumpf-drückender, oft **pulsierender** Kopfschmerz, **Übelkeit** und/oder Erbrechen, **Empfindlichkeit** auf Licht und Geräusche (Photophobie und Phonophobie ⇨ Kind zieht sich in sein abgedunkeltes Kinderzimmer zurück), Dauer der Attacken 2-72 Std., Verstärkung bei körperlicher Aktivität, Zunahme bei Kopfbewegungen, Berührungsempfindlichkeit an der Kopfhaut

Der Schmerzepisode kann eine **Aura** vorangehen (= Migräne mit Aura) oder nicht (Migräne ohne Aura). Eine Aura kann z.B. ein Flimmerskotom, Lichtblitze, Gesichtsfeldausfälle, Alice-im-Wunderland-Syndrom (bekannte Dinge werden ganz groß od. ganz klein wahrgenommen), Kribbelparästhesien, Sprachstörungen od. einseitige Muskelschwäche sein.

⇒ Cluster-Kopfschmerz: Kopfschmerzattacke häufig in der Nacht aus dem Schlaf heraus, einseitige heftigste Schmerzen hinter dem Auge/Schläfe und Rötung des Gesichts, Hyperhidrose, konjunktivale Injektion, Tränenfluss, Nasensekretion, Miosis + Ptosis, Völlegefühl im Ohr

Diag: 1. Anamnese: Frühere Erkrankungen, Operationen, SHT?, Verlauf des Kopfschmerzes, Beginn (Schultage, Wochenende?), Aura?, **Dauer**, **Stärke** (typisch ist Spannungskopfschmerz 3-4, Migräne 6-7 auf der Schmerzskala von 1-10, s.o. Kap. Klinische Untersuchung) und **Charakter** der Schmerzen (dumpf-drückend, pulsierend, spitz-stechend, halbseitig, oberflächlich?), **Lokalisation** und **Ausstrahlung** der Schmerzen, Häufigkeit (**Kopfschmerzkalender** für 1-2 Mon. führen lassen), Trigger?, Menstruation?, welche Medikamente wurden schon genommen (Häufigkeit in den letzten 4 Wo.?), familiäre Kopfschmerzbelastung?

2. Neurologische und körperliche Erstuntersuchung: Hirnnervenstatus, neurologische Ausfälle?, Meningismus?, Herz- und Lunge, Blutdruck, HWS, Gefäßstatus, Zahnstatus

Bei typischer Kopfschmerzanamnese (für einen primären Kopfschmerz) und unauffälliger neurologisch/pädiatrischer Untersuchung **keine** weitere Diagnostik, sonst:

3. Bei V.a. auf sekundären/symptomatischen Kopfschmerz ⇨ MRT zum Ausschluss intrakranieller Erkrankung/Raumforderung (bei jungem Kind mit Sedierung)
4. LP: bei Verdacht auf entzündliche Ursache (Meningitis?)

Ther:
- Spannungskopfschmerz: **Analgetika** (15 mg/kgKG Paracetamol, ben-u-ron® od. 10 mg/kgKG Ibuprofen, Nurofen®Junior) und Phytotherapeutika (pflanzliche Med.): **Pfefferminzöl** (10%iges Öl in alkoholischer Lösung lokal auf Stirn und Schläfen aufgetragen, Euminz®) mit nachgewiesener Wirkung gegen Spannungskopfschmerzen
- Migräne: Reizabschirmung (ruhiger, dunkler Raum), bei Übelkeit **Antiemetika** Domperidon (Motilium® p.o.) od. Dimenhydrinat (Vomex A® z.B. als Supp., NW: Müdigkeit) und dazu ein **Analgetikum**, bevorzugt Ibuprofen (10 mg/kgKG). Bei Therapieresistenz ggf. ein Triptan als Nasenspray (5-10 mg Sumatriptan, Imigran®nasal od. 5 mg Zolmitriptan, As-

coTop®Nasal. Diese sind erst ab 12 J. zugelassen, off-label auch bei jüngeren Kindern mögl.)

Bei hoher Krankheitsaktivität (und nicht ausreichendem Ansprechen von Entspannungsverfahren und Verhaltenstherapie) kann eine medikamentöse Prophylaxe versucht werden (Ther. mind 6 Mon. durchführen, alle aber nur off-label): Flunarizin (5 mg/Tag abends) od. Propranolol (2 mg/kgKG/Tag) od. Topiramat (1-3 mg/kgKG/Tag). Als Phytotherapie (pflanzliches Med.) wird Pestwurz-Extrakt (Petadolex®) versucht.

- Allgemein: **Entspannungsverfahren** (Autogenes Training, progressive Muskelrelaxation), Akupunktur od. Akupressur, Hypnose mögl., regelmäßiger **Ausdauersport**, Massagen und Krankengymnastik bei Muskelverspannungen, ggf. Verhaltenstherapie (Stressbewältigungstraining)

  Meidung schädigender Noxen (Alkohol, Medikamente), ausreichend Schlaf
- Cluster-Kopfschmerz: Inhalation von 100%igem O_2 (mit high flow = >10 l/Min.) über eine Gesichtsmaske, topische Anwendung von 4%iger Lidocainlösung in die Nase od. Triptane
- Selbsthilfegruppen: Deutsche Schmerzliga e.V., Adenauerallee 18, 61440 Oberursel, Tel.: 06171 2860-53, Fax: -59, Internet: www.schmerzliga.de

  Informationen zur Klassifikation: Internet: www.ihs-headache.org/ichd-guidelines

  Internetbasiertes verhaltenstherapeutisches Hilfsprogramm für Kinder/Jugendliche der Universität Göttingen (kostenpflichtig): www.stopp-den-kopfschmerz.de

Prog: Bei Disposition letztlich immer rezidivierend und nur symptomatisch therapierbar.

Kompl:
* Chronifizierung der Kopfschmerzen, affektive Labilität, Depression
* Cave: Bei Meningismus immer stationäre Abklärung (LP, MRT/CCT) ⇨ Meningitis ausschließen!
* Migräne mit neurologischen Ausfällen = Migraine accompagnée: zerebrale Herdsymptome mit Parästhesien, Lähmungen, Sprechstörungen wie Dysarthrie oder Wortfindungsstörungen, Schwindel, Ataxie, Doppelbilder, paroxysmaler Torticollis (bei Kindern)
* **Analgetikaübergebrauch** (insb. bei Analgetika-Mischpräparaten) ⇨ verursacht selbst Kopfschmerzen!, Nierenschädigung ⇨ Keine Dauereinnahme von Analgetika!

HYDROZEPHALUS

Syn: umgangssprachlich "Wasserkopf", ICD-10 angeboren / erworben: Q03.9 / G91.9

Ät:
- Angeboren: X-chrom. vererbt (sehr selten)
- Hydrocephalus occlusus (= Verschlusshydrozephalus ⇨ Abflussstörung, **Hirndruck** erhöht): Blockade des Foramen MONROI = Foramen interventriculare (Zysten oder Tumoren im Bereich des III. Ventrikels), Aneurysma der V.magna cerebri GALENI, Stenose des Aquaeductus cerebri (Entzündungen, Tumoren im Bereich der Vierhügelregion), Okklusion der Apertura LUSCHKAE od. MAGENDII (Tumoren im Bereich der hinteren Schädelgrube, entzündliche Verklebungen, **Ventrikelblutung** unter der Geburt od. bei **Frühgeborenen**, ARNOLD-CHIARI-Syndrom Typ II = Herniation von Gehirnteilen in das Foramen magnum infolge des Zuges v. kaudal durch Meningomyelozele, DANDY-WALKER-Krankheit = Atresie der Apertura MAGENDII und LUSCHKAE durch zystische Verdickung und Ausbuchtung von Kleinhirnanteilen)
- Hydrocephalus malresorptivus (⇨ Resorptionsstörung): durch Verklebung der basalen Zisternen, des Subarachnoidalraumes oder insb. der Granulationes arachnoidales, nach **Subarachnoidalblutung**, eitriger **Meningitis**, Schädel-Hirn-Trauma
- Hydrocephalus hypersecretorius (⇨ vermehrte Liquorproduktion): entzündliche Prozesse, toxische Reize, Plexuspapillom
- Hydrocephalus e vacuo (⇨ hirnatrophischer Prozess durch Untergang von Hirnsubstanz, Hirndruck normal): frühkindliche **Enzephalitis**, Abszesse
- Idiopathischer Normaldruckhydrozephalus

Epid: Häufigkeit: Ein Hydrozephalus findet sich bei 10-30/10.000 Geburten.

Etlg: Nach der Lokalisation:

Hydrocephalus internus: Vergrößerung der Ventrikelräume (bei Hydrocephalus occlusus)
Hydrocephalus externus: Vergrößerung der äußeren Liquorräume (Zisternen u. Subarachnoidalraum)
Hydrocephalus communicans: Vergrößerung der inneren u. äußeren Liquorräume bei erhaltener Verbindung (bei Hydrocephalus malresorptivus und e vacuo)

Klin: ⇒ Allgemein: Trinkunlust, Übelkeit und (Nüchtern-)Erbrechen, Kopfschmerzen, psychische Veränderungen

⇒ Säuglinge und Kleinkinder (bis 4. Lj.): Schädelnähte sind noch nicht synostosiert ⇨ "der Kopf gibt nach" ⇨ gespannte Fontanellen, erweiterte **klaffende Schädelnähte** (s. Abb.), **Zunahme des Kopfumfangs** bis zum ballonförmigen Schädel („Wasserkopf"),
Sonnenuntergangszeichen (= Pupillen sind nach unten gerichtet und verschwinden unter dem Unterlid),
ohne Ther. Entwicklung von Spastik, Nystagmus, motorische und geistige **Retardierung**

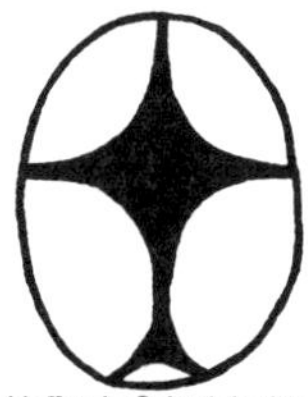
klaffende Schädelnähte

⇒ Späte Trias: **Gangstörungen** (kleinschrittiger Gang und Starthemmung, aber normale Motilität der oberen Körperhälfte = „Parkinsonismus der unteren Körperhälfte"), neurogene **Blasenentleerungsstörung** mit Harninkontinenz, **psychoorganische Veränderungen** (Konzentrationsstörungen, Verlangsamung, Störung des Antriebs, Erschöpfbarkeit, Anosognosie = Pat. nimmt eigene Störungen nicht wahr), Doppelbilder

⇒ Endstadium: Bewusstseinstrübung, akinetischer Mutismus bis hin zum Koma

Diag:
1. Anamnese (vorangegangenes Trauma, Meningitis, Blutungen? psychische Veränderungen?) und klinische Untersuchung: Kopfumfang bei Säuglingen im Verlauf messen, Spiegelung des Augenhintergrunds (**Stauungspapille**?)
2. Sonographie: bei noch nicht verknöcherten Fontanellen (die große Stirnfontanelle verknöchert physiologisch bis zum 1½ Lj.) und pränatal mögl. ⇨ Ventrikelweite messbar
   Norm: beim Neugeborenen Seitenventrikelweite (SVW) <13 mm, III.-Ventrikel-Weite <10 mm, äußerer Liquorraum (CCW = craniocorticale Weite) <4 mm, Interhemisphärenspaltweite (IHW) <6 mm
3. Bildgebung: **CCT** ⇨ Größe der Ventrikel, der Zisternen u. äußeren Liquorräume, periventrikuläre Ödemzonen, **MRT**: Veränderungen im Marklager, periventrikuläre saumartige Hyperintensität durch Übertritt von Liquor in das Hirnparenchym
4. Liquordruckmessung über einen lumbalen Katheter (intrakranieller Druck: 15-25 cm H_2O im Sitzen gemessen, 6-20 cm H_2O im Liegen = ca. 10 mmHg od. 0,5-2,0 kPa)

Ther:
- Operativ: Ind: Hydrocephalus occlusus et malresorptivus = Druckhydrozephalus
  - Behandlung einer mögl. Grunderkrankung, z.B. Tumorentfernung
  - **Liquorableitendes System: Katheter + Ventil** (verhindert Rückfluss, mit Ballonpumpe zur Funktionskontrolle)
    Verlauf: vom **Ventrikel** (über eine Bohrlochtrepanation wird ein Katheter in das Vorderhorn eines Seitenventrikels eingeführt, das Ventil wird unter der Kopfhaut platziert) in den **rechten Herzvorhof** (ventrikulo-atrialer **Shunt** über die V.jugularis ext., auch ventrikulo-aurikuläre Drainage/Ventrikuloaurikulostomie genannt, nach SPITZ-HOLTER, s. Abb.) oder in das **Peritoneum** (ventrikulo-peritonealer Shunt)
  - Ventrikeldrainage nach TORKILDSEN: Ventrikulozisternostomie = Ableitung aus einem Seitenventrikel in die Cisterna magna
  - Postoperativ: antikonvulsive Prophylaxe (Phenytoin, Zentropil®), neurologische Kontrollen und regelmäßige Kontrolle des ableitenden Liquordrainagesystems (Pumpmechanismus, Ventil), Ausstellen eines Shuntpasses

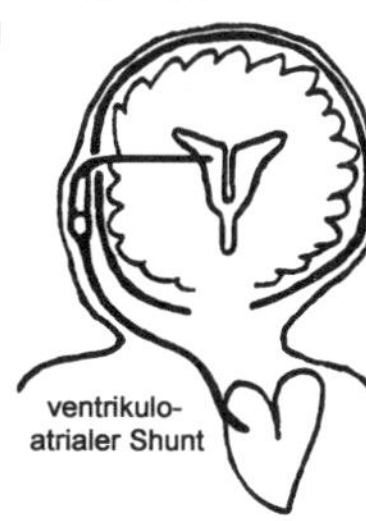
ventrikulo-atrialer Shunt

- Selbsthilfegruppen: Arbeitsgemeinschaft Spina bifida u. Hydrocephalus e.V., Grafenhof 5, 44145 Dortmund, Tel.: 0231 861050-0, Fax: -50, Internet: www.asbh.de

Prog: Bei rechtzeitiger Ventrikeldrainage gute Langzeitprognose, die klinischen Symptome bilden sich rasch zurück, wenn noch kein Hirnschaden entstanden ist. Revisionsoperationen sind im Kindesalter häufiger (wegen Wachstum u. Kompl.)

Kompl: * Hirnschädigung, intrazerebrale Blutung, ischämischer Hirninfarkt, subdurale Hämatome

* Shunts: Ventilinsuffizienz, Verlegung od. Thrombose des Shuntlumens, Infektion des Katheters/Ventils und/od. des Liquorraumes (Meningitis/Enzephalitis), Nierenstörungen, epileptische Anfälle, Hirnblutung od. Hygrome bei Unterdruck (Überdrainage im Stehen durch fehlerhafte Ventilfunktion oder zu häufige Ballonbetätigung)

DD:
- Ventrikelblutung = hypertone Massenblutung mit Einbruch in das Ventrikelsystem
- Otitischer Hydrozephalus: nach Otitis media mit Mastoiditis durch Sinusvenenthrombose, Ther: Mastoidektomie u. Antibiose, Ventrikeldrainage nur selten notwendig
- Säuglinge u. Kleinkinder: **Makrozephalie** (idiopathisch, familiär, subdurale Hygrome, Marmorknochenkrankheit, Neurofibromatose) und Megalenzephalie (frühkindlicher Hirnschaden mit Gehirnvergrößerung bei Thesaurismosen [sind Stoffwechselerkrankungen mit Ablagerungen], z.B. Mukopolysaccharidosen, ZELLWEGER-Syndrom = aut.-rez. erbliches zerebro-hepato-renales Syndrom)
- **Infantile Zerebralparese** durch frühkindlichen Hirnschaden (s.u.)
- Cavum septi pellucidi (Syn: Septum-pellucidum-Zyste, sog. V. Ventrikel): Erweiterung des Septum pellucidum zwischen den Vorderhörnern, evtl. nach occipital vergrößert als Cavum vergae, ist häufig und nicht pathologisch

DYSRHAPHISCHE STÖRUNGEN

Syn: Dysrhaphiesyndrome, Myelodysplasie, engl. spinal dysrhaphism, ICD-10: Q05.-

Def: Entwicklungsstörung (**Hemmungsmissbildung**) der Neuralanlage in der Embryonalperiode (bis 8. SSW) ⇨ unvollständiger Verschluss des Neuralrohres (= **Neuralrohrdefekt**)

Ät: Meist sporadisch, Folsäuremangel od. selten auch familiäres Auftreten

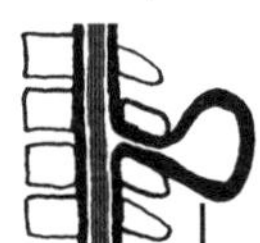

Meningozele

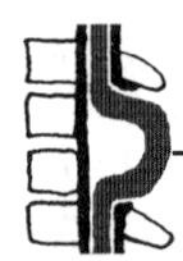

Myelozele

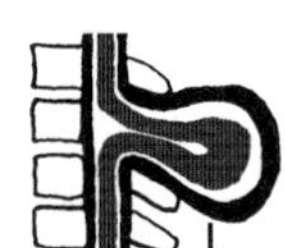

Meningomyelozele

Etlg:
Spina bifida (dorsalis) occulta (knöcherner **Spalt des Wirbelbogens**, lumbo-sakral oder zerviko-thorakal, ohne Öffnung = Rückenmarkhäute sind über dem Spalt geschlossen)
Spina bifida (dorsalis) aperta (= Rückenmarkhäute eröffnet)
  - **Dermalfistel** (Syn: Dermalsinus)
  - **Meningozele**
  - **Myelozele**
  - **Meningomyelozele**, Meningomyelozystozele, Hydromyelozele
Fisteln od. Zysten, z.B. Syringomyelie (Höhlenbildung im Myelon)
Tethered-spinal-cord-Syndrom (tethered = angeheftet, Syn: Filum-terminale-Syndrom, Cord-traction-Syndrom)
Schädeldachdefekte (Cranium bifidum) mit Enzephalozele, Kranioschisis, Gesichtsspalten
KLIPPEL-FEIL-Syndrom (Blockwirbelbildung der HWS + Bogenschlussstörung mit Spina bifida cervicalis, w > m)
DANDY-WALKER-Krankheit (Zyste bei Kleinhirnunterwurm-Aplasie)

Epid: ◊ Inzidenz/Prävalenz: **0,1 %** der Neugeborenen haben eine klinisch manifeste Spina bifida (aperta), eine occulta kommt bei bis zu 15 % der Bevölkerung vor (meist klinisch stumm)

◊ Lok: häufigste **L5/S1**, aber auch okzipital/zervikal od. zervikal/thorakal mögl.

Klin: ⇒ Spina bifida occulta: häufig **Zufallsbefund** im Röntgen **ohne entsprechende Klinik**, wenn symptomatisch: Rückenschmerzen, Sphinkterschwäche, Enuresis nocturna, Wadenmuskelatrophie, Pes equinovarus (Klumpfuß) mögl., lokal: Hautveränderungen mit Hypertrichose, Teleangiektasien, Lipome mögl.

⇒ Dermalfistel: Verbindung zwischen Dura/intraduralem Raum und Cutis mit kleiner knöcherner Spaltbildung. Häufig zusätzliche Missbildungstumoren (Dermoid, Teratome)

⇒ Meningozele: Vorwölbung der Dura aus dem Spinalkanal, das Rückenmark u. die Spinalnerven sind aber an Ort u. Stelle, intakte äußere Haut, keine neurologischen Ausfälle

⇒ Myelozele (Rückenmark ohne Meningen liegt offen) und Meningomyelozele (Spaltbildung und Vorwölbung der Dura + Rückenmark mit äußerem Hautdefekt) ⇨ das **Rückenmark liegt offen** außerhalb des Wirbelkanals, **neurologische Ausfälle** obligat: Blasen- und Mastdarmstörungen, reithosenförmige sensible Ausfälle der Beine, **schlaffe Parese der Beine**, Beugekontrakturen im Hüftgelenk, X-Beine, Klumpfuß, trophische Störungen an den Füßen

⇒ Tethered-spinal-cord-Syndrom: mit der Wirbelsäule verwachsener od. fixierter (z.B. durch intraspinales Lipom) Conus medullaris/Filum terminale ⇨ Beweglichkeit des Rückenmarks eingeschränkt. Neurologische Ausfälle mit distalen Beinparesen u. Sensibilitätsstörungen, Lumbalgie/Ischialgie, Miktionsstörungen, trophischen Ulzera an den Füßen, Fußdeformitäten, Skoliose, Naevi in der Lumbosakralregion

⇒ KLIPPEL-FEIL-Syndrom: Verschmelzung von 2-3 HWK zu einem **Blockwirbel** ⇨ abnorm **kurzer Hals** mit tiefer Haargrenze, häufig kombiniert mit Spina bifida cervicalis, evtl. auch mit Atlasassimilation und basilärer Impression. Neurologische Ausfälle mit Hirnstammsymptomatik, inkompletter Querschnittlähmung, Hydrozephalus meist erst im mittleren Lebensalter

⇒ DANDY-WALKER-Krankheit: Atresie/Verlegung der Apertura medialis (MAGENDII) u. laterales (LUSCHKAE) des IV. Ventrikels durch zystische Ausbuchtung im Bereich des Kleinhirnwurms ⇨ **Hydrocephalus** occlusus, Hirndruckzeichen, meist um 20. Lj. beginnend

Diag:
1. Anamnese (familiäres Auftreten?) und klinische Untersuchung: **Lokalbefund** über der LWS, manchmal lokal **Hypertrichose** od. Hauteinziehung über dem Defekt
2. Neurologische Untersuchung: motorische/sensible Ausfälle
3. Sonographie: bei Neugeborenen sind die Wirbelbögen noch nicht voll verknöchert, sodass der Spinalkanal gut eingesehen werden kann, pathologisch ist ein Tiefstand des Conus medullaris (tiefer als L2/L3), fehlende atem- od. pulsabhängige Beweglichkeit des Myelons, Fixierung des Myelons. Heute oft bereits **pränatale Diagnose** bei d. Schwangerschaftsultraschalluntersuchungen (insb. **Ultraschallfeindiagnostik** in d. 20.-22. SSW)
4. Bildgebung: **MRT**, CT, Röntgen des lumbosakralen Übergangs

Ther:
- Spina bifida occulta: i.d.R. keine Ther. erforderlich, Op nur bei neurologischen Ausfällen
- Dermalfistel: frühzeitige Fistelentfernung (noch im Säuglingsalter)
- Offene Myelozele und Meningomyelozele: **sofortige Op** nach der Geburt (mit geplanter Sectio caesarea, wenn der Defekt schon pränatal diagnostiziert wurde) wegen der **Infektionsgefahr** und der Ausbildung eines ARNOLD-CHIARI-Syndroms. Schonende Zurückverlagerung des Rückenmarks in den Spinalkanal und schichtweiser Wundverschluss bzw. plastische Deckung. Eine bereits intrauterine Op wird in Studien erprobt.
- Tethered-spinal-cord-Syndrom: Durchtrennung der bindegewebigen Verwachsungen bzw. Neurolyse zwischen Conus medullaris/Filum terminale und der Wirbelsäule
- KLIPPEL-FEIL-Syndrom: Laminektomie im Bereich des Blockwirbels, ggf. partielle Resektion der oberen Rippen zur Verbesserung der Beweglichkeit der HWS
- Bei Hydrozephalus: Shunt-Op (s.o.)
- Hilfsmittel: z.B. Orthesen für Gangentwicklung, Harnableitung bei neuropathischer Blase, Krankengymnastik nach BOBATH und VOJTA zur Bewegungsschulung, psychosoziale Begleitung von Kind und Eltern
- Selbsthilfegruppen: Arbeitsgemeinschaft Spina bifida u. Hydrocephalus e.V. (s.o.)

Prog: Leichte Formen einer Spina bifida haben eine gute Prog., bzw. sind klinisch stumm. Bei schweren Formen ist der Verlauf davon abhängig wie viel Myelon geschädigt ist.

Kompl:
* Zusätzliche Missbildungen u. Komplikationen sind häufig: **Hydrozephalus**, urogenitale Missbildungen (z.B. einseitige Nierenagenesie), Fußdeformitäten (Pes equinovarus = Klumpfuß), Hüftdysplasien, Ventrikelseptumdefekt, Lippen-Kiefer-Gaumenspalten, Gesichtsdysmorphien, Zwerchfelldefekte, Ösophagusatresien
* **ARNOLD-CHIARI-Syndrom/-Malformation** = Herniation von Gehirnteilen: Tiefstand der Kleinhirntonsillen durch zu großes Foramen magnum (Typ I), Kaudalverlagerung der Medulla oblongata in das Foramen magnum (**Typ II**, am häufigsten) durch Zug der kau-

dal verwachsenen Myelozele/Meningomyelozele beim Wachstum der Wirbelsäule ⇨ Liquorwegeverlegung (IV. Ventrikel), **Hydrocephalus occlusus**, evtl. zusätzlich Verlagerung des gesamten Kleinhirns u. Hirnstammes (Typ III) od. Missbildung/Hypoplasie des Kleinhirnes (Typ IV), Kompl: Einklemmungssymptome bis hin zum Tod, Ther: Liquorableitung bei Hydrozephalus und Op. der Meningomyelozele

* Sekundäres Tethered-spinal-cord-Syndrom (= angeheftetes Band): Verwachsungen des Conus medullaris/Filum terminale nach Op. von Meningomyelozelen mit neurologischen Ausfällen an der unteren Extremität

<u>**Proph:**</u> ♥ Zur Protektion von Neuralrohrdefekten sollte direkt ab Beginn der Schwangerschaft (besser noch bei geplanter Schwangerschaft 4 Wo. **davor** beginnen) bis zur 14. SSW 400 µg/Tag **Folsäure** substituiert werden (Lafol®, Folsan®0,4mg), bei bekanntem Neuralrohrdefekt eines Geschwisterkindes 10fach höhere Dosis (Folsan®5mg).

<u>**DD:**</u> – <u>Assimilation</u> = lumbosakrale Übergangswirbel, meist symptomlos, evtl. Lumbalgien
Lumbalisation: 1. Sakralwirbel ist frei = überzähliger Lendenwirbel
Sakralisation: 5. Lendenwirbel ist mit dem Kreuzbein teilweise oder ganz verschmolzen
– <u>Spondylolisthesis</u> = Abgleiten eines Wirbels (mit der Wirbelsäule darüber) nach ventral durch Spaltbildung an den Wirbelgelenken (Spondylolyse), meist zw. LWK5 u. S1 und häufig ohne Symptome (= Zufallsbefund im Röntgen), s.o., Kap. Kinderorthopädie

INFANTILE ZEREBRALPARESE

<u>**Syn:**</u> Angeborene spastische Lähmung, LITTLE-Krankheit, engl. cerebral palsy, ICD-10: G80.9

<u>**Ät:**</u> – **Frühkindlicher Hirnschaden**: perinatale Hypoxie, Hirnblutung, zerebrale Ischämie, pränatale Infektion, neonataler Schock, periventrikuläre Leukenzephalopathie, Kernikterus, Mikrozephalie bei schwerer Form
– Insb. bei **Frühgeburtlichkeit** (40faches Risiko bei den **frühen** Frühgeborenen = <1.500g)
– In ca. der Hälfte der Fälle bleibt die Ursache unklar.

<u>**Path:**</u> Kein einheitlich definiertes Krankheitsbild, die Symptomatik ergibt sich je nachdem welche **Hirnregion** geschädigt ist (**motorischer Kortex** ⇨ spastische Paresen, **extrapyramidalmotorisches System** ⇨ Dystonien, **Kleinhirn** ⇨ Ataxie) und Kombination von Symptomen.

<u>**Epid:**</u> ◊ <u>Häufigkeit:</u> 2-3/1.000 Lebendgeburten
◊ Symptome gleich nach der Geburt od. innerhalb des 1. Lj. beginnend.

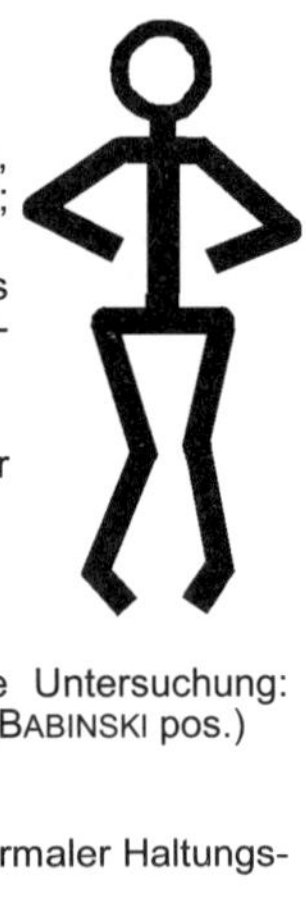

<u>**Klin:**</u> ⇒ **Spastische Lähmungen** (hemiparetisch = Arm u. Bein einer Körperseite, diparetisch = beide Beine od. tetraparetisch = alle Extremitäten betroffen); wird das Gehen erlernt, ist das „**Kauer-Gangbild**" (s. Abb.) typisch.
⇒ <u>Dyskinesien:</u> Dystonien (langsame Verdrehungen und Fehlhaltung des Körpers), Athetose (wurmartige Bewegungen), choreatiforme Bewegungsstörungen (blitzartige schleudernde Bewegungen)
⇒ Ataxie, Ungeschicklichkeit, Unsicherheit beim Stehen (Kleinhirnschaden)
⇒ **Psychomotorische Entwicklungsverzögerungen** unterschiedlichster Ausprägung (Lernbehinderung bis zur Oligophrenie), Gedeihstörung
⇒ Sehstörungen (Strabismus, Nystagmus), Hörstörungen
⇒ **Epilepsie** (= sog. Residualepilepsie)

<u>**Diag:**</u> 1. Anamnese (Geburtskomplikationen, Frühgeburtlichkeit?) und klinische Untersuchung: Muskeleigenreflexe gesteigert (**Hyperreflexie**), Pyramidenbahnzeichen (BABINSKI pos.)
2. Bildgebung: **MRT** des Schädels u. ggf. der Wirbelsäule

<u>**Ther:**</u> • <u>Konservativ:</u> **Physiotherapie** (insb. nach BOBATH od. VOJTA ⇨ Übung normaler Haltungs- und Bewegungsabläufe, Normalisierung des Muskeltonus)
– **Frühförderung**: heilpädagogische Förderung, Logopädie, Ergotherapie usw., psycho-

logische Begleitung der Familie, stationäre Rehabilitationen
- **Orthopädische Hilfsmittel**: Einlagen, nächtliche Lagerungsschalen, Schienen, Gehhilfen, Rollator, Dreirad, Rollstuhl mit zusätzlichen Stützen usw.
- Med: bei starker Spastik Baclofen (0,3-2 mg/kgKG/Tag in 3-4 Einzeldosen, Lioresal®), Botulinumtoxin-Injektion in die spastischen Muskelgruppen

- Operativ: Ind: bei ausgeprägten, korrigierbaren Fehlstellungen ⇨ Umstellungsosteotomien, Sehnenverlagerungen od. -verlängerungen ⇨ Korrektur der Beinachsen (Gangbild)
- Selbsthilfegruppen: Bundesverband für Körper- und Mehrfachbehinderte e.V., Brehmstr. 5-7, 40239 Düsseldorf, Tel.: 0211 64004-0, Fax: -20, Internet: www.bvkm.de
  Förderverein rege e.V. – Forum Infantile Cerebralparese, Internet: www.rege-ev.de

Prog: Bei Förderung gute Entwicklung mögl., Gesamtprog. letztlich aber vom Ausmaß der primären zerebralen Schädigung abhängig (von nur minimaler Beeinträchtigung [MCD = minimale cerebrale Dysfunktionen] bis Rollstuhlpflichtigkeit und geistiger Behinderung).

Kompl: * **Gelenkkontrakturen** durch die Spastik, Fußdeformitäten (z.B. dynamischer Spitzfuß)
* Entwicklung einer **Skoliose** (durch Dystonien, Fehlhaltung), Hüftdysplasie, Hüftluxation
* Sehstörungen (Amblyopie), insb. durch Strabismus ⇨ frühzeitige augenärztliche Ther.

DD:
- Spastische Spinalparalyse (ICD-10: G80.0): ähnliche Symptomatik wie bei der infantilen Zerebralparese mögl., Erkrankungsbeginn jedoch **später** im Kindesalter, insg. seltener
  Ät: aut.-dom., -rez. od. X-chrom. erblich (20 verschiedene Genmutationen bekannt), Prog: langsam progredient über 20-30 J., führt schließlich zur Immobilisation u. Bettlägerigkeit
  Selbsthilfegruppe: HSP - Hereditäre Spastische Spinalparalyse, Sophienstr. 96b, 76135 Karlsruhe, Tel.: 0721 5164562, Internet: www.hsp-selbsthilfegruppe.de
  weitere Informationen im Internet: www.hsp-info.de
- Angeborene, genetische od. chromosomale Störungen: z.B. Kleinhirn-Hypoplasie, Heredoataxie, SJÖGREN-LARSSON-Syndrom (aut.-rez. erblich, Tetraplegie, Ichthyosis, Netzhautdegeneration, geistige Behinderung), Trisomien, mitochondriale Enzephalomyopathien, usw.
- Hydrozephalus mit neurologischen Ausfällen, parasagittaler Hirntumor
- **Oligophrenie** unterschiedlichster Ursachen (s.u., Kap. Kinder- und Jugendpsychiatrie)

EPILEPSIE

Syn: Epilepsia (griechisch: Fallsucht), Krampfanfälle, Anfallskrankheit, Ictus, ICD-10: G40.9

Ät:
- Genuine u. erbliche Epilepsie, sind **altersgebunden** = typisch im Säuglings- u. Kindesalter:
  - Idiopathisch / kryptogen / **genuin** (= ohne fassbare Ursache)
  - **Erbliche Disposition**: genetisch bedingt, aut.-dom., bisher bekannte Defekte betreffen diverse **Ionenkanäle** (Na^+, Cl^-, K^+, Ca^{++}) od. Funktionsverlust des $GABA_A$-**Rezeptors**
    familiäre Häufung (ist ein Elternteil erkrankt, beträgt das Risiko für die Kinder 4 %, haben beide Eltern eine Epilepsie dann bis 25 %!)
- Symptomatische zerebrale Anfälle, nicht altersgebunden, Läsion/Ursache nachweisbar:
  - **Prä- od. perinatale Hypoxie** und **perinatale Hirnschäden** (= sog. Residualepilepsie)
  - Intrakraniell **raumfordernder Prozess**: Hirntumoren, Hirndruck, Fehlbildungen
  - **Schädel-Hirn-Trauma**, gliale Narben, Hydrozephalus, iatrogen: nach einer Hirnoperation
  - Intrakranielle **Blutungen**, insb. chron. subdurales Hämatom, Subarachnoidalblutung, intrazerebrale Blutung, Sinusvenenthrombose, Angiome (kavernöse Hämangiome), Phakomatosen (tuberöse Sklerose, STURGE-WEBER-KRABBE-Syndrom = enzephalofaziale Angiomatose), **zerebrale Durchblutungsstörungen** (Ischämie/Apoplexie, embolisch bei Herzfehlern, Koagulopathie, Moyamoya-Syndrom = prog. Stenose der A.carotis int.)
  - Infektionen: Herpes-**Enzephalitis**, Entzündungen, **hohes Fieber**
  - Hirnatrophische Prozesse, Ammonshornsklerose, Leukodystrophien (Sphingolipidosen)
  - Systemerkrankungen/**metabolische Störungen**: Hypoglykämie od. Hyperglykämie, Glukosetransporterdefekt, Phenylketonurie, Glutarazidurie, Isovalerianazidämie, Porphyrie, Zeroidlipofuszinosen, Pyridoxin- (Vit. B_6), Folinsäure-, Biotinidasemangel/-defekt, Urämie

- Schwangerschaft: Eklampsie = epileptische Komplikation einer schweren Gestose
- Intoxikationen: Drogenabusus und -entzug, Alkoholismus, Alkoholentzug, Med.-Entzug

Path:
- Funktionsstörung des ZNS mit abnormer extremer **Synchronisierung** der Neuronenaktivität im Cortex = pathologische Erregung von **Gruppen von Nervenzellen** ⇨ Epilepsie-spezifische Potentiale (sog. Graphoelemente) im EEG ableitbar
- Typische altersgebundene = kindliche Anfallsformen sind Grand-mal, BNS, myoklonisch-astatische Anfälle, Absencen u. Impulsiv-petit-mal sowie Fieberkrampf/Zahnkrampf

Etlg: **Klassifikation in Anlehnung an die Internationale Liga gegen Epilepsie (1989)**

1. Fokale (partielle, lokalisierte) Anfälle = Herdanfälle 1.1. ***Einfache partielle Anfälle*** ohne Störung des Bewusstseins motorisch (JACKSON-Anfälle), sensibel, Epilepsia partialis continua sensomotorisch (ROLANDO-Epilepsie), somatosensorisch, okzipital vegetativ Adversivanfälle 1.2. ***Komplexe partielle Anfälle*** mit Störung des Bewusstseins psychomotorische Anfälle (Syn: Temporallappenepilepsie, Dämmerattacken) 1.3. ***Primär fokale sekundär generalisierte Anfälle*** sekundär generalisiertes Grand-mal od. Petit-mal
2. Generalisierte Anfälle 2.1. ***Grand-mal*** (klassische tonisch-klonische Anfälle) 2.2. ***Petit-mal*** (kleine primär generalisierte Anfälle) Blitz-Nick-Salaam-Anfälle (= WEST-Syndrom od. Propulsiv-petit-mal) Myoklonisch-astatische Anfälle = LENNOX-GASTAUT-Syndrom Myoklonische Anfälle = Impulsiv-petit-mal Atonischer Anfall, Absencen / Pyknolepsie
3. Nicht klassifizierbare Anfälle

Epid:
◊ Prädisp.alter: bis zum 20. Lj. sind bereits 70 % aller Epilepsie-Patienten betroffen
◊ Prävalenz: im Kindesalter ca. **0,5 %**, Inzidenz: 30-60/100.000/Jahr
◊ Lebenszeitprävalenz: 5 % = jeder 20. Mensch erkrankt irgendwann im Leben an Epilepsie

Klin:
⇒ Allgemein: epileptische Anfälle sind meist **kurz** (<2 Min.), die Augen sind i.d.R. **offen**, starr od. **verdreht**, oft verlangsamte Reorientierung nach dem Anfall
⇒ Fokale Anfälle: auf **eine Hirnregion** (Hirnrinde) beschränkte Anfälle ⇨ Symptome entsprechend der Hirnfunktion des betroffenen Areals, mit oder ohne Bewusstseinsstörung
⇒ Generalisierte Anfälle: alle Hirnregionen betroffen, **mit Bewusstseinsstörung**

Diag:
1. Anamnese (Eigen- und insb. Fremdanamnese), familiäre Disposition?
   - Anfallsanamnese: Subjektive **Anfallsschilderung**, Anfallsfrequenz, Zeitpunkt der Anfälle (Schlaf, Aufwachphase), **Provokationen** od. auslösende Ursachen, Vorboten (= **Aura**, z.B. epigastrische Missempfindungen, Schwindel, Déjà-vu-Erlebnisse = Vertrautheit od. Jamais-vu = Entfremdung, Störungen der Sinneswahrnehmung), Amnesie und Bewusstlosigkeit für die Zeit des Anfalls, Verletzungen, Zungenbiss, Urinabgang (Enuresis), Kotabgang, postiktuale Symptome, Fieber?
   - Ergänzung durch **Fremdangaben**, z.B. der Eltern, die den Anfall beobachtet haben, Dauer des Anfalls, anfallsbegleitende neurologische Symptome?
   - Geburtsanamnese (perinatale Schädigung?), Fieberkrämpfe als Kind?
   - Früheres Schädel-Hirn-Trauma, Meningitis, Enzephalitis, andere neurologische od. internistische Erkrankungen, Medikamenteneinnahme, Drogen-, Alkoholabusus?
2. **Anfallskalender** vom Pat. bzw. von den Eltern führen lassen
3. Klinische u. neurologische Untersuchung: im Intervall in der Regel unauffällig
4. **EEG** (= Elektroenzephalographie): Ableitung standardisiert (z.B. mit dem Ten-Twenty-System, s. Abb.), im freien Intervall = **interiktual** häufig normal (schließt eine Epilepsie aber nicht aus (s. auch DD) ⇨ weiterführende EEG-Diagnostik erforderlich:

EEG mit Provokation: Hyperventilationsprovokation (respiratorische Alkalose), Schlafentzugsprovokation (und anschließendes **Schlaf-EEG**), Lichtstimulation (Flickerprovokation mittels Stroboskop = „photogene" Epilepsie), mobiles 24-Stunden-**Langzeit-EEG** od. ggf. LZ-EEG mit gleichzeitiger Videoüberwachung (= **Simultan-Doppelbild-Aufzeichnung**) in speziellen EEG-Labors.

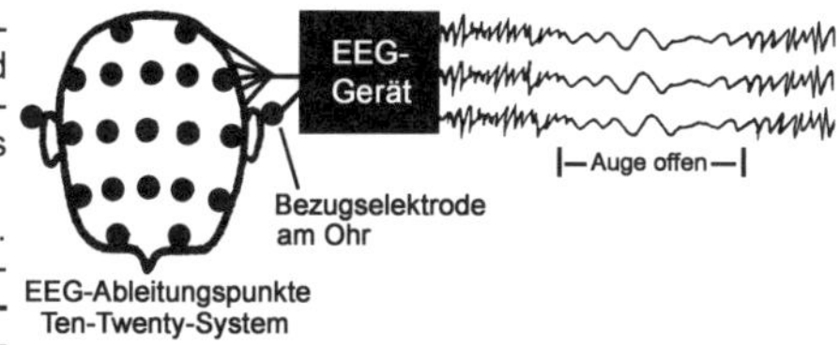

Intrazerebrales EEG, selten indiziert (z.B. vor Epilepsiechirurgie zur Op-Vorbereitung)

5. Bildgebende Verfahren: **MRT** od. CCT bei der **Erstdiagnostik** zum Ausschluss organischer Ursache (ggf. mit KM), ggf. zerebrale Angiographie bei V.a. Gefäßveränderungen
6. Labor: BB, BSG/CRP, BZ, weitere Untersuchungen je nach Verdacht

Diagnosestellung: sicheres Anfallsleiden = **mehrere Anfälle** pro Jahr, ohne akuten auslösenden Reiz od. nur einmaliger Anfall (= Gelegenheitsanfall) + pathologischer EEG-Befund

Ther:
- Im Anfall: Pat. vor Verletzungen schützen (Polsterung, Pat. nicht fixieren), Lockerung der Kleidung, Ruhe bewahren und Anfall beobachten, Atmung überwachen, stabile Seitenlage (wenn die motorischen Zuckungen sistieren)
- Allgemein: anfallprovozierendes Verhalten meiden (s.u. Prophylaxe)
  - **Sorgfältige Aufklärung** von Kind und Eltern über die Erkrankung!
- **Medikamentös:** Ind: **manifestes Anfallsleiden =** mind. 2 Anfälle in 6 Monaten od. einmaliger Anfall + pathologisches EEG (Gelegenheitsanfälle mit vermeidbaren Auslösern oder reine EEG-Veränderungen ohne Anfälle werden nicht medikamentös behandelt)
  - Ein **geeignetes Medikament** ist entsprechend des Anfalltyps auszuwählen (als ersten Anhalt s.u. Tabelle), allerdings ist für jeden Pat. eine **individuelle Abwägung** zu treffen (z.B. Nebenwirkungsprofil, Komedikation, Begleiterkrankungen, Compliance des Pat. usw.) und sollte durch einen erfahrenen Neurologen/Epileptologe erfolgen.
    Als "Minimalwissen" zu den Med. kann man sich merken: bei fokalen Anfällen **Oxcarbazepin**, bei generalisierten Anfällen **Valproinsäure**, bei Fieberkrämpfen **Diazepam**.
  - Es wird immer mit einer **Monotherapie** mit Antiepileptika (Syn: Antikonvulsiva) begonnen, auf **ausreichende Dosierung** achten ⇨ regelmäßige Serumkontrolle der **Antiepileptikaspiegel** und individuelle Dosisanpassung erforderlich.
    Eine Kombinationstherapie (2 od. mehrere Antiepileptika) ist nur indiziert, wenn mit ausreichend dosiertem, einzelnem Medikament keine Anfallsfreiheit zu erzielen ist. Meist wird dann ein Standardantiepileptikum (Carbamazepin od. Valproinsäure) mit einem Antiepileptikum der **neuen Generation** (Gabapentin, Vigabatrin, Lamotrigin, Tiagabin, Topiramat od. Levetiracetam) kombiniert (sog. **Add-on-Medikation**).
    Beachte: **Latenz** bis zum vollen Wirkungseintritt und Fließgleichgewicht (steady state) der Serumspiegel der Antiepileptika kann bis zu **2 Monate** dauern ⇨ nicht zu schnell wechseln, wenn ein Medikament nicht sofort wirkt.
    Therapieende nach 2-5 Jahren Anfallsfreiheit und unauffälligen EEG-Kontrollen ⇨ Med. dann über längeren Zeitraum (½-1 Jahr) ausschleichen (= langsame Dosisreduktion)
- Chirurgische Therapie: Ind: bei symptomatischen Formen, wenn eine operative **Ursachenbeseitigung** möglich ist (= Beseitigung des krampfauslösenden Stimulus), z.B. operative Entfernung eines Hirntumors, einer Gefäßmissbildung, Hämatoms od. Exostose
- **Epilepsiechirurgie** (in einem spezialisierten Zentrum): bei pharmakoresistenten Anfallskranken (Therapieversuche mit mehreren einzelnen Antiepileptika und Kombinationen über mind. 3 Jahre ohne Erfolg) ⇨ Entfernung des epileptogenen Fokus (= ein Teil des Gehirns wird reseziert). Zu weiteren Verfahren bei therapierefraktärer Epilepsie wie Hemisphärektomie oder die stereotaktisch geführte Radiotherapie, die **Vagus-Nerv-Stimulation** mit einem Stimulationsgerät od. die tiefe Hirnstimulation siehe Neurologie-Buch.
- Eine **ketogene Diät** kann bei Kindern die Anfallshäufigkeit vermindern (fettreich 66-90 %, Kohlenhydrat-/Protein-reduziert ⇨ die Ketonkörper wirken anfallsmindernd, Kochbuch: Die Modifizierte ATKINS-Diät (2011), zu beziehen über das Epilepsiezentrum Kork, Internet: www.epilepsiezentrum.de, E-Mail: info@epilepsiezentrum.de)

- Selbsthilfegruppen und kostenloses Informationsmaterial:
  Deutsche Gesellschaft für Epileptologie e.V., Reinhardstr. 27c, 10117 Berlin, Tel.: 0700 131413-00, Fax: -99, Internet: www.dgfe.info, www.izepilepsie.de u. internationale Webseite: www.ilae-epilepsy.org
  Deutsche Epilepsievereinigung e.V., Zillestr. 102, 10585 Berlin, Tel.: 030 34244-14, Fax: -66, Beratungs-Telefon: 030 34703590, Internet: www.epilepsie-vereinigung.de
  Epilepsie Bundes-Elternverband e.V., Am Eickhof 23, 42111 Wuppertal, Tel./Fax: 0202 2988465, Internet: www.epilepsie-elternverband.de, www.epikurier.de

	1. Wahl	2. Wahl	3. Wahl
Fokale Anfälle			
Einfach-partielle Anfälle	**Sultiam** (idiopathische) **Oxcarbazepin** (symptomatische Formen)	+ Clonazepam + Valproinsäure od. Lamotrigin + Valproinsäure	ACTH, Glukokortikoide Sultiam, Topiramat, Phenytoin, Phenobarbital, Primidon, Levetiracetam
Psychomotorische Anfälle (Temporallappenepilepsie)	**Oxcarbazepin**, Carbamazepin	Phenytoin, Valproinsäure, Lamotrigin, ggf. zusätzlich Gabapentin, Tiagabin od. Vigabatrin	Clonazepam
Generalisierte Anfälle			
Grand-mal	**Kaliumbromid** (bei Säuglingen u. Kleinkinder) **Valproinsäure** (ab 6. Lj.)	Kaliumbromid + Phenobarbital Lamotrigin, Topiramat	Valproinsäure Phenobarbital, Levetiracetam
BNS	Sultiam, ACTH / Glukokortikoide	Vigabatrin	Valproinsäure, Lamotrigin, Topiramat
Myoklonisch-astatische Anfälle	**Valproinsäure**	+ Lamotrigin od. Topiramat od. Felbamat	ACTH, Glukokortikoide, Rufinamid
Myoklonische Anfälle	**Valproinsäure**	Lamotrigin, Ethosuximid	Phenobarbital, Clonazepam
Absencen / Pyknolepsie	**Valproinsäure** od. **Ethosuximid**	Lamotrigin	Valproinsäure + Ethosuximid od. Lamotrigin
Gelegenheitsanfälle			
Fieberkrampf, Zahnkrampf	**Diazepam** Supp.		

Prog: Das Anfallsleiden selbst verursacht keine hirnorganische Schäden. Es können jedoch sekundäre Folgen entstehen (s.u. bei Kompl.). 70-80 % der Pat. werden durch eine medikamentöse antikonvulsive Ther. anfallsfrei.

Proph:
- ♥ Korrekte und **zuverlässige Einnahme der Antikonvulsiva** (Compliance!), regelmäßige **Kontrolle** des Serumspiegels (zur Vermeidung von Unterdosierungen, Erkennen von Überdosierung wegen der Gefahr der Intoxikation) anfangs wöchentlich, später in 3-monatigem Abstand (zusätzlich BB, Transaminasen): Carbamazepin [4-12 µg/ml], Phenytoin [5-20 µg/ml], Valproinsäure [40-100 µg/ml]
- ♥ **Vermeidung anfallprovozierendem Verhaltens** = Chronohygiene (kein Schlafentzug, regelmäßige und gleiche Schlafzeiten), keine Drogen, kein Alkohol, **kein Diskobesuch** (wegen Stroboskoplicht), bei Flugreisen über mehrere Zeitzonen ggf. Zusatzmedikation (Diazepam, Valium®)
- ♥ *Cave:* **Krampfschwelle-senkende Medikamente** (⇨ erhöhte Krampfbereitschaft): Antidepressiva, Neuroleptika, Reserpin, Pyrazolonderivate, Isoniazid, Penicillin in hohen Dosen, L-Thyroxin, Glukokortikoide, Theophyllin, Malariaprophylaxe (insb. Mefloquin, Chloroquin), Pertussisimpfung, parenterale Typhusimpfung
- ♥ Sozialmedizinische/rechtliche Empfehlungen:
  Kein **Beruf** mit Absturzgefahr (z.B. Gerüstbauer, Zimmermann, Dachdecker), an selbstdrehenden Maschinen (z.B. Werkzeugmechaniker), keine Nachtdienste (z.B. Wachdienste, Gesundheitsberufe), keine Pilotentauglichkeit, keine Überwachungstätigkeit (z.B. Fluglotse), keine LKW- od. Bus-Fahrereignung, kein Beruf mit Schusswaffen (z.B. Polizei, Bundeswehr) - Einzelheiten bei der HVBG (Hauptverband der gewerblichen Berufsgenossenschaften, BG-Information: DGUV 250-001 / BGI 585 von 2007 unter www.arbeitssicherheit.de), keine extreme Belastungssituationen, Vorsicht bei Wassersportarten, insb. Tauchen.

Kompl: * Status epilepticus: andauernder Anfall od. Anfallserie, s.u.

* Traumatologische Verletzungen im Verlauf eines Anfalls, z.B. durch den Sturz auf den Boden, Zungenbiss, Lippenverletzungen, Aspiration
* Morphologische Veränderungen: vorwiegend durch **iktogene Hypoxie** bedingte sekundäre Schädigung mit Großhirnatrophie, lobuläre Kleinhirnatrophie, Ammonshornsklerose
* Epileptische Wesensänderung: nach sehr vielen und schweren Anfällen mögliche chronische psychische Veränderungen (psychomotorische Verlangsamung, Umständlichkeit im Denken und Handeln, enechetische Wesensänderung („klebriges" Wesen) bis hin zur Demenz), auch mögl. sind iktale Psychosen, erhöhte Suizidalität (4- bis 5fach erhöht)
* Psychische Komorbidität: Depression, Angsterkrankung
* TODD-Paralyse = temporäre Parese nach einem Anfall
* Eine Anfallshäufung findet sich bei manchen Frauen zyklussynchron (periovulatorisch od. prämenstruell) und bei chronischen anovulatorischen Zyklen, da Östradiol prokonvulsiv wirkt (sog. katameniale Anfallshäufung)
* Erhöhte Inzidenz für das Auftreten einer Migräne (liegen beide Erkrankungen vor, können die Antiepileptika Valproinsäure, Gabapentin od. Topiramat auch zur Migräneprophylaxe eingesetzt werden)
* **SUDEP** (engl. sudden unexpected death in epilepsy): 20faches Risiko für plötzlichen Tod, größtes Risiko bei Grand-mal-Anfällen u. je früher der Krankheitsbeginn, umso höher das Risiko, m > w (1,7:1)
* NW der Antiepileptika: **Schläfrigkeit**, Nausea, **Gewichtszunahme** (insb. Valproinsäure u. Carbamazepin), Überempfindlichkeitsreaktionen, Agranulozytose, Haarausfall, Lupus erythematodes, **Enzyminduktion** (Cave: ⇨ verminderte Wirkung von hormonalen Kontrazeptiva u. anderer Med., insb. bei Carbamazepin, Oxcarbazepin, Phenytoin, Phenobarbital, Primidon), Hirsutismus, Verminderung der Konzentration fast aller Vitamine, **Lebererkrankung** bis hin zum Leberkoma u. Pankreatitis (Valproinsäure, insb. bei Kindern), Osteomalazie (Phenytoin, Primidon durch Vit.-D-Verminderung), Gerinnungsstörungen (Valproinsäure), Polyneuropathie (Carbamazepin), Gingivahyperplasie (Phenytoin), zerebellare Ataxie, Nystagmus, **Gesichtsfeldeinschränkung** (Vigabatrin, Gabapentin, Tiagabin), Folsäureantagonismus mit megaloblastärer Anämie (Phenytoin), bei Frauen häufiger anovulatorische Zyklen (hyperandrogene Anovulation), Spermatogenesestörung bei Männern, STEVENS-JOHNSON-Syndrom (Erythema exsudativum multiforme mit Blasen an Haut u. Schleimhäuten, hohem Fieber, erosive Konjunktivitis, Maximalform: toxische epidermale Nekrolyse (LYELL-Syndrom) mit hoher Letalität (20-44 %) bei Carbamazepin, Phenytoin, Phenobarbital, Lamotrigin)

  Fehlbildungsrisiko in der Schwangerschaft: Durch die Antiepileptika **2- bis 3faches Risiko** für Missbildungen/Embryo-/Fetopathien (= insg. ca. 10 %), z.B. Herzfehler, Lippen-Kiefer-Gaumenspalten und Gesichtsschädelanomalien, Myelomeningozelen, Spina bifida. Besonders hohes Risiko für die **Neuralrohrdefekte** (10- bis 20faches Risiko) bei Valproinsäure u. Carbamazepin und insb. bei **Kombinationstherapie**. Zusätzlich später neuropsychologische Entwicklungsstörungen, z.B. verminderter verbaler IQ bis zum Autismus bei Valproinsäure mögl. Trotzdem sollten Antiepileptika bei ungeplanter Schwangerschaft **nicht abgesetzt** werden, da dann auftretende Anfälle durch iktale Hypoxie ebenfalls Schäden machen (weitere Infos im Neuro- u. im Gynäkologie-Buch).

DD: – EEG: 10 % d. Bevölkerung haben Epilepsie-typische Potentiale im EEG **ohne** je einen Anfall zu haben. Sie haben keine Epilepsie und es ist **keine** Therapie erforderlich. Bei Verwandten von Epilepsie-Pat. sind in bis zu 40 % d.F. Veränderungen zu finden.

- **Psychogene Anfälle** (hysterische Anfälle): bei belastenden Situationen auftretend, mit opisthotonem Krampf, Zuckungen, Tremor und Wälzbewegungen („Bewegungssturm") oder „Totstellreflex", die Augen sind meist geschlossen. Die Anfälle können stundenlang anhalten und sind mit einem Grand-mal-Status zu verwechseln. Machen ca. 10 % aller Anfallssyndrome aus. EEG: unauffällig. Ther: Psychotherapie
- Wutanfälle und respiratorische Affektkrämpfe (typisch 6. Mon. bis 3. Lj.): **Trotzreaktion**, die durch langes Schreien bis zum kurzfristigen Atemstillstand führen kann
- Stereotype Bewegungsstörungen: Jactatio capitis, Tic-Störungen
- **Synkopen**: **vasovagal**, kardial bedingt, Karotissinussyndrom, Hypoglykämien
- Tetanische Anfälle, Krämpfe bei Hypokalzämie (**Hyperventilationstetanie**, Alkalose)
- REM-Schlaf-Verhaltensstörungen: Unruhe, komplexe Bewegungen mögl., meist in der

zweiten Nachthälfte, meist jede Nacht, bei Erwecken Traumerinnerung
- Narkolepsie, Kataplexie (s.u.)
- Hirnstammanfälle bei Multiple Sklerose, Hirnstammläsionen, Tumoren ⇨ plötzliche Muskelkontraktionen einer Körperhälfte bei erhaltenem Bewusstsein und ohne EEG-Veränderungen, Ther: Carbamazepin (Tegretal®)
- Kleinkinder: **Gelegenheitsanfall** (z.B. Fieberkrampf od. Zahnkrampf, s.u.), meist als Grand-mal. Die DD zwischen Gelegenheitsanfall und Grand-mal-Anfallskrankheit ist beim ersten Anfall manchmal schwierig und klärt sich ggf. erst im weiteren Verlauf.
- Erworbene Aphasie mit Epilepsie im Kindesalter (LANDAU-KLEFFNER-Syndrom, ICD-10: F80.3) mit Sprachverständnisstörung, EEG zeigt spikes u. Slow-waves-Komplexe über rückwärtigen Hirnabschnitten beider Hemisphären, li. > re., Prädisp.alter: 3.-7. Lj.

Status epilepticus

Syn: Klinisch oft auch nur „Status" genannt, ICD-10: G41.9

Def: Andauernder Anfall oder Anfallsserie mit einer Dauer von >20-30 Min. **ohne** dass der Pat. zwischenzeitlich das **Bewusstsein wiedererlangt**

Ät: Insb. bei **symptomatischen Formen** (Hirntumoren, Schädel-Hirn-Trauma, intrakranielle Blutung, Apoplexie, Enzephalitis ⇨ Diagnostik durchführen), vergessen einer antikonvulsiven Medikation od. Schlafmangel bei bestehender genuiner Epilepsie

Etlg: **Grand-mal-Status**, Petit-mal-Status, Status bei komplex fokalen Epilepsien (psychomotorischer Status), Status bei Absencen, Status bei einfachen fokalen Anfällen (dann aber keine Bewusstseinsstörung), febriler Status (Fieberkrampf)

Epid: Prädisp.alter: insb. in den ersten 3 Lj., Inzidenz: ca. 10-20/100.000/Jahr, Mortalität: bis 8 %

Klin: **Lebensbedrohlicher Zustand**, insb. beim **Grand-mal-Status**. Verkürzung der Abstände zwischen den einzelnen Anfällen, Myoklonien mit abrupten, komplexen Bewegungsmustern (Box-, Radfahrbewegungen), fortschreitende Bewusstseinsstörung

Diag: Akut: Vitalparameter überwachen (Sauerstoffsättigung, Atmung, Puls), BZ bestimmen
In der Klinik dann weitere Diagnostik mit Labor (BB, BZ, Elektrolyte, Gerinnung usw.) u. CT

Ther: **Therapeutische Intervention notwendig**, da lebensbedrohlicher Zustand!
Allgemein: Polsterung des Kopfes, Bergung aus Gefahrensituation, **Notarzt verständigen**.
Med: Versuch der Anfallskontrolle mit einem **Benzodiazepin**: Midazolam bukkal oder nasal appliziert (0,2-0,5 mg/kgKG, z.B. Midazolam-ratiopharm® Lösung) od. Diazepam rektal (0,5 mg/kgKG, Desitin® rectal tube 5 od. 10 mg). Nach Eintreffen des Notarztes/Klinik dann 2. Gabe als i.v. Bolusgabe von Midazolam (0,15 mg/kgKG, Dormicum®) und anschließende Dauerinfusion (1-5 µg/kgKG/Min.) od. Clonazepam i.v. (0,01-0,05 mg/kgKG, Rivotril®)
Bei weiter refraktärem Status epilepticus Phenobarbital i.v. 15 mg/kgKG [Luminal®] od. Thiopental i.v. initial 5 mg/kgKG als Bolus (Trapanal®, dann weiter mit 3-5 mg/kgKG/Std., in Beatmungsbereitschaft, bzw. besser gleich Intubation und Beatmung). Bei weiterhin therapierefraktärem Status ist eine Inhalationsnarkose mit Intubation indiziert und sollte dann für 24 Std. fortgeführt werden.
Als Antiepileptikum kann Phenytoin i.v. 10-20 mg/kgKG (Zentropil®) als Kurzinfusion über 30 Min. gegeben werden, dann Erhaltungsdosis 2 x 2-4 mg/kgKG/Tag.
Zusätzlich: Infusion von Glukose 10%ig 2,5 ml/kgKG (bei nachgewiesener oder auch schon bei V.a. Hypoglykämie)

Prog: Risiko bleibender Folgeschäden in 5-10 % d.F.

Kompl: Cave: Hypoxie, Hirnödem, steigende Körpertemperatur, Elektrolytentgleisung, Hypotonie, Aspirationsgefahr, Rhabdomyolyse ⇨ Gefahr von Herz- und Kreislaufversagen, Ausfall der Atemsteuerung sowie irreversible **sekundäre Hirnschäden**
Refraktärer Status epilepticus: >60 Min. (Letalität dann je n. Grunderkrankung bis 35 %)
Postparoxysmaler Dämmerzustand nach einem Anfall-Status: temporäre Bewusstseinstrübung, verlangsamtes Denken, ungeschickte Bewegungsabläufe für Stunden, manchmal auch für Tage. EEG: verlangsamt (Delta- od. Thetawellen), vereinzelte Krampfpotentiale

DD: Häufung von Anfällen/Anfallsserien = zwischen den Anfällen wird das Bewusstseins aber wiedererlangt, nicht lebensbedrohlich
Bewusstseinsstörung aus ander Ursache (z.B. Hypoglykämie), hysterische Anfälle

Neugeborenenkrampfanfälle

Syn: Krämpfe beim Neugeborenen, ICD-10: P90

Ät: Symptomatisch: peri- od. postnatale Hypoxie (Asphyxie), Infektionen mit Meningitis, Enzephalitis od. Sepsis, Hypoglykämie, Hypomagnesiämie, Hypokalzämie, Hypo- od. Hypernatriämie, schwerer Hyperbilirubinämie (Kernikterus), intrakranielle Blutung, Hirnödem, Hydrozephalus, „Drogenentzug" (Opiat-abhängige Mutter), Pyridoxinmangel (Vit. B_6)

Klonische, sog. **5-Tages-Krämpfe** (engl. 5th-day-fits) bei reifen Neugeborenen

Benigne familiäre neonatale Konvulsionen (ICD-10: G40.3, aut.-dom. erblich, Chrom $20_{q13.3}$ od. 8_{q24}, Mutationen im KCNQ2-, KCNQ3- od. SCN2A-Gen für neuronale Kaliumkanäle)

Klin: Symptomatische Neugeborenenkrampfanfälle: fokale (je nach Lok. der Läsion) od. generalisierte Anfälle mögl.

Klonische 5-Tage-Krämpfe: ungeordnete Zuckungen der Extremitäten zw. 3.-7. Lebenstag bei reifen Neugeborenen, die spontan nach einigen Tagen sistieren

Benigne familiäre neonatale Konvulsionen: kurzdauernde tonisch-klonische generalisierte Anfälle, beginnend bereits in den ersten Lebenstagen

Diag: Symptomatische Formen ausschließen (Labor, Blutkulturen, Liquorpunktion, Sonographie, CT/MRT, EEG)

Ther: Wenn mögl. Ursache behandeln (z.B. Glukose 20%ig 2-4 ml/kgKG i.v. bei Hypoglykämie, Kalziumglukonat 10%ig 1-2 ml/kgKG i.v. bei Hypokalzämie)

Persistieren die Krämpfe, dann ist Mittel der 1. Wahl **Phenobarbital** 10-20 mg/kgKG [Luminal®] langsam i.v. od. i.m. (Erhaltungsdosis 2 x 1,5-2,5 mg/kgKG/Tag), bei weiterer Persistenz **Phenytoin** 10-20 mg/kgKG [Zentropil®] als Kurzinfusion über 30 Min. (Erhaltungsdosis 2 x 2-4 mg/kgKG/Tag), auch Clonazepam 0,05-0,1 mg/kgKG [Rivotril®] langsam i.v. mögl., bei Therapieresistenz noch 50 mg Pyridoxin (Vit.-B_6) i.v. unter EEG-Kontrolle.

Weitere Reservemedikamente sind Sultiam, Valproinsäure, Lamotrigin, Topiramat od. Levetiracetam.

Prog: Symptomatische Neugeborenenkrampfanfälle abhängig von der Grunderkrankung.

Klonische 5-Tage-Krämpfe sistieren nach einigen Tagen spontan

Benigne familiäre neonatale Konvulsionen: sistieren meist spontan bis ca. zum 6. Lebensmonat, in 10-15 % d.F. im späteren Leben weitere epileptische Anfälle.

Fokale Anfälle im Kindesalter

Syn: Partielle Anfälle, lokalisationsbezogene Anfälle, Herdanfälle, ICD-10: G40.1-G40.2

Etlg:
- Gutartige **kindliche fokale Epilepsie** (ROLANDO-Epilepsie): Ät: **idiopathisch** (= genuin)
- Adversivanfälle (Frontalregion betroffen)
- Nächtliche Frontallappenepilepsie (aut.-dom. erblich, Chrom. 20_{q13}, Mutation des neuronalen ACh-Rezeptors): Frontallappenanfälle aus dem Schlaf heraus
- Einfach-fokale (-partielle, -lokale) motorische (sog. JACKSON-Anfälle) od. sensible Anfälle = **symptomatische Epilepsie** mit nachweisbarer Hirnveränderung (s.o. Ät. Epilepsie)

Path: Einfach-fokale Anfälle: Herd primär im **motorischen Kortex** (Gyrus praecentralis) od. sensiblen Kortex lokalisiert ⇨ **kontralaterale** motorische od. sensible Anfallserscheinungen

Epid: Prädisp.alter: gutartige kindliche fokale Epilepsie 2.-12. Lj., m > w

Klin: Gutartige kindliche fokale Epilepsie: einseitige Missempfindungen, diese können sich zu tonisch-klonische Anfällen nur einer Körperhälfte od. generalisierten Krämpfen entwickeln, getrübtes od. aufgehobenes Bewusstsein

Adversivanfälle: tonische Drehung des Kopfes (= Versiv-Bewegung) und Hebung des Armes („Fechterstellung") für einige Sek. Dauer, Nystagmus

Motorische Anfälle: tonische und/oder klonische Zuckungen, Beginn häufig an der **Hand** u.

Sensible Anfälle: Missempfindungen (Taubheit, Kribbeln) breiten sich von einer Körperregion auf benachbarte Bezirke aus (sog. march), sind **ohne Bewusstseinsstörungen**

Diag: EEG: **Spike-Aktivität** (über dem betroffenen Areal der Hirnrinde lokalisiert)

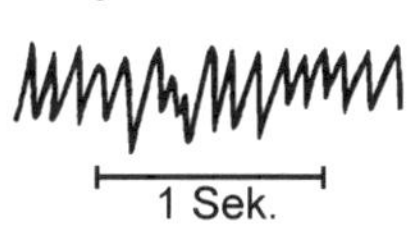

<u>Ther:</u> Bei symptomatischer Epilepsie **Therapie der Ursache** anstreben: z.B. neurochirurgische Entfernung des epileptogenen Fokus

<u>Med:</u> bei gutartiger kindlicher fokaler Epilepsie primär keine Ther., bei >2 Anfällen/Jahr **Sultiam** 5-10 mg/kgKG (Ospolot®), ggf. Kombination mit Clonazepam

Bei symptomatischen fokalen Anfällen: **Oxcarbazepin** (30-50 mg/kgKG/Tag, Trileptal®, Timox®), bei Therapieresistenz Kombination mit Valproinsäure (20-30 mg/kgKG/Tag, Orfiril®, Ergenyl®, Convulex®) od. Lamotrigin (Lamictal®) + Valproinsäure.

<u>Prog:</u> Bei gutartiger kindlicher fokaler Epilepsie gut, meist Spontanremission

Bei Ther. der Ursache sehr gut. Bei Pat. ohne anfallsauslösender Ursache werden 50-75 % d.F. unter medikamentöser Therapie anfallsfrei.

<u>Kompl:</u> <u>Fokaler Status epilepticus:</u> rasch aufeinanderfolgende Anfälle od. Daueranfall >20-30 Min.

Postparoxysmale Parese, sog. TODD-Paralyse (Path: aktiver Hemmungsmechanismus auf neuronaler Ebene mit Hyperpolarisation der Nervenzellmembran)

<u>Epilepsia partialis continua</u> (KOZEVNIKOW-Syndrom): anhaltende (für Tage) streng auf eine Körperstelle lokalisierte myoklonische Zuckungen ohne Bewusstseinsstörung

Ät: Hirnläsion oder Stoffwechselstörungen (z.B. hyperosmolare Hyperglykämie), bei Kindern RASMUSSEN-Enzephalitis (spongiforme halbseitige Großhirnatrophie durch Autoimmunantikörper gegen zentrale Glutamatrezeptoren). Dauer: stunden- bis tagelang (= continua, auch im Schlaf), pathologisches EEG direkt über dem Ort der Läsion, sonst o.B. Medikamentöse Ther. u. Prog. oft frustran, ggf. Epilepsiechirurgie (funktionelle Hemisphärektomie) in seltenen Fällen bei Kindern indiziert. Bei RASMUSSEN-Enzephalitis kann eine Ther. mit Tacrolimus (Prograf®) od. Immunglobulinen versucht werden

<u>DD:</u> Hemikonvulsion-Hemiplegie-Epilepsie-Syndrom durch perinatale Hirnschädigung mit Epilepsie bei andauernder Hemiparese (DD: TODD-Paralyse bildet sich immer zurück)

Hemispasmus facialis (N.facialis-Schädigung, keine EEG-Veränderungen)

Psychomotorische Anfälle

<u>Syn:</u> **Temporallappenepilepsie**, Schläfenlappenepilepsie, Dämmerattacken, ICD-10: G40.2

<u>Ät:</u> **Geburtsschädigung** (Erweichung des Ammonshorn = ist Teil des Hippocampus, Teil des limbischen Systems), Hirntumoren im Bereich des Temporallappens, Ammonshornsklerose, limbische Enzephalitis (paraneoplastisch od. Antikörper gegen Kaliumkanäle)

<u>Path:</u> **Komplex-partieller** Anfall, betroffen basaler Temporallappen ⇨ **limbisches System**

<u>Epid:</u> <u>Prädisp.alter:</u> Jugendliche, junge Erwachsene

<u>Klin:</u> Bei typischer Manifestation Ablauf in 3 Stadien:

⇒ Beginn mit **Aura** (meist für den Pat. negative Symptome): epigastrische Missempfindungen, „komisches Gefühl“, Übelkeit, Schwindel, psychische Manifestationen (Déjà-vu-Erlebnisse = Vertrautheit od. Jamais-vu = Entfremdung), Angst, Störung der Sinneswahrnehmung (Dysmorphopsie = verzerrte Größenwahrnehmung), Geruchssensationen („Unzinatus-Krisen“)

⇒ **Bewusstseinstrübung** für 1-2 Min. (DD: länger und weniger tief als bei den Absencen), ähnelt einem „wachen“ Dämmerzustand (Kind ist <u>nicht</u> ansprechbar) mit **stereotypen Bewegungen**, Automatismen (v.a. **orale Automatismen**, Grunzen, nestelnde Bewegungen) oder objektbezogene Handlungsabläufe (z.B. hin- und herrücken von Stühlen oder umherliegenden Dingen, zielloses Umherlaufen „fugue épileptique“). Für die Dauer des Anfalls besteht **Amnesie.** Vegetative Störungen: Tachykardie, Hypersalivation, Mydriasis, Blässe oder Rötung des Gesichts

⇒ **Reorientierungsphase**: langsame Wiedererlangung des Bewusstseins u. Orientierung

<u>Diag:</u> Anamnese, insb. Fremdanamnese (Eltern): Beschreibung des Anfallablaufes

Klinische, neurologische Untersuchung: i.d.R. unauffällig

<u>EEG:</u> Paroxysmale Dysrhythmie, hohe Deltawellen oder scharfer Abläufe in den Ableitungen **über der Temporalregion** (uni od. auch bilateral), in 30 % d.F. normales EEG

<u>Ther:</u> <u>Med:</u> **Oxcarbazepin** (30-50 mg/kgKG/Tag, Trileptal®, Timox®) od. Carbamazepin (Tegretal®), Lamotrigin (Lamictal®), Phenytoin (Zentropil®), ggf. zusätzlich bei Therapieresistenz Gabapentin (Neurontin®), Tiagabin (Gabitril®), Vigabatrin (Sabril®) oder Zonisamid (Zonegran®)

Operativ: bei medikamentöser Therapieresistenz ggf. auch **Epilepsiechirurgie** (selektive Amygdalohippokampektomie, Läsionektomie od. 2/3-Resektion des Temporallappens)

Prog: 80 % d. Pat. werden mit der medikamentösen Ther. anfallsfrei. Die selektive Epilepsiechirurgie führt noch einmal bei 50-80 % der zuvor nicht anfallsfreien Pat. zur Anfallsfreiheit.

Kompl: Generalisierung des Anfalles mögl., psychomotorischer Status
Rezidivrisiko bei Absetzen der antikonvulsiven Medikation ist hoch
Statistisches Suizidrisiko 5-mal höher als in der Normalbevölkerung
Op: verbale Gedächtnisstörungen (insb. bei linksseitiger Op.)

DD: Absencen (dauern nur Sekunden, haben keine Aura, keine verlängerte Reorientierung)
Narkolepsie (plötzliche Schlafanfälle, keine Aura, keine verlängerte Reorientierung)
Komplex-fokale Anfälle der Frontalregion zeigen ebenfalls komplexe Handlungsabläufe, die sich wiederholen
Epileptische Psychosen: anfallsartige Schizophrenie-ähnliche psychotische Symptome mit manischem Charakter („überwache“ Pat.), EEG: im Anfall relativ normal
Schizophrenie, psychogene Anfälle

Grand-mal

Syn: Generalisierte **tonisch-klonische Anfälle**, "klassische" Form der Epilepsie, ICD-10: G40.6

Ät: Typisch **genuin** (= keine organische Ursache zu finden), genetische Disposition
Symptomatisch: z.B. Hirnschädigung, Hirntumoren, Eklampsie, Alkoholentzug
Anfallsprovokation: durch Schlafentzug, Hyperventilation, Alkoholabusus bzw. -entzug

Etlg: **Schlaf-Epilepsie** = Anfälle während des Schlafens
Aufwach-Epilepsie = Anfälle während der Aufwachphase (bis 2 Std. nach dem Erwachen), typisch für die genuine Form
Diffuse Epilepsie = nicht an bestimmte Zeit gebunden

Epid: Prädisp.alter: **6.-25. Lj.**, aber auch später mögl. ⇨ dann nach symptomatischer Ursache suchen!, Sonderform sind frühkindliche Grand-mal im Säuglingsalter

Klin: Anfall: Beginn **plötzlich** ohne Aura oder mit einer **Aura**, z.B. Sehstörungen, Sprachstörungen, motorische Erscheinungen, traumartige Erlebnisse
Häufig **Initialschrei** (= tonische Kontraktion der Atemmuskulatur), Pat. stürzt zu Boden (Verletzungsgefahr), **tonische Phase** mit Überstrecken der Extremitäten, opisthotone Haltung des Kopfes, Schließen des Mundes (evtl. lateraler Zungenbiss) für einige Sekunden und Apnoe
Dann **klonische Phase** = rhythmischen Muskelzuckungen, schaumiger, blutiger Speichel (durch Hypersalivation und Hyperpnoe), Einnässen (Enuresis = Urin- und ggf. auch Stuhlabgang), lichtstarre weite Pupillen, Dauer insgesamt ca. **1-2 Min.**
Bewusstseinsstörung: setzt mit Beginn des Anfalls ein (Amnesie für die Zeit des Anfalles und für einen Teil der postiktualen Periode, ca. 10 Min.)
Anschließend (postiktal): Erschlaffung, postiktuale Verwirrtheit, erweckbarer Nachschlaf = sog. **Terminalschlaf**

Diag: Anamnese und insb. Fremdanamnese: Schilderung des Anfallablaufes, Aura (je nach Symptom kann dies ein diagnostischer Hinweis auf die Ursprungsregion geben)
Klinische/neurologische Untersuchung: pathol. Reflexe (BABINSKI pos.), RR stark erhöht während eines Anfalles
EEG: iktuales EEG immer pathologisch, in der tonischen Phase ß- und α-Wellen mit Krampfspitzen, in der klonischen Phase rhythmische Verlangsamung mit eingestreuten Krampfspitzen über allen Ableitungen.

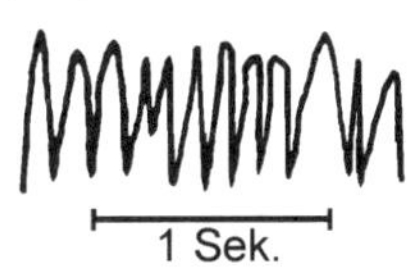

Postiktuale Phase: irreguläre hohe Delta- und Subdelta-Aktivität (= verlangsamte Grundaktivität), danach α-Wellen
EEG im Intervall bei 50 % d.F. ohne Ther. episodisches Auftreten v. Spikes-waves-Komplex
Labor: Erhöhung der CK (Creatinkinase), Erhöhung des Prolaktins u. Plasmakortisols unmittelbar nach dem Anfall

Ther: Allgemein: Pat. nicht fixieren (Gefahr v. Luxationen) sondern nur **polstern** (Kopfunterlage, umherliegende Gegenstände entfernen, störende Kleidung öffnen), Beobachtung des Pat., stabile Seitenlage nach der klonischen Phase

Med: bei frühkindlichem Grand-mal: **Kaliumbromid** (40-70 mg/kgKG/Tag, Dibro-Be® mono) od. Kombination von Brom + Phenobarbital (Luminal®)

Bei Grand-mal ab 6. Lj.: beginnen mit einer Monotherapie mit **Valproinsäure** (20-50 mg/kgKG/Tag, Orfiril®, Ergenyl®, Convulex®), 2. Wahl Lamotrigin (Lamictal®) od. Topiramat (Topamax®), 3. Wahl Phenobarbital od. Levetiracetam (Keppra®). Wird der Pat. darunter nicht anfallsfrei, dann Kombination von z.B. Valproinsäure + Lamotrigin od. Lamotrigin + Topiramat.

Prog: Fast jeder Grand-mal-Anfall (99 %) sistiert von alleine. Die medikamentöse Anfallsprophylaxe gelingt in 80 % d.F.

Kompl: **Verletzungsgefahr** bei dem Sturz zu Boden oder bei den klonischen Zuckungen, z.B. Frakturen der Wirbelkörper, Schultergelenkluxation, Zungenbiss, Lippenverletzungen, Aspirationspneumonie, tonische Verkrampfung der Stimmritze ⇨ Apnoe u. Zyanose

Nach einem Anfalle postparoxysmaler Dämmerzustand mögl., TODD-Paralyse (postiktuale temporäre Parese), Epileptische Wesensänderungen bei sehr vielen und sehr schweren Anfällen mögl.

Status epilepticus (Syn: Grand-mal-Status) **Lebensbedrohlicher Zustand**, s.o.

Med.-NW: bei Bromid Bromakne, Gastritis, Appetitlosigkeit, hat sehr lange HWZ

DD: **Psychogene Anfälle** (hysterische Anfälle, Konversionsneurose): im Zusammenhang mit affektiv belastenden Situationen auftretende Anfälle mit opisthotonem Krampf und extremer ventral-konvexer Flexion des Körpers („arc de cercle"), Zuckungen, Tremor und Wälzbewegungen mögl. Die Patienten sind dabei nicht ansprechbar, die Anfälle können stundenlang anhalten und sind mit einem Grand-mal-Status verwechselbar. Unauffälliges EEG

Gelegenheitsanfall: ist meist ein Grand-mal, mit entsprechender „Provokation" (s.u.)

BNS-Krämpfe

Syn: BNS = Blitz-Nick-Salaam-Anfälle, Propulsiv-petit-mal, **WEST-Syndrom**, engl. infantile spasm, gehören zu den Petit-mal, ICD-10: G40.4

Ät: Oft **perinatale Hirnschädigung**, Asphyxie, Frühgeburtlichkeit, Geburtskomplikationen

Zerebrale Missbildungen: kortikale Dysplasie, **tuberöse Sklerose**

Angeborene Stoffwechselerkrankungen (z.B. Phenylketonurie, Ahornsirupkrankheit), Leukodystrophie, Mitochondropathien

In 1/3 d.F. keine fassbare Ursache (= idiopathisch, dann ist die Prog. etwas besser)

Epid: Prädisp.alter: Beginn sehr früh, **½-1. Lj.**, m > w

Gehören zu den kleinen generalisierten Anfällen (Petit-mal, altersgebunden)

Klin: Anfall: wenige Sekunden dauernd, heftiges **Zusammenzucken** des Körpers, **brüske Vorwärtsbewegung** des Kopfes (nicken, Spasmus nutans), tonische Beugung der Arme nach vorne, Anheben der Beine (selten auch des Oberkörpers = „Salaam")

Auftreten in **Serien** bis zu 100 Anfällen/Tag, Bewusstseinstrübung, Kombination mit Grand-mal-Anfällen mögl.

Diag: EEG: langsame Wellen wechselnd mit diffusen gemischten Krampfpotentialen = **Hypsarrhythmie** (= unregelmäßige Frequenzen und unterschiedlich hohe Amplituden), auch im Intervall

MRT: Ausschluss/Bestätigung einer zerebralen Schädigung

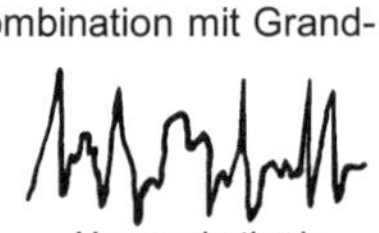

Hypsarrhythmie

Ther: **Schwierige Behandlung**, stationäre Therapieeinleitung (Kinderklinik)

Med: **Sultiam** (5-15 mg/kgKG/Tag, Ospolot®) + kurzfristig Vit.-B6 (für 3 Tage) oder **Steroidbehandlung** mit ACTH (Synacthen®) od. Glukokortikoiden (Prednisolon 5-7,5 mg/kgKG/Tag) über mehrere Wochen, dann ausschleichen, alternativ auch **Vigabatrin** (Sabril®, insb. bei tuberöser Sklerose)

Weitere medikamentöse. Optionen sind Valproinsäure (Orfiril®, Ergenyl®), Lamotrigin (Lamictal®) od. Topiramat (Topamax®)

Bei Therapieresistenz und identifizierbarem epileptogenem Fokus **Epilepsiechirurgie**

Prog: Eher **schlecht**, körperliche und geistige **Retardierung** häufig, Letalität 5 %. Prognostisch ungünstig: früher Beginn (<3 Mon.), manifeste **Gehirnschädigung**, zusätzliche andere

Anfälle. Um das 5. Lj. setzen die BNS-Krämpfe meist aus, es folgen jedoch in 50-70 % d.F. fokale und/oder generalisierte Anfälle.

DD: Benigne familiäre neonatale Konvulsionen (aut.-dom. erblich) u. klonische, sog. 5-Tage-Krämpfe bei reifen Neugeborenen (s.o., Kap. Neugeborenenkrampfanfälle)

Myoklonisch-astatische Anfälle

Syn: **LENNOX-GASTAUT-Syndrom**, Sturzanfälle, engl. akinetic seizures, ICD-10: G40.4

Ät: Genetische Disposition, Hirnschädigung

Epid: Prädisp.alter: Beginn 2.-4. Lj., m > w
gehören zu den kleinen generalisierten Anfällen (Petit-mal, altersgebunden)

Klin: Beuge**myoklonien**, Zuckungen der Gesichtsmuskulatur, Nicken des Kopfes, orale Automatismen. Dann durch plötzlichen **Tonusverlust** der Antigravitationsmuskeln Zusammensinken des Körpers und **Sturz zu Boden**.
Auftreten insb. nach dem Erwachen und auch nachts mit tonischen Anfällen mögl.

Diag: EEG: **2/Sek. Spike-wave**-Muster oder sharp-slow-waves wie bei BNS-Anfällen

Ther: Med: **Valproinsäure** (20-50 mg/kgKG/Tag, Orfiril®, Ergenyl®), meist muss dazu ein weiteres Antiepileptikum kombiniert werden, z.B. Lamotrigin (Lamictal®) od. Topiramat (Topamax®) od. Felbamat (Taloxa®, nur als Reservemittel, da schwere NW mögl.: Leberversagen, Panzytopenie, Anaphylaxie), neu ist Rufinamid (Inovelon®Suspension), das speziell für das LENNOX-GASTAUT-Syndrom eine europäische Zulassung hat
Evtl. auch ACTH od. Glukokortikoide bei Säuglingen/Kleinkindern (wie bei BNS-Anfällen)

Prog: Relativ therapieresistent, Übergang in andere Anfälle häufig

Kompl: Zusätzlich Grand-mal-Anfälle mögl.
Statusartige Häufung der myoklonisch-astatischen Anfälle

DD: Atonischer Anfall: Zusammensinken des Körper durch Tonusverlust der Muskulatur = nur astatische Komponente (keine Myoklonien)

Myoklonische Anfälle

Syn: **Impulsiv-petit-mal**, juvenile myoklonische Epilepsie, Myoklonien des Heranwachsenden, bilaterale epilept. Myoklonie, HERPIN-JANZ-Syndrom, gehören zu d. Petit-mal, ICD-10: G40.3

Ät: Meist ohne fassbare Ursache (= idiopathisch), **Schlafentzug** ist Trigger
Genetische Disposition/familiärer Häufung (z.B. Mutation im GABA-Rezeptor-Gen)

Epid: Prädisp.alter: Beginn 10.-20. Lj.
gehören zu den kleinen generalisierten Anfällen (Petit-mal, altersgebunden)

Klin: Anfall: Ruckartige unsystematische **Zuckungen** = Myoklonien der oberen Extremität, 2-3 Sek. dauernd, keine wesentliche Bewusstseinsstörung, kein Tonusverlust, kein Hinstürzen
Auftreten oft morgens **nach dem Erwachen**, z.B. Zahnbürste wird weggeschleudert, Kaffeetasse wird umgestoßen

Diag: EEG: **Polyspikes-waves-Komplexe**, in 1/3 d.F. Provokation mit Flickerlicht oder Schlafentzug mögl.

Ther: Med: **Valproinsäure** (20-50 mg/kgKG/Tag, Orfiril®, Ergenyl®) und/oder Lamotrigin (Lamictal®), reicht dies nicht aus dann zusätzlich Phenobarbital zur Nacht od. auch Clonazepam
Kein Schlafentzug (**Chronohygiene**), kein Alkohol, keine Lichtstimulation (Flickerlicht)

Prog: gut

Kompl: Zusätzlich Entwicklung von Absencen oder Grand-mal-Anfällen mögl.

DD: Kann auch als motorische Aura von Grand-mal-Anfällen auftreten (Aufwach-Epilepsie)
Myoklonusepilepsie (UNVERRICHT-LUNDBORG-Syndrom): Myoklonien + Grand-mal-Anfälle + Demenz durch aut.-rez. (Chrom. 21q22.3) Kohlenhydratstoffwechselstörung mit Polyglukosanablagerungen im Gehirn (LAFORA-Körper)
Familiäres Myoklonus-Niereninsuffizienz-Syndrom (aut.-rez.)

Familiäre Hyperekplexie (Syn: STARTLE-Erkrankung, Stiff-baby-Syndrom, aut.-dom. erblich, Chrom. 5q32, Mutation des Glycin-Rezeptors): gesteigerte Schreckreaktion mit generalisierten Myoklonien, Hypertonus der Flexoren, häufigen Stürzen, selten auch epileptische Anfälle, Ther: Clonazepam

DRAVET-Syndrom (Syn: severe myoclonic epilepsy in infancy): Epilepsie im Kindesalter mit mentaler Retardierung, Ther: schwierig, versucht wird Valproinsäure, Topiramat od. Stiripentol (Diacomit®), Prog: schlecht

Physiologische Myoklonien: als Einschlafzuckungen, Singultus (Schluckauf), Schreckreaktion, nach starker Muskelarbeit, erschöpfliche Kloni (z.B. Fußklonus) und während der REM-Phasen im Schlaf

Absencen / Pyknolepsie

Syn: Pyknolepsie (griechisch pyknós = dicht) = sehr häufige Absencen, FRIEDMANN-Syndrom, ICD-10: G40.3

Ät: Genetische Disposition, Provokation durch seelische Erregung od. Hyperventilation

Path: Aktivitätsänderung in Neuronen im Thalamus (regulieren Schlaf-/Wachzustände)

Epid: Prädisp.alter: Beginn 2.-15. Lj., 8-10/100.000 Kindern betroffen, w > m
gehören zu den kleinen generalisierten Anfällen (Petit-mal, altersgebunden)

Klin: Absencen: **Bewusstseinspause** mit **schlagartig** einsetzendem Beginn, kurze Dauer von **wenigen Sekunden**, abruptes Ende. Die gerade durchgeführte Handlung wird unterbrochen, **starrer, leerer Blick** („Hans-guck-in-die-Luft"), Kind **nicht ansprechbar** und **Amnesie** für die Zeit der Absence. Häufung nach dem Aufwachen oder in den Vormittagsstunden
Evtl. Rückwärtsneigen des Kopfes (über mind. 6 Sek.), rhythmische motorische Abläufe, z.B. nystaktische Augenbewegungen nach oben, Lidzuckungen, auch nestelnden Automatismen oder Mund- und Zungenbewegungen mögl.
Pyknolepsie: große Häufung von Absencen (bis 100x/Tag)

Diag: Anamnese und Fremdanamnese (Eltern, Kindergärtnerin, Schullehrer)
EEG: iktual generalisierte synchrone **3/Sek. Spike-waves**-Komplexe, sehr hohe Amplituden (300-400 μV), Provokation durch Hyperventilation leicht mögl.

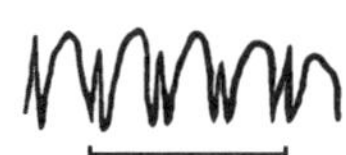
1 Sek.

Ther: Med: **Ethosuximid** (15-40 mg/kgKG/Tag, Petnidan®) od. **Valproinsäure** (20-50 mg/kgKG/Tag, Orfiril®, Ergenyl®), bei Persistenz Kombination von Valproinsäure + Ethosuximid od. Valproinsäure + Lamotrigin (1-5 mg/kgKG/Tag, Lamictal®)

Prog: Gut, 30 % heilen spontan aus, unter Therapie meist Anfallsfreiheit

Kompl: Status pyknolepticus (Absencenstatus, Petit-mal-Status): Der Patient erscheint wie in einem Dämmer-/Traumzustand dauerhaft benommen, verlangsamte Reaktion, stereotype mot. Handlungen, retropulsive Kopfbewegungen. Ther: Clonazepam (Rivotril®) i.v.
Zusätzlich Entwicklung von Grand-mal-Anfällen mögl. (= Mischepilepsie)

DD: Psychomotorische Anfälle (haben ebenfalls Automatismen, dauern aber länger, mit einer Aura zu Beginn, jedoch kein abruptes Ende sondern verlängerte Reorientierungsphase)
Narkolepsie (Pat. sind erweckbar)

FIEBERKRAMPF / GELEGENHEITSANFALL

Syn: Fieberkrampf ICD-10: R56.0, Gelegenheitsanfall ICD-10: G40.5

Def: Gelegenheitskrampf = **einmaliger Anfall** als **Reaktion** auf einen **definierten Reiz.** Jedes Gehirn kann bei bestimmter Provokation (z.B. experimentell) krampfen.

Ät: – **Fieberkrampf**: hohes Fieber bei **Infektionskrankheiten** (meist Virusinfekt, insb. bei Herpes, Exanthema subitum = Dreitagefieber, Masern oder Otitis media), selten auch familiäres Vorkommen von Fieberkrämpfen (familiäre fiebergebundene Krampfanfälle)

- Gelegenheitsanfall: **Zahnkrampf** (beim Zahnen der Kleinkinder), extremer Schlafentzug, extreme körperliche Belastung, Hypoxie, Hypoglykämie, Alkoholkonsum („durchzechte Nächte"), Alkoholentzugsdelir, Drogenabusus od. -entzug, Intoxikation, Medikamente (z.B. Amitriptylin), nach Impfung, Medikamentenentzug

Epid: ◊ Häufigkeit: der Fieberkrampf ist die **häufigste Anfallsform im Kindesalter**, 2,5 % aller Kinder entwickeln in der Kindheit einmal einen Fieberkrampf, Wiederholungsrisiko dann 10-30 % (ca. 10 % der Kinder haben drei und mehr Fieberkrämpfe).

◊ Lebenszeitprävalenz: für einen Gelegenheitsanfall beträgt **10 %** = jeder 10. Mensch krampft irgendwann einmal in seinem Leben.

◊ Prädisp.alter: 6. Lebensmonat bis zum 6. Lj. (Zahl 6 merken), **m** > w (= 2:1)

Klin: ⇒ Fieberkrampf/Gelegenheitsanfall: meist Bild eines **generalisierten Krampfanfalls** (Grand-mal), Bewusstlosigkeit, tonische Versteifung, klonische Phase mit rhythmischen Zuckungen am ganzen Körper (meist 2-15 Min. dauernd), Augen meist offen und oft nach oben verdreht, bei Säuglingen auch atonischer Anfall mögl.

⇒ Nach dem Anfall ist das Kind schläfrig (postiktale Benommenheit/Nachschlaf)

Diag: 1. Anamnese (hohes Fieber, Zahnen bei Kleinkindern, besondere Belastungen?) und klinische Untersuchung: postiktale Müdigkeit/Amnesie, Körpertemperatur rektal, Verletzungen?

2. Liquorpunktion: Säuglinge <12(-18) Mon. mit einem erstmaligen od. Kinder mit kompliziertem Fieberkrampf (s.u.) immer **stationär aufnehmen** und LP zum Ausschluss einer Meningitis durchführen.

3. Labor: BZ, Elektrolyte, BB, BSG u. CRP

Ther: • Ein einmaliger Gelegenheitsanfall bedarf **keiner Therapie**
- Eltern beraten und **beruhigen**, Schutz vor Verletzungen
- **Meiden der Provokation = Fiebersenkung**: Wadenwickel u. Paracetamol, ben-u-ron®
- Bei erneutem Anfall: medikamentöse Anfallsunterbrechung wenn der Anfall länger als 3 Min. andauert, Fieber >39° C vermeiden bei Vorbelastung

• Med: Mittel der Wahl ist ein Benzodiazepin, z.B. **Midazolam** als Lösung **bukkal** gegeben (Buccolam®, 3 Mon. bis 1 J. 2,5 mg, 1-5 J. 5 mg, 5-10 J. 7,5 mg, >10 J. 10 mg) oder **Diazepam** als Supp. (Diazepam Desitin®rectal tube, bis 15 kgKG 5 mg, >15 kgKG 10 mg)
Auch bei wiederholten Fieberkrämpfen nur im Anfall geben, keine Intervalltherapie.

Prog: **Sehr gut**, die meisten Anfälle sind selbstlimitierend und sistieren mit dem Ende der Grunderkrankung.

Kompl: ∗ 4 % d. Kinder mit Fieberkrämpfen entwickeln später auch eine Epilepsie.
Prognostisch ungünstig sind familiäre Disposition, häufige od. langandauernder Fieberkrampf (>15 Min.), mehrere Anfälle während eines Infektes, Alter >5 J., neurologische Symptome postiktal od. vorbestehende organische Hirnschädigung (= liegt einer der Faktoren vor, wird dies dann **komplizierter Fieberkrampf** genannt) ⇨ dann sollte eine weitere Diagnostik erfolgen (Bildgebung, EEG im Intervall).

∗ (Febriler) Status epilepticus (s.o.), TODD-Paralyse = temporäre Parese postiktal

DD: - Neugeborene: klonische, sog. 5-Tage-Krämpfe (zw. 3.-7. Lebenstag) = ungeordnete Zuckungen der Extremitäten bei reifen Neugeborenen mit guter Prog. (spontanes Sistieren nach 1-14 Tagen) u. benigne familiäre neonatale Konvulsionen (s.o. bei DD zu BNS)
- Generalisierte Epilepsie mit Fieberkrämpfen plus (aut.-dom. erblich, Chrom. 19q13.1-2): Fieberkrämpfe in der Kindheit, später gefolgt von meist primär generalisierten Anfällen
- Symptomatische Anfälle: **Meningitis**, Enzephalitis, Sepsis, intrakraniell raumfordernder Prozess (z.B. Hirntumor, Fehlbildungen), Schädel-Hirn-Trauma usw. ⇨ weitergehende Diagnostik bei klinischem Verdacht **zum Ausschluss** mit MRT/Liquorpunktion/Labor durchführen.

NARKOLEPSIE

Syn: Narkolepsie-Kataplexie-Syndrom, Narkoleptischer Anfall, Schlafanfälle, ICD-10: G47.4

Ät:
- **Idiopathisch** (Reifestörung der Schlaf-Wach-Regulation?)
- Genetische Disposition (**familiäre Häufung**), Assoziation zum HLA-System (DQB1*0602)
- Aut.-dom. erblich (GÉLINEAU-Syndrom mit typischen Schlafanfällen, KLEINE-LEVINE-Syndrom = Schlafsucht von evtl. mehrtägiger Dauer bei jungen Männern mit Bulimie)
- Symptomatisch: Hirnschädigung durch Enzephalitis, SHT, Hirntumoren, MS, Apoplexie

Path: Es wird heute ein Mangel an Hypocretin-haltigen (Syn: Orexin) Neuronen/Rezeptoren im posterioren/lateralen Hypothalamus angenommen ⇨ Überwiegen der REM-on-Zellen

Epid:
◊ Prädisp.alter: Beginn kurz **nach der Pubertät** oder >30. Lj., m = w
◊ Prävalenz: 20-50/100.000, für Deutschland 40.000 Pat. geschätzt

Etlg:
Monosymptomatisch: Schlafanfälle (Narkolepsie)
Polysymptomatisch (Narkolepsie-Kataplexie-Syndrom): Schlafanfälle u. zusätzlich affektiver Tonusverlust, Wachanfälle, hypnagoge Halluzinationen

Klin:
⇒ **Narkolepsie: Tagesmüdigkeit**, zwanghafte nicht unterdrückbare **Schlafanfälle am Tag** für wenige Sekunden – Minuten Dauer (Pat. sind dabei erweckbar, DD zur Absence), danach Gefühl frisch und ausgeruht zu sein
⇒ **Hypnagoge Halluzinationen** (traumartige Erlebnisse, insb. beim Einschlafen) mit automatisierten Handlungen im Schlaf und Amnesie mögl.
⇒ Störung des Nachtschlafes, z.B. unruhiger Schlaf mit häufigem Erwachen, verfrühter Schlaf, verfrühter Traumschlaf (REM-Phasen), weniger Tiefschlafphasen
⇒ **Kataplexie: affektiver Tonusverlust** der Haltemuskulatur ohne Bewusstseinstrübung für wenige Sekunden bis Minuten ⇨ Bewegungsunfähigkeit und Hinstürzen mögl., Auslöser sind unerwartete affektive Stimuli, z.B. Lachen (sog. Lachschlag) od. Erschrecken
⇒ **Wachanfälle** (Schlafparalysen) mögl., die beim Einschlafen oder Erwachen bei vollem Bewusstsein für Minuten zur völligen Aufhebung der Willkürmotorik führen
⇒ Kopfschmerzen, Gedächtnisstörungen, Doppelbilder

Diag:
1. Anamnese: Häufigkeit und Dauer der Anfälle, Schlaftagebuch führen lassen
2. Klinische u. neurologische Untersuchung sind im Intervall unauffällig
3. EEG: im Anfall wie im Schlaf Theta- (4-7/Sek.) oder Delta-Wellen (0,5-3,5/Sek.) oder REM-EEG mit flachen, raschen unregelmäßigen Wellen
4. LP: Hypocretin-1 im Liquor (pathologisch sind verminderte Werte <200 pg/ml)
5. Schlaflabor (Simultan-Doppelbild-Aufzeichnung von Kind u. + EEG, Polysomnographie): **schnelles Einschlafen** (<5 Min.) und zwei od. mehr **frühzeitige REM-Phasen** ohne Durchlaufen der anderen Schlafstadien jeweils bereits 10-15 Min. nach dem Einschlafen (= sog. Sleep-onset-REM-periods) und insg. häufigere REM-Phasen

Ther:
- Keine kausale Therapie möglich. Einfache od. nur seltene Narkolepsie **keine Therapie**, lediglich Aufklärung (Meidung monotoner Tätigkeiten, Schlafpausen während des Tages)
  - Med: Psychostimulanzien wie Methylphenidat (Ritalin®, Cave: Gefahr der Sucht!) od. besser **Modafinil** (Vigil®, wirkt zentral α-adrenerg u. hat weniger/keine Suchtgefahr).
- Selbsthilfegruppen und Infos: Deutsche Narkolepsie-Gesellschaft e.V., Hospitalgasse 3, 59494 Soest, Tel.: 02921 94378-64, Fax: -66, Internet: www.dng-ev.de

Prog: Gut, spontane Remissionen sind häufig, keine neurologischen Folgeschäden

DD:
- Epilepsie: **Absencen**/Pyknolepsie, psychomotorische Anfälle, myoklonisch-astatisches Petit-mal, Gelegenheitsanfall ⇨ sind als DD nicht „erweckbar“ während eines Anfalls
- Idiopathische Hypersomnien, Schlafapnoesyndrom, PICKWICK-Syndrom (hochgradige Fettsucht mit alveolärer Hypoventilation, Schlafapnoen und anfallsweisen Schlafzuständen)

- Synkopen (vegetative, Hypotonie), paroxysmale Lähmungen (Hypo- od. Hyperkaliämie)
- Endokrine Störungen: Hypothyreose, ADDISON-Krankheit (= NNR-Insuffizienz)
- Psychogene Anfälle

TOURETTE-SYNDROM

Syn: GILLES-de-la-TOURETTE-Syndrom, BRISSAUD-Syndrom, maladie des tics, ICD-10: F95.2

Ät: Aut.-dom. erblich (Chrom. 13) mit unvollständiger Penetranz od. spontan auftretend

Path: Störung im Bereich der Basalganglien sowie frontalen, limbischen und zingulären Kortex

Epid: ◊ Prädisp.alter: 2.-18. Lj., mittleres Erkrankungsalter 7 Jahre, Symptommaximum 12.-14. Lj.
◊ Prävalenz: 5-50/10.000, **m** >> w (3-4 : 1)

Klin: ⇒ **Multiple motorische Tics** (Augenzwinkern, Mundzuckungen, Zungenschnalzen, ruckartige Kopfdrehungen, Schulterzuckungen, Hüpfen) + **vokale Tics:** Geräusche wie „hä", „pfu" (Klazomanie), Räuspern, Bellen, Grunzen, Husten, manchmal auch ganze Wörter od. Sätze, z.B. mit obszönem Inhalt (Koprolalie) od. Echolalie (Nachsprechen v. Wörtern)
⇒ Die motorischen Tics können von den Kindern für kurze Zeit willkürlich unterdrückt werden, Anspannung verstärkt meist die Symptome
⇒ Innere Anspannung und soziale Beeinträchtigung durch die Erkrankung
⇒ Häufigste Begleiterkrankung: Hyperaktivität (**ADHS**), **Zwangsstörungen**, z.B. Zählzwang, gestische Abläufe obszönen Inhalts (Kopropraxie), Depression, Schlafstörungen

Diag: 1. Anamnese(familiäre Häufung?) und klinische/neurologische Untersuchung
2. EEG: unspezifische Veränderungen

Ther:
- Keine kausale Ther. mögl., Spiel- oder Gesprächstherapie, Aufklärung von Pat. und Eltern sowie des sozialen Umfelds (z.B. Kindergarten, Schule, Arbeitskollegen)
  - Med: versucht werden **Tiaprid** (Tiapridex®) od. Neuroleptika, z.B. Sulpirid (Meresa®), Risperidon (Risperdal®), Pimozid (Orap®), Aripiprazol (Abilify®), Haloperidol (Haldol®, in Deutschland als einziges Med. zugelassen) oder Clonidin
  - Bei extremem therapieresistentem TOURETTE-Syndrom kann eine tiefe Hirnstimulation im Bereich des Thalamus versucht werden (bisher nur in Studien, mit gutem Erfolg).
- Selbsthilfegruppen: Tourette-Gesellschaft Deutschland e.V., Carl-Neuberg-Str. 1, 30625 Hannover, Tel.: 0511 532-7350, Internet: www.tourette-gesellschaft.de, www.tourette.de

Prog: 1/3 bis 2/3 d.F. bilden sich spontan bis zum Erwachsenenalter zurück

DD:
- **Vorübergehende Tic-Störungen** im Kindes- und Jugendalter (bei bis zu 20 % aller Kinder, insb. bei Jungen) hat keinen Krankheitswert, verlieret sich mit der Zeit von alleine
- Einfache motorische Tic-Störungen: Dystone Syndrome, z.B. Blepharospasmus, Chorea major oder minor, Tremor, Morbus WILSON, fokale Epilepsie, tardive Dyskinesien nach Neuroleptikamedikation, Enzephalitis, posttraumatisch, postischämisch, CO-Vergiftung
- Komplexe motorische Tics: Stereotypien, Manierismus, Akathisie, Schizophrenie, Autismus, mentale Retardierung, komplexe epileptische Anfälle, psychogen bei Konversionsstörung

ATHETOSEN

Syn: Engl. athetosis (griechisch: Áthetos = ohne feste Stellung), ICD-10: G80.3

<u>Ät:</u> – **Perinatale Hypoxie** (Asphyxie, Status marmoratus) od. Rh-Inkompatibilität (**Kernikterus**, Status dysmyelinicus) ⇨ beidseitige Athetose (HAMMOND-Syndrom), Beginn im 1. Lj.
- HALLERVORDEN-SPATZ-Erkrankung (aut.-rez. erblich od. sporadisch, in der Kindheit beginnend mit langsam progredienter Demenz, Lebenserwartung <30 Jahre)
- Zerebrovaskuläre Insuffizienz, Apoplexie (dann meist kontralaterale Hemiathetose)

<u>Path:</u> ♦ Extrapyramidal-motorische Störung durch Verlust kleiner Nervenzellen im Putamen und Nucl.caudatus (= Striatum), seltener im Nucl.ruber u. Thalamus (subthalamische Kerne)
♦ Ausfall der Steuerung prämotorischer Rindenfelder

<u>Klin:</u> ⇒ Unwillkürliche, langsame verschraubte, **wurmartige Bewegungen** (Hyperkinesen), insb. der distalen Extremitäten (Hände und Füße), einseitig (Hemiathetose) od. beidseitig
⇒ Bizarre grimassierende Bewegungen der mimischen Muskulatur = **pathologisches Lachen** und Weinen, Beeinträchtigung des Sprechens und der Atmung
⇒ Bajonettfinger (Subluxation, Hyperextension) mögl.
⇒ Verstärkung bei affektiver Erregung, sistieren beim Schlafen und in Narkose
⇒ Evtl. Kombination mit anderen extrapyramidal-motorischen Störungen

<u>Diag:</u> 1. Anamnese (typisches Bewegungsmuster, Familienanamnese?), klinische/neurologische Untersuchung: MER lebhaft, starke gleichzeitige Anspannung von Agonisten und Antagonisten, dann abwechselnd (= poikilotonisch) mit herabgesetztem Muskeltonus
2. MRT: bei HALLERVORDEN-SPATZ-Erkrankung hyperintenses Areal umgeben von hypointensem Signal (sog. Eye-of-the-tiger-Zeichen) im Bereich des Globus pallidus

<u>Ther:</u> • Krankengymnastik (insb. nach BOBATH) mit Erlernen von normalen Haltungen und Bewegungsabläufen
– <u>Med:</u> Tiaprid (Tiapridex®), Haloperidol (Haldol®)

<u>Prog:</u> Bei schwerer perinataler Schädigung ungünstig

<u>Kompl:</u> * Kontrakturen der Gelenke
* Bei perinataler Schädigung verzögerte motorische u. geistige Entwicklung, Anfallsleiden

FRIEDREICH-ATAXIE

<u>Syn:</u> Spinozerebellare Heredoataxie, ICD-10: G11.-

<u>Ät:</u> **Aut.-rez.** erblich (Chrom. 9q13, vermehrte GAA-Tripletts, zwischen 66 und >1.000 Triplettrepeats ⇨ verminderte Bildung des Proteins Frataxin)

<u>Epid:</u> <u>Prädisp.alter:</u> Symptombeginn im Schulkind/Jugendalter (8.-15. Lj.)
Prävalenz: ca. 1/10.000, Prävalenz der Genträger **1/80** in der Bevölkerung!

<u>Path:</u> Atrophie des **Kleinhirns** mit Untergang der Purkinje-Zellen, Degeneration der **Hinterstränge**, des Trac.spinocerebellaris und der **Hinterwurzeln** im Rückenmark, ggf. auch Pyramidenbahn und Vorderhornneuronen betroffen

<u>Klin:</u> ⇒ **Gang-, Stand-, Rumpf- und Extremitätenataxie**, Muskelschwäche und Muskelatrophie, Gehen lernen erschwert, tapsiger breitspuriger Gang, manuelle Schwierigkeiten, Spastik
⇒ **Skelettdeformitäten** wie FRIEDREICH-Fuß (Hohl- und Spitzfuß, innenrotiert, Überstreckung in d. Grundgelenken, Beugung d. Interphalangealgelenke = Krallenstellung, Hammerzehen, auch an der Hand mögl.), Skoliose, Kyphose (Rumpfmuskulaturinsuffizienz)
⇒ axonale Polyneuropathie (Parästhesien), Störung der Tiefensensibilität
⇒ **Dysarthrie**, skandierende Sprache (schleppend, abgehackte Silben u. explosionsartige Aussprache), Nystagmus (Fixationsgegenrucke), progrediente **Demenz**, Optikusatrophie, Innenohrschwerhörigkeit, hypertrophe fibrosierende **Kardiomyopathie**, Arrhythmien und Herzinsuffizienz mögl. (⇨ meist Todesursache)

Diag: 1. Anamnese (Familienanamnese, Angehörige betroffen?), klinische/neurologische Untersuchung: **Vibrations-** und **Lagesinn aufgehoben** od. gestört, Muskeleigenreflexe aufgehoben (**Areflexie**), Pyramidenbahnzeichen, **Kleinhirnzeichen**: Dysdiadochokinese, grober Intentionstremor, Nystagmus, Ataxie beim Gehen u. Stehen im ROMBERG-Versuch (bei geschlossenen Augen = sensible Ataxie bei Hinterstrangdegeneration; auch bei offenen Augen = zerebellare Ataxie), fortgeschritten auch im Sitzen
2. MRT: **Kleinhirnatrophie**, Hirnstammatrophie, Ausschluss anderer Ursachen
3. Internistisches Konsil: kardiale Beteiligung?
4. Labor: molekulargenetische Untersuchung mit Bestimmung der Triplett-Repeats mittels PCR-(= polymerase chain reaction)-Screening-Methode mögl.: je länger die Basenwiederholungen, desto früherer Krankheitsbeginn u. schnellere Progredienz. Auch prädiktive genetische Untersuchung (noch) nicht erkrankter Kinder erkrankter Eltern mögl.

Ther:
- Keine kausale Ther. mögl., **Krankengymnastische** Übungsbehandlung: Entspannungstechniken, Spastik lockern, Fehlbelastungen vermeiden, Logopädie
  - **Hilfsmittel** je nach Progredienz (Gehhilfen, Stützkorsett, Rollstuhl usw.)
  - Med: Versucht werden 5-Hydroxytryptophan, Clomipramin (Anafranil®) und Isoniazid (INH®), bei Spastik Baclofen (Lioresal®)
- Selbsthilfegruppen: Deutsche Heredo-Ataxie-Gesellschaft e.V., Hofener Str. 76, 70372 Stuttgart, Tel.: 0711 5504644, Internet: www.ataxie.de

Prog: Langsam progrediente Symptomatik über Jahrzehnte mit Gehunfähigkeit nach 15 J. und später Bettlägerigkeit u. Demenz, je früheres Manifestationsalter, umso schlechtere Prog.

Kompl:
* Skelettdeformitäten, Stürze, bei Immobilisation, Inaktivitätspneumonie, Thrombosen, zerebrovaskuläre Insuffizienz, Apoplexie, Diabetes mellitus
* Genetische Antizipation: bei den Triplett-Repeat-Erkrankungen von Generation zu Generation **zunehmende Symptomatik** und **früherer** Erkrankungsbeginn

DD:
- Weitere Heredoataxien: (haben alle einen Symptombeginn meist erst im Erwachsenenalter)
  NONNE-MARIE-Heredoataxie = zerebellare Heredoataxie, aut.-dom., Ataxie, „Löwenstimme" Paraparese der Beine und Spastik, Hirnnervenstörungen, progrediente Demenz

  Spinozerebellare Ataxien: heute bereits 30 Typen bekannt, mit zerebellarer Gang-, Stand- u. Extremitätenataxie sowie Dysarthrie, Hirnnervenstörungen, Demenz, Polyneuropathie

  MACHADO-JOSEPH-Krankheit: aut.-dom., spinozerebellare Ataxie u. Dysarthrie, ausgeprägter Nystagmus, Ophthalmoplegie, Spastik und Rigor, Hohlfuß, Inkontinenz, periphere Neuropathie, Restless-Legs-Syndrom, Schlafstörungen

  Olivo-ponto-zerebellare Atrophie, aut.-dom. od. sporadisch, Gangataxie, Dysarthrie, PARKINSON-Symptome, Stuhl- und Miktionsstörung (Inkontinenz), progrediente Demenz
- Hereditäre metabolische Ataxien: sind i.d.R. **aut.-rez. erblich**, Beginn 5.-20. Lj.
  REFSUM-Syndrom (Phytansäurestoffwechselstörung)
  A-Betalipoproteinämie (BASSEN-KORNZWEIG-Syndrom)
  Sphingolipidosen, Metachromatische Leukodystrophie (Arylsulfatase-A-Mangel)
  Aminosäurenstoffwechselerkrankungen: Ahornsirupkrankheit, HARTNUP-Krankheit
  Ataxia teleangiectatica (LOUIS-BAR-Syndrom, aut.-rez. erblich, Chrom. 11, durch defektes DNA-Reparatursystem Kleinhirnsymptome, immunologische Störungen, Gefäßdefekte)
  Vit.-E-Mangelataxie (Chrom. 8, defektes Vit.-E-Transportprotein, Nordafrika u. Sizilien)
- Aut.-dom. erbliche (Chrom. 12p13, 19p13), episodische Ataxien durch Störung von K^+- od. Ca^{++}-Kanälen, Ther: versucht wird Acetazolamid (Diamox®)
- Ataxie bei Störungen des Vestibularapparates
- Morbus WILSON: aut.-rez. Kupferstoffwechselstörung, juveniler Typ
- **Kleinhirntumoren** und Tumoren im Bereich der hinteren Schädelgrube, **paraneoplastische** zerebellare Ataxie mit Kleinhirnrindenatrophie
- Congenital Disorders of Glycosylation (CDG): aut.-rez. erbliche Defekte der Glykoproteinbiosynthese (sehr seltene Krankheitsbilder) mit zerebellarer Hypoplasie u. Retardierung
- Hirnstamm-, Kleinhirnischämie, z.B. perinatale Komplikationen
- Infektiös: Toxoplasmose, Tabes dorsalis (Neurolues), Tuberkulose
- Funikuläre Myelose (⇨ sensible Ataxie), Multiple Sklerose
- HMSN = hereditäre motorische-sensible Neuropathien (s.u.)

- Vitaminmangel-Ataxie: Vit. B_1, B_{12}, E
- Ataxien mit toxischer Ursache: chronisch durch Barbiturat, Hydantoin, Lithium, Phenytoin

SPINALE MUSKELATROPHIE

Syn: Progressive spinale Muskelatrophie (SMA), nukleäre Atrophien, ICD-10: G12.-

Ät: Erblich (= hereditäre SMA) oder sporadisches Auftreten je nach Typ

Path: α-**Motoneurone** in den Vorderhörnern des Rückenmarks bzw. der motorischen Hirnnervenkerne (= progressive Bulbärparalyse) betroffen ⇨ neurogene (= schlaffe) **Muskelatrophie**

Etlg:

Typ I: **Akute infantile spinale Muskelatrophie** (Typ WERDNIG-HOFFMANN): **aut.-rez.** erblich (= gesunde Eltern, Mutation im Survival-Motoneuron-1-Gen auf Chrom. 5), Beginn in den ersten 3 Mon. (od. bereits intrauterin) mit proximalen beinbetonten Ausfällen, Sitzen/Gehen wird nie erlernt, Bulbärbefall, schnell fortschreitend, Tod nach 1-3 J.
Typ II: Intermediärer Typ, (**chronisch infantile**) proximale spinale Muskelatrophie, Beginn im 1. Lj., Sitzen wird erlernt, freies Gehen nicht, Lebenserwartung 10-20 J.

Typ III: **Juvenile spinale Muskelatrophie** (Typ KUGELBERG-WELANDER): aut.-rez., Chrom. 5, unregelmäßig erblich, Beginn 3.-15. Lj., Ausfälle im Beckengürtelbereich, nur geringe Einschränkung der Lebenserwartung

Typ IV: **adulte** proximale spinale Muskelatrophien (= im Erwachsenenalter beginnend)

Nicht-proximale und ander SMA-Formen (alle meist im Erwachsenenalter beginnend)
- Peronealer Typ: aut.-dom., sehr langsame Form, Ausfällen der US-Muskulatur
- Progressive distale spinale Muskelatrophie (Typ DUCHENNE-ARAN): aut.-dom., aut.-rez. u. sporadisch, Beginn um 30. Lj., kleine Handmuskeln- u. Thenaratrophie
- Progressive spinale Muskelatrophie (Typ VULPIAN-BERNHARDT): Beginn um 30. Lj. mit symmetrischen Ausfällen im Schultergürtel = skapulo-humeraler Typ
- Spinobulbäre Muskelatrophie Typ KENNEDY, X-chrom.-rez. (vermehrte CAG-Basentriplettrepeats), Beginn 20.-40. Lj., prox. Paresen von Armen, Beinen u. HN
- Progressive Bulbärparalyse: Beginn 30.-40. Lj., Ausfall mot. HN V, VII, IX, X, XI, XII)

Epid: Häufigkeit: sehr selten, ca. 1/10.000 Neugeborene, die Heterozygotenfrequenz für die SM1-Gen-Mutation beträgt aber 1:40-50 (= ca. 2 Mio. Mutationsträger in Deutschland)

Klin:
⇒ Allgemein: langsam **progrediente schlaffe Lähmungen** (peripher), **Muskelatrophien**, (sichtbare) **Faszikulationen**, **keine sensiblen** Störungen, **keine vegetativen** Symptome, **normale geistige** Entwicklung und Intelligenz

⇒ Typ WERDNIG-HOFFMANN: Beginn mit Trinkschwäche und muskulär schlaffem Baby **„floppy infant"**, keine Beinbewegungen, paradoxe Atmung (Schaukelatmung über den Bauch = bei Inspiration sinkt Thorax ein u. Bauch wölbt sich vor, Exspiration umgekehrt)

⇒ Typ KUGELBERG-WELANDER: Beginn mit proximaler Schwäche der Beine mit häufigerem Stürzen und Schwierigkeiten beim Aufrichten und Treppensteigen, Watschelgang, dann Ausfall der Schulter-Arm-Muskulatur

⇒ Bei bulbären Störungen: Kau- (mot. V. HN) und **Schluckstörung** (Nucl.ambiguus), Gefahr der Aspiration wegen mangelndem Schluss der Epiglottis, **bulbäre Sprache** mit „schwerer Zunge" (Faszikulationen oft an der Zunge sichtbar) und näselnder Stimme (Gaumensegelparese), Heiserkeit (Stimmbandparese) bis hin zur Anarthrie, beidseitige **Fazialisparese** (schlaffes Gesicht), Augenlidfaszikulationen

⇒ Muskelatrophien führen zu sekundären Fehlstellungen mit Gelenkkontrakturen, **Skelettanomalien** durch Fehlbelastung (**Skoliose**, Hyperlordose, Hohlfuß, Spitzfußstellung)

Diag: 1. Anamnese (Familienanamnese?) und klinische Untersuchung: **Erlöschen der Muskeleigenreflexe**, keine Pyramidenbahnzeichen, evtl. TRENDELENBURG-Gang (bei Beckengürtelbefall), Faszikulationen, Sensibilität ist normal

2. Neurologische Untersuchung: EMG u. Muskelbiopsie (Zeichen der neurogenen Muskelatrophie, pathologische Spontanaktivität im Ruhe-EMG), NLG: meist Normalbefund
3. Labor: geringe CK-Erhöhung mögl.
4. Pränatale Diagnostik: bei WERDNIG-HOFFMANN, KUGELBERG-WELANDER u. KENNEDY mögl.

Ther:
- **Keine kausale Ther.** mögl., Krankengymnastik mit Muskelaufbautraining, Prophylaxe von Kontrakturen, geeignete orthopädische Hilfsmittel je nach Behinderung (Rollstuhl usw.)
- Selbsthilfegruppen: Deutsche Gesellschaft für Muskelkranke e.V., Im Moos 4, 79112 Freiburg, Tel.: 07665 9447-0, Fax: -20, Internet: www.dgm.org und www.initiative-sma.de Deutsche Muskelstiftung, Werner-von-Siemens-Ring 13, 75015 Bretten, Tel.: 07252 973662, Internet: www.muskelstiftung.de

Prog: Schleichender, **langsam progredienter Verlauf** mit unterschiedlicher Ausprägung, auch jahrelanger Stillstand mögl., bulbäre Beteiligung ist meist ungünstiger.

Kompl:
* Ernährungsprobleme, Aspirationspneumonie bei (bulbär bedingten) Schluckstörungen
* Atelektasen u. Pneumonien durch Atemmuskulaturparese ⇨ respiratorische Insuffizienz
* Verminderte Knochendichte

DD:
- Progressive **kongenitale Muskeldystrophien** (genetisch bedingter **muskulärer** Defekt, Pat. haben Pseudohypertrophien und keine Faszikulationen, s.u.)
- Myopathien (Muskeleigenreflexe bleiben erhalten), Polymyositis
- **Kongenitale Myasthenie**: aut.-rez. od. aut.-dom. erblich od. sporadisch auftretend, Störung der Acetylcholin-Synthese oder der ACh-Rezeptoren, häufig sind episodische Apnoen Myasthenia gravis im Kindesalter (selten): Auto-Ak gegen ACh-Rezeptoren
- Plexusschäden, periphere Nervenschäden, HMSN (s.u.), Polyneuroradikulitis
- Syringomyelie, amyotrophische Lateralsklerose (haben gesteigerte MER)
- Poliomyelitis anterior (spinale Kinderlähmung)
- Zerebrale Bewegungsstörungen (frühkindliche Hirnschäden), PRADER-WILLI-Syndrom, Hirntumoren an der Schädelbasis, Syringobulbie, Pseudobulbärparalyse = supranukleäre Störung (1. motorisches Neuron betroffen ⇨ spastische Paresen der betroffenen HN)
- Fazialisparese: in 80 % d.F. ohne erkennbare Ursache (= idiopathisch) u. sehr guter Prog.

HMSN

Syn: Hereditäre motorische-sensible Neuropathien, **neurale Muskelatrophie**, ICD-10: G60.0

Epid: Prävalenz: 20-40/100.000

Path: Degeneration des Myelins (hypertrophische Form) od. der Axone (neuronale Form)

Etlg: Frühere Klassifikation nach DYCK und LAMBERT (1968), heute genetische klassifiziert:
- # HMSN Typ I (CHARCOT-MARIE-TOOTH, hypertrophische demyelinisierende Form, neurale peroneale Muskelatrophie ⇨ NLG stark vermindert): aut.-dom., aut.-rez. od. X-chrom. erblich oder spontane Neumutation, bereits in der **frühen Jugend** (10.-30. Lj.) beginnend
- # HMSN Typ II (CHARCOT-MARIE-TOOTH, neuronale Form der peronealen Muskelatrophie ⇨ normale NLG): aut.-dom. od. selten aut.-rez. erblich, Manifestationsalter: 20.-40. Lj.
- # HMSN Typ III (DÉJERINE-SOTTAS, hypomyelinische Form, starke NLG-Verlangsamung): aut.-rez. od. selten aut.-dom. erblich, Beginn im **Schulkindalter** (10.-15. Lj.)
- # HMSN Typ IV (REFSUM-Syndrom, Heredopathia atactica polyneuritiformis, hypertrophische Form mit Lipoidablagerungen ⇨ NLG vermindert): Phytansäurestoffwechselstörung, aut.-rez. erblich, Mutationen auf Chrom. 6 u. 10 bekannt, Beginn: 5.-40. Lj.
- # HMSN Typ V, VI u. VII: aut.-dom. od. selten aut.-rez. erblich

Klin: ⇒ Allgemein: Symptome einer **distal betonten, symmetrischen Polyneuropathie**

⇒ HMSN Typ I: muskulär bedingte Fußdeformitäten (Hohlfuß, Krallenzehen, Klumpfußdeformität), Atrophie der Unterschenkelmuskulatur ⇨ „**Storchenbeine**", Steppergang (N.peroneus-Parese), Bügeleisengang (N.tibialis-Parese), mit zunehmendem Alter von distal nach proximal zunehmender MER-Verlust, distale Sensibilitätsstörung, trophische Störungen und livide Marmorierung der Haut, evtl. verdickte Nervenstränge tastbar

⇒ HMSN Typ III: verzögerte motorische Entwicklung, rasche Progression, deutliche Paresen auch der Hände, MER-Verlust, Gehunfähigkeit oft bereits im 30. Lj., distale Sensibilitätsstörungen, verdickte Nervenstränge, Pupillenstörungen, Liquoreiweißvermehrung

⇒ HMSN Typ IV: Polyneuropathische Symptomen wie bei Typ I und zerebellare Ataxie, Knochenanomalien, Ichthyose der Haut, Retinitis pigmentosa mit Nachtblindheit, Schwerhörigkeit, Phytansäureablagerungen insb. in Leber u. Nieren, kardiale Störungen

Diag:
1. Anamnese (**Familienanamnese**?) und klinische Untersuchung: Paresen, Muskelatrophien, Reflex-Abschwächung bis -Verlust, Sensibilitätsstörungen
2. Neurologische Untersuchung: NLG stark **verlangsamt** bei der hypertrophischen (= demyelinisierenden) Form oder **normal** bei der neuronalen (= axonalen) Form, EMG: Denervierungszeichen bei der neuronalen Form (neurogene Muskelatrophie)
3. Labor: Chromosomenanalyse und genetische Beratung mögl.

Ther:
- **Keine kausale Therapie** mögl.
  - Aktive **Physiotherapie** der betroffenen Muskelgruppen, orthopädische Maßnahmen bei Fußdeformitäten od. Skoliose und orthopädische Hilfsmittel nach Erfordernis
  - REFSUM-Syndrom: Phytansäurearme Diät (keine Schokolade, Nüsse, Gemüse, Obst, tierische Fette [Fleisch, Quark, Sahne, Butter, Käse, Eier, Eiprodukte])
- Genetische Beratung und Testung der Familien mögl.

Prog: Langsam chronisch progredienter Verlauf. Bei HMSN I u. II eher guter Verlauf, ein Teil der der Pat. werden im Verlauf aber behindert (Rollstuhlabhängigkeit). Schlechte Prog. bei HMSN III CHNA-C mit eingeschränkter Lebenserwartung.

DD:
- HSN od. HSAN = verschiedene **h**ereditäre **s**ensible u. autonome **N**europathien mit ausschließlich sensiblen Ausfällen und ggf. autonomen Regulationsstörungen
- Funikuläre Myelose (Vit.-B_{12}-Mangel)
- ROUSSY-LEVY-Syndrom (aut.-dom. erblich mit zerebellarer Ataxie, Muskelatrophie der unteren Extremitäten durch hypertrophische Polyneuropathie)
- Spinale Muskelatrophie (s.o.): prox. betonte Muskelatrophien, keine Sensibilitätsstörungen
- FRIEDREICH-Ataxie (spinozerebellare Heredoataxie, s.o.)
- Dystrophische Myotonie (CURSCHMANN-STEINERT-BATTEN-Syndrom, s.u.)

MUSKELDYSTROPHIEN

Syn: Progressive (kongenitale) Muskeldystrophien, ICD-10: G71.0

Ät: **Genetische Defekte** (Erbkrankheit) od. spontane Neumutation

Path:
- ♦ Degeneration der quergestreiften Muskulatur durch **genetisch bedingte Enzymdefekte**
- ♦ Kompensatorische Zunahme von Fett- u. Bindegewebe (**Pseudohypertrophie**)

Epid: ◊ Häufigkeit: insg. 2-3/10.000, m > w

Etlg: # X-chromosomal-rezessiv (**m** >>> w, da X-chrom.-rez. vererbt): Typ **DUCHENNE** (maligner Beckengürteltyp, Protein **Dystrophin** fehlt, Symptombeginn 1.-3. Lj., häufigste Form, 3/10.000 bei männlichen Neugeborenen), Typ **BECKER-KIENER** (benigner Beckengürteltyp, Beginn 5.-20. Lj.), Typ **EMERY-DREIFUSS** (humeroperonealer Typ, Protein Emerin fehlt, Beginn Kindesalter bis 10. Lj.)

Autosomal-rezessiv: **Gliedergürtel-Typ** (Chrom. 2,4,5,9,13,15,17,19), Myopathia distalis juvenilis hereditaria (Chrom. 2), **kongenitale** (maligne) **Muskeldystrophien** (über 20 Formen bekannt, Chrom. 1,2,3,6,8,9,12,14,19,21,22, am häufigsten mit Merosinmangel)

Autosomal-dominant: **Fazio-skapulo-humeraler Typ** (Chrom. 4), Okuläre Form, Okulopharyngeale Form (Chrom. 14), Myopathia distalis tarda hereditaria, Gliedergürtel-Typ

Klin: ⇒ **Schwäche** + Atrophie der Willkürmuskulatur, meist **proximale Muskelgruppen** betroffen
⇒ Skelettdeformitäten, z.B. Lendenhyperlordose, Skoliose, Kontrakturen
⇒ Kardiale Beteiligung mögl. (Rhythmusstörungen, Kardiomyopathie)
⇒ **Keine Sensibilitätsstörungen**, je nach Typ geistige Retardierung mögl.
⇒ Progression der Symptome durch Infekte, konsumierende Prozesse usw. mögl.
⇒ Typ DUCHENNE: im Neugeborenenalter Trinkschwäche, **„floppy infant"**, verzögertes Laufenlernen, **Watschelgang**, Treppensteigen erschwert, später auch aufsteigend zum Schultergürtel (Scapulae alatae), **Pseudohypertrophie der Wadenmuskulatur** („Gnomenwaden"), GOWERS-Zeichen (Aufstehen nur mit Abstützen mit den Händen am Oberschenkel mögl.), **Wespentaille**, frühe Gehunfähigkeit (10.-13. Lj.), bettlägerig (ab 16.-20. Lj., Tod. 20-30. Lj.), geistige Retardierung, Hypogonadismus, NNR-Insuffizienz mögl.

Diag:
1. Anamnese (Familienanamnese, erkrankte Eltern oder Großeltern, erkrankte Geschwister?) und klinische Untersuchung: Muskelatrophien, kein Faszikulieren, **Muskeleigenreflexe bleiben lange erhalten** (ggf. sind diese aber sehr schwach und nur noch elektromyographisch nachweisbar), keine Sensibilitätsstörungen
2. Neurologische Untersuchung: EMG: **niedrige Amplitude** bei max. Innervation, verkürzte und niedrige Einzelpotentiale, keine Spontanaktivität in Ruhe, NLG: Normalbefund
3. Labor: **Erhöhung der CK** im Serum (Abhängig von der Krankheitsaktivität), **molekulargenetische Untersuchung** der Familienangehörigen und **pränatale Diagnostik** (ab 10. SSW) mögl.
4. Muskelbiopsie: Kaliberschwankungen, Nekrosen, mesenchymal-lipomatöser Umbau (s. Abb.), Immunhistochemie u. Immunoblot
5. EKG u. Echokardiographie: kardiale Beteiligung?, Kontrollen 1x/J.

Muskelbiopsie

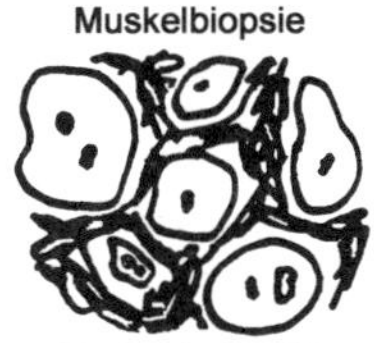

Muskeldystrophie

Ther:
- **Keine kausale Ther.** mögl. (Myoblasten- od. Gentransfer noch experimentell)
  - **Aufklärung** über die jeweilige Form, den Verlauf und die Prognose der Erkrankung
  - Symptomatisch: **Krankengymnastik** zur Kräftigung der Muskulatur (isometrische Spannungsübungen, Klopf-Druck-Behandlung), Vorbeugung von Gelenkkontrakturen durch passives Durchbewegen, Haltungstraining, ggf. orthopädische Korrekturoperationen
  - Med: Bei Typ DUCHENNE Glukokortikoide (Prednison 1 x 0,75 mg/kgKG/Tag) ab 5.-7. Lj. Für Pat. mit Nonsense-Mutation im Dystrophin-Gen (Stopp-Codon in der RNA, 10 % d.F.) gibt es ein neues Med., das das Stopp-Codon überbrückt (Ataluren, Translarna®)
  - Hilfsmittel: Korsett, Stehständer, Rollstuhl, Hilfen für Toilette und Bad, Lagerung mit Nachtschienen bei Kontrakturen, nächtliche Heimbeatmung im Endstadium
- Selbsthilfegruppen: Deutsche Gesellschaft für Muskelkranke e.V., Im Moos 4, 79112 Freiburg, Tel.: 07665 9447-0, Fax: -20, Internet: www.dgm.org, Aktion benni & co e.V., Nikolaistr. 2, 44866 Bochum, Tel.: 02327 960458, Internet: www.aktionbenniundco.de

Prog: Je nach Typ verschieden, insgesamt aber immer chronisch progredient, keine Remissionen

Kompl:
* Im Endstadium Bettlägerigkeit, **respiratorische Insuffizienz**, pulmonale Infekte
* Kardiale Beteiligung: dilatative **Kardiomyopathie**, Herzinsuffizienz, AV-Block, Bradykardie, Synkopen (⇨ ggf. Herzschrittmacher, auch Herztransplantation mögl.)

DD:
- **Spinale** (neurogene) **Muskelatrophien** (Degeneration des 2. motorischen Neurons, s.o.)
- **Kongenitale Myopathien**: aut.-dom., -rez. od. X-chrom. Strukturstörungen der Muskulatur
- **Metabolische Myopathien** bei Glykogenosen (s.o.), mitochondriale Myopathien
- Dystrophische Myotonie, Polymyositis, Myasthenia gravis, paraneoplastische Syndrome
- Poliomyelitis anterior, periphere Neuropathien (pathologische NLG)

MYOTONIEN

Syn: Myotonia hereditaria, ICD-10: G71.1

Ät: – **Aut.-dom.** od. aut.-rez. **erblich**, geringe Penetranz, seltene Erkrankungen (0,5/10.000)
– Symptomatisch: bei Polyneuropathie, Polymyositis, Muskeldystrophie, Hypothyreose mögl.

Path: Abnorme **Verlängerung der Muskelkontraktion** (für einige Sekunden) nach einem Reiz = Dekontraktionshemmung durch **Defekte von Membrankanälen** („Channelopathien")

Etlg: # **Myotonia congenita** THOMSEN (aut.-dom., Chrom. 7p35, Myotonie + Hypertrophie), Beginn bereits im Säuglings-/Kleinkindalter, Chloridkanal der Skelettmuskulatur betroffen

Myotonia congenita BECKER (aut.-rez., Chrom. 7q35, Myotonie + Hypertrophie), Beginn im Schulalter (5.-8. Lj.), Chloridkanal der Skelettmuskulatur betroffen

Paramyotonia congenita EULENBURG (aut.-dom., Chrom. 17q23, Myotonie + Lähmungen), Beginn von Geburt an, typische Symptomverstärkung bei Kälte, Na^+-Kanal betroffen

Dystrophische Myotonie, CURSCHMANN-STEINERT-BATTEN-Syndrom (häufigste Form, aut.-dom., Chrom. 19q13.2.-13.3 mit Basenwiederholungen = CTG-Triplettrepeats [>38 bis zu 2.000], je mehr desto größer die Krankheitsaktivität, Kombination v. Muskeldystrophie u. Myotonie), Beginn von Geburt an (kongenitale Form) oder im 15.-30. Lj. (adulte Form)

Klin: ⇒ Steifigkeit der **Beinmuskulatur** ⇨ verzögerte motorische Entwicklung (Laufen lernen)
⇒ Augenmotilitätsstörungen (Bulbusbewegungen und Öffnen des Auges erschwert), Zungen- und Kaumuskulaturstörungen
⇒ **Hypertrophie** der Rumpf- und Wadenmuskulatur, **„athletisches" Aussehen**
⇒ Dystrophische Myotonie: generalisierte Hypotonie der Muskulatur („floppy infant"), Trinkschwäche, Facies myopathica, offenstehender Mund, hoher Gaumen, Katarakt, Innenohrschwerhörigkeit, psychomotorische Retardierung, Hypogonadismus, Hypoventilation

Diag: 1. Anamnese (familiäre Erkrankung) und klinische Untersuchung: beim Beklopfen der Thenarmuskulatur (= **Perkussionsmyotonie**) oder nach spontanen Bewegungen (5 Sek. Hand drücken lassen) bleibt die Muskelkontraktion für einige Sekunden bestehen.
2. Neurologische Untersuchung: EMG: nach Nadelstich od. Beklopfen **Entladungsserie** von Muskelpotentialen (hörbar als sog. „Sturzkampfbombergeräusch") für **einige Sekunden**, asynchrone Nachentladungen
3. Labor: Normalwerte für CK usw.

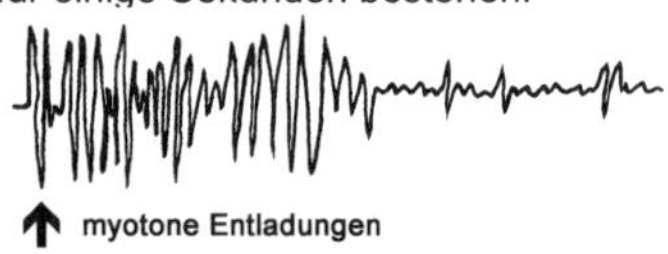

Ther: • **Keine kausale Ther.** mögl., Pat. helfen sich selbst durch repetitive Bewegungen vor Aufnahme einer Tätigkeit (sog. „warm up"), die dann gut durchgeführt werden kann
– Med: Membranstabilisatoren, z.B. Mexiletin od. Phenytoin, Carbamazepin
• Kontaktadressen und weitere Informationen im Internet: www.myotonia.de

Prog: **Gut**, nur bei Dystrophischer Myotonie Verkürzung der Lebenserwartung (auf 50-60 J.)

DD: – Muskeldystrophien, motorische Polyneuropathie, Neuromyotonie, Stiff-man-Syndrom
– Myotonie mit Zwergwuchs (SCHWARTZ-JAMPEL-Syndrom, auch aut.-rez. vererbt)
– Infektiös: Tetanus (zeigt im EMG ständige Aktivität)

KINDER- UND JUGENDPSYCHIATRIE

OLIGOPHRENIE

Syn: Intellektuelle/geistige Behinderung, mentale Retardierung, Schwachsinn, *Intelligenzminderung, ICD*-10: leichte F70.- bis schwerste F73.-

Def: Oligophrenie = alle **angeborenen** oder früherworbenen Minderungen der psychischen und intellektuellen Entwicklung (im Gegensatz zur Demenz = später erworben).
Der Intelligenzquotient (**IQ**) der Allgemeinbevölkerung beträgt im Mittel 100 (mit einem Normalbereich/Streuung von **85-115**).

Ät:
- **Unklare Ursache** (häufigste Ursache)
- **Prä-, peri- und postnatal** erworbene Schäden (frühkindliche Hirnschädigung)
  Pränatal: Embryo- und Fetopathien, Virus- und andere **Infektionskrankheiten** der Mutter (Röteln, Zytomegalie, Lues, Toxoplasmose, Listeriose, Herpes simplex), **Alkoholembryopathie**, Drogenabhängigkeit der Mutter, Strahlenschäden, Blutgruppenunverträglichkeit, Abtreibungsversuche, EPH-Gestose, Eklampsie, Hypothyreose (Kretinismus), Medikamentennebenwirkungen
  Perinatal: Geburtstrauma mit mechanischer Schädigung, **O_2-Mangel** (Asphyxie), **Frühgeburtlichkeit**
  Postnatal: Kernikterus (Hyperbilirubinämie), Ernährungsstörungen, Meningitis od. Enzephalitis (z.B. Masern), Krampfanfälle, schwer verlaufende frühe Kinderkrankheiten
- **Chromosomal** bedingt: DOWN-Syndrom (= **Trisomie 21**, häufigste Chromosomenaberration), EDWARDS-Syndrom (= Trisomie 18), KLINEFELTER-Syndrom (47, XXY), TURNER-Syndrom (45, XO), Cri-du-chat-Syndrom (Katzenschrei-Syndrom, Deletion am Chrom. 5p-), WOLF-HIRSCHHORN-Syndrom (Deletion am Chrom. 4p-), AICARDI-GOUTIÈRES-Syndrom (aut.-rez., Chrom 3_{p21}), Fragiles-X-Syndrom, Mikrodeletionen
- **Erblich** (metabolisch-genetisch) bedingt: Stoffwechselstörungen: Phenylketonurie (= FÖLLING-Krankheit), Ahornsirupkrankheit, Morbus WILSON, Homocystinurie, KH-Stoffwechselstörungen: Galaktosämie, hereditäre Fructoseintoleranz, idiopathische infantile Hypoglykämie, Lipidstoffwechselstörung: GAUCHER-Krankheit, TAY-SACHS-Syndrom, PFAUNDLER-HURLER-Krankheit, Leukodystrophien (s.o., Kap. Sphingolipidosen)
  Phakomatosen: Tuberöse Hirnsklerose, STURGE-WEBER-KRABBE-Syndrom, HIPPEL-LINDAU-Syndrom, Neurofibromatose
- Hirn- und Schädelmissbildungen: Mikropolygyrie, Lissenzephalie (fehlende Gyrierung), Porenzephalie, Hydrozephalus, Kraniostenose, LAURENCE-MOON-BARDET-BIEDL-Syndrom (dienzephale Degeneration)
- Soziale Isolation, schwere Vernachlässigung

Path: Zusammenwirken von Anlage- und Umweltfaktoren (ungünstige soziale Strukturen, Mangel an Zuwendung)

Epid:
◊ Prävalenz: Oligophrenie betrifft 1-3 % der Bevölkerung
◊ Knaben sind etwas häufiger betroffen, **m** > w (1,4-1,9:1)
◊ Eine der häufigsten Ursachen ist das DOWN-Syndrom (Trisomie 21): Gesamtprävalenz in der Bevölkerung 1/700 (Gesamtrisiko für Chromosomenaberrationen ist stark abhängig vom Alter der Mutter bei der Konzeption ⇨ 35 J. Risiko 0,3 %, 40 J. 1 %, 45 J. 5 %)

Etlg: # **Debilität** (*leichte Intelligenzminderung* ICD-10: F70.-, **85 % d. betroffenen Pat.**): Pat. können einen einfachen Beruf erlernen, Unabhängigkeit in der Selbstversorgung, Sprachentwicklung verzögert aber ausreichend (IQ = 70-50)

Imbezillität (*mittelgradige Intelligenzminderung* ICD-10: F71.-, 10 % d. Pat.): kein selbstständiges Zurechtfinden im Alltag, Arbeiten nur in beschützten Werkstätten mögl., Behinderung in der sprachlichen Ausdrucksfähigkeit (IQ = 49-35)

Idiotie (*schwere Intelligenzminderung* mit IQ = 35-20, ICD-10: F72.-; bis *schwerste Intelligenzminderung* mit IQ = <20, ICD-10: F73.-, insg. nur 5 % d. Pat.): völlige Bildungsunfähigkeit, völlige Abhängigkeit in der Selbstversorgung, nur rudimentäre Sprachentwicklung

Dissoziierte Intelligenz (ICD-10: F74.-): deutliche Diskrepanz (mindestens 15 IQ-Punkte) z.B. zwischen Sprach-IQ und Handlungs-IQ

Klin: ⇒ Unterschiedliche Ausprägung der **Sprachentwicklung** von verzögert bis nur rudimentär

⇒ **Aufmerksamkeitsschwäche,** Verhaltensabweichungen, Störung der Affektivität

⇒ **Bewegungsstörungen**, psychomotorische Unruhe (frühkindliches Psychosyndrom)

⇒ Unterschiedliche Ausprägung bezgl. der **Selbstversorgung** (Essen, Waschen, Anziehen, Stuhl- und Miktionskontrolle)

⇒ Unvermögen zu **logischem Denken**, fehlendes Abstraktionsvermögen, haften am Gewohnten, Unvermögen neuen Anforderungen gerecht zu werden

⇒ DOWN-Syndrom: motorische und geistige Entwicklung deutlich verzögert, IQ im Kindesalter um 50, später auch geringer (frühzeitige Entwicklung einer Demenz, um das 40. Lj. beginnend), sonstige Symptome/Kompl. s.o., Kap. genetische Erkrankungen

Diag:
1. Anamnese (Frage nach Anpassung und Bewältigung des täglichen Lebens, schulische Fähigkeiten, Kontaktfähigkeit), sprachliches Ausdrucksvermögen und klinischer Eindruck
2. Standardisierte **Intelligenztests** (IQ-Wert, z.B. mit HAWIK) und Leistungstests
3. Laboruntersuchungen, z.B. zum Ausschluss von Stoffwechselstörungen ggf. Chromosomenanalyse
4. EEG, CCT, MRT zum Ausschluss organisch-neurologischer Erkrankungen

Ther:
- **Heilpädagogische Behandlung** (sensomotorische Übungsbehandlungen, Perzeptionstraining, logopädische Behandlung, Musiktherapie, Spieltherapie)
- **Sozialfürsorgerische Maßnahmen**: Sonderkindergarten, Förderschule („Sonderschule“, E-Schule), beschützende Werkstätten, Tagesbildungsstätten usw.
  - Bei schwerstbehinderten Pat.: Dauerhospitalisierung in einer betreuenden Einrichtung mit strukturiertem Tagesablauf, Arbeitstherapie
- Selbsthilfegruppen: Bundesvereinigung Lebenshilfe für Menschen mit geistiger Behinderung e.V., Raiffeisenstr. 18, 35043 Marburg, Tel.: 06421 491-0, Fax: -167, Internet: www.lebenshilfe.de

Prog: Insb. bei leichten Formen ist durch die heilpädagogische Therapie eine gute Förderung mögl., wichtig ist eine frühzeitige Diagnose.

Proph: ♥ Prophylaxe: **Elternberatung** durch den Gynäkologen und bei Vorliegen einer genetischen Erkrankungen in der Familie in einer humangenetischer Beratungsstelle

⇨ ggf. erweiterte Schwangerschaftsvorsorgeuntersuchungen = **pränatale Diagnostik:** Sonographie mit Bewertung der Nackentransparenz u. Labor: PAPP-A (pregnancy-associated plasma protein-A) u. freie ß-Untereinheit des HCG (humanes Choriongonadotropin) od. Triple-Test (=α-Fetoprotein (AFP), unkonjugiertes Östriol (uE3) u. HCG)

ggf. auch Amniozentese (Fruchtwasseruntersuchung) oder Chorionzottenbiopsie mit **Chromosomenanalyse** und Suche nach Enzymdefekten (Ind: Vorliegen einer genetischen Erkrankung der Eltern od. deren Verwandten, vorhergehendes Kind mit einer Chromosomenanomalie, mütterliches Alter >35 J. bzw. Alter des Vaters >50 J.)

Neugeborenenscreening: z.B. auf Phenylketonurie [mit Tandemmassenspektrometrie] in der U2 (⇨ die Therapie mit phenylalaninarmer Diät verhindert eine Oligophrenie), auf Entwicklungsverzögerungen achten

Aufklärung über Alkoholembryopathie u. Drogenfolgen! in der Schwangerschaft

Kompl: * Zusätzliche psychische Störungen (Risiko 3- bis 4fach höher als in der Normalbevölkerung), z.B. für Autismus, Phobien, Schizophrenie

* Zusätzliche körperliche Behinderungen, z.B. Herzfehler, Fußdeformitäten
* Zusätzliche neurologische Erkrankungen, z.B. Epilepsie

DD:
- Grenzdebilität (Lernbehinderung, IQ = 70-85) sind noch der Normalbevölkerung zuzuordnen: Ursache anlage-, neurotisch- od. sozial-bedingt
- Teilleistungsschwächen (s.u.) verschiedener Ausprägung wie Legasthenie, Rechenstörungen, Sprachentwicklungsstörung, motorische Entwicklungsstörungen
- Kindliche Verhaltensstörungen, Störungen im Sozialverhalten, Depression
- Hyperkinetisches Syndrom
- Frühkindlicher Autismus, Mutismus
- Demenz (= während des Lebens erworbene Intelligenzminderung bei zuvor normalem Intellekt)

AUTISMUSSPEKTRUMSTÖRUNG

Syn: **Autismus**, Autistisches Syndrom, Selbstbezogenheit, engl. early infantile autism, frühkindlicher Autismus, ICD-10: F84.0, ASPERGER-Syndrom, ICD-10: F84.5

Ät:
- Häufig unklar
- Genetische Disposition (KANNER-Syndrom - Chrom. 2, 3, 6, 7, 17; ASPERGER-Syndrom - Chrom. 1, 3, 13), höheres Alter des Vaters (>40. Lj. 6faches Risiko für Autismus beim Kind)
- **Frühkindlicher Hirnschaden,** Hypoplasien des Kleinhirns
- Teratogene Noxen:
  - ⇨ Infektiös: Röteln- od. Zytomegalie-Infektion der Mutter während der Schwangerschaft
  - ⇨ Toxisch: Alkoholabusus der Mutter während der Schwangerschaft
  - ⇨ Medikamenteneinnahme der Mutter während der Schwangerschaft: Valproinsäure, Misoprostol, Thalidomid, $ß_2$-Sympathomimetika, fehlende Folsäureeinnahme der Mutter (2faches Risiko)

Etlg:
Frühkindlicher Autismus (Syn: KANNER-Syndrom, **schwerste Form** mit tiefgreifender Entwicklungsstörung)
„High functioning"-Autismus = frühkindlicher Autismus, jedoch mit höherem IQ (>65)
ASPERGER-Syndrom (Syn: autistische Psychopathie/Persönlichkeitsstörung, kindlicher Autismus): Autismus mit relativ **normaler** geistiger Entwicklung und **normaler Intelligenz**
MAHLER-Syndrom (symbiotische Psychose): ausgesprochene Fixierung an die Mutter
Psychogener Autismus: autistische Reaktion auf schweres psychisches Trauma
Somatogener Autismus: hirnorganisch bedingter Autismus

Epid:
◊ Frühkindlicher Autismus: Prädisp.alter meist in den ersten Lebensmonaten (jedenfalls bereits **vor dem 3. Lj.**) beginnend, **m** >> w (3:1), Prävalenz: 5-10/10.000
◊ ASPERGER-Syndrom: ab dem 3. Lj. bzw. meist im Schulalter beginnend, **m** >> w (8:1), Prävalenz: wird heute auf bis zu **1 %** geschätzt
◊ Geschätzt 30-50 % d.F. haben zusätzlich eine geistige Behinderung od. eine Epilepsie

Klin: ⇒ Frühkindlicher Autismus (KANNER-Syndrom): besteht von Geburt an oder entwickelt sich in den ersten 30 Lebensmonaten mit **Kontaktstörung,** eingeschränktem od. fehlendem Blickkontakt und eingeschränkter Affektivität (kein Lächeln oder Zuwendung des Säuglings zur Mutter), **Abkapselung**, ängstlich zwanghaftes Bedürfnis nach Konstanz der unbelebten Umwelt (Fixierung an vertrauten Gegenständen) = **Veränderungsangst**

Monotones Schreien im Säuglingsalter (= kein Signalcharakter des Schreiens, die Mutter kann also nicht erkennen, ob das Kind Hunger hat usw.), deutlich **verzögerte Sprachentwicklung** mit Echolalie, Neologismen und falscher grammatikalischer Struktur (Umkehr der Pronomina, z.B. ich statt Du) bis hin zum Mutismus (= völlige Sprachhemmung), herabgesetzte Fähigkeit des abstrakten Denkens

Motorische Entwicklung wenig od. nicht verzögert, typisch sind aber motorische **Stereotypien**, wie repetitive Bewegungen, stereotype Spielgewohnheiten, Zehengang sensorische Störungen (verminderte Schmerzempfindlichkeit)

⇒ ASPERGER-Syndrom: verzögerte motorische Entwicklung mit Koordinationsstörungen, linkische Bewegungen, soziale Beeinträchtigungen (kann soziale Signale nicht interpretieren, geringe Stresstoleranz), pedantische Sprache u. Dysprosodie (gleichförmige Sprache, keine Modulation), Kontaktdefizite (kein Blickkontakt), Distanzlosigkeit, Reizbarkeit, ritualisierte Abläufe (Routinen), spezielle Interessen/Spiele. Da die Kinder normal intelligent sind, meist nur geringe schulischen Probleme.

Diag:
1. Anamnese (Familienanamnese?), typisches Lebensalter (bei frühkindlichem Autismus erste Worte erst nach dem 3. Lj., bei ASPERGER-Syndrom verspätet aber noch vor 3. Lj.)
2. Testpsychologische Untersuchung: Autismus-diagnostische Interviews (z.B. **ADOS** = Autism Diagnostic Observation Schedule, CARS = Childhood Autism Rating Scale, M-CHAT = Modified Checklist for Autism in Toddlers, MBAS = Marburger Beurteilungsskala Asperger-Syndrom), Sprachentwicklungstest, Intelligenztest für Kinder (HAWIK)
3. Organische Ausschlussdiagnostik (EEG, CT/NMR-Schädel)
4. Die **Verlaufsbeobachtung** sichert die Diagnose

Ther:
- Eine kausale Therapie ist nicht möglich.
- **Heilpädagogische Behandlung** (Einübung sozialer Fähigkeiten und der Bewältigung von Alltagsproblemen), logopädische Behandlung, Spiel- und Musiktherapie, Verhaltenstherapie, Beschäftigungs- und Ergotherapie, möglichst **frühzeitige Förderung**
  - Sprach-/heilpädagogischer Kindergarten, Förderschule, Elterntraining
  - Später bei Erwachsenen mit Vollbild: betreute Wohneinrichtungen oder Heimunterbringung je nach Schwere der Erkrankung
- Selbsthilfegruppen: Autismus Deutschland e.V., Rothenbaumchaussee 15, 20148 Hamburg, Tel.: 040 511-5604, Fax: -0813, Internet: www.autismus.de
  Einen Elternfragebogen zur Früherkennung gibt es im Internet unter www.autismus-frueherkennung.de
  In Deutschland gibt es ca. 30 spezialisierte Autismus-Ambulanzen (zumeist an den Universitätskliniken).

Prog: Langfristige Prognose beim frühkindlichen Autismus ist **ungünstig**, es bleiben auch im Erwachsenenalter meist Störungen zurück. Die Mehrzahl dieser Pat. leben als Erwachsene in Behinderteneinrichtungen. Die anderen Formen haben eine bessere Prognose.

Kompl:
* Gleichzeitige **Intelligenzminderung** (75 % d.F.) mit Wutattacken, Aggressionen, Beißen, Schlaf- und Essstörungen, stereotypen Automutilationen (autoaggressive selbstverletzende Handlungen, Ther: Neuroleptika, z.B. Sulpirid, Meresa®), Phobien, ADHS
* Koinzidenz von Epilepsie (insb. bei frühkindlichem Hirnschaden)
* Im Erwachsenenalter gehäuft Depression, Angststörungen, Zwangsstörungen, Borderline-Störung od. eine bipolare Störung

DD:
- **Psychischer Hospitalismus** (frühkindliche mütterliche Deprivation, ICD-10: F94.1): durch Abwesenheit der Bezugsperson oder Vernachlässigung („passive Kindesmisshandlung"), mangelnde Förderung. Klin: Kontaktschwäche mit Introvertiertheit, Angst, Aggressivität
- Oligophrenie (geistige Behinderung)
- Sprachentwicklungsstörungen, Spätentwickler, Aphasie, Hörstummheit
- Schizoide Persönlichkeitsstörung, Borderline-Persönlichkeitsstörung
- Schizophrenie mit Manifestation bereits im Kindesalter (sehr selten), Katalepsie
- **RETT-Syndrom** (ICD-10: F84.2): Epid: nur Mädchen betroffen, Häufigkeit: 1/10.000
  Ät: X-chrom.-dom. erblich (Genlocus Xq28), Mutation im MeCP2-Gen (Mutationen bei männlichen Feten sind in der Regel letal, daher nur bei Mädchen klinisch relevant),
  Klin: plötzlicher Verlust zuvor bereits erlernter Fähigkeiten im ½-2. Lj., Entwicklung von Ataxie, stereotypen Handbewegungen („Waschbewegungen"), Mikrozephalie, Epilepsie, schwere geistige Retardierung und Autismus. Ther: bisher keine mögl.
  Selbsthilfegruppen: Elternhilfe für Kinder mit Rett-Syndrom in Deutschland e.V., Wörsdor-

fer Str. 3, 65510 Hünstetten 2, Tel.: 06126 5003-06, Fax: -07, Internet: www.rett.de

- **Fragiles-X-Syndrom** (Marker-X-Syndrom, MARTIN-BELL-Syndrom), s.o. Kap. Geschlechtsentwicklungsstörungen: Epid: meist männliche Neugeborene erkrankt
  Ät: brüchige Stelle auf dem X-Chrom., molekulargenetisch vermehrte CGG-Basentriplett-repeats (>200 Wiederholungen)
  Klin: faziale Fehlbildungen (ovales Gesicht, große Ohren, Progenie), Hodenvergrößerung, Intelligenzminderung (Sprachentwicklungsstörung, Hyperaktivität und Aggressivität, Autismus), Epilepsie
- **Mutismus**, elektiver Mutismus (= nur gegenüber Fremden): völlige Sprachhemmung (bei erhaltenem Sprachvermögen) nach zuvor ungestörter Sprachentwicklung, meist psychogene Ursache (Sozialangst, Rückzugsverhalten), Prädisp.alter: Vor- od. Einschulalter
- Savant-Syndrom (sog. Inselbegabung): Autisten mit extrem ausgeprägter Begabung in einem Gebiet (z.B. ungewöhnliche mathematische Fähigkeit, musikalisches Genie, fotografisches Gedächtnis für Bilder, das Savant-Syndrom war Vorlage für den Film „Rain Man“)
- Tic-Störungen (GILLES-DE-LA-TOURETTE-Syndrom)

KINDLICHE ENTWICKLUNGSSTÖRUNGEN

Syn: Teilleistungsschwächen, **MCD** = minimale cerebrale Dysfunktionen, ICD-10: F80 - F89

Ät:
- Häufig unbekannt
- Genetische Disposition, **familiäre Häufung** (40 % d.F., 5faches Risiko)
- **Frühkindlicher Hirnschaden** (prä-, peri- und postnatal erworbene Schäden), Frühgeburtlichkeit, pränatale Alkohol- oder Nikotinexposition
- Probleme im sozialen Umfeld: fehlende Anregung von außen, Trennungsproblematik, Schwierigkeiten mit Mitschülern od. Lehrern, Schulangst, fehlende Motivation, niedriger sozioökonomischer Status

Etlg:
Sprachentwicklungsstörung, ICD-10: F80.-
Lese- und Rechtschreibschwäche (LRS, **Legasthenie**, Syn: Dyslexie), ICD-10: F81.0
Rechenstörungen (Arithmasthenie, Dyskalkulie), ICD-10: F81.2
Entwicklungsstörung schulischer Fähigkeiten, Lernbehinderung, ICD-10: F81.9
Bewegungskoordination (Entwicklungsstörung der motorischen Funktion, ICD-10: F82.9)
Autismusspektrumstörung (s.o.)

Epid:
◊ Geschlechtsverteilung: **m** >> w (2-4:1)
◊ Prävalenz: Umschriebene Sprachentwicklungsstörungen haben **5-8 %** der Kleinkinder/Kinder,
12-14 % der Schulkinder haben eine Teilleistungsschwäche,
eine Legasthenie findet sich bei ca. 5 % der Schulkinder,
Rechenstörungen ebenfalls bei 5 %.

Klin:
⇒ Sprachentwicklungsstörung (ab 3. Lj. pathologisch): Artikulationsstörung, Dyslalie (= Stammeln), Lallen, Lispeln, gestörtes Sprachverständnis, verminderter Wortschatz, falscher Wortgebrauch, Dysgrammatismus

⇒ Lese- und Rechtschreibschwäche (manifest ab 8. Lj.): Auslassen, Verdrehen von Wörtern oder Wortteilen oder von Buchstaben in Wörtern, langsame Lesegeschwindigkeit, Verlieren der Zeile im Text beim Vorlesen, falsche Phrasierungen, Unfähigkeit Gelesenes wiederzugeben und Schlussfolgerungen zu ziehen, Schwierigkeiten beim Schreiben von Buchstaben, hohe Fehlerzahl bei Diktaten und beim Abschreiben von Texten

⇒ Motorische Störungen (minimale zerebrale Dysfunktion): Schwierigkeiten beim Erlernen von Auf- u. Zuknöpfen, Schuhbinden, häufiges Stolpern, Fallen über Hindernisse, unbeholfenes und langsames Laufen, Hüpfen und Treppensteigen, Werfen und Fangen von Bällen gelingt nicht, schlechte Zeichnenfertigkeiten

⇒ Allgemein: es sind Teilleistungsschwächen ⇨ es liegt i.d.R. eine normale, **durchschnittliche Intelligenz** vor (im Gebiet der Teilleistungsschwäche liegt die Intelligenz aber um 1-1,5 Standardabweichungen unter der Gesamtintelligenz)

Diag: 1. Anamnese und Fremdanamnese, Schulbericht
2. **Testpsychologische Untersuchungen**: Intelligenz- und Leistungstest (HAWIK = HAMBURG-WECHSLER-Intelligenz-Test für Kinder), Entwicklungstests (z.B. nach GRIFFITH, MFED 2-3, ET 6-6, BSID II), Sprachentwicklungstests (ELFRA-2 od. SBE-2-KT für 2-jährige, SBE-3-KT für 3-jährige, ETS-4-8 für 4- bis 8-jährige, P-ITPA für 4- bis 11-jährige), Schulreifetest, „Probediktat" (standardisierter Rechtschreibe- u. Lesetest, z.B. DERET, ZÜRCHER-Lesetest)
3. Neurologische und klinische Untersuchung: zum **Ausschluss** einer organischen Erkrankung, Sinnesstörung (Sehtest) od. HNO-Erkrankung (Hörtest), ggf. EEG

Ther:
- Beratung der Eltern, Einbeziehung von Angehörigen und Lehrern
  - **Heilpädagogische Behandlung** mit sensomotorischer Übungsbehandlung, Sprachschulung (**Logopädie** n. ZOLLINGER mit ganzheitlichem Ansatz, möglichst früh beginnen, 2.-3. Lj.), Konzentrationstraining, Spieltherapie
  - Lernhilfen, **ständiges Üben**, schulische Förderkurse in Kleingruppen (es gibt Legasthenierverordnungen in den einzelnen Bundesländern, z.B. Notenschutz)
  - Vermeidung von Bestrafung!
  - Bei neurotisierten Kindern unterstützende psychotherapeutische Behandlung
- Selbsthilfegruppen: Bundesarbeitsgemeinschaft zur Förderung v. Kindern u. Jugendlichen mit Teilleistungsstörungen e.V., Blücherstr. 67, 40477 Düsseldorf, Tel.: 0170 3881008, Internet: www.bag-tl.de
  Bundesvereinigung Selbständigkeits-Hilfe bei Teilleistungsschwäche e.V., Pielachtalstr. 39, 67071 Ludwigshafen, Tel.: 0621 689982, Internet: www.seht.de
  Bundesverband zur Förderung von Menschen mit Lernbehinderung e.V., Gerberstr. 17, 70178 Stuttgart, Tel.: 0711 633843-8, Fax: -9, Internet: www.lernen-foerdern.de
  Bundesverband Legasthenie u. Dyskalkulie e.V., Postfach 20 13 38, 53143 Bonn, Tel.: 0700 285285285, Internet: www.bvl-legasthenie.de
  Initiative zur Förderung rechenschwacher Kinder e.V., Höhenstr. 20, 75239 Eisingen, Internet: www.ifrk-ev.de
  Verein zur Förderung der Kinder mit MCD e.V., Postfach 66 22 04, 81219 München, Tel.: 089 8543141, Internet: www.mcd.de

Prog: Gut bei umfassender Förderung der kindlichen Entwicklung, ohne Förderung persistieren die Defizite in das Erwachsenenalter (die Störungen **„wachsen" sich nicht aus**).

Kompl:
* Gleichzeitige Störung des Sozialverhaltens
* Gleichzeitiges **Hyperkinetisches-/Aufmerksamkeitsdefizitsyndrom** (s.u.)
* Jugendliche haben ein 3fach höheres Risiko für Angststörungen, Depression, Suizid
* 50 % der Kinder mit einer Sprachentwicklungsstörung entwickeln im Verlauf auch eine Lese-/Rechtschreibschwäche
* **Persistenz in das Erwachsenenalter** (5-6 % der Erwachsenen in Deutschland haben eine Lese-/Rechtschreibschwäche) ⇨ schlechtere berufliche Chancen, erhöhtes Risiko für Störungen des Sozialverhaltens

DD:
– Organisch bedingte **Sehstörung** od. **Hörstörung**/Taubheit ⇨ führt ebenfalls zu einer verzögerten Sprachentwicklung
– Dysarthrie (Sprechmotorik ist gestört) bei infantiler Zerebralparese mit monotoner, skandierender Sprache und Näseln
– Neurologisch bedingte Aphasien (z.B. Aphasie mit Epilepsie = LANDAU-KLEFFNER-Syndrom, nach Schädel-Hirn-Trauma, Apoplexie)
– **Oligophrenie** (globale Intelligenzminderung), hirnorganisches Psychosyndrom
– Gaumenspalten

- Verzögerte Sprachentwicklung im Kleinkindalter (sog. **late talkers**): z.B. erste Wörter erst >15 Mon., Wortschatz <50 Wörter im Alter von 24 Mon. (durchschnittlich haben Kinder ca. 200 Wörter), keine Zweiwortkombinationen im Alter von 24 Mon. Zusätzlich ggf. auch eingeschränktes Sprachverständnis.

  Diag: Elternfragebogen zur Sprachentwicklung (im Alter von 21-24 Mon., z.B. SBE-2-KT), Ausschluss einer Hörstörung

  Ther: Anleitung der Eltern! zu sprachförderndem Verhalten ⇨ einfache Sätze sprechen, langsam sprechen, viele Wiederholen machen, Dinge des Alltags immer benennen, eine ½ Std./Tag zusammen spielen.

  Prog: die Hälfte der Kinder holt den Rückstand bis zum 3. Lj. wieder auf, 1/3 entwickeln jedoch im Verlauf eine manifeste Sprachentwicklungsstörung ⇨ Kontrolle und frühe Förderung dieser Kinder ca. ab dem 3. Lj. beginnend (Logopädie).
- Sprachentwicklungsstörung bei Zweisprachigkeit

VERHALTENS- U. EMOTIONALE STÖRUNGEN

Syn: ICD-10: F90 – F98

Ät:
- **Psychosoziale Belastungen**, Risikofaktoren: Heimerziehung, gestörte Familienverhältnisse (Ehescheidung, dissoziales Milieu, ökonomische Probleme, Gewalttätigkeit, Alkoholmissbrauch), fehlende emotionale Zuwendung, mütterliche Berufstätigkeit im 1. Lj., Geburt eines Geschwisters in den ersten 2 Lj., rigide oder mangelnde Erziehung, Überforderung und Reizüberflutung oder Langeweile und Unterforderung, Trennungsangst von der Bezugsperson, psychische oder schwere körperliche Erkrankung der Eltern, väterliche Abwesenheit, überängstliche Mutter, mangelnde Anpassungsfähigkeit, sexueller Missbrauch
- Frühkindliche Hirnschädigung (hirnorganisches Psychosyndrom)
- Familiäre Disposition

Epid:
◊ Prävalenz: 15 % der Kinder und Jugendlichen zeigen Auffälligkeiten
◊ Insg. **m** > w

Etlg:
Angststörungen: **Phobien** im Kindesalter (ICD-10: F93.1): Dunkelangst, Tierphobien, soziale Phobien, **Schulphobie**, Agoraphobie, **Trennungsangst** (ICD-10: F93.0)
Zwangsstörungen (selten vor dem 15. Lj., z.B. Reinigungs- od. Kontrollzwang)
Konversionsstörungen (meist um die Pubertät beginnend), psychogene Anfälle, psychogene Lähmungen
Somatisierungsstörungen: **psychosomatische Kopfschmerzen** od. Bauchschmerzen, häufig in Kombination mit ängstlichen u. depressiven Symptomen
Schlafstörungen: Einschlafstörungen, Durchschlafstörung, Schlafwandeln = Somnambulismus, Pavor nocturnus (nächtlich Furchtepisoden mit Schreien und Erregung, m > w)
Störung des Sozialverhaltens (ICD-10: F91.-): Lügen, Stehlen, Schulschwänzen, Fortlaufen, Aggressivität, Wutausbrüche („hot aggression“), Tierquälerei, sozial unsicheres Verhalten (Schüchternheit, Trennungsangst, apathisches Verhalten)
Habituelle Manipulationen (ICD-10: F98.8): **Daumenlutschen** (pathologisch >3. Lj.), **Nägelbeißen** (Onychophagie), Nägelausreißen, Nasenbohren, Zähneknirschen (Bruxismus), Haarausreißen (Trichotillomanie), Kauen an den Lippen (Morsicatio), Rumination (Regurgitation und wieder Verschlucken von Mageninhalt), genitale Manipulationen (Spielonanie)
Stereotype Bewegungsstörungen: Jactatio capitis (= rhythmisches Kopfschütteln, ICD-10: F98.4) des Kopfes oder Oberkörpers, meist vereinsamte Kinder
Tic-Störungen (unwillkürliche, unregelmäßig auftretende Bewegungen, ICD-10: F95.-), GILLES-DE-LA-TOURETTE-Syndrom (schwere Tics + Echolalie, Grunzlaute, ICD-10: F95.2)
Wutanfälle und respiratorische Affektkrämpfe (typisch 6. Mon. bis 3. Lj.)

Nichtorganische **Enuresis** (ICD-10: F98.0, meist nächtliches Bettnässen = Enuresis nocturna, selten am Tag = E. diurna, pathol. >5. Lj.): primäre E. (Kind war noch nie trocken) oder sekundäre E. (= nach zuvor schon vorhandener Blasenkontrolle)
Enkopresis (= Einstuhlen, ICD-10: F98.1, pathol. >4. Lj., m > w)
Essstörungen: Appetitstörungen, kindliche Adipositas (s.o., Kap. Stoffwechselstörungen), Obstipation, Anorexia nervosa u. Bulimie (s.u.), Pica (Verschlucken von Fremdkörpern), Trichophagie (Verschlucken von Haaren)
Mutismus (völlige Sprachhemmung) und elektiver Mutismus (Sprachhemmung nur gegenüber Fremden, ICD-10: F94.0) nach zuvor ungestörter Sprachentwicklung und erhaltenem Sprachvermögen, Prädisp.alter: Vor- od. Einschulalter
Hyperkinetische Störungen, Aufmerksamkeitsstörung (s.u. Kap. ADHS)

Klin: ⇒ Allgemein: Ängstlichkeit, Kontaktschwierigkeiten, sozialer Rückzug
⇒ Identifikationsprobleme, aggressives Verhalten
⇒ Schlafstörungen: Einschlafstörungen, Durchschlafstörung, Schlafwandeln = Somnambulismus, Störung der Schlafdauer (Tabelle zum Schlafbedürfnis)

Alter	Schlafbedürfnis
bis zu 3 Mon.	16-18 Std.
4-5 Monate	14-15 Std.
6-12 Monate	13 Std.
1-4 Jahre	12 Std.

Alter	Schlafbedürfnis
5-6 Jahre	11,5 Std.
7-9 Jahre	11 Std.
10-13 Jahre	10-10,5 Std.
ab 14 Jahre	9 Std.

Diag:
1. Anamnese, Fremdanamnese (Eltern, Bezugspersonen) und klinische, neurologische Untersuchung
2. Psychologische Testverfahren: Intelligenztest (HAWIK), Fähigkeitstest, Entwicklungstest (Youth-Self-Report od. Child Behavior Checklist)
3. Verhaltensbeobachtung durch Eltern und ggf. durch Psychologen
4. Ausschluss organischer Erkrankungen

Ther:
- Allgemein: Beratung, Spieltherapie, Entspannungsverfahren, Psychotherapie unter Einbeziehung der Eltern (Familientherapie, insb. bei gestörtem Familiensystem), in schweren Fällen auch als stationäre Therapie
  Nicht tadeln oder bestrafen, dies verstärkt oft nur das Verhalten und begünstigt die Entwicklung neurotischer Störungen. Reduktion von chronischer Überforderung.
  - Phobien: systematische Desensibilisierung und Entspannungsverfahren
  - Schlafstörungen: Einschlafrituale, geregelte Zeiten, ggf. Verhaltenstherapie
  - Enuresis: Verhaltensther., Blasentraining, Med: ADH-Nasenspray zur Nacht (Nocutil®)

Prog: Im Allgemeinen günstig, häufig nur vorübergehende Erscheinung, gehen nur selten als neurotische Störung in das Erwachsenenalter über.
Die Störungen im Sozialverhalten persistieren jedoch häufiger.

Kompl:
* Schulversagen, Stigmatisierung der Kinder (soziale Ächtung ⇨ Verstärkung u. **Chronifizierung** der Symptomatik)
* Drogenabusus im Jugend- und später im Erwachsenenalter

Proph: ♥ **Protektive Faktoren:** stabile, seelisch gesunde Bezugspersonen (Familienzusammenhalt, Großfamilie, gute elterliche Beziehung), überdurchschnittliche Intelligenz, ausgeprägtes Selbstwertgefühl, gesicherte ökonomische Verhältnisse, soziale Förderung (Schule, Kirche, Vereine). Als **Resilienz** wird die psychische Widerstandskraft bezeichnet, trotz belastender Kindheit Frustrationstoleranz zu entwicklen.

DD:
- **Pubertät** mit unspezifischen Störungen dieser Übergangszeit
- **Kopfschmerzen:** im Schulalter bereits häufig, insb. **Spannungskopfschmerz** od. Migräne
- **Sucht** (Alkohol, Drogen, Spielsucht, s.u.) ⇨ Störung des Sozialverhaltens
- Depression: im Kindesalter selten, Ther: Verhaltenstherapie, Med: Fluoxetin

- Organisch bedingte Schlafstörungen (**obstruktive Schlafapnoe**, adenoide Vegetationen, Adipositas, PRADER-WILLI-Syndrom, Trisomie 21, kraniofaziale Fehlbildungen), Epilepsie
- Enuresis: kindliche Harninkontinenz = urologische (organische) Erkrankung der ableitenden Harnwege (s.o., Kap. Kinderurologie), Spina bifida (neurogene Blasenstörung)
- Enkopresis: organische Erkrankung, wie Megakolon, Malabsorption, Incontinentia alvi, neurologische Erkrankungen, z.B. Spina bifida
- Störung durch Kindesmisshandlung (s.o., Kap. Kindertraumatologie)
- MÜNCHHAUSEN-by-proxy-Syndrom = absichtliches Zufügen od. Vortäuschen von körperlichen Schäden am Kind durch eine nahe Bezugsperson (meist psychiatrisch kranke Mutter)

ANOREXIE UND BULIMIE

Syn: Psychogene Magersucht, Pubertätsmagersucht, *Anorexia nervosa*, ICD-10: F50.0
Bulimie, Ess-Brechsucht, Heißhungerattacken, Hyperorexie, *Bulimia nervosa*, ICD-10: F50.2

Ät:
- Psychische Störung bei individuell erhöhter Vulnerabilität der Persönlichkeit, ausgeprägte Reifungsängste, geringes Selbstvertrauen, Perfektionismus, familiäre Disposition
- Selten Psychose

Path:
- ♦ Psychodynamik: Gestörte Mutterbeziehung, ödipaler Konflikt zum Vater, **geringes Konfliktlösungspotential**, Störung der Körperwahrnehmung („überwertige“ Idee zu dick zu sein), Retardierung der psychosexuellen Entwicklung, **Identifikationsproblem** mit der Frauenrolle, unbewusste Gleichsetzung von Gewichtszunahme und Schwangerschaft, besonders gefährdete Personengruppen für Essstörungen sind Balletttänzerinnen, Fotomodelle, Leistungssportlerinnen
- ♦ Hypothalamische Ovarialinsuffizienz (hypogonadotroper Hypogonadismus) ⇨ Amenorrhoe

Epid:
- ◊ Prädisp.alter: **Adoleszenz** (10.-25. Lj.) mit zwei Gipfeln bei 14 u. 18 J.
- ◊ Prävalenz: 1-3 % der Frauen zwischen 10. und 35. Lj., **w >> m** (15 : 1)

Klin:
⇒ Allgemein bei beiden Erkrankungen: **Fehlende Krankheitseinsicht**, Körperwahrnehmungsstörung (die Pat. halten sich trotz Untergewicht für zu dick)
- Körperliche Funktionsstörungen: **Amenorrhoe**, Libido- u. Potenzverlust, **Wachstumsverzögerung**, Pubertas tarda mit fehlender Brustentwicklung und Pubesbehaarung, Ödeme, Bradykardie, arterielle Hypotonie, orthostatische Dysregulation, erniedrigte Körpertemperatur, Muskelschwächen bis zur **Kachexie**, Lanugo-Behaarung, Haarausfall, Ösophagitis (durch das Erbrechen)
- Sekundäre endokrine u. metabolische Folgen (durch die Unterernährung, Erbrechen), z.B. Elektrolytstörungen, Exsikkose, Eiweißverminderung, hypophysäre Störungen
- Psychisch: Depressive Verstimmung, Kontaktstörungen, Leistungsehrgeiz, Zwänge, hysterische Persönlichkeitszüge

⇒ Anorexie: Absichtlich selbst herbeigeführter **Gewichtsverlust** durch verminderte Nahrungsaufnahme, induziertes (heimliches) **Erbrechen** und Abführen (**Laxanzien**), übertriebene körperliche Belastung, Hyperaktivität, Missbrauch von **Appetitzüglern** (z.B. das Antidepressivum Sibutramin [Reductil®]) od. Fettresorptionshemmer Orlistat [Xenical®]) und Diuretika

⇒ Bulimie: Zusätzlich **anfallartige Heißhungerattacken** mit anschließendem herbeigeführtem **Erbrechen**, ständige **gedankliche Beschäftigung mit Nahrungsaufnahme** und Furcht zu dick zu werden, geht häufig aus einer früheren Anorexie oder auch Adipositas hervor, das Körpergewicht ist meist normal, ausgeprägte Karies (durch das Erbrechen sauren Mageninhalts, Zuckergenuss)

Diag: 1. Anamnese (Essgewohnheiten, Diäten, Heißhungerattacken, körperliche Aktivitäten), typischer klinischer Befund (Kachexie, fehlende sekundäre Geschlechtsmerkmale), Med: Laxanzienabusus, Appetitzügler, Diuretika, Schilddrüsenhormone, Alkohol od. Drogen?

2. **Ausschluss organischer Erkrankungen** (z.B. konsumierender Prozess, Malignom, Hirntumoren, Hyperthyreose, Hypogonadismus)
3. <u>Gewichtsberechnung:</u> **BMI** (body mass index)

   BMI = Körpergewicht [kg] : Körpergröße^2 [m^2]

   Zur schnellen Bestimmung siehe Nomogramm, normal: BMI 18,5-25 kg/m² (bzw. 10.-90. Altersperzentile ⇨ je nach Alter ist dies 14-25 kg/m², Diagramme s.o., Kap. Untergewicht)

   Anorexie/Bulimie bei Kindern: **<10. Altersperzentile**, je nach Alter ist dies **<14-16** kg/m² (Abb. mit Bsp.: 15-jähriges Mädchen, 1,65 m groß, 42 kg Gewicht = BMI 15,5 kg/m²), bei Erwachsenen ist die Definition <17,5 kg/m²

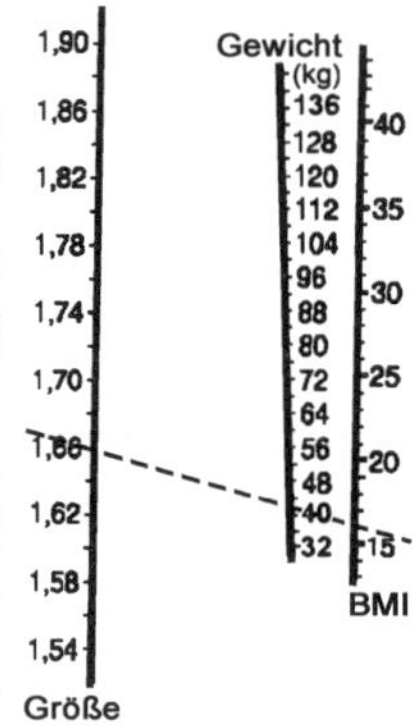

<u>**Ther:**</u>
- <u>Akut:</u> Stationäre Therapie zur **Gewichtszunahme** nötig (manchmal sogar parenterale Ernährung zu Beginn notwendig u. als Zwangsmaßnahme, § 1631 b BGB), **Verhaltenstherapie** zur Nahrungsaufnahme, Förderung der Krankheitseinsicht, Ernährungsberatung
  - Tiefenpsychologisch orientierte **Psychotherapie**, **Familientherapie** bei jungen Pat.
  - Langfristige **Nachbetreuung** nach d. stationären Ther. für mind. 2 J., Integrationshilfen
  - <u>Med:</u> ggf. zyklusanaloge Substitution von Östrogen und Gestagen (z.B. Estradiol 2 mg + Levonorgestrel 0,15 mg, Cyclo-Progynova®N) für 6 Mon.
- Selbsthilfegruppen: ANAD e.V. - Beratungsstelle für Essstörungen, Poccistr. 5, 80336 München, Tel.: 089 219973-0, Fax: -23, Internet: www.anad.de

  Beratungszentrum bei Ess-Störungen - Dick & Dünn e.V., Innsbrucker Str. 37, 10825 Berlin, Tel.: 030 854-4994, Fax: -8442, Internet: www.dick-und-duenn-berlin.de

<u>**Prog:**</u> Unbehandelt **Chronifizierung** mit schlechter Prognose, 2/3 der Pat. bessern sich durch eine Therapie. Prognostisch schlecht bis hin zum Exitus im Verlauf ist ein BMI bei stationärer Aufnahme <13 kg/m^2 (Beispiel: 37 kg Gewicht bei 1,69 m Größe).

<u>**Kompl:**</u>
* Elektrolytstörungen (Hypokaliämie), arterielle Hypotonie, bradykarde Herzrhythmusstörungen, ventrikuläre Arrhythmien, Herzstillstand
* Anämie, Nierenversagen, Kachexie bis zum Exitus
* Zerebrale Anfälle, zentrale pontine Myelinolyse
* Entwicklung einer **Osteoporose**, pathologische Frakturen
* **Depression** und **Suizidalität**, Angst- u. Zwangsstörungen sowie Substanzmissbrauch kommen gehäuft zusätzlich vor
* Zusätzliche selbstverletzende Handlungen (Automutilation)
* Appetitzügler auf Amphetaminbasis [z.B. Cathin, Antiadipositum X112S®], sind seit 2001 wegen mögl. NW (pulmonale Hypertonie, Herzklappenschädigung, Herzrhythmusstörungen, Halluzinationen und Abhängigkeitspotential) nicht mehr zugelassen. Missbräuchlich eingenommen werden aber auch Psychostimulanzien, z.B. Methylphenidat (Ritalin®) od. Drogen wie Kokain od. Ecstasy.

<u>**DD:**</u>
- <u>Organische Ursachen für Untergewicht:</u> Malabsorption, Morbus CROHN od. Colitis ulcerosa, Pylorusstenose, Tumoren des ZNS, Tumorkachexie, HIV-Infektion, Tuberkulose, ADDISON-Krankheit (= NNR-Insuffizienz) ⇨ müssen ausgeschlossen werden!
- **Anorexia athletica**: Untergewicht bei Leistungssportlern (ebenfalls vermehrt Frauen betroffen), z.B. Langstreckenläuferinnen ⇨ Kompl: führt insb. bei Vegetariern zur Anämie. Als DD haben diese Sportler aber keine gestörte Körperwahrnehmung.
- **Pubertas tarda** durch hypothalamisch/hypophysäre Insuffizienz (s.o., Kap. Endokrinologie)
- Binge-Eating-Störung = **Essattacken** (wie bei der Bulimie, jedoch ohne das „kompensatorische" Verhalten, wie anschließendes Erbrechen usw.) ⇨ durch die wiederholten „Fressanfälle" großer Mengen von Speisen (Kontrollverlust) kommt es zur **Adipositas**. Eine genetische Disposition (im Serotonin-Transporter-Gen kurzes 5-HTTLPR-Allel) wird diskutiert.

  Epid: Prävalenz 1-3 % geschätzt, w > m

  Ther: Psychotherapie mit Verhaltenstherapie, zu Beginn noch keine Diät (erst muss sich das Essverhalten normalisieren), dann langsame Gewichtsabnahme anstreben

- Pica: Essen von Gegenständen (alleine oder bei tiefgreifender Entwicklungsstörung, geistiger Behinderung od. Schizophrenie vorkommend), Trichophagie (Essen von Haaren), Koprophagie (Essen von Stuhl, eigenständig od. als sexuelle Paraphilie vorkommend)
- Alkohol- und/oder Drogenabhängigkeit

ADHS

Syn: **Aufmerksamkeitsdefizit-Hyperaktivitäts-Störung**, Aufmerksamkeitsdefizitsyndrom (Abk. ADS), Hyperkinetisches Syndrom (Abk. HKS), Hyperaktives Syndrom, Störung mit Aufmerksamkeitsdefizit, (Umgangssprachlich: „Zappelphilipp-Syndrom", engl. „Fidgety Phil"), engl. attention-deficit / hyperactivity disorder (ADHD), *hyperkinetische Störungen,* ICD-10: F90.-

Ät:
- **Kombination** von genetischen u. umweltbedingten Faktoren
- **Genetische Disposition** (Polymorphismus des Dopaminrezeptor-D4-Gens, Chrom. 11) und familiäre Häufung (Erkrankungsrisiko: eineiiger Zwilling erkrankt, Risiko für d. zweiten 75 %; ein Elternteil erkrankt, Risiko für die Kinder 20-40 %)
- Gestörte Familienverhältnisse, Ehescheidung, fehlende emotionale Zuwendung, niedriger Bildungsstand, Arbeitslosigkeit der Eltern, Überforderung und Reizüberflutung
- Risikofaktoren: frühkindlicher Hirnschaden, Frühgeburtlichkeit, hypoxisch-ischämische Episoden, pränatale Nikotinexposition (Rauchen der Mutter während der Schwangerschaft verdoppelt das Risiko für das Kind später ein ADHS zu entwickeln) und ein Schwangerschaftsdiabetes der Mutter

Path: Diskutiert wird ein Dopaminmangel im Frontalhirn und den Basalganglien.

Epid:
◊ Prävalenz: **häufig**, ca. 3-6 % der Kinder betroffen, **m** >> w (4-8:1)
◊ Prädisp.alter: Beginn **vor 6.** Lj. (typisch im **Kindergartenalter**), Höhepunkt im Schulalter (Gipfel: 7.-11. Lj.), häufig Probleme von Geburt an („Schreikinder")

Klin:
⇒ **Psychomotorische Unruhe** (**Hyperaktivität**, Bewegungsdrang, nicht stillsitzen können)
⇒ **Aufmerksamkeitsstörung** (Konzentrationsstörung) mit wenig motivierbarer aber ständig wechselnder Aufmerksamkeit (große **Ablenkbarkeit**), Vergesslichkeit
⇒ Expansive Symptomatik: **Impulsivität** = mangelnde Impulskontrolle (schlechte Selbstkontrolle, "erst handeln, dann denken"), dranghafter Charakter, Erregbarkeit, Aggressivität, **Wutausbrüche**, Distanzlosigkeit, **emotionale Instabilität** (Stimmungsschwankungen), Störung des Sozialverhaltens (trotzig, ungehorsam), geringe Frustrationstoleranz
⇒ Erhöhte Unfallgefährdung, Angstlosigkeit und Neigung zu Regelverletzungen
⇒ In 10-40 % d.F. gleichzeitige Verzögerung der motorischen u. sprachlichen Entwicklung mit Teilleistungsschwächen wie Lese- und Rechtschreibschwäche, Dyskalkulie, Tic-Störungen, Enuresis nocturna (Bettnässen), Schlafstörungen

Diag:
1. Anamnese, Fremdanamnese (**Eltern**, Kindergärtnerin, Lehrer) und klinische/neurologische Untersuchung, Hör- und Sehtest, Verhaltensbeobachtung (Eltern, Psychologen)
2. Psychologische Testverfahren (HAWIK ⇨ meist normaler IQ), Fragebogentests (FBB-HKS, CONNERS-Bogen – gibt es für Eltern [CONNERS' Parent Rating Scale] und für Lehrer [CONNERS' Teacher Rating Scale]), Aufmerksamkeitstests
3. Ausschluss organischer Erkrankungen: EEG, EKG, Diff-BB (insb. auch vor Medikation), Hör- und Sehtest

Ther:
- Psychoedukation: Aufklärung v. Eltern, Erzieher, Lehrern usw. über das Krankheitsbild
  - Heilpädagogische Maßnahmen (psychomotorisches Training, reizarme Umgebung)
  - Verhaltenstherapie (insb. mit Einbeziehung der Eltern, Schulintervention, Sommer-Therapie-Programm), kognitive Trainings, soziales Kompetenztraining
- Med: eingesetzt werden im Schulalter **Psychostimulanzien,** Ind: stark ausgeprägte

psychosoziale Einschränkungen, insb. im schulischen Bereich

- **Methylphenidat** 0,5-1,0 mg/kgKG [Ritalin®, Medikinet®, Equasym®Retard, Concerta®Retard], ist ein BTM! und gehört zu den Amphetaminen
  od. Dexamphetaminhemisulfat (5 mg Tbl., 1-4 Tbl./Tag, Attentin®, ebenfalls ein BTM) od. neu zugelassen das Prodrug Lisdexamfetamindimesilat (Elvanse®, ebenfalls ein BTM, hat längere Wirkdauer)
  Alternativen sind ein selektiver Noradrenalin-Wiederaufnhamehemmer: **Atomoxetin** (0,5-1,2 mg/kgKG, Strattera®, Vorteil: ist kein BTM) und ein Nicht-Stimulans: Guanfacin (Intuniv®, ebenfalls kein BTM)
  Pemolin (Tradon®, wurde wegen potenzieller Leberschädigung aus dem Handel genommen.)
- Therapiekontrolle mit Verlaufsfragebogen durchführen und Auslassversuche (z.B. in den Schulferien) machen.
- Versucht werden auch Antidepressiva, z.B. Reboxetin (Edronax®), Venlafaxin (Trevilor®), Bupropion (Zyban®), Neuroleptika (Risperidon, Risperdal®) od. ß-Rezeptorenblocker (Propranolol, Dociton®).

• Selbsthilfegruppen: ADHS Deutschland e.V., Poschingerstr. 16, 12157 Berlin, Tel.: 030 856059-02, Fax: -70, Internet: www.adhs-deutschland.de
  Arbeitsgemeinschaft ADHS der Kinder- und Jugendärzte e.V., Gleiwitzer Str. 15, 91301 Forchheim, Tel.: 09191 9703-69, Fax: -75, Internet: www.ag-adhs.de
  Weitere Informationen für Eltern und Erzieher im Internet: www.zentrales-adhs-netz.de und bei www.adhs.info

Prog: Bei Förderung bis zum Erwachsenenalter meist gut, **1/3** der betroffenen Kinder zeigen später aber auch im Erwachsenenalter noch Symptome (Aufmerksamkeitsdefizite, Impulsivität, Suchtentwicklung, Suizidalität). Die medikamentöse Therapie wirkt bei 70-80 %.

Kompl:
* **Störung des Sozialverhaltens** (dissoziale Persönlichkeitsstörung, Delinquenz), schulische Schwierigkeiten ⇨ geringeres Bildungsniveau, Schulabbruch, Arbeitslosigkeit
* Begünstigung der **Suchtentwicklung** (bis zu 8faches Risiko) von Nikotin-, Alkohol- od. Drogenmissbrauch (Lebenszeitprävalenz: 2- bis 3fach höher)
* Persistenz in das **Erwachsenenalter** (manifest bei 10-30 % d.F.), Med: für Erwachsene zugelassen sind Methylphenidat (Medikinet®adult) und Atomoxetin (Strattera®)
* Med.-NW: Methylphenidat: Schlaflosigkeit, Appetitminderung, leichte Gewichtsabnahme, Kopfschmerzen, Übelkeit, Schwindel, Blutdruck- und Pulserhöhung bis zum plötzlichen Herztod (vor Ther. wird daher ein EKG empfohlen), Mundtrockenheit, Magenschmerzen, Obstipation, Tagträume, Angstzustände, Tic-Symptomatik, Thrombozytopenie ⇨ BB kontrollieren.

DD:
- **Verhaltensstörung** bei chaotischen Familienverhältnissen, dissoziale Entwicklungsstörung
- Deprivationsstörung (Bindungsstörung), z.B. nach Misshandlung, Vernachlässigung, Missbrauch, lange Depression der Mutter
- Lernbehinderung, Oligophrenie (verminderter IQ), Autismus
- Hochbegabung (HB-Kinder, IQ >130, Kinder sind unterfordert)
- Psychotisch: affektive Störungen, agitierte Depression, Manie, Schizophrenie mit Akathisie bei Neuroleptikatherapie, Borderline-Syndrom, Unruhe durch Angst- od. Zwangsstörung
- Restless-Legs-Syndrom im Kindesalter, motorische Unruhe bei Neurodermitis
- Neurologische Erkrankungen: Absencen, Hirntumoren, extrapyramidal-motorische Störungen, z.B. Athetose, Ballismus, Chorea, Tic-Störungen (GILLES-DE-LA-TOURETTE-Syndrom)
- Hyperthyreose

STOTTERN

Syn.: Balbuties, Psellismus, Dysphemie, Redeflussstörung, engl. stuttering, ICD-10: F98.5

<u>**Def:**</u> Störung des rhythmischen Sprachablaufs durch Hemmung und Unterbrechung

<u>**Ät:**</u>
- Häufig unklar, **genetische Disposition** (3faches Risiko, wenn Verwandte stottern = originär neurogenes Stottern)
- Frühkindliche Hirnläsion, peripartale Hypoxie, Pat. mit Zerebralparese od. Epilepsie
- Psychische Belastungssituationen, chronische Konflikte und Aggressionshemmung, neurotische Fehlhaltung

<u>**Path:**</u>
- ♦ Vermehrte Anspannung artikulatorischer od. laryngealer Muskeln
- ♦ Meist auch insgesamt verzögerte Sprachentwicklung

<u>**Epid:**</u>
- ◊ Geschlechtsverteilung: **m** >> w, bei Kindern 2-4:1(Erwachsene: 5:1)
- ◊ Prävalenz: 1-2 % der Kinder
- ◊ Erkrankungsbeginn: in 90 % d.F. vor dem 6. Lj.

<u>**Etlg:**</u>
- # <u>Tonisches Stottern:</u> Stimmbildung ist blockiert, Lautbildung erfolgt unter **Pressen** = Verlängerung des Anlautes („iiiiii-ich"), Ersatzbewegungen und verkrampfte Gesichtsmimik
- # <u>Klonisches Stottern:</u> Lautbildung mit raschen **Wiederholungen** von Silben („bi-bi-bitte"), insb. am Anfang eines Satzes

<u>**Klin:**</u>
- ⇒ Stottern: Hemmung des Sprachablaufs wie Wiederholung von Einzellauten od. Silben, Unterbrechungen von Worten, stille Blockierungen im Redefluss oder Lautdehnungen **Verstärkung durch Erregung**, Minderung durch Entspannung
- ⇒ Stammeln: Dyslalie, falsches Aussprechen von G als D oder K als T oder Auslassen einzelner Konsonanten
- ⇒ Lispeln: Sigmatismus, z.B. Unfähigkeit S-Laute richtig zu artikulieren

<u>**Diag:**</u>
1. Anamnese und typischer klinischer Sprachbefund
2. Organische Ausschlussdiagnostik (Neurologie, HNO)

<u>**Ther:**</u>
- **Logopädische Behandlung** (Sprechübungen, motorische Übungen, rhythmische Gymnastik) von 1-2 Jahren Dauer (manchmal auch länger), auch bereits im Vorschulalter beginnen (wegen der hohen Spontanremissionsrate kann zu Beginn 1/2 -1 Jahr „abwarten" o.k. sein, spätestens dann sollte eine Therapie aber begonnen werden.)
  - Die Kinder <u>nicht</u> kritisieren od. bestrafen! ⇨ kann sonst zur Sprechangst führen.
  - Bei neurotischer Fixierung Psychotherapie, ggf. Med. Tiaprid (Tiapridex®)
- Selbsthilfegruppen: Bundesvereinigung Stotterer & Selbsthilfe e.V., Zülpicher Str. 58, 50674 Köln, Tel.: 0221 1391-106, Fax: -370, Internet: www.bvss.de
  AWMF-Leitlinie: Redeflussstörungen: Stottern und Poltern (Nr. 049/013 für 12/2016 geplant)

<u>**Prog:**</u> Bei Kindern **häufig spontane Remission** bis zur Pubertät (80 % d.F.), insb. Mädchen heilen oft aus (daher sind im Erwachsenenalter auch wesentlich mehr Männer betroffen).
Bleibt das Stottern bis in das Erwachsenenalter, kann nur bei ca. der Hälfte der Pat. durch eine Ther. die Redeflussstörung günstig beeinflusst werden.

<u>**Kompl:**</u>
- ∗ Gestörtes Selbstwertgefühl ⇨ Gefühle wie Scham od. Angst, Frustration, Leidensdruck, neurotische Fehlhaltung, Aggression, Sprechangst
- ∗ Erwartungsangst ⇨ Verstärkt wiederum das Stottern

<u>**DD:**</u>
- **Entwicklungsstottern** und physiologisches Stammeln im 2.-4. Lj.: Asynchronie des Sprechens bei gedanklichem Übereifer, ist nicht pathologisch und verliert sich von alleine.
- Poltern (Syn: Battarismus, Tachyphemie, ICD-10: F98.6): hastiges, überstürztes Sprechen, bessert sich auf Aufforderung ruhig u. langsamer zu sprechen (im Gegensatz zum Stottern)
- Tic-Störungen, TOURETTE-Syndrom (s.o.)

SUCHT / ALKOHOL / NIKOTIN / DROGEN

Syn: Abhängigkeit, engl. dependency, Toxikomanie, ICD-10: F10 – F19

Epid: ◊ Nikotin: Bei den 12- bis 17-Jährigen rauchen derzeit 10 % (11 % der Jungen und 9 % der Mädchen, damit hat sich die Raucherquote in diesem Alter in den letzten 10 Jahren erfreulicherweise mehr als halbiert, Erhebung der BZgA v. 2014), durchschnittliches Einstiegsalter für das Zigarettenrauchen ist in Deutschland jetzt **14,8 J.**
Es besteht ein enger Zusammenhang zwischen dem Rauchverhalten der Eltern und dem Einstieg in das Rauchen, weiter bedeutsam ist die Gruppe der Gleichaltrigen (Peergroup).

◊ Alkohol: durchschnittliche Einstiegsalter für den Alkoholkonsum in Deutschland beträgt ca. **14,5 Jahre**. Bei den 12- bis 17-jährigen trinken 14,2 % regelmäßig, 500.000 Kinder/ Jugendliche gelten als alkoholgefährdet.

◊ Schnüffelsucht: Prädisp.alter fast immer Schulkinder/Jugendliche, es werden 30.000 „Schnüffler" in Deutschland geschätzt, insb. aber Vorkommen in der **Dritten Welt**

◊ Drogen: 1/3 der Jugendlichen/Adoleszenten macht zumindest einmal Erfahrung mit Drogen (meist Cannabis u./od. Ecstasy), ca. 10 % der „Drogenprobierer" werden süchtig. Schwangerschaft: 2/1.000 Schwangere nehmen in Deutschland harte Drogen

Etlg: # In der ICD-10 erfolgt die Einteilung an den ersten beiden Stellen nach der psychotropen Substanz (Substanzgruppe), nach dem Punkt wird die entsprechende körperliche od. psychische Folge (klinisches Erscheinungsbild) kodiert.

Substanzgruppen:
- **Alkohol** (ICD-10: F10.-)
- **Opiate** = Morphine (ICD-10: F11.-): Opium, Morphin, Codein, Tilidin, Polamidon, Dolantin, **Heroin** = Diacetylmorphin
- **Cannabinoide** (ICD-10: F12.-): **Haschisch**, Marihuana (sind sog. weiche Drogen)
- **Sedativa** und **Hypnotika** (ICD-10: F13.-): Barbiturate, Tranquilizer/Benzodiazepine
- **Kokain**, synthetisch **Crack** (ICD-10: F14.-)
- **Psychostimulanzien** (ICD-10: F15.-): **Amphetamine,** Designer-Drogen [z.B. „**Ecstasy**"], Kat, Weckamine, Nichtamphetamine, Ephedrin u. **Koffein**
- **Halluzinogene** (ICD-10: F16.-): **LSD**, Mescalin, Phencyclidin, Psilocybin, DOM, DOB
- **Tabak** = **Nikotin**abhängigkeit (ICD-10: F17.-), E-Zigaretten, E-Shishas
- **Flüchtige Lösungsmittel** = **Schnüffelsucht**, Thinner-Sucht (ICD-10: F18.-): Syn. in der Szene: Poppers, Jungle Juice, Geilmacher, Explosive. Substanzen sind z.B. Benzin, Nitroverdünnung, Fleck- od. Nagellackentferner, Haarspray, Azeton, Äther, Feuerzeug- oder Campinggas, Schnüffeln an Farben/Lacken, Filzschreibern od. Klebstoffen
- **Multipler Substanzgebrauch** = Polytoxikomanie (ICD-10: F19.-)

Klinisches Erscheinungsbild:
- Akute Intoxikation (ICD-10: F1x.0)
- Schädlicher Gebrauch (ICD-10: F1x.1), Abhängigkeitssyndrom (ICD-10: F1x.2)
- Entzugssyndrom (ICD-10: F1x.3), mit Delir (ICD-10: F1x.4)
- Psychotische Störung (ICD-10: F1x.5), Amnestisches Syndrom (ICD-10: F1x.6)
- Residuen und verzögerte psychotische Störungen (ICD-10: F1x.7)

Klin: ⇒ Angewiesensein auf das Suchtmittel = **physische** und/oder **psychische Abhängigkeit**

⇒ **Kontrollverlust**, unausweichliches Verlangen (engl. craving)

⇒ Vernachlässigung anderer Interessen, eingeengtes Verhaltensmuster, **psychosoziale Folgeschäden**, Verfall sittlicher und moralischer Werte = **Depravation**, Straffälligkeit (z.B. Beschaffungskriminalität zur Finanzierung der Drogen)

⇒ Tendenz zur **Dosissteigerung** = **Toleranzentwicklung**

⇒ **Entzugserscheinungen** nach Abstinenz: psychomotorische Unruhe, Tremor, Schwitzen, Wechsel von Kälte- und Hitzegefühl, Temperaturanstieg, Gliederschmerzen und Muskelkrämpfe, Übelkeit und Erbrechen, Obstipation im Wechsel mit Diarrhoe, Tachykardie, Schlafstörungen, Krampfanfälle

⇨ Substanzgebrauch zur Milderung der Entzugssymptome (Circulus vitiosus)

Diag: 1. Anamnese des Pat. oder auch fremdanamnestische Angaben (Eltern, Erzieher)
2. Drogenscreening: mit **Blut**- (Serum), **Speichel**- und **Urinproben** sowie aus Haaren mögl., nachweisbar sind Opiate/Methadon, Heroin, Barbiturate, Benzodiazepine, Amphetamine, Metamphetamine, Kokain, Ecstasy, Cannabinoide, Tricyclide und Phencyclidin
3. Organische Diagnostik zur Feststellung von sekundären Organschäden

Ther:
- **Kontaktphase: Motivation** des Patienten und Vermittlung in die individuell notwendige nächste Behandlungsstufe, 24-Stunden-Sucht-Hotline der BZgA: 0180 5 313031
- **Entziehung:** meist als stationärer Entzug = **Entgiftung**(Tage bis 4 Wochen)
- **Entwöhnung:** schließt sich an den Entzug an und dauert über eine längere Zeit (Wochen bis zu 6 Monate). Psychologische, soziale und medizinische Unterstützung und danach
- **Nachsorge** (Jahre – lebenslang): Besuch von **Selbsthilfegruppen**, Wiedereingliederung in das Berufsleben, Hilfe bei sozialen Problemen (z.B. Familie, Wohnung, Freundeskreis), Ziel: dauerhafte **totale Abstinenz** nach der Entwöhnungstherapie
- Aufklärungsmaterial: BZgA (= Bundeszentrale für gesundheitliche Aufklärung), Ostheimer Str. 200, 51109 Köln, Tel.: 0221 8992-0, Fax: -300, Internet: www.bzga.de und www.prevnet.de, Informationsportal der BZgA im Internet: www.drugcom.de,

  Online-Portal für das Rauchausstiegsprogramm der BZgA im Internet: www.rauch-frei.info

  Deutsche Hauptstelle für Suchtfragen e.V. (DHS), Westenwall 4, 59065 Hamm, Tel.: 02381 9015-0, Fax: -30, Internet: www.dhs.de, E-Mail: info@dhs.de

  Weitere Informationen im Internet auch bei www.drug-infopool.de

  Adressen geeigneter Therapieplätze: Fachverband Sucht e.V., Walramstr. 3, 53175 Bonn, Tel.: 0228 261555, Internet: www.sucht.de, E-Mail: sucht@sucht.de und beim Bundesverband für stationäre Suchtkrankenhilfe „buss" e.V., Wilhelmshöher Allee 273, 34131 Kassel, Tel.: 0561 779351, Internet: www.suchthilfe.de

Prog: Insg. eher **schlecht**, hohe Rezidivquote (50-90 %, auch nach professioneller Entwöhnung).
Nikotin: wird ab der Jugend durchgehend geraucht, so versterben 50 % später bereits im mittleren Lebensalter und büßen damit statistisch ca. 22 Jahre ihrer Lebenserwartung ein!

Kompl:
* **Akute Intoxikation** mit vitaler Bedrohung (Cave: „**Komasaufen**", Trinkexzesse sog. Binge Drinking bei Jugendlichen, Rauschgifttote!)
* **Polytoxikomanie** (Abhängigkeit von mehreren suchterzeugenden Substanzgruppen, insg. zunehmende Tendenz), organische Schäden durch die Substanzen, insb. auf das zentrale Nervensystem, Leber-, Nierenschäden, Kardiomyopathie, Infektanfälligkeit, Gewichtsverlust, Libido- und Potenzverlust, irreversibles Psychosyndrom
* Soziale Schwierigkeiten: amotivationales Syndrom (Cannabis!), Vernachlässigung normaler Lebensbereiche, **Beschaffungskriminalität**, Teilnahme am **Straßenverkehr** unter Alkohol-/Drogeneinfluss, erhöhte Suizidrate
* Alkohol: Leberzirrhose, Pankreatitis, Ösophaguskarzinom, Wesensänderung bis zur Demenz, Polyneuropathie, Schwangerschaft: **Alkoholembryopathie** (s.o.)
* Nikotin: **chronische Bronchitis**, „Raucherhusten", Asthma, **kardio-vaskuläre Erkrankungen**, **Kanzerogenität** der Kondensate des Tabakrauchs (insb. **Bronchialkarzinom**), Thrombosegefahr (potenziert bei gleichzeitiger Einnahme von hormonalen Kontrazeptiva!, darüber muss bei der Verordnung der Pille aufgeklärt werden)
* Schnüffelsucht: Verätzungen der Atemwege, Herzrhythmusstörung, Herzstillstand, Atemlähmung, Laryngospasmus, Krampfanfälle, Aspirationsgefahr bei Erbrechen, Erstickungstod, chronisch: **hirnorganische Wesensänderung** bis zur Demenz, Polyneuropathie, Leber- und Nierenschäden, Knochenmarkschäden
* Schwangerschaft: nahezu alle Drogen können embryonale/fetale Schäden und Fehlbildungen oder eine erhöhte Frühgeburtlichkeit, Wachstumsretardierung sowie eine erhöhte perinatale Sterblichkeit verursachen. Vor einer „geplanten" Schwangerschaft daher unbedingt Entzugstherapie durchführen und absolute Drogenkarenz. Bei bestehender Drogenabhängigkeit aber **kein** Drogenentzug **während** einer Schwangerschaft (extrem hohe Gefahr für schwerwiegende Plazentastörungen, vorzeitige Wehen, intrauterine Asphyxie od. Fruchttod), sondern Substitutionsbehandlung einleiten.

Nikotin: **absolute Nikotinkarenz!** (es gibt keine unbedenkliche Zahl an Zigaretten in der Schwangerschaft, auch „nur" 1 od. 2 Zigaretten/Tag schaden bereits), sonst Reifungsstörung der Plazenta, intrauteriner O_2-Mangel, erhöhte Abortrate, Frühgeburtlichkeit, vermindertes Geburtsgewicht, erhöhte perinatale Sterblichkeit, postpartaler Anstieg der Herzfrequenz/Blutdruck, höheres Risiko für spätere Asthma-Erkrankungen u. ADHS

Proph:
- ♥ **Vorbild-** und **Erziehungsfunktion der Eltern**
- ♥ **Prävention durch Aufklärung** *(primäre Prävention)*, Schulunterricht über Alkohol, Nikotin u. Drogen, Werbeverbot für Drogen aller Art, Peer-Group-Education
- ♥ Erschwerung der Drogenbeschaffung, Bekämpfung der Drogenkriminalität, **Früherkennung** und Behandlung von Drogensüchtigen *(sekundäre Prävention)*
- ♥ Ärzte: potenziell suchterzeugende Substanzen **zurückhaltend** u. kontrolliert rezeptieren

DD:
- **Missbrauch** (Abusus) von nicht abhängigkeitserzeugenden Substanzen (ICD-10: F55.-), z.B. Laxanzien, Analgetika, Appetitzügler
- Gewohnheitsbildung = Wunsch nach Einnahme einer Substanz aber ohne Abhängigkeit
- Akute Intoxikation, Schädel-Hirn-Trauma, Hypoglykämie
- Psychotische Störung: Schizophrenie, affektive Störung, schizoide Persönlichkeit
- Amnestisches Syndrom: hirnorganische Störung, Demenz, Delir, Depression
- **Nicht stoffgebundene Abhängigkeiten:**

  Übermäßiger Medienkonsum: Computerspielabhängigkeit, pathologisches Spielen (**Spielsucht**, engl. internet gaming disorder), Gebrauch sozialer Netzwerke, Internet, Smartphones, Spielekonsolen, Fernsehen, Videos ⇨ **m** > w, besonders häufig bei bildungsfernem Elternhaus u. Migrantenkindern. Dies korreliert auch eindeutig negativ mit den Schulleistungen (PISA-Studie). In Deutschland bei ca. 1 % der Kinder manifest (Toleranzentwicklung, Kontrollverlust), 10 % gelten als gefährdet.

  Pathologisches Glücksspiel (Pockern, Rubbellose, Spielautomaten, Sportwetten usw.)

  Anorexia nervosa (Magersucht) u. Bulimia nervosa (Esssucht)

  Bigorexia (Muskeldysmorphie, Adonis-Komplex): Sucht nach "Muskelmasse", gestörte Wahrnehmung des eigenen Körperbildes, meist Jungen/Männer betroffen. Oft auch Einnahme illegaler Substanzen (Anabolika = anabole androgene Steroide wie Testosteron, Andriol usw.)

  Tanorexie (Sonnen-/Solariumsucht)

  Sexsucht

  Arbeitssucht (workaholism)
- **Biogene Suchtmittel:**

  Diese werden aus Pflanzen/Pilzen hergestellt und sind leicht zu bekommen (z.B. über das Internet od. „Anzüchtung" im heimischen Blumenbeet) und sind billig (sog. „Taschengelddrogen"). Problematisch ist, dass der Wirkstoffgehalt stark schwanken kann und so schwerwiegende Vergiftungserscheinungen mögl. sind (z.B. Symptome einer Atropinvergiftung) und sie im normalen Drogenscreening nicht nachgewiesen werden:
  - Magic mushrooms aus den *Psilocybe species*: Blätterpilze, halluzinatorischer Effekt ähnlich LSD
  - *Amanita muscaria*: roter Fliegenpilz, desorientierende Effekte wie Halluzinogene
  - *Datura species*: Stechapfel-Samenkörper od. -Blüten [Engelstrompete, Trompetenblume], halluzinatorischer Effekt, Cave: Delir
  - *Myristica fragans*: Muskatnuss, die Wirkung ist Ecstasy-ähnlich
  - *Salvia divinorum:* Zauber- od. Aztekensalbei, psychoaktive halluzinogene Substanz
  - Weitere: *Kräutermischungen*, *Kakteen*, *Tollkirsche, Betelnuss*

ALTERSADAPTIERTE NORMWERTE

Größe, Gewicht, KOF, Blutdruck

	Neugeborenes (0-28. Tag)	Säugling (1.-12. Mon.)	Kleinkind (1-3 Lj.)	Vorschulkind (4.-6. Lj.)	Schulkind (ab 6. Lj.)
Größe	50 cm	60-80 cm	80-100 cm	100-120 cm	120-160 cm
Gewicht	3,4 kg	4-10 kg	10-14 kg	15-20 kg	21-50 kg
KOF	0,2 m²	0,3 m²	0,5 m²	0,75 m²	1 m²

Körpergewicht-Schätzung: **[**Alter (in Jahren) x 2**]** + 8 = kg

KOF (= Körperoberfläche in m², für Erwachsene wird als Standard 1,73 m² angegeben):

Berechnung nach der DUBOIS-Formel: $\text{KOF (m}^2) = \sqrt{\text{Größe (cm)} \times \text{Gewicht (kg)}} \times 0{,}0167$

Blutdruck (syst./diast.):
Neugeborene 60/30 mmHg, Säugling 80/50 mmHg, Kleinkind 100/60 mmHg, Kinder 110/70 mmHg

Blutbild (in Klammern physiologische Spannweite der Werte)

Alter	Erythrozyten [Mio./µl]	Hämoglobin [g/dl]	Hämatokrit [%]	MCV [fl]	Leukozyten [1.000/µl]
1. Lebenstag	5,5 (4,5 - 6,5)	20 (15 – 24)	60 (47 - 75)	110 ± 7	10 – 26
1 Wo.	5,3 (4,4 - 6,1)	14 (12 – 15)	60 (58 - 62)	103 ± 7	5 – 21
1 Mon.	4,7 (3,9 - 5,3)	15 (11 – 18)	44 (41 - 48)	100 ± 6	5 – 19
3 Mon.	3,8 (3,2 - 4,3)	11,5 (10 – 13)	34 (30 - 37)	90 ± 8	5 – 18
6 Mon.	4,2 (3,8 - 4,9)	11,5 (10 – 13)	37 (34 - 38)	77 ± 7	6 – 17
1 J.	4,9 (4,2 - 5,5)	12 (11 – 13)	37 (33 - 40)	73 ± 8	6 – 16
2-6 J.	5,0 (4,3 - 5,5)	13 (11 – 14)	38 (34 - 41)	76 ± 8	6 – 17
7-12 J.	5,1 (4,5 - 5,5)	13 (11 – 15)	40 (37 - 43)	79 ± 8	4,5 – 14,5
Jugendliche, ♀	5,0 (4,3 - 5,5)	14 (12 – 15)	40 (36 - 44)	81 ± 8	4,5 – 13
Jugendliche, ♂	5,3 (4,8 - 5,7)	15 (12 – 17)	43 (39 - 47)	80 ± 8	4,5 – 13

Eiweißelektrophorese (Plasmaelektrophorese der Plasmaproteine, Anteil am Gesamteiweiß)

Fraktion	Neugeborenes	Säuglinge/Kleinkinder	Kinder/Jugendliche
Albumin	60-65 %	63-68 %	56-68 %
α_1	2-5 %	2-5 %	2-5 %
α_2	7-10 %	9-11 %	6-10 %
β	2-16 %	7-14 %	8-14 %
γ	13-22 %	5-19 %	10-20 %
Gesamteiweiß	4,3 - 7,6 g/dl	5,5 – 8,0 g/dl	6,1-8,1 g/dl

Weitere altersadaptierte Normwerte finden sich jeweils bei den einzelnen Kapiteln.

ICD-10

Der **ICD-10-GM** (German Modification, Version 2016, herausgegeben vom DIMDI = deutsches Institut für Medizinische Dokumentation und Information) gilt für den ambulanten u. stationären Bereich. Die Verschlüsselung hat mindestens vierstellig zu erfolgen. Gesamtverzeichnis kostenlos bei www.dimdi.de

Zusätzlich kann zu jeder Ziffer kodiert werden: R = rechts; L = links; B = beidseitig
im ambulanten Bereich auch: V = Verdacht auf; Z = Zustand nach; A = Ausschluss; G = Gesichert

".-" od. "-" bedeutet, dass an dieser (4. od. 5.) Stelle eine Zahl eingefügt werden muss, die meist die Lokalisation od. Komplikationen kodiert. "+*" = Kreuz-Stern-System bedeutet, dass hier immer zwei ICD-Codes erforderlich sind (weiteres s. ICD-Handbücher).

Angeborene Fehlbildungen Q00 - Q99
Autoimmunerkrankungen M30 - M36
Atmungsstörungen .... P20 - P28
Bösartige Tumoren .... C00 - C97
Gefäßerkrankungen .... I00 - I99
Genetische Erkrankungen . Q90 - Q99
Gutartige Tumoren .... D00 - D48
Immundefekte .... D80 - D84
Infektionskrankheiten .... A00 - B99
Neurologische ErkrankungenG00 - G99
Psychiatrische Erkrankungen F00 - F99
Risikoneugeborenes .... P00 - P96
Schwangerschaft,Geburt..... O00 - O99
Urogenitalsystem-Erkr......... N00 - N99
Vergiftungen .... T36 - T65
Verletzungen .... S00 - S99

A

Abdominalschmerz R10.4
Abszess L02.9
ADHS F90.-
Adipositas E66.9
Adrenogenitales Syndrom E25.9
AIDS .... B20 - B24
Akne vulgaris L70.0
Akutes Abdomen R10.0
Alkoholembryopathie Q86.0
Allergie, nicht näher bezeichnet ... T78.4
Allgemeinuntersuchung Z00.0
Anämie D64.9
Angina tonsillaris J03.0
Anorexie F50.0
Aortenisthmusstenose Q25.1
Aortenstenose, angeb. Q23.0
Appendizitis K35
Arteriovenöse Fistel/angeb ... I77.0/Q27.3
Asthma bronchiale J45
Atemnotsyndrom P22.0
Atemwegsinfektionen J00-J22
Autismusspektrumstörung F84

B

Bauchtrauma S36
Beckenverletzung S32
Bisswunde T14.1
Blutung, fetale P50-P56
Bronchiektasen J47
Bronchitis, akute J20.9
Bulimie F50.2

C

Chromosomenanomalien Q99.9
Cluster-Kopfschmerz G44.0
Colitis ulcerosa K51
Colles-Fraktur S52.5
Commotio cerebri S06.0
Coxitis fugax M12.85
Cushing-Syndrom I E24

D

Darmatresien Q41-Q42
Debilität F70.-
Dermatomyositis M33.-
Designer-Drogenabhängigkeit F15.2
Diabetes mellitus Typ I E10.-
Diabetes mellitus Typ II E11.-
Diarrhoe A09
DIC D65.-
Dickdarmatresie Q42.8
Diphtherie A36.9
Distale Radiusfraktur S52.5
Down-Syndrom Q90.9
Dreimonatskoliken R10.4
Dreitagefieber B08.2
Drillinge O30.1
Ductus arteriosus Botalli Q25.0
Dünndarmatresie Q41.8
Durchfallerkrankung A09.0
Dysmelien Q70-73
Dysrhaphische Störungen Q05.-
Dystone Syndrome G24.-

E

Ebstein-Anomalie Q22.5
Einschlafstörungen F51.0
Elektiver Mutismus F94.0
Emotionale Störungen im Kindesalter F90-98
Empfängnisverhütung Z30.9
Endokarditis I38
Endokrine Myopathien G73.5
Entwicklungsstörungen, kindliche F80 - F89
Enuresis F98.0
Enzephalitis G04.9
Epiduralblutung I62.1
Epilepsie G40.9
Epiphysenfugenverletzung M93.9
Epispadie Q64.0
Erbrechen R11
Erfrierung T35.7
Erkältung, Schnupfen J00
Ertrinken T75.1
Erythroblastose, fetale P55.9
Ewing-Sarkom C40
Exanthema subitum B08.2

F

Fallot-Tetralogie Q21.3
Fieber, allg. R50.9
Fieberkrampf R56.0
Fraktur, nicht näher bezeichnet T14.2
Fremdkörperaspiration T17.9
Frühgeburt P07.3
Frühkindlicher Autismus F84.0

G

Gastritis K29.7
Gastroenteritis A09
Geburt Z38.2
Geburt, regelwidrige O66.9
Gelegenheitsanfall G40.5
Genitalverstümmelung Z91.70
GI-Blutung, obere K92.2
GI-Blutung, untere K62.5
Glioblastom C71.-
Glücksspielsucht F63.0
Gonadendysgenesie-Syndrome Q96.9
Grand-mal G40.6
Grippaler Infekt J06.9

H

Hämatom T14.0
Hämophilie A / B .... D66 / D67
Harnblasenentzündung N30.9
Harnleiterabgangstenose N13.5
Harnröhrenklappen Q64.2
Harnröhrenstriktur N35.8
Harnsepsis N39.0
Harnverhalt, akuter R33
Harnweginfekt N39.0
Hepatitis-B-Infektion B16.9
Hepatitis-C-Infektion B17.1
Hepatoblastom C22.2
Hernia inguinalis K40.-
Herpes-simplex-Infektion, genital A60.0
Herpes-simplex-Infektion, labial ... B00.1
Herzinsuffizienz I50.9
Herz-Kreislaufversagen I46.-
Herzrhythmusstörungen I49.9
Heuschnupfen J30.1
Hirndruck, Hirnödem G93.6
Hirninfarkt I63.-
Hirnmassenblutung I61.-
Hirntumoren, je nach Lok. .. C70 - C72.9
Hitzeschädigung T67.9
HIV-Infektion, asymptomatisch Z21
HMSN G60.0
Hodenhochstand Q53.9
Hodentorsion N44.0
Hodentrauma S39.9
Hodentumoren, benigne D40.1
Hodentumoren, maligne C62.9
Hüftdysplasie Q65.8
Hydrozele N43.3
Hydrozephalus/angeboren ... G91.-/Q03.-
Hymenalatresie Q52.3
Hyperbilirubinämie, Neugeb. P58-P59
Hypertonie, arterielle I10.-
Hyperventilationstetanie F45.33
Hypoglykämie E16.2
Hypoplastisches Linksherzsyndrom Q23.4
Hypospadie Q54.9
Hypothyreose, konnatale E03.1
Hypotonie, arterielle I95.9

I, J

Idiotie F73.-
Ileus K56.-
Imbezillität F71.-
Impfung Z26.9
Influenza J09-J11

Inkontinenz, Urin N39.3
Intelligenzminderung F70-F73
Intersexualität Q56.0
Intrazerebrale Blutung I61.-

K

Kaiserschnitt O82.9
Kardiomyopathie I42.9
Kawasaki-Syndrom M30.3
Kernikterus P57.0
Kindervorsorgeuntersuchungen Z00.1
Kindesmisshandlung T74.1
Kindliche Entwicklungsstörung. F80 - F89
Klinefelter-Syndrom Q98.4
Klumpfuß / angeb. .... M21.57 / Q66.0
Knochentumoren .... C40 - C41
Kollaps R55
Kombinationsimpfung Z27.9
Kongenitale Myopathien G71.2
Kopfschmerzen R51
Koronare Herzkrankheit I25.9
Kraniosynostosen Q75.0
Krankheit, allg. R69
Kreuzschmerzen M54.5
Kryptorchismus Q53.9
Kurzdarmsyndrom K91.2

L

Läuse B85.0
Leberabszesse K75.0
Leberverletzung S36.1-
Legasthenie F81.0
Leistenhernie K40.-
Leistenhoden Q53.9
Leukämie C95.90
Lippen-Kiefer-Gaumenspalte .. Q35-Q37
Listeriose / Neugeb. .... A32.9 / P37.2
Lungenabszess J85.-
Lungenembolie I26.-
Lymphadenopathie I88.-/R59.9
Lymphome C81.9, C85.9

M

Maldescensus testis Q53.9
Masern B05.9
Meatusstenose N35.9
Meckel-Divertikel Q43.0
Megakolon/Morbus Hirschsprung .. Q43.1
Megaureter, primärer Q62.2
Megaureter, sekundärer N28.8
Mekoniumaspiration P24.0
Mekoniumileus P75*
Meningitis bei Viruskrankheiten ... G02.0
Meningitis, bakterielle G00.9
Migräne G43.-
Milzverletzung S36.0-
Mitralinsuffizienz I05.1/I34.0
Mitralstenose I05.0/I34.2
Mononukleose B27.0
Morbus Crohn K50.-
Morbus Wilson E83.0
Mukoviszidose E84
Mumps B26
Muskeldystrophien G71.0
Mutismus F94.0
Myokarditis I40.9
Myopathien .... G71 - G73
Myotonien G71.1

N

Nabelhernie K42.-
Narkolepsie G47.4
Nekrotisierende Enterokolitis P77
Neugeborenenblennorrhoe A54.9
Neugeborenenikterus P58-P59
Neuroblastom C47.9
Neurodermitis L20
Neurofibromatose v.Recklinghausen Q85.0
Nierenanomalien Q63.9
Nierenbeckenabgangstenose N13.-
Niereninsuffizienz N17-N18
Nierensteine N20.-
Nikotinabusus F17.1

O

Obere GI-Blutung K92.2
Obstipation K590
Ohne Befund (o.B.) Z03.9
Oligophrenie .... F70 - F73
Omphalozele Q79.2
Orchitis N45.0
Orthostatische Dysregulation I95.1
Ösophagusatresie Q39.-
Ösophagusverätzung T28.6
Osteomyelitis M86.-
Osteosarkom C40
Otitis media H66.9

P, Q

Pankreasverletzung S36.2-
Paralytischer Ileus K56.0
Pavor nocturnus F51.4
Penismissbildungen Q55.-
Penistrauma S39.9
Peritonitis K65.-
Pertussis A37.0
Phenylketonurie E70.0
Phimose N47
Phlebothrombose I80.2
Phobien im Kindesalter F93.1
Pierre-Robin-Syndrom Q87.0
Platzwunde T14.0
Plexus-brachialis-Läsion G54.0
Plötzlicher Kindstod R95.9
Pneumonie J18.9
Pneumothorax J93.-
Poliomyelitis anterior A80.-
Polytrauma T06.8
Prader-Willi-Syndrom Q87.1
Prellung, oberflächlich T14.0
Psoriasis L40
Pubertas praecox E30.1
Pubertas tarda E30.0
Pulmonalstenose, angeb. Q22.1
Pyelonephritis, akute N10
Pyelonephritis, chronische N11.9
Pylorusstenose Q40.0

R

Rechenstörungen F81.2
Refluxiver Ureter N13.7
Retinoblastom C69.2
Rhesus-Inkompatibilität P55.0
Rheuma M08.99
Ringelröteln B08.3
Röteln B06.9
Rötelnembryopathie P35.0
Rückenschmerzen M54.-

S

Salmonellosen A01.0-A02.0
Schädel-Hirn-Trauma S06.-
Scharlach A38
Schielen H49-H50
Schlafstörungen G47.9
Schmerz, allg. R52.9
Schnittwunde T14.1
Schnupfen J00
Schock R57.9
Skoliose / angeb. .... M41.99 / Q67.5
Skrotumverletzung S39.9
Spannungskopfschmerzen G44.2
Spondylolyse M43
Sprachentwicklungsstörung F80.-
Status asthmaticus J46
Stottern F98.5
Subarachnoidalblutung I60.-
Sucht .... F10 - F19
Suizidversuch .... X84.9!
Synkope R55

T

Teilleistungsschwächen .... F80 - F89
Thoraxtrauma .... S20 - S29
Thrombose, tiefe I82.9
Thrombozytopenie D69.6-
TIA G45.9
Tod, allg. R99
Torticollis spasmodicus G24.3
Tourette-Syndrom F95.2
Tourette-Syndrom F95.2
Toxoplasmose B58.-
Toxoplasmose, pränatale P37.1
Transposition großer Arterien Q20.3
Trichterbrust Q67.6
Trikuspidalatresie Q22.4
Trisomie 21 .... Q90.9
Trisomien Q92.9
Tuberkulose A16.9
Tumornachsorge Z08.-
Turner-Syndrom Q96.9

U

Übelkeit R11
Unterarmfraktur S52.9
Unterbauchschmerz R10.3
Untere GI-Blutung K62.5
Untergewicht E40-E46
Unterkühlung T68
Unterschenkelfraktur S82
Untersuchung, allg. Z00.0
Urachusfistel Q64.4
Ureterabgangsstenose N13.5
Ureteranomalien Q62.8
Ureterdoppelfehlbildungen Q62.5
Urethralklappen Q64.2
Urininkontinenz N39.3
Urosepsis N39.0

V

V.a., ohne Befund Z03.9
Varikozele I86.1
Varizellen B02
Vegetat.Nervensystem-Krankheiten G90.9
Ventrikelseptumdefekt Q21.0
Verbrauchskoagulopathie D65.-
Verbrennung T30.-
Verdacht auf, o.B. Z03.9
Verhaltensstörungen,Kindesalter F90-98
Vesikoureteraler Reflux N13.7
Vorhofseptumdefekt Q21.1
Vorsorgeuntersuchung Z00.0

W

Wachstumsstörungen E34
Weichteiltumoren D21.-/C49.-
Wilms-Tumor C64
Windeldermatitis L22
Windpocken B02
Wirbelsäulenfraktur T08.-
Wunde T14.1
Wurmerkrankungen B83.9

X, Y, Z

Zerebralparese, infantile G80.9
Zerebrovaskuläre Insuffizienz .. I63 - I67
Ziegenpeter B26
Zöliakie K90.0
Zwerchfellhernie, angeb. Q79.0
Zwillinge O30.0
Zwitter/Hermaphroditismus Q56.0
Zyklusanomalien N91.-
Zystische Fibrose E84
Zystitis N30.9
Zytomegalie B25.9
Zytomegalie, pränatale Infektion .. P35.1

INTERNET-ADRESSEN

Medizinische Selbsthilfegruppen, Informations- und Kontaktstellen

ADHS	www.adhs-deutschland.de u. www.ag-adhs.de
AIDS	www.aidshilfe.de
Autismus	www.autismus.de
Cancer Institute (USA), Cancernet	www.cancer.gov, www.cancer.net
Chromosomal geschädigter Kinder	www.leona-ev.de
Colitis ulcerosa, Morbus Crohn	www.dccv.de
Dialysepatienten	www.dnev.de, www.bundesverband-niere.de
Down-Syndrom	www.down-syndrom.org, www.ds-infocenter.de
Epilepsie	www.epilepsie-vereinigung.de, www.izepilepsie.de, www.epilepsie-netz.de
Essstörungen, Bulimie	www.anad.de und www.dick-und-duenn-berlin.de
Frühgeborene Kinder	www.fruehgeborene.de
Fragiles-X-Syndrom	www.frax.de
Gefäßerkrankungen	www.deutsche-gefaessliga.de
Herzfehler	www.herzstiftung.de u. www.herzkind.de u. www.kinderherzliga.de
Herzklappen	www.die-herzklappe.de
Hirntumoren	www.hirntumorhilfe.de
Hydrocephalus	www.asbh.de
Hypophysenerkrankungen	www.glandula-online.de
Immundefekte	www.immundefekt.de, www.immundefekt.ch, www.dsai.de, www.svai.ch
Inkontinenz	www.kontinenz-gesellschaft.de
Intensiv-pflegebeürftige Kinder	www.intensivkinder.de
Klinefelter-Syndrom	www.klinefelter.de
Kleinwüchsiger Menschen	www.bkmf.de
Klumpfuß	www.klumpfusskinder.de
Körperbehinderte - Bundesverband	www.bsk-ev.org
Krebs (allgemein)	www.krebshilfe.de, www.krebsgesellschaft.de, www.kinderkrebsstiftung.de
Krebsinformationsdienst (Krebsforschungszentrum Heidelberg)	www.krebsinformation.de
Krebsschmerz	www.ksid.de
Lebererkrankungen	www.leberhilfe.org u. www.bag-leber.de
Legasthenie	www.bvl-legasthenie.de
Lernbehinderte	www.lernen-foerdern.de
Leukämie	www.kompetenznetz-leukaemie.de, www.leukaemie-online.de, www.leukaemie-hilfe.de
Lippen-Kiefer-Gaumenspalten	www.lkg-selbsthilfe.de
Lungenerkrankungen	www.lungenstiftung.de
Muskelkranke	www.dgm.org
Nebennierenerkrankungen	www.glandula-online.de
Nierenerkrankungen	www.bundesverband-niere.de
Ösophagusatresie	www.keks.org
Osteoporose	www.osteoporose-deutschland.de und www.osteoporose.org
Pankreaserkrankungen	www.adp-bonn.de
Prader-Willi-Syndrom	www.prader-willi.de
Rechenschwache Kinder	www.ifrk-ev.de
Rett-Syndrom	www.rett.de
Rheuma	www.rheuma-liga.de, www.kinder-rheumastiftung.de, www.rheumakids.de
Schädel-Hirn-Patienten	www.schaedel-hirnpatienten.de
Schilddrüsenerkrankungen	www.schilddruesenliga.de
Schmerzen (Kopf-, Rückenschmerzen, Tumorschmerzen)	www.schmerzliga.de
Skoliose	www.bundesverband-skoliose.de u. bei www.skoliose-info-forum.de
Spina bifida	www.asbh.de
Stotterer-Selbsthilfe	www.bvss.de
Suchterkrankungen, Fachverband und Suchttherapie (stationäre)	www.sucht.de und www.suchthilfe.de
Teilleistungsschwächen	www.seht.de
Tourette-Syndrom	www.tourette-gesellschaft.de, www.tourette.de
Transplantationen	www.eurotransplant.org, www.dso.de, www.bdo-ev.de, www.a-g-o.de
Turner-Syndrom	www.turner-syndrom.de
Verbrennungen, brandverletzte Kinder	www.brandverletzte-leben.de und www.paulinchen.de
Zytomegalie	www.cmv-selbsthilfegruppe.de

Sonstige medizinische Adressen und Auskunftsdienste

American Medical Association	www.ama-assn.org
Apotheken-Notdienst	www.aponet.de/notdienst u. www.22833.mobi
Ärztezeitung, Deutschland	www.aerztezeitung.de
Bundesärztekammer	www.baek.de
Bundesministerium für Gesundheit	www.bmg.bund.de
Bundeszentrale für gesundheitliche Aufklärung	www.bzga.de
CNN Health (Nachrichtendienst)	www.cnn.com/health
Cochrane Zentrum Deutschland	www.cochrane.de
Deutsche Zentralbibliothek für Medizin	www.zbmed.de
Deutsche Bibliothek	www.portal.dnb.de
DIMDI (medizinische Literaturdatenbank)	www.dimdi.de
Gefahrstoff-Datenbank	www.dguv.de/ifa/stoffdatenbank
Kassenärztliche Bundesvereinigung	www.kbv.de
Kongresse, medizinische	www.my-medical-education.com
Stillen	www.afs-stillen.de
Leitlinien, medizinische (AWMF)	www.awmf.org
Medikamente – Gelbe Liste	www.gelbe-liste.de
Medizin Forum – allgemeine Gesundheitsaspekte	www.medizin-forum.de
National Library of Medicine (USA)	www.nlm.nih.gov
Public Health	www.deutsche-gesellschaft-public-health.de u. www.mh-hannover.de/epi.html
Robert Koch-Institut	www.rki.de
Selbsthilfegruppen – Kontaktstellen, Organisationen	www.nakos.de und www.dag-selbsthilfegruppen.de
Verzeichnis lieferbarer Bücher	www.buchhandel.de
World Health Organisation	www.who.int
Zeitschriften, medizinische (freier Zugang)	www.freemedicaljournals.com

STICHWORTVERZEICHNIS

A

B

C

F

G

H

I

J

K

L

M

N

O

P

Q

R

S

T

U

V